实用医学影像与检验

主编 侯黎伟 杜凤霞 高彦娥 李秀红 何 翔
　　郝 永 李 璐 付 兰 冯 磊

吉林科学技术出版社

图书在版编目(CIP)数据

实用医学影像与检验/侯黎伟等主编. －－长春：吉林科学技术出版社,2020.8

ISBN 978-7-5578-7503-9

Ⅰ.①实… Ⅱ.①侯… Ⅲ.①影像诊断 Ⅳ.①R445

中国版本图书馆 CIP 数据核字(2020)第 167809 号

实用医学影像与检验

SHI YONG YI XUE YING XIANG YU JIAN YAN

主　　编	侯黎伟	杜凤霞	高彦娥	李秀红	何　翔	
	郝　永	李　璐	付　兰	冯　磊		
出 版 人	宛　霞					
责任编辑	隋云平	李思言				
封面设计	曹金鑫					
制　　版	高洪勇					
开　　本	185mm×260mm　1/16					
字　　数	1165 千字					
印　　张	48					
印　　数	1—1500 册					
版　　次	2020 年 8 月第 1 版					
印　　次	2021 年 5 月第 2 次印刷					

出　　版	吉林科学技术出版社
发　　行	吉林科学技术出版社
地　　址	长春市净月区福祉大路 5788 号出版集团 A 座
邮　　编	130118
发行部电话/传真	0431－81629529　81629530　81629531
	81629532　81629533　81629534
储运部电话	0431－86059116
编辑部电话	0431－85610611
印　　刷	保定市铭泰达印刷有限公司

书　　号	ISBN 978-7-5578-7503-9
定　　价	195.00 元

《实用医学影像与检验》
编 委 名 单

前　　言

近年来,随着科学技术不断进步,医学理论和临床研究飞速发展,临床上新技术和新方法不断出现,各种大型的医学专著及医学指南层出不穷。X线、CT已成为重要的检查手段,且在临床诊疗工作中日益普及,可为循证医学提供重要、客观的诊断依据。医疗的发展要求放射科医师需要不断学习、不断提高。另外,X线、CT检查早已普及到基层医院,但很多基层医师没有机会接受更深入的专业教育,所见病种局限,读片存在困难。另外,本书阐述实用检验医学的角度,组织国内部分从事检验医学和影像学的专家,编写了《实用医学影像与检验》。

本书的特点是突出实用性、先进性和简明性。其主要内容包括体液检验、脱落细胞学检查、临床生化检验与质量管理、肝胆疾病的生物化学检验、造血功能障碍性贫血疾病检验、溶血性贫血疾病检验、血栓与止血的基本检验、免疫学检验、微生物检验、理化检验、X线检查、CT检查等内容。

在编写过程中我们尽了最大努力,严肃认真。但由于我们的学识和经验有限,不妥之处在所难免。真诚地希望同行专家和广大读者批评指正,通过大家的努力,使它日臻完善。

目　　录

第一章 体液检验

第一节 尿液检验

一、尿液的一般性状检查

(一)尿量

尿液是泌尿系统排除代谢废物,保持人体内环境相对稳定的终末产物。尿量指24h内的尿排出量,它受年龄、饮水、出汗、心理、疾病等因素影响。

(1)参考值:1500～2000ml/24h。

(2)临床意义:①多尿。尿量在2500ml/24h以上,常见于原发性甲状腺功能亢进症、糖尿病、慢性肾炎、肾盂肾炎、尿崩症及精神性多尿等。②少尿。尿量在400ml/24h以下。常见于休克、脱水、严重烧伤、急、慢性肾炎、肾病综合征、尿路梗阻、心力衰竭以及急性发热性疾病等。③无尿。又称"尿闭",尿量＜100ml/24h。见于肾炎的晚期、急性肾衰竭的无尿期等。④夜尿增多。夜尿的相对密度正常应达1.018以上。夜尿增多且相对密度降低而固定,表示肾浓缩功能减退,多见于慢性肾脏疾病,尤以肾动脉粥样硬化、慢性肾炎、慢性肾盂肾炎为多见。

(3)相关事宜:儿童尿量如按体重计算,较成人相对多三四倍。一般饮水多、精神紧张、妊娠后期及饮咖啡等饮料时,尿量增多,天气炎热而出汗多时则尿量减少。健康人日间尿量占全日尿量的2/3～3/4,或夜尿量不超过500ml,超过此值,应考虑夜尿增多。

(4)尿量计算

一般不属尿液常规检查范围,但熟悉尿量增减也有助于某些疾病的诊断。

(二)尿色检查

尿液的颜色除了疾病造成之外,还容易受到饮食、药物等影响。

(1)参考值:淡黄色至深黄色。

(2)临床意义:红色。见于急性膀胱炎、急性肾炎、泌尿道结石、肿瘤、结核、外伤等。也可见于出血性疾病(如过敏性紫癜)及血紫质病、铅中毒等。用大黄、酚酞、酚磺肽等药后,在碱性尿中也呈红色。乳白色:化脓性泌尿道感染;血丝虫病或其他原因造成淋巴管阻塞。深黄色或红茶色:黄疸或服用某些药物,如核黄素、呋喃类、黄连素、甲基多巴、甲硝唑在酸性尿中。蓝绿色:使用亚甲蓝、吲哚美辛、氨苯蝶啶等药物后。酱油或葡萄酒色:多见于溶血性疾病时;如蚕豆病、黑尿热、阵发性睡眠性血红蛋白尿症,误食毒蕈以及化学药物中毒等,也可见于挤压综合征、尿黑酸尿症,以及服用氨基比林、柔红霉素等药。近无色透明:见于过多饮水、尿崩症、多囊肾、糖尿病等。

(3)相关事宜:正常尿中,如含尿酸盐较多时,放置后也可呈粉红色沉淀;如含磷酸盐较多时,可呈乳白色,尤在冬季气温低时最为多见。

(三)尿气味

尿液中含有挥发性物质,有特定尿味,也可受某些食物和疾病影响,而有特殊气味。

（1）参考值：新鲜尿有挥发酸味或微弱氨臭味。

（2）临床意义：氨臭味：多见于尿潴留、慢性膀胱炎或放置时间长久等；烂苹果味：多见于糖尿病酮症酸中毒；恶臭味：见于尿路炎症、淋病等；粪便臭味：膀胱、直肠瘘时有粪便臭味。

（3）相关事项：服用某些药物（如呋喃硫胺）或食物可有大蒜或葱等气味。

（四）透明度

根据尿液的透明、混浊、极混浊等情况，经特定方法处理后，可区分尿中含有盐类、脂肪、乳糜等。

（1）参考值：正常人新鲜尿液，呈清晰透明样。当新鲜尿液在体外放置后，可见少量混浊或微量絮状沉淀，女性尿液更为明显。

（2）临床意义：极度清晰透明：见于慢性肾功能不全等多尿者。洗肉水样混浊：见于血尿；灰白色云雾状有沉淀：见于脓尿；云雾状但无沉淀：见于菌尿；白色混浊：见于脂肪尿或乳糜尿。

（3）相关事项：尿液样本放置后发生混浊，最常见的是尿中结晶析出，结晶尿的形成与尿的酸碱度、温度有关。混浊尿加热，混浊消失为尿酸盐；加醋酸后，混浊消失，为磷酸盐；若有气泡发生，为碳酸盐；加盐酸后，使混浊消失，为草酸盐。通常由结晶盐造成的尿混浊，无病理意义。干扰正常尿液透明度的因素还有精液、前列腺液混入尿液；阴道分泌物、月经等混入尿液；粪便、消毒剂等污染尿液样本。

（五）尿相对密度

尿液相对密度的高低与尿量多少有关，一般情况下，尿量越多，尿相对密度越低（除外重症糖尿病）。

（1）参考值：最大范围 1.002～1.030，一般 1.015～1.025，晨尿 1.020 左右。

（2）临床意义：①降低：慢性肾炎、肾功能不全患者尿密度多偏低，且多固定在 1.010～1.012；尿崩症患者尿密度较低，一般多在 1.006 以下。②升高：在急性肾炎、糖尿病、高热、休克或脱水患者，尿相对密度均升高，甚至可高达 1.040 以上。

（3）相关事项：尿中如含有右旋糖酐、泛影酸盐、甘露醇、葡萄糖、蛋白质，均可使比重升高。

（六）尿液酸碱反应（pH）

新鲜尿液多呈弱酸性反应，尿液酸碱度改变可受疾病用药及饮食的影响。但尿液放置稍久后，因细菌分解尿素，也可使酸性尿呈碱性反应。尿的酸碱度测定也可作为控制用药的一个指标。

（1）参考值：5.0～7.0。

（2）临床意义：①酸性尿：见于正常新鲜尿、代谢性酸中毒、呼吸性酸中毒、糖尿病酮症酸中毒、肾盂肾炎。②碱性尿：见于呼吸性碱中毒、代谢性碱中毒。Ⅰ型或Ⅱ型肾小管酸中毒、尿路感染、膀胱炎、输血后、严重呕吐等。

（3）相关事项：①在尿液检查前，禁用对检测结果有影响的食物和药物，如过多食用肉类和蛋白质类食品；氯化铵等酸性药物，碳酸氢钠等碱性药物。②尿液酸碱度测定也可作为控制用药的一个指标。例如，酸性尿内易形成尿酸、胱氨酸等结石，而碱性尿可限制些晶体的积聚。相反，碳酸钙、磷酸铵镁等结石，在碱性尿内容易产生，尿液酸化后可减少积聚。

（七）尿渗透量浓度（Osm）

尿渗透量浓度又称尿渗透量、尿渗量，是指肾脏排泄尿内全部溶质的微粒总数量，如电解质、尿素、糖类、蛋白质等。尿渗透量测定比尿相对密度测定更能确切地反映肾脏的浓缩功能。肾脏是通过对尿液浓缩或稀释作用来达到调节体液渗透量的平衡。尿渗透量浓度反映肾脏对溶质和水相对排泄速度，不受溶质颗粒大小和性质的影响，只与溶质微粒的数量有关。

（1）参考值：最大范围 40～1400mmol/L，一般 600～1000mmol/L。

（2）临床意义：①降低：主要见于肾浓缩功能严重受损的疾病，如慢性肾盂肾炎、多囊肾、慢性肾衰竭、尿崩症、尿路梗阻性肾病变、尿酸性肾病变、急性肾小管功能障碍和原发性肾小球病变等。②升高：见于高热、脱水、心功能不全、急性肾炎、周围循环不良、腹泻、肾淤血等。

（3）相关事项：①检测尿渗透量浓度时，前 1d 晚饭后应禁水 8h，清晨送尿检查。不同时间的尿样本测定的尿渗透量浓度结果，有较大差异。②尿渗透量浓度可受药物的影响，使之升高的药物有麻醉剂、酰胺咪嗪、氯磺苯脲、环磷酰胺、长春新碱等；使之降低的药物有乙酰苯磺酰环己脲、脱甲金霉素、优降糖、钾盐等。③肌肉运动或饥饿可使尿渗透量浓度测定结果降低。④正常情况下，禁水 12h 后，尿/血浆渗透量浓度比值应＞3；禁水 24h 后应＞1；肾浓缩功能障碍时，比值≤1。

二、尿液的化学检查

（一）尿蛋白质（TRO）

正常人尿内仅有少量蛋白质，当尿内蛋白质含量超过 150mg/24h，或常规定性方法阳性时，称为蛋白尿。蛋白尿可见于生理性和病理性的情况。

（1）参考值：①定性。阴性；②定量。成人 20～80mg/24h；儿童＜40mg/24h。

（2）临床意义：尿中若持续含有蛋白质，则应视为病理现象。常见于急、慢性肾炎，各种原因引起的肾病综合征，泌尿系感染（如肾盂肾炎、膀胱炎、肾结核），其他情况有发热性疾病、心脏功能不全、高血压性肾病、糖尿病性肾病、肾血管性高血压、甲状腺功能亢进症、系统性红斑狼疮、败血症、白血病、多发性骨髓瘤、先兆子痫，以及使用损害肾脏的药物后等情况。

（3）相关事项：①正常人尿中含微量蛋白质，为 20～80mg/24h，这些蛋白质是由尿道黏液分泌和脱屑所致，用一般方法无法测出。②生理性蛋白尿见于发热、寒冷、高温、剧烈运动或劳动后以及体位性蛋白尿，通常为一过性阳性。一般不会超过"＋"。③在尿检前禁用对检测结果有影响的药物和高蛋白质饮食，尿检时需静坐一会。④尿蛋白定性试验的结果在化验单上表达方法及其与蛋白量的关系如下：a."－"无蛋白质；b."±"极少量，0.18/L 以下；c."＋"少量，0.1～0.5g/L；d."＋＋"中等量，1.0g/L；e."＋＋＋"多量，2～3g/L；f."＋＋＋＋"极多量，5.0g/L 以上。⑤如果尿道中混入生殖系的分泌物、大量红细胞或白细胞时，尿蛋白定性也可呈阳性反应。此时，可将尿液离心沉淀，将上清液再做尿蛋白定性试验，即可除外假性蛋白尿。⑥摄入药物（如奎宁）、磷酸盐等，当尿 pH＞8 时，可以出现假阳性；应用大量青霉素，尿 pH＜4 时，则可出现假阴性。⑦尿蛋白检测可用于初步判断肾脏的功能，协助诊断或做疗效判断与病程的动态观察，要准确的反映肾功能状况，还需做其他有关的肾功能试验，综合判断。

（二）尿蛋白定量

当尿蛋白定性试验阳性，则应进一步做尿蛋白定量试验。尿蛋白定量是指准确测定

24h 内全部尿液中的蛋白质浓度。尿蛋白定量测定有助于泌尿系统疾病的诊断和鉴别诊断,了解肾脏病变的程度。留尿时要求加适量防腐剂。

(1)参考值:①成人:20～80mg/24h;②儿童:<40mg/24h。

(2)临床意义:不同疾病,尿中排出蛋白量不同:①轻度蛋白尿(<0.5g/24h):主要见于非活动期肾脏病变、肾盂肾炎、体位性(长时间站立)蛋白尿、剧烈运动,以及处于高温、严寒环境中。②中度蛋白尿(0.5～4g/24h):见于肾炎、多发性骨髓瘤、糖尿病、高血压、肾硬化、肾肿瘤等。③重度蛋白尿(>4g/24h):见于急性或慢性肾小球肾炎、肾病综合征、狼疮肾炎等。

(3)相关事宜:使用氨基水杨酸、阿司匹林、巴比妥类、碘剂、青霉素等药物,可引起蛋白定量假性升高。

(三)尿葡萄糖定性测定(V-GLU)

正常人尿内仅含微量葡萄糖,这部分尿糖对临床是没有意义的,并且不会被定性实验所检测。葡萄糖在尿中排出过多主要是由于血糖浓度过高或肾小管重吸收葡萄糖的能力降低所致。

(1)参考值:阴性。

(2)临床意义:阳性。见于糖尿病、甲状腺功能亢进症、嗜铬细胞瘤、肢端肥大症、库欣综合征、多发性肾小管糖吸收功能障碍、慢性肾炎或肾病综合征、妊娠期糖尿、新生儿糖尿、颅脑外伤、脑血管意外、急性心肌梗死、静脉滴注大量葡萄糖、肝硬化时出现的果糖尿或半乳糖尿、哺乳期妇女出现的乳糖尿以及某些遗传性疾病等。

(3)相关事宜:①机体在应激状况下,如精神刺激、激烈运动也可出现暂时性尿糖阳性;②对尿糖测定有干扰作用的药物较多,如尿中含有异烟肼、大剂量青霉素、链霉素、对氨基水杨酸、水杨酸、维生素 C、水合氯醛、阿司匹林可使尿糖测定假阳性,中药大黄、黄连、黄芩等也可能致假阳性;③尿糖试验阳性不一定就是糖尿病,只是糖尿病的一个特征,确诊糖尿病需要同时测定尿糖和血糖,或做进一步检查;④尿葡萄糖定性试验结果(碱性铜试剂法)化验单所示:a.“—”无糖;b.“±”极微量,<5.5mmol/L;c.“＋”微量,<27.8mmol/L;d.“＋＋”少量,27.8～55mmol/L;e.“＋＋＋”中等量,55.0～111.1mmol/L;f.“＋＋＋＋”多量,>111.1mmol/L。

(四)尿酮体(KET)

人体内的脂肪酸在肝脏中代谢时,如果氧化不完全,可生成乙酰乙酸、β-羟丁酸和丙酮,总称为酮体。酮体是体内脂肪代谢的中间产物。正常人尿中酮体含量极微,定性试验为阴性。当糖供应不足和组织中葡萄糖氧化分解降低时,脂肪氧化加强,肝脏酮体生成增加,血中酮体过多,严重者从尿中排出,称为酮尿。尿酮体检测有助于对糖尿病的监测。

(1)参考值:阴性。

(2)临床意义:阳性。见于糖尿病酮症酸中毒时,尿酮体为强阳性反应,如持续出现酮尿症提示有酮症酸中毒。也见于妊娠、子痫、呕吐、消化吸收障碍、长期饥饿、剧烈运动、应激状态、急性风湿病、新生儿和婴儿急性发热以及糖皮质激素、胰岛素分泌过多等。

(3)相关事宜:摄入 L-多巴、甲基多巴等药物也可引起尿酮体阳性。

(五)尿胆红素(BIL)

正常情况下,红细胞破坏释出的血红蛋白,经一系列降解生成胆红素。胆红素经肝脏处理后,通过胆道进入肠道排出。如果发生胆道阻塞等影响胆汁排泌的疾病时,大量直接胆红素反流入血,从肾脏排出。尿中胆红素将会大大增加。尿胆红素检测有助于肝炎的诊断。

(1)参考值:阴性。

(2)临床意义:阳性。见于肝实质性病变,如病毒性肝炎、酒精性肝炎、中毒性肝炎、肝硬化、胆石症、肝细胞坏死、肝癌、胆道阻塞(胆石症、胆道肿物、胰头癌)和新生儿黄疸、家族性黄疸等。

(3)相关事宜:①尿样本必须新鲜、避光保存。②服用丙咪嗪、吩噻嗪等药物可产生假阳性;使用维生素C、亚硝酸盐、氯丙嗪等药物或尿液中有大量硝酸盐时,可导致假阴性。

(六)尿胆原(URO)

胆红素通过胆道排入肠道,在肠道细菌的作用下,生成粪胆原,大部分随大便排出体外,小部分被肠道吸收入血,最后通过肾脏随尿排出,称为尿胆原。临床上利用胆红素、尿胆原检测对鉴别阻塞性黄疸、溶血性黄疸与肝细胞性黄疸有重要的价值。

(1)参考值:1:20稀释后阴性(原尿检测阴性或弱阳性)。

(2)临床意义:阳性。见于肝实质性病变及溶血性黄疸,组织出血、肺梗死、严重灼伤、发热或便秘时,也可阳性。

(3)相关事宜:①摄入咖啡、安替比林、磺胺类、维生素K、吩噻嗪等药物可出现假阳性。摄入亚硝酸盐、新霉素、四环素、氯霉素、对氨水杨酸可呈假阴性。②正常人尿胆原的排出量在1d内变化较大,夜间和上午排出较少,下午排出增多。

(前期)尿亚硝酸盐(NIT)

明显尿路感染的某些细菌,可将硝酸盐还原为亚硝酸盐,然后经特殊化学处理产生红色阳性反应。其阳性反应的程度与尿液中的细菌数成正比。

(1)参考值:参考值为阴性。

(2)临床意义:阳性。见于大肠埃希菌、副大肠埃希菌、变形杆菌、产气杆菌、铜绿假单胞菌等革兰阴性杆菌引起的泌尿道感染。

(3)相关事宜。尿亚硝酸盐试验阳性率取决于尿液在膀胱中存留时间,>4h,阳性率可达80%。若尿路感染细菌不能使硝酸盐还原为亚硝酸盐,或尿在膀胱中存留时间较短,或尿中缺乏硝酸盐,也会产生阴性结果。

(八)尿隐血(BLD)

尿隐血试验是测定尿液内的血红蛋白,也反映尿内有无异常增多的红细胞存在。

(1)参考值:阴性。

(2)临床意义:阳性。见于各种肾脏疾病引起的血尿、肌红蛋白尿、阵发性睡眠性血红蛋白尿症、自身免疫性溶血性贫血、膀胱结石及炎症、血型不合的溶血反应、外伤等。

(3)相关事宜:尿液被强氧化剂污染时,可呈假阳性;使用大量维生素C或尿中用甲醛防腐可呈假阴性。

(九)尿卟啉原试验

卟啉是体内胆红素合成的中间产物。由于某种遗传基因异常,导致人体内合成卟啉过多,引起血卟啉病,在体内代谢生成尿卟啉和粪卟啉,经尿或粪排出体外。当尿液中出现尿卟啉时,尿变为红色;也有可能无色,但暴露阳光下或酸化煮沸后可呈现红色。

(1)参考值:阴性。

（2）临床意义：阳性。见于先天性卟啉病、迟发性皮肤型卟啉病（发病期）、急性卟啉病（发病期）、铅及重金属中毒、肝病和某些溶血性贫血、心肌梗死等。

（3）相关事宜：为避免卟啉分解，留取样本应使用棕色瓶子，及时送验新鲜尿液。在尿检前禁用富有卟啉的食物或药物。

（十）尿含铁血黄素（Hd）试验

含铁血黄素（Hd）为一种不稳定的铁蛋白聚合体，显棕色，在尿中使尿呈暗黄色。当血管内溶血时，产生过多的游离血红蛋白经肾脏排出，形成了血红蛋白尿，其中一部分血红蛋白被肾管上皮细胞重吸收，并在细胞内分解成含铁血黄素，随细胞脱落由尿中排出，形成含铁血黄素尿。

（1）参考值：罗氏试验为阴性。

（2）临床意义：阳性。见于慢性血管内溶血、阵发性睡眠性血红蛋白尿症、自身免疫性溶血性贫血、严重肌肉疾病等。

（十一）乳糜尿试验

尿中含有淋巴液，外观呈牛奶状，称乳糜尿。乳糜尿往往由于淋巴管阻塞所致。乳糜尿可呈乳白色、乳酪样或色泽较混浊。乳糜含量和患者食入脂肪量，运动的强度和淋巴管破裂程度等因素有关。

（1）参考值：阴性。

（2）临床意义：阳性。见于丝虫病或其他原因引起的淋巴管阻塞，如先天性淋巴管畸形，胸、腹腔内结核或腹腔内肿瘤，胸腹部创伤或手术。肾盂肾炎、妊娠、肿瘤压迫、过度疲劳等均可引起乳糜尿。

（3）相关事宜：在尿检前禁用富含脂肪或蛋白质的食物。

（十二）尿本周蛋白（BJP）定性测定

本周蛋白是免疫球蛋白的轻链单体或二聚体，它是由病理性分化不良的浆细胞合成、分泌。浆细胞疾病，如多发性骨髓瘤、巨球蛋白血症时，患者尿中就会出现本周蛋白。当本周蛋白从肾脏排泄时，能抑制肾小管对其他蛋白质的重吸收，同时损伤肾脏，造成肾功能障碍和产生蛋白尿。

（1）参考值：阴性。

（2）临床意义：阳性。多见于多发性骨髓瘤、肾淀粉样变、慢性肾盂肾炎，偶见于淋巴肉瘤、巨球蛋白血症等。有时，慢性淋巴细胞白血病、绿色瘤、恶性淋巴瘤、急性粒细胞或单核细胞白血病（伴巨球蛋白血症）、红细胞增多症、特发性本周蛋白尿症、骨转移性肿瘤、前列腺炎、非活动性肺结核等也可阳性。

（3）相关事宜：必须及时送检新鲜尿液。

（十三）尿微量清蛋白（mAIb）

正常人尿液中，微量清蛋白含量极少，它是比较灵敏的早期发现肾损害指标。国内常用免疫散射比浊及免疫透射比浊法，采用随机尿，用肌酐比值报道排出率。

（1）参考值：$11.21 \pm 6.93 \text{mg}/(\text{g} \cdot \text{Cr})$。

（2）临床意义：升高。见于糖尿病性肾病、高血压、妊娠、子痫前期等，在隐匿性肾炎及肾炎恢复期尿中也会出现。

（十四）尿 β2-微球蛋白（β2-MG）

β2-微球蛋白主要由淋巴细胞产生。在人体内由 β2-微球蛋白的浓度相当恒定，99.9%由肾近曲小管重吸收，在肾小管细胞中降解成氨基酸。

（1）参考值：$0.03\sim0.14$mg/L。

（2）临床意义：升高。见于急性肾小管坏死、急性和慢性肾盂肾炎、自身免疫性疾病、恶性肿瘤、系统性红斑狼疮活动期、慢性淋巴性白血病、慢性镉中毒、糖尿病肾病和药物性肾脏损害等。

（3）相关事宜：尿 β2-微球蛋白测定，可以估计某药对肾的损害，如用庆大霉素、卡那霉素或多黏菌素后，尿 β2-微球蛋白明显升高时，提示停药或改换其他药物。

（十五）尿血红蛋白（UHb）

检查尿液中血红蛋白，可作为血红蛋白尿的筛选试验。

（1）参考值：阴性。

（2）临床意义：阳性。见于血型不合的输血、广泛性烧伤、肾梗死、恶性疟病、某些传染病（如猩红热、伤寒、丹毒等）、先天性或获得性溶血性贫血（如蚕豆病、阵发性睡眠性血红蛋白尿症、阵发性冷性血红蛋白尿症等）、血管内红细胞损害（剧烈运动与行军性血红蛋白尿、坏死性小动脉炎）、微血管溶血性贫血（如肾皮质坏死、溶解血栓的血小板减少性紫癜等）、弥散性血管内凝血等。

（3）相关事宜：使用苯肼、磺胺类、奎宁类等药物也可呈现阳性；使用次氯酸盐、微生物的过氧化物酶等可使试验出现假阳性；使用维生素 C 等可使试验结果呈假阴性。

（十六）尿 TH 蛋白（THP）

Tamm-Harsefall（TH）蛋白是肾脏的一种特异性蛋白，主要存在于尿液中，血清中仅微量存在，对其进行测定，对肾病的诊断有一定价值。测定方法用酶联免疫吸附测定法，样本采集 24h 尿液，混匀后取 50ml 送检。

（1）参考值：36.86 ± 7.08mg/24h 尿（酶联免疫吸附测定法）。

（2）临床意义：①降低：见于肾小球肾炎、多囊肾、肾衰竭和肾功能减退；②升高：见于蛋白尿、酸中毒、肾小管损伤、尿路结石等。

（十七）尿免疫球蛋白

尿免疫球蛋白测定，对观察慢性肾炎及肾病综合征患者的病变程度和预后有一定价值；对诊断急性尿路感染及泌尿道疾病也有参考价值。收集 24h 尿送检。

（1）参考值：①IgG<3ng/24h 尿；②IgA<1ng/24h 尿；③IgM0ng/24h 尿。

（2）临床意义：升高。常见于慢性肾炎、肾病综合征等。出现 IgM 表示病情严重，预后差。尿中 IgA 增加，常见于肾盂肾炎、膀胱炎等。尿中 IgG 增加，常见于急性肾小球肾炎、慢性肾小球肾炎、尿毒症、某些高血压、肝硬化、甲状腺功能亢进症、泌尿系统结石患者等。

（3）相关事宜：应和血免疫球蛋白同时检测。

（十八）尿苯丙酮酸（PPA）

由于患者苯丙氨酸羟化酶缺乏或不足，使代谢中苯丙氨酸不能转化为酪氨酸，苯丙氨酸在转氨酶的作用下生成苯丙酮酸自尿液排出。大量的苯丙酮酸在体内积聚，可损害患者的神经系统和影响体内色素代谢。

（1）参考值：阴性。

（2）临床意义：阳性见于苯丙酮尿症。

（十九）尿肌酐（Cr）

本试验测定血液经肾滤到排出的肌酐含量。磷酸肌酐是肌肉收缩的能量来源和储备形式，其放出能量后可形成肌酐。大部分肌酐不断由肾滤过排出，不再被重吸收。人体血液中的肌酐生成可分为内源性和外源性两种。尿肌酐浓度和血肌酐浓度一起测定，是反映肾功能的一个特异性指标，并可作为内生肌酐清除率的必须指标。

（1）参考值：①男性：7.1～17.7mmol/24h；②女性：5.3～15.9mmol/24h；③婴儿：88～177μmol/（kg·24h）；④儿童：71～195μmol/（kg·24h）。

（2）临床意义：①降低：见于急性或慢性肾功能不全、重度充血性心力衰竭、甲状腺功能亢进症、贫血、肌营养不良、白血病等；②升高：见于肢端肥大症、巨人症、糖尿病、感染、甲状腺功能降低症等。

（3）相关事宜：①进食肉类、剧烈运动、服用维生素C、左旋多巴、甲基多巴等，可使尿肌酐升高；素食者、服用雄激素、噻嗪类药物可使尿肌酐测定结果降低。②尿肌酐浓度的变异与日间饮食有关，其低谷约在上午7：00时，高峰约在下午7：00时。

（二十）尿钠

尿钠指测定24h尿液中的钠离子浓度。钠在维持正常水分的分布和渗透量浓度方面发挥了中心作用。肾是调节钠和水分、维持酸碱平衡的主要器官。钠可由肾脏自由滤出，其中绝大部分又被重吸收。当血钠超过110～130mmol/L时，可从尿中排出多途的钠。尿钠的排出量随血钠的升高而增多。尿钠1d内有很大变化，人体晚上钠的分泌率约为白天钠高峰分泌量的1/5。尿钠的测定需留取24h的全部尿液。

（1）参考值：①成人130～260mmol/24h；②儿童＜5mmol/（kg·24h）。

（2）临床意义：①降低：见于库欣综合征、原发性醛固酮增多症、慢性肾衰竭晚期、腹泻、吸收不良、肾前性酸中毒等；②升高：见于严重的肾盂肾炎、急性肾小管坏死、肾病综合征、急性或慢性肾衰竭、碱中毒等。

（3）相关事宜：进食含钠过多的食物，以及使用咖啡因、利尿剂、肝素、锂盐、大剂量黄体酮等药物可使尿钠升高，进食含钠过少的食物、妇女月经前，以及使用皮质类固醇、肾上腺素、普萘洛尔等药物，可使尿钠测定降低。

（二十一）尿钾

尿钾是指测定24h尿液中钾的浓度。钾是细胞内主要阳离子之一。人体通过饮食摄入钾，肾脏根据机体的需要进行平衡调节，具有保钠、排钾功能，维持水、电解质和酸碱平衡。尿钾测定可反映肾脏病变情况。尿钾在晚间比白天浓度高，因此尿钾的测定需收集24h全部尿液。尿样本宜于2～4℃保存。

（1）参考值：①成人51～102mmol/24h；②儿童（1.03±0.7）mmol/（kg·24h）。

（2）临床意义：①降低：见于艾迪生病、严重肾小球肾炎、肾盂肾炎、肾硬化、急性或慢性肾衰竭等。②升高：见于库欣综合征、原发性或继发性醛固酮增多症、肾性高血压、糖尿病酮症、原发性肾脏疾病等。

（3）相关事宜：①饥饿初期，以及使用肾上腺皮质激素、两性霉素B、庆大霉素、利尿剂等药物，可使尿钾升高；使用麻醉剂、肾上腺素、丙氨酸、阿米洛利等药物可使尿钾测定结果降低;②尿钾高于 20mmol/L 与肾性病因有关;尿钾低于 20mmol/L 与非肾性状态有关。

(二十二)尿钙

尿钙指测定 24h 尿液中钙的浓度。钙是机体内最多的元素之一。主要作用是参与骨的形成、肌肉收缩、神经冲动的传递和血液凝固。血液中的钙可从肾滤出,大多重吸收入血,过多的钙则从尿液中排出。尿钙排出量受血钙浓度的直接影响,血钙浓度与钙的摄入、吸收有关。血钙过低时,尿液中无钙排出。尿钙的变化可反映血钙的变化,但尿钙值变化很大,钙、蛋白质的摄入和磷的排出可影响钙的排出,尿磷高则尿钙低。尿钙样本要收集 24h 尿液,应加盐酸保存。

(1)参考值:① 成人:2.5 ～ 7.5mmol/24h;② 婴儿:< 1.0mmol/24h;③ 儿童:< 0.2mmol/(kg・24h)。

(2)临床意义:①降低。见于低钙血症、甲状旁腺功能减退症、维生素 D 缺乏、肾病综合征、急性胰腺炎、骨恶性肿瘤、甲状腺功能减退症等;②升高。见于高钙血症、甲状旁腺功能亢进症、甲状腺功能亢进症、维生素 D 中毒、多发性骨髓瘤、白血病、恶性肿瘤骨转移、肾小管酸中毒等。

(2)相关事宜:使用氯化铵、降钙素、皮质类固醇、生长激素、甲状旁腺激素等药物,可使尿钙升高;使用利尿剂、雌激素、新霉素、口服避孕药等可使尿钙测定结果降低。

三、尿液特殊检测

(一)尿酮体检查

酮体是脂肪分解代谢的中间产物,包括乙酰乙酸、β羟丁酸和丙酮 3 种成分。当血中酮体增高而从尿中排出,尿酮体检查阳性时称为酮尿。正常人尿中酮体定性试验阴性。酮尿见于:糖尿病酮症酸中毒、非糖尿病性酮尿如妊娠剧烈呕吐、子痫、重病患者不能进食、消化吸收严重障碍等。

(二)尿胆红素及尿胆原检查

1. 尿胆红素检查

血液中结合胆红素浓度超过肾阈值($> 34\mu mol/l$)时,即可随尿排出。用氧化法重氮反应,胆红素被氧化成胆绿素而显绿色;与重氮试剂反应生成重氮胆红素而呈紫色。正常为阴性。尿胆红素阳性主要见于阻塞性黄疸,其次是肝细胞性黄疸,而溶血性黄疸为阴性。肝细胞性黄疸和阻塞性黄疸合并严重肾损害时,尿内胆红素则呈阴性。

2. 尿胆原检查

在酸性环境中,尿胆原和对二甲氨基苯甲醛发生醛化反应,生成红色化合物。可做定性检查或定量检查。

正常定性检查:为阴性或弱阳性。定量:$0～6\mu mol/24h$。

尿胆原增高见于:溶血性黄疸、肝细胞性黄疸、肝硬化、中毒性肝炎时尿胆原常为阳性;发热、心功能不全等可呈弱阳性。在饥饿、饭后、运动后尿胆原稍有增加。尿胆原减少或阙如见于:胆管梗阻、黄疸极期、严重肾衰竭、新生儿服用抑制肠道细菌的药物等。

(李秀红)

第二节　粪便检验

粪便由食物残渣、消化道分泌物、肠管黏膜脱落物、大量细菌、无机盐和水分等组成。粪便检查是临床最常用的检查项目之一，主要目的是：①了解消化系统有无出血、炎症、寄生虫、肿瘤等病变。②根据粪便的性状了解消化状况。③检查有无病原菌，以协助诊断肠道传染病。

一、样本采集

粪便样本的采集与送检直接关系到检查结果的正确性，是护理工作的重要内容。

（一）粪便采集方法及注意事项

1. 样本采集

通常采用自然排出的新鲜粪便，必要时可用肛门指诊或采便管帮助进行粪便样本的采集。样本采集后一般在 1 小时内检验完毕，以免影响检查结果。

2. 粪便一般检查

取新鲜粪便，指头大小即可，不应混有尿液、消毒液等。应留取有病理意义的成分，如含有血、黏液、脓液等病变成分的样本或多部位取材送检。

3. 寄生虫检查

行检查 3d 前应停用抗生素，留取的粪便至少在 30g 以上。

（1）蛲虫卵须用透明薄膜拭子于晚 12:00 时或清晨排便前自肛门皱襞处拭取并立即送检。

（2）检查阿米巴滋养体则于排便后立即送检，室温低于 20℃时，送检前载玻片应加温，送检途中要注意保温（以载玻片不烫手背为宜）。

（3）血吸虫毛蚴等虫卵孵化计数，应留取一次性排出的全部粪便，混匀后送检。

4. 粪便隐血试验

患者应禁食铁剂、动物血、动物肝、瘦肉及大量绿叶蔬菜 3d，然后再留取粪便送检，有口腔、鼻腔出血者应嘱其勿咽下。

（二）留取容器

应为清洁干燥的玻璃瓶、塑料盒或一次性使用的涂蜡纸盒。细菌培养时应采用有盖的无菌容器。

二、粪便一般检测

（一）一般性状检测

1. 量

正常成人大多每天排便 1～2 次，排便量为 100～300g，可随食物种类、进食量及消化器官功能情况而变化，如进食大量粗纤维食物、消化道或消化腺功能紊乱以及炎症时，排便量会增加。

2. 颜色与性状

正常粪便为黄褐色成形软便，婴儿呈黄色或金黄色糊状便。病理情况时常有如下改变。

（1）脓血便：提示结肠、直肠的病变，见于痢疾、溃疡性结肠炎、结肠及直肠癌等。

（2）柏油样便：粪便呈暗褐色或黑色，富有光泽，如柏油状，便秘时可呈黑色球状，为上消化道出血所致。出血量在 50～100ml 时粪便呈黑色，隐血试验呈阳性或强阳性，若连续柏油样便 2～3d，提示出血量不少于 500ml。服用活性炭、铋剂时粪便也可呈黑色，但无光泽且隐血试验阴性。若食用较多动物血、肝或口服铁剂等也可使粪便呈黑色，隐血试验也可呈阳性，应注意鉴别。

（3）白陶土样便：为粪便中粪胆素减少或阙如所致，见于阻塞性黄疸或钡餐造影术后。

（4）鲜血便：多附于粪便表面，或排便后滴落在粪便上，呈鲜红色。见于痔疮、直肠息肉、肛裂及直肠下部癌破裂。

（5）绿色便：见于婴儿腹泻，因肠蠕动过快，胆绿素未完全转变成粪胆素所致。

（6）水样或糊状便：见于各种感染和非感染性腹泻，尤其是急性胃肠炎。

（7）米泔样便：粪便呈白色淘米水样，含黏液，便量大，见于霍乱、副霍乱。

（8）黏液胶冻样便：见于各种肠炎、痢疾。

（9）细条状便：提示直肠和肛门狭窄，见于直肠癌、肛裂。

（10）硬结便：粪便呈球形羊粪状，多见于便秘者，可同时伴有肛裂出血。

3. 气味

慢性肠炎、胰腺疾病及直肠癌溃烂继发感染时呈恶臭；脂肪及糖类消化不良时呈酸臭味；阿米巴痢疾呈血腥臭味。

4. 寄生虫体

蛔虫、蛲虫、绦虫等较大虫体或其片断肉眼即可分辨，钩虫虫体需将粪便冲洗过筛方可见到。

（二）显微镜检查

1. 白细胞或脓细胞

正常粪便中无或偶见，增多见于肠炎和痢疾。

2. 红细胞

正常粪便中无红细胞，增多见于下消化道出血、结肠癌和炎症。一般而言，细菌性痢疾红细胞少于白细胞，阿米巴痢疾红细胞多于白细胞。

3. 巨噬细胞

正常粪便中少见，增多见于细菌性痢疾、溃疡性结肠炎。

4. 寄生虫卵和原虫

粪便中寄生虫卵主要有蛔虫卵、钩虫卵、鞭虫卵、姜片虫卵等，原虫主要是阿米巴滋养体及其包囊。

5. 食物残渣

经镜检发现的是未经充分消化的食物残渣。淀粉颗粒见于慢性胰腺炎，脂肪颗粒见于急慢性胰腺炎及胰头癌。

三、粪便隐血试验

（一）样本采集

1. 患者准备

患者在样本采集准备期，一般要求保持日常生活饮食、饮水。留样容器干燥、洁净、无吸水性。

2. 样本类型

选取粪便可疑部分约第一指节大小(5g)。

3. 样本运送

粪便样本采集后应明确标识并由专人及时送检,严防污染。

4. 样本处理

粪便样本采集后应在2h内检测完毕。废弃的粪便样本由专人负责处理。

(二)影响因素

1. 生理因素

某些食物会造成粪便化学法检测结果呈阳性,如鱼、牛乳、鸡蛋、动物血、萝卜、香蕉、葡萄、大量绿叶菜等,检测前三天应少食该类食物。

2. 药物因素

某些药物如铋剂、铁剂、阿司匹林、吲哚美辛等可造成粪便化学法检测结果呈阳性。

3. 采集因素

样本采集时应防止尿液、水或其他物质的混入,以免破坏粪便的有形成分。采集时应挑取含有黏液、脓血等病变成分的样本,外观无异常的样本应从表面、深处及粪便多处取材。

4. 样本状态

样本应新鲜,久置因血红蛋白被肠道细菌分解,造成假阴性结果;大量维生素C存在造成假阴性结果。

(三)参考范围

免疫学法、邻甲联苯胺法:阴性。

(四)临床意义

粪便隐血试验是消化道恶性肿瘤筛查的一个重要指标,对消化道疾病的诊断及鉴别诊断具有重要意义

(1)试验结果阳性:主要见于消化道出血,如消化性溃疡、肠结核、药物所致胃黏膜损伤、克罗恩病、胃溃疡、胃炎、溃疡性结肠炎、消化道肿瘤等。

(2)消化道出血与肿瘤的鉴别诊断:消化道溃疡呈间断性阳性,治疗后隐血试验结果阳性可持续5～7d,出血完全停止,试验结果即可转阴。消化道肿瘤呈持续性阳性。

(3)粪便隐血试验可作为消化道恶性肿瘤的筛检试验,也可作为流行性出血热的重要佐证。

四、粪胆原和粪胆素检测

(一)样本采集

1. 患者准备

患者在样本采集准备期,一般要求保持日常生活饮食、饮水。患者采集粪便样本时用于净棍棒选取约5g。可疑样本置于干燥、洁净、无吸水性的有盖容器中。

2. 样本类型

粪便留取第一指节大小(约5g)。

3. 样本运送

粪便样本采集后应明确标识并由专人及时送检,防止样本被氧化。

4. 样本处理

粪便样本采集后应在 1 小时内检测完毕。废弃的粪便样本由专人负责处理。

(二)影响因素

1. 药物因素

口服广谱抗生素可影响胆红素转化为粪胆原。

2. 采集因素

样本采集时应防止尿液、水或其他物质的混入,以免破坏粪便的有形成分。采集时应挑取含有黏液、脓血等病变成分的样本,外观无异常的样本应从表面、深处及粪便多处取材。

3. 样本状态

样本应新鲜,否则粪胆原氧化成粪胆素。样本中如含大量脂肪胨,则应先用乙醚抽提后再做检测。制备粪便悬液时一定要混匀。

(三)参考范围

对二甲氨基苯甲醛法:粪胆原和粪胆素检测结果均为阳性。

(四)临床意义

正常粪便中无胆红素,而有粪胆原和粪胆素。两者应结合粪胆红素、尿胆原、尿胆红素定性试验以及血胆红素检测,以利于黄疸性质的鉴别诊断。

(1)梗阻性黄疸时粪胆原和粪胆素检测结果呈阴性,溶血性黄疸时粪胆素增加,检测结果呈强阳性。

(2)粪胆原检测结果强阳性可见于阵发性睡眠性血红蛋白尿症、G6-PD 缺乏症、海洋性贫血、遗传性球形红细胞增多症及疟疾等;肝细胞性黄疸时粪胆原可增加可降低,视肝内梗阻情况而定。

五、粪便有形成分检测

(一)样本采集

1. 患者准备

患者在样本采集准备期,一般要求保持日常生活饮食、饮水。患者采集粪便样本时用于净棍棒选取约 5g。可疑样本置于干燥、洁净、无吸水性的有盖容器中。

2. 样本类型

粪便留取第一指节大小(约 5g)或 24h 便(寄生虫虫体或虫卵计数)。

3. 样本运送

粪便样本采集后应明确标识并由专人及时送检,严防污染。

4. 样本处理

粪便样本采集后应在 1 小时内检测完毕。废弃的粪便样本由专人负责处理。

(二)影响因素

1. 药物因素

在使用了聚乙二醇、甘露醇、番泻叶等药物后,不适宜做粪便有形成分检测。

2. 采集因素

样本采集时应防止尿液、水或其他物质的混入,以免破坏粪便的有形成分。采集时应挑取含有黏液、脓血等病变成分的样本,外观无异常的样本应从表面、深处及粪便多处取材。检查血吸虫时应全量新鲜便(至少30g)送检。寄生虫虫体或虫卵计数应收集24h粪便送检。

3. 样本状态

样本应新鲜,否则粪便中的有形成分因酸碱度及消化酶的影响而破坏。检测痢疾阿米巴滋养体时应采集可疑部分立即保温送检。

(四)参考范围

红细胞:无;白细胞:偶见;上皮细胞:偶见;寄生虫虫卵:无。

(五)临床意义

1. 红细胞增多

主要见于肠道下段炎性出血、痢疾、结肠癌、结肠炎、直肠息肉及血吸虫病等。细菌性痢疾时红细胞少于白细胞;阿米巴痢疾时红细胞多于白细胞,且成堆易破坏。

2. 白细胞增多

主要见于肠道炎症,如过敏性肠炎、细菌性痢疾、溃疡性结肠炎、出血性肠炎、阿米巴痢疾等。

3. 大吞噬细胞(巨噬细胞)

主要见于急性细菌性痢疾、急性出血性肠炎,偶可见于溃疡性肠炎。

4. 上皮细胞

如果见到大量上皮细胞提示有肠壁炎症,如结肠炎、伪膜性肠炎等。

5. 结晶

正常粪便中可见少量草酸钙、磷酸盐、氯化镁、碳酸钙等结晶。肠道出血后粪便中可见菱形血晶;夏科雷登结晶主要见于过敏性肠炎、肠道溃疡、寄生虫感染、阿米巴痢疾等。

6 真菌

首先要排除样本污染,在此前提下,常见于长期使用广谱抗生素、激素、免疫抑制剂和放、化疗之后。

7. 寄生虫虫卵和原虫

粪便检测是诊断寄生虫感染最直接和最可靠的方法。常见的有蛔虫卵、钩虫卵、鞭虫卵、蛲虫卵、肝吸虫卵、血吸虫卵、姜片虫卵;原虫可见阿米巴原虫及滋养体、包囊体,隐孢子虫及包囊体、鞭毛虫及纤毛虫包囊体等。

8. 食物残渣

如出现大量淀粉颗粒主要反应消化功能不全,多见于慢性胰腺炎、胰腺功能不全、肠道功能不全、糖类消化不良等。肌肉纤维增多主要见于胰蛋白酶缺乏、肠蠕动亢进、腹泻或蛋白质消化不良。脂肪颗粒增多主要见于胰腺分泌缺乏、阻塞性黄疸等。

(杜凤霞)

第三节 脑脊液检查

脑脊液(CSF)是存在于脑室和蛛网膜下隙内一种无色透明的液体,主要由侧脑室脉络丛分泌,经室间孔进入第三脑室、中脑导水管、第四脑室,最后经外侧孔和正中孔、脑和脊髓蛛网膜下隙、大脑蛛网膜颗粒到上矢状窦。正常脑脊液的分泌速度为 0.3~0.5ml/min,平均每日分泌量不超过 400～500ml,6～8h 更新 1 次,中枢神经系统各部分均可通过单纯的渗透作用参与脑脊液的生成。由于脑脊液与脑组织的密切关系,许多神经系统疾病都可使脑脊液的特性发生改变,因此脑脊液检查由于取材简单、价值较大而广泛用于临床,尤其是近 30 年来在细胞学、生化、免疫等方面的迅速进展,对神经系统的诊断、疗效和预后的判断方面有极其重要的意义。

一、方法

（一）腰椎穿刺术

患者取侧卧位,背部靠近床沿,低头屈颈,两膝贴近腹部,使脊柱成弓形。穿刺点一般在 L3～4 间隙,也可选择 L4～5、L5～S1 间隙。进针深度成人为 4～6cm,儿童为 2～4cm。进针方法:针尖垂直于皮肤缓慢进针,当感到阻力突然下降时拔出针芯即可见脑脊液流出,之后测压、留取样本,然后用碘酒消毒穿刺孔,并覆盖无菌纱布。如第 1 次穿刺失败,可以改在另一个间隙进行穿刺。

（二）小脑延髓池穿刺术

术前将后枕部与颈部皮肤的毛发剃干净,可采取侧卧位或坐位。患者头保持正中位,尽量前屈。穿刺点在枕骨粗隆至第 2 颈椎连线中点或两乳突连线中点。针头对着眉间方向缓慢进入。如针头触及枕骨,可稍微退出,并将针头转向下端。通常自皮肤至小脑延髓池的距离 4.3～4.5cm,最多不超过 6cm。其后过程同腰穿。

二、注意事项

（一）腰穿前注意事项

(1)怀疑颅内高压、颅内肿瘤、视盘水肿者,一般不宜做此项检查。如果确有必要,可先预防性应用降颅压药物,而后穿刺。尽量做到少放、慢放脑脊液,防止诱发脑疝,导致死亡。

(2)穿刺部位有外伤、感染,不宜做此项检查,以免诱发颅内感染。

(3)先天性畸形(小脑延髓下疝)的患者,禁忌做此项检查,因其极易出现脑疝,危及生命。

（二）腰穿后注意事项

1. 头痛

为低颅压性头痛,腰穿后脑脊液的分泌速度未能足够弥补缺失的脑脊液,使脑膜及血管组织受牵拉而导致。特点是平卧时消失,坐位、立位时加重。因此,腰穿后应尽量卧床休息,以侧卧位为佳,防止脑脊液进一步由穿刺孔丢失,多饮水,必要时静脉补充等渗液体。

2. 出血

多发生在蛛网膜下隙或硬膜下腔,可对症处理;对有出血倾向的患者,应及时检查凝血指标,必要时应用药物止血。

3. 神经根痛

可能系穿刺针斜行进针时刺激所致,可以自然缓解,必要时可以应用神经营养药物。

4. 感染

操作时严格执行无菌原则,多可避免。

5. 其他

化学性脑膜炎、虚性脑膜炎、植入性表皮样囊肿、复视等。

三、常规检查

(一)外观

(1)正常脑脊液为无色透明的水样液体经过放置后也无改变。

(2)出现混浊提示含有少量红细胞或白细胞、细菌、真菌、瘤细胞。当细胞含量达$(0.3 \sim 0.7) \times 10^9$/L 即可出现混浊。

(3)出现尘埃状微混提示细胞轻度增多,见于中枢神经系统急性感染早期。

(4)呈毛玻璃状提示细胞中度增多,见于结核性、真菌性、流感杆菌脑膜炎。

(5)呈脓状提示细胞高度增多,见于各种化脓性脑膜炎。

(二)颜色

(1)正常脑脊液为无色.

(2)灰色混浊脑脊液见于肺炎双球菌或链球菌所致的脑膜炎。

(3)绿色混浊脑脊液见于铜绿假单胞菌性脑膜炎或急性肺炎性脑膜炎。

(4)棕色或黑色脑脊液见于中枢神经系统(尤其是脑膜)黑色素瘤和黑色素肉瘤病。

(5)黄色或黄褐色脑脊液见于脑出血、蛛网膜下隙出血、各种原因导致的椎管梗阻、重症黄疸、胡萝卜素症和一氧化碳中毒的患者。区分出血性黄变与非出血性黄变可做潜血试验:潜血试验阳性为出血性黄变,否则为非出血性黄变。脑脊液穿刺损伤出血与病理性出血的鉴别:

1)3 管试验:取 3 只试管分别采集脑脊液,若第 1 管至第 3 管逐渐变淡,则为人工损伤出血;病理性出血者 3 管的颜色均匀不变。

2)放置试验:当误伤出血量多时,静置一段时间后,血液自行凝固形成凝块。混于试管底部为新鲜出血。

3)离心试验:盛有脑脊液的试管 3000r/min 经离心沉淀 10~15min 若上层液为无色、透明,则为人工误伤出血;若上层液呈红色或黄色,则为病理性出血。

4)潜血试验:人工误伤出血由于红细胞尚未溶解,其上层液中无氧合血红蛋白,故潜血试验阴性;而病理性出血 2h 以后由于氧合血红蛋白的出现,潜血试验呈阳性。潜血试验的做法是取一只干净试管,加入联苯胺乙酸溶液 2~3 滴,然后加冰醋酸 1~2 滴,再加脑脊液 0.2~0.4ml,混匀后加 3%过氧化氢 0.5ml,若变蓝为阳性,不变色为阴性。

5)脑脊液压力:误伤出血时,脑脊液压力多数正常;病理性出血时脑脊液压力多数增高。

6)吞噬细胞:在穿刺误伤性出血脑脊液中绝对不会出现吞噬细胞的。

(三)凝块

1. 观察方法

在腰穿后 1 小时内取脑脊液 3~5ml 置一无色透明玻璃试管内,垂直静置 12~24h,定时观察有无凝固及薄膜形成。

2. 临床意义

(1)正常脑脊液久置不凝,也无薄膜形成。

(2)脑脊液出现凝块和薄膜,提示血-脑屏障通透性增加。

(3)各种化脓性脑膜炎多在数分钟至 30min 内形成薄膜。如流行性脑脊髓膜炎初期薄膜悬浮于脑脊液中类似气球状,稍晚则见其附于管壁,形成硫黄状颗粒,晚期迅速下降,沉淀于管底。

（4）结核性脑膜炎的脑脊液于 12～24h 后表面出现蛛网状薄膜，并似漏斗状由液面倒悬至试管底。

（5）脑脊液蛋白超过 1000mg/dL 则自凝，常见于椎管梗阻。

（四）比重

用脑脊液比重计测定。

正常参考值：1.006～1.008(15℃)。

增高：见于脑膜炎、尿毒症、糖尿病。

减低：少见。

三、酸碱度(pH)

用精密试纸或用酸度计测定。

正常参考值：7.3～7.6。

pH 减低：见于脑膜炎双球菌性脑膜炎、糖尿病昏迷、结核性脑膜炎。

pH 增高：少见。

四、白细胞

正常值：成人(0～8)×106/L；儿童(0～15)×109/L。

增高：见细胞学检查。

五、红细胞

正常脑脊液中不含红细胞，如果发现有红细胞存在，除外穿刺出血，提示中枢神经系统内出血，见于脑脊髓血管畸形、动脉瘤破裂、脑出血、脑脊髓外伤、瘤卒中或垂体卒中以及其他出血性疾病。腰穿损伤的脑脊液中红细胞形态正常，无皱缩；蛛网膜下隙出血可见皱缩变形红细胞。但由于脑脊液的渗透压比血浆略高，如样本采集后不立即镜检，即使是腰穿损伤的脑脊液中也可发现皱缩红细胞，故不应作为重要依据。

六、蛋白质定性检查

（一）潘(Pandy)氏试验原理

蛋白质与石碳酸结合，生成不溶性的蛋白盐而沉淀。本试验敏感，不仅局限于球蛋白，当清蛋白浓度超过 0.25g/L，即可呈现阳性。因此，正常脑脊液有时也可以呈弱阳性反应。

（二）操作方法

取饱和石碳酸溶液 2ml 于小试管内，滴加脑脊液 1 滴。置黑色背景下观察结果，出现白色混浊即为阳性。

（三）结果

"－"无变化；"±"白色混浊不明显；"＋"白色微混；"＋＋"白色混浊；"＋＋＋"出现絮状沉淀；"＋＋＋＋"立即形成凝块。

（四）临床意义

（1）正常时为(＋)、(±)、(－)。

（2）有脑组织和脑膜疾患时常呈阳性反应，如化脓性脑膜炎、结核性脑膜炎、梅毒性中枢神经系统病变、脊髓灰质炎、流行性脑炎等。

（3）脑出血时多呈强阳性反应。

（4）穿刺损伤有血液混入脑脊液时也呈假强阳性反应。

七、细菌及真菌检查

脑脊液的白细胞总数增高时,应做细菌直接涂片检查。如找出病原菌,对诊断有重要意义。脑脊液中可能出现的致病菌（细菌及真菌）主要有脑膜炎球菌、肺炎链球菌、流感杆菌、结核分枝杆菌、金黄色葡萄球菌及新生隐球菌等。

检查方法:脑脊液高速离心,取沉淀物制薄涂片,自然干燥或置 37℃温箱烘干。检查脑膜炎双球菌时,切勿用高温或火固定,为免于涂膜脱落,可用新鲜血清少许与沉淀物混匀涂片,防止杂菌污染。至少涂 2 张,一张用亚甲蓝染半分钟,另一张以革兰抗酸染色。多核细胞增加者,以革兰染色为主;单核细胞增加者以抗酸染色为主。检查结核分枝杆菌时,最好取薄膜涂片,可提高阳性率。一般抗酸染色结核分枝杆菌检出率达 15％～30％,如将脑脊液静止 24h 后,以其表面薄膜做厚涂片或将脑脊液离心以其沉渣进行涂片,抗酸染色阳性率可达 80％以上。在细胞计数时,应注意新型隐球菌。如可疑,加 2％醋酸鉴别,新生隐球菌有生芽现象,加酸后原形不变,而红细胞则可被溶解,淋巴细胞核更加清楚。

八、脑脊液细胞的染色方法

正确地使用染色技术是脑脊液细胞学获得良好观察效果的关键,因此应较好地了解每一种染色的特点和用途。常使用的染色技术有以下几种。

（一）MGG 染色法即迈-格-姬（May-GrunwaldGiemsa）染色

又称 Pappenheim 染色,它是将瑞氏染色和姬姆萨染色结合起来的染色方法,通过这两种染色对细胞进行全染色,可较为全面地了解细胞的整体情况,是脑脊液细胞学中最适宜的染色方法。此染色使胞质成蓝色,核带紫红色,核和胞质的内部结构清晰。

（二）微孔薄膜染色法

此方法仅适合于微孔薄膜筛滤法收集的细胞,主要染料是亚甲蓝和副品红,染色后经二甲苯处理,以增加薄膜的透明性。此方法色调不如 MGG 清楚,黄色调和紫色调分辨不清。

（三）Papanicolaou 染色法

主要染料是 Harris 苏木素、橘黄 G6、多色 EA50,主要用于肿瘤细胞学检查,染色过程复杂,不适合于微孔薄膜收集的细胞。

（四）甲绿-焦宁染色法

主要染料是甲绿-焦宁,是一种特殊的组织化学染色方法,特别适合于淋巴细胞的观察。染色后细胞核呈蓝绿色,胞质呈红色。淋巴细胞和浆细胞均能显示清楚。

（五）结晶紫染色法

主要染料是结晶紫,主要染色部位是细胞核,变性的细胞染色较淡。

（六）铁质染色

一般使用普鲁士蓝反应和 Schmorl 染色,适合于颅内出血黄变期检查细胞内有无含铁血黄素细胞。普鲁士蓝的主要染料是普鲁士蓝,染色后细胞质内的铁质染成灰蓝色或亮蓝色。Schmorl 染色把细胞质中的铁质染成深蓝色。

（七）脂肪染色法

常用苏丹红或苏丹黑染色,苏丹红把脂肪颗粒染成褐黄色,苏丹黑把脂肪颗粒染成黑色。

（八）PAS 反应

主要染料是 Schiff 液和苏木素，PAS 反应可使细胞质内糖类物质起阳性反应，染色后细胞质内 PAS 为均质性，大小不等的红颗粒极为清楚，特别有利于鉴别腺癌细胞和淋巴母细胞。糖原也是呈阳性反应，可先用淀粉酶清除糖原。

（九）吖啶橙荧光染色

主要染料吖啶橙，显示荧光异染性，低密度色素呈绿色，高密度色素呈红色。由于吖啶橙对胞质的 RNA 比对核 DNA 有较大的亲和力，故胞质呈红色，核呈绿色或黄绿色。细胞核的 DNA 数量是固定不变的，细胞核的 RNA 随细胞的活力而变化，可借此识别恶性度较高的恶性肿瘤细胞。

（十）过氧化酶染色

主要染料是联苯胺和姬姆萨染料，它可将各期嗜中性粒细胞内的过氧化酶阳性物质染成黄褐色。

（十一）非特异性酯酶反应-醋酸萘酯酶法

以 α-醋酸萘酯为底质，用苏木素染色，这样单核样细胞内非持异性酯酶能水解 α-醋酸萘酯生成 α-萘酯，后者被苏木素染成不溶性棕红色颗粒。可用此方法检查脑脊液中的 T 淋巴细胞。

（十二）四氮唑蓝反应

主要染料是四氮唑蓝，用于检查细菌感染的嗜中性粒细胞，在嗜中性粒细胞胞质中出现清晰的深紫色粗颗粒。

（十三）固紫染色

主要染料是结晶紫和品红，阳性物质呈深蓝色。用于细菌的分类，脑脊液中链球菌呈阳性反应，而脑膜炎双球菌、铜绿假单胞菌、肠道杆菌呈阴性。

（十四）Ziehl-Nielsen 染色

主要染料是石炭酸品红和亚甲蓝，用于抗酸杆菌的染色，也称为抗酸染色。

九、常见的脑脊液细胞

（一）淋巴细胞

形态小，相对同形性，具有暗而致密、圆或稍椭圆的核，通常带有一个狭窄边缘的灰蓝色细胞质。

（二）单核细胞

细胞形态大，有一个偏心、椭圆、肾形或马蹄形核，染色呈灰蓝色，常有大而灰色的核仁，胞质淡蓝灰色，偶有空泡。

（三）室管膜细胞

细胞常聚集成团，细胞核圆而致密，偏于一侧，胞质粉红或蓝灰色，细胞核呈明显的同形性。

（四）巨噬细胞

单个出现，含胞质量多少不一，有时染色呈强嗜碱性，核呈圆形或椭圆形，有时分叶状，核位于细胞中位或偏位,有时能见到1～2个核仁。

（五）印戒细胞

为转化的单核细胞,胞质内含有吞噬物形成的空泡,将胞质和细胞核挤到边缘部。

（六）浆细胞

只存在于病理情况下,有一个大而居中的细胞核,成熟时胞质染成引人入胜的亮蓝色,在病毒感染或慢性感染时见到两个核的浆细胞。

（七）淋巴样细胞

外形巨大,核比浆细胞和大淋巴细胞大几倍。

（八）嗜中性粒细胞

形态同血中嗜中性粒细胞。

（九）嗜酸性粒细胞

形态同血中嗜酸性粒细胞。

（十）巨细胞

是一种特殊形式的巨噬细胞,胞质轻度嗜碱性,有丝分裂高比例出现。

（十一）肿瘤细胞

由中枢神经系统原发或转移瘤脱落而来,形态类似原病灶中的瘤细胞。

（十二）白血病细胞

形态与骨髓或末梢血相似。

（十三）软骨细胞

由穿刺针所致。

（十四）造血系统未成熟细胞

因穿刺针损伤椎体骨体所致。注意与白血病细胞鉴别。

（十五）梭形细胞

脑室穿刺的脑脊液中有时可以见到,有一个宽的胞质边缘。

十、脑脊液化学成分检测

脑脊液化学成分检测包括脑脊液蛋白检测、脑脊液葡萄糖检测、脑脊液氯化物检测以及酶及其他成分检测。

（一）样本采集

1. 患者准备

脑脊液由临床医师按要求抽取后置于三个无菌小瓶中立即送检,每管1～2ml。第一管做细菌培养,第二管做化学或免疫学检测,第三管做一般性状和显微镜检查。

2. 样本类型

脑脊液。

3. 样本运送

样本采集后应立即保温送检,严防污染。

4. 样本处理

样本应在1小时内检测完毕。不能及时检测者可于2～4℃冷藏保存,常规检测不能超过 4h。废弃的脑脊液样本由专人负责处理。

（二）影响因素

1. 采集因素

在采集脑脊液样本时,穿刺部位避免有化脓性感染灶,采集的脑脊液样本应尽量避免凝固和混入血液,造成假阳性结果。遇到高蛋白样本时可用 EDTA-K2 抗凝全血。

2. 样本状态

样本留取后应立即送检,保存时间过长,脑脊液葡萄糖下降、纤维蛋白凝块形成。如脑脊液蛋白浓度过高,超过线性范围要稀释样本后检测。

（三）脑脊液蛋白检测

1. 参考范围

潘氏定性试验:阴性。

染料结合定量法:腰椎穿刺,0.2～0.4g/l;小脑延髓池穿刺,0.1～0.254g/l;侧脑室穿刺,0.05～0.154g/l。

2. 临床意义

正常脑脊液蛋白质含量极低,主要为清蛋白。当中枢神经系统发生病变时,脑脊液蛋白含量可发生程度不等的增加。

(1)潘氏定性试验阳性:主要见于脑组织和脑膜炎性病变,如化脓性脑膜炎、脊髓灰质炎、结核性脑膜炎、流行性脑炎、脑出血、脑外伤等。

(2)脑脊液蛋白含量增加:常见于中枢神经系统的炎症、神经根病变(如梗阻性脑积水)、椎管内梗阻(如脊髓肿瘤、黏液性蛛网膜炎)、早产儿脑脊液等。

（四）脑脊液葡萄糖检测

1. 参考范围

葡萄糖氧化酶法或己糖激酶法:腰椎穿刺,2.5～4.4mmol/l;小脑延髓池穿刺,2.8～4.2mmol/l;侧脑室穿刺,3.0～4.4mmol/l。

2. 临床意义

正常脑脊液葡萄糖含量仅为血糖的 50%～80%,早产儿及新生儿因血-脑屏障通透性高,葡萄糖含量较成人高。

(1)脑脊液葡萄糖含量增加:常见于病毒性脑炎、脑膜炎、急性脊髓灰质炎、流行性乙型脑炎、脑水肿、丘脑外伤、中毒、出血等。

(2)脑脊液葡萄糖含量降低:化脓性脑膜炎早期降低最为明显,疾病高峰期可为零;结核性脑膜炎、真菌性脑膜炎中晚期可降低;其余还可见于脑寄生虫病、恶性肿瘤等。

（五）脑脊液氯化物检测

1. 参考范围

成人:120～130mmol/l。儿童:111～123mmol/l。

2. 临床意义

(1)氯化物含量与血氯浓度、血-脑屏障通透性、pH 和脑脊液蛋白含量有关。

(2)脑脊液氯化物含量降低:常见于:①细菌性脑膜炎早期、结核性脑膜炎,后者降低早于前者;②呕吐、肾上腺皮质功能减退症、肾病变等;③病毒性脑炎、脊髓灰质炎、脑肿瘤等。

(3)脑脊液氯化物含量增高:主要见于尿毒症、脱水、浆液性脑膜炎、心力衰竭等。

十一、脑脊液细胞计数和分类

(一)样本采集

1. 患者准备

样本采集前避免患者紧张和激动。脑脊液由临床医师按要求抽取后置于三个无菌小瓶中立即送检,每管1~2ml。第一管做细菌培养,第二管做化学或免疫学检测,第三管做一般性状和有形成分检测。

2. 样本类型

脑脊液。

3. 样本运送

样本采集后应及时送检,严防污染。

4. 样本处理

样本应在1小时内检测完毕。不能及时检测者可于2~4℃冷藏保存,常规检测不能超过4h。废弃的脑脊液样本由专人负责处理。

(二)影响因素

1. 采集因素

在采集脑脊液样本时,穿刺部位避免有化脓性感染灶,采集的脑脊液样本应尽量避免凝固和混入血液。遇到高蛋白质样本时可用 EDTA-K2 抗凝全血。样本必须摇匀后滴入计数池,否则影响计数结果。

2. 样本状态

样本留取后应立即送检,保存时间过长可导致细胞破坏或纤维蛋白凝块,使计数不准确。涂片固定时间不能太长,否则细胞皱缩使分类计数困难。细胞增多时应做瑞氏染色或碱性亚甲蓝染色分类计数。

(三)参考范围

正常人脑脊液中无红细胞,仅有少量白细胞。显微镜法计数白细胞:成人,$(0\sim8)\times10^6/1$;儿童,$(0\sim15)\times10^6/1$;新生儿,$(0\sim30)\times10^6/1$。

瑞氏染色分类:淋巴细胞70%,大单核细胞30%。

(四)临床意义

1. 红细胞增多

主要见于穿刺损伤、脑出血、脑脊髓外伤、肿瘤、蛛网膜下隙出血、脑膜炎等。

2. 白细胞增多

主要见于中枢神经系统炎症、肿瘤及中枢神经系统白血病(脑膜白血病)等。

3. 细胞分类异常

中性粒细胞占优势主要见于急性细菌性感染或慢性感染急性发作。淋巴细胞占优势主要见于急性病毒性感染、急性细菌性感染的恢复期、慢性细菌性或真菌性感染、脑膜癌等。嗜酸性粒细胞占优势主要见于脑囊尾蚴病(囊虫病)、棘球蚴病(包虫病)、血吸虫病、弓形虫病等。

(李秀红)

第四节 精液检查

一、精液采集

精液分析受排精的频度、外界气温、氧分压、酸碱度及化学物质的影响而改变,这些因素主要可使精子数量及活力发生变化。所以在采集精液时应注意:①采集精液前 3～5d 避免同房。②用手淫法或体外排精法将精液收集于清洁干燥的广口玻璃瓶内。用避孕套收集精液,因套内撒粉以及乳胶薄膜的化学作用可影响精子活力,而且精液易黏附在套内不能全部收集送检。③一次射出的精液应全部收集,并于 1 小时内检查,冬天应置于贴身的内衣袋中送检。

二、精液理化特性

(一)精液颜色

精液颜色正常为灰白色,禁欲长久后可呈淡黄色;血性精液可能与精囊病变或前列腺炎有关。

(二)精液液化

刚射出的精液呈稠厚的胶冻状。导致精液凝固的成分来自精囊的凝固酶。先天性双侧输精管阙如常使精囊不发育,因此这类患者的精液是不凝固的。精液液化一般出现在射精后的 3～5min,也可发生在 20min,如 30min 不液化则为精液不液化症,精液的液化主要由前列腺分泌的精液蛋白酶所致,精液不液化症常见于前列腺和精囊疾病的患者,精液黏稠度增加提示前列腺的液化酶系统分泌失常。

(三)精液量

精液量是以刻度离心管在精液液化后测量。精液量与禁欲时间长短有关,正常每次射精的容量为 2～6ml,平均为 3ml,如少于 1ml 或多于 8ml,应视为不正常。95％的精液为前列腺液和精囊液。因此,精液量极少可提示上述腺体有功能性缺陷或存在逆行性射精。双侧输精管梗阻精液量不会减少,而先天性双侧输精管精囊阙如患者精液量可减少(0.2～0.5ml)。

(四)精液酸碱度

正常精液 pH 为 7.2～7.8。精液偏酸时精子的活动力和代谢水平呈直线下降。反之,精液碱化 pH 达 8.4 时,常见精子活动力增加,若过于碱性,则精子活力又趋于下降。夏天受气温的影响,排出体外的精液酸碱度极易变化,搁置过久即偏酸性。

(五)果糖

精浆中的果糖产生于精囊,是精子的营养物。人正常精浆中的果糖浓度为 6.7～25mmol/L(120～450mg/dL),低于 6.7mmol/L(120mg/dL)常见于精囊炎、雄激素缺乏、射精管部分梗阻或不全性射精。精浆中果糖消失则见于精囊阙如或完全性射精管梗阻。

三、精子密度与精子总数

(一)精子密度

精子密度即每毫升精液所含精子的数目。检查方法是,将已液化的精液样本均匀混合,用白细胞计数吸管吸至 0.5 刻度处,再吸稀释液至 11 刻度处,振荡 3min,抛弃一部分溶液,然后滴置于血细胞计数板上,计数两大格(每格面积为 1mm2)之精子数,在尾数后加 5 个"0",即得每毫升精液的精子数。若用 Markler 氏计算盘则更为精确。精液黏度过高不易吸取时,可将精液 1ml 混匀于稀释液 19ml 内,然后进行计数。如精子数目极少也可减少稀释倍数计数。若检查时未见到精子,则必须做离心沉淀,将沉淀物做涂片染色检查。

(二)精子总数

精子总数是指一次排精的精子总数,即以精子密度乘以精液量。精子总数通常比每毫升的精子密度更理想,因为可避免精液量变化的影响。

四、精子活力

精子的活力根据质量、数量和时间三个参数进行检查。质量是指前向运动精子和其他活动类型精子的数量,数量是指活动精子的百分率,时间是指精子的存活时间。精子存活力检查方法及注意点:

(1)检查精子存活力。可将精液半滴加等量 0.5%伊红溶液置于玻片上混匀后推成涂片,吹干后镜检。死精子被染成红色,胞质混浊;活精子则不被染色,胞质透明。制成的涂片最好在 30min 内观察,空气湿度过高时更应即刻观察,否则死精子数将会增加。

(2)检查排出体外的精子存活持续时间,应取新鲜精液一滴滴于玻片上,覆以盖玻片,并于盖玻片四周封以凡士林,在室温内每隔 1 小时检查一次。也可将精液样本保存在 31～35℃温水槽内,然后每隔 1 小时取精液一滴进行镜检。

(3)观察精子活动强度可采用玻片法。根据精子活动强弱分为 5 级:0 级代表无前向运动精子;1 级表示有 40%以下前向运动精子;2 级表示有 40%～60%前向活动精子;3 级表示有 60%～80%前向运动精子;4 级表示有 80%以上前向运动精子。

(4)评价精子活力时,若发现有较多的精子凝集现象应予记录。精子凝集的类型有头对头、尾对尾或头对尾几种。这种现象的产生可能与精道炎症疾患和受检者精液中存在抗精子抗体有关。

五、精子形态

将精液制成涂片,采用苏木素-伊红染色,也可用 Papanicolaotl 染色,然后在光学显微镜下计算 200 个精子中正常及各类畸形精子所占百分率。已被描述的精子形态有 70 余种,但实际上只将所见到的精子细胞分为正常型、未成熟型、小型、大型、无定形型以及楔形等几种。正常精子可大致分为头、体、尾三部。头部长 3～5μm,宽 2～3μm,正面为卵圆形,侧面为扁平形;尾部长而弯曲,外形如蝌蚪。但正常精子有时也可存在小头、大头、圆头及尖头等生理变异。正常精子还包括幼稚型和衰老型精子。幼稚型精子有小头,头部有附加帽或体部有附加物等表现;衰老型精子有头部胞质出现黑点,头部全部着色。Macleod 证实任何个体的精子形态图谱是相当恒定的,精子形态学特征的任何变异都反映出睾丸受损害,如病毒感染、受热或辐射等作用。精液中未成熟精子超过 2%～3%是睾丸受损的征象。这些不成熟精子细胞在睾丸受损,特别是病毒感染后的 14～21d 即可出现在精液中。不成熟的精子常伴有无定形精子和楔形精子。Sherin 等认为,精液细胞学分析是预测男子生育力的一个较为稳定的参数。用精液检查来鉴定男性生育力,不能单从某一参数的改变来决定精液质量的优劣,也不能以一次检查结果作为衡量标准,而应将数次检查结果的各种指标进行综合分析。在上述各项检查中,精子活力是变化最大的参数,只有经过反复检查的结果才能比较客观地预测生育力,而精子形态学检查则相对恒定。

(高彦娥)

第五节　阴道分泌物检验

一、清洁度检查

取阴道分泌物用生理盐水涂片,在高倍镜下检查,并以白细胞或脓细胞、上皮细胞、阴道杆菌、球菌等杂菌的多少划分等级,来判定阴道清洁度,它是阴道炎症和生育期卵巢性腺分泌功能的判断指标。阴道清洁度的判定标准:

Ⅰ度:镜下以阴道杆菌为主,并可见大量上皮细胞,脓细胞低于(0～5)/高倍视野。

Ⅱ度:镜下有部分阴道杆菌,但也有部分杂菌,可见上皮细胞,脓细胞低于(5～15)/高倍视野。

Ⅲ度:镜下有少量阴道杆菌和上皮细胞,伴有多量杂菌,脓细胞为(15～30)/高倍视野。

Ⅳ度:镜下无阴道杆菌,除少量上皮细胞,主要为大量的杂菌,脓细胞高于30/高倍视野。

其中Ⅰ～Ⅱ为正常,阴道分泌物的组成无明显改变。Ⅲ～Ⅳ为异常,示阴道不清洁,为炎性分泌物,常见于非特异性阴道炎以及少女期、绝经后、经前期的雌激素减低时。

二、滴虫检验

取阴道分泌物用生理盐水涂片后,保温并及时用高倍镜检查活体阴道毛滴虫。必要时可做染色检查。阴道滴虫外形呈梨形,大小不均,约为白细胞的两倍。顶端有4根鞭毛以助移动,可在25～40℃中活动并进行细胞直接分裂繁殖。属厌氧寄生虫,最适 pH 为 5.5～6.0,适于寄生在阴道内。活动时镜下可见其短的波动膜摆动,不动仅见圆形或梨形无核具淡绿色折光的虫体。瑞氏染色滴虫呈梨形、一端有一紫红色粗颗粒状结构的梭形核,看不见核膜,胞质染浅灰红色,很难见到形态完整,特别是显示出鞭毛的滴虫。寄生在阴道内的滴虫,可消耗脱落细胞释放的糖原,阻碍阴道杆菌的酵解作用,引起滴虫性阴道炎。

三、真菌检验

取阴道分泌物用盐水涂片,直接于高倍镜下镜检或待其自然干燥后,革兰染色镜检。盐水涂片中可见卵圆形真菌孢子和菌丝或纤毛菌丛,多属白色念珠菌。染色后镜检可见革兰阳性孢子,单独散在或丛生聚集,着色不均匀,并可见假菌丝与出芽连接成链状或分枝状。阴道真菌有时生存在阴道中而无害,常因阴道防御能力降低而致病,引起真菌性阴道炎。另外,引起阴道分泌物变化的阴道疾病还有阿米巴阴道炎、嗜血杆菌性阴道炎、淋菌性阴道炎等。

(高彦娥)

第二章　脱落细胞学检查

脱落细胞是指从人体各组织、器官,特别是管腔器官内表面脱落的细胞。脱落细胞检验是将采集到的人体某部位的脱落细胞,经染色后用显微镜观察这些细胞的形态,从而分析和判断病变性质,协助临床诊断疾病的一门检验学科。脱落细胞学检验包括细胞学检验基本理论、细胞学检查基本技术、各系统细胞学检验等。根据细胞样本来源的不同可分为脱落细胞学检验和针吸细胞学检验两大类。脱落细胞学检验的优点是:①简单易行、安全性强。②对设备要求不高,费用低,易推广。③患者痛苦少,易接受。④取材方便,可反复取材。⑤诊断迅速,阳性检出率高。⑥适用于大规模普查和高危人群的追随观察,如对无症状个体进行癌前病变的筛查,对有症状或有体征患者进行诊断和鉴别诊断。缺点是:①只能看到少数细胞,不能全面观察病变组织结构,不易对癌细胞做出明确的分型。②有一定局限性。

第一节　基本理论

一、正常脱落细胞形态

涂片中细胞分为两类:上皮细胞和非上皮细胞。

(一)上皮细胞

上皮细胞种类很多,根据功能分为四种:复层扁平上皮细胞、分泌性腺上皮细胞、纤毛柱状上皮细胞和间皮细胞。

1. 复层扁平上皮细胞

复层扁平上皮是一种多层上皮,主要分布在体表、口腔、食管、阴道、子宫颈外口、喉部、口咽部等,由于表面的细胞扁平似鳞形,所以又称复层鳞状上皮。由底部至表面复层扁平上皮细胞分为基底层、中层和表层三部分。在细胞学涂片上,各层鳞状上皮细胞能保持完整形态。

(1)基底层细胞:又分为内基底层细胞和外基底层细胞。

1)内基底层细胞:体积最小,正常情况下罕见,细胞多呈较规则的圆形,直径 $12\sim15\mu m$;核圆形或椭圆形,直径 $8\sim10\mu m$,多居中,核染色质细致均匀,染蓝紫色;胞质量少,苏木精伊红(HE)染色呈暗红色,巴氏染色呈较深的蓝绿色。核质比(即核的直径与细胞质幅缘之比)为 $1:(0.5\sim1)$。

2)外基底层细胞:在内基底层细胞之上,由 $2\sim3$ 层细胞组成。体积较内基底层细胞大,细胞多为圆形,直径 $15\sim30\mu m$;细胞核与内基底层细胞相似,染色质细致疏松;胞质略多,HE 染色呈较深红色,巴氏染色呈蓝绿色。核质比为 $1:(1\sim2)$。正常涂片中不易见到,在炎症、糜烂、溃疡或黏膜萎缩时多见。

(2)中层细胞:在外基基底层细胞之上,鳞状上皮的中部,细胞层次、数量最多。细胞形态多样,常呈圆形、菱形、多角形,直径 $30\sim40\mu m$,核小。细胞质较多,HE 染色呈红色,巴氏染色呈浅蓝色。核质比为1：(2～3)。

(3)表层细胞：位于上皮最表面，体积最大，直径 $40\sim60\mu m$，细胞扁平或呈不规则多边形。细胞核小居中，染色质固缩深染；胞质量多，薄而透明，边缘易卷曲。根据细胞成熟程度，又分为角化前细胞、不完全角化细胞和完全角化细胞。

1)角化前细胞：体积大，细胞核小，固缩不明显，直径 $6\sim8\mu m$，染色较深，但染色质颗粒仍较细致、均匀呈颗粒状；胞质量显著增多，巴氏染色呈浅蓝或浅绿色，HE染色呈红色。核质比1：(3～5)。

2)不完全角化细胞：细胞核明显变小，固缩成小圆形，直径约 $4\mu m$，深染，可见核周白晕，有时核周处可见棕色小点；胞质透明，细胞可卷角，巴氏染色呈粉红色，HE染色呈粉红色。核质比1：5或1：5以上。

3)完全角化细胞：细胞核消失或裂解成颗粒状，胞质薄而透明，易出现卷曲、皱褶，HE染色呈浅粉红色，巴氏染色呈浅橘黄色。此种细胞为衰老死亡细胞，胞质内有时可见细菌。鳞状上皮细胞从基底层到表层细胞形态的变化规律是：①细胞体积由小变大。②细胞核由大变小，最后固缩，甚至消失。③核质比由大到小。④巴氏染色胞质由蓝绿色到粉红色，甚至橘黄色。

2. 分泌性腺上皮细胞

分泌性腺上皮细胞分布于消化道和相关腺体、男性和女性生殖道。在细胞学涂片中，细胞呈立方形或柱状，长 $10\sim20\mu m$，宽约 $10\mu m$，具有极性；胞核结构疏松，多偏位，位于细胞底部，常有小核仁；胞质呈透明状或混浊，常含黏液，呈淡嗜碱性染色。分泌性腺上皮细胞很难保存，涂片中细胞边界常消失、形态破坏。

3. 纤毛柱状上皮细胞

纤毛柱状上皮主要分布于鼻腔、鼻咽、支气管树、子宫颈管、子宫内膜及输卵管部位。在细胞学涂片中，细胞为圆锥形，顶端宽平，其表面有密集的纤毛，呈淡红染色；细胞底部细尖似胡萝卜状；核位于细胞中下部，呈卵圆形，顺细胞长轴排列，核膜薄，染色质细致而均匀，染色较淡，有1～2个核仁，核膜两侧常与细胞边界重合。

4. 间皮细胞

是覆盖于胸腔、腹腔和心包腔的单层鳞状上皮。脱落的间皮细胞常成片或成团，单个间皮细胞呈圆形或卵圆形，直径 $10\sim20\mu m$，核圆，位于中央或偏位，增生活跃时可为双核，染色质呈细颗粒状，偶见小核仁。此外，涂片中有时还可见储备细胞，为具有增生能力的幼稚细胞，胞体较小，呈多角形、圆形或卵圆形，染色质呈细颗粒状，分布均匀，可见核仁，胞质少，略嗜碱性。

5. 成团脱落的上皮细胞

因成团脱落的上皮细胞排列紧密，甚至细胞核有重叠，需与癌细胞团相鉴别。

(1)基底层鳞状上皮细胞团：细胞呈多边形，大小一致，核居中，核间距相等，呈镶嵌铺砖状或蜂窝状。

(2)纤毛柱状上皮细胞团：细胞常聚集成堆，细胞间界线不清，可见胞核互相重叠，形成核团，核团周围为胞质融合而成的胞质带。细胞团的边缘有时可见部分纤毛。

(3)黏液柱状上皮细胞团：细胞体积较大，呈蜂窝状结构，胞质丰富，内含黏液，胞质透明，淡染，核间距大，有时在细胞团边缘可见栅栏状结构。

（二）非上皮细胞

涂片中脱落的非上皮细胞主要来自血细胞和单核巨噬细胞系统。它们构成了脱落细胞的背景，也称背景细胞。常见的背景细胞有以下几种：

1. 红细胞

涂片中常见到多少不等的红细胞，提示病变部位有出血。可能是由病变所致，也可能是由于取材损伤引起。恶性肿瘤时，涂片中可见到较多的红细胞。

2. 中性粒细胞

涂片中常可见中性粒细胞。中性粒细胞易变性，胞质溶解而成裸核。中性粒细胞数量增多主要见于炎症性病变，癌组织坏死后继发感染时。

3. 嗜酸性粒细胞

常见于皮肤病、变应性疾病或寄生虫感染时。

4. 淋巴细胞、浆细胞和巨噬细胞

见于炎症，特别是慢性炎症时增多。因淋巴细胞大小较为恒定，常作为涂片中的"标尺"。

5. 组织细胞

源自巨噬细胞，体积可由中性粒细胞大小到外基底层细胞大小，圆形、卵圆形及不规则形。核染色较深，呈圆形，位中或偏位，偶见双核。染色质颗粒可有多个集结点，勿误认为恶性。胞质为泡沫样，染淡蓝灰色。组织细胞是极活跃的具有吞噬能力的细胞，可以吞噬衰老、死亡和已破坏的细胞，也能吞噬异物。

此外，涂片中还可见到坏死物、黏液、细菌团、真菌、植物细胞、染料沉渣和纤维等非细胞成分。

二、上皮细胞损伤形态学

上皮细胞由于受到生物因素、理化因素或其他致病因子的作用，其形态结构可发生变化，主要表现为退化变性、增生、再生和化生，严重时还可发生细胞死亡。

（一）上皮细胞退化变性

细胞从器官黏膜表面脱落后，由于血液供应中断，缺乏氧气和养料，或因炎症、放射治疗（放疗）、化学药物治疗（化疗）等影响，细胞可发生变性直至坏死，这一过程称退化变性，简称退变。细胞退变分为肿胀性退变和固缩性退变两类。

1. 肿胀性退变

表现为细胞内水分明显增加，胞质肿胀，体积可增大 2~3 倍，细胞界限不清，胞质内出现液化空泡，空泡变大可将胞核挤压至一边。胞核表现为肿胀，染色质结构不清，呈云雾状，核体积增大变形。最后胞质完全溶解消失，形成裸核。急性炎症时鳞状上皮中、底层细胞和柱状上皮细胞多发生肿胀性退变。

2. 固缩性退变

可能与细胞器和染色质脱水有关，表现为整个细胞变小，固缩变形。胞质染成红色；胞核染色质致密呈深蓝色，核膜皱褶变形或呈致密无结构的深染团块，使胞核与胞质之间形成空隙，称核周晕；核碎裂或核消失现象多见。慢性炎症时鳞状上皮表层细胞多表现为固缩性退变。

（二）上皮细胞增生、再生和化生

1. 增生

指细胞分裂增生旺盛,细胞数目增多的现象。非肿瘤性增生,多由慢性炎症或其他理化因素刺激所致。涂片中增生的上皮细胞形态特点是:①核增大,可见核仁。②核分裂活跃,核增大,少数染色质形成小结,但仍呈细颗粒状,可出现双核或多核。③胞质量相对较少。④胞质内 RNA 增多,蛋白质合成旺盛,嗜碱性。⑤核质比例略大。增生主要见于鳞状上皮细胞的基底层细胞和柱状上皮的储备细胞。

2. 再生

指上皮组织损伤后由邻近正常组织的同类细胞分裂增生进行修复的过程。再生细胞的胞核增大,染色深,分布均匀,核仁增大增多,可见核分裂,有时可见双核或多核细胞;胞质略嗜碱性。此外常伴有不同程度的炎症细胞。

3. 化生

在慢性炎症或其他理化因素作用下,一种分化成熟的上皮转化成另一种分化成熟上皮的过程,如慢性子宫颈炎时,子宫颈柱状上皮细胞在慢性炎症刺激下转变成鳞状上皮细胞,这种过程叫鳞状化生,简称鳞化。鳞状化生是由基底层开始,逐渐推向表面。不成熟的鳞状化生细胞形态与基底层细胞和棘层细胞间的过渡细胞相似,细胞排列紧密,胞质少,呈红染,无细胞间桥。完全成熟的鳞状化生细胞与正常鳞状上皮细胞难以区别。若鳞化的细胞核增大,染色质增粗、深染,形态、大小异常,表明在化生的基础上发生了核异质,称为异型化生或不典型化生。化生丧失了原有组织的功能。部分化生上皮在病因祛除后可恢复原来的组织结构,而有些化生具有癌变倾向。

（三）细胞死亡

细胞因严重损伤而累及胞核时,出现代谢停止、结构破坏和功能丧失等不可逆的变化,称细胞死亡。细胞死亡包括坏死和凋亡两种类型。

1. 坏死

细胞坏死是因物理、化学因素或严重的病理性刺激引起,属非正常死亡。坏死细胞常缺乏典型的形态学表现,通常先是细胞质内空泡形成,细胞核增大,或核固缩,进而核碎裂、核溶解。然后细胞膜破坏,细胞破裂,形成细胞碎片。常与周围组织的炎症有关,有一定的诊断价值。

2. 凋亡

是指细胞程序性死亡,即为维持内环境稳定,由基因控制的细胞自主有序的死亡,是一种正常的生理现象。多发生于淋巴细胞,上皮细胞较少见。凋亡细胞首先出现的是细胞体积缩小,然后是核染色质致密、碎裂、降解,染色质碎裂成大小一致的小颗粒状,称为核碎裂或凋亡小体;细胞质常皱缩,细胞膜多破裂。凋亡与各种原因引起的细胞损伤、老化、肿瘤发生有关,与周围组织炎症无关。

（高彦娥）

第二节 检验基本技术

细胞学检验多基于光学显微镜观察,检验医师除要熟练掌握细胞的形态学特点外,还必须掌握各项操作技术及观察方法。脱落细胞学检查技术包括样本采集、涂片制备、染色,显微镜下观察等。

一、样本采集

正确采集样本是细胞学诊断的基础和关键,所采集的样本能否代表病变器官或组织的细胞群体,是细胞学诊断结果准确性和可靠性的前提。不同的部位,样本采集方法也不同。

(一)样本种类与采集方法

细胞学样本分脱落细胞样本、刮擦细胞样本和细针穿刺细胞样本3类。

1. 脱落细胞样本

脱落细胞是指正常或病理情况下,从上皮表面自然脱落下来的细胞。其采集方法包括:

(1)咳出:如痰液。晨起后漱口将咳出的陈腐痰弃去,深呼吸后咳出肺深部的痰,收集到样本盒中。

(2)排泄或导尿:如尿液。一般留取一次全部的尿液,收集尿液中脱落的泌尿道细胞成分。

(3)挤压:如乳头分泌物。顺乳腺导管挤压乳腺,收集乳头溢液,用于乳腺癌细胞学检查。

2. 刮擦细胞样本

指通过物理刮擦作用取得的细胞样本。其采集方法包括:

(1)刷取:对于食管、胃、支气管、结肠等部位借助内镜在病灶处直接刷取样本。

(2)刮取:如用刮板自乳头、皮肤、子宫颈表面刮拭取得样本的方法。

(3)灌洗:用生理盐水溶液冲洗所得的液体。如向空腔器官或腹腔、盆腔(剖腹探查时)灌注一定量生理盐水冲洗,使其细胞成分脱落于液体中,收集灌洗液离心制片,行细胞学检查。

3. 细针穿刺细胞样本

通过穿刺吸取或非吸取法,从充满液体的器官或实质性器官中采集细胞样本。如胸腔、腹腔、心包腔及关节腔积液时,可用穿刺针抽吸部分积液行细胞学检查。此外,某些组织器官,如淋巴结、甲状腺、软组织、肝等也可进行细针穿刺吸取部分细胞进行涂片诊断借助内镜技术经直肠、阴道、胸腹腔穿刺采集样本等。

(二)质量控制

1. 采集部位

样本采集时要准确选择部位,一般应在病变区直接采取。

2. 样本新鲜

采集的样本必须保持新鲜,尽快制片,以免细胞自溶或腐败。

3. 避免干扰

尽量避免血液、黏液等干扰物混入样本内。

4. 采集方法

应简便,操作轻柔,以减轻患者痛苦,防止严重并发症的发生和肿瘤扩散。

二、涂片制备

(一)直接涂片

1. 涂抹法

适用于较黏稠的样本,如鼻咽部样本。用棉签在载玻片上涂布,由载玻片中心经顺时针方向外转圈涂抹;或从载玻片一端开始平行涂抹,涂抹要均匀,不宜重复。

2. 拉片法

该法适用于黏稠样本,如痰液。选取带血或灰白色痰丝置于载玻片上,用另一张载玻片压在上面,使之重叠,痰丝散开,然后向一侧抽拉上面的载玻片,边压边拉,获得两张涂片。

3. 喷射法

用配有细针头的注射器将样本均匀地喷射在载玻片上。适用于用细针吸取的各种样本。

(二)印片

将切取的病变组织用手术刀切开,立即将切面平放在载玻片上,轻轻按印。此方法为活体组织检查的辅助方法。

(三)浓缩涂片

1. 推片法

将样本低速离心(2500r/min 离心 5min)后取沉淀物推片,方法同血涂片制备。适用于稀薄的样本,如尿液、浆膜腔积液等。

2. 液基法

指液基细胞检测技术,是一种半自动或全自动样本处理技术。将刷取或灌洗法采集的样本,放在特殊的细胞保存液中,制成悬液,经涡旋振荡使采集器上的细胞进入容器内,然后离心,除去非诊断性的黏液、血液、过多的中性粒细胞和红细胞,在载玻片上形成直径 15～20mm 的薄层细胞涂片。该法主要用于子宫颈细胞学检查。其优点:①几乎保留了取材器上所得到的全部样本。②避免了细胞过度干燥造成的假象。③涂片中细胞分布均匀、分布范围小、背景清晰。④降低了样本的不满意率。⑤病变检出率高。

(四)质量控制

1. 样本

样本新鲜,取材后尽快制片。

2. 载玻片

要清洁无油渍,新玻片先用 1mol/LHC1 浸泡 24h,再用清水冲洗,干燥。

3. 操作

①要轻巧,避免挤压以防止损伤细胞。涂片均匀,厚薄适度。太厚细胞堆叠,太薄细胞过少,均会影响诊断。②含有蛋白质的样本可以直接涂片;缺乏蛋白质的样本,涂片前在载玻片上先涂一薄层黏附剂。常用的黏附剂有甘油和生鸡蛋蛋清等量混合制成蛋白甘油。也可在沉淀的样本中加 1 滴血清,以增加黏附性。③每位待检者的样本至少涂片 2 张,以避免漏诊。涂片后立即在载玻片一端标上编号。

三、涂片固定

固定的目的是保持细胞自然形态,防止细胞自溶和细菌所致的腐败。固定液能沉淀和凝固细胞内蛋白质和破坏细胞内溶酶体酶,使细胞不但保持自然形态,而且结构清晰,易于着色。因此,样本越新鲜,固定越及时,细胞结构越清晰,染色效果就越好。

（一）固定液

细胞学检查常用的固定液有下列 4 种:

1. 95%乙醇

是常用的固定液,制备简单,固定后细胞核保存较好,结构清晰,颜色鲜艳,适用于 HE 染色和巴氏染色,尤其是大规模防癌普查。但渗透性稍差。

2. 乙醚乙醇

95%乙醇与等量乙醚的混合液。该固定液渗透性较强,固定效果好,适用于巴氏染色或 HE 染色。但由于乙醚易挥发,有毒性,已被乙醇固定液所代替。

3. 甲醇

固定效果好,结构清晰,常用于瑞特染色、免疫组化染色和自然干燥涂片的预固定。

4. 氯仿乙醇

又称卡诺固定液。由无水乙醇 60ml,三氯甲烷 30ml,冰乙酸 10ml 配制而成,穿透力强,固定效果好。缺点是试剂价格较贵,配制相对烦琐,一般只用于有血的样本和一些特殊染色。

（二）固定方法

1. 带湿固定

涂片后样本尚未干燥即行固定的方法称带湿固定。此法固定细胞结构清楚,染色新鲜。痰液、阴道分泌物及食管刷片等较黏稠的样本常用此法。

2. 干燥固定

涂片后待其自然干燥,再行固定。适用于稀薄样本,如尿液、浆膜腔积液等,也适用于瑞特染色和吉姆萨染色。

（三）固定时间

一般为 15～30min。含黏液较多的样本如痰液、子宫颈刮片等,固定时间要适当延长;不含黏液的样本,如尿液、浆膜腔积液等,固定时间可酌情缩短。

四、涂片染色

脱落细胞学检查常用的染色方法有巴氏染色、HE 染色、瑞特和瑞吉复合染色。阴道脱落细胞学检查常用巴氏染色和 HE 染色,其他组织涂片一般用瑞特或瑞吉复合染色。

（一）染色方法

1. 巴氏染色法

(1)原理:细胞质主要成分是蛋白质,由于所含蛋白电荷性不同,可与带负电荷的酸性染料橘黄、伊红、亮绿等结合,染成橘黄色、粉红色、绿色、蓝绿色等丰富的颜色。细胞核主要成分是脱氧核糖核酸,可与带正电荷的碱性染料苏木精相结合,染成紫蓝色。由于染细胞核的苏木精为水溶液,染细胞质的橘黄、伊红、亮绿等均为乙醇溶液,故染核时应先进行加水处理,染胞质时需先进行脱水处理。

(2)材料

1)器材:玻璃染色缸。

2)试剂:①赫氏(Harris)苏木精染液:先将苏木精1g溶于10ml无水乙醇中,另将铝明矾或铵明矾置于1000ml大烧杯中,加蒸馏水200ml,加温溶解。加热到90℃时,加入苏木精乙醇溶液,加热至沸腾,迅速脱离火焰,缓慢加入氧化汞0.5g,不断搅拌,继续加热,使溶液呈深紫红色为止,立即放入水中振荡冷却,室温静置过夜,过滤后放棕色瓶内保存。使用时将该染液加入等量蒸馏水,并加入冰乙酸2ml,以稳定苏木精,抗过度氧化。②橘黄G6染液:取橘黄G60.5g,溶于5ml蒸馏水中,再加入无水乙醇95ml混匀,然后加入磷钨酸0.015g,过滤后备用。③EA36和EA65染液:此染液由亮绿、俾斯麦棕和伊红3种染料组成。配制时先各称取0.5g分别溶于5ml蒸馏水中,溶解后分别加入无水乙醇95ml,混匀过滤,分别保存于棕色瓶内。使用时按表83配制。④蓝化液(稀碳酸锂溶液):于100ml蒸馏水中加饱和碳酸锂1滴。也可用3%氨水代替。⑤分化液(0.5%盐酸乙醇溶液):0.5ml盐酸加入100ml70%乙醇中。⑥脱水剂:50%、70%、80%、95%不同浓度的乙醇溶液。

(3)操作

1)加水:将固定(95%乙醇固定)15～30min的涂片依次置于80%、70%、50%乙醇溶液和蒸馏水中各1min取出,自来水冲洗。

2)染核:将加水后的涂片置苏木精染液中染色5～10min,取出后用自来水冲洗1min。

3)分色:将涂片浸入稀盐酸中分色2次,每次3～5秒,然后立即用水冲洗,使涂片转为浅红色。再将涂片置稀碳酸锂溶液中蓝化细胞核1min,使涂片转为灰蓝色,自来水冲洗。

4)脱水:将涂片分别置于50%、70%、80%和95%乙醇各1min。

5)染胞质:将涂片置橘黄G6染液中染色2～5min,取出,经95%乙醇冲洗2次后,置EA36或EA65染液中染色2～5min,再用95%乙醇冲洗2次。

6)脱水透明:将涂片置无水乙醇中2次,然后置二甲苯中透明2min。

7)封片:取出涂片加液状石蜡1滴,加盖玻片后于显微镜下观察;或用中性光学树胶封片,贴上标签,可长期保存。

8)染色结果:细胞核染成深蓝紫色或紫红色,核仁红色;根据细胞的种类和分化程度不同,上皮细胞胞质可染成不同的颜色,底层细胞染蓝绿色,中层细胞染蓝色,表层角化前细胞染淡蓝色,角化细胞染浅红色或浅黄色;柱状上皮细胞胞质常染淡蓝色。

(4)质量控制

1)苏木精染液:冷藏可长期保存。放置后表面有一层金属光泽的染料膜,用时需过滤。

2)染细胞核的时间:可根据苏木精染液新旧程度和室温的变化做适当调整,室温低时可适当延长时间。

3)稀盐酸分色的目的:除去细胞吸附过多的苏木精,分色的时间不宜过长,动作要快,取出后应立即水洗、蓝化,以防细胞核染色过浅。

4)稀碳酸锂:需每日更换。

2.苏木精-伊红染色法(HE染色法)

(1)原理

同巴氏染色法,细胞核染成紫蓝色,细胞质染成粉红色。

(2)材料

1）器材：同巴氏染色。

2）试剂：①苏木精染液：同巴氏染色。②伊红染液：取伊红 0.5g 溶于 100ml 蒸馏水，再加 0.5ml 冰乙酸，用玻璃棒搅拌成泡沫状，将泡沫吸至另一容器内，直到全部打成泡沫状分出。待泡沫全部形成溶液后，每 25ml 加 95％乙醇 75ml，混匀即可。③其他试剂同巴氏染色。

3）样本：口腔黏膜刮取物涂片。

（3）操作

1）固定、加水、染核、分色、蓝化：同巴氏染色。

2）染胞质：置伊红染液中 2～4min，流水冲洗 3～5min。

3）脱水：依次用 80％、95％乙醇及无水乙醇脱水各 1min。

4）封片：用二甲苯透明后，中性树胶封片。

5）染色结果：细胞核呈紫蓝色，细胞质呈玫瑰红色，红细胞呈淡朱红色。

（4）质量控制

1）细胞核染色：其质量控制同巴氏染色。

2）伊红染液：着色力强，染色时间不宜太长。脱水时应将吸附过多的伊红染液脱去。

3. 瑞吉复合染色法

染色原理和结果与瑞特染色法基本相同。染色时以稀释吉姆萨液代替缓冲液，按瑞特染色法染 10min；或先用瑞特染色法染色后，再用稀释吉姆萨复染。

4. 其他方法

如组织细胞化学染色（如过碘酸雪夫染色）、免疫细胞化学染色等，用于识别或鉴别肿瘤细胞分化程度。

五、诊断程序

细胞病理学诊断是一个复杂的过程，影响因素很多，由于细胞脱落后的变化，以及制片过程中人为因素所致的改变，有时会给诊断带来一定难度。因此，只有阅片时仔细观察全片，全面、客观地分析所发现的问题，才能得出准确的结论。

（一）检验原则

1. 核对资料

应该严格核对送检单与涂片，仔细阅读送检单上填写的所有资料，尤其是临床体征，详细了解临床基本情况，以便结合细胞的形态特征及临床表现，做出准确客观的诊断。

2. 阅片原则

要认真、耐心、细致，严格按规定程序观察涂片。初筛时应以低倍视野为主，使用推进器从左至右或从上而下，按一定顺序观察整张涂片内每一个视野，首先观察涂片内各种细胞成分，发现特殊异常细胞成分时，再换油镜仔细观察。对具有诊断意义的异常细胞，应用标记笔在其左右或上下方做出标记，或用圆圈标记，以利于进行复查、教学和研究。

3. 注重临床

必须与临床相结合，包括患者一般情况、临床表现或其他检查结果、临床诊断、是否做过手术、病理检查及治疗等。

4. 高度负责

对患者要认真负责。对样本无把握做出诊断时应反复取材检查,客观进行诊断。

5. 诊断要领

切实掌握正常细胞、良性病变细胞和恶性肿瘤细胞的形态特点,包括细胞数量、细胞核的特征、细胞质的特征、核质比例。由于癌细胞一切形态特征都是相对的,有时良性病变中个别细胞可以酷似癌细胞,但群体来看则较易鉴别。检验人员需要依据涂片上的细胞数量、分布、大小和形态、细胞核和细胞质特征、涂片中的背景成分等进行综合性分析,并结合取材部位对具有诊断意义的异常细胞做出判断。涂片中若出现坏死物质,应首先考虑癌的可能,在癌性坏死物中或其周边常可见到残存固缩的癌细胞核;其次考虑为结核,其坏死彻底,坏死物周边可发现多核巨细胞或上皮样细胞。在无充分把握的情况下,不可轻易下阳性的肯定诊断,应对所见成分进行描述,或进行可疑、高度可疑报告,或建议重新取材检查等。

6. 复查

对疑难病例,要请有经验的检验人员,对涂片进行复查或会诊,是细胞诊断质量管理体系的一个重要措施。如遇以下问题必须复查:①涂片中发现可疑细胞,难以做出明确诊断。②涂片中坏死细胞过多或细胞成分太少。③细胞学检查诊断与临床诊断明显不符。④按细胞学诊断治疗,病情无明显好转或反而恶化。⑤诊断明确,但病情突然明显恶化。

7. 随访

加强与临床的联系,对细胞学诊断阳性或出现异常的病例,要进行定期随访,以达到早期诊断、及时治疗的目的。

(二)诊断方法

1. 直接法

对有特异性细胞学特征、较易确诊的疾病可直接做出诊断,如脂肪瘤等。

2. 分级法

为临床上最常用的细胞学诊断报告方式。用分级方式来表示细胞学检查发现的变化,可真实客观地反映细胞学所见。

(1)三级分类法

Ⅰ级:阴性。涂片中均为正常细胞或一般炎症变性细胞。

Ⅱ级:可疑。涂片中发现核异质细胞。

Ⅲ级:阳性。涂片中找到典型的癌细胞。可根据癌细胞形态,进一步分类。

(2)四级分类法

Ⅰ级:阴性。

Ⅱ级:核异质。涂片中发现少量轻度核异质细胞,多由炎症变性所致。

Ⅲ级:可疑。涂片中有重度核异质细胞,基本符合癌细胞的标准,但由于细胞数量过少或形态不典型,不能排除癌细胞的可能性。

Ⅳ级:阳性。涂片中可见典型的癌细胞。

(3)改良巴氏五级分类法

Ⅰ级:阴性。涂片中未见异常细胞或不正常细胞。

Ⅱ级:涂片内见异常细胞但均为良性。

Ⅱa:涂片中发现少量轻度核异质细胞、变形细胞等。

Ⅱb:有中至重度核异质细胞,属于癌前病变,需定期复查。

Ⅲ级：可疑。涂片中有可疑恶性细胞，形态明显异常，但不能肯定为良性或恶性。

Ⅳ级：高度可疑。涂片中有癌细胞，但不够典型或数量极少，需进一步证实。

Ⅴ级：阳性。涂片中可见典型癌细胞且数量较多，并能根据细胞学特点做出初步分类。

3. 阴道脱落细胞学报告方式

1988年，由美国国家癌症研究中心（NCI）提出了主要用于阴道脱落细胞检查的伯塞斯达系统（TBS）分类法，它是一种描述性诊断，包括对涂片的满意程度、良性细胞改变、上皮细胞的异常改变、雌性激素水平的评估四部分。

（高彦娥）

第三节　各系统脱落细胞检查

一、呼吸道脱落细胞检查

肺癌的早期诊断可根据早期临床症状、X线检查、痰液涂片检查及纤维支气管镜等各方面配合进行。痰液细胞学检查阳性率为60%～70%，是诊断肺癌的主要方法之一。采集痰液的方法和质量直接影响痰检查阳性率，采集痰液的基本要求是：①痰液必须是从肺部咳出；②痰液必须新鲜；③对首次痰检患者，应亲自指导和观察患者咳痰。

（一）肺部良性病变脱落细胞

正常痰涂片以鳞状上皮细胞居多，主要为表层，少许中层，极少数为基底层细胞。若确系肺部咳出，则见大量纤毛柱状细胞和尘细胞。

（二）原发性肺癌的脱落细胞

原发性肺癌的细胞学分类，主要根据原发肿瘤的组织来源与分化程度，分为鳞状细胞癌、腺癌、未分化癌、混合型癌（腺鳞癌）及其他类型癌。

1. 鳞鳞状细胞癌

最常见，一般来源于大支气管粘膜鳞状化生上皮。根据涂片内是否有角化细胞，可进一步分为高分化和低分化两个亚型。

（1）高分化鳞癌：癌细胞多散在，较少成群脱落。体积大，呈多形性，胞质丰富有角化倾向，呈橘黄或橘红色，胞质边缘清晰，具有锐角。有的癌细胞胞质逐渐变薄，呈鳞片状薄化倾向。胞核大而深染，有的似墨水滴状，畸形明显，可见纤维状、鳞鳞状癌细胞，偶见癌珠。注意与鳞状化生核异质细胞鉴别。

（2）低分化鳞癌：癌细胞中等大小，呈不规则圆形、卵圆形或多边形。胞质中等量，嗜碱性，呈紫红色或暗红色。核圆形或不规则形，畸形，染色质呈粗颗粒状，分布不均，深染。核与胞质比例失常。常伴有大量坏死物及坏死癌细胞残骸。

2. 腺癌

较鳞癌和未分化癌少见。一般认为来源于细支气管、终末支气管或支气管周围腺体。病灶属周围型者，易累及脏层胸膜而引起胸腔积液，涂片中不易找到癌细胞。根据其组织来源及分化程度分为高分化、低分化和肺泡细胞癌。

（1）高分化腺癌：癌细胞常成团、成排出现，重叠明显，有时可见典型的乳头状或腺管状排列。癌细胞呈圆形或卵圆形，大小差异明显，胞质内有大小不一的粘液性空泡。胞核大，呈圆形或不规则形,核畸形明显,染色质为细颗粒状或粗块状,有巨大核仁。胞核常偏于一侧,有的核边缘与胞膜重叠。有时可出现印戒状癌细胞。痰液涂片中高分化腺癌需与某些良性病变鉴别。

(2)低分化腺癌:可单个散在,癌细胞团中细胞重叠现象不明显,但排列紧密,呈桑葚样癌细胞团。细胞体积较小,胞质较少,可含粘液空泡。核增大,呈圆形或不规则形,染色质为粗糙结块状,深染,核畸形明显,核与胞质比例明显增大(1:0.5 或更大),可见人核仁。

(3)肺泡细胞癌:又称细支气管癌。一般认为来源于终末细支气管或肺泡。癌细胞呈小圆形或卵圆形。常聚集成团,排列紧密,互相重叠,胞质内常有粘液分泌。癌细胞与胞核轻度大小不等,异型性不明显,核染色质轻度增多,核仁不明显。肺泡细胞癌的细胞团需与增生的柱状细胞团鉴别,后者呈有规则地平铺排列,其细胞团周边可见纤毛或杯状细胞。

3. 未分化癌

(1)小细胞未分化癌:是肺癌中较常见和最为恶性的一种类型。癌细胞体积小,直径 8-10Fun,呈圆形、卵圆形、三角形或多角形,有的呈裸核状。细胞核呈圆形、卵圆形或燕麦样,一端钝圆而另一端尖细。染色质呈粗网状或粗块状致密深染,大多数细胞核呈墨水滴状,结构不清。胞质极少,嗜碱性。癌细胞弥散成群出现或散在于红染凝固性坏死背景上。癌细胞排列紧密,互相挤压形成典型的镶嵌样结构。有的癌细胞团在涂片时受牵拉而呈带状细胞索。小细胞未分化癌需与退变淋巴细胞鉴别。

(2)大细胞未分化癌:高度恶性未分化肿瘤,常来源于终末细支气管,预后差。若出现癌巨细胞则称为巨细胞癌。癌细胞体积大,$60 \sim 100 \mu m$,大小不一,呈多形性。胞质丰富,嗜碱性或嗜多色性,有时胞质内有空泡和封入细胞。细胞核极不规则,呈锯齿状,核膜厚而不规则,核巨大而位中央,染色质呈粗颗粒状,常见多核癌巨细胞,有一个或多个突出而不规则的核仁。

(三)肺部转移性恶性肿瘤细胞

人体大部分恶性肿瘤均可经血行转移至肺。多数为晚期癌症。肺转移性癌需破坏肺支气管才会出现痰涂片阳性,故阳性率较低。转移癌多为鳞癌、腺癌、未分化癌等。单纯根据肿瘤细胞形态不能确定是原发性还是转移性,必须结合临床方能确定。

(四)痰液细胞学诊断肺癌应注意的问题

1. 提高痰液检查的阳性率

①极端负责,注意各个环节。②认真阅片,防止漏诊。③对临床和 X 线检查高度可疑病例而涂片未找到癌细胞者,应重复痰检。④总结经验,提高诊断水平。

2. 避免假阳性

①熟练掌握各型癌细胞及良性增生细胞的形态学特点及鉴别要点。②熟练掌握放疗和化疗引起细胞变性的形态特征。

二、消化道脱落细胞检查

胃肠道脱落细胞检查的范围包括食管、胃与大肠(结肠和直肠)。因小肠位居消化道中段,其脱落细胞检查至今仍无好的方法。食管癌是我国常见的恶性肿瘤之一,尤以华北地区发病率高。近年来由于食管拉网技术的改进,特别是纤维内镜的广泛应用,发现早期食管癌、贲门癌的准确率达95%。方法简便,费用低,安全,并发症少,可用于普查,为食管癌和贲门癌的早期发现、早期治疗奠定了基础。胃肠癌也是我国最常见恶性肿瘤之一,不少地区的恶性肿瘤死亡统计中,胃肠癌居第一或第二位。好发年龄为 40 岁以上。由于纤维胃镜、纤维乙状结肠镜、直肠镜的广泛应用,大大提高了胃肠癌的早期诊断率。

（一）食管正常脱落细胞

1. 鳞状上皮细胞

来自食管、口腔、咽喉等处。涂片中以表层细胞为主,中层细胞少见,无底层细胞。其形态与其他部位所见鳞状细胞相似,但表层细胞略小,核与胞质比例稍大。

2. 柱状上皮细胞

主要来自贲门。混有痰液时,可见纤毛柱状结构。

（二）食管良性病变脱落细胞

1. 食管炎症

食管炎症时,除表层与中层鳞状细胞外,还出现基底层细胞。其体积较小,核较大,呈圆形或卵圆形。成团脱落的底层细胞,大小较为一致。背景可见大量中性粒细胞、浆细胞、淋巴细胞及组织细胞。

2. 食管鳞状上皮核异质

食管单纯鳞状上皮细胞增生,其形态无异常。在某些因素的长期刺激和作用下,食管鳞状上皮细胞出现增生及核异质改变。在涂片中不仅有单纯增生上皮细胞,而且同时出现核异质细胞。

（1）轻度核异质细胞:中层和表层鳞状细胞增多,细胞核比正常同层细胞核大半倍至一倍,核形轻度不规则和染色质略增多,但分布均匀,核膜薄,核与胞质比例仍正常。核异质细胞可成群或散在分布。在全片中有 15％～20％ 的核异质细胞时才能诊断为轻度核异质。主要见于炎症增生。

（2）重度核异质细胞:中层和表层细胞核增大,比正常同层细胞核大 1 倍以上,基底层细胞增多。胞核染色质增多,深染,核边略增厚,但核与胞质比例仍在正常范围。涂片中发现重度核异质细胞时,应仔细查找癌细胞,以排除早期癌的可能,或者重复食管检查并随访。

3. 贲门黏膜腺上皮细胞核异质

涂片中偶见腺上皮细胞,有时可见细胞核略大,染色质增多,染色加深,核仁略大,但核与胞质比例正常。呈轻度核异质表现。

（三）食管癌的脱落细胞

约半数以上食管癌发生于食管中 1/3 段;其次为下 1/3 段;上 1/3 段少见。组织学上,95％ 以上是鳞状细胞癌;腺癌占 2％～3％;未分化癌罕见。而位于胃贲门部的癌则以腺癌居多,其次为未分化癌,鳞状细胞癌罕见。

1. 鳞鳞状细胞癌

食管鳞癌主要组织起源为食管粘膜鳞状细胞。分为高分化和低分化两型,细胞形态与其他部位相同。

2. 腺癌

主要发生在胃贲门部,分为高分化与低分化两型。与其他部位所见类型相同。未分化癌在食管贲门部均属罕见。类型不明实际上是上述各型癌细胞的极不典型形态。

5. 早期食管癌的脱落细胞特点

（1）癌细胞数量少,多为散在。

（2）涂片中可见重度核异质细胞,炎症细胞少,红细胞罕见。

（3）癌细胞,根据其分化程度,分为高分化型、低分化型或未分化型。

三、浆膜腔积液细胞学检查

浆膜由表面的间皮细胞和其下的薄层纤维结缔组织构成。浆膜腔积液是指胸膜腔、腹膜腔及心包腔间隙中存在的过多液体,其细胞学诊断主要是查找积液中有无癌细胞。浆膜腔积液一般由医师穿刺抽取,经离心、涂片、染色、镜检,完成细胞学检查。

（一）良性积液细胞学

1. 正常间皮细胞

涂片中,细胞常呈圆形或卵圆形,直径 $15\sim20\mu m$,细胞表面充满微绒毛,边界清晰。细胞核呈圆形或卵圆形,相对较大,常居中,核膜明显,核染色质呈细颗粒状,偶见 $1\sim2$ 个小核仁。胞质嗜碱性或轻度嗜酸性,可见核周透明、致密带和细胞间透明带,尤其是在空气干燥涂片上更明显。

2. 退变间皮细胞

间皮细胞脱落于积液中不久,即开始发生退化变性。间皮细胞常发生肿胀退变,易与癌细胞混淆。

（1）轻度肿胀退变:胞质内出现一个或多个大小不等液化空泡,使细胞体积增大;胞核大小及形态仍正常。胞核受液化空泡挤压可略偏于一侧。

（2）中度肿胀退变:胞质内液化空泡逐渐扩大,致细胞体积明显增大,可达到正常间皮细胞的 1 倍以上,有时巨大液化空泡将胞核挤压至细胞边缘,致细胞呈长卵圆形;胞核也相应肿胀,染色变淡或出现液化空泡,核膜模糊不清,但核质比例无异常。

（3）高度退化变性:胞质内液化空泡继续扩大,使整个细胞呈气球样;胞核肿大,核膜模糊不清,染色颗粒状结构消失,呈淡蓝色云雾状,最后胞质与胞核破裂,溶解消失。

3. 异形间皮细胞

又称反应性不典型间皮细胞。由于慢性炎症、肿瘤或放射线作用等刺激间皮细胞发生形态变化所致。主要表现为:①涂片中细胞呈单个或成群出现,可呈花瓣状、乳头状或腺腔样排列。②细胞体积增大,直径 $30\sim60\mu m$,为圆形或卵圆形。③核增大,圆形或卵圆形、居中或偏位,核膜规则而光整,核染色质略增多,颗粒略变粗,但分布均匀;部分表现为轻度至中度畸形,可见双核、多核及核分裂象。④胞质丰富而浓稠。⑤核质比例仍属正常范围。

4. 非上皮细胞成分

（1）淋巴细胞:在积液中最为常见。以小淋巴细胞为主。结核、淋巴瘤性积液中明显增多。

（2）中性粒细胞和巨噬细胞:炎症和恶性肿瘤时明显增多。

（3）嗜酸性粒细胞:变应性疾病和寄生虫感染时增多。

（4）浆细胞:慢性炎症和肿瘤时多见。

（5）红细胞:涂片中出现红细胞,表示局部有渗血或出血。见于恶性肿瘤、结核或穿刺抽液损伤血管时。

5. 炎症和其他病变时脱落细胞检查

(1)急性炎症:①急性化脓性炎症:涂片中见大量中性粒细胞,有高度退变及较多坏死碎屑。有少数退变间皮细胞、巨噬细胞和淋巴细胞。②急性非化脓性炎症:涂片中有较多中性粒细胞、淋巴细胞及巨噬细胞;间皮细胞增生活跃,有时可见核有丝分裂像和多核间皮细胞。此种积液量较少,见于肺炎、流感或肺梗死等疾病所致胸腔积液。

(2)慢性炎症:①结核性积液:为浆液性、血性或乳糜样。涂片中见大量淋巴细胞;间皮细胞增生,有轻度异型,成团脱落;有时可见成片干酪样坏死或朗汉巨细胞,但不易找到类上皮细胞。②非特异性慢性炎症:涂片中见大量淋巴细胞及成团脱落增生活跃的间皮细胞,并伴有浆细胞、中性粒细胞及巨噬细胞,可有轻度异形间皮细胞。③肝硬化:为漏出液,涂片中细胞成分少,有少量散在间皮细胞、淋巴细胞和巨噬细胞,伴有肝细胞坏死和黄疸的活动性肝硬化患者,涂片中可出现异形间皮细胞和较多巨噬细胞。④尿毒症:可引起浆膜纤维素性炎症。涂片中间皮细胞增生活跃,常成团,伴有单核或多核异形间皮细胞。

(二)恶性积液细胞学

1. 癌细胞来源

浆膜腔积液中原发性恶性间皮瘤较少见,积液中的癌细胞 98% 以上是转移性的,当肿瘤穿破器官浆膜表面,直接暴露于浆膜腔并广泛种植时,积液内会出现大量癌细胞。胸腔积液中的癌细胞多来自原发性周围型肺癌,其次是乳腺癌;腹腔积液中的癌细胞多来自胃癌、大肠癌、卵巢癌,其次为肝癌、胆囊癌;心包积液中的癌细胞多由原发性中央型肺癌累及心包膜所致;原发于心包的恶性间皮瘤极罕见。浆膜腔积液中的癌细胞 80% 以上为腺癌细胞,少数为鳞癌、未分化癌和淋巴瘤。

2. 癌细胞形态

(1)腺癌细胞:①大细胞型腺癌:是最为常见的细胞类型。细胞体积大,呈圆形或卵圆形,常散在或聚集成团。胞核呈圆形或卵圆形,体积大,染色质呈粗网状或粗颗粒状,染色深。可见一个或多个直径达 $4\sim5\mu m$ 的畸形核仁。胞质嗜碱性,胞质内出现黏液空泡。可出现印戒细胞、癌巨细胞或多核癌巨细胞,以及病理性核分裂象。癌细胞团中央可出现腔隙样结构,或癌细胞团中央细胞染色较淡,边缘癌细胞染色深的镶边样结构。②小细胞型腺癌:癌细胞体积较小,直径 $12\sim20\mu m$。胞核为不规则圆形或卵圆形,有明显畸形,染色深,有的呈墨水滴样。胞质较少,嗜碱性或淡紫红染色,有的胞质内见黏液空泡。癌细胞常紧密成团排列,中央部分癌细胞核常堆叠挤压,边缘部分癌细胞随胞核而向表面隆起,呈桑葚样结构;有的癌细胞团周围包绕一圈少量胞质,核深染。

(2)鳞状细胞癌:积液中少见,仅占 2%～3%。细胞大小不一,奇形怪状,可单个散在,也可成团出现。

(3)未分化癌细胞:胸腔积液中比鳞癌多,占 3%～5%。其特点是胞质极少,呈裸核样。成团脱落的癌细胞可排列成链状、腺腔样或堆叠挤压呈镶嵌结构。胞核畸形明显,呈多角形、石榴籽样或不规则形。染色质粗大分布不匀,有时深染呈墨水滴。

3. 恶性间皮瘤脱落细胞形态

间皮瘤是由被覆于浆膜表面的间皮细胞发生的原发性肿瘤,主要呈弥散性生长,可广泛侵犯胸腔、腹腔而引起积液。恶性间皮瘤的脱落细胞形态可分为上皮型、纤维型和混合型三种类型。

(1)上皮型恶性间皮瘤:又称癌性间皮瘤。涂片中瘤细胞形态似间皮细胞,可见液化空泡,将胞核挤向一侧呈印戒状。瘤细胞核畸形不明显,有时可见核仁。瘤细胞团可形成腺样、乳头状结构或桑葚样细胞簇。

(2)纤维型恶性间皮瘤:又称纤维肉瘤型间皮瘤或间皮肉瘤。瘤细胞为梭形,胞体大,细胞核深染,常成片或呈螺旋状。

(3)混合型恶性间皮瘤:此种肿瘤细胞呈双向分化,涂片中有成团脱落的似间皮细胞样肿瘤细胞,同时可见成片脱落的梭形瘤细胞,形成腺腔样结构。

4.其他

可见淋巴瘤、各种白血病、恶性黑色素瘤、多发性骨髓瘤、神经母细胞瘤、肾母细胞瘤及平滑肌肉瘤的肿瘤细胞等。

四、泌尿道脱落细胞检查

尿液的质量对细胞学检查十分重要,因此采集样本时,应做到:样本新鲜、防止污染、收集充足尿液。

(一)尿液中正常脱落细胞

1.移行上皮细胞

表层细胞体积大,呈扁圆形或多边形,胞膜光滑。可见双核或多核,相当于鳞状上皮表层细胞,又称伞细胞或盖细胞。胞核圆形或卵圆形,染色质呈细颗粒状,分布均匀,核仁不明显。底层细胞为圆形或多边形,核居中位,染色质较致密。中层细胞介于两者之间,卵圆形或倒梨形,也可呈多边形、梭形。随尿液渗透压的变化,尿液脱落的移行上皮细胞常有不同程度的变性。

2.鳞状上皮细胞

妇女较多见,是阴道脱落细胞污染;或受激素影响,膀胱三角区上皮鳞状化生脱落所致。

3.柱状上皮细胞

正常尿液中极少见。其形态与阴道涂片相同。

4.非上皮细胞成分

可见少许申胜粒细胞、淋巴细胞、组织细胞、浆细胞和红细胞等。

(二)泌尿道良性病变脱落细胞

1.炎性细胞病

炎症时,涂片中细胞明显增多,包括上皮细胞及炎症细胞,且细胞易变性,体积增大,胞质内出现液化空泡或核固缩。还见大量鳞状上皮细胞,多为不全角化或角化前细胞,体积大,呈多边形。有少量中层和底层细胞。在慢性膀胱膀胱炎时,尚可见较多柱状细胞。长期炎症刺激的尿液涂片内有轻度核异质细胞。

2.放疗和化疗后膀胱脱落细胞

盆腔器官肿瘤做放射治疗时,尿液中上皮洗吧发生明显变化,体积增大,胞质内出现液化空泡,有的胞质嗜酸变性,呈浓红染。胞质内有时见中性粒细胞,核肿胀,也可出现空泡。

3.同种肾移植术后急性排异反应的尿液

细胞急、慢性排异反应的涂片中可出现大量淋巴细胞、肾小管上皮细胞和移行上皮细胞。

(三)泌尿道恶性肿瘤细胞

泌尿道恶性肿瘤约 95% 以上来源于上皮组织,以肾盂肾盏、输尿管、膀胱发生的移行细胞癌最常见,鳞状细胞癌与腺癌少见。非上皮性肿瘤如平滑肌肉瘤、脂肪肉瘤、胚胎性横纹肌肉瘤则极为罕见。

1. 乳头状瘤及乳头状移行细胞癌Ⅰ级

两者瘤细胞形态与正常移行上皮细胞相似,或有轻度异型性。若出现长形细胞团,细胞大小、形态一致,排列紧密,胞核染色略深,细胞团围绕一细长结缔组织轴心,或轴心周围见多层细胞紧密排列呈乳头状,对诊断有一定价值。移行细胞癌Ⅰ级涂片中有时可见上皮细胞呈轻度或中度异型性,有轻度核与胞质比例失常。可见坏死灶。

2. 移行细胞癌Ⅱ级和Ⅲ级

涂片中异型细胞明显增多,胞核明显增大,边界不规则,呈锯齿状,与胞质比例明显失常。并出现癌巨细胞,胞核高度畸形。涂片背景有较多坏死癌细胞碎屑和炎症细胞。

3. 鳞状鳞状细胞病

涂片内见较典型鳞状细胞癌细胞,其形态与宫颈和支气管鳞癌相似。

4. 腺癌

癌细胞形态与其他部位所见相同。

五、阴道脱落细胞检查

阴道脱落细胞绝大多数是宫颈及阴道上皮,较少见的是子宫内膜细胞。检查方法简单易行,可做出早期诊断,确诊率也高,故适用于防癌普查。

(一)阴道正常脱落细胞

1. 鳞状上皮细胞

从外阴至子宫颈外口,均被覆鳞状上皮,脱落后可见底层、中层、表层三层细胞。阴道上皮细胞形态与卵巢激素关系密切。

(1)底层细胞:又称深棘层细胞。分为内底层和外底层细胞。前者仅在哺乳期、闭经后,阴高度萎缩或创伤、糜烂时才出现。后者根据其来源不同,分为三型:①宫颈型外底层细胞:从子宫颈外部上皮脱落。常成群出现,大小颇不一致,大者形态与表层细胞相似,胞质内有空泡,环绕于核周,形成一透明环。空泡内含糖原,胞质丰富蓝染,有时带有深蓝色颗粒。细胞核较大,染色质较致密。胞核居中或被糖原空泡挤压于一边,呈偏平或皱折状。该型显示上皮细胞的增生状态。②产后型外底层细胞:为产妇或晚期流产患者的阴道外底层脱落细胞。常成群出现,大小不一。成群小细胞紧密排列,显示外底层细胞增生状态,部分细胞核增大,染色质致密,常被胞质内空泡挤压至边缘,呈扁长形或皱折凹陷成瓢形。瓢形核为产后细胞特征,胞质呈褐红色,有深染颗粒。③萎缩型外底层细胞:为原发性无月经或绝经期女性阴道脱落的外底层细胞。呈圆形、卵圆形,细胞形态较一致,多散在分布。胞质内不含糖原,无空泡或有时含有小空泡。胞核圆形或卵圆形,较一致,染色质疏松。老年妇女阴道上皮高度萎缩时,细胞出现退化现象,染色质致密或崩解消失,胞质红染或橘黄色,这种细胞称"早熟角化细胞"。

(2)中层细胞:又称浅棘层细胞。可分为两种类型:①非孕期中层细胞:由外底层细胞分化而来,细胞体积比外底层细胞大,呈船形或贝壳形、菱形等。胞质丰富、薄、半透明。核居中,染色质疏松。②妊娠期中层细胞:因受妊娠黄体素影响,而特别发达,胞质丰富,含大量糖原,胞膜增厚,常成片脱落。核大偏位。此类细胞称为"妊娠细胞"。

(3)表层细胞:在月经周期中阴道上皮的变化,主要表现在表层角化前细胞和角化细胞所占比率的变化。受卵巢雌激素影响而增生或脱落,最能反映雌激素水平。①角化前细胞:为扁平大多边形或大方块形,边缘卷曲,薄,直径 40~60μm。核小而圆,染色质疏松。②角化细胞:胞质红染,核消失或在细胞中央保持一圆形透明的核影。在宫颈白斑症或子宫脱垂时,可出现较多完全角化细胞。

2. 柱状上皮细胞

涂片中柱状上皮主要来自子宫颈内膜和子宫内膜细胞。

(1)子宫颈内膜细胞:根据其形态,分为分泌型柱状细胞和纤毛柱状细胞。①分泌型柱状细胞又称黏液细胞。多见于排卵期分泌旺盛时的涂片中,细胞呈圆形、卵圆形,胞质内有空泡(为黏液和糖原)。核圆形,或月牙形,位于细胞底部,染色质细颗粒状,分布均匀,有时可见小核仁。保存完好的细胞似杯状。②纤毛柱状细胞:较少见,绝经后较多见。细胞呈立方形、矮柱状或细长形,胞膜厚,保存好的细胞一端可见纤毛。有时可见多纤毛柱状细胞。细胞常成群,排列整齐,很少重叠。由于纤毛柱状细胞易退变而被破坏,故常见浅蓝色或粉红色境界模糊的胞质衬托着一群排列整齐的紫蓝色细胞核,似蜂窝状。

(2)子宫内膜细胞:包括黏液细胞和纤毛柱状细胞。常成群脱落,大小形态一致,相互重叠。根据雌激素水平可分为周期型和萎缩型。①周期型:在增生期,细胞呈扁平、低柱或高柱状。胞质嗜碱性,边界较清。核大小、形态规则一致,位于细胞基底部,呈卵圆形,与细胞纵轴一致,染色质致密均匀,见 1~2 个核仁。分泌期胞质内出现空泡,胞质透明,肥胖。核圆形、偏中位、核较小、淡染、透亮、核仁大。间质细胞大小一致,胞质少,排列紧密成堆。②萎缩型:细胞较少,排列松散。胞核淡染而嗜碱性,大小、形态规则。

3. 非上皮细胞

包括吞噬细胞、血细胞、微生物等。

(二)阴道炎症时脱落细胞

子宫颈炎症是女性最为常见的疾病,它常引起子宫颈上皮细胞的形态改变。尤其是子宫颈外口在子宫颈管柱状上皮和子宫颈外部鳞状上皮交界处,是子宫颈癌好发部位。而子宫颈慢性炎症是子宫颈癌重要的前躯,因此应认识上皮细胞在炎症时的形态变化。炎症时阴道细胞:

1. 上皮细胞变性

炎性刺激上皮细胞变性坏死。细胞核淡染或呈云雾状,甚至只见有核轮廓的影细胞。有胞核固缩,胞质红染。

2. 上皮细胞增生、化生和核异质

由于长期炎症刺激,涂片中除见较多增生、再生的鳞状上皮细胞和柱状上皮细胞,尚见鳞状化生细胞,该化生细胞往往不成熟。有时增生化生细胞核肥大、染色深,核形略不规则,呈核异质改变。在增生和化生基础上还可发生异常角化,即鳞状上皮细胞胞质的成熟程度超过了核的分化程度,表现为中、底层发生异常角化。异常角化和核异质往往与癌前病变有关。

3. 炎症细胞

慢性炎症时,除见较多中性粒细胞外,尚见大量浆细胞、淋巴细胞、组织细胞和巨噬细胞等。

(三)子宫颈癌脱落细胞

女性生殖器官的恶性肿瘤以子宫颈癌为最多。子宫颈癌中又以鳞状细胞癌多见,占子宫颈癌的95%。其次为腺癌(5%左右),未分化癌极少见。

1. 子宫颈鳞状细胞癌

子宫颈鳞状细胞癌(鳞癌)在形态上分为高分化和低分化鳞癌两种类型,但宫颈鳞癌以低分化者多见。

(1)高分化子宫颈鳞状细胞癌:胞体大,胞质丰富红染,有角化倾向。胞核不规则,大而畸形,染色极深,呈紫蓝色块状。根据癌细胞形态,可分为纤维状、蟒鳞状和圆形癌细胞。①纤维状癌细胞:是高分化鳞癌中常见的形态。细胞呈细长形,状如纤维。胞质嗜酸性,红染或橘红色,常多个或成群存在。胞核也呈不规则细长形,位于癌细胞中段,染色质浓缩,染色极深,不易看清核内结构。②鳞状癌细胞:形似蟒鳞。胞质内常有角化倾向,呈红染,在膨大端见一个大而畸形、染色极深的细胞核。③圆形癌细胞:细胞圆形,境界清楚。核大、染色质增多,染色较深,核与胞质比例增大。与正常内底层细胞相似,常见于早期子宫颈鳞癌,病理切片证实多为原位癌。

(2)低分化子宫颈鳞状细胞癌:子宫颈鳞癌以低分化最为常见。细胞角化不明显,圆形或卵圆形,相当于外底层或中层细胞。胞质呈紫红色。核呈不规则圆形或卵圆形,核染色质呈粗块状,深染。核与胞质比例明显增大。细胞散在或成群,且异型性大。低分化鳞癌中还有一种小细胞型,但较少见。其特点是癌细胞体积小,与基底层细胞相似,呈圆形、卵圆形或不规则形。胞质嗜碱性。也可呈小梭形或小蟒鳞状,胞质内有角化倾向,呈鲜红色。核畸形明显,染色质颗粒粗大,深染,呈深紫色块状。有的胞质极少,呈裸核状。

2. 子宫颈腺癌

癌细胞可能来自子宫颈、子宫内膜或输卵管,三者从细胞学上无法区别,都是高分化腺癌。腺癌细胞的一般特征:①大小和形态:一般为中等大小,直径$10\sim20\mu m$,呈圆形、卵圆形或不规则形。胞质内含黏液空泡时体积很大。胞质丰富,呈紫红色或灰红色。含较多黏液时,胞质染淡蓝色,有时呈透明样。②细胞核呈圆形、卵圆形或不规则形,有轻至中度畸形。大小不一,一般为正常的2倍左右。核染色质呈粗颗粒或粗网状,染色较深。常见有大核仁,部分癌细胞可形成印戒样癌细胞。③核与胞质比例明显增大。④癌细胞散在或成团分布。聚集成团的癌细胞极性紊乱,细胞核大小不一,畸形明显。在细胞团周边部的癌细胞呈栅栏状排列,胞核偏位于癌细胞质外缘,部分癌细胞内可见黏液空泡。

3. 子宫颈未分化癌

未分化癌极为少见(<1%)癌细胞体积小,呈圆形、卵圆形或不规则形,胞质少,呈嗜碱性染色。胞核相对增大,为正常的1~2倍,有明显畸形,核染色质颗粒粗大而分布不均,染色深。核与胞质比例明显增大。成团脱落癌细胞排列紧密,胞质少,有时呈镶嵌状结构。低倍镜下容易漏诊,故发现涂片背景复杂或有坏死碎片,应用高倍镜仔细观察。

4. 阴道细胞学诊断五级分类标准

(1)Ⅰ级:细胞形态正常或基本正常。①正常涂片;②炎症疾患引起上皮细胞轻度核增大,细胞退化变性致轻度变形,可有轻度大小不一,但排列无异常。

(2)Ⅱ级:有轻至中度核异质细胞,但属良性病变范围。细胞核增大,核染色质呈粗颗粒状,染色变深,但分布均匀,核与胞质比例增大,但仍属正常范围。①ⅡA:轻度核异质细胞。

细胞学:炎性核异质细胞;化生的细胞和增生储备细胞;鳞状上皮中、表层细胞核轻度增大,染色质增粗深染,核与胞质比例正常;柱状细胞核增大,双核或多核,轻度大小不一,但排列一致,胞质丰富。②ⅡB:中度核异质细胞,属癌前病变,需定期复查。细胞学:以中表层为主的癌前核异质细胞,可见双核或多核,核增大明显;底层核异质细胞增多;明显异常的化生细胞;有纤维状核异质细胞;柱状细胞核增大,大小不一,核轻度畸形。

（3）Ⅲ级:有可疑癌细胞。细胞形态异形明显,胞核中度或重度增大和畸形。染色质呈粗颗粒状,分布略不均匀。胞核具有某些恶性特征,但不典型,难以肯定其良、恶性,需复查。细胞学:底层核异质细胞明显增多;明显核异质化生细胞;可疑的未分化恶性细胞或退变的恶性裸核细胞;性质不明,难以确定核异质细胞。

（4）Ⅳ级:有癌细胞,但不够典型。或有极少数典型癌细胞,需进一步证实。

（5）Ⅴ级:有癌细胞,癌细胞的恶性特征明确,且数目较多。

（高彦城）

第三章　临床生化检验与质量管理

第一节　微量元素检测

微量元素的检测是研究微量元素在疾病的发生、发展过程中与疾病的相互关系。现已证实，许多疾病与各种微量元素的代谢密切相关，如铁与缺铁性贫血、碘与地方性甲状腺肿、铜与肝豆状核变性等。因此准确地检测人体内各种微量元素的水平，对于疾病的诊断、治疗和预防，具有极其重要的意义。本节介绍几种临床常用的微量元素的检测方法和临床意义，重点掌握微量元素的概念及检测方法，常用微量元素的生物学作用及临床意义，一般了解微量元素的具体检测原理和操作方法。

一、概述

元素是构成人类生存环境的基本物质，亦是构成人体的基本成分。根据元素在机体内的含量和机体对它们的需要量，可分为宏量元素和微量元素两大类。

宏量元素又称常量元素：其占人体总重量 1/10 000 以上，每人每日需要量在 100mg 以上。这类元素包括碳、氢、氧、氮、钙、硫、磷、钠、钾、氯和镁 11 种。

微量元素系指占人体总重量 1/10 000 以下，每人每日需要量在 100mg 以下的元素。根据机体对微量元素的需要情况，可分为必须微量元素和非必须微量元素。必须微量元素有铁(Fe)、铜(Cu)、锰(Mn)、锌(Zn)、铬(Cr)、钴(Co)、钼(Mo)、镍(Ni)、钒(V)、硅(Si)、锡(Sn)、硒(Se)、碘(I)、氟(F)；非必须微量元素中属于可能需要的：锶(Sr)、铷(Rb)、砷(As)及硼(B)；属于无害的有钛(Ti)、钡(Ba)、铌(Nb)、锆(Zr)等；有毒有害的元素：镉(Cd)、汞(Hg)、铅(Pb)、铝(Al)等。将微量元素分为必须与非必须，无害或有害，只有相对的意义。某一微量元素，低浓度时是无害的，高浓度时可能是有害的(如砷等)。随着研究的深入将会发现更多的人体必须的微量元素。人生活在自然界中，机体通过新陈代谢不断同自然环境进行着元素的交换。各种元素与环境之间的交换维持着动态平衡。然而一旦这种平衡遭到破坏，将导致疾病。因此，检测体内元素(尤其是微量元素)，对探讨病因、估计病情、确定营养状况、辅助预防、诊断、治疗疾病、监视患者康复等都具有重要意义。

目前常用的微量元素检测方法主要有原子吸收分光光度法和紫外可见吸收光谱法。原子吸收分光光度法是基于待测元素，从光源发射的特征辐射，被蒸气中待测元素的基态原子吸收，然后根据待测元素浓度与吸收辐射的原子数成正比的关系，求得样品中被测元素的含量。原子吸收分光光度法简便、灵敏、准确，是临床微量元素检测中最常用的方法，也是目前国家卫健委推荐的参考方法，其标本类型为 EDTA-k2 抗凝静脉血。紫外可见吸收光谱法又称比色法，它是基于待测元素与某些试剂在一定条件下形成化合物，该化合物对紫外、可见光具有选择性吸收而进行定量分析的一种吸收光谱法。该法操作简便，易于推广，也是临床微量元素检测中常用的方法，其标本类型为血清。

二、铁测定

(一)定义

铁(iron,Fe)在体内分布很广,几乎所有组织都含有铁。铁在人体内可分为两类:一类是功能铁,是指体内具有重要生理功能的铁,包括血红蛋白(67.58%)、肌红蛋白(约3%)少量含铁酶及运铁蛋白中所含的铁;另一类是储存铁,储存铁又分为铁蛋白和含铁血黄素,铁蛋白的铁是可以被立即动用的储存铁,而含铁血黄素是不能立即被动用的储存铁。铁的含量以肝、脾组织含量最高,其次为肺组织。

人体内铁的含量为 3～5g。在整个消化道均可吸收铁,但主要部位在十二指肠及空肠上段。Fe^{2+} 较 Fe^{3+} 易吸收,食物中的铁多为 Fe^{3+},所以必须经过消化道将 Fe^{3+} 还原成 Fe^{2+} 才能被充分吸收。吸收的 Fe^{2+} 在肠黏膜上皮细胞内重新氧化为 Fe^{3+},并与脱铁蛋白结合,形成储存形式的铁蛋白。运铁蛋白(Tf)是一种在肝内生成的球蛋白,分子量为79kD,在血液中起运载铁的作用。运铁蛋白可将铁运送至骨髓用于血红蛋白合成,或运送至网状内皮细胞储存起来,或运送至各种细胞供含铁酶合成等,或运往需铁的组织中。影响铁吸收的因素很多,胃酸和胆汁都具有促进铁吸收的作用。

正常人排铁量很少,每天排泄 0.5～1mg,主要通过肾、粪便和汗腺排泄,另外,女性月经期、哺乳期也将丢失部分铁。

铁的生物学作用:

(1)合成血红蛋白。

(2)合成肌红蛋白。

(3)构成人体必须的酶。

(4)参与能量代谢。

(5)缺铁将造成机体免疫机制受损、白细胞功能障碍、淋巴细胞功能受损、抗体产生受抑制等,容易导致感染。

(二)实验原理

铁是人体必须的微量元素。70kg 的人体内含铁化合物中铁的含量约为 3270mg,占体重的 0.047‰。血清中的铁以 Fe_3^+ 形式与转铁蛋白结合。所以在测定血清铁含量时,需首先使 Fe^{3+} 与转铁蛋白分离。血清铁的测定尚缺少权威性方法。原子吸收法仪器设备复杂,费用昂贵,且没有分光光度法可靠性好,很少在实验室中用来做血清铁的常规分析。比色法仍然是测定血清铁的主要方法。

血清铁检测原理:当样本与含有表面活性剂和还原剂(抗坏血酸)的缓冲液混合时,血清蛋白变性,转铁蛋白结合的铁被释放。所有的被释放的三价铁,被抗坏血酸还原成二价铁,并与红菲绕啉二磺酸二钠盐形成红色螯合物。通过测定该红色螯合物溶液的吸光度,即可求得样本中铁的浓度。

血清总铁结合力检测原理:总铁结合力(TIBC)是指血清中转铁蛋白能与铁结合的总量。通过加入氯化铁形式的过量铁离子,使血清或肝素处理血浆中的转铁蛋白被完全饱和,未与转铁蛋白结合的铁离子全部被柱中的氯化铝吸附,TIBC 是测定上清液中与铁结合的转铁蛋白。TIBC 试剂用于以一种定时终点法测定铁浓度,在此反应中,乙酸将铁从转铁蛋白中释放出来,羟胺和硫基醋酸再将铁还原成亚铁态,亚铁离子立即与 FerroZine 铁试剂络合。

系统将监测 560nm 光吸收变化,此光吸收变化与样品中结合与转铁蛋白的铁浓度成正比,系统依此计算出总铁结合力。

(三)操作方法

(一)仪器

全自动生化分析仪。

(二)材料

血清铁试剂:缓冲液和红菲绕啉二磺酸二钠盐显色液;总铁结合力试剂:Fer-roZine、乙酸、羟胺盐酸盐、铁饱和溶液(氯化铁)、氧化铝柱(氧化铝)。

(三)步骤

1. 铁检测

直接上自动生化分析仪检测。

2. 总铁结合力检测

取 0.25ml 要分析的样品,加入有正确标签的试管;向每个试管中加入 0.5ml 的铁饱和溶液;充分涡旋混合 2~3s,并在室温保温 5~7min;每个样品标注 1 根柱子,将柱子及附带的杯子直立在试管架中;将样品混合物倒入正确标签的柱子;等待全部样品混合物全部通过柱子(约 8min),将流出液收集到杯中;将柱子取出,并丢弃;轻轻混合后,转移一份流出液到生化分析仪中检测。

(四)参考区间

血清铁,9~27.0μmol/L;血清总铁结合力,50~70μmol/L。

(五)临床意义

1. 铁缺乏症与缺铁性贫血

缺铁是指机体含铁量低于正常,根据缺铁的程度可分为 3 个阶段,第一阶段为铁减少期(ID),属于缺铁的最早期,此期储存铁缺少,血清铁蛋白浓度下降;第二阶段为红细胞生成缺铁期(IDE),又称无贫血缺铁期,此期除血清铁蛋白下降外,血清铁也下降,总铁结合力增高(转铁蛋白饱和度下降第三阶段为缺铁性贫血期(IDA),此期除以上指标异常外,血红蛋白和血细胞比容下降,出现不同程度的低色素性贫血。

缺铁性贫血是指体内可用来制造血红蛋白的储存铁已被用尽,机体铁缺乏,红细胞生成受到障碍时发生的贫血。引起缺铁性贫血的原因有:

(1)铁的需要量增加而摄入不足,可见于生长快速地婴儿、青少年、月经期、妊娠期和哺乳期的妇女。

(2)铁吸收不良,可见胃次全切除术后、长期严重腹泻、胃游离盐酸缺乏等。

(3)失血,可见于消化道出血、妇女月经量过多、慢性血管内溶血等。缺铁性贫血一般最常见的症状有面色苍白、倦怠乏力、心悸、心率加快、眼花耳鸣、体力活动后气促等。应加强妇幼保健,指导婴儿喂养,对较大儿童应纠正偏食,重视月经过多,对早产儿、孪生儿、胃肠切除、妊娠期妇女及反复献血者应预防性口服铁剂。最常用的制剂为硫酸亚铁。

2. 铁中毒

铁中毒可分为急性铁中毒和慢性铁中毒:急性铁中毒见于过量误服亚铁盐类,食用铁器煮的食物如山里红,静脉注射铁剂过量等。成人比较少见,常见于儿童;慢性铁中毒也称继发性血色病,可见于长期过量服用或注射铁剂,摄入含铁量高的特殊食品,慢性酒精中毒(使铁的吸收增加),小肠吸收过多的铁,肠外输入过多的铁,通常由多次大量输血引起等。急性铁中毒,可出现少尿、肾衰竭、肝损害、中枢神经系统和心血管系统中毒等表现;慢性铁中毒,儿童主要见于重型珠蛋白生成障碍性贫血和反复输血引起的含铁血黄素沉着症。慢性铁中毒进展缓慢,多在中年期才出现继发性血色病,其临床表现可有不同程度的各脏器受损的表现,如肝大、心脏疾病、胰腺病变、垂体功能低下等。预防铁中毒应提高对铁中毒的危害性认识,防止误服外形美观的糖衣或糖浆铁剂,不可认为铁剂是"补药"而超过规定剂量服用。对于因某些疾病需反复大量输血,或肝硬化引起的慢性铁中毒,则应着眼于原发疾病的防治。

三、锌测定

(一)定义

正常成人体内含锌(zinc,Zn)总量为 $2 \sim 3g$。锌主要在十二指肠和空肠通过主动运转机制被吸收,锌进入毛细血管后由血浆运输至肝及全身,分布于人体各组织器官内,以视网膜、胰腺及前列腺含锌较高,锌主要由粪便、尿、汗、乳汁及头发排泄。失血也是丢失锌的重要途径。

锌的生物学作用:

(1)锌可作为多种酶的功能成分或激活剂。

(2)促进机体生长发育。

(3)促进维生素 A 的正常代谢和生理功能。

(4)参与免疫功能过程。

(二)实验原理

锌是人体主要的微量元素之一,成人体内含锌 $2 \sim 3g$。血清锌的主要测定方法有原子吸收分光光度法、中子活化法和吡啶偶氮酚比色法。下面介绍吡啶偶氮酚比色法测定血锌。

吡啶偶氮酚比色法测定血清锌。血清中的高价铁及铜离子被维生素 C 还原成低价,两者均能同氰化物生成复合物而掩蔽。锌也和氰化物结合,但水合氯醛能选择性地释放锌,使锌与 2[(5-溴-2,2-吡啶)偶氮]-5-二乙基氨基苯酚(Br-PADAP)反应生成红色复合物,与同样处理的标准品比较,求得血清锌含量。

(三)操作方法

1. 仪器

全自动生化分析仪。

2. 材料

试剂(R1)部分:去蛋白溶液(三氯乙酸)、5-BR-PAPS、碳酸氢钠缓冲液、枸橼酸钠(柠檬酸钠)、丁二酮;试剂(R2)部分:去蛋白溶液(三氯乙酸)、水杨醛、α-硝基酚半乳糖苷酶。

3. 步骤

直接上自动生化分析仪检测。

4. 参考区间

成人血清锌 $9.8 \sim 16.8 \mu mol/L$。

(四)临床意义

1. 锌缺乏症

缺锌常见于食物含锌量低,吸收障碍,不良的饮食习惯,锌丢失增加(如失血、灼伤),锌需要量增加(如妊娠、哺乳、生长期)等。其临床表现为食欲减退、消化功能减退、免疫力降低、食欲缺乏、异食癖(嗜土)、生长发育迟缓、性发育障碍、毛发枯黄等。临床可见营养性侏儒症、原发性男性不育症等。其防治可采用饮食及锌剂治疗,一般来说,动物性食物含锌较丰富,饮食需多吃瘦肉、禽蛋、猪肝、鱼类等。锌剂如硫酸锌、葡萄糖酸锌等。

2. 锌中毒

锌中毒可能发生于大量口服、外用锌制剂,长期使用锌剂治疗,以及空气、水源、食品被锌污染等,临床表现为腹痛、呕吐、腹泻、食欲缺乏、昏睡、倦怠、消化道出血等症状。其防治需定期检查血锌和发锌,采取缺多少补多少的治疗原则,血锌和发锌高时,可用金属络合剂,按疗程适量进行锌治疗。

四、铜测定

(一)定义

正常人体内含铜(CU)为80～100mg。铜经消化道吸收,主要吸收部位是十二指肠和小肠上段。铜被吸收进入血液,铜离子与血浆中清蛋白疏松结合,形成铜-氨基酸-清蛋白络合物进入肝,该络合物中的部分铜离子与肝生成的-球蛋白结合,形成铜蓝蛋白,铜蓝蛋白再从肝进入血液和各处组织,铜蓝蛋白是运输铜的基本载体。人体内以肝、脑、心及肾含铜浓度最高,其次为脾、肺和肠,肌肉和骨骼等含铜量较低。铜经胆汁、肠壁、尿液和皮肤排泄。

铜的生物学作用:

(1)维护正常的造血功能及铁的代谢。

(2)是构成超氧化物歧化酶、赖氨酰氧化酶等多种酶类的必须成分。

(二)实验原理

铜是人体必须微量元素之一,正常人体内含铜80～100mg,其中95％的铜与肝生成的 α_2-球蛋白结合,形成铜蓝蛋白,铜蓝蛋白是运输铜的基本载体。临床血清铜的测定方法主要有原子吸收分光光度法和比色法。比色法原理为:pH＝4.7条件下铜被还原剂还原,然后与显色剂反应形成稳定的有色螯合基团。其颜色强度与标本中铜离子的含量呈正比。

(三)操作方法

1. 仪器

全自动生化分析仪。

2. 材料

试剂(R1)试剂部分:乙酸缓冲液(pH＝4.7)、稳定剂。试剂(R1a)试剂部分:维生素C(抗坏血酸);操作时先用20ml的R1缓冲液溶解R1a维生素C。试剂(R2)试剂部分:显色剂。

3. 步骤

直接上自动生化分析仪检测。

(四)参考区间

成人血清铜11.0～24.0 μmol/L。

(五)临床意义

1. 铜缺乏症

铜缺乏症的主要原因有:

(1)处于生长阶段,铜需要量大而供给量相对不足。

(2)长期腹泻和营养不良。

(3)伴有小肠吸收不良的病变。

(4)肾病综合征,尿内蛋白含量增加,铜丢失过多。

(5)长期使用螯合剂。

临床表现:

(1)贫血,因为铜影响铁的吸收、运送、利用及细胞色素系与血红蛋白的合成。

(2)骨骼发育障碍,缺铜骨质中胶原纤维合成受损,胶原蛋白及弹力蛋白形成不良。

(3)生长发育停滞。

(4)肝脾大等。防治可用硫酸铜溶液或葡萄糖酸铜。

2. 铜中毒

金属铜属微毒类,铜化合物属低毒和中等毒类。

(1)急性铜中毒:饮用与铜容器或铜管道长时间接触的酸性饮料,误服铜盐等,均可引起急性铜中毒,出现恶心、呕吐、上腹部痛、腹泻、眩晕、金属味等,重者出现高血压、昏迷、心悸,更甚者可因休克、肝肾损害而致死亡。其防治应脱离接触,用1%亚铁氰化钾洗胃,后服牛乳、蛋清保护胃黏膜。用盐类泻剂排除肠道内积存的铜化合物。

(2)慢性铜中毒:长期食用铜量超过正常供给量的10倍以上,可能会出现慢性铜中毒,表现为胃肠道症状。长期接触铜尘者可有呼吸道及眼结膜刺激,可发生鼻咽膜充血、鼻中隔溃疡、结膜炎和眼睑水肿等,同时有胃肠道症状。铜可致接触性和致敏性皮肤病变,出现皮肤发红、水肿、溃疡和焦痂等。其防治可用络合剂(如依地酸二钠钙)使之解毒排泄。

五、铅测定

(一)定义

铅是一种具有神经毒性的重金属元素,其理想血浓度为0,主要经呼吸道、消化道和皮肤吸收,入血后随血流分布到全身各器官和组织。铅的排泄大部分经肾由尿排出,小部分通过胆汁分泌排入肠腔,然后随粪便排出,微量由乳汁、唾液、头发及指甲脱落排出体外。铅在人体内无任何生理功能,由于全球性工业和交通的迅猛发展,随之带来了铅对环境的污染,危害着人类的健康。

目前认为铅中毒机制中最重要的是卟啉代谢紊乱,使血红蛋白的合成受到阻碍。铅还可致血管痉挛,又可直接作用于成熟红细胞而引起溶血;可使大脑皮质兴奋和抑制的正常功能紊乱,引起一系列的神经系统症状。由于铅对机体的毒性作用涉及多个系统和器官,且缺乏特异性,所以临床表现复杂,如易激怒、惊厥、反复腹痛、反复呕吐、小细胞低色素性贫血、氨基尿、糖尿等,主要累及神经、血液、造血、消化、泌尿和心血管系统。

(二)实验原理

目前用于测定血铅含量的方法主要有:石墨炉原子吸收法、等离子发射光谱法、阳极溶出伏安法、火焰原子吸收光谱法等。石墨炉原子吸收光谱法测定血铅。血样用硝酸处理,用石墨炉原子吸收光谱法在283.3nm处测定铅的含量。

(三)操作方法

1. 仪器

血液铅分析仪。

2. 材料

去离子水、硝酸、曲拉通、磷酸氢二胺等。

3. 步骤

取 40μl 样本加入准备好的试剂中进行处理,10min 后取处理后的样本加入仪器石墨管中进行测量。

（四）参考区间

儿童血铅＜100μg/L；成人血铅＜250μg/L。

（五）临床意义

铅在人体内无任何生理作用,人体内铅的来源通常有 2 个：一是饮食,二是大气。铅通过呼吸道、消化道、皮肤进入人体。在人体内,铅的吸收、蓄积、排出之间维持着动态平衡。若吸收过多,软组织中铅浓度增高到一定程度,就可产生毒性作用,称为铅中毒。人通过饮食摄入过量铅,主要是因为使用某些含铅量高的器皿,以及吃含铅农药喷洒过的水果蔬菜或生长在公路附近的蔬菜水果。还有一些不良习惯如一边翻报纸一边吃东西,有的儿童啃铅笔,使用含铅量高的化妆品等。

国家标准中对血铅的规定指标如下：

（1）职业性慢性铅中毒诊断标准。观察对象血铅≥400μg/L；轻度中毒血铅≥600μg/L（非职业性铅中毒亦可参照）。

（2）职业接触铅及其化合物的生物限值血铅 400μg/L。

（3）儿童血铅的相关规定。儿童高血铅症和铅中毒要依据儿童静脉血铅水平进行诊断。

1）高铅血症,连续 2 次静脉血铅水平为 100～199μg/L。

2）铅中毒,连续 2 次静脉血铅≥200μg/L；分为轻度（200～249μg/L）、中度（250～449μg/L）、重度（≥450μg/L）。

六、微量元素检测的质量管理

（一）检验前的质量管理

受检者空腹,采集前静坐 5min,如有输液,应在停止输液 3min 后在另一侧肢体静脉采集。除非是卧床患者,一般取坐位从肘静脉采血,使用止血带的时间不超过 1min,穿刺成功后立即松开止血带。血标本应尽快送到实验室。血清标本室温下放置 20min 后即可离心,可直接用分离胶管上机,加塞可在 2～8℃ 条件下保存 3d,长时间保存要求分离出血清置 −20℃冻存。全血标本室温放置不超过 24h。遇到有严重溶血、脂血、标本标识不明、采血量不足 2ml 的标本不予检测并退回。

（二）检验中的质量管理

在检测常规标本前,要做好对仪器的校准和质量控制。仪器校准和质量控制通过后方可检测常规标本。在操作时,要严格按照仪器和项目的标准操作规程（SOP）操作。

（三）检验后的质量管理

已检标本封盖后放 2～8℃,保存 1 周后按感染标本进行处理。

（四）生物安全的防护

操作时必须穿戴手套和工作服；工作后的台面应消毒擦洗；用过的加样枪头等耗材应作

为医用垃圾处理;为了避免形成气溶胶,所有样品尽可能不要在空气当中暴露太长时间;遇到样本洒出,被污染的区域应立即用次氯酸钠溶液清洗,擦拭用的物品应丢弃在标有生物污染的垃圾筒中。

(高彦娥)

第二节　血清脂类检测

血脂是指血清中能被人体利用的脂肪酸、脂肪酸酯和能生成酯的不溶于水而溶于有机溶剂的有机化合物的一类物质的总称。血清脂质及其代谢产物的检测分析已成为动脉粥样硬化心脑血管疾病诊断、治疗和预防的重要实验诊断指标。临床血脂检测的主要目的是:

(1)对于动脉粥样硬化和高脂血症等疾病进行诊断、病情观察和指导治疗。

(2)作为健康普查指标,以期对动脉粥样硬化和高脂血症早期发现和诊断,纠正正常人的不良饮食和生活习惯。

(3)对少见的遗传性脂蛋白异常疾病进行诊断。临床常用的血脂检测项目主要有:血清胆固醇测定、三酰甘油测定、高密度脂蛋白胆固醇测定、低密度脂蛋白胆固醇测定、载脂蛋白测定等。本节重点介绍血清胆固醇测定、三酰甘油测定、高密度脂蛋白胆固醇测定和低密度脂蛋白胆固醇测定。

一、胆固醇测定

体内胆固醇来自食物经小肠吸收的外源性 CHO(约占 1/3)和自体细胞合成的内源性 CHO(约占 2/3)。血清胆固醇包括游离胆固醇和胆固醇酯,通常测定总胆固醇。胆固醇测定的方参考系统最完整,决定性方法为放射性核素稀释-质谱法;参考方法为 ALBK 法;常规方法为酶法(COD-PAP),目前国内外临床常用酶法测定胆固醇。

(一)方法原理(COD-PAP)

血清中胆固醇酯被胆固醇酯酶水解为游离胆固醇和游离脂肪酸,游离胆固醇在胆固醇氧化酶的氧化作用下生成 $\Delta 4$-胆甾烯酮和 H_2O_2,H_2O_2 在 4-氨基安替比林和酚存在时,经过氧化物酶催化,生成苯醌亚胺非那腙的红色醌类化合物,其颜色深浅与标本 CHO 含量成正比。

(二)材料试剂

R1:4-氨基安替比林、胆固醇酯酶、POD、缓冲液;R2:CHOD、苯酚、缓冲液。

胆固醇标准液:5.17mmol/L。

ESBT:N-乙基-N-(3-磺丙基)-间-茴香胺。

(三)操作流程

(1)生化自动分析仪法按试剂盒说明书提供的参数操作。

(2)手工操作法:见表 3-1。

表 3-1　胆固醇测定操作系统

加入物(μl)	空白管	标准管	测定管
血清	—	—	10
标准液	—	10	—
蒸馏水	10	—	—
酶试剂	1000	1000	1000

混匀,37℃保温 5min,分光光度计比色,500nm 处空白管调零,测各管吸光度。

计算:

$$血清\ CHO(mmol/L) = \frac{测定管吸光度}{标准管吸光度} \times 胆固醇标准液浓度$$

(四)参考范围

合适范围,<5.18mmol/L;边缘增高,5.18~6.19mmol/L;升高,>6.22mmol/L。

(五)临床意义

CHOL 水平取决于饮食性质、体力劳动多少、环境因素、性别和年龄。

升高见于:糖尿病、甲状腺功能减退症、Cussing 病、梗阻性黄疸、肾病综合征、高血压、动脉硬化、冠心病和原发性高胆固醇血症等。

减低见于:严重肝病、甲状腺功能亢进症、Addsion 病、营养不良、原发性低脂蛋白血症或无脂蛋白血症。

(六)注意事项

(1)试剂中酶的质量影响测定结果。

(2)若需测定游离胆固醇浓度,将酶试剂中去掉胆固醇酯酶即可,一般游离胆固醇约占总 CHO 的 30%。

(3)检测标本可为血清或血浆(以肝素或 EDTA-K_2 抗凝血)。

(4)酶法测定 CHO 反应达终点时间 37℃不应超过 5min;试剂空白吸光度 A500nm ≤0.05。

(5)由于血清中大部分 CHO 是酯化的,而且血清基质效应对酶促反应有明显影响,故不宜采用纯胆固醇结晶配制的溶液做 CHO 酶法分析的标准液,而应以准确定值的血清作为标准参考物质。

二、三酰甘油测定

三酰甘油(TG)又称中性脂肪,血浆 TG 包括来源食物的外源性 TG 和由肝和脂肪组织合成的内源性 TG。测定 TG 的决定性方法为同位素稀释-质谱法;参考方法为二氯甲烷抽提变色酸比色法;常规方法为酶法(GPO-PAP)。目前,国内外临床常规测定均推荐 GPO-PAP 法。

(一)方法原理

血清中 TG 经脂蛋白酯酶(LPL)作用,水解为甘油和游离脂肪酸(FFA),甘油在 ATP 和甘油激酶(GK)作用下,生成 3-磷酸甘油,再经磷酸甘油氧化酶(GPO)作用生成磷酸二羟

丙酮和 H_2O_2，H_2O_2 与 4-氨基安替比林(4-AAP)及 4-氯酚在过氧化物酶(POD)作用下生成红色醌类化合物,其显色程度与 TG 的浓度成正比。

(二)材料试剂

试剂:有市售成品试剂(液体双试剂)。

R1:GK、GPO、ATP、H_2O_2；R2:4-氨基安替比林、4-氯酚、LPL、POD、缓冲液。

三酰甘油标准液:2.26mmol/L。

(三)操作流程

(1)生化自动分析仪法:按试剂盒说明书提供的参数操作。

(2)手工操作法:见表 3-2。

表 3-2　三酰甘油测定操作流程

加入物(μl)	空白管	标准管	测定管
血清	—	—	10
标准液	—	10	—
蒸馏水	10	—	—
酶试剂	1000	1000	1000

混匀,37℃保温 5min,分光光度计比色,以空白管调零;500nm 处测各管吸光度。

(四)参考范围

合适范围:<1.7mmol/L;边缘增高:1.7～2.25mmol/L;升高,≥2.26mmol/L。

(五)临床意义

生活条件、饮食方式、年龄、性别影响 TG 含量。TG 有促凝作用,TG 升高是 AS 和冠心病的危险因素,因此,AS 和冠心病时多有 TG 升高,有助于诊断。

TG 升高见于:糖尿病、甲状腺功能减退症、cussing 病、梗阻性黄疸、肾病综合征、高血压、动脉硬化、冠心病。

TG 减低见于:严重肝病、甲状腺功能亢进症、addsion 病、营养不良。

(六)注意事项

(1)酶法测定 TG 时,LPL 除能水解 TG 外,还能水解二酰甘油(DG)和单酰甘油(MG),实际测定的是总甘油酯。

(2)酶法测定 TG 反应达终点时间 37℃不应超过 8min;酶试剂 4℃可稳定 3d 至 1 周,出现红色时不可用。试剂空白吸光度 A500nm≤0.05。

(3)干扰因素与 CHO 测定类同。胆红素和抗坏血酸产生负干扰。Hb 干扰是复杂的,它本身的红色引起正干扰,溶血后红细胞中的磷酸酶可水解磷酸甘油产生负干扰。Hb<1g/L 为负干扰,>lg/L 为正干扰,Hb≤2g/L 时干扰不显著,明显溶血标本不宜用作 TG 测定。

(4)酶法测定线性至少应达 11.3mmol/L,若 TG 超过 11.0mmol/L 应用生理盐水稀释后再测。

(5)TG 测定必须在空腹 12～16h 后静脉采血。

三、高密度脂蛋白胆固醇测定

（一）方法原理

HDL-C 原理：大分子多阴离子化合物（磷钨酸盐）与二价离子（镁离子）作为沉淀剂沉淀血清中的 LDL、VLDL 和 Lp（a）后，上清液中只含 HDL，然后用酶法测定其中胆固醇含量（与酶法测 CHO 相同）。以 HDL 中的胆固醇含量（即 HDL-C）作为 HDL 的定量依据。

表面活性剂

HDL，LDL，VLDL，乳糜微粒→HDL（可溶）

（二）材料试剂

市售成品试剂（液体双试剂）。

含沉淀剂（含磷钨酸、氯化镁）、酶试剂（同胆固醇氧化酶法测定血清 CHO）。

参考血清：低浓度胆固醇定值血清或将 CHO 测定定值血清 1∶2 或 1∶3 稀释后应用。

（三）操作流程

1. 生化自动分析仪法

按试剂盒说明书提供的参数操作。

2. 手工操作法

取血清和沉淀剂各 200pa，充分混匀，室温放置 10min，3000r/min 离心 15min，取上清按下表 3-3 操作。

表 3-3　高密度脂蛋白胆固醇测定操作流程

加入物（μl）	空白管	标准管	测定管
血清	—	—	50
定值血清	—	50	—
蒸馏水	50	—	—
酶试剂	2000	2000	2000

混匀，37℃保温 5min，分光光度计比色，以空白管调零；500mn 处测各管吸光度。

（四）参考范围

合适范围：＞1.04mmol/L；升高，＞1.55mmol/L；降低，＜1.04mmol/L。

（五）临床意义

HDL 有抗 AS 作用，其含量与 AS 和冠心病的发生率负相关，故低 HDL-C 为 AS 和冠心病的危险因素。

HDL-C 减低见于肥胖、饮食（高糖和素食）、运动不足、吸烟、AMI、大手术、雌激素减低和遗传性低 HDL-C 血症等。适量运动、饮酒可使 HDL-C 升高。

（六）注意事项

（1）血清在室温下，各类型脂蛋白之间会发生脂质交换，游离胆固醇不断酯化，所以要及时测定，否则应冰冻保存，但只能冰冻 1 次，解冻后立即测定。

（2）离心过程中应防止温度升高使沉淀不完全，室温应 15～25℃，且离心后立即吸取上清测定，否则结果偏高。

（3）浑浊时,可以生理盐水 1∶1 稀释后再沉淀,测定值乘以稀释倍数。对严重乳糜血标本最好用电泳法测定 HDL-C。

四、低密度脂蛋白胆固醇测定

（一）方法原理

表面活性剂清除法根据各类脂质物理化学性质不同,与表面活性剂的反应也不同的原理。使用 2 种表面活性剂。表面活性剂 1 能改变 LDL 以外的脂蛋白结构并解离,释放出的微粒化胆固醇分子与胆固醇酶试剂反应,产生的 H_2O_2 在缺乏耦联剂时被消耗而不显色,LDL 颗粒仍完整。表面活性剂 2 可使 LDL 颗粒解离释放胆固醇,参与 Trinder 反应而显色,显色深浅与 LDL-C 含量成正比。

（二）材料试剂

有市售成品试剂（液体双试剂）。

R1:4-氨基安替比林、胆固醇氧化酶、胆固醇酯酶、过氧化物酶、表面活性剂 1 等。

R2:CHOD、酚试剂、表面活性剂 2 等。

（三）操作流程

（1）生化自动分析仪法:按试剂盒说明书提供的参数操作。

（2）手工操作法:见表 3-4。

表 3-4　低密度脂蛋白胆固醇测定操作流程

加入物(μl)	空白管	标准管或质控管	测定管
试剂 1	300	300	300
生理盐水	3	—	—
标准液	—	3	—
样本	—	—	3
混匀,37℃恒温 5min,在主波长 546nm 和副波长 660nm 测各管吸光度($A1_{546}$、$A1_{660}$)			
试剂 2	100	100	100
混匀,于 37℃恒温 5min,在主波长 546nm 和副波长 660nm 测各管吸光度($A2_{546}$,$A2_{660}$)			

（四）参考范围

合适范围:<3.37mmol/L;边缘升高,3.37～4.12mmol/L;升高,>4.14mmol/L。

（五）临床意义

LDL-C 为 AS 发生、发展的主要脂类危险因素,LDL-C 水平通常可以代表 TC 水平,TC 升高的各种情况常伴有 LDL-C 增高。LDL-C 增高见于家族性高胆固醇血症（TC 增高,LDL-C 增高,伴有 HDL-C 减低）,Ⅱ型高脂蛋白血症（TC 增高,LDL-C 增高,TC 正常或轻度增高）。

五、血清脂类检测的质量管理

（一）检验前

患者空腹 12h 后采集静脉血,离心分离血清用于检测。进餐后采血对测定结果有干扰。

溶血标本亦干扰测定结果。理想状态是受检者素食 3d 后采血测定血脂。

(二)检验中

分析系统(包括分析仪器和试剂)需要经过仪器维护保养、项目校准等过程,测定 2～3 个水平的室内质控样品,并且质控结果在控状态下检测待测样品。

(三)检验后

(1)对于已检测的数据需要经过认真审核,可以结合以往的测定结果,必要时进行复检。将已审核的检验报告发布给临床。临床医师或患者在终端自助打印报告。

(2)检毕标本按实验室要求在合适温度的空间储存至规定时间,废弃标本统一装入专用生物垃圾袋内,上交医院统一处理。

(高彦娥)

第三节　血清酶学检测

血清(浆)中含有多种酶,分为:

(1)血浆特异酶:主要作为血浆蛋白的固有成分,在血浆中发挥特定的催化作用的酶,也称血浆固有酶;如凝血酶原、纤溶酶、胆碱酯酶等。

(2)血浆非特异酶:在血浆中的浓度很低,并且在血浆中很少发挥催化作用。

(3)外分泌酶:指来源于外分泌腺的酶,如淀粉酶、脂肪酶等。

(4)细胞酶:指存在于各组织细胞中的酶;这类酶细胞内外浓度悬殊较大,病理情况下极易升高,也最常用于临床诊断,如转氨酶(AST/ALT)、γ谷氨酰转移酶(γ-GT)、乳酸脱氢酶(LD)、肌酸激酶(CK)等,其中如转氨酶(AST/ALT)、γ谷氨酰转移酶(γ-GT)主要用于肝病的诊断、疗效观察和预后判断;而乳酸脱氢酶、肌酸激酶主要用于心肌损伤的诊断、疗效观察和预后判断。本节重点介绍转氨酶、γ谷氨酰转移酶、乳酸脱氢酶和肌酸激酶测定常用方法的实验原理、影响因素和主要临床意义。

一、转氨酶测定

转氨酶即氨基转移酶,是一组催化氨基在氨基酸与 α-酮酸间转移的酶类,丙氨酸氨基转移酶(ALT)和(天)门冬氨酸氨基转移酶(AST)是其中最重要的两种。ALT 广泛存在于机体组织细胞内,但以肝细胞含量最多,在肝细胞中主要存在于细胞质中,少量存在于线粒体内,其肝内活性较血清高 100 倍。AST 主要存在于心肌,其次为肝、骨骼肌和肾等组织中;在肝细胞中 70% 存在于线粒体内。当肝细胞损伤时,它们的血清浓度会发生变化,因此,检测转氨酶对于肝细胞损伤、心肌损伤和骨骼肌损伤等有诊断和鉴别诊断意义。测定转氨酶方法有许多种,目前,国内外实验室多采用连续监测法(速率法)。

(一)方法原理

(1)ALT 速率法测定中酶耦联反应为:L-丙氨酸＋α-酮戊二酸—丙氨酸＋L-谷氨酸;丙氨酸＋NADH＋H$^+$—L-乳酸＋NAD＋＋H$_2$O。

(2)AST 速率法测定中酶耦联反应式为:L-天门冬氨酸＋α-酮戊二酸—草酰乙酸＋L-谷氨酸;草酰乙酸＋NADH＋H$^+$—L-苹果酸＋NAD＋＋H$_2$O。

(二)材料试剂

试剂:R1,Tris 缓冲液 100mmol/L(80mmol/L)、L-丙氯酸 500mmol/L(L-门冬氨酸

240mmol/L）；NADH0.18mmol/L；LD，200U/L（MDH420U/L、LD₆00U/L）；pH，7.3

（7.8）；R2,α-酮戊二酸 15mmol/L(12mmol/L)。

括号内为测定 AST 的试剂。

（三）操作流程

1. 生化自动分析仪法

按试剂盒说明书提供的参数操作。

2. 手工操作法

（1）向光径 1.0cm 的石英比色皿中加入血清 100μl,加 R1 1000μl,混匀,(37±0.1)℃温育 5min。

（2）加入 R2100μl,混匀,启动 ALT（AST）催化的反应。

（3）在波长 340nm 处,延滞 30s,连续监测吸光度下降速率 60s。根据线性反应期吸光度下降速率(-ΔA/min),计算出 ALT（AST）活性单位。

（四）参考区间

ALT,5～40U/L；AST,8～40U/L。

（五）临床意义

1. 丙氨酸氨基转移酶（ALT）

（1）急性肝炎：ALT 可在临床症状（如黄疸）出现前急剧升高,且 ALT＞AST。急性乙型肝炎 ALT 显著升高,若持续数月甚至数年,表明转为慢性。重症肝炎时由于大量肝细胞坏死,血中 ALT 逐渐下降,而胆红素却进行性升高,出现"酶胆分离"现象,是肝坏死前兆。

（2）慢性肝炎、肝硬化,ALT 轻度上升。

（3）其他：心功能不全致肝淤血,可有 ALT 升高。脂肪肝、胆管炎、药物性肝损害等 ALT 升高。

2. 天门冬氨酸氨基转移酶（AST）

（1）心肌损伤：AST 在心肌细胞含量较多,AMI 发病 6～8h↑,48～60h 达到高峰,4～5d 恢复正常。但由于 AST 在 AMI 时升高迟于 CK,恢复早于 LD,故诊断 AMI 价值不大。心肌炎等其他心肌损伤可引起不同程度的 AST 增高。

（2）骨骼肌损伤 AST 可不同程度增高。

（六）注意事项

（1）血清不宜反复冷冻,以免影响酶活性。血清 4℃1 周,酶活性无显著变化,不推荐冰冻标本。草酸钾、肝素、枸橼酸盐不抑制酶活性,但可引起反应液轻度浑浊。标本应避免溶血、浑浊。

（2）双试剂法能有效消除干扰,准确性高,是首选方法。

（3）IFCC 推荐的试剂盒中含磷酸吡哆醛,根据我国实际和习惯,国家卫生部临检中心推荐方法试剂中不加磷酸吡哆醛。

二、γ-谷氨酰转移酶测定

γ-谷氨酰转移酶（γ-GT 或 GGT）,是一种含巯基的线粒体酶。组织分布以肾含量最多,其次为胰、肺、肝等。血清中的 γ-GT 则主要来自肝胆,红细胞中几乎无 γ-GT,因此溶血对其测定影响不大。

γ-谷氨酰转移酶测定连续监测法如下：

（一）方法原理

γ-GT 催化 γ-谷氨酰基从谷胱甘肽（GSH）或其他含 γ-谷氨酰基物质中转移到另一肽或氨基酸分子上。L-谷氨酸-3-羧基-4 硝基苯胺＋双甘肽→γ-谷氨酰基甘氨酰胺酸＋2-硝基-5 氨基苯甲酸（黄色化合物，λ＝405nm）在 405～410nm 处监测吸光度变化，吸光度增高速率与 GGT 活性呈正比关系。

（二）材料试剂

有市售成品试剂。含有 Tris-HCl 缓冲液、双甘肽、L-谷氨酸-3-羧基-4 硝基苯胺。

（三）操作流程

1. 生化自动分析仪法

按试剂盒说明书提供的参数操作。

2. 手工操作法

（1）37℃预温的底物缓冲液。

（2）在光径为 1.0cm 的石英比色皿加入血清 100μl 及预温的底物缓冲液 1000μl；在 37℃，波长 405nm 连续监测 60s 吸光度变化，求出 ΔA/min。

（四）参考区间

男性 10～60U/L；女性 7～45U/L。

（五）临床意义

1. 原发性和继发性肝癌

肝内阻滞使肝脏产生大量 GGT，癌细胞也产生 GGT，血清 GGT 明显升高，可达参考值数倍至数十倍，阳性率 95％。

2. 阻塞性黄疸

各种原因致肝内外梗阻，使 GGT 排出受阻，反流入血，均可使 GGT 升高，上升幅度与黄疸程度平行。

3. 肝炎

急性肝炎血 GGT 中度升高，恢复期若 GGT 为唯一升高的酶提示肝炎未愈；非活动性慢性肝炎和代偿性肝硬化大多正常；活动性慢性肝炎及失代偿性肝硬化多上升，故 GGT 可作为肝炎活动指标。

4. 其他

酒精性肝损害及脂肪肝等，GGT 升高。

（六）注意事项

（1）甘氨酸对 GGT 反应有抑制作用，所用双甘肽中甘氨酸应少于 0.1％。溶血、黄疸及脂血标本对测定结果影响不大。血清中 bGT 在室温或 4℃稳定 7d，冷冻稳定 2 个月。

（2）L-谷氨酸-3-羧基-4 硝基苯胺分子中有羧基，溶解度较大，易配成溶液，无明显水解，所测得 GGT 活性较高。国内外均推荐 L-谷氨酸-3-羧基-4 硝基苯胺法。

三、肌酸激酶测定

肌酸激酶（CK）催化肌酸与 ATP 或磷酸肌酸与 ADP 之间的磷酸转移的可逆性反应，所产生的磷酸肌酸含高能磷酸键，是肌肉收缩时能量的直接来源。CK 广泛分布于全身，在骨骼肌含量最高,其次是心肌和脑。测定样品宜用血清或肝素抗凝血浆。

CK 是由 M 和 B 两类亚基组成的二聚体。在细胞质内存在 3 种同工酶。

CK-BB(CK1):为脑型同工酶,主要存在于脑、前列腺、肠和肺等组织中。

CK-MB(CK$_2$):为心型同工酶,主要分布于心肌中。

CK-MM(CK3):为肌型同工酶,主要分布于骨骼肌和心肌。

(一)方法原理

连续监测法:

$$磷酸肌酸 + ADP \xrightarrow{CK} 肌酸 + ATP$$

$$ATP + 葡萄糖 \xrightarrow{HK} ADP + 6\text{-磷酸葡萄糖}$$

$$6-磷酸葡萄糖 + NADP^+ \xrightarrow{G6PD} 6-磷酸葡萄糖酸盐 + NADPH + H^+$$

提前利用耦联反应原理连续监测 NADP$^+$ 还原生成 NADPH,后者引起 340nm 吸光度的增高。NADPH 的生成速度与 CK 的活性呈正比。

(二)材料试剂

试剂:有市售成品试剂(液体双试剂)。

R1:咪唑缓冲液(pH6.5)、醋酸镁、N-乙烯半胱氨酸(NAC)、EDTA、NADP、己糖激酶(HK)、ADP、AMP、二腺苷-5-磷酸、G-6-PD、防腐剂。

R2:咪唑缓冲液(pH8.5)、磷酸肌酸、防腐剂。

(三)操作流程

1. 生化自动分析仪法

按试剂盒说明书提供的参数操作。

2. 手工操作法

(1)加 2mlR1 于测定管中,加血清 100μl,混合,37℃温育 5min。

(2)37℃温育 R2 至少 5min。

(3)加入 200μlR2,混匀,转入 3ml 比色杯(光径 1.0cm),立即放入恒温比色槽内。

(4)待 120s 延滞期后,波长 340nm 处,连续监测线性反应期吸光度变化速率(120s),以吸光度增加速率(ΔA/min),计算 CK 活性。

(四)参考区间

25～200U/L。

(五)临床意义

(1)AMI 时总 CK 活性升高显著,心肌梗死后 3～8h 即升高,10～24h 达峰值,较 AST、LDH 特异性高,但持续时间短,3～4d 恢复正常。

(2)病毒、细菌、寄生虫感染引起的肌肉感染性疾病(如心肌炎、皮肌炎等)可引起 CK 升高。

(3)一氧化碳中毒、进行性肌营养不良、多发性肌炎及肌肉损伤时也可升高。

(4)严重心绞痛、心包炎、心房颤动、脑血管意外、脑膜炎及心脏手术等,可见 CK 升高。

(六)注意事项

红细胞内无 CK,但较严重的溶血可使 CK 增高,溶血时,红细胞内的 AK(腺苷酸激酶)

释出导致 ATP 增多,结果偏高。

四、乳酸脱氢酶测定

乳酸脱氢酶(LD 或 LDH)催化乳酸氧化成丙酮酸,同时将氢转移给辅酶而成为 NADH,依条件不同而有可逆性。LD 是由两种理化性质、催化功能和免疫反应性均不相同的两种亚基(M 和 H)组成的四聚体,形成 5 种结构不同的同工酶,即 LD1(H4)、LD2(H3M)、LD3(H2M2)、LD4(HM3)和 LD5(M4)。这 5 种同工酶大致分为 3 类:一类以 LD1 为主,主要在心肌,可占总 LD 活性 50% 以上,也存在于红细胞内;另一类以 LD5 为主,以骨骼肌为代表,肝中也有;第三类以 LD3 为主,存在于脾、肺。

目前根据 LD 催化反应方向的不同,有两大类测 LD 方法,一大类为以丙酮酸为底物(反应方向 P→L)的逆向反应(称 LD-P 法);另一大类以乳酸为底物(反应方向 L→P)的顺向反应(称 LD-L 法),我国目前多采用 LD-L 法。

LDH 测定连续监测法(LD-L 法)如下:

(一)方法原理

L-乳酸+NAD+丙酮酸+NADH+H+LD 催化 L-乳酸与 NAD^+ 反应生成 NADH。NADH 在 340nm 处有特异吸收峰,其生成速率与血清中 LD 活性成正比。在 340nm 处测定 NADH 的生成速率,即可测出 LD 活性。LD-L 法主要优点如下:

(1)乳酸盐和 NAD 底物液的稳定性比丙酸盐和 NADH 底物液的稳定性大,试剂若冰冻保存,前者可稳定 6 个月以上,后者只能保存数天。

(2)速率反应的线性范围较宽。

(3)重复性比 LD-P 法好。由于逆向反应速度比正向速度快,所以测定方法不同,正常值也有差别,LD-P 法的参考值约 2 倍于 LD-L 法。

(二)材料试剂

有市售成品试剂(液体双试剂)。主要成分如下:

R1:L-乳酸、2-氨基-2-甲基-1 丙醇、叠氮钠。

R2:启动液、NAD^+、稳定剂。

(三)操作流程

自动生化分析仪:根据分析仪型号及操作说明书操作。

(四)参考范围

114~240U/L。

(五)临床意义

(1)心、肝和骨骼肌的疾病诊断和鉴别诊断。AMI 时,升高较迟,通常在心肌梗死 8~18h 升高,48~144h 达峰值,可显著升高(>5ULN),因其半寿期较长,增高持续时间可达 5~10d,对亚急性心肌梗死诊断有一定价值,但诊断 AMI 特异性差。

(2)肝炎、白血病、溶血性贫血及晚期恶性肿瘤等均可不同程度升高。

(3)测定血清及胸腔积液、腹腔积液中 LD 常用来鉴别漏出液或渗出液,若胸腔积液 LD/血清 LD>0.6、腹腔积液 LD/血清 LD>0.4 为渗出液,反之为漏出液。

(六)注意事项

(1)不同 LD 的同工酶对温度的敏感性不同,组织提取液若放于-20℃过夜,LD4、LD5

会丧失全部活性。血清标本应存放于室温下，一般 2～3d 不会出现活性丢失。如果需存放较长时间，应加入 NAD^+ 或谷胱甘肽于 4℃ 保存。

（2）标本也可用抗凝血浆，但不同抗凝剂对测定影响不同；草酸盐、EDTA 抑制 LD 活性，肝素影响不大。

（3）红细胞、血小板中含大量 LD，严禁使用溶血标本。血浆标本必须 3000r/min 离心 15min，除去血小板。

（4）LD 活性能被巯基试剂抑制；硼酸、丙二酸、草酸以及 EDTA 都是竞争性抑制剂。

五、血清酶学检测的质量管理

（一）检验前

患者空腹、安静状态采集静脉血，离心分离血清用于检测。进餐后采血易发生脂血等现象，对测定结果有干扰。溶血标本因红细胞内含有大量 LDH 而使测定结果偏高。因某些抗凝剂对酶活性有抑制作用，故抗凝血浆不适合用于酶活性测定。

（二）检验中

分析系统（包括分析仪器和试剂）需要经过仪器维护保养、项目校准等过程，测定 2～3 个水平的室内质控样品，并且质控结果在控状态下检测待测样品。

（三）检验后

（1）对于已检测的数据需要经过认真审核，可以结合以往的测定结果，必要时进行复检。将已审核的检验报告发布给临床。临床医师或患者在终端自助打印报告。

（2）检毕标本按实验室要求在合适温度的空间储存至规定时间，废弃标本统一装入专用生物垃圾袋内，上交医院统一处理。

（高彦娥）

第四节　内分泌激素检测

激素是由内分泌腺或内分泌细胞合成和分泌的信息分子，经血液循环至全身，对特定的靶器官、靶细胞产生特定的生物学效应。激素分为多肽类激素和非多肽类激素。按化学本质将激素分为：肽类激素、氨基酸衍生物、类固醇类、脂肪酸衍生物。血液中的激素水平是通过下丘脑-腺垂体-内分泌腺调节轴进行调节的，该调节系统中任何一个环节出现问题，都会导致内分泌系统的疾病，因此内分泌检测非常重要。正常健康人血液中的激素含量极少，用常规化学法难以检测。过去，常采用放射免疫的测定技术，近年来，随着免疫技术的发展，化学发光和电化学发光免疫分析技术越来越多地被应用。本节将以化学发光及电化学发光为例，按照疾病的种类进行相关激素检测的阐述。

一、甲状腺疾病相关激素测定

（一）甲状腺素和游离甲状腺素

1. 定义

甲状腺素（T_4）是含有四碘的甲状腺原氨酸，是甲状腺分泌的主要产物，反映甲状腺的分泌功能，受促甲状腺素的分泌调节。大部分的甲状腺素与甲状腺素结合球蛋白结合，只有极少量的 T_4 以游离型甲状腺素（FT_4）的形式存在，T_4 与 FT_4 之和为总 T_4（TT_4），由于只有

FT_4 才能进入组织细胞发挥生理作用,因此,检测 FT_4 比检测 T_4 更有诊断价值。

2. 实验原理

(1)甲状腺素:电化学发光、双抗体夹心法。

第一次孵育:标本中加入生物素化的抗 TT_4 亚单位的单克隆抗体和钌标记的抗 TT_4 亚单位另一位点单克隆抗体在反应体系中混匀,形成双抗体夹心抗原抗体复合物。

第二次孵育:添加包被链霉亲和素包被的磁性微粒进行孵育,复合体与磁珠通过生物素和链霉亲和素的作用结合。

将反应液吸入测量池中,通过电磁作用将磁珠吸附在电极表面。未与磁珠结合的物质通过 procell 被去除。给电极加以一定的电压,使复合体化学发光,并通过光电倍增器测量发光强度。其强度与检样中一定范围的 TT_4 含量成正比。

(2)游离甲状腺素:电化学发光、双抗体夹心法,检测时间 18min。

第一次孵育:标本中加入生物素化的抗 FT_4 亚单位的单克隆抗体和钌标记的抗 FT_4 亚单位另一位点单克隆抗体在反应体系中混匀,形成双抗体夹心抗原抗体复合物。

第二次孵育:添加包被链霉亲和素包被的磁性微粒进行孵育,复合体与磁珠通过生物素和链霉亲和素的作用结合。

将反应液吸入测量池中,通过电磁作用将磁珠吸附在电极表面。未与磁珠结合的物质通过 procell 被去除。给电极加以一定的电压,使复合体化学发光,并通过光电倍增器测量发光强度。其强度与检样中一定范围的 FT_4 含量成正比。

3. 操作方法

(1)仪器:全自动电化学发光分析仪。

(2)材料

1)T_4

M:包被链霉亲和素的磁珠微粒(透明瓶盖),1瓶,6.5ml;包被连霉亲和素的磁珠微粒,0.72mg/ml;防腐剂。

R1:生物素化的抗 TT_4 抗体(灰盖),1瓶,10ml,生物素化的抗 TT 单克隆抗体(小鼠)浓度 4.5ml/L,磷酸盐缓冲液 100mmol/L,pH6.0;防腐剂。

R2:Ru(bpy)32+标记的抗 TT_4 抗体(黑盖),1瓶,10ml,钌标记的抗 TT_4 单克隆抗体(小鼠)浓度 12.0mg/L,磷酸盐缓冲液 100mmol/L,pH6.0;防腐剂。

2)FT_4

M:包被链霉亲和素的磁珠微粒(透明瓶盖),1瓶,6.5ml;包被连霉亲和素的磁珠微粒,0.72mg/ml;防腐剂。

R1:生物素化的抗 FT_4 抗体(灰盖),1瓶,10ml,生物素化的抗 FT_4 单克隆抗体(小鼠)浓度 4.5ml/L,磷酸盐缓冲液 100mmol/L,pH6.0;防腐剂。

R2:Ru(bpy)32+标记的抗 FT 抗体(黑盖),1瓶,10ml,钌标记的抗 FT_4 单克隆抗体(小鼠)浓度 12.0mg/L,磷酸盐缓冲液 100mmd/L,pH6.0;防腐剂。

3)步骤:按着试按试剂盒说明书提供的参数进行标准品及质控品的测定,质控在控后按仪器说明书进行操作。

4. 参考区间

(1)血甲状腺素(T_4):66.0～181.0nmol/L。

(2)血游离甲状腺素(FT$_4$):12.0～22.0pmol/L。

5. 临床意义

(1)TT$_4$增高见于:甲状腺功能亢进症、先天性甲状腺素结合球蛋白增多症、甲状腺素不敏感综合征等;减低见于甲状腺功能减退症、缺碘性甲状腺肿、肾病综合征等。

(2)FT$_4$由于不受甲状腺结合球蛋白的影响,故对甲状腺功能的判定更有意义,即对甲状腺功能亢进症的诊断灵敏性明显高于 TT$_4$。

(二)三碘甲状腺原氨酸和游离三碘甲状腺原氨酸

1. 定义

T$_3$是甲状腺激素对各种靶器官作用的主要激素,大部分在甲状腺外组织,如肝脏中由T4脱碘生成,因此反映甲状腺对周边组织的功能强于反映甲状腺分泌状态。三碘甲状腺原氨酸(T$_3$)大部分与运输蛋白结合,即游离 T$_3$发挥生理功能,故测定游离三碘甲状腺原氨酸(FT$_3$)比 TT$_3$更有意义。

2. 实验原理

三碘甲状腺原氨酸:电化学发光、双抗体夹心法,检测时间 18min。

第一次孵育:标本中加入生物素化的抗 T$_3$亚单位的单克隆抗体和钌标记的抗 T$_3$亚单位另一位点单克隆抗体在反应体系中混匀,形成双抗体夹心抗原抗体复合物。

第二次孵育:添加包被链霉亲和素包被的磁性微粒进行孵育,复合体与磁珠通过生物素和链霉亲和素的作用结合。

将反应液吸入测量池中,通过电磁作用将磁珠吸附在电极表面。未与磁珠结合的物质通过 procell 被去除。给电极加以一定的电压,使复合体化学发光,并通过光电倍增器测量发光强度。其强度与检样中一定范围的 T$_3$含量成正比。

3. 操作方法

(1)仪器:全自动电化学发光分析仪。

(2)材料

1)T$_3$

M:包被链霉亲和素的磁珠微粒(透明瓶盖),1瓶,6.5ml;包被连霉亲和素的磁珠微粒,0.72mg/ml;防腐剂。

R1:生物素化的抗 T$_3$抗体(灰盖),1瓶,10ml,生物素化的抗 T$_3$单克隆抗体(小鼠)浓度 4.5ml/L,磷酸盐缓冲液 100mmol/L,pH6.0;防腐剂。

R2:Ru(bpy)32＋标记的抗 T$_3$抗体(黑盖),1瓶,10ml,钌标记的抗 T$_3$单克隆抗体(小鼠)浓度 12.0mg/L,磷酸盐缓冲液 100mmol/L,pH6.0;防腐剂。

(2)FT$_3$

M:包被链霉亲和素的磁珠微粒(透明瓶盖),1瓶,6.5ml;包被连霉亲和素的磁珠微粒,0.72mg/ml;防腐剂。

R1:生物素化的抗 FT$_3$抗体(灰盖),1瓶,10ml,生物素化的抗 FT$_3$单克隆抗体(小鼠)浓度 4.5ml/L,磷酸盐缓冲液 100mmol/L,pH6.0;防腐剂。

R2:Ru(bpy)32＋标记的抗 FT$_3$抗体(黑盖),1瓶,10ml,钌标记的抗 FT$_3$单克隆抗体(小鼠)浓度 12.0mg/L,磷酸盐缓冲液 100mmol/L,pH6.0;防腐剂。

(3)步骤:按试剂盒说明书提供的参数进行标准品及质控品的测定,质控在控后按仪器说明书进行操作。

4. 参考区间

血三碘甲腺原氨酸（T_3），1.30～3.10nmol/L；血游离三碘甲状腺原氨酸（FT_3），1～6.8pmol/L

5. 临床意义

三碘甲腺原氨酸（T_3）是血清中的甲状腺激素之一，起调节代谢作用。测定该激素的含量对鉴别诊断甲状腺功能是否正常、亢进或低下有重要意义。绝大多数的 T_3 与其转运蛋白质（TBG、前清蛋白、清蛋白）结合，fT_3 是 T_3 的生理活性形式。fT_3 测定的优点是不受其结合蛋白质浓度和结合特性变化的影响。

（三）促甲状腺激素

1. 定义

促甲状腺激素（TSH）在腺垂体的特异性嗜碱细胞内生成，垂体释放 TSH 是机体发挥甲状腺素生理作用的中枢调节机制，刺激甲状腺素的生成和分泌，并有增生效应。TSH 的检测是查明甲状腺功能的初筛试验。游离甲状腺浓度的微小变化就会带来 TSH 浓度向反方向的显著调整。因此，TSH 是检测甲状腺功能的非常敏感的特异性参数，特别适合于早期检测或排除下丘脑-垂体-甲状腺中枢调节环路的功能紊乱。

2. 实验原理

电化学发光、双抗体夹心法、检测时间 18min。

第一次孵育：标本中加入生物素化的抗 TSH 亚单位的单克隆抗体和钌标记的抗 TSH 亚单位另一位点单克隆抗体在反应体系中混匀，形成双抗体夹心抗原抗体复合物。

第二次孵育：添加包被链霉亲和素包被的磁性微粒进行孵育，复合体与磁珠通过生物素和链霉亲和素的作用结合。

将反应液吸入测量池中，通过电磁作用将磁珠吸附在电极表面。未与磁珠结合的物质通过 procell 被去除。给电极加以一定的电压，使复合体化学发光，并通过光电倍增器测量发光强度。其强度与检样中一定范围的 TSH 含量成正比。

3. 操作方法

（1）仪器：全自动电化学发光分析仪。

（2）材料

M：包被链霉亲和素的磁珠微粒（透明瓶盖），1 瓶，6.5ml；包被连霉亲和素的磁珠微粒，0.72mg/ml；防腐剂。

R1：生物素化的抗 TSH 抗体（灰盖），1 瓶，10ml，生物素化的抗 TSH 单克隆抗体（小鼠）浓度 4.5ml/L，磷酸盐缓冲液 100mmol/L，pH6.0；防腐剂。

R2：Ru(bpy)32＋标记的抗 TSH 抗体（黑盖），1 瓶，10ml，钌标记的抗 TSH 单克隆抗体（小鼠）浓度 12.0mg/L，磷酸盐缓冲液 100mmol/L，pH6.0；防腐剂。

（3）步骤：按试剂盒说明书提供的参数进行标准品及质控品的测定，质控在控后按仪器说明书进行操作。

4. 参考区间

促甲状腺激素（TSH），0.27～4.20μU/ml。

5. 临床意义

TSH 是反映甲状腺功能变化的一项敏感实验,增高见于原发性甲状腺功能减退症、腺垂体功能亢进、亚急性甲状腺炎等;减低见于腺垂体功能减退及继发性甲状腺功能减退症、甲状腺功能亢进症等。

（四）甲状腺球蛋白（TG）

1. 定义

TG 绝大多数由甲状腺细胞合成并释放进入甲状腺滤泡的残腔中,在外周甲状腺激素 T_3、T_4 的合成中起决定作用。血液中低浓度的 TG 提示有甲状腺组织的存在,因此,是判断甲状腺形态完整性的特殊标志物。

2. 实验原理

电化学发光、双抗体夹心法,检测时间 18min。

第一次孵育:标本中加入生物素化的抗 TG 亚单位的单克隆抗体和钌标记的抗 TG 亚单位另一位点单克隆抗体在反应体系中混匀,形成双抗体夹心抗原抗体复合物。

第二次孵育:添加包被链霉亲和素包被的磁性微粒进行孵育,复合体与磁珠通过生物素和链霉亲和素的作用结合。

将反应液吸入测量池中,通过电磁作用将磁珠吸附在电极表面。未与磁珠结合的物质通过 procell 被去除。给电极加以一定的电压,使复合体化学发光,并通过光电倍增器测量发光强度。其强度与检样中一定范围的 TG 含量成正比。

3. 操作方法

（1）仪器:全自动电化学发光分析仪。

（2）材料

M:包被链霉亲和素的磁珠微粒（透明瓶盖）,1瓶,6.5ml;包被连霉亲和素的磁珠微粒,0.72mg/ml;防腐剂。

R1:生物素化的抗 TG 抗体（灰盖）,1瓶,10ml,生物素化的抗 TG 单克隆抗体（小鼠）浓度 4.5ml/L,磷酸盐缓冲液 100mmol/L,pH6.0;防腐剂。

R2:Ru(bpy)32＋标记的抗 TG 抗体（黑盖）,1瓶,10ml,钌标记的抗 TG 单克隆抗体（小鼠）浓度 12.0mg/L,磷酸盐缓冲液 100mmol/L,pH6.0;防腐剂。

（3）步骤:剂盒说明书提供的参数进行标准品及质控品的测定,质控在控后按仪器说明书进行操作。

4. 参考区间

甲状腺球蛋白,1.4～78.0ng/ml。

5. 临床意义

TG 增高可见于甲状腺功能亢进症、甲状腺结节、甲状腺癌等,主要用于甲状腺癌患者在进行甲状腺全切术和放射碘治疗后的病情监测。

（五）甲状腺过氧化物酶抗体和甲状腺球蛋白抗体

1. 定义

甲状腺过氧化物酶抗体（TPO-Ab）存在于甲状腺细胞的微粒体中,并表达在细胞表面,是一个潜在的自身抗原,因此自身免疫性疾病引起的甲状腺炎常伴有 TPO-Ab 的增高。甲状腺球蛋白抗体（TG-Ab）是甲状腺滤泡胶质中甲状腺球蛋白的自身抗体,与 TPO-Ab 相比在自身免疫性甲状腺疾病中的诊断意义不大。

2. 实验原理

电化学发光、双抗体夹心法，检测时间 18min。

（1）TPO-Ab

第一次孵育：标本中加入生物素化的抗 A-TPO 亚单位的单克隆抗体和钌标记的抗 ATPO 亚单位另一位点单克隆抗体在反应体系中混匀，形成双抗体夹心抗原抗体复合物。

第二次孵育：添加包被链霉亲和素包被的磁性微粒进行孵育，复合体与磁珠通过生物素和链霉亲和素的作用结合。

将反应液吸入测量池中，通过电磁作用将磁珠吸附在电极表面。未与磁珠结合的物质通过 procell 被去除。给电极加以一定的电压，使复合体化学发光，并通过光电倍增器测量发光强度。其强度与检样中一定范围的 A-TPO 含量成正比。

（2）TG-Ab

第一次孵育：标本中加入生物素化的抗 A-TG 亚单位的单克隆抗体和钌标记的抗 A-TG 亚单位另一位点单克隆抗体在反应体系中混匀，形成双抗体夹心抗原抗体复合物。

第二次孵育：添加包被链霉亲和素包被的磁性微粒进行孵育，复合体与磁珠通过生物素和链霉亲和素的作用结合。

将反应液吸入测量池中，通过电磁作用将磁珠吸附在电极表面。未与磁珠结合的物质通过 procell 被去除。给电极加以一定的电压，使复合体化学发光，并通过光电倍增器测量发光强度。其强度与检样中一定范围的 A-TG 含量成正比。

3. 操作方法

（1）仪器：全自动电化学发光分析仪。

（2）材料

TPO-Ab

M：包被链霉亲和素的磁珠微粒（透明瓶盖），1 瓶，6.5ml；包被连霉亲和素的磁珠微粒，0.72mg/ml；防腐剂。

R1：生物素化的抗 A-TPO 抗体（灰盖），1 瓶，10ml，生物素化的抗 A-TPO 单克隆抗体（小鼠）浓度 4.5ml/L，磷酸盐缓冲液 100mmol/L，pH6.0；防腐剂。

R2：RU(bpy)32＋标记的抗 A-TPO 抗体（黑盖），1 瓶，10ml，钌标记的抗 A-TPO 单克隆抗体（小鼠）浓度 12.0mg/L，磷酸盐缓冲液 100mmol/L，pH6.0；防腐剂。

TG-Ab

M：包被链霉亲和素的磁珠微粒（透明瓶盖），1 瓶，6.5ml；包被连霉亲和素的磁珠微粒.0.72mg/ml；防腐剂。

R1：生物素化的抗 A-TG 抗体（灰盖），1 瓶，10ml，生物素化的抗 A-TG 单克隆抗体（小鼠）浓度 4.5ml/L，磷酸盐缓冲液 100mmol/L，pH6.0；防腐剂。

R2：Ru(bpy)32＋标记的抗 A-TG 抗体（黑盖），1 瓶，10ml，钌标记的抗 A-TG 单克隆抗体（小鼠）浓度 12.0mg/L，磷酸盐缓冲液 100mmol/L，pH6.0；防腐剂。

（3）步骤：按试剂盒说明书提供的参数进行标准品及质控品的测定，质控在控后按仪器说明书进行操作。

4. 参考区间

（1）抗甲状腺球蛋白抗体，＜115.0nmol/L。

（2）抗甲状腺过氧化物酶抗体，＜35.0U/ml

5. 临床意义

90％的慢性桥本甲状腺炎及70％的突眼性甲状腺肿患者可见TPO-Ab的增高，与TO-Ab协同检测更有意义，并且两者的增高程度与疾病的严重程度无相关性。

二、性激素及其调节激素的测定

性激素是维持人体生理活动的重要激素。主要由卵巢、睾丸子宫和肾上腺皮质分泌。各种性激素的分泌活动分别受下丘脑-垂体的调控，性激素又可对下丘脑-垂体进行反馈调节，从而维持各种性激素水平的稳态。临床常将性激素及其调节激素进行联合检测。

（一）睾酮

1. 定义

睾酮是一种类固醇激素，男性主要由睾丸间质细胞合成，女性主要由卵巢和肾上腺皮质分泌的雄烯二酮转化而来。血液中大部分的睾酮与性激素或清蛋白结合，留下极少部分的游离睾酮，游离睾酮才有生理活性，其主要生理功能是促进男性第二性征的发育、成熟，维持生精作用。生理水平的睾酮对于女性没有特殊意义。

2. 实验原理

化学发光、一步竞争法。

睾酮的检测是一种竞争结合的酶免疫检测。样品和样品处理液，鼠单克隆抗睾酮抗体、睾酮-碱性磷酸酶结合物和包被了羊抗鼠多克隆抗体的磁性颗粒一起加入到反应管中。样品中的睾酮通过样品处理液的作用从转运蛋白上释放，与睾酮-碱性磷酸酶结合物竞争结合有限的特异性睾酮单克隆抗体的结合位点，形成的抗原-抗体复合物通过捕捉抗体结合到磁性颗粒表面。在反应管中孵化后，反应管被传送到磁性分离区域进行多次冲洗，去处未和固相结合的其他成分。最后在反应管中加入化学发光底物（Lumi-Phos * 530），已与固相结合的碱性磷酸酶会使该底物发出光子并被光电比色计所检测。最后，对照仪器中储存的多点定标曲线而得出样品中的睾酮浓度，反应产生的光子与样品中睾酮的含量成反比。

3. 操作方法

（1）仪器：全自动化学发光分析仪。

（2）材料

R1a：包被了羊抗小鼠IgG抗体、的磁性颗粒，小鼠抗人睾酮混合物，小牛血清清蛋白（BSA），＜0.1％的叠氮钠和0.1％。

R1b：羊抗人睾酮碱性磷酸酶（牛源性）酶结合物，小牛血清清蛋白（BSA），＜0.1％的叠氮钠和0.1％。

R1c：蛋白缓冲液（牛源性、小鼠源性、羊源性），＜0.1％的叠氮钠和0.5％。

（3）步骤：剂盒说明书提供的参数进行标准品及质控品的测定，质控在控后按仪器说明书进行操作。

4. 参考区间

男性6.07～27.1nmol/L；女性＜0.35～2.60nmol/L。

5. 临床意义

睾酮下降见于性腺功能减退症、雌激素治疗、染色体异常等；女性的睾酮升高可引起女子男性化、雄激素综合征、多囊卵巢综合征等。

(二)雌二醇

1. 定义

雌二醇(E_2)主要由男性睾丸、女性卵巢和妊娠的胎盘产生并释放入血,也可由雌激素转化而来。其主要生理功能是维持卵巢和女性性器官的发育和功能,是卵泡发育、成熟和排卵的重要调节因素,维持女性第二性征,并且雌二醇还有预防骨质疏松、通过降低低密度脂蛋白、增加高密度脂蛋白的作用而减少心血管疾病的发生的作用。

2. 实验原理

化学发光、两步竞争法。

雌二醇的检测是一种使用了延时加入酶结合物的竞争结合的酶免疫检测。样品和包被了羊抗兔抗体:兔抗雌二醇捕捉抗体的磁性颗粒,以及含蛋白的缓冲液一起被加入到反应管中,20min 以后,加入雌二醇-碱性磷酸酶结合物。样品中的雌二醇与雌二醇碱性磷酸酶结合物竞争结合有限的特异性雌二醇抗体的结合位点,最后抗原-抗体复合物通过捕捉抗体结合到磁性颗粒表面。尔后,反应管被传送到磁性分离区域进行多次冲洗,去处和固相结合的其他成分。最后在反应管中加入化学发光底物,该反应所产生的光子并被光电比色计所检测。光子的产量与样品中的雌二醇的浓度呈反比,最后,对照仪器中储存的多点定标曲线中所描述的光量子与标准品雌二醇的对应关系而计算出样品中的雌二醇浓度。

3. 操作方法

(1)仪器:全自动化学发光分析仪。

(2)材料

R1a:包被了羊抗小鼠 IgG 抗体的磁性颗粒,小鼠抗人雌二醇混合物,小牛血清清蛋白(BSA),<0.1%的叠氮钠和 0.1%。

R1b:羊抗人雌二醇碱性磷酸酶(牛源性)酶结合物,小牛血清清蛋白(BSA),<0.1%的叠氮钠和 0.1%。

R1c:蛋白缓冲液(牛源性、小鼠源性、羊源性),<0.1%的叠氮钠和 0.5%

(3)步骤:按试剂盒说明书提供的参数进行标准品及质控品的测定,质控在控后按仪器说明书进行操作。

4. 参考区间

(1)女性:绝经期,<73.4～146.8pmol/L;卵泡期,99.09～447.7pmol/L;黄体期,179.83～1068pmol/L;排卵期,348.7～1589pmol/L。

(2)男性:<73.4～172.49pmol/L。

5. 临床意义

(1)增高:见于女性性早熟、男性乳房发育、妊娠、卵巢肿瘤、无排卵性功血及肝硬化等。

(2)减低:见于卵巢肿瘤、死胎、妊高征、腺垂体功能减退、卵巢功能不全、原发性和继发性闭经、绝经、口服避孕药等。

(三)黄体

1. 定义

黄体酮(PRO)是由卵巢分泌的类固醇激素,其浓度与黄体的生长与退化密切相关,主要生理作用为调节月经周期和维持妊娠,使子宫内膜增厚、促进乳腺发育和调节黄体功能等。

2. 实验原理

化学发光、一步竞争法。

黄体酮的检测是一种竞争结合的酶免疫检测。样品和兔孕酮抗体、黄体酮-碱性磷酸酶酶结合物和包被了羊抗兔捕捉抗体的磁性颗粒一起加入到反应管中,样品中的黄体酮与黄体酮-碱性磷酸酶酶结合物竞争结合有限的特异性妊娠酮抗体的结合位点,随后抗原-抗体复合物通过捕捉抗体结合到磁性颗粒表面。尔后,反应管被传送到磁性分离区域进行多次冲洗,去处未和固相结合的其他成分。最后在反应管中加入化学发光底物(Lumi-Phos * 530),已与固相结合的碱性磷酸酶会使该底物发出光子并被光电比色计所检测。尔后,对照仪器中储存的多点定标曲线中所描述的光量子与标准品妊娠酮的对应关系而计算出样品中的妊娠酮浓度,反应产生的光子与样品中妊娠酮的含量成反比。

3. 操作方法

(1)仪器:全自动化学发光分析仪。

(2)材料

R1a:包被了羊抗小鼠 IgG 抗体的磁性颗粒,小鼠抗人维生素 B_{12} 混合物,小牛血清清蛋白(BSA),<0.1%的叠氮钠和0.1%。

R1b:羊抗人维生素 B_{12} 碱性磷酸酶(牛源性)酶结合物,小牛血清清蛋白(BSA),<0.1%的叠氮钠和0.1%。

R1c:蛋白缓冲液(牛源性、小鼠源性、羊源性),<0.1%的叠氮钠和0.5%。

(3)步骤:按试剂盒说明书提供的参数进行标准品及质控品的测定,质控在控后按仪器说明书进行操作。

4. 参考区间

(1)女性:卵泡期,0.99~4.83nmol/L;黄体期,16.41~59.02nmol/L;绝经期,<0.25~2.48nmol/L;妊娠 1~3 个月,15.04~161.4nmol/L;妊娠 4~6 个月,61.72~144.1nmol/L。

(2)男性:0.318~2.671nmol/L。

5. 临床意义

生情况理下妊娠酮的水平随孕周增加而增高,病理性升高见于葡萄胎、妊娠高血压综合征、糖尿病孕妇、多胎妊娠等。减低见于原发性或继发性闭经、无排卵性功血、黄体功能不全、胎儿发育迟缓或死胎等。

(四)促泌乳素

1. 定义

泌乳素(PRL)由腺垂体合成并间歇性分泌,属于垂体激素,主要生理功能是刺激乳汁的生成和分泌,并且对性腺发育也有重要作用。

2. 实验原理

化学发光、一步夹心法。

泌乳素检测采用一步酶免法检测("双抗体夹心法")。把样品、结合了碱性磷酸酶的多克隆羊抗-PRL 抗体、包被了单克隆鼠抗-PRL 抗体的磁性颗粒一起加入到反应管中,血清或血浆中的 PRL 和固相上的单克隆鼠抗 RRL 抗体结合,这时羊抗-PRL-碱性磷酸酶和血清中的 PRL 的另外一个抗体结合点反应。反应管被传送到磁性分离区域进行冲洗,去处未和固相结合的其他成分。然后加入化学发光底物(Lumi-Phos * 530),已与固相结合的碱性磷酸酶会使该底物发出光子并被光电比色计所检测。最后,对照仪器中储存的多点定标曲线计算出样品中 PRL 的浓度,反应产生的光子与样品中 PRL 的含量成正比。

3. 操作方法

(1)仪器:全自动化学发光分析仪。

(2)材料

R1a:包被了羊抗小鼠 IgG 抗体的磁性颗粒,小鼠抗人维生素 B_{12} 混合物,小牛血清清蛋白(BSA),<0.1% 的叠氮钠和 0.1%。

R1b:羊抗人维生素 B_{12} 碱性磷酸酶(牛源性)酶结合物,小牛血清清蛋白(BSA),<0.1% 的叠氮钠和 0.1%。

R1c:蛋白缓冲液(牛源性、小鼠源性、羊源性),<0.1% 的叠氮钠和 0.5%。

(3)步骤:按试剂盒说明书提供的参数进行标准品及质控品的测定,质控在控后按仪器说明书进行操作。

4. 参考区间

(1)男性,55.97~278.36mU/L。

(2)女性,绝经前,70.81~566.5mU/L;绝经后:58.09~416.4mU/L。

5. 临床意义

分泌减少可能导致乳汁分泌减少和黄体功能不全,分泌增加有助于下丘脑-垂体功能障碍的诊断,乳腺癌和垂体肿瘤会造成高催乳素血症,男性表现为性欲和性功能受损或性腺发育不良,高 PRL 水平女性一般与溢乳、无排卵及闭经相关,经过药物治疗 PRL 下降后月经可恢复正常

(五)促黄体激素及促卵泡激素

1. 定义

促黄体生成素(LH)与促卵泡激素(FSH)两者作用是互相协同的,故常同时测定,它们是研究和判断下丘脑-垂体-性腺轴功能的常规检查方法。两者同属促性腺激素家族,协同调节和刺激性腺(卵巢和睾丸)的发育和功能。

(1)主要用于异常月经周期的评估、不孕诊断的评估及围绝经期激素替代治疗的评估。FSH 和 LH 持续升高,表明为原发性卵巢衰竭。

(2)连续检测 LH 可用于排卵预测,在 LH 上升后 30h,排卵能预期发生,男女低 LH 水平均可导致不育症。

2. 实验原理

化学发光、两步夹心法。LH(FSH)检测采用双位点酶免法检测("双抗体夹心法")。样品,包被了羊抗鼠抗体的磁性颗粒和鼠抗 LH(FSH)以及含蛋白的 Tris 缓冲液一起加入到反应管中,血清中的 LH(FSH)和固相上的鼠抗 LH(FSH)抗体结合,反应管被传送到磁性分离区域进行冲洗,去处未和固相结合的其他成分。尔后加入结合有碱性磷酸酶的羊抗 LH(FSH)至反应管中,它和先前结合在颗粒上的 LH(FSH)结合,然后进行第二次冲洗,去除未结合物质,然后加入化学发光底物(Lumi-Phos * 530),已与固相结合的碱性磷酸酶会使该底物发出光子并被光电比色计所检测。最后,对照仪器中储存的多点定标曲线中所描述的光量子与标准品 LH(FSH)的对应关系而计算出样品中 LH(FSH)的浓度,反应产生的光子与样品中 LH(FSH)的含量成正比。

3. 操作方法

(1)仪器:全自动化学发光分析仪。

(2)材料

R1a:包被了羊抗小鼠 IgG 抗体的磁性颗粒,小鼠抗人维生素 B_{12} 混合物,小牛血清清蛋白(BSA),<0.1％的叠氮钠和 0.1％。

R1b:羊抗人维生素 B_{12} 碱性磷酸酶(牛源性)酶结合物,小牛血清清蛋白(BSA),<0.1％的叠氮钠和 0.1％。

R1c:蛋白缓冲液(牛源性、小鼠源性、羊源性),<0.1％的叠氮钠和 0.5％。

(3)步骤:按试剂盒说明书提供的参数进行标准品及质控品的测定,质控在控后按仪器说明书进行操作。

4. 参考区间

(1)促卵泡激素:男性,1.27～19.26mU/ml。女性,卵泡期,3.85～8.78mU/ml;排卵期,4.54～22.51mU/ml;黄体期,1.79～5.12mU/ml;绝经期,16.74～113.6mU/ml。

(2)促黄体生成素:男性,1.24～8.62mU/ml。女性,卵泡期,2.12～10.89mU/ml;排卵期,19.18～103.0mU/ml;黄体期,1.20～12.86mU/ml;绝经期,10.87～58.64mU/ml。

5. 临床意义

两者协同检测主要用于异常月经周期的评估、不孕诊断的评估以及未绝经期激素替代治疗的评估,FSH 和 LH 持续升高,提示原发性卵巢衰竭;连续检测 LH 可用于排卵监测。

6. 注意事项

化学发光检测不受溶血、脂血或黄疸的影响。由于所有激素的分泌都有一定的节律性或脉冲性,故应注意采血的时间及多次同时间点检测更有意义,空腹最佳。对于月经周期的判断应根据临床医师要求采血。男性只要没有剧烈运动,生活规律,上午 8～11 时空腹可随时检查。

三、胰岛素与 C 肽测定

(一)胰岛素

1. 定义

胰岛素由胰腺的 B 细胞分泌,血浆胰岛素含量反映胰岛 B 细胞的功能。

2. 实验原理

电化学发光、双抗体夹心法,检测时间 18mm。

第一次孵育:标本中加入生物素化的抗 INS 亚单位的单克隆抗体和钌标记的抗 INS 亚单位另一位点单克隆抗体在反应体系中混匀,形成双抗体夹心抗原抗体复合物。

第二次孵育:添加包被链霉亲和素包被的磁性微粒进行孵育,复合体与磁珠通过生物素和链霉亲和素的作用结合。

将反应液吸入测量池中,通过电磁作用将磁珠吸附在电极表面。未与磁珠结合的物质通过 procell 被去除。给电极加以一定的电压,使复合体化学发光,并通过光电倍增器测量发光强度。其强度与检样中一定范围的 INS 含量成正比。

3. 操作方法

(1)仪器:全自动化学发光分析仪。

（2）材料

M：包被链霉亲和素的磁珠微粒（透明瓶盖），1 瓶，6.5ml；包被连霉亲和素的磁珠微粒，0.72mg/ml；防腐剂。

R1：生物素化的抗 INS 抗体（灰盖），1 瓶，10ml，生物素化的抗 INS 单克隆抗体（小鼠）浓度 4.5ml/L，磷酸盐缓冲液 100mmol/L，pH6.0；防腐剂。

R2：Ru(bpy)32＋标记的抗 INS 抗体（黑盖），1 瓶，10ml，钌标记的抗 INS 单克隆抗体（小鼠）浓度 12.0mg/L，磷酸盐缓冲液 100mmol/L，pH6.0；防腐剂。

（3）步骤：剂盒说明书提供的参数进行标准品及质控品的测定，质控在控后按仪器说明书进行操作。

4. 参考区间

$2.6\sim24\mu U/ml[(17.8\sim173)\times10^{-6}mol/L]$。

5. 临床意义

胰岛素的作用是由特异性受体介导的，主要包括帮助肝、脂肪组织和肌肉组织的糖摄取，也就是所谓的降糖作用。血清胰岛素的检测主要用于有低血糖症症状的患者，主要用来确定葡萄糖/胰岛素的比值以说明关于胰岛素分泌的问题如：甲苯磺丁脲试验、胰高血糖素试验或评价口服糖耐量试验和饥饿激发试验。尽管经常通过检测 C-肽评估胰腺胰岛素的合成，但是，仍然需要检测胰岛素。胰岛素代谢紊乱对一些代谢过程的影响很大。过低浓度的游离的具有生物活性的胰岛素会导致糖尿病的发生，产生这种现象的可能原因有胰岛 B 细胞的破坏（1 型糖尿病），胰岛素活性降低或胰腺合成减少（2 型糖尿病），胰岛素循环抗体，胰岛素延迟释放或胰岛素受体缺乏（或不足）。另一方面，自发的、非调节的胰岛素分泌是低血糖症的主要原因。糖异生作用被抑制而导致这种疾病的发生，比如，严重的肝衰竭或肾衰竭、胰岛细胞瘤或胰岛细胞癌。人为因素也可促使低血糖的发生。在 3％糖耐量降低的患者在中，在一段时间内会恶化成糖尿病。在妊娠期间的糖耐量降低一般是需要治疗的，胎儿的高病死率使得严密监控成为必要。

（二）C-肽

1. 定义

C-肽是由胰岛素原降解时形成的、和胰岛素等分子分泌的一个多肽，其测定也能反映胰岛 B 细胞的功能。多与胰岛素共同检测。

2. 实验原理

电化学发光、双抗体夹心法，检测时间 18mm。

第一次孵育：标本中加入生物素化的抗 C-P 亚单位的单克隆抗体和钌标记的抗 C-P 亚单位另一位点单克隆抗体在反应体系中混匀，形成双抗体夹心抗原抗体复合物。

第二次孵育：添加包被链霉亲和素包被的磁性微粒进行孵育，复合体与磁珠通过生物素和链霉亲和素的作用结合。

将反应液吸入测量池中，通过电磁作用将磁珠吸附在电极表面。未与磁珠结合的物质通过 procell 被去除。给电极加以一定的电压，使复合体化学发光，并通过光电倍增器测量发光强度。其强度与检样中一定范围的 C-P 含量成正比。

3. 操作方法

（1）仪器：全自动化学发光分析仪。

（2）材料

M：包被链霉亲和素的磁珠微粒 1 瓶，6.5ml；包被链霉亲和素的磁珠微粒，0.72mg/ml；防腐剂。

R1：生物素化的抗 C-P 抗体（灰盖），1 瓶，10ml，生物素化的抗 C-P 单克隆抗体（小鼠）浓度 4.5ml/L，磷酸盐缓冲液 100mmol/L，pH6.0；防腐剂。

R2：Ru(bpy)32＋标记的抗 C-P 抗体（黑盖），1 瓶，10ml，钌标记的抗 C-P 单克隆抗体（小鼠）浓度 12.0mg/L，磷酸盐缓冲液 100mmol/L，pH6.0；防腐剂。

（3）步骤：剂盒说明书提供的参数进行标准品及质控品的测定，质控在控后按仪器说明书进行操作。

4. 参考区间

见表 3-5。

表 3-5　C 肽测定操作程序

	N	Median	5th-95th percentile	Unit
C-peptide in serum/plasma	96	1.96	1.1～4.4	ng/ml
		0.65	0.37～1.47	ng/ml
C-peptide in 24h urine	79	54.8	17.2～18	μg/24h
		18.3	15.74～60.3	nmol/24h

5. 临床意义

通过空腹、刺激和抑制实验并定量检测 C 肽可反映内源性胰岛素的分泌情况。由于内源性抗胰岛素自身抗体的高发生率，对于依赖胰岛素治疗的糖尿病患者检测 C 肽比检测胰岛素更能真实地反映胰岛素的分泌情况。因此，C 肽检测可以辅助评估 1 型糖尿病早期的胰腺 B 细胞功能；鉴别诊断成人隐匿性自身免疫性糖尿病（LADA）与 2 型糖尿病。C 肽检测也可用于胰腺移植和胰腺切除术的疗效评估和监测。如果需要连续评价胰腺 B 细胞功能或者频繁采血有困难（如儿童）时，可以检测尿液中的 C 肽。尿液中的 C 肽排泄量可用于评估妊娠性糖尿病的胰岛功能和胰岛素依赖性糖尿病（IDDM）患者的三酰甘油控制情况。尽管不推荐 C 肽作为糖尿病的常规监测项目，但对于需要长效控制的个性化治疗方案的制订是很有用的工具。胰腺细胞活性增高引起的高胰岛素血症、肾功能不全和肥胖均可导致 C 肽水平的升高。研究证实高 C 肽水平与高脂蛋白血症和高血压密切相关。C 肽水平降低见于饥饿、假性低血糖、胰岛素分泌不足（NIDDM. IDDM）、艾迪生病（Addison 病）和胰腺切除术后。

6. 注意事项

对于接受高剂量生物素治疗的患者（＞5mg/d），需在末次生物素治疗 8h 后采集样本。接受牛、猪或人胰岛素治疗的患者标本可能含有抗胰岛素抗体，会影响检测结果。

四、内分泌激素检测的质量管理

（一）检验前

患者安静状态采集静脉血，脂血和溶血对发光或化学发光法测定结果没有影响。

（二）检验中

分析系统（包括分析仪器和试剂）需要经过仪器维护保养、项目较准等过程，测定 2～3 个水平的室内质控样品，并且质控结果在控状态下检测待测样品。

（二）检验后

认真审核已检测的数据，必要时进行复检，检毕标本按实验室要求贮存至规定时间，废弃标本统一装入专用生物垃圾袋内，上交医院统一处理。

（高彦娥）

第五节　临床生物化学检验的质量管理

一、人员管理

临床化学实验室应至少有 1 名具有副高及以上专业技术职务任职资格，从事医学检验工作至少 5 年的人员负责技术管理工作；实验室负责人至少应具备以下资格：中级技术职称，医学检验专业背景，或相关专业背景经过医学检验培训，2 年以上临床化学工作经验；检验人员应定期接收培训和能力评估，合格后方可上岗。评估间隔以不超过 1 年为宜；新进员工在最初 6 个月内应至少接受 2 次能力评估，并记录。当职责变更时，或离岗 6 个月以上再上岗时，或政策、程序、技术有变时，员工应接受再培训和再评估，合格后方可继续上岗，并记录。

二、设施与环境条件

实验室应实施安全风险评估，如果设置了不同的控制区域，应制订针对性的防护措施及相应的警示；用以保存临床样品和试剂的设施应设置目标温度和允许范围并记录，应有温度失控时的处理措施，并记录；应依据所用分析设备和实验过程对环境温湿度的要求，制订温湿度控制标准并记录；应依据用途（如试剂用水、生化仪用水），制订适宜的水质标准（如电导率、微生物含量等），并定期检测；可配置不间断电源（UPS）和（或）双路电源以保证关键设备（如需要控制温度和连续监测的分析仪、培养箱、冰箱等）的正常工作。

三、实验室设备与材料

实验室应按国家法规要求对强检设备进行检定；应进行外部校准的设备，如果符合检测目的和要求，可按制造商校准程序进行；应至少对分析设备的加样系统、检测系统和温控系统进行校准；使用配套分析系统时，可使用制造商的溯源性文件，并制订适宜的正确度验证计划；使用非配套分析系统时，实验室应采用有证参考物质、正确度控制品等进行正确度验证或与经确认的参考方法（参考实验室）进行结果比对以证明实验室检验结果的正确度。

如以上方式无法实现，可通过以下方式提供实验室检测结果可信度的证明：参加适宜的能力验证或室间质评，且在最近一个完整的周期内成绩合格；与使用相同检测方法的已获认可的实验室或与使用配套分析系统的实验室进行比对，结果满意。

设备故障修复后，应首先分析故障原因，如果设备故障影响了分析性能，应通过以下合适的方式进行相关的检测、验证。

（1）可校准的项目实施校准验证，必要时，实施校准。

（2）质控物检测结果在允许范围内。

（3）与其他仪器的检测结果比较，要求样品数 n≥5，浓度应覆盖测量范围，包括医学决定水平，至少 4 份样品测量结果的偏差＜1/2TEa；或小于规定的偏差。

（4）使用留样再测结果进行判断，依据检测项目样品稳定性要求选取长期限样品，n≥5，覆盖测量范围，考虑医学决定水平，至少 4 份样品测量结果的偏差＜1/3TEa。

四、检验质量控制管理

实验室检验过程的质量管理对检验结果的正确与否有直接的影响，为保证检验质量，实验室应进行检验方法和程序的分析性能验证，内容至少应包括正确度、精密度、可报告范围和生物参考区间。对于能满足需要的检验程序通过室内质量控制和室间质量评价等手段管理检验质量，以保证检验结果的质量。

（一）室内质量控制

实验室可参照 GB/T20468-2006《临床实验室定量测定室内质量控制指南》制订室内质量控制程序，内容如下：

（1）使用恰当的质控规则，检查随机误差和系统误差。

（2）质控物的类型、浓度和检测频度。

（3）应通过实验室实际检测，确定精密度质控物的均值和标准差；更换质控物批号时，应新旧批号平行测定，获得 20 个以上数据后，重新确定新批号质控物的均值。

（4）绘制室内质控图，可使用 Levey-Jennings 质控图和（或）Z 分数图。质控图应包括质控结果、质控物名称、浓度、批号和有效期、质控图的中心线和控制界线、分析仪器名称和唯一标识、方法学名称、检验项目名称、试剂和校准物批号、每个数据点的日期和时间、干预行为的记录、质控人员及审核人员的签字。

实验室应制订程序对失控进行分析并采取相应的措施，应检查失控对之前患者样品检测结果的影响。

（二）室间质量评价

实验室应按照 CNAS-RL02《能力验证规则》或行业的要求参加相应的能力验证/室间质评，来验证检验结果的正确度和检验能力。保留参加能力验证或室间质评的检测结果、回报表和证书，对"不满意"或"不合格"的能力验证或室间质评结果进行分析并采取纠正措施，并记录。

（三）替代方案

对没有开展能力验证或室间质评的检验项目，实验室应通过与其他实验室（如已获认可的实验室、使用相同检测方法的实验室、使用配套系统的实验室）比对的方式，判断检验结果的可接受性，并应满足如下要求：

（1）规定比对实验室的选择原则。

（2）样品数量，至少 5 份，包括正常和异常水平。

（3）频率，至少每年 2 次。

（4）判定标准，应有≥80％的结果符合要求。

（四）实验室内部比对

实验室用两套及以上检测系统检测同一项目时，应有比对数据表明其检测结果的一致性，实验方案可参考 WS/T407-2012《医疗机构内定量检验结果的可比性验证指南》，或比对频次每年至少1次,样本数量不少于20,浓度应覆盖测量范围,包括医学决定水平,计算回归方程,计算在医学决定性水平下的系统误差(偏差%),应<1/2TEa。比对结果不一致时,应分析原因,并采取必要的纠正措施及评估纠正措施的有效性。使用不同参考区间的检测系统间不宜进行结果比对。

五、生物安全防护

检验人员进入试验区须穿工作服,操作时须戴乳胶手套或一次性薄膜手套。接触高危传染病患者标本的人员必须穿防护服、戴口罩和保护手套;试验台、桌椅、窗台、门框、仪器设备、门把手等表面每日用含氯消毒剂(或其他消毒剂)擦拭1~2次。室内空气定期用紫外线照射消毒方式消毒;使用利器时禁止用手弯、折等危险行为,利器用毕立即放入耐扎容器(锐器盒)中;检验人员在检验工作完毕后,用肥皂、流动水按规程洗手或用专用消毒洗手液清洗;自然干燥或烘干器将手烘干;检验后的血液、体液等样品及其他废弃物均视为有生物危害,须放在指定地点,由专人回收处理。

(高彦娥)

第四章 肝胆疾病的生物化学检验

第一节 概 述

一、肝脏的结构

肝脏具有肝动脉和门静脉双重血液供应,肝动脉为肝细胞提供充足的氧,其提供的血液量占肝总供血量的 25%;门静脉可将消化系统消化吸收的营养物质运送到肝,以供肝利用,它提供肝总供血量的 75%。肝脏有双重输出通路,一条是肝静脉,肝静脉将肝细胞代谢产物运输出肝脏后,供其他组织利用或者排出体外;另一条是胆道系统,是肝脏特有的管道结构,由肝细胞分泌的胆汁酸通过胆道排入肠道,在帮助脂类物质消化吸收的同时也排出一些代谢产物和毒物。

二、肝脏的主要生理功能

（一）物质代谢功能

肝脏具有复杂的生理、生化功能,它几乎参与了机体各方面的新陈代谢,故具有"物质代谢中枢"之称。

1. 在蛋白质代谢中的作用

肝脏的主要功能是合成与分泌血浆蛋白质、分解氨基酸和合成尿素等。肝脏可合成除了 γ-球蛋白外的多种血浆蛋白,比较重要的有前清蛋白、清蛋白、凝血因子、转铁蛋白及多种酶类。除支链氨基酸(亮氨酸、异亮氨酸和缬氨酸)外,其他氨基酸主要在肝脏内代谢,肝脏可调节血液中氨基酸比例。

2. 在糖代谢中的作用

肝脏通过肝糖原合成与分解及糖异生作用来调节和维持血糖水平的稳定。

3. 在脂代谢中的作用

肝脏在脂质的消化、吸收、分解、合成、运输等代谢过程中均起重要的作用。肝细胞分泌的胆汁可促进脂质的消化和吸收。肝脏是合成三酰甘油、胆固醇、磷脂等各种脂类和载脂蛋白的主要场所,也是脂肪酸氧化分解的主要场所。肝脏利用胆固醇生成胆汁酸是胆固醇代谢的重要途径,同时肝脏还可处理 CM 的残余颗粒,合成 VLDL、HDL 等。

4. 在激素代谢中的作用

肝脏在激素的灭活中发挥重要作用。当肝脏受到损伤时,肝脏对激素的灭活功能降低,某些激素在体内滞留可引起一系列病理变化。如醛固酮在体内堆积,引起水钠潴留;雌激素过多可出现"蜘蛛痣"或"肝掌"。

5. 在维生素代谢中的作用

肝脏在维生素的吸收、储存和代谢方面发挥重要作用。维生素 A、维生素 D、维生素 K 及维生素 B12 主要储存肝细胞内。在肝细胞中维生素 D3 羟化生成 25-羟维生素 D3,这是维生素 D 转化成活性维生素 D 的一个重要步骤。严重肝病时,可引起维生素 K 代谢障碍而表现出出血倾向,维生素 A 不足可引起夜盲症。

(二)分泌和排泄功能

胆汁酸、胆红素、氨等均在肝脏进行代谢、转化和排泄。

1. 胆红素代谢

胆红素(bilirubin,Bil)是由卟啉类化合物分解代谢产生的。其来源如下。①衰老红细胞破坏、降解:血红蛋白的辅基-铁卟啉在肝、脾和骨髓等网状内皮系统内降解产生胆红素,占胆红素总量的 70%~80%。②其他含血红素辅基的蛋白质分解:如肌红蛋白、细胞色素和过氧化物酶等降解产生,占人体胆红素总量的 10%~20%。③无效红细胞生成:在造血过程中,骨髓内作为造血原料的血红蛋白或血红素,在未成为成熟红细胞成分之前有少量分解而形成。胆红素主要分为结合胆红素和未结合胆红素两种,未结合胆红素在单核巨噬细胞系统(肝、骨髓、脾)生成,未结合胆红素在肝内转化产成结合胆红素,主要随胆汁排泄。衰老红细胞在单核巨噬细胞系统中被吞噬细胞破坏后释放出血红蛋白。血红蛋白由珠蛋白与血红素组成,血红蛋白脱去珠蛋白后可分离出血红素。血红素在微粒体血红素加氧酶催化下释放 CO 和铁,形成胆绿素。胆绿素在胆绿素还原酶催化下,迅速还原为胆红素,此时胆红素呈游离态,又称未结合胆红素。未结合胆红素相对分子质量很小(585),有亲脂性,易透过细胞膜,对细胞产生毒性作用;未结合胆红素不能与重氮试剂直接起反应,在加入甲醇、乙醇或尿素等加速剂破坏分子内部的氢键后才能与重氮试剂反应,故又称间接胆红素。在单核巨噬细胞系统中生成的未结合胆红素经血液运送至肝。血液中的未结合胆红素主要与清蛋白结合,以"未结合胆红素-清蛋白复合体"形式运输。清蛋白呈水溶性,且相对分子质量大(69000),这样不仅有利于未结合胆红素的运输,同时又限制了未结合胆红素透过细胞膜。正常成人血中未结合胆红素约占总胆红素的 4/5。肝细胞膜上存在特异性地载体蛋白,可特异性地将运送到肝的胆红素转移到肝细胞中,肝细胞中的 Y 蛋白和 Z 蛋白与进入肝细胞中的胆红素形成 Y 蛋白和 Z 蛋白复合物,进一步将胆红素运送到滑面内质网中,在滑面内质网中的葡萄糖醛酸转移酶催化下,1 分子胆红素与 2 分子葡萄糖醛酸合成双结合胆红素,或与 1 分子葡萄糖醛酸生成单结合胆红素。胆红素葡萄糖醛酸单、双酯统称结合胆红素,它呈水溶性,不易透过生物膜,对细胞的毒性小,同时有利于胆红素从胆道系统排泄。结合胆红素能与重氮试剂直接反应,又称直接胆红素。结合胆红素在肝细胞内质网合成后由高尔基体排入毛细胆管,最终通过胆总管排入小肠。经肝细胞转化生成的结合胆红素被主动转运至毛细胆管后经由胆道系统排入小肠。正常成人血中结合胆红素浓度约占总胆红素的 1/5。血中结合胆红素大多与清蛋白结合,以"结合胆红素-清蛋白复合体"形式运输;少量与低分子肽(相对分子质量为数千)结合,以"结合胆红素-低分子肽复合体"形式运输。其中只有"结合胆红素-低分子肽复合体"能够通过肾小球滤过膜,但其量甚微,故正常成人尿中一般测不出结合胆红素。肝合成的结合胆红素随胆汁排入小肠,在小肠下端的肠道细菌作用下,先脱去葡萄糖醛酸,转变成未结合胆红素,再逐步还原为无色的尿胆原和粪胆原,总称胆素原。80%~90%的胆素原在肠道下端或随大便排出时与空气接触,进一步被氧化成粪胆素,呈棕黄色,为粪便的主要颜色。在小肠下段生成的胆素原,10%~20%经门静脉重吸收入肝,其中大部分再经胆道排入肠腔,形成胆色素的肠肝循环。2%~5%可进入体循环,经肾脏排出,尿中胆素原可进一步氧化成尿胆素,成为尿颜色的主要来源。正常成人血中胆红素含量甚少,大部分是未结合胆红素;尿中尿胆原及尿胆素含量很少,无胆红素;大便中有粪胆原和粪胆素。

2. 胆汁酸代谢

胆汁酸(BA)是胆汁中存在的由胆固醇转变而成的一大类胆烷酸羟基衍生物的总称。按其来源分为初级胆酸)或次级胆酸;按其是否与甘氨酸及牛磺酸结合又分为结合胆酸和游离胆酸。初级胆酸在肝脏生成,分为游离初级胆酸和结合初级胆酸。在肝细胞内以胆固醇为原料,经一系列酶促反应生成胆酸和鹅脱氧胆酸,称为初级游离胆酸。初级游离胆酸分别与甘氨酸或牛磺酸结合生成的甘氨胆酸、甘氨鹅脱氧胆酸、牛磺胆酸与牛磺鹅脱氧胆酸统称为初级结合胆酸。初级胆酸经胆道排至肠道,在细菌的作用下生成脱氧胆酸及石胆酸,称为游离次级胆酸。游离次级胆酸在肠道分别与甘氨酸及牛磺酸结合生成的甘氨石胆酸、甘氨脱氧胆酸、牛磺石胆酸与牛磺脱氧胆酸称为次级结合胆酸。胆汁酸肠肝循环:由肠道吸收的各类胆汁酸经门静脉重回肝脏,肝细胞将游离胆酸再合成为结合胆酸,重吸收和新合成的结合胆酸一起,再排入肠道,完成胆汁酸的肠肝循环。胆汁酸每天经肠肝循环 6～12 次,从肠道重吸收入肝的胆汁酸共达 12～32g,从而维持肠内胆汁酸盐的浓度,以利于脂类消化吸收的正常进行。胆汁酸具有亲水和疏水两种基团。能降低油/水两相的表面张力,使脂类乳化,因此扩大了脂肪与肠脂酶的接触面,并激活胰脂酶,从而加速脂类消化。胆汁酸盐与甘油一酯、胆固醇、磷脂、脂溶性维生素等组成可溶性混合微团乳糜微粒,有利于脂类物质透过肠黏膜表面水层,促进脂类吸收。胆汁在胆囊中浓缩后,胆固醇易从胆汁中析出沉淀,胆汁酸作为强乳化剂,使胆固醇在胆汁中以溶解态存在,抑制了肝胆结石的形成。主要由肝细胞分泌的胆汁(bile),不但能促进脂类的消化吸收,同时也能将体内某些代谢产物及生物转化产物(如胆红素)及某些药物、毒物等排入肠道随粪便排出体外。胆汁酸是胆汁中的主要固体物质,占总固体物质的一半以上。胆汁酸由肝细胞合成和分泌,随胆汁排泄。因胆汁酸多以钠盐和钾盐形式存在,因此又称胆汁酸盐(简称胆盐)。

3. 血氨代谢

体内氨基酸脱氨基作用、胺类物质氧化、嘌呤或嘧啶碱的分解、酰胺化合物的水解是体内氨的主要来源。肠道中蛋白质的腐败,尿素肠肝循环等也产生的部分氨。氨可通过合成尿素、谷氨酰胺的生成和参与合成一些如嘌呤、嘧啶、非必需氨基酸等含氮化合物以铵盐形式由尿中排除等。正常人血氨浓度为 56～120mg/dL。肝是氨代谢的主要场所,在肝组织中血氨经鸟氨酸循环合成尿素随尿液排出体外是氨代谢的重要方式。氨是一种有毒物质,某些原因引起血氨浓度升高可导致脑组织功能障碍,称为氨中毒。

(三)生物转化功能

机体对外源性或内源性非营养物质进行化学转变,增加其水溶性(或极性),使其易于随胆汁、尿排出,这种体内变化过程称为生物转化(biotransformation)。肝是体内生物转化的主要器官。生物转化的内源性非营养物为体内代谢过程生成的氨、胺、胆色素、激素等物质。外源性非营养物为摄入体内的药物、毒物、食品防腐剂、色素等。对体内生物活性物质进行灭活,同时有利于排除废物及异物,具有保护机体的作用,如激素的灭活、胺的解毒等。对外源物质的生物转化,有时反而出现毒性或致癌、致畸等作用,如 3,4-苯并芘转化后生成致癌性物质,但易于排出体外。

此外,肝脏还在调节机体血容量、维持体液平衡和免疫吞噬等方面发挥重要作用。

二、肝脏的主要生理功能

(一)蛋白质代谢异常

肝组织损伤时,蛋白质代谢发生异常,主要表现为血浆总蛋白和清蛋白的水平下降,其变化程度取决于肝损害的类型、严重程度和持续的时间。在急性肝损伤时,由于肝脏的储备能力很强和多数蛋白质的半衰期较长,血浆总蛋白与清蛋白浓度变化不大。在慢性肝病时,血浆中清蛋白降低(清蛋白含量高,合成和分泌仅需 $20\sim30min$),而 γ-球蛋白升高,出现清蛋白与球蛋白的比值(A/G)降低,甚至倒置。清蛋白合成不足导致血浆胶体渗透压下降,是肝硬化患者水肿和腹腔积液形成的重要原因。肝可合成除血管性血友病因子外的其他凝血因子(如维生素 K 依赖的凝血因子 Ⅱ、Ⅶ、Ⅸ、Ⅹ),也可合成包括抗凝血酶Ⅲ、α2-巨球蛋白、α1-抗胰蛋白酶、C1 酯酶抑制剂、蛋白 C 等抗凝物质和酶抑制物。肝细胞严重损害时,部分凝血因子合成减少,血液凝固功能降低,患者呈出血倾向,因此肝功能状态与凝血功能密切相关。肝是血浆功能性酶的重要来源,当肝功能损伤时,肝脏产生的胆碱酯酶和卵磷脂-胆固醇酰基转移酶等血浆功能酶活性可降低。晚期肝病患者利用血氨合成尿素能力低下,引起血浆尿素水平呈低值,氨则增高,成为肝性脑病(肝昏迷)的诱因。大多数氨基酸如芳香族氨基酸、丙氨酸主要在肝脏降解,而支链氨基酸(即异亮氨酸、亮氨酸、缬氨酸)主要在肌肉、肾及脑中降解。肝衰竭时芳香族氨基酸在肝中的降解减少,引起血浆芳香族氨基酸含量增高;同时因肝功能受损时,降解胰岛素能力下降导致血浆胰岛素含量增高,促使支链氨基酸进入肌肉而降解增多,导致血浆支链氨基酸浓度降低,使支链氨基酸/芳香族氨基酸值下降,肝昏迷时可降到 $0.77\sim0.71$(正常时为 $3.0\sim3.5$)。

(二)糖代谢异常

肝通过糖原的合成与分解、糖异生等来维持血糖浓度的恒定,保障全身各组织,尤其是大脑和红细胞的能量供应。一般情况下,轻度肝损伤不易出现糖代谢紊乱。当发生严重损害时,糖耐量功能异常,因肝糖原合成障碍进食后又不能及时地把摄入的葡萄糖合成肝糖原而引发血糖升高,而空腹时因储存的肝糖原较少,释放减少,导致血糖降低。此外,肝病时磷酸戊糖途径和糖酵解途径相对增强,糖有氧氧化及三羧酸循环运转不佳,血中丙酮酸和乳酸含量可显著上升。半乳糖代谢是肝脏特有的,因此半乳糖清除率检测可反映肝脏代谢能力。其他糖代谢检测指标对肝病的诊断价值不大。

(三)脂质代谢异常

肝在脂类的消化、吸收、运输、合成及转化等过程中具有重要作用。肝细胞损伤时,胆汁酸代谢紊乱,引起胆汁中胆汁酸含量下降和分泌量减少,出现脂质消化吸收不良,患者出现恶心、厌油腻和水性腹泻或者脂肪泻等症状。在肝功能障碍时,胆固醇的形成、酯化、排泄发生障碍,不仅引起血浆胆固醇含量的变化,而且胆固醇酯生成减少,出现血浆胆固醇酯/胆固醇的值下降。肝细胞损伤时,肝内脂肪氧化分解降低或脂肪合成增多或磷脂合成障碍,不能有效地将脂肪输出,过多的脂肪在肝细胞内沉积而形成脂肪肝。在肝功能严重障碍时,肝合成胆固醇、HDL 减少,以及 VLDL 输出减少,由此可引起血浆中 TC、TG、HDL 和 LDL 减少,尤其是以 HDL 下降最明显。慢性肝内外胆汁淤积患者,血浆胆固醇和磷脂明显增高,可出现异常的脂蛋白 X(lipoprotein-X,LP-X)。

(四)胆红素代谢异常

正常人体内胆红素代谢处于动态平衡,具有强大处理胆红素功能的肝可将未结合胆红素转变成结合胆红素,经由胆汁通过肠道排出体外。清蛋白-胆红素复合物通过肝一次,即有约 40％的胆红素被肝细胞摄取,进而转化和排泌到体外。血中胆红素主要以新生成的未结合胆红素为主,含量在 $17.1\mu mol/L$ 以下。如果未结合胆红素生成过多,或肝处理胆红素能力下降,或结合胆红素排泄障碍,都可使血中胆红素浓度增高,出现高胆红素血症。巩膜或皮肤中含量较多的弹性蛋白具有与胆红素有较强的亲和力,可与胆红素结合导致皮肤、巩膜和黏膜等组织黄染,临床上称为黄疸。血清中胆红素虽超过正常范围,但仍在 $34.2\mu mol/L$ 以内时,肉眼尚不能观察,则称为隐性黄疸。血清中胆红素浓度超过($34.2\mu mol/L$)时,一般肉眼即可看出组织黄染。按照病变部位不同黄疸可分为肝前性黄疸、肝性黄疸和肝后性黄疸;按照病因不同分为溶血性黄疸和梗阻性黄疸;根据升高的胆红素类型可分为高未结合胆红素性黄疸和高结合性胆红素性黄疸。

1. 溶血性黄疸(肝前性黄疸)

由于各种原因(红细胞膜、酶、血红蛋白的遗传性缺陷、异型输血、蚕豆病、疟疾以及各种理化因素等)使红细胞大量破坏,血红蛋白释出过多,导致未结合胆红素明显增加,超过了肝脏的转化能力。但一般情况下肝能够将其摄取的胆红素转变成结合胆红素,进而随胆汁通过肠道排出体外。因此,血液中结合胆红素含量多为正常,临床上称为溶血性黄疸或肝前性黄疸。某些疾病,如新生儿溶血症、先天性家族性溶血性黄疸等,以血清中未结合胆红素升高为主,当血清中胆红素量超过血中清蛋白的运载能力时,血液中出现以未结合胆红素为主的游离胆红素,因未结合胆红素具有极性弱、脂溶性强的特点,容易穿过生物膜,并且新生儿的血-脑屏障发育不全,故游离胆红素易进入脑组织,可引起脑细胞受损而变性坏死,可与脑部基底核的脂类结合,将神经核染成黄色,其中以大脑基底节、下丘脑和第四脑室底部黄染明显,称为核黄疸(胆红素脑病),引起严重的神经系统症状。

2. 肝细胞性黄疸(肝源性黄疸)

肝细胞摄取未结合胆红素、转化和排泄结合胆红素的能力下降而引起的黄疸称为肝细胞性黄疸。病毒性肝炎是肝细胞黄疸的常见原因。一方面,肝脏不能及时地将未结合胆红素转变为结合胆红素,使血中未结合胆红素增加;另一方面,病变区压迫毛细胆管(或肝内毛细胆管堵塞),使生成的结合胆红素反流入血,故血中结合胆红素也增加,极性高的结合胆红素易随尿液排出体外,尿胆红素检查阳性。肝细胞受损,一方面,可引起结合胆红素生成减少,排入肠道中的胆红素减少,肠道中胆红素降解产物胆素原减少,重吸收减少;另一方面,重吸收的胆素原进入由于受损肝细胞,被肝细胞摄取减少。因此,尿液中的胆素原根据病情的不同可以出现尿胆原增加或者减少。肝细胞性黄疸是非常复杂的,其他诸如中毒性肝炎、酒精性肝炎、肝硬化、先天性 Gilbert 综合征、Crigler-Najjar 综合征等疾病可引起不同类型的胆红素代谢紊乱。

3. 梗阻性黄疸(肝后性黄疸)

由于胆管阻塞(如胆结石、胆道蛔虫或肿瘤压迫)等原因造成胆管梗阻,胆汁排出障碍而淤积在胆管内,使得胆小管和毛细胆管扩张,通透性增加,严重时可引起毛细胆管管壁破裂,胆汁和胆汁中的结合胆红素可逆流入组织间隙和血窦,造成血中极性强的结合胆红素升高,并可从肾脏排出体外,尿胆红素阳性;因胆道梗阻,排入肠道中的胆红素减少,肠道胆素原生成减少,尿胆素原降低。临床上称这类黄疸为梗阻性黄疸。各种黄疸的生化指标变化。

（五）胆汁酸代谢异常

正常人体内胆汁酸代谢处于动态平衡，人体每天合成胆汁酸 0.4～0.6g，胆汁酸池含胆汁酸 3～5g，胆汁酸通过每日 6～12 次的肠肝循环使有限的胆汁酸发挥最大限度的作用。肝细胞合成、摄取和分泌胆汁酸的功能以及肠道、胆道和门脉系统的功能状况都是影响胆汁酸代谢的重要因素。因此，血清胆汁酸测定对于诊断肝胆系统和肠道疾病具有重要意义。

1. 先天性疾病

一些先天性疾病如脑健性黄瘤病、Zellweger 脑肝肾综合征和特发性新生儿肝炎等遗传病，因胆汁酸特殊酶的活性改变，使胆汁酸合成代谢中的某些中间代谢产物堆积，胆汁酸合成减少，而其中间代谢产物堆积并分泌至胆汁、尿和粪便中，胆汁、尿和粪便中发现有高水平异常胆汁酸。

2. 肝胆疾病

急、慢性肝病时，肝的合成、结合和摄取胆汁酸功能出现障碍，肝细胞受损可使胆汁酸合成减少，胆汁中的胆汁酸浓度下降，正常情况下 95% 的胆汁酸通过肠肝循环被肝细胞摄取，由于肝细胞受损对胆汁酸摄取能力下降，引起血清中胆汁酸浓度升高，肝病时还常伴有肝内胆汁淤积或门脉分流，导致胆汁酸反流入体循环，导致血清胆汁酸升高。因此，血清胆汁酸水平可作为肝细胞损伤的敏感和特异性指标，动态检测胆汁酸水平对于判断病毒性肝炎的进展情况、区分活动性和非活动性肝炎以及肝病的治疗效果方面都具有重要意义。肝内外胆道梗阻时可引起胆汁分泌减少，胆汁酸分布异常，引起血清和尿液中胆汁酸浓度显著升高。肝病时胆酸/鹅脱氧胆酸的（CA/CDCA）值多小于 1，而胆道梗阻性疾病多大于 1。

3. 肠道疾病

每经过一次胆汁酸肠肝循环，约有 95% 胆汁酸被重吸收而重复使用。返回至肝的胆汁酸可刺激肝脏合成胆汁酸，以代偿胆汁酸的部分丢失。小肠疾病时（如炎症、切除及造瘘），胆汁酸重吸收减少，胆汁酸肠肝循环受阻，血清胆汁酸水平降低，出现不同程度的水性腹泻并伴脂肪泻。同时，由于胆汁酸返回肝脏减少，反馈抑制减弱，胆汁酸的合成加速，血清胆固醇浓度减低。

4. 高脂血症

胆汁酸代谢与体内胆固醇的平衡密切相关，主要原因如下：①合成胆汁酸是体内胆固醇清除的重要代谢途径；②胆固醇可被胆汁酸乳化并随胆汁排出；③胆汁酸可促进食物中胆固醇的消化和吸收，并可调控胆固醇的合成。因此，高脂血症时的代谢紊乱必然涉及胆汁酸的代谢异常。例如Ⅱa型高脂血症时，胆汁酸明显减少，而鹅脱氧胆酸的合成代偿性增加，其具体机制尚不清楚。

（杜凤霞）

第二节　肝胆功能检测

一、血清总胆红素检测（T-BIL）

总胆红素是血红蛋白、肌红蛋白、过氧化物酶、细胞色素等含铁卟啉的化合物在体内代谢的产物。血清中有两类胆红素，即未结合胆红素和结合胆红素。未结合胆红素又称游离胆红素或间接胆红素(I-BIL)。间接胆红素在生理 pH 条件下是难溶于水的脂溶性物质,可透过细胞膜,对细胞有毒害作用,不能通过肾脏随尿排出体外。结合胆红素即胆红素葡萄糖醛酸酯,又称直接胆红素(D-BIL)。直接胆红素是水溶性的,不易透过细胞膜,可通过肾脏随尿排出。总胆红素是直接胆红素与间接胆红素的和。在正常生理状态下,间接胆红素以胆红素-血浆蛋白复合物的形式经血液运输,这一方面增大了胆红素的水溶性,有利于运输;同时又使胆红素固定在大分子蛋白质上,可阻止胆红素进入细胞内,避免了胆红素对细胞的毒害作用。但是,如果血液中间接胆红素浓度过高,或血浆清蛋白浓度明显降低时,可导致间接胆红素游离增多,从而增加了间接胆红素透入细胞内的危险。另外,某些阴离子对清蛋白与胆红素的结合具有竞争作用。如游离脂肪酸、甲状腺素、磺胺类药物、水杨酸等在血浆中的浓度升高时,都可使间接胆红素和血浆蛋白质的结合减少。间接胆红素进入肝细胞后,与肝细胞内的载体蛋白 Y 或 Z 结合形成胆红素-Y 或胆红素-Z,并以此形式运往滑面内质网,在葡萄糖醛酸基转移酶作用下,胆红素与二磷酸尿苷葡萄糖醛酸反应生成结合胆红素,即直接胆红素。直接胆红素再经肝内胆道系统和胆总管随胆汁一起排入肠道进一步代谢,最后以胆素形式,随尿及粪便排出体外。

(一)样本采集与处理

采用空腹无溶血血清,要尽快分离测定。2～8℃避光保存,血清中胆红素可稳定 3d。冰冻保存 3 个月,胆红素水平未见明显变化。临床工作中,常用的测定胆红素的方法为重氮法,包括改良 J-G 法、二甲亚砜法(DMSO 法)、二氯苯重氮盐法(DPD 法)、2,5-二氯苯重氮四氟硼酸盐法(2,5DCB-4FB 法)、改良 2,5DCB-4FB 法等;氧化法包括氧化酶法、化学氧化法,其中化学氧化法又有钒酸盐氧化法、亚硝酸盐氧化法、过硫酸盐氧化法、综合氧化法等之分。

改良 J-G 法

1. 原理

血清中结合胆红素可直接与重氮试剂反应,产生偶氮胆红素;在同样条件下,游离胆红素须有加速剂使胆红素氢键破坏后与重氮试剂反应,咖啡因、苯甲酸钠为加速剂,醋酸钠维持 pH 同时兼有加速作用。抗坏血酸(或叠氮钠)破坏剩余重氮试剂,中止结合胆红素测定管的偶氮反应,防止游离胆红素的缓慢反应。加入碱性酒石酸钠使最大吸光度由 530nm 转移到 598nm,非胆素的黄色色素及其他红色与棕色色素产生的吸光度降至可略而不计,使灵敏度和特异性增加。最后形成的绿色是由蓝色的碱性偶氮胆红素和咖啡因与对氨基苯磺酸之间形成的黄色色素混合而成。

2. 试剂

(1)咖啡因-苯甲酸钠试剂称取无水醋酸钠 41.0g(或 $CH_3COONa \cdot H_2O$ 63.0g),苯甲酸钠 38.0g,乙二胺四乙酸二钠(EDTANa₂)0.5g,溶于约 500ml 蒸馏水中,再加入咖啡因 25.0g,搅拌使溶解(加入咖啡因后不能加热溶解),用蒸馏水补足至 1L,混匀。用滤纸过滤,置棕色瓶,室温保存。

(2)碱性酒石酸钠溶液称取氢氧化钠 75.0g,酒石酸钠($Na_2C_4H_4O_6 \cdot 2H_2O$)263.0g,用蒸馏水溶解并补足至 1L,混匀。置塑料瓶中,室温保存。

(3)5.0g/L 亚硝酸钠溶液称取亚硝酸钠($NaNO_2$)5.0g,用蒸馏水溶解并稀释到 100ml,混匀,贮棕色瓶中,置冰箱保存,稳定不少于 3 个月。做 10 倍稀释成 5.0g/L,贮冰箱稳定不少于 2 周。

（4）5.0g/L 对氨基苯磺到溶液称取对氨基苯磺酸（NH2C6H4SO3H·H2O）5.0g，溶于 800ml 蒸馏水中，加入浓盐酸 15ml，用蒸馏水补足至 1L。

（5）重氮试剂临用前取 5.0g/L 亚硝酸钠溶液 0.5ml 和 5.0g/L 对氨基苯磺酸溶液 20ml，混合。

（6）5.0g/L 叠氮钠溶液称取叠氮钠 0.5g，以蒸馏水溶解并稀释至 100ml。

（7）胆红素标准液目前一般用游离（非结合）胆红素配制标准液，因此配制标准液的稀释剂须含清蛋白。用人血清清蛋白太昂贵，可用牛血清清蛋白（40g/L）或人血清做替代物。后者方法如下：收集无溶血、无黄疸、无脂浊的新鲜血清，混合，必要时可用滤菌器过滤。取过滤后的血清 1ml，加入 24ml 新鲜生理盐水，混合。在 414nm 波长，1cm 光径，以生理盐水调零点，其吸光度应小于 0.100；在 460nm 的吸光度应小于 0.04。

1）配制标准液的胆红素须符合下列标准：纯胆红素的氯仿溶液，在 25℃ 条件下，光径 1.000±0.001cm，波长 453nm，摩尔吸光系数应在 60700±1600 范围内；改良 J-G 法偶氮胆红素的摩尔吸光系数应在 74380±866。

2）胆红素储存标准液，171μmol/L（10mg/dl）：准确称取符合要求的胆红素 10mg，加入 1ml 二甲亚砜，用玻棒搅拌，使成混悬液。加入 0.05mol/L 碳酸钠溶液 2ml，使胆红素完全溶解后，移入 100ml 容量瓶中，以稀释用血清洗涤数次并入容量瓶中，缓慢加入 0.1mol/L 盐酸 2ml，边加边摇（勿用力摇动，以免产生气泡）。最后以稀释用血清补足至 100ml。配制过程中应尽量避光，储存容器用黑纸包裹，置 4℃ 冰箱 3d 内有效，但要求配后尽快制作标准曲线）。

3）参考值

血清总胆红素：5.1～19.1μmol/L（0.3～1.1mg/dl）。

血清结合胆红素（1min）：1.7～6.8μmol/L（0.1～0.4mg/dl）。

3. 注意事项

（1）本法测定血清总胆红素，在 10～37℃ 条件下不受温度变化的影响。呈色在 2h 内非常稳定。

（2）本法灵敏度高〔摩尔吸光系数为（74380±866）L/（mol·cm）〕，且可避免其他有色物质的干扰。现在有些商品试剂盒称咖啡因法甚或称 J-G 法，但无碱性酒石酸，其灵敏度及特异性不如上述方法。

（3）《全国临床检验操作规程》第一版中，咖啡因苯甲酸钠试剂配方各成分的浓度，恰为 1987 年陈宏础等报道的经全国检验中心工作会议通过并向全国推荐方法的 2 倍。该报道说，这样低的深度并未影响摩尔吸光系数值，故现改用全国推荐法的浓度。

（4）轻度溶血对本法无影响，但严重溶血时可使测定结果偏低。其原因是血红蛋白与重氮试剂反应形成的产物可破坏偶氮胆红素，还可被亚硝酸氧化为高铁血红蛋白而干扰吸光度测定。

（5）叠氮钠能破坏重氮试剂，终止偶氮反应。凡用叠氮钠做防腐剂的质控血清，可引起偶氮反应不完全，甚至不呈色。

（6）胆红素对光敏感，标准及样本均应尽量避光。

（7）脂血及脂溶色素对测定有干扰，应尽量取空腹血。

（8）样本对照管的吸光度一般很接近，若遇样本量很少时可不做样本对照管，参照其他样本对照管的吸光度。

(9)胆红素大于100mg/L的样本可减少样本用量,或用生理盐水稀释血清后重做。

(10)结合胆红素测定在临床上应用很广,但至今无候选参考方法,国内也无推荐方法。方法不同,反应时间不同,结果相差很大。时间短,非结合胆红素参与反应少,结合胆红素反应也不完全;时间长,结合胆红素反应较完全,但一部分非结合胆红素也参与反应。这是一个很难权衡的问题。在没有结合胆红素标准液的情况下,问题更复杂。

Doumas参照Michaelsson及Gambino的方法,在血清中先加入50mmol/L盐酸,再加入重氮试剂,反应10min,既可防止非结合胆红素反应,又使结合胆红素反应较完全。

4.临床意义

(1)增高:①生成过多,见于溶血性贫血、红细胞无效生成、感染(如疟疾)、输血反应、烧伤、大血肿的吸收。②肝细胞处理胆红素能力减低,见于感染或毒性导致肝实质性损伤,包括急性与慢性病毒性肝炎、细菌性与寄生物性肝病、肝转移、药物导致的肝实质损伤与胆汁性肝损伤以及其他累及肝脏的原发性疾病。③胆红素排泄障碍见于各种原因引起的肝内、外完全或不完全梗阻,如胆石症、胆道癌、胰头癌、原发性胆汁性肝硬化等。④各类先天性高胆红素血症,包括未结合胆红素增高的CriglerNajar综合征和Gilbert综合征,是因胆红素摄取或胆红素代谢障碍使未结合胆红素在血中潴留;结合胆红素增高的DubinJohnson综合征和Rotor综合征。

(2)降低:见于再生障碍性贫血及各种继发性贫血。

二、结合胆红素检测

(一)样本采集

1.患者准备

空腹采血,停止服用可能影响检测结果的药物。

2.样本类型

血浆或血清。用肝素抗凝或不含抗凝剂(可含促凝剂和/分离胶)的真空采血管,采血至刻度。

3.样本运送

采集后尽快送检,避光,避免剧烈震荡和过大的温度变化,避免溶血。

4.样本处理

(1)采集后尽快分离血浆或血清,最好不超过2h,以2500～3000r/min离心5～8min分离血清或血浆检测。如样本不能及时检测,应妥善保存,并防止水分蒸发。最好采用新鲜血浆或血清,不主张用全血或尿液检测。

(2)样本避光保存。分离后的血浆或血清室温下放置不超过8h,否则应于2～8℃保存;超过48h则应于-20℃冰冻保存,可稳定3个月。冰冻保存后不能反复冻融。

(二)影响因素

1.分析前影响因素

(1)生理因素:①体内日间变化存在15％～30％的波动;②不同的人种检测结果有差异;③运动过后男性检测结果会增高,女性没有明显变化。

(2)生活因素:禁食48h可使检测结果升高1～2倍,用餐后检测结果增高15％,长距离

跑步后检测结果会升高

（3）药物因素：①使 DB 增高的药物有抗疟药、链霉素、右旋糖酐、新生霉素、组氨酸、利福平、维生素 C、左旋多巴等；②使 DB 降低的药物有巴比妥类药物等。

（4）采集因素：①阳光照射样本会使检测结果降低；②静脉止血带结扎 3min，可使检测结果增高 8%。

2. 分析中影响因素

（1）样本质量：明显溶血对检测结果有负干扰，脂浊有正干扰。

（2）技术能力：检测受反应体系 pH 的影响。

（三）参考范围

改良 JG 法：$0\sim3.4\mu mol/L$。

胆红素氧化酶法：$(2.57\pm2.56)\mu mol/L$。

（四）临床意义

DB 增高见于肝内或肝外胆道阻塞（胆石症、胆道癌、胰头癌、原发性胆汁性肝硬化）、肝细胞损害（各种急、慢性肝炎，特别是疾病晚期）、结合胆红素增高的高胆红素血症等。

三、血清总胆汁酸的检测

胆汁酸的生成和代谢与肝脏有十分密切的关系，血清胆汁酸水平是反映肝实质损伤的一个重要指标。血清总胆汁酸（totalbileacid，TBA）测定对肝病的诊断有十分重要的价值。胆汁酸分为初级胆汁酸和次级胆汁酸，两者均以游离型和结合型两种状态存在。肝细胞以胆固醇为原料合成的胆汁酸称为初级游离胆汁酸，初级胆汁酸有胆酸（CA）和鹅脱氧胆酸（CDCA）两种。两者分别与甘氨酸和牛磺酸等结合构成初级结合胆汁酸，初级结合胆汁酸主要有甘氨胆酸（CG）、甘氨鹅脱氧胆酸（CDCG）、牛磺胆酸和牛磺鹅脱氧胆酸四种。初级结合胆汁酸随胆汁入肠道后，在肠道细菌作用下，可水解脱去甘氨酸和牛磺酸重新生成胆酸和鹅脱氧胆酸。两者受肠道细菌作用分别转变为脱氧胆酸（DCA）和石胆酸，称为次级游离胆汁酸。次级游离胆汁酸经肠道吸收进入肝脏，再次与甘氨酸和牛磺酸等结合构成次级结合胆汁酸，次级结合胆汁酸主要包括甘氨脱氧胆酸、甘氨石胆酸、牛磺脱氧胆酸和牛磺石胆酸 4 种。所有胆汁酸都主要以钠盐或钾盐的的形式存在，所以习惯上往往把胆汁酸和胆汁酸盐两名词混用，胆汁酸盐也简称胆盐。肝脏对血流中的胆汁酸盐有很大的亲和性，其最大摄取力相当于磺溴酞钠（BSP）的 10 倍。因此，健康人门脉血流一次过肝，血液内胆汁酸盐几乎完全被摄取，溢入体循环的量极微（仅约 1%）。肝细胞损伤、肝血流量减少和肝内外门脉分流等，皆影响肝脏对胆汁酸盐的清除作用，从而使周围血中胆汁酸盐含量增加；胆管梗阻和胆汁淤滞时，胆汁酸盐反流入血，使胆汁酸盐浓度显著升高。因此，检查血、尿胆汁酸盐能反映肝脏的摄取、合成及排泄功能。很多证据表明这一功能障碍常常是早期肝病的表现。

（一）样本的采集及处理

血清、肝素或 EDTA 抗凝的血浆样本，尽量使用新鲜样本。已知血清中 TBA 的浓度在饭后上升，因此注意采血时间。不进行负荷试验时，应严守早晨空腹时采血。血清中胆汁酸在 4℃保存时 1 周内稳定。冷冻-20℃可保存 3 个月。

（二）原理（循环酶法）

胆汁酸会被 3α-羟甾醇脱氢酶（3α-HSD）以及 β-硫代烟酰胺腺嘌呤二核苷酸氧化型

(Thio-NAD)特异性地氧化,生成 3-酮类固醇以及 β-硫代烟酰胺腺嘌呤二核苷酸还原型(thio-NADH)。此外,生成的 3-酮类固醇在 3α-羟甾醇脱氢酶及 β-烟酰胺腺嘌呤二核苷酸还原型(thio-NADH)存在下,再生成胆汁酸及 β-烟酰胺腺嘌呤二核苷酸氧化型(thio-NAD)。如上所述,据循环酶而放大微量的胆汁酸量,测定在单位时间内生成的 β-烟酰胺腺嘌呤二核苷酸还原型(thio-NADH)在 405nm 处的吸光度变化,以求得胆汁酸的浓度。

(三)试剂组成

液体双试剂:

R1:β-硫代烟酰胺腺嘌呤二核苷酸氧化型、Goods 缓冲液。

R2:β-硫代烟酰胺腺嘌呤二核苷酸还原型、3β-羟甾醇脱氢酶、Goods 缓冲液、叠氮钠。

(四)分析操作

1. 样本/试剂体积比:S：R1：R2＝4：270：90。

2. 速率法,反应方向向上。

3. 主波长/副波长 405/600nm,加入 R2 后延迟期 1min,读数期 2min。

不同厂家生产试剂,试剂组成、分析参数略有不同。

(五)临床意义

1. 空腹血清 TBA 测定

血清 TBA 增高见于:①肝细胞损害,如急性肝炎、慢性活动性肝炎、中毒性肝炎、肝硬化、肝癌及酒精性肝病时显著增高,尤其是肝硬化时 TBA 阳性率明显高于其他指标。受损的肝细胞不能有效摄取和排泌经肠道回吸收的胆汁酸,导致血中 TBA 增高,肝细胞受损情况与血清 TBA 呈正比关系。疑有肝病但其他生化检查指标正常或轻度异常的患者应予以血清 TBA 测定。②胆道梗阻,如胆石症、胆道肿瘤等肝内、外胆管梗阻时胆汁酸排泄受阻,血清 TBA 增高。③门脉分流,肠道中次级胆酸经分流的门脉进入体循环,使血清 TBA 增高。④生理性增高,进食后血清胆汁酸可一过性增高。肠道疾病引起胆汁酸代谢异常时,可影响脂肪的消化吸收,轻者出现水样腹泻,重者则出现脂肪痢。胆汁中胆固醇的溶解度取决于胆汁酸和卵磷脂的含量和三者的比例关系,当胆汁酸、卵磷脂浓度降低或胆固醇含量增高时,胆汁中部分胆固醇不能溶解于其中,以结晶形式析出,形成胆固醇结石。

2. 餐后 2h 血清 TBA 测定

空腹时胆汁酸主要储存在胆囊中,大量胆汁酸在进餐后进入肠肝循环,肝脏摄取胆汁酸负荷加重。肝病患者血清胆汁酸在餐后升高较空腹时更明显。因此,餐后 2h 血清 TBA 测定优于空腹血清 TBA 测定。如餐后血清胆汁酸水平不升高,提示回肠部位病变或功能紊乱。

3. 血清胆酸/鹅脱氧胆酸(CA/CDCA)值

正常时肝脏降解 CA 较快,而肠吸收 CDCA 较多,因此血清 CA/CDCA 为 0.5～1。肝细胞损害时,主要表现为 CA 合成减少,而 CDCA 变化不大,因而 CA/CDCA 值降低,其降低程度与肝损害程度平行。梗阻性黄疸时,血清 CA 增高程度大于 CDCA,CA/CDCA>1.5。所以 CA/CDCA 值可作为肝实质病变与胆汁淤积性病变的鉴别指标。

(六)参考值

血清和血浆:0～10μmol/L。

（七）注意事项

肝硬化时，肝脏对胆汁酸的代谢能力减低，血清 TBA 在肝硬化的不同阶段均增高，增高幅度一般高于慢性活动性肝炎，即使在肝硬化晚期也如此。当肝病活动率降至最低时，胆红素、转氨酶及碱性磷酸酶等指标转为正常，但血清 TBA 仍维持在较高水平上。

四、肝细胞损伤酶的检测

肝脏是体内含酶最丰富的器官，肝细胞内含有多种高浓度的酶。肝细胞受损时，这些酶可渗漏到血液中。了解肝细胞内这些酶的组织定位和动态变化过程对不同类型肝胆疾病的诊断和治疗具有重要意义。能够反映肝细胞损伤和判断损伤程度的酶很多，目前临床上常用的有丙氨酸氨基转移酶、天冬氨酸氨基转移酶、γ-谷氨酰基转移酶、乳酸脱氢酶、谷氨酸脱氢酶等近 50 种。

（一）转氨酶

丙氨酸氨基转移酶（ALT）和天冬氨酸氨基转移酶（AST）是两种最常用的反映肝细胞损伤和判断损伤程度的酶。

（二）谷氨酸脱氢酶

谷氨酸脱氢酶（GDH）能催化谷氨酸脱氢生成相应的亚氨基酮酸，后者自发水解生成 α-酮戊二酸。GDH 是一种别构蛋白，为六聚体结构，由 6 种相同的亚基组成，相对分子质量为 336000，半衰期为 16h，存在于细胞线粒体基质中。GDH 是一种含锌的线粒体特异性酶，ADP 是该酶的活化剂，而金属离子（$Ag+$、$Hg+$）、金属螯合剂（如 EDTA）则抑制其活性。在正常人血清中 GDH 活力很低，以肝脏含量最高，其次为肾、胰、脑、小肠黏膜及心脏等。肝脏中的 GDH 浓度是心肌中的 17 倍，骨骼肌的 80 倍，胰腺的 28 倍。肝小叶中央区 GDH 内活力比肝小叶周围区高 1.7 倍，血清 GDH 可反映肝实质（尤其是小叶中央区）的坏死情况，其升高程度与线粒体损害程度相关。酒精性肝病时肝损害主要发生于肝中央小叶，因而血清 GDH 的测定可作为反映酒精性肝病的良好指标。

1. 测定方法

常用方法为连续监测法检测。α-酮戊二酸与氨根离子在谷氨酸脱氢酶的催化下生成谷氨酸，同时 NADH 被氧化为 NADP＋，NADPH 在 340nm 处有最大吸收峰，而 NADP＋在此波长下吸光度却最小，检测 NADPH 动态变化即可反应酶活性的高低。

2. 参考区间

男性 0～8U/L；女性 0～7U/L（连续监测法，37℃）。

3. 临床意义

GDH 主要存在于肝线粒体中，故可作为肝损害的特异性指标。因 GDH 是线粒体酶，集中分布在肝小叶的中央区域，在不侵犯线粒体的肝细胞损伤时 GDH 向外释放较少，血清中该酶活性多正常或轻度增高。当肝细胞坏死时，线粒体受损而释放出大量 GDH，血清中该酶活性显著增高。因此，GDH 是检测线粒体受损程度的指标，也是肝实质损害的敏感指标。

谷氨酸脱氢酶活性升高见于：①卤烷中毒致肝细胞坏死时，GDH 升高可达参考区间上限的 10～20 倍；酒精中毒时，GDH 升高比其他指标敏感。②急性肝炎 GDH 升高程度不如 ALT 明显。③慢性肝炎 GDH 升高可达参考区间上限的 4～5 倍。④肝硬化 GDH 升高可达参考区间上限的 2 倍。⑤肝癌、胆汁淤积性黄疸 GDH 正常。

4. 评价

连续监测法检测 GDH 时，可选用 NADPH，也可选用 NAPH，用 NADPH 取代 NADH，既可缩短反应时间，又能防止假阳性（因为血浆中有许多以 NADH 为辅酶的脱氢酶，用 NADH 时易产生不良反应）。由于 GDH 的肝脏特异性，肝脏疾病尤其涉及肝细胞线粒体损害时其活性显著增高，常用来检查线粒体的受损程度，是肝实质损害的敏感指标。

（三）胆碱酯酶

胆碱酯酶（ChE）是一类催化酰基胆碱水解的酶类，一种称为真性胆碱酯酶或乙酰胆碱酯酶（AChE），存在于中枢神经灰质、神经节等处，主要作用是特异性水解神经递质乙酰胆碱，使其失活；另一种称为假性胆碱酯酶（PChE）或丁酰胆碱酯酶存在于中枢神经白质、血浆、肝、胰、肠系膜和子宫等处。肝病患者肝细胞受损，致使肝细胞合成 ChE 减少，ChE 活力明显下降。

1. 测定方法

临床常规测定 ChE 主要有两种方法：一种是以乙酰胆碱为底物，利用 ChE 水解乙酰胆碱释放的乙酸使体系 pH 降低，以溴酚蓝或间-硝基酚等作为指示剂进行比色测定。此法简便快速，适用于急诊有机磷中毒的快速筛查，但准确度较差；另一种是以人工合成的底物测定胆碱衍生物的生成。丁酰硫代胆碱法和羟胺三氯化铁比色法都属于第二种方法。

（1）丁酰硫代胆碱法：PChE 催化丁酰硫代胆碱水解产生丁酸和硫代胆碱，硫代胆碱与无色的 5-硫代-2-硝基苯甲酸（DTNB）反应，生黄色的 5-巯基-2-硝基苯甲酸（5-MNBA），可在 410nm 处测吸光度。

（2）羟胺三氯化铁比色法：血清胆碱酯酶催化乙酰胆碱水解成胆碱和乙酸。未被水解的剩余乙酰胆碱与碱性羟胺作用，生成乙酰羟胺。乙酰羟胺在酸性溶液中与高铁离子作用，形成棕色复合物。根据颜色深浅计算出剩余乙酰胆碱含量，根据剩余的乙酰胆碱量可以算出酶所水解的乙酰胆碱量。后者与血清中酶活力成正比。由此可与标准氯化乙酰胆碱溶液测定结果比较，计算出血清胆碱酯酶活力浓度单位。

2. 临床意义

常用于肝损伤和有机磷中毒的诊断。

（1）有机磷中毒：两种 ChE 活性均减低，因为有机磷与 ChE 活性中心结合，使其丧失催化能力。一般以 AChE 活力降低作为诊断依据：有急性接触史而无明显临床症状者，降至正常均值的 70%；ChE 活性在 50%～70% 为轻度中毒；30%～50% 为中度中毒；30% 以下为重度中毒。亚急性及慢性中毒，AChE 可降至零，而症状体征不明显或不严重，此时应结合病史及临床表现综合判断。

（2）肝实质损害：肝脏具有合成胆碱酯酶的功能。肝实质性损伤时，ChE 合成降低；当肝功能恢复后，ChE 合成也随之逐渐转为正常。如急、慢性肝炎，肝硬化，肝癌，肝脓肿等肝功能不全时，ChE 明显减低。

（3）肾脏疾病（排泄障碍或合成亢进）：脂肪肝、甲亢、糖尿病等可出现 ChE 的增高。

3. 评价

（1）丁酰硫代胆碱法是目前常用的方法，具有简便、快速，易于自动化等优点，但只能测定血清 ChE，而不能测定红细胞 AChE。

(2)羟胺三氯化铁比色法要求全血必须充分抗凝,显色不稳定,室温超过 20℃时影响明显。

五、血氨检测

(一)样本采集

1. 患者准备

空腹采血,停止服用可能影响检测结果的药物。

2. 样本类型

隔绝空气抽肝素锂抗凝静脉血 5ml。

3. 样本运送

采集后立即混匀并置于冰水中,样本密封,立即送检,冷藏运送,避免溶血。

4. 样本处理

(1)采集后低温离心,推荐 20min 内完成检测。应尽量减少样本与空气接触。

(2)样本避光保存。分离后的血浆室温下放置不超过 8h,否则应于 2～8℃保存;超过 48h 则应于-20℃冰冻保存,可稳定 3 个月。冰冻保存后不能反复冻融。

(二)影响因素

1. 分析前影响因素

(1)生活因素:高蛋白质饮食后或运动后血氨浓度增高。

(2)采集因素:氨极易溢出,注意采集和实验全过程的密封。

(3)药物因素:使 NH3 增高的药物有苯妥英钠、利尿剂、铵盐、丙戊酸等。

2. 分析中影响因素

(1)样本质量:明显溶血对检测结果有负干扰,脂浊有正干扰。

(2)技术能力:实验用水、玻璃器材需做无氨处理,并防止环境中氨污染。

(三)参考范围

Nh3[连续监测法(37℃)]:18～72μmol/L。

(四)临床意义

(1)增高:见于:①肝脏严重病变,如重症肝炎、肝硬化、原发性肝癌;②门脉高压;③消化道出血;④尿毒症。

(2)降低:见于低蛋白质饮食、贫血。

六、Ⅲ型前胶原末端肽检测

Ⅲ型前胶原末端肽(PⅢP)是Ⅲ型前胶原在转为Ⅲ型胶原时在细胞外被肽酶切下氨基酸末端肽并释放入血。肝纤维化早期以Ⅲ型胶原增加为主,故血清中 PⅢP 水平增高代表Ⅲ型胶原合成代谢旺盛,对肝纤维化的早期诊断很有意义。

1. 测定方法

RIA 和 EIA 法检测。

2. 参考区间

41～163ng/ml。

3. 临床意义

血清 PⅢP 增高,对肝病而言,提示活动性肝纤维化。血中 PⅢP 除由肾脏排泄外,肝窦内皮细胞也摄取,因此当急性肝炎、慢性活动性肝炎、乙醇性肝硬化和肝功能损伤时,血清 PⅢP 可增高。另外,血清 PⅢP 水平随年龄变化较大,在儿童至青少年期,由于发育期蛋白质合成旺盛,血清中 PⅢP 明显增高。肝炎患儿与健康儿童的血清没有明显差异,无诊断价值。

4. 评价

血清 PⅢP 是肝纤维化的重要标志物。PⅢP 随儿童年龄增长而有所升高,对于诊断儿童肝疾病无意义。

七、Ⅳ型胶原及其分解片段检测

Ⅳ型胶原(collagentypeⅣ,CⅣ)是构成基膜的主要成分。肝纤维化时肝内 CⅣ 合成增多并大量沉积,导致肝窦的毛细血管化。组织中 CⅣ 由主三股螺旋区(TH)、其氨基酸端的四聚体(7S 胶原)和羧基端的二聚体(NC1)组成网状结构。测定血清中 7S 胶原、NC1 和 TH 含量,能反映基膜胶原降解的情况,但降解的增加常伴有更多的再合成。因此,这 3 项指标检测可反映基膜胶原更新率。

(一)测定方法

ELISA 及 RIA 法检测。

(二)参考区间

13～74ng/ml。

(三)临床意义

1. 血清 CⅣ 水平可以反映肝纤维化的程度及活动度

急性肝炎时,虽然有肝细胞严重受损,但无结缔组织增生,故血清 CⅣ 水平无明显增加。慢性肝炎、肝硬化等患者血清Ⅳ型胶原水平增高。

2. 用药疗效和预后判断

慢性丙型肝炎时,血清 CⅣ 不仅可以作为评价肝纤维化程度的一个重要指标,还可预测干扰素、抗丙型肝炎病毒抗体的疗效。干扰素的疗效与血清 CⅣ 水平、丙型肝炎病毒基因型相关,血清 CⅣ 大于 $20\mu g/L$ 时,干扰素治疗无效。

3. 其他

甲状腺功能亢进、中晚期糖尿病和硬皮病等与基膜相关的疾病血清 CⅣ 升高。

(四)评价

有研究表明在肝纤维化早期即可检测出 7S 升高,7S 和 NC1 含量在反映肝纤维化和肝细胞坏死方面优于 PⅢP。

八、血清透明质酸检测

(一)样本采集

1. 患者准备

空腹采血,停止服用可能影响检测结果的药物。

2. 样本类型

血清。不抗凝静脉血 3ml。

3. 样本运送

血液样本采集后尽快送检,运送过程中不要剧烈震动,避免过大的温度变化。

4. 样本处理

(1)血液样本采集后应尽快(2h 内)以 2500～3000r/min 离心 5～8min,分离血清后及时检测。如样本不能及时检测,应妥善保存,并防止水分蒸发。

(2)样本采集后 2h 内检测。血清样本,20～25℃可保存 7d;2～8℃可保存 1 个月;-20℃冰冻可保存半年以上。冰冻保存后不能反复冻融。

(二)影响因素

1. 分析前影响因素

样本中含有叠氮钠影响检测结果。

2. 分析中影响因素

(1)样本质量:样本要求新鲜。

(2)技术能力:固相载体的质量不统一,影响检测结果,因此试剂要求标准化,且每次操作要求有阴性和阳性参考血清做对照。

(三)参考范围

ELISA 法:<110μg/L。

(四)临床意义

血清透明质酸是肝纤维化的指标,可反应肝脏的损害程度,可与 PⅢP 联合应用。其增高见于肾胚细胞瘤、成纤维细胞和网状细胞肉瘤、间皮瘤、结缔组织病(如全身性硬皮病、类风湿关节炎、自发性骨髓纤维化、结节病等)、遗传性疾病和早衰综合征等。

(杜凤霞)

第三节　常见肝胆疾病的实验诊断

一、急性肝炎

急性肝炎(AH)分为急性黄疸型肝炎和急性无黄疸型肝炎。急性黄疸型肝炎病程的阶段性较为明显,多见于甲型肝炎和戊型肝炎。急性无黄疸型肝炎是一种轻型肝炎,可发生任一型病毒性肝炎。引起急性肝炎的因素常见的有感染(如病毒性肝炎)、中毒(药物及化学毒物)和乙醇等。

(一)主要化学病理改变

1. 急性肝炎的代谢紊乱

急性肝炎时,由于肝功能的急性损害,会导致多种物质的代谢紊乱,包括以下方面。(1)胆红素代谢紊乱:肝细胞受损,肝细胞对胆汁的摄取和分泌功能下降,再加上肝胆红素葡萄糖醛酸转移酶功能受损,使未结合胆红素不能转化为结合胆红素,故不能及时被排出体外。

(2)糖代谢紊乱:肝糖原合成减少,机体内糖原储备下降,机体能量储备减少。

(3)蛋白质代谢紊乱:肝功能受到严重损害时,蛋白质的合成功能受到影响,出现低蛋白血症。

(4)脂代谢紊乱:急性肝炎,肝功能尚能代偿时,多无明显脂代谢异常。

2. 血清酶学改变

急性肝炎时,根据肝细胞是否受损和严重程度,胞质和线粒体中某些含量丰富的酶类会不同程度地释放入血,使血清酶活性升高。比较常见的有 ALT、AST、ALP 和 GGT 等。

（二）实验室检查及评价

1. 血清酶

以血清 ALT 最为常用。各型急性肝炎在黄疸出现前 3 周，ALT 即开始升高，直至黄疸消退后 2～4 周才恢复正常。重型肝炎患者若黄疸迅速加深而 ALT 反而下降，提示肝细胞大量坏死。AST 的意义与 ALT 相同，但特异性较 ALT 低，检测 AST 同工酶可反映肝细胞受损的严重程度。血清 ALP 显著升高有利于肝外梗阻型黄疸的诊断和肝细胞型黄疸的鉴别。

2. 血清和尿胆色素

急性肝炎早期尿中尿胆原增加，黄疸期尿胆红素和尿胆原均增加，淤胆型肝炎时尿胆红素呈强阳性而尿胆原可阴性。黄疸型肝炎血清 CB 和 UCB 均升高，但前者幅度高于后者。

3. 凝血酶原时间（PT）

凝血酶原主要由肝合成，肝病时 PT 长短与肝损害程度呈正相关。

4. 血氨浓度

血氨浓度升高提示肝性脑病，但血氨浓度升高与急性肝炎的发生无必然联系。

二、慢性肝炎

慢性肝炎（CH）是指由不同病因引起的，病程至少持续 6 个月的肝脏坏死和炎症。临床上可有相应的症状、体征和肝生化功能检查异常，但也可无明显的临床症状，仅肝组织学有坏死和炎症。病情呈波动性或持续性，如不给予适当的治疗，部分患者可进展为肝纤维化和肝硬化。

（一）主要化学病理改变

在慢性肝炎时，肝细胞蛋白合成代谢减低，由于病程较长，肝脏合成清蛋白能力降低。$\alpha 1$-球蛋白、$\alpha 2$-球蛋白和 β-球蛋白是在肝脏内皮系统合成的；γ-球蛋白由淋巴系统产生，所以，在慢性肝炎时，A/G 会发生变化。清蛋白降低明显，A/G 减小，甚至倒置。此外，一些酶的合成也改变，如鸟氨酸氨，甲酰基转移酶、腺苷脱氨酶等的活性在慢性肝细胞损伤时可以增高；而 GGT、磷脂酰胆碱-胆固醇酰基转移酶、胆碱酯酶活性则在慢性肝病时因酶合成减少而降低。上述酶活性的改变也会影响机体的正常代谢。

（二）实验室检查及评价

1. 转氨酶

大多数慢性肝炎患者发病时 ALT 和 AST 水平升高，当疾病减轻或治疗有效时降至参考区间。长期的 ALT 或 AST 升高可反映疾病的严重程度，具有预后价值。AST 升高分类如下：轻度升高在参考区间 3 倍以下（或＜100U/L）；中度升高，为参考区间的 3～10 倍（或100～100U/L）；重度升高，大于参考区间的 10 倍（或＞400U/L）。转氨酶作为评价慢性肝炎分级的可靠性还需要进一步研究。

2. 其他血清酶学检查

如 ALP 和 GGT 在患慢性肝炎往往正常或者轻度升高，但在患肝硬化和疾病恶化时除外。GGT 在反映慢性肝细胞损伤及其病变活动时较转氨酶敏感。GGT 存在于肝细胞微粒体中，当慢性肝病有活动性病变时，诱导微粒体 GGT 合成增加。在急性肝炎恢复期 ALT 活性已正常，如发现 GGT 活性持续升高，提示肝炎慢性化；慢性肝炎即使 ALT 正常，如 GGT

持续不降,在排除胆道疾病情况下,提示病变仍在活动;慢性持续性肝炎 GGT 轻度增高;慢性活动性肝炎 GGT 明显增高;肝细胞严重损伤,微粒体破坏时,GGT 合成减少,故重症肝炎晚期或肝硬化时 GGT 反而降低。

3. 清蛋白和 A/G 值

在慢性肝炎时,Alb 降低明显、A/G 值倒置,这是慢性肝炎的重要特性。γ-球蛋白增高的程度可评价慢性肝病的演变及预后,慢性持续性肝炎的 γ-球蛋白正常或基本正常,慢性活动性肝炎及早期肝硬化时 γ-球蛋白呈轻、中度升高,若 γ-球蛋白增高达 40% 时提示预后不佳。

三、酒精性肝病

酒精性肝病(ALD)是由过度饮酒,特别是长期过度饮酒引起的肝脏损害。临床病理学可分为酒精性脂肪肝 AFL)、酒精性肝炎(AH)、酒精性肝纤维化(AC)。部分患者可在酒精性肝硬化的基础上演变为肝细胞癌(HCC)。在欧美等国家多见,近年来我国酒精性肝病发病率逐年上升,已成为仅次于病毒性肝炎而居第 2 位的肝脏疾病。

(一)主要化学病理改变

可能由于乙醇直接损伤、乙醇本身代谢影响肝细胞物质代谢平衡及代谢中间产物对细胞产生毒性效应所致。

1. 乙醛

乙醛是乙醇在肝内代谢的重要中间产物,对机体产生毒性作用,并产生系列化学病理改变。①乙醛可使肝细胞线粒体损伤,使呼吸链和脂肪酸氧化的能力降低;同时降低线粒体的乙醇代谢率,导致乙醛浓度再次上升,线粒体功能的进一步削弱,呼吸链和脂肪酸氧化的能力进一步降低形成恶性循环。②乙醛可与儿茶酚胺缩合形成四氢异喹啉,后者与吗啡前体物质结构类似,可能是成瘾的原因。③乙醛可使 5-羟色胺代谢障碍,结果产生具有幻觉作用的四氢-β-咔啉,可引起酒后的各种精神障碍。④具有使内源性儿茶酚胺释放的刺激交感神经的作用,可能是引起乙醇性心肌病的一个原因。⑤对肝和脑的辅酶 A 活性具有抑制作用,还能抑制脑内 Na+-K+-ATP 酶活性。⑥是慢性饮酒者维生素 B_6 缺乏的重要原因。⑦能引起乙醇戒断症状等。

2. 乳酸性酸中毒

乙醇经乙醇脱氢酶催化生成乙醛,再通过乙醛脱氢酶氧化生成乙酸。在上述生化反应中产生大量 H+,将 NAD+ 还原为 NADH,导致 NADH/NAD+ 值增加,进而产生一系列代谢紊乱。如丙酮酸被增多的 NADH 还原成乳酸,易导致乳酸性酸中毒。

3. 糖、蛋白质、水、电解质、维生素 D 及药物代谢的紊乱过量的乙醇在机体内还可引起乙醇性低血糖、蛋白质代谢障碍、水及电解质平衡紊乱、维生素代谢及药物代谢紊乱等。

(二)实验室检查和评价

1. 转氨酶

酒精性肝病时,AST 及 ALT 一般仅轻度升高,乙醇的毒性作用使肝细胞线粒体受损,mAST 释放入血,使血清 mAST 升高,因此酒精性肝病时以 AST 升高更明显,AST/ALT 值多在 2～5。AST/ALT>2.56 对诊断酒精性肝病的特异度为 51.8%,灵敏度为 52.5%。

2. γ-谷氨酰基转移酶

乙醇是肝细胞线粒体酶的诱导剂,慢性长期饮酒能使肝细胞合成 GGT 的能力增强,肝细胞释放 GGT 增多;戒酒后 GGT 迅速下降,但慢性酒精性肝硬化时不能降至正常。如果再次饮酒,血浆 GGT 浓度又迅速升高。GGT 诊断酒精性肝病的敏感性较高,但特异性不高。69％的慢性酒精中毒患者 GGT 升高,且增高程度较 AST 显著,禁酒后 GGT 可很快下降,甚至恢复正常,此与非酒精性肝损伤引起的 GGT 升高不同,可以此鉴别。

3. 谷氨酸脱氢酶

GDH 是一种仅存在于线粒体内的酶,肝脏的 GDH 主要分布于肝小叶中央区肝细胞的线粒体中。酒精性中毒伴肝细胞坏死时,GDH 的增高比其他指标敏感。但应注意区别,因为其他原因引起的慢性肝炎和肝硬化时引起的肝损伤也可导致 GDH 升高。

4. 血清糖缺陷转铁蛋白

血清糖缺陷转铁蛋白(CDT)是诊断 ALD 较好的一个指标。转铁蛋白在肝脏中合成并糖化,而乙醛可抑制转铁蛋白糖化产生 CDT。长期饮酒者 CDT 可占总转铁蛋白(TRF)的 5％～10％,CDT 与 TRF 比值增大。血清 CDT 检测为当前诊断长期饮酒的最佳实验室指标,其灵敏度达 60％～90％,特异度达 90％以上。CDT 在血清中的半衰期为 16d,无肝病的嗜酒者禁酒后 2～3 周血清 CDT 可降至正常水平,可用于戒酒者的随访。

5. 血清胆红素和凝血酶原时间

血清胆红素和凝血酶原时间可用于评价酒精性肝炎的严重程度,现常用指标为 Maddrey 判别函数(DF),即 4.6×(凝血酶原时间-对照值)＋血清总胆红素(mg/dL),当 DF＞32 时,提示近期病死率为 50％。此外,严重 ALD 患者可有血清胆红素水平升高、清蛋白水平下降、A/G 值下降,甚至倒置和胆碱酯酶活性下降,还可有高血糖、高血脂、高尿酸、低钾、低镁和低磷等电解质紊乱等非特异性生化代谢异常。

四、胆汁淤积性疾病

胆汁淤积是指由于肝内或者肝外原因导致胆流障碍,胆汁的成分不能正常地流入十二指肠,从而反流入循环血液,造成一系列病理生理改变。胆汁淤积在临床上往往有黄疸、皮肤瘙痒、尿色深、粪便颜色变浅和肝大等症状。引起胆汁淤积的病因,一般可分为肝内胆汁淤积和肝外胆汁淤积两类,但有时可有交叉。例如,原发性硬化性胆管炎可同时有肝外和肝内部分的病变,胆道结石虽以肝外为主,但有时可合并肝内胆管结石。血液生化检查可有胆汁酸、脂质、碱性磷酸酶和 5'-核苷酸酶等明显升高。肝脏组织病理学可见肝细胞有淤胆和羽毛状变性,毛细胆管扩张和胆栓形成等改变。

(一)主要化学病理改变

1. 高胆红素血症

肝细胞在胆红素摄取、转化和排泄过程中发挥重要作用,胆汁淤积致胆流障碍可引起血清胆红素升高,以直接胆红素升高为主。

2. 血清酶学改变

GGT 升高,主要原因可能是胆汁淤积时,GGT 排泄受阻,随胆汁逆流入血。

3. 物质代谢紊乱

慢性胆汁淤积脂质显著增高,特别是磷脂和总胆固醇。中性脂肪则为轻度增加,当肝病发展到晚期时,由于肝衰竭,肝脏合成磷脂和胆固醇减少,浓度降低。低密度脂蛋白升高,而高密度脂蛋白降低。胆汁淤积的肝脏分泌一些不寻常的脂蛋白,与血浆卵磷脂胆固醇酰基转移酶活力低下有关,如 LP-X。急性胆汁淤积时血清清蛋白和球蛋白水平正常,但是慢性胆汁淤积时清蛋白随着病情的进展逐渐降低。

(二)实验室检查及评价

1. 血清胆红素

特别是结合胆红素明显升高。

2. 血清酶学检查血清

ALP 常高于正常值的 3 倍或 3 倍以上。5′-核苷酸酶和 GGT 均有不同程度的增高。ALT 和 AST 轻度或中度增高。

3. 脂蛋白 X 和血清脂蛋白

在肝内和肝外胆汁淤积时均增高,具有鉴别诊断价值。与胆红素和碱性磷酸酶相比较,LP-X 出现较早,特异度高,它的测定不仅有助于阻塞性黄疸的诊断,而且对肝内、肝外阻塞的鉴别诊断、估计胆汁淤积的严重程度以及良性和恶性胆汁淤积的鉴别诊断均有重要帮助。肝内和肝外阻塞性黄疸患者 LP-X 几乎全部阳性,肝外胆道梗阻比肝内胆管阻塞引起的胆汁淤积程度更严重,一般认为肝内外的鉴别值为＞2000mg/L,大于这个值为肝外胆道阻塞,相反小于此值者为肝内胆管阻塞;完全阻塞明显高于非完全阻塞;恶性胆汁淤积时血清 LP-X 明显高于良性胆汁淤积时。无胆汁淤积的肝病患者则极少阳性,肝外其他疾病均为阴性。LP-X 的测定常与其他肝功能检查项目同时进行,以提高临床应用价值。

(杜凤霞)

第五章 造血功能障碍性贫血疾病检验

第一节 再生障碍性贫血

一、概述

再生障碍性贫血（AA）简称再障，是由于各种原因所致骨髓造血组织减少．造血衰竭，红骨髓被脂肪替代，而引起外周血全血细胞减少的一组造血干细胞疾病。再障的年发病率在我国约为 4/100000，发病年龄呈现 10～25 岁及＞60 岁两个发病高峰，没有明显的性别差异。

（一）病因

根据发病原因，再障分为先天性再障和获得性再障两种，以获得性再障居多，先天性再障罕见。先天性再障又称范科尼贫血（FA），是常染色体隐性遗传性疾病，特征为进行性骨髓造血衰竭伴多种先天性畸形。获得性再障又分为无明确病因的原发性再障和有病因可寻的继发性再障，两者发病率约各占一半。继发性再障的主要病因如下。

1. 药物因素

药物是最常见的发病因素。一些抗肿瘤的细胞毒药物、解热镇痛药和抗甲状腺药等均可引起再障；由氯霉素引起的药物性再障较常见，氯霉素不但可影响血细胞 DNA 及蛋白质合成减少，而且可引起过敏反应，导致骨髓抑制，多发生于服用氯霉素后数周或数月，也可在治疗过程中突然发生。

2. 化学毒物

在所有的化学毒物中，苯及其衍化物和再障发生的关系已被许多实验研究所证实；苯的骨髓毒性作用是其代谢产物所致，后者可作用于造血祖细胞，抑制其 DNA 和 RNA 的合成，并能损害染色体；苯中毒所致再障可呈慢性型，也可呈急性型，以后者居多；化学毒物和药物致再障对干细胞有遗传性缺陷者的敏感性增加。

3. 电离辐射

X 线、γ 线或中子可穿过或进入细胞，直接损害造血干细胞和骨髓造血微环境；长期超允许量放射线照射可致再障。

4. 生物因素

以肝炎病毒引起再障最为常见，此外还有 EB 病毒、微小病毒、HIV 等。

5. 免疫因素

再障可继发于胸腺瘤、系统性红斑狼疮和类风湿性关节炎等，患者血清中可检测到抑制造血干细胞的抗体；部分原因不明的再障可能也存在免疫因素。

6. 其他因素

如阵发性睡眠性血红蛋白尿症（PNH）、脑垂体功能减退症、妊娠等可并发再障。

（二）发病机制

再障的发病机制至今不完全清楚，发病呈明显的异质性，往往是多方面因素作用的结果,目前公认的发病机制如下。

1. 免疫机制

造血组织的免疫损伤是再障的主要发病机制之一;实验和临床研究提示部分患者骨髓衰竭的发生与其细胞及体液因素调节异常有关;约半数再障患者 T 细胞亚群异常,辅助 T 细胞/抑制 T 细胞比值倒置,去除 T 细胞后体外培养可见细胞集落增加;部分再障患者造血负调控因子异常,如细胞毒性 T 细胞产生过多干扰素-γ、肿瘤坏死因子-α 及 Fas 配体等,这些因子可抑制骨髓造血细胞的增生;部分患者应用了大量免疫抑制剂,自身造血功能获得了恢复。

2. 造血干细胞减少或有缺陷

应用细胞培养和动物实验证明再障患者的造血干细胞/祖细胞的数量减少,并有质的异常和增生分化障碍;临床上骨髓移植可使再障患者造血功能恢复。

3. 造血微环境缺陷

动物模型研究发现再障的基质细胞分泌的多种细胞因子出现紊乱,影响了造血干细胞的增生分化;一些再障患者的造血干细胞在体外培养体系中若给予适合的生长条件,能生成正常的集落;临床上有输入同基因骨髓而不能恢复造血功能的患者。这些均说明,部分再障患者的发病与骨髓造血微环境缺陷有关。

(三)临床表现

再障的临床表现是以全血细胞减少引起的进行性贫血、出血、感染为主要特点。出血和感染是死亡的重要原因。通常无肝、脾、淋巴结肿大,一般抗贫血治疗无效。国内根据其病程及临床表现和血常规、骨髓象特征将再障分为急性再障和慢性再障两种。

1. 急性再障

起病急,进展迅速,常以出血、感染和发热为首发及主要表现。疾病初始贫血常不明显,但随着病程发展,呈进行性加重。再障几乎均有出血倾向,60%以上有内脏出血,主要表现为消化道出血、血尿、眼底出血(常伴有视力障碍)和颅内出血等。皮肤、黏膜出血广泛而严重,且不易控制。病程中几乎均有发热表现。发热因感染所致,常在口咽部和肛门周围发生坏死性溃疡,从而导致败血症。肺炎也较常见。感染和出血互为因果,使病情日益恶化,若仅采用一般性治疗多数在一年内死亡。此型又称为重型再障-Ⅰ型。

2. 慢性再障

此型又称为轻型再障。起病缓慢,以出血为首发症状和主要表现。出血多限于皮肤黏膜,且不严重;可并发感染,但常以呼吸道为主,容易控制。若治疗得当,很多患者可获得长期缓解以至痊愈,但也有部分患者迁延多年不愈,病程可长达数十年。少数患者到后期出现急性再障的临床表现,称为重型再障-Ⅱ型。

(四)实验室检查

1. 血常规

以网织红细胞绝对值降低、全血细胞减少为主要特征,红细胞、粒细胞和血小板减少的程度和先后各病例有所不同。血涂片上红细胞形态多正常(MCV、MCH、MCHC 均正常),无嗜多色性红细胞和有核红细胞。各类白细胞均减少,中性粒细胞减少明显,淋巴细胞比例相对增高。血小板数量减少,血小板体积小,颗粒减少。①急性再障:血红蛋白可降至 30g/L 左右,网织红细胞<1%,绝对值<15×10^9/L,白细胞总数降到 1.0×10^9/L 左右,中性粒

细胞绝对值常<$0.5 \times 10^9/L$,血小板<$20 \times 10^9/L$。②慢性再障:血红蛋白下降速度较慢,多在 50g/L 左右,网织红细胞、中性粒细胞和血小板数量比急性再障高,达不到急性再障的程度。

2. 骨髓象

(1)急性再障骨髓穿刺易出现"干抽"。如能穿刺成功,骨髓穿刺液肉眼可见脂肪滴明显增多,骨髓液稀薄。多部位穿刺结果均显示有核细胞增生低下或重度低下。造血细胞(粒系、红系、巨核系细胞)明显减少,早期幼稚细胞减少或不见,巨核细胞减少或阙如,无明显的病态造血。淋巴细胞比值相对增高,比例高达80%以上,非造血细胞(包括纤维细胞、组织嗜碱细胞、网状细胞和脂肪细胞等)增多,可以成团出现,又称为"再障团"。如有骨髓小粒,染色后镜下为蜂窝状空架、空网状结构或为一团纵横交错的纤维网.其中造血细胞极少,大多为非造血细胞。

(2)慢性再障:受累骨髓呈向心性发展,先累及髂骨,后累及脊柱和胸骨,穿刺部位不同.骨髓象表现也不一致,但巨核细胞均减少。增生活跃的部位,红系代偿性增生,以核高度固缩的"炭核"样晚幼红细胞多见;粒系减少,主要为晚幼粒细胞及成熟粒细胞;巨核细胞减少(0 至数个),非造血细胞比例增大;骨髓小粒中非造血细胞相对增加,以脂肪细胞较多见。增生低下的部位,骨髓象变化与急性再障相似或较轻。骨髓涂片外观也有较多油滴。

3. 骨髓活检

骨髓增生程度减低,造血细胞减少(特别是巨核细胞减少),非造血细胞比例增加。造血组织与脂肪组织容积比降低(<0.34),并可见间质水肿、出血甚至液性脂肪坏死。再障患者骨髓活检有利于保持造血组织的天然结构,可判断红骨髓和脂肪组织的比例,便于了解有核细胞密度及其布局,避免外周血稀释而影响诊断结果,故骨髓活检对再障的诊断比骨髓涂片更有价值。

4. 其他检验

血清铁增高,骨髓铁染色可见细胞内、外铁均增加;中性粒细胞碱性磷酸酶(NAP)活性增高;体外造血干、祖细胞培养细胞集落明显减少或阙如;骨髓核素扫描可判断整体造血功能;将再障患者的血清与正常人骨髓细胞共同培养,有些患者血清能抑制正常人骨髓造血干、祖细胞的生长;T 细胞亚群测定,多数结果显示 CD_8 细胞增加,CD_4 与 CD_8 比值低于正常。这些检查主要用于不典型病例的诊断.有助于了解患者的发病机制和选择治疗方案。

(五)诊断和鉴别诊断

1. 诊断

国内再障的诊断标准(1987 年第四届全国再障学术会议修正)。

(1)全血细胞减少,伴有相应的临床表现。

(2)网织红细胞绝对值减少,淋巴细胞相对增多。

(3)无明显肝、脾、淋巴结肿大。

(4)骨髓至少有一个部位增生低下或重度低下(如增生活跃.则有巨核细胞明显减少及非造血细胞相对增多),骨髓油滴增加,骨髓小粒非造血细胞增多(有条件者应做骨髓活检,显示造血组织减少,脂肪组织增加)。

(5)能排除其他全血细胞减少的疾病,如 PNH、骨髓增生异常综合征(MDS)、急性造血功能停滞、骨髓纤维化、急性白血病、恶性组织细胞病等。

（6）一般抗贫血药物治疗无效。

不同类型的再障治疗原则和预后不同，临床上应根据患者的临床表现、血常规和骨髓象综合分折鉴别急性再障与慢性再障，见表 5-1。

表 5-1　急性再障与慢性再障的鉴别

	急性再障	慢性再障
起病	多急骤，常以感染、出血为首发症状或就诊原因	缓慢，常以贫血为首发症状就诊
贫血	进展快，患者不能耐受	进展慢，患者能耐受
感染	多见，较重，常合并败血症	少见，且较轻
出血	部位多，程度重，可见内脏出血	部位少．程度轻，多局限于体表
血常规	血红蛋白下降快．网织红细胞<1.0%，中性粒细胞<0.5×10^9/L，血小板<20×10^9/L	全血细胞减少较轻，血红蛋白下降较慢，网织红细胞、中性粒细胞及血小板减低，但达不到急性再障程度
骨髓象	多部位增生低下，三系造血细胞明显减少，非造血细胞相对增多	多部位穿刺，至少一个部位增生不良，巨核细胞明显减少；骨髓小粒中非造血细胞相对增多

2. 鉴别诊断

本病需与下列可出现全血细胞减少的疾病进行鉴别。

（1）阵发性睡眠性血红蛋白尿（PNH）：PNH 酸溶血试验（Ham 试验）阳性、中性粒细胞碱性磷酸酶积分不增高、流式细胞术检出 CD55 和 CD59 的表达缺陷等可与再障鉴别。

（2）MDS：MDS 中的难治性贫血主要症状为慢性贫血，全血细胞减少，需与再障鉴别。MDS 有病态造血，再障一般无病态造血。

（3）其他疾病：急性白血病、恶性组织细胞病、骨髓纤维化、骨髓转移癌、巨幼细胞贫血、脾功能亢进等疾病都可有外周血的三系减少，但患者体征中可有脾大、淋巴结肿大、骨压痛，外周血可出现幼稚红细胞和幼稚白细胞，骨髓象可见肿瘤细胞、白血病细胞和巨幼红细胞，这些特征与再障明显不同。

（高彦娥）

第二节　单纯红细胞再生障碍性贫血

一、概述

单纯红细胞再生障碍性贫血（PRCA）简称纯红再障，是以骨髓单纯红细胞系统造血障碍为特征的一组异质性综合征。

（一）病因

临床上按其病因分为先天性和获得性两大类，后者又分原发性和继发性两种。①先天性纯红再障：又称 Diamond-Blackfan 综合征，可合并染色体的畸变。②获得性纯红再障：自身免疫性或原因不明的原发性纯红再障；胸腺瘤、免疫异常的结缔组织疾病、某些溶血性贫血、感染、药物、恶性肿瘤或化学物质均可引起继发性纯红再障。纯红再障的发病机制不清楚,可能与免疫有关。

（二）临床表现

纯红再障的贫血呈逐渐发展的缓慢过程,有贫血的一般症状和体征,一般无出血、发热和肝脾大等症状,获得性纯红再障者常有原发病的症状。

1. 实验室检查

（1）血常规:外周血红细胞、血红蛋白显著减少,为正细胞正色素性贫血,MCV、MCH、MCHC 均在正常范围内,网织红细胞显著减少（<1%）或阙如。白细胞和血小板计数一般正常或呈原发病变化。

（2）骨髓象:为诊断 PRCA 最重要的实验室检查。骨髓有核细胞多数增生活跃,少数增生低下,粒红比值明显增高。红系增生低下,各阶段幼红细胞显著减少（<5%）或阙如,巨大原始红细胞未见。粒系、巨核系增生一般正常,但由于有核红细胞明显减少,所以粒系百分比相对增加,少数患者巨核细胞数可增加。红系、粒系及巨核系细胞的形态基本正常,无病态造血。

（3）其他检验:骨髓造血祖细胞培养 BFU-E 及 CFU-E 减少;Ham 试验和 Coombs 试验阴性;血清总铁结合力和铁蛋白增加;血及尿中红细胞生成素增多;血清中可有多种抗体。

2. 诊断和鉴别诊断

纯红再障的诊断主要依据临床表现、血常规和骨髓象特征。临床表现有一般贫血的症状,无出血、发热及肝脾大。细胞形态学特征为单纯红系的减少,网织红细胞显著减少,而粒系和巨核细胞系正常,无病态造血和髓外造血;有关溶血性贫血的实验室检查均为阴性。诊断纯红再障应注意与骨髓增生异常综合征（有病态造血）、急性造血功能停滞（有巨大原始红细胞）及骨髓取材不佳引起的红系明显减少加以鉴别。纯红再障诊断不难．但诊断确立后应分型,并积极寻找原发病及诱因以确定是否为继发性。注意发病年龄及有无先天畸形等,以考虑是否为先天性因素所致。

（高彦娥）

第三节　急性造血功能停滞

一、概述

急性造血功能停滞（AAH）又称再生障碍危象简称再障危象．是由于某种原因所致的自限性、可逆的骨髓造血功能急性停滞．血中红细胞及网织红细胞减少或全血细胞减少。

（一）病因

患者在原有疾病如慢性溶血性贫血、非溶血性血液病、非血液系统疾病基础上,又患感染（如上呼吸道感染或胃肠炎）、多种营养素缺乏和免疫调节紊乱,出现急性造血功能停滞。常在溶血性贫血或正常骨髓伴有感染、发热的患者中发生。目前认为病毒感染是本病的最主要诱因,现已证实人微小病毒、肝炎病毒、EB 病毒是致病的原因。此外,也可因患者服用某些药物,如氯霉素、苯妥英钠、磺胺类药物、秋水仙碱等影响了 DNA 的合成而致发病。

（二）临床表现

急性造血功能停滞临床表现不一。除原发疾病的症状外,当只有红系造血停滞时,患者可突然出现贫血或原有贫血突然加重;当有粒细胞系造血停滞和血小板减少时,可伴有高热(或原有发热加重)和出血倾向。本病预后良好,一旦去除诱因,危象即可解除,多数患者在支持治疗下 2～6 周内自然恢复。

二、实验室检查

(一)血常规

①贫血比原有疾病严重,多为重度贫血,血红蛋白常低至 30g/L,红细胞形态由原发病决定。网织红细胞急剧下降或阙如,恢复期可见上升。②白细胞数可正常,当伴有粒细胞减少时,淋巴细胞比例相对增高;中性粒细胞胞质内可见中毒颗粒和空泡变性,有的患者可见异型淋巴细胞。③血小板一般正常,当伴有巨核细胞造血停滞时,血小板明显减少。诱因去除后,以上血常规可逐渐恢复,先是网织红细胞和粒细胞上升,血红蛋白恢复较慢。

(二)骨髓象

①多数增生活跃,有的增生低下或重度低下。②当只有红系造血停滞时,幼红细胞严重减少或消失,以出现巨大原始红细胞为其突出特征,胞体呈圆形或椭圆形,直径 30～50μm;有少量灰蓝色胞质,含蓝色颗粒,出现空泡,周边有钝伪足;染色质细致网点状,核仁 1～2个,隐显不一。由于骨髓涂片全片中巨大原始红细胞较少,所以要注意观察,尤其是要注意在低倍镜下查找,以防误诊为纯红再障。③粒系大致正常,粒系由于幼红细胞严重减少,而呈相对性增多。当伴有粒系造血停滞时,粒系明显减少,可见核左移、中毒颗粒和空泡变性,可见巨大早幼粒细胞。④巨核系大致正常,当伴有血小板减少时,可见巨核细胞数量减少,多为颗粒型巨核细胞,有退行性变。有的患者三系均造血停滞,骨髓增生重度减低,粒系、红系和巨核系细胞均明显减少,非造血细胞比例增高,要注意与急性再障鉴别。

(三)其他检查

血清铁、血清转铁蛋白饱和度、红细胞生成素增高,当造血功能恢复时这些指标可恢复正常。

三、诊断和鉴别诊断

本病诊断需结合病史、用药史、血常规检查、网织红细胞计数及骨髓检查进行综合分析,通常可明确诊断。要注意与纯红再障、急性再障鉴别。本病骨髓象中能见到特征性的巨大原始红细胞和巨大早幼粒细胞、反应性异型淋巴细胞和组织细胞增多;本病只要消除病因,积极对症和支持治疗,短时间内骨髓常可恢复正常。

(高彦娥)

第六章　溶血性贫血疾病检验

第一节　红细胞膜缺陷性溶血性贫血

红细胞膜与一般的生物膜基本相同，有着十分复杂的生理结构。由脂质双层构成膜的支架，内外脂质呈不对称分布，蛋白质镶嵌在脂质双层中或衬于其内侧面，表现出不对称分布。细胞膜脂质和蛋白质大约各占一半。膜蛋白和脂质在脂质双层内部可自由侧向扩散。

膜脂质的不对称分布与膜的结构和功能密切相关，是维持红细胞正常形态的基础，脂质双层任一层的变化，都会使红细胞形态发生变化。如将溶血磷脂酰胆碱插入到脂质双层的外层，则红细胞变成棘状；若插入到内侧，则红细胞变成口形。膜内层脂质外翻可使红细胞膜抗原性发生变化，从而促进单核-巨噬细胞系统对红细胞的吞噬，也可激活补体，导致红细胞破坏。此外，氧化损伤也可破坏膜脂质的不对称分布，导致溶血发生。

膜蛋白质主要包括糖蛋白、骨架蛋白和酶，其在脂质双层两侧不对称性分布，保证了膜的不对称性、流动性和方向性。镶嵌于脂质双层中的蛋白质多为膜的离子通道，其中糖蛋白的多糖链伸向膜外，为蛋白质的抗原决定簇，也可起到保护膜的作用。位于膜脂质双层内侧的多种蛋白质组成膜的骨架网络，用 SDS-PAGE 可将各种膜蛋白分开，如膜收缩蛋白（含 α 亚基和 β 亚基）、肌动蛋白、铺蛋白（带 2.1 蛋白）、带 4.1 和带 4.2 蛋白、带 3 蛋白等。它们按一定规律组装成网络状结构，并与脂质双层密切联系，起着支持和稳定脂质双层的作用，维持着红细胞的正常形态、变形性、稳定性和膜脂质的流动性。此外，上述蛋白还与其他膜蛋白一起在维持红细胞内、外离子梯度和水平衡中起作用。红细胞膜上某种蛋白的量或结构一旦发生变化，红细胞的形态和功能即可出现异常，甚至导致红细胞寿命缩短或死亡。红细胞膜缺陷所致的溶血性疾病有遗传性球形红细胞增多症、遗传性椭圆形红细胞增多症、遗传性口形红细胞增多症以及获得性膜缺陷的阵发性睡眠性血红蛋白尿症等。

一、遗传性球形红细胞增多症

(一)概述

遗传性球形红细胞增多症(HS)是一种家族遗传性溶血性疾病，是遗传性红细胞膜缺陷症中最多见者。其临床特点为不同程度的溶血性贫血和脾大，外周血中可见较多的小球形红细胞，红细胞渗透脆性增高，脾切除能显著改善症状。

1. 病因与发病机制

HS 多为常染色体显性遗传，少数是常染色体隐性遗传，后者临床症状一般较重。约 1/4 的 HS 缺乏明显的家族史，可能与基因突变有关，其后代约 50% 将患 HS。基因异常引起的红细胞膜蛋白分子病变主要涉及膜收缩蛋白、锚蛋白、带 3 蛋白和带 4.2 蛋白等。其中锚蛋白缺乏最多见，其特点是同时有膜收缩蛋白缺乏，两者缺乏程度大致相同，此类 HS 锚蛋白缺乏是原发性的，而膜收缩蛋白缺乏是继发性的。显性遗传的 HS 两种蛋白为轻度缺乏，隐性遗传的 HS 两种蛋白为重度缺乏，带 3 蛋白缺乏仅见于显性遗传，其他几种蛋白缺乏少见。

膜骨架蛋白缺乏导致其与细胞膜之间的垂直连接缺陷,脂质双层不稳定,以出芽形式形成囊泡丢失,红细胞表面积减少,与体积比例降低,红细胞球形化。骨架蛋白缺陷还可以引起红细胞膜蛋白磷酸化及钙代谢缺陷,钠、水进入细胞增多,红细胞呈球形变。球形红细胞需要消耗更多的 ATP 加速过量钠的排出.细胞内 ATP 相对缺乏,同时钙-ATP 酶受抑制,钙易沉积于膜上,使膜的柔韧性降低。球形变、变形性和柔韧性减低的红细胞,在通过脾脏时易被截留并在单核-巨噬细胞系统内被破坏。当这种破坏不能被机体代偿时即出现溶血性贫血。

2. 临床表现

HS 任何年龄均可发病,临床表现轻重不一。多数 HS 在儿童期发病,轻型患者常到成年才被诊断,多数病例有阳性家族史。贫血、黄疸和脾大是 HS 最常见的临床表现,三者可同时存在.也可单独发生。感染或持久的重体力活动可诱发溶血加重,甚至发生再障危象或溶血危象。

(二)实验室检查

1. 血常规

血红蛋白和红细胞正常或轻度降低,白细胞和血小板正常。血涂片中可见胞体小、圆形、深染、中央淡染区消失的球形红细胞,平均直径 $6.4\mu m$(正常 $7.2\mu m$),平均厚度 $2.6\mu m$(正常 $2.13\mu m$)0 球形红细胞增加是 HS 典型的形态学特征。HS 患者外周血网织红细胞增加。50% 以上的 HS 患者 MCHC 增高,可能与红细胞处于轻度脱水状态有关。血涂片和阳性家族史有决定性诊断价值,但仍有 20%～25% 的患者较少见到典型的小球形红细胞,诊断有一定困难,需结合其他实验室检查综合分析诊断。

2. 红细胞渗透脆性试验

HS 红细胞渗透脆性增高,常于 $5.2～7.2g/L$ 的低渗盐水开始溶解,$4.0g/L$ 完全溶解。对约 25% 缺乏典型球形红细胞的 HS 患者,可选择敏感性更高的孵育后渗透脆性试验,孵育后脆性增高即可做出诊断。

3. 自身溶血试验(48h)

溶血>5%,温育前加入葡萄糖或 ATP 可明显纠正。

4. 红细胞膜电泳分析

SDS-PAGE 可得到红细胞膜蛋白各组分的百分率,约 80% 的 HS 患者可发现异常.多数为一种或多种膜蛋白缺乏。

5. 分子生物学技术

分子生物学技术可检出膜蛋白基因的缺陷。

(三)诊断和鉴别诊断

HS 临床表现和实验室检查均无特异性,诊断时应结合病史、临床表现和实验室检查综合分析。①血涂片中小球形细胞大于 10%,红细胞渗透脆性增加,有阳性的家族史,无论有无症状,本病的诊断可成立。②若外周血有较多小球形红细胞,红细胞渗透脆性增加,但家族史阴性,应排除自身免疫性溶血性贫血、不稳定血红蛋白病等原因所致的球形细胞增加后方可诊断。自身免疫性溶血性贫血患者可有 Coombs 试验阳性,但 HS 患者 Coombs 试验阴性;不稳定血红蛋白病有血红蛋白异常,但 HS 无。③若有阳性家族史,但外周血小球形红细胞不多(5％左右),需做渗透脆性试验、自身溶血试验、酸化甘油溶血试验等加以证实。④若外周血小球形红细胞不多,无阳性家族史,则诊断 HS 需借助较多试验,包括红细胞膜蛋白组分分析、基因分析等,并排除先天性非球形红细胞溶血性贫血等方可确诊。先天性非球形红细胞溶血性贫血有 G-6-PD 活性降低或缺乏,而 HS 患者 G-6-PD 活性正常。

二、遗传性椭圆形红细胞增多症

(一)概述

遗传性椭圆形红细胞增多症(HE)是一组由于红细胞膜蛋白分子异常引起的异质性、遗传性溶血病,其特点是外周血中存在大量的椭圆形成熟红细胞。HE 大多为常染色体显性遗传,极少数为常染色体隐性遗传,多数为杂合子,仅少数为纯合子。

1. 发病机制

本病的主要机制为膜收缩蛋白结构缺陷,影响了收缩蛋白二聚体自我连接形成四聚体的能力,膜骨架稳定性降低。HE 形成椭圆形红细胞的机制尚不十分清楚。其幼稚红细胞和网织红细胞形态正常,只有在从骨髓释放入血液循环后才能变成椭圆形。可能由于患者红细胞在通过微循环时因切变力的作用变成椭圆形后不能恢复正常;同时,红细胞由于膜骨架缺陷导致其膜稳定性降低,使红细胞容易被破坏。

2. 临床表现

遗传性椭圆形红细胞增多症的临床表现差异很大,贫血程度轻重不一,常见肝、脾大。隐匿型无明显症状,无贫血和溶血表现;溶血代偿型有慢性溶血,但骨髓可代偿,无贫血,有轻度的黄疸和脾大;溶血性贫血型,主要为纯合子,贫血、黄疸和脾大较为显著,在慢性溶血过程中可发生胆石症、再障危象或溶血危象。

(二)实验室检查

1. 血常规

呈轻重不等的溶血性贫血的血常规改变。外周血成熟红细胞呈椭圆形、卵圆形、棒状或腊肠形,细胞横径与纵径之比小于 0.78。椭圆形红细胞占 25％以上(常在 50％以上)。椭圆形红细胞硬度增加,中心淡染区消失,可伴有少数异形红细胞或球形红细胞。

2. 骨髓象

表现为增生性贫血的骨髓象。

3. 红细胞渗透脆性试验

大多正常,少数兼有球形红细胞增多患者其红细胞渗透脆性试验和自身溶血试验增高,且增高程度与球形细胞及异形细胞比例相关。

4. 红细胞膜蛋白分析

有助于膜分子病变的确定。

5. 分子生物学方法

检测某些膜蛋白基因突变。

(三)诊断和鉴别诊断

依据临床表现、红细胞形态(椭圆形红细胞＞25％)、家族调查,多数病例可明确诊断。无阳性家族史时,若椭圆形红细胞大于 50％也可明确诊断。椭圆形红细胞增多也可见于其他血液系统疾病,如缺铁性贫血、巨幼细胞贫血、骨髓纤维化、骨髓病性贫血、骨髓增生异常综合征、珠蛋白生成障碍性贫血等。上述疾病除了有少数椭圆形红细胞外,常伴有其他异形红细胞和特殊的临床表现,不能仅根据椭圆形红细胞的数量进行鉴别,阳性家族史是最有力的依据。

三、阵发性睡眠性血红蛋白尿症

(一)概述

阵发性睡眠性血红蛋白尿症(PNH)是一种获得性造血干细胞基因突变引起的良性克隆缺陷性疾病。其血细胞(红细胞、粒细胞及血小板)膜对补体异常敏感而被破坏,导致慢性持续性血管内溶血,时有急性阵发性、睡眠后血红蛋白尿发生,部分患者全血细胞减少。

1. 发病机制

本病主要由于造血干细胞 X 染色体上的磷脂酰肌醇聚糖 A 类(PIG-A)基因突变,引起细胞膜上糖化肌醇磷脂锚(GPI)合成障碍,使 GPI 锚蛋白减少或缺失。这些蛋白包括许多补体调节蛋白,如反应性溶血膜抑制因子(CD59)、衰变加速因子(CD55)等。CD59 是一种补体抑制蛋白,可抑制膜攻击复合物的形成,PNH 患者发病的重要因素之一是缺乏此抑制物。CD55 可以阻止补体系统中 C3 转化酶及 C5 转化酶的组装,保护细胞免受自身补体的攻击。PNH 患者细胞膜上缺乏此因子,加速细胞与 C3 转化酶的结合,加速细胞破坏。根据PNH 患者体内红细胞对补体敏感程度分为三型:①Ⅰ型细胞对补体的敏感性正常;②Ⅱ型细胞对补体中度敏感(为正常红细胞的 3~5 倍);③Ⅲ型细胞对补体高度敏感(为正常红细胞的 15~25 倍)。补体敏感细胞(主要是 PNHⅢ型细胞)的多少决定其临床表现严重程度及血红蛋白尿发作的频率。

2. 临床表现

PNH 患者一般起病缓慢,为慢性血管内溶血,多数以贫血为首发症状。血红蛋白尿频繁发作的病例,起病较急,其主要临床表现为血红蛋白尿。典型的血红蛋白尿是在睡眠后首次尿呈酱油色或浓茶色,一般持续两三天,可自行消退,重者可持续一至两周。但并非所有患者都有血红蛋白尿,也不是所有患者血红蛋白尿必然在睡眠后出现,血红蛋白尿可频繁发作或偶然发作。部分患者尿色可正常,但尿液隐血试验可持续呈阳性。部分患者(约 1/3 病例)可有皮肤出血、齿龈出血、发热等症状,可能与血小板减少有关。少部分可反复并发静脉血栓。约 20%PNH 患者可与再生障碍性贫血相互转化,绝大部分患者在再障过程中或痊愈后经一定时间转化为 PNH,少部分患者为 PNH 转化为再障,或同时具有 PNH 和再障的特点,以上情况统称为 PNH-AA 综合征。

(二)实验室检查

1. 血常规

PNH 患者大多有不同程度的贫血,呈正细胞或小细胞低色素性贫血(尿中铁丢失过多时),网织红细胞不同程度增高,血红蛋白尿频发者网织红细胞绝对值较正常者高约 4 倍,偶发者约为正常者的 2 倍,也有少数网织红细胞数正常或低于正常值。约有半数的病例白细胞总数及中性粒细胞减少,淋巴细胞相对增高,少数患者白细胞高于正常值。大多数病例血小板低于正常值,少数正常。约 50%病例表现为全血细胞减少。

2. 骨髓象

大部分病例骨髓增生活跃或明显活跃,红系增生活跃,约 10%病例增生减低或重度减低。增生程度随病情变化和穿刺部位不同可有明显差异,故增生低下者应注意穿刺部位,必要时做病理活检。

3. 溶血相关检查

(1)溶血存在的依据:血红蛋白尿发作期,尿液隐血试验阳性;尿含铁血黄素试验常持续阳性,对诊断 PNH 有重要价值。

(2)补体敏感的红细胞存在的依据:酸化血清溶血试验多数患者为阳性,特异性高,是诊断的重要依据,但敏感性差;蔗糖溶血试验阳性,较酸溶血试验敏感,但特异性较差,是 PNH 的筛选试验。流式细胞仪检测可发现 CD_{55} 或 CD_{59} 低表达的异常细胞群,气单胞菌溶素变异体检测 PNH 患者细胞因缺乏锚蛋白,Flaer 无法与之结合,故呈阴性,是诊断 PNH 最特异、敏感和准确的方法。

(三)诊断和鉴别诊断

1. 诊断标准

(1)临床表现:符合 PNH。

(2)实验室检查结果:①Ham 试验、蔗糖溶血试验、蛇毒因子溶血试验、尿含铁血黄素(或尿液隐血)试验等中凡符合下列任一情况即可诊断。a. 两项以上阳性。b. 一项阳性时,必须具备下列条件:两次以上阳性,或一次阳性,但操作正规、有阴性对照、结果可靠,即时重复仍为阳性者;有溶血的其他直接或间接证据,或有肯定的血红蛋白尿出现;能排除其他溶血,特别是遗传性球形红细胞增多症、自身免疫性溶血性贫血、G-6-PD 缺陷症和阵发性冷性血红蛋白尿症等。②流式细胞仪检查发现 CD59 或 CD55 阴性的中性粒细胞或红细胞>10%(5%~10%为可疑)或气单胞菌溶素变异体检测阴性。

临床表现符合,实验室检查结果具备①项或②项均可诊断。

2. 鉴别诊断

(1)部分 PNH 患者表现为全血细胞减少,易与再障混淆,鉴别主要依靠骨髓增生程度及 PHN 溶血的证据、细胞对补体敏感的证据。

(2)遗传性球形红细胞增多症有球形红细胞增加,红细胞渗透脆性增加,细胞补体敏感相关试验为阴性等表现,虽然某些诱因可诱导血管内溶血,但与睡眠无关,而 PNH 患者一般无球形红细胞增加,脆性不增加,补体敏感试验阳性。

(3)自身免疫性溶血性贫血患者直接抗球蛋白试验阳性,个别 PNH 患者可暂时为阳性,但复查后可转为阴性。④阵发性冷性血红蛋白尿症患者血红蛋白尿发作常见的诱因是寒冷,持续时间短,冷热溶血试验阳性。

(李璐)

第二节　红细胞酶缺陷性溶血性贫血

参与红细胞代谢的酶很多,引起溶血的主要是糖代谢相关酶。成熟红细胞的糖代谢主要有两条途径:糖酵解途径和磷酸戊糖旁路途径。糖酵解途径是红细胞获取能量的唯一途径,约95%的葡萄糖经此途径代谢,以维持红细胞的正常生理功能。磷酸戊糖旁路途径能产生还原型辅酶Ⅱ和谷胱甘肽,能清除机体代谢过程所产生的氧化性产物,防止血红蛋白及红细胞膜蛋白中的巯基被氧化。糖酵解途径中有 10 种酶的缺陷可引起溶血,以丙酮酸激酶缺陷较为常见。磷酸戊糖旁路途径有 7 种酶的缺陷可引起溶血,最常见的是葡萄糖-6-磷酸脱氢酶缺陷。另外,核苷酸代谢途径中酶的缺陷也可引起溶血。红细胞代谢途径中可引起溶血发生的酶见表 6-1。

表 6-1　红细胞代谢途径中引起溶血发生的酶

代谢途径	引起溶血的酶
糖酵解	己糖激酶、葡萄糖酸异构酶、磷酸果糖激酶、磷酸果-醛缩酶、丙糖磷酸异构酶、甘油醛-3-磷酸脱氢酶、磷酸甘油酸激酶、烯醇化酶、丙酮酸激酶、二磷酸甘油酸变位酶
磷酸戊糖旁路	葡萄糖-6-磷酸脱氢酶、6-磷酸葡萄糖酸脱氢酶、谷胱甘肽还原酶、谷胱甘肽过氧化物酶、谷胱甘肽合成酶、γ-谷氨酰半胱氨酸合成酶、谷胱甘肽-S-转移酶
核苷酸代谢	嘧啶-5′-核苷酸酶、腺苷酸激酶

红细胞酶缺陷多为遗传因素所致,酶的活性或酶的性质改变,导致红细胞代谢障碍。酶缺陷者常有程度不等的溶血,多表现为慢性非球形红细胞溶血性贫血。部分类型对多种氧化性物质敏感,可出现急性溶血过程。由于红细胞酶缺陷引起溶血的疾病有近 20 种,最常见的疾病为葡萄糖-6-磷酸脱氢酶缺陷症,其次是红细胞丙酮酸激酶缺陷症。

一、葡萄糖-6-磷酸脱氢酶缺陷症

(一)概述

葡萄糖-6-磷酸脱氢酶(G-6-PD)是 X 染色体上管家基因编码的一种细胞内酶,是红细胞磷酸戊糖旁路中第一个关键酶。该酶的活性降低或性质改变,可引起以溶血为主要临床表现的葡萄糖-6-磷酸脱氢酶缺陷症。本病是目前世界上最常见的红细胞酶缺陷性疾病,呈全球性分布,尤以地中海沿岸、中东地区、印度以及东南亚地区发病率高。在我国主要见于南方各省,广东、广西、云南、四川、福建、台湾等省(自治区)发病率较高。

1. 病因和发病机制

G-6-PD 缺陷症是 X 连锁不完全显性遗传病,男性杂合子和女性纯合子有显性表现,G-6-PD 活性明显减低或完全缺乏,可出现临床表现。女性杂合子为隐性表现,G-6-PD 活性可轻度减低,多无明显临床表现。

在正常红细胞磷酸戊糖旁路途径中,G-6-PD 能使葡萄糖-6-磷酸氧化脱氢,同时可使氧化型辅酶Ⅱ(NADP+)还原为还原型辅酶Ⅱ(NADPH)。NADPH 是体内重要的还原物质,可使氧化型谷胱甘肽(GSSG)还原为还原型谷胱甘肽(GSH),GSH 可清除代谢过程中产生的氧化性产物。当红细胞 06-PD 缺陷时,NADPH 生成减少,细胞内 GSH 下降,代谢产生的活性氧可将血红蛋白巯基(-SH)氧化,导致血红蛋白变性,形成的变性珠蛋白小体(Heinz 小体)附着于红细胞膜上,引起膜的损伤,红细胞变形能力降低,容易被脾脏阻留和清除,从而导致溶血的发生。NADPH 的不足不但影响 GSH 的生成,更重要的是不能维持过氧化氢酶的活性,过氧化氢酶比 GSH 对过氧化物的清除更有效。过氧化物的积聚除了对血红蛋白巯基有作用,膜蛋白的巯基也可因氧化而减少,造成红细胞膜脂质过氧化损伤,红细胞膜的变形能力降低;同时改变了红细胞膜表面的抗原性,使红细胞易被单核-巨噬细胞识别而吞噬,最终导致溶血的发生。

2. 临床表现

由于 06-PD 基因突变的差异以及引起红细胞破坏的诱因不同,G-6-PD 缺陷症可分为以下几种临床类型。

(1)蚕豆病:G-6-PD 缺乏者食用蚕豆、蚕豆制品或接触蚕豆花粉后发生的急性溶血性贫血。蚕豆中的蚕豆嘧啶葡糖苷和异戊氨基巴比妥酸葡糖苷等具有强氧化作用,可导致 G-6-PD 缺乏的红细胞破坏。本病多见于 10 岁以下男孩,在南方地区 3～5 月蚕豆成熟季节易发。患者进食后数小时至 1～2d 内发生急性血管内溶血,出现寒战、惊厥、血红蛋白尿、黄疸、贫血,甚至全身衰竭、昏迷等症状。该病是遗传性 G-6-PD 缺陷症的常见类型。

(2)药物性溶血:G-6-PD 缺乏者服用具有氧化性的药物后可引起急性溶血。已知伯氨喹啉等抗疟药、磺胺类药、解热止痛药、呋喃类药、水溶性维生素 K 等可诱发该病。患者服药后 1～3d 出现急性血管内溶血,临床症状与蚕豆病相似。

(3)感染性溶血:某些细菌感染(如伤寒、细菌性肺炎)和病毒感染(如病毒性肝炎、流感、病毒性咽峡炎、腮腺炎等)可引起 GHKPD 缺乏者发生急性溶血,一般在感染后数日出现,临床表现与蚕豆病相似。

(4)新生儿 G-6-PD 缺陷性溶血:新生儿 G-6-PD 缺陷症占新生儿高胆红素血症的 40%以上,可无任何诱因,或有感染、窒息、缺氧等诱因,多于出生后一周内出现黄疸。

(5)遗传性非球形红细胞溶血性贫血(CNSHA):它是一组红细胞酶缺陷所致的慢性溶血性贫血。以 G-6-PD 缺乏最为常见。患者有不同程度的慢性自发性血管外溶血,表现为贫血、黄疸、脾大,感染或药物可加重溶血。

(二)实验室检查

红细胞酶缺陷症具有典型的增生性贫血的特征,除遗传性非球形红细胞溶血性贫血具有慢性血管外溶血的实验室特征外,其他各型患者平时都无明显异常改变,在诱因的作用下出现急性溶血时,可表现出血管内溶血共同的实验室特征。

1. 血常规检查

红细胞和血红蛋白浓度减低,网织红细胞明显增高,外周血涂片红细胞形态无明显异常,白细胞和血小板多正常。

2. 骨髓检查

增生性贫血骨髓象,以红系增生为主,细胞形态无明显改变。

3. 溶血的检查

血清胆红素增高,以直接胆红素增高为主,尿胆原增高。急性溶血时血清游离血红蛋白增高,高铁血红素清蛋白增高,结合珠蛋白降低,并可出现血红蛋白尿或含铁血黄素尿。

4. 特殊检查

主要是 G-6-PD 活性测定,根据临床需要分为筛查试验和确诊试验。

(1)G-6-PD 缺陷症的筛查试验:目前主要有高铁血红蛋白还原试验、荧光斑点试验、硝基四氮唑蓝纸片法、变性珠蛋白小体检查等。对于 G-6-PD 有缺陷的杂合子,上述筛查试验均不易检出。作为群体普查应先进行高铁血红蛋白还原试验筛查,再对初筛阳性的标本进行 G-6-PD 活性定量测定。

(2)G-6-PD 缺陷症的确诊试验:主要是 G-6-PD 活性的定量检测,使用的方法有改良的 WHO 推荐方法、四唑氮蓝定量法、快速分光光度法、G-6-PD/6-P-GD 比值法等。杂合子患者 G-6-PD 活性为中间缺乏,纯合子患者 G-6-PD 活性为严重缺乏。

目前,编码 G-6-PD 的 DNA 一级分子结构已完全清楚,采用分子生物学技术可进行基因分析,采用限制性内切酶可检测 G~6-PD 基因片段长度多态性,采用 PCR 确定基因的酶缺陷型,可找出基因突变位点。

(三)诊断和鉴别诊断

G-6-PD 缺陷症的诊断主要依靠实验室对红细胞 G-6-PD 活性的检查,其实验室诊断标准如下。①1 项筛查试验结果表明 06-PD 活性为严重缺乏。②G-6-PD 活性定量测定,其活性较正常平均水平降低大于 40%。③2 项筛选试验结果表明 G-6-PD 活性均为中间缺乏。④1 项筛查试验结果活性属中间缺乏,加上变性珠蛋白小体试验阳性(40% 以上的红细胞内至少含 5 个 Heinz 小体),并排除其他溶血病因。⑤1 项筛查试验结果活性属中间缺乏,伴有明确的家族史。符合上述任何一项均可诊断为 G-6-PD 缺陷症。结合病史、诱因、临床表现和溶血的证据,可确定临床类型。本病临床上主要与先天性红细胞膜异常和血红蛋白异常性疾病进行鉴别,通过实验测定红细胞 G-6-PD 活性,不难做出鉴别。

二、红细胞丙酮酸激酶缺陷症

(一)概述

红细胞丙酮酸激酶缺陷症(PKD)是控制丙酮酸激酶(PK)的基因先天性缺陷,导致 PK 活性降低或性质改变而引起的溶血性贫血。PKD 为常染色体隐性遗传,纯合子和双重杂合子表现为溶血性贫血,单纯杂合子无临床表现或症状极轻。PKD 分布广泛,世界各地均有发病,日本和北欧多见,我国也有报道。其发病率在遗传性红细胞酶缺陷疾病中仅次于 G-6-PD 缺陷症,为红细胞糖酵解途径中最常见的红细胞酶缺陷。

(二)发病机制

丙酮酸激酶(PK)是红细胞糖酵解途径中三个关键酶之一,其作用是将磷酸烯醇式丙酮酸的高能磷酸键转移给 ADP,产生 ATP。PK 缺乏时,ATP 产生减少,糖酵解途径的各种中间产物堆积,红细胞的代谢异常,功能障碍,变形性降低,红细胞表面抗原性发生改变,容易被单核-巨噬细胞吞噬而引起血管外溶血。

(三)临床表现

PKD 为慢性遗传性非球形红细胞溶血性贫血。新生儿可出现高胆红素血症,黄疸及贫血都比较严重。成人症状较轻,以贫血、黄疸、脾大为主要表现。少数病例可因感染出现溶血加重,甚至急性造血停滞。

(四)实验室检查

PKD 呈慢性溶血过程,具有增生性贫血和血管外溶血的实验室特征。

1. 血常规检查

红细胞和血红蛋白中度至重度减低;网织红细胞增高明显,常在 2.5%~15% 之间;外周血涂片大红细胞增多,可见皱缩红细胞、棘形红细胞;白细胞和血小板正常。

2. 骨髓检查

显示增生性骨髓象,以红系增生为主。

3. 溶血的检查

血清总胆红素增高,以直接胆红素增高为主,尿胆原增高。

4. 特殊检查

（1）PK 荧光斑点试验：特异性不高，PKD、白血病、MDS 都可出现异常结果，只能用于筛选试验。

（2）自身溶血及纠正试验：其溶血不被葡萄糖纠正，可被 ATP 纠正。

（3）糖酵解的中间代谢产物 2,3-DPG：其含量是否增高可反映 PK 的活性。

（4）PK 活性定量检测：PKD 的确证试验。⑤PK 基因分析进行确诊。

（五）诊断和鉴别诊断

红细胞丙酮酸激酶缺陷症在实验室主要通过红细胞 PK 活性的测定进行诊断。

①PK 荧光斑点试验属严重缺乏。②PK 荧光斑点试验属中间缺乏，但伴有明显家族史和（或）有中间代谢产物的增高。③PK 活性定量测定属纯合子范围。④PK 活性定量测定属杂合子范围，但伴有明显家族史和（或）有中间代谢产物的增高。符合上述四项中任何一项即可确定实验室诊断。结合临床表现和溶血的存在不难做出诊断。

本病临床上主要需与先天性红细胞膜异常和血红蛋白异常性疾病进行鉴别，可通过对红细胞 PK 活性的测定加以鉴别。

（李璐）

第三节　血红蛋白病

血红蛋白病是由于生成血红蛋白的珠蛋白肽链的结构异常或合成肽链速率的改变，而引起血红蛋白功能异常所致的以溶血性贫血为主要表现的一组疾病。血红蛋白是红细胞的主要功能成分，由 4 条珠蛋白肽链和 4 个亚铁血红素组成。珠蛋白的合成由遗传基因决定，当控制基因发生缺失或突变，珠蛋白合成障碍或结构异常，导致红细胞形态、结构、功能改变，破坏加速。血红蛋白病为世界上最常见、危害最为严重的单基因遗传病，被 WHO 列为严重危害人类健康的六大疾病之一。

血红蛋白病分为以下几种：①珠蛋白生成障碍性贫血，是因调节珠蛋白合成速率的遗传基因缺陷所致的某种珠蛋白合成不足，主要包括 cr 珠蛋白生成障碍性贫血和 P-珠蛋白生成障碍性贫血；②异常血红蛋白病，是因控制珠蛋白合成的遗传基因发生突变，致使珠蛋白肽链的氨基酸结构异常。中国人异常血红蛋白病少见，但珠蛋白生成障碍性贫血则很常见。

一、珠蛋白生成障碍性贫血

组成人类血红蛋白的珠蛋白肽链常见的有 α、β、γ、δ 四种，分别合成 HbA（$\alpha_2\beta_2$），HbF（$\alpha_2\gamma_2$）和 HbA$_2$（$\alpha_2\delta_2$）。正常成人以 HbA 为主，约占 97％，HbA$_2$ 占 2％～3％，HbF 不足 1％。HbF 是胎儿期的主要血红蛋白，出生时约占 75％，随着 β 链合成的增加，逐渐被 HbA 取代，6 个月时 HbF 降至 5％。

由于基因的缺失或突变，引起至少一种珠蛋白肽链合成减少或阙如而出现的病理状态称为珠蛋白生成障碍性贫血，又称地中海贫血或海洋性贫血。由于珠蛋白基因畸变的多态性，本病可表现出多种类型。一般根据珠蛋白肽链缺陷的种类进行命名，如 α 链缺陷者称为 α-珠蛋白生成障碍性贫血，β 链缺陷者称为 β-珠蛋白生成障碍性贫血，δ 链和 β 链同时缺陷则称为 δβ-珠蛋白生成障碍性贫血，以此类推。珠蛋白生成障碍性贫血是一组常染色体不完全显性遗传性疾病，在我国主要分布在长江以南地区，广东、广西、海南等省（自治区）发病率较高。据统计,广东省人群中珠蛋白生成障碍性贫血基因携带率已超过 11％。其中 α-珠蛋白生成障碍性贫血基因携带率为 8.53％,β-珠蛋白生成障碍性贫血基因携带率为 2.54％。

（一）CT 珠蛋白生成障碍性贫血

1. 病因与发病机制

α-珠蛋白生成障碍性贫血是由于 α-珠蛋白基因的缺失或突变,导致 α-珠蛋白肽链合成减少或阙如。在以 HbF 为主的胎儿期,由于 α 链的缺失,过剩的 γ 链聚合形成 γ_4,合成 HbBarts。HbBarts 不能携氧,常导致胎儿在宫内窒息死亡。未死亡的胎儿也因长期缺氧,生长发育受到严重影响,出生后可因胎儿水肿综合征在围产期死亡。出生后,γ 链合成减少,β 链取而代之,过剩的 β 链聚合成 β_4,合成 HbH。HbH 是一种不稳定的血红蛋白,在红细胞内易形成包涵体,沉积在红细胞膜上,红细胞的寿命明显缩短,出现慢性溶血和骨髓造血代偿性增强。HbH 与氧的亲和力极强,不利于氧的释放。但由于 HbH 含量一般在 30％ 以下,不足以危及婴儿生命,婴儿出生后仍能存活和成长。

控制 α-珠蛋白合成的基因位点有四个,每条染色体上有两个。由于 α 基因缺失程度的差异,α-珠蛋白生成障碍性贫血可出现四种表型。①HbBarts 胎儿水肿综合征;②血红蛋白 H 病;③轻型 α-珠蛋白生成障碍性贫血;④静止型 α-珠蛋白生成障碍性贫血。各表型与基因型之间的关系见表 6-3。

表 6-3　α-珠蛋白生成障碍性贫血基因型与表型(或疾病)的关系

表型/疾病		基因型
HbBarts 胎儿水肿综合征	纯合子	$\alpha^0/\alpha^0\ (--/--)$
血红蛋白 H 病	双重杂合子	$\alpha^0/\alpha^+\ (--/-\alpha)$
轻型 cr 珠蛋白生成障碍性贫血	杂合子	$\alpha^0/\alpha\ (--/\alpha\alpha)$
	纯合子	$\alpha^+/\alpha^+\ (-\alpha/-\alpha)$
静止型 α-珠蛋白生成障碍性贫血	杂合子	$\alpha^+/\alpha\ (-\alpha/\alpha\alpha)$

2. 临床表现

由于珠蛋白生成障碍性贫血基因型的多样性,其临床严重程度差异极大。

（1）HbBarts 胎儿水肿综合征:胎儿常于 30～40 周时流产、死胎或娩出后半小时内死亡,胎儿全身水肿,肝脾大,重度贫血,轻度黄疸,胎盘巨大且质脆。

（2）血红蛋白 H 病:患儿出生时无明显症状,婴儿期以后逐渐出现贫血、疲乏无力、肝脾大及轻度黄疸。由于骨髓代偿性增生导致骨骼变大,颅骨改变尤为明显,表现为头颅变大、额部隆起、颧高、鼻梁塌陷,两眼距离增宽,形成“地中海贫血的特殊面容”。

（3）轻型 α-珠蛋白生成障碍性贫血:患者无症状或仅有轻度贫血。

（4）静止型 α-珠蛋白生成障碍性贫血:患者一般无症状。

3. 实验室检查

（1）HbBarts 胎儿水肿综合征脐血血红蛋白明显降低,成熟红细胞明显大小不等,呈小细胞低色素改变,靶形红细胞、有核红细胞多见,网织红细胞明显增加;HbBarts＞70％,HbH5％～10％,HbPortland10％～15％。

（2）血红蛋白 H 病：血常规和骨髓象的改变类似重型 β-珠蛋白生成障碍性贫血，MCV、MCH 均降低，红细胞大小不等，形态改变明显，呈小细胞低色素改变，靶形红细胞易见。HbH5％～30％，有少量 HbBarts，HbA$_2$ 和 HbF 含量正常或稍低，新生儿 HbBarts 达 15％以上，红细胞包涵体生成试验阳性。

（3）轻型 α-珠蛋白生成障碍性贫血：可见红细胞大小不等和形态异常；MCV、MCH 轻度降低；红细胞渗透脆性降低；HbA$_2$ 和 HbF 含量正常或稍低。患儿脐血 HbBarts 含量 5％～15％，于出生后 6 个月完全消失；红细胞包涵体生成试验阳性。

（4）静止型 α-珠蛋白生成障碍性贫血：红细胞形态正常，出生时脐带血中 HbBarts 含量 1％～2％，但 3 个月后即消失。

4. 诊断

珠蛋白生成障碍性贫血的诊断主要依据临床表现、血液学改变和遗传学检查三个方面。

（1）临床表现：重型患者特征明显，包括死胎、早产、胎儿苍白、水肿、黄疸、肝脾大；中间型患者贫血、黄疸、肝脾大伴特殊的"地中海贫血面容"。

（2）血液学改变：外周血红细胞呈小细胞低色素改变，伴靶形红细胞出现，血红蛋白电泳出现异常的 HbBarts 和（或）HbH 区带是诊断本病的重要依据。

（3）基因诊断：α-珠蛋白生成障碍性贫血主要是 α-珠蛋白基因缺失或突变所致。可利用 Southern 印迹杂交分析和 PCR 方法检测基因缺失，通过对绒毛膜细胞或羊水细胞、胚胎脐血的基因诊断进行产前筛查，以防止纯合子患儿的出生。

（二）β-珠蛋白生成障碍性贫血

1. 病因与发病机制

β-珠蛋白生成障碍性贫血，即 β 地中海贫血是珠蛋白生成障碍性贫血中发病率最高的类型。第 11 号染色体上控制珠蛋白链合成的基因突变，β-珠蛋白链合成受到抑制，杂合子的 α 链的合成速度比 β 链快 2.0～2.5 倍，纯合子的 α 链合成的速度超过 β 链更多，甚至可完全没有 β 链合成。多余的 α 链聚合成不稳定的四聚体，而 δ、γ 链代偿性增多，多余的 α 链与 δ、γ 链聚合形成 HbA$_2$ 和 HbF 而使之含量增加。不稳定的血红蛋白易在细胞内形成 α 链包涵体及出现靶形红细胞，形成的包涵体附着于细胞膜使红细胞僵硬易被破坏而溶血，可导致无效造血和溶血性贫血。β-珠蛋白生成障碍性贫血有两种基因型：β$^+$ 为杂合子，能合成部分 β 链；β^0 为纯合子，β 链完全阙如。杂合子往往表现为轻型或中间型，纯合子表现为中间型或重型。临床上还可见两种或两种以上基因缺陷的复合型。因此，β-珠蛋白生成障碍性贫血的临床症状常表现出多样性。

2. 临床表现

（1）重型 β-珠蛋白生成障碍性贫血：又称 Cooley 贫血。患儿出生时无症状，3～6 个月开始出现症状，呈慢性进行性贫血，面色苍白、肝脾大、发育不良，常有轻度黄疸。上述症状随年龄增长而日益明显，需靠频繁的输血维持生命，常于未成年时夭折。年龄较大的患儿可呈珠蛋白生成障碍性贫血的特殊面容。当并发有含铁血黄素沉着时，因过多的铁沉着于心肌和其他脏器而引起相应脏器有被损害的表现，其中最严重的是心力衰竭，它是贫血和铁沉着造成心肌损害的结果，是导致患儿死亡的重要原因之一。

（2）中间型 β-珠蛋白生成障碍性贫血：多于幼童期（2～5 岁）出现症状，生长发育迟缓。常有轻至中度贫血，少部分有重度贫血、肝脾大，骨骼改变较轻。

(3)轻型β-珠蛋白生成障碍性贫血:本型不易被发现,患者无症状或有轻度贫血,脾不大或轻度肿大。

3.实验室检查

(1)重型:血常规呈小细胞低色素性贫血,红细胞大小不均、形态不一,可见较多靶形红细胞(≥10%)、有核红细胞和红细胞碎片;网织红细胞增高(5%~15%);骨髓红系增生明显,以中、晚幼红细胞增多为主;红细胞渗透脆性明显减低;HGB<60g/L,电泳显示 HbF 含量明显增高,可达 30%~90%,是诊断重型 β-珠蛋白生成障碍性贫血的重要依据。

(2)中间型:血常规和骨髓象改变同重型,HGB60~100g/L,MCV 明显降低,网织红细胞增高,红细胞渗透脆性减低;HbF 含量>3.5%。此型患者的特点是临床症状与实验检查结果往往不同步。

(3)轻型:血红蛋白>100g/L,红细胞呈轻度小细胞低色素改变,可有少量靶形红细胞,MCV<80fL,MCH<27pg,网织红细胞 2%~5%,红细胞渗透脆性降低,HbA$_2$>3.5%,HbF 正常或轻度增高(<5%)。

4.诊断

β-珠蛋白生成障碍性贫血的临床诊断主要依据临床表现、血液学改变和遗传学检查三个方面。

(1)临床表现:重型患者表现明显。患者发病年龄、贫血、黄疸,肝脾大,伴随骨髓代偿性增生的"地中海贫血的特殊面容",都可作为诊断该病的参考依据。

(2)血液学改变:外周血红细胞呈小细胞低色素改变,伴靶形红细胞,血红蛋白电泳显示 HbF 含量增高是诊断本病的必备条件。

(3)基因诊断:基因分析能确定基因突变类型,可作为基因分型和确诊的依据。β-珠蛋白生成障碍性贫血主要为点突变型,是一组高度异质性的遗传性疾病,应用寡核苷酸探针杂交技术和 PCR-限制性内切酶酶解法,可检测出已知的 β-珠蛋白生成障碍性贫血基因的突变。通过对绒毛膜细胞或羊水细胞进行 DNA 诊断,对胚胎脐血进行基因诊断,可进行产前诊断,以防止纯合子患儿的出生。

二、异常血红蛋白病

异常血红蛋白病是由于珠蛋白肽链的基因突变,组成肽链的氨基酸发生替换、缺失、延长或融合,形成结构、功能异常的血红蛋白,表现出轻重不一的临床症状。根据临床表现和异常血红蛋白的特性,将异常血红蛋白病分为以下几种类型。①血红蛋白异常基因携带者:无任何临床表现,多在人群普查中被发现。②血红蛋白凝集性异常血红蛋白病:在某些条件下,血红蛋白可凝聚成棒状结晶体,导致红细胞形态改变,如 HbS 和 HbC。③氧亲和异常的血红蛋白病:珠蛋白肽链结构改变,导致血红蛋白与氧的亲和力改变,如 HbM。④不稳定血红蛋白病:维持血红蛋白分子稳定性的某些氨基酸被替换,导致血红蛋白稳定性下降.并在红细胞内沉淀,引起慢性溶血过程。⑤伴高铁血红蛋白的异常血红蛋白病:由于某种氨基酸的替换,抑制了 Fe^{3+} 还原为 Fe^{2+},血红蛋白携氧能力降低而表现出发绀。

全世界危害最大的异常血红蛋白病是 HbS 病,即镰形细胞贫血,主要见于非洲裔人群。非洲黑人中约有 20%为杂合子状态,美国黑人中达 8%,在我国尚无报道。我国西南地区以 HbE 为多见,其次是 HbC 病和不稳定血红蛋白病。

（一）镰形细胞贫血

由于 β 基因的第 6 个密码子中的腺嘌呤被胸腺嘧啶所替换，导致 β 链上第 6 位上的谷氨酸被缬氨酸替换，生成的血红蛋白变异体称为 HbS。在低氧或低 pH 值的条件下，HbS 形成纤维状多聚体，与细胞膜平行排列，并紧密接触。当多聚体量达一定程度时（HbS 超过 50%），红细胞即发生镰形变。镰形变的红细胞失去正常的可塑性和变形能力，易在血管内外被破坏而溶血。镰形变的红细胞还可使血液的黏度增加，血流缓慢，引起血管栓塞，加重了组织缺氧和酸中毒，导致更多的红细胞镰形变，由此引起多器官损伤。

镰形细胞贫血是常染色体显性遗传病。根据其基因型的不同，临床上分为三种类型：纯合子型、杂合子型、混合杂合子型。纯合子型具有典型的临床特征。一般在半岁以后逐渐发病。患者有贫血、黄疸、脾大，并有生长发育滞后、四肢细长、性成熟延迟等表现。当有感染、酸中毒、缺氧等状况发生时，可诱发镰形细胞危象。引起脾、肺、心、肾等多器官受损，出现相应器官衰竭症状，甚至导致死亡。杂合子患者一般无明显症状。混合杂合子型是镰形细胞贫血与其他血红蛋白病的双重杂合子，如 HbSC、HbSE、HhSD 等，其临床表现可与镰形细胞贫血相似，统称为镰形变综合征。

实验室检查红细胞镰形变试验呈阳性；血红蛋白电泳可出现明显 HbS 区带，纯合子 HbS>90%，杂合子 HbS35%～45%。HbF 可轻度增高，HbA 明显减少甚至阙如。外周血红细胞大小不等，异形明显，可见有核红细胞、靶形红细胞、嗜碱性点彩红细胞，严重时可见镰形红细胞；网织红细胞增高，红细胞渗透脆性降低。有条件的可进一步做基因分析或 DNA 碱基序列分析，以及肽链分析或蛋白质化学结构分析。

（二）HbE 病

HbE 是由于 β 链第 26 位上的谷氨酸被赖氨酸取代而形成的血红蛋白变异体。HbE 病是常染色体不完全显性遗传性血红蛋白病，也是我国发病率最高的异常血红蛋白病，可分为 HbE 纯合子、HbE 杂合子、HbE/β 双重杂合子三种类型。患者常无明显症状，纯合子可表现出轻度的溶血性贫血症状。与 β-珠蛋白生成障碍性贫血复合时症状明显加重，与重型 β-珠蛋白生成障碍性贫血相似。

HbE 病呈小细胞低色素贫血，红细胞大小不等，靶形红细胞明显增多，网织红细胞增高，红细胞渗透脆性降低。血红蛋白电泳可见明显的 HbE 区带，纯合子 HbE 为 75%～92%，余为 HbF；杂合子 HbE 为 20%～35%，余为 HbA；双重杂合子 HbE 为 40%～60%，余为 HbF。临床诊断主要依据阳性家族史和血红蛋白电泳，有条件的可进行基因诊断、肽链结构分析。

（三）血红蛋白 C 病

血红蛋白 C 是由于 β 链上第 6 位上的谷氨酸被赖氨酸取代后产生的异常血红蛋白。血红蛋白 C 病是血红蛋白 C 基因的纯合子状态，发病机制类似于 HbS。在西非黑人中发病率可达 17%～28%，我国较少。患者可出现慢性溶血性贫血的症状，轻至中度贫血，可有黄疸、脾大及间歇性腹痛。

血红蛋白 C 病呈低色素贫血。外周血中可见大量靶形红细胞（90%以上）；红细胞寿命缩短，网织红细胞增高，红细胞渗透脆性减低。电泳可见 HbC>97%；杂合子无症状，外周血中靶形红细胞多见 HbC 为 30%～40%。临床诊断主要依赖于血红蛋白电泳确定 HbC 的存在及含量，阳性家族史也很重要。

（四）不稳定血红蛋白病

由于珠蛋白肽链基因突变，维持血红蛋白稳定性的氨基酸被，替换或缺失，生成的血红蛋白容易发生变性和沉淀，由此引发的一类疾病称为不稳定血红蛋白病。不稳定血红蛋白病的基因型都是杂合子，偶见双重杂合子。其遗传方式是常染色体显性遗传。不稳定血红蛋白种类有很多，但引起的不稳定血红蛋白病少见。不稳定血红蛋白可自发或在氧化性物质诱导下变性沉淀，形成红细胞内的变性珠蛋白小体，附着于红细胞膜上，使红细胞寿命缩短，引起溶血。本病一般为慢性血管外溶血，当感染或服用氧化性药物后可诱发急性溶血。多数病例可因骨髓的代偿性造血而不表现出贫血，主要表现有间歇性黄疸、肝脾大、发绀、发育不良等，还可并发胆石症。

实验室检查显示红细胞大小不等，可见异形红细胞和红细胞碎片，网织红细胞增高等，可明确有溶血的存在；热变性试验、异丙醇沉淀试验和变性珠蛋白小体检查可明确是否有不稳定血红蛋白的存在；血红蛋白电泳有异常区带时可明确诊断，但仅有部分病例出现异常区带；通过氨基酸组成分析可确定血红蛋白的异常及异常部位。阳性家族史对诊断很有意义。

（李璐）

第四节　免疫性溶血性贫血

免疫性溶血性贫血是由于多种原因引起红细胞表面抗原与相应抗体发生特异性结合，或在补体参与下，促使红细胞破坏加速而出现的溶血性疾病。本病为红细胞外在因素所致，为较常见的一类获得性溶血性贫血。引起免疫性溶血的因素很多，可以是病原生物感染、药物作用等诱发，也可以继发于其他免疫系统疾病或同种免疫性溶血。溶血可发生在血管外，也可发生在血管内。临床症状依病因的不同而有差异。根据溶血原因可将免疫性溶血性贫血分为三类：自身免疫性溶血性贫血、同种免疫性溶血性贫血和药物诱发性免疫性溶血性贫血。本章重点介绍自身免疫性溶血性贫血和新生儿溶血病。

一、自身免疫性溶血性贫血

（一）概述

自身免疫性溶血性贫血（A1HA）是由于机体产生了抗自身红细胞的抗体，并与自身红细胞结合而导致的溶血性贫血。根据抗体作用于红细胞的最适温度，自身免疫性溶血性贫血可分为温抗体型和冷抗体型两种。温抗体型自身免疫性溶血性贫血最适温度为 37℃，其抗体成分主要为 IgG，主要通过致敏红细胞产生溶血作用。这类抗体所致贫血称为温抗体型自身免疫性溶血性贫血，占自身免疫性溶血的大多数。冷抗体型自身免疫性溶血性贫血在 20℃ 以下作用活跃．其抗体成分主要为 IgM，主要通过激活补体而导致溶血。其中，冷凝集素性 IgM 多见于冷凝集素综合征（CAS），冷热抗体（D-L 抗体）见于阵发性冷性血红蛋白尿症（PCH）。

1. 病因与发病机制

自身免疫性溶血性贫血分原发性和继发性两类。原发性自身免疫性溶血性贫血多为女性，发病原因不明。继发性自身免疫性溶血性贫血的病因很多，主要有以下几方面。①淋巴系统恶性增生性疾病：恶性淋巴瘤、淋巴系统白血病、多发性骨髓瘤、原发性巨球蛋白血症等。②病原生物感染性疾病：巨细胞病毒感染、EB病毒感染、病毒性肝炎、肺炎支原体感染等。③其他自身免疫性疾病：系统性红斑狼疮、类风湿性关节炎、干燥综合征、溃疡性结肠炎等。④免疫缺陷性疾病：低丙种球蛋白血症、异常球蛋白血症、免疫缺陷综合征等。

自身免疫性抗体的产生原因尚未明了，可能与以下几方面因素有关。①红细胞抗原性改变：病毒感染或化学物质作用于细胞表面，使红细胞膜的抗原性发生改变。②机体免疫机制异常：免疫系统疾病、血液系统肿瘤以及免疫缺陷性疾病，致使免疫组织丧失识别自身红细胞的能力，产生抗自身红细胞的抗体。③T淋巴细胞平衡失调：抑制性T淋巴细胞减少或功能障碍，辅助T淋巴细胞有特定亚群活化，相应B淋巴细胞过度反应，产生抗自身红细胞的抗体。

自身免疫性溶血性贫血的溶血机制可能是单核-巨噬细胞系统介导的血管外溶血，也可能是补体介导的血管内溶血。①单核-巨噬细胞系统介导的血管外溶血：红细胞吸附不完全抗体（温性抗体）或补体而被致敏，单核-巨噬细胞系统可识别并吞噬与自身抗体结合的红细胞，从而出现溶血。温抗体型自身免疫性溶血性贫血和冷凝集素综合征患者可表现为血管外溶血。②补体介导的血管内溶血：冷抗体型自身抗体在低温环境中可附着于红细胞表面，并激活补体，促使红细胞肿胀、溶解。在温度升高时，抗体可从红细胞表面脱离，故其为冷性抗体。阵发性冷性血红蛋白尿症患者血清中的D-L抗体，在低温环境下（20℃以下）能与红细胞结合，同时吸附补体，但不发生溶血。当温度上升至37℃时，激活补体，破坏红细胞，从而发生急性血管内溶血。冷凝集素综合征患者少见血管内溶血，温抗体型自身免疫性溶血性贫血患者血管内溶血更为罕见。

2. 临床表现

自身免疫性溶血性贫血的临床表现多样．发病的速度、溶血的程度及病程的差异都很大，主要依抗体类型的不同而有所不同。

(1)温抗体型自身免疫性溶血性贫血：可见于各年龄段，临床表现轻重不等，轻者可无症状，多数病例表现为慢性溶血，少数病例为急性溶血。主要表现除有贫血症状外，半数左右的病例可出现黄疸、肝脾大。继发性患者除有溶血的表现外，还具有原发病的症状。慢性型病例可有淋巴结肿大、出血和血小板减少性紫癜（称为Evans综合征）。

(2)冷凝集素综合征：常见于寒冷季节，中老年患者多见。其原发病因不明，多继发于支原体肺炎、传染性单核细胞增多症、淋巴组织增生性疾病等。除贫血和黄疸外，患者在冷环境下因红细胞大量凝集致微循环障碍，出现手足发绀，复温后可消失。冷凝集素综合征以血管外溶血为主，少数患者可有血红蛋白尿和含铁血黄素尿等血管内溶血表现。

(3)阵发性冷性血红蛋白尿症：原发性少见，主要继发于某些病毒感染。遇冷后突然发病，出现寒战、发热、腰背酸痛、血红蛋白尿等急性血管内溶血的表现。

(二)实验室检查

1. 一般溶血检查

具有溶血性贫血共同的实验室检查特征。血常规主要表现为红细胞减少、血红蛋白降低，网织红细胞增高，血片上红细胞大小不等，常见球形红细胞和有核红细胞。冷抗体型可见红细胞凝集现象。骨髓象呈增生性贫血的表现，血清总胆红素和间接胆红素增高，血清结合珠蛋白降低，溶血危象时可见血红蛋白尿。

2. 特殊检查

抗球蛋白试验是诊断自身免疫性溶血性贫血的重要试验依据。

(1)抗球蛋白试验(Coombs 试验):用于检查致敏红细胞上的自身抗体或 C3。温抗体型自身免疫性溶血性贫血患者多数直接试验阳性,少数患者间接试验阳性。约 10%的自身免疫性溶血性贫血患者 Coombs 试验结果为阴性。

(2)冷凝集素试验:冷抗体型自身免疫性溶血性贫血患者试验结果为阳性,4℃时其抗体效价常超过 1:1000。正常人不超过 1:32,且抗体与红细胞结合的温度仅限于 10~20℃。

(3)冷热溶血试验:阵发性冷性血红蛋白尿患者试验结果为阳性,其效价一般较低。

(三)诊断和鉴别诊断

自身免疫性溶血性贫血多为继发性的,因此,应首先考虑是否有原发病的存在,再结合溶血的临床表现、实验室检验,特别是抗球蛋白试验进行诊断。

1. 温抗体型自身免疫性溶血性贫血

直接抗球蛋白试验阳性,近期无输血和特殊药物史,临床表现符合,可考虑本病的诊断。如抗球蛋白试验阴性,临床表现相符.肾上腺皮质激素治疗有效,切脾有效,同时能排除其他溶血性贫血者也可诊断。

2. 冷凝集素综合征

冷凝集素试验阳性,抗体效价>1:40,直接抗球蛋白试验 C3 阳性,结合临床表现和其他实验室检查可诊断本病。

3. 阵发性冷性血红蛋白尿症

具有典型的临床表现,冷热溶血试验阳性是诊断的重要依据。应注意与阵发性睡眠性血红蛋白尿、行军性血红蛋白尿及肌红蛋白尿相鉴别。

二、新生儿溶血病

(一)发病机制

新生儿溶血病(HDN)是由于母婴之间血型不合所致的溶血性疾病。胎儿由父亲遗传获得了母亲所不具有的血型抗原,当胎儿的血型抗原或外界的血型抗原因某种原因进入母体,可免疫母体产生相应的抗体,再经胎盘进入胎儿体内,与胎儿红细胞结合(致敏),被单核-巨噬细胞吞噬破坏,引起胎儿的血管外溶血。其中以 ABO 血型不合最为常见,可达 80%以上;其次为 Rh 血型(D 较常见,E、C 或 e 次之)不合,约占 15%;其他血型系统少见。ABO溶血病多发生在 O 型血型的母亲,胎儿为 A 型或 B 型。母亲之前因某种原因受到 A、B 血型物质的刺激,产生抗 A、抗 B 抗体,导致新生儿溶血病的发生。

(二)临床表现

出生时,由于胆红素极易通过胎盘迁移入母体,因此,黄疸一般不十分明显,出生后逐渐明显。在出生后 24h 发生的明显黄疸几乎都提示溶血性贫血的存在。症状轻重与溶血程度基本一致。ABO 溶血病症状多较轻,仅表现出黄疸;而 Rh 溶血病症状严重,胎儿在子宫内就可发生严重溶血和胎儿水肿。若延缓治疗,间接胆红素可通过血脑屏障引起胆红素中毒性脑病(核黄疸),患儿出现嗜睡、拒食、张力减退和吸吮反射消失,继而出现肌肉僵硬、角弓反张或全身痉挛、颅内出血等表现。

1. 实验室检查

(1)产前检查:检查孕妇和其丈夫血型是否具备产生新生儿溶血病的条件。ABO 型溶血病的母亲多为 O 型,父亲和胎儿为 A 型或 B 型;Rh 型溶血病的母亲为 Rh 阴性,父子为 Rh 阳性。受孕第 16 周后每月检测孕妇血清免疫性抗体,如进行性增高有诊断意义。脐血抗球蛋白试验、羊水吸光度检测都有助于新生儿溶血病的诊断。

(2)产后检查

1)确定溶血的存在:血常规呈不同程度的贫血,网织红细胞增多,外周血幼红细胞多见。脐血及患儿血清总胆红素和未结合胆红素明显增高。ABO 新生儿溶血病时,血片可见小球形红细胞,应注意与遗传性球形红细胞增多症鉴别。

2)血清学检查特异抗体:ABO 溶血病直接抗球蛋白试验常为阳性,出生后间接抗球蛋白试验也呈阳性;Rh 溶血病直接和间接抗球蛋白试验均为阳性。

2. 诊断和鉴别诊断

新生儿溶血病的诊断主要依据血清特异性免疫抗体的检测,结合既往有无不明原因的流产、死胎、输血或新生儿重症黄疸史,再参考婴儿的临床表现即可做出判断。应注意与遗传性红细胞 G-6-PD 缺陷症引起的新生儿溶血病和重型遗传性球形红细胞增多症鉴别。前者有 G-6-PD 酶活性降低,后者有红细胞渗透脆性增高,两者抗球蛋白试验都为阴性,据此可鉴别。轻症患者应注意与生理性黄疸鉴别,同样可依据抗球蛋白试验鉴别。

(李璐)

第七章　血栓与止血的基本检验

第一节　血栓与止血检验基本理论

一、血管壁的止血作用

(一)血管内皮细胞的止血作用

1. 促进血管收缩

内皮细胞能合成并释放血栓烷 A2(TXA2)与内皮素(ET),使血管发生持续的收缩反应,在血栓止血中具有重要作用。另外,血管紧张素转换酶存在于内皮细胞膜表面,它能使无活性的血管紧张素 I 转为有收缩血管作用的血管紧张素 II。

2. 激活血小板

内皮细胞能合成并释放 vWF,血管壁受损时,vWF 与其暴露的胶原结合并介导血小板黏附于内皮下。胶原纤维、血管紧张素 II、IL-1、凝血酶、TNF 等均可促使内皮细胞合成并释放血小板活化因子(PAF),PAF 是一种强的血小板活化剂,可诱导血小板聚集。

3. 促进血液凝固

内皮细胞能合成因子 V、组织因子(TF)。当内皮细胞破损时,TF 可进入血液,在局部引起快速地凝血激活和纤维蛋白(Fb)形成。内皮细胞中的 Ca^{2+},可自由进出内皮细胞膜内外,调节血液凝固的速度。

4. 抗纤溶作用

内皮细胞可以合成纤溶酶原活化抑制剂(PAI),可阻止血液凝块的溶解,加强止血作用。

(二)血管内皮细胞的抗血栓作用

1. 血管松弛和舒张作用

前列环素(PGI2)和氧化亚氮(NO)是内皮细胞直接产生的两种血管松弛舒张物质,可有效防止因小血管的持续收缩导致的血栓形成。

2. 抑制血小板聚集

NO 和 PGI2 也有抑制血小板聚集的作用。另外内皮细胞产生的 vWF 特异性裂解酶能够裂解 vWF 多聚体,也可抑制血小板聚集。

3. 抗凝作用

血管内皮细胞合成抗凝血酶(AT)、血栓调节蛋白(TM)、组织因子途径抑制物(TFPI)、组织型纤溶酶原激活物(t-PA)和尿激酶型纤溶酶原激活物(u-PA)。可直接或间接地通过灭活凝血活化因子、促进血块溶解、抑制血小板活化等途径来对抗血栓形成。

二、血小板的止血功能

(一)黏附功能

血小板黏附是指血小板黏附于血管内皮下组分或其他物质表面的能力。血管破损后,血小板 GP I b 借助 vWF 桥梁与胶原纤维结合带动血小板在内皮上滚动,然后 GP II b/III a （αⅡbβ3）、GPⅥ和 GPⅠa/Ⅱa（α2β1）分别借助 vWF 或直接与胶原纤维结合，完成了血小板的黏附。

（二）聚集功能

血小板聚集是指血小板与血小板之间的黏附。血小板发生黏附后，纤维蛋白原等诱导剂借助 $Ca2+$ 的协同与血小板膜表面受体 GPⅡb/Ⅲa 结合，使血小板彼此黏附。

（三）释放反应

体内血小板活化后或体外血小板被机械因素、诱聚剂等激活后，血小板 α、γ 及溶酶体等贮存颗粒中的内容物通过 OCS 释放到血小板外的过程称为血小板释放反应。血小板与胶原纤维黏附并在凝血酶的作用下被激活，释放出 ADP、TXA2、5-HT、血小板活化因子、花生烯酸代谢物等物质，可进一步诱导和强化血小板聚集反应，从而形成有效的血小板血栓以封闭损伤的血管壁。同时，血小板也可释放黏附蛋白分子如纤维蛋白原、纤维连接蛋白、vWF、凝血酶敏感蛋白等，进一步提供血小板黏附必须的物质，强化血小板与内膜下基质、血小板-血小板之间的相互作用。

（四）血块收缩

血液凝固时，血小板在纤维蛋白网架结构中心，血小板变形后的伪足可以搭在纤维蛋白上，由于肌动蛋白细丝和肌球蛋白粗丝的相互作用，伪足可向心性收缩，使纤维蛋白束弯曲，在挤出纤维蛋白网隙中血清的同时，也加固了血凝块，有利于止血和血栓形成。

（五）促凝作用

血小板促凝作用主要涉及血小板磷脂中的 PF3，在血小板活化后暴露于血小板外衣上，并在 PF3 表面完成因子Ⅹ和因子Ⅱ的活化。另外，血小板内容物中包含多种凝血因子，血小板活化释放时可加强局部的凝血作用。

三、血液凝固

血液凝固是血液由液体状态转为凝胶状态的过程。继 1964 年 Macfarlane、Davies 和 Ratnoff 分别提出凝血的瀑布学说后，1977 年 Osterud 和 Rapaport 又发现，Ⅶα-TF 除能激活 FⅨ外，还能激活 FⅩ，说明两条凝血途径并不是各自完全独立，而是相互密切联系的。

四、抗凝血系统

（一）抗凝血酶（AT）

AT 分子上的精氨酸残基，在肝素的协同下，与 FⅡa、FⅦa、FⅨa、FⅩa、FⅪa、FⅫa 以及纤溶酶、胰蛋白酶、激肽释放酶等物质的丝氨酸残基结合，形成凝血酶-抗凝血酶（TAT）复合物，使之失活。因此 AT 又称为丝氨酸蛋白酶。

（二）肝素

肝素是一种酸性粘多糖，主要由肥大细胞和嗜碱性粒细胞产生，存在于大多数组织中，在肝、肺、心和肌组织中更为丰富。肝素在体内和体外都具有抗凝作用，它作为辅因子作用于 AT 的赖氨酸残基从而大大增强 AT 的抗凝血酶活性，使 AT 与凝血酶结合得更快、更稳定，使凝血酶立即失活。可使 AT 的抗凝血酶活性增加约 1000 倍。

（三）蛋白 C 系统

蛋白 C 系统包括蛋白 C、蛋白 S（PS）、血栓调节蛋白（TM）和内皮细胞蛋白 C 受体

（EPCR）。

凝血过程中所生成的凝血酶，与内皮细胞表面的 TM 结合形成复合物，刺激内皮细胞表达 EPCR 并结合 PC，PC 被 TM-凝血酶复合物激活，切下蛋白 C 肽后，形成活化蛋白（APC）。

APC 的作用包括：

（1）在蛋白 S 和 Ca^{2+} 的协同下灭活 F Ⅴ a 和 F Ⅷ a。

（2）限制 F Ⅹ a 与血小板结合，抑制共同凝血途径。

（3）增强纤维蛋白的溶解。

APC 可以被 α2 抗纤溶酶、α1 抗胰蛋白酶、α2 巨球蛋白和 3 型纤溶酶原激活抑制物所灭活，若上述物质缺乏，尤其是 3 型纤溶酶原激活抑制物的缺乏，可导致 F Ⅴ a 和 F Ⅷ a 的减少而引起严重出血；相反，不论是蛋白质 C 系统成分的减少或活化受阻都会增加形成血栓的倾向；另外，当 F Ⅴ 或 F Ⅷ 因基因突变，导致 APC 切割点氨基酸突变而使 APC 发生抵抗，也同样可导致血栓形成，如 FV Leiden 突变引起的 APC 抵抗（APCR）。

（四）组织因子途径抑制物

外源凝血启动后，组织因子途径抑制物（TFPI）与 F Ⅹ α 的 γ 羧基谷氨酸区域结合，形成 1∶1 复合物，抑制了 Ca^{2+} 与 F Ⅹ α 的结合，从而起到抗凝作用。同时，TFPI-F Ⅹ α 复合物在 Ca^{2+} 存在协同下，与 TF/Ⅶ a 形成多元复合物。抑制外源性及共同途径凝血。

（五）蛋白 Z 和蛋白 Z 依赖的蛋白酶抑制物

蛋白 Z 依赖的蛋白酶抑制物借助蛋白 Z 协同，与 F Ⅹ α 结合，形成 F Ⅹ a-ZPI-PZ 复合物而使 F Ⅹ a 失活。

五、纤维蛋白溶解系统

纤维蛋白溶解系统简称纤溶系统，是指纤溶酶原在特异性激活物的作用下转化为纤溶酶（PL），从而降解纤维蛋白和其他蛋白质的过程。

（一）纤溶系统的组成及作用

1. 纤溶酶原

纤溶酶原（PLG）主要由肝脏合成。血液凝固时，纤溶酶原大量吸附于纤维蛋白网上，在组织型纤溶酶原激活物和尿激酶型纤溶酶原激活物的作用下，激活成 PL，发生纤维蛋白溶解。

2. 组织型纤溶酶原激活物

组织型纤溶酶原激活物（t-PA）属丝氨酸蛋白酶，主要产生于内皮细胞、单核细胞、巨核细胞及间皮细胞。t-PA 与 PL 相互作用，促进纤溶活性。

3. 尿激酶型纤溶酶原激活物

尿激酶型纤溶酶原激活物（u-PA）主要由泌尿生殖系统的上皮细胞产生，是一种单链糖蛋白，属丝氨酸蛋白酶，分为未活化的单链 u-PA 和活化的双链 u-PA 两种类型。两种 u-PA 均可以直接激活 PLG 而发生原发性纤溶，也可借助体内已经生成的纤维蛋白，激活纤溶系统，发生激发纤溶。

4. 纤溶酶

纤溶酶（PL）是由 PLG 经 PA 作用，使 PLG 活化、裂解后所产生的。PL 是一种活性较

强的丝氨酸蛋白酶,其主要作用为:

(1)降解纤维蛋白原和纤维蛋白。

(2)水解各种凝血因子(FⅡ、FⅤ、FⅧ、FⅩ、FⅪ、FⅫ)。

(3)分解血浆蛋白和补体。

(4)裂解多种肽链(将 sct-PA、scu-PA 裂解为 tct-PA、tcu-PA,将谷-PLG 转变为赖-PLG)。

(5)降解 GPⅠb、GPⅡb/Ⅲa。

(6)激活转化生长因子,降解纤维连接蛋白、凝血酶敏感蛋白等各种基质蛋白质。

5.纤溶抑制物

(1)纤溶酶原激活抑制物-1(PAI-1):PAI-1 由血管内皮细胞和血小板合成,主要作用是:①与 u-PA 或 t-PA 结合形成不稳定复合物,使其灭活;②抑制凝血酶、FⅩ2、FⅫa、激肽释放酶和 APC 的活性。

(2)纤溶酶原激活抑制物-2(PAI-2):PAI-2 的主要作用:①有效地抑制 tct-PA、tcu-PA,而对 sct-PA、scu-PA 的抑制作用较弱;②在正常妊娠时调节纤溶活性;③抑制肿瘤的扩散和转移。

(3)蛋白 C 抑制物(PCI):PCI 是由肝脏合成和释放的一种广谱的丝氨酸蛋白酶抑制物,能有效地抑制 APC 和双链尿激酶,在肝素存在条件下,其抑制作用明显升高。

(4)其他纤溶抑制物:包括 α2-抗纤溶酶(α2-AP)、α2-巨球蛋白(α2-MG)、富含组氨酸糖蛋白以及凝血酶激活的纤溶抑制物(TAFI)等,通过不同途径抑制纤溶活性,防止纤溶的无限扩大。

(二)纤维蛋白溶解的机制

纤溶过程分为:①PLG 激活为 PL 的阶段。②大量 PL 形成,纤维蛋白(原)降解阶段。

1.纤溶酶原激活的途径

(1)内激活途径(通过内源性凝血系统的有关因子裂解 PLG 使其转变为 PL 的过程),主要发生于继发性纤溶。

(2)外激活途径是由 t-PA 和 u-PA 裂解 PLG 形成 PL 的过程,但 t-PA 和 u-PA 可被 PAI-1 及 PAI-2 灭活。该途径主要发生于原发性纤溶。

(3)外源性激活途径,应用外源性药物如链激酶(SK)、尿激酶(UK)、葡萄球菌激酶(SaK)和重组 t-PA(rt-PA),也使 PLG 转变成 PL,多用于溶栓药物治疗。

2.纤维蛋白(原)降解机制

(1)纤维蛋白原的降解:PL 作用于纤维蛋白原(Fg),从其 Bβ 链上裂解下来一个小肽 Bβ1-42,从 Aα 链上裂解下来部分极附属物(碎片 A、B、C、H),留下的片段称为 X 线片段(相对分子质量 250),X 线片段继续被 PL 裂解为 D 片段(相对分子质量 100)及 Y 片段,Y 片段再进一步被 PL 裂解为 D 和 E 片段(相对分子质量 50),故 Fg 在 PL 的作用下产生降解产物是由 X、Y、D、E、Bβ1-42 和极附属物 A、B、C、H 碎片组成,统称为纤维蛋白原降解产物(FgDP)。

(2)可溶性纤维蛋白的降解:Fg 在凝血酶的作用下,分别从 Aα 链及 Bβ 链裂解下纤维蛋白肽 A(FPA)和纤维蛋白肽 B(FPB),形成中间产物 Fb-Ⅰ和 Fb-Ⅱ,即可溶性纤维蛋白单体(sFM)。Fb-Ⅰ在 PL 的作用下,先从其 Bβ 链上裂解出小肽 Bβ1～42,再从其 Aα 链裂解出 A、B、C、H 极附属物,最终形成 X'、Y'、D'和 E',在 PL 的作用下 Fb-Ⅱ中 Bβ 链被裂解释放出肽即 Bβ15～42,然后又从 Aα 链裂解出 A、B、C、H 极附属物,最终也降解为 X′、Y′、D 和 E′碎片。

(3)交联纤维蛋白的降解:Fb-Ⅰ和 Fb-Ⅱ可自行发生聚合,经 FⅧa 作用而形成交联的纤维蛋白(cFb)。后者在 PL 的作用下,除了形成 X′、Y′、D′、E′碎片外,还生成 D-二聚体、复合物 DDE、DXD、DY 和 YY 等。这些产物统称为纤维蛋白降解产物(FbDP)。

(三)纤维蛋白降解产物的作用

纤维蛋白原降解产物(FgDP)和纤维蛋白降解产物(FbDP)统称为纤维蛋白(原)降解产物(FDPs)。FDPs 对血液凝固和血小板的功能均有一定的影响。其中所有的碎片均可抑制血小板的聚集和释放反应。碎片 X(X′)因与可溶性纤维蛋白单体结构相似,故可与 Fg 竞争凝血酶,并可与 FM 形成复合物,以阻止 FM 的交联;碎片 Y(Y′)和 D 可抑制纤维蛋白单体的聚合,碎片 E 可以抑制凝血活酶的生成;极附属物 A、B、C、H 可延长 APTT 及凝血时间。

(李秀红)

第二节　血栓与止血常用筛检实验

一、血浆凝血酶原时间测定(试管法)

(一)原理

在受检血浆中加入足量的凝血活酶和钙离子,测定血浆凝固的时间,即为血浆凝血酶原时间(PT)。主要用于检测外源及共同凝血途径功能。

(二)试剂与器材

(1)25mmol/L 氯化钙凝血活酶试剂:商品试剂,使用前按要求用蒸馏水溶解混匀。

(2)正常人混合冻干血浆:多为商品试剂,用 25 个以上正常人血液经 109mmol/L 枸橼酸钠抗凝(血液与抗凝剂之比为 9：1),3000r/min 离心 10min,分离血浆后,混合分装为每瓶 1ml,冻干保存。

(3)109mmol/L 枸橼酸钠溶液。

(4)水浴箱、灭菌注射器、硅化试管或塑料管、离心机、秒表、碘酊棉球、乙醇棉球。

(三)操作要点

1. 采血并分离血浆

常规静脉采血 1.8ml,加入含有 109mmol/L 枸橼酸钠溶液 0.2ml 的硅化试管或塑料管中,充分混匀,3000r/min 离心 10min,分离血浆。

2. 平衡温度

将氯化钙凝血活酶溶液和正常人混合冻干血浆置室温中 15min。

3. 预温

将氯化钙凝血活酶溶液和正常人混合冻干血浆、待测血浆,置 37℃水浴中预温 5min。

4. 测定

取小试管 1 支,加入正常人混合冻干血浆 0.1ml,37℃水浴预温 30s,再加入预温的 25mmol/L 氯化钙凝血活酶溶液 0.2ml,混匀,立即启动秒表计时。

5. 计时

不断地轻轻微斜试管,观察试管内液体的流动情况,当液体流动缓慢趋于停止时,终止计时,并记录所用时间(重复测定 2～3 次,取其平均值)。

6. 测定待测血浆

以同样方法测定待测血浆的凝血酶原时间(重复 2～3 次测定,取其平均值)。

(四)报告方式

(1)直接报告测定时间(PT),同时报告正常人混合冻干血浆 PT。

(2)报告凝血酶原时间比率(PTR):PTR＝待测血浆 PT/正常人混合冻干血浆 PT。

(3)报告国际标准化比值(INR):INR＝PTRISI(ISI 为氯化钙凝血活酶试剂国际敏感指数)。PT 及 INR 测定的影响因素较多,主要有:①ISI:在新的 PT 标准化系统中,凝血活酶对凝血因子缺乏的反应灵敏度决定于 ISI。理论上,ISI 越大,试剂的反应性就越差,PTR 换算成 INR 值其误差也就越大。②试剂对凝血因子缺乏的反应性的差异。③不同凝血活酶测得 PTR 的准确性。

(五)方法评价

试管法为手工 PT 测定的推荐方法。其准确度比仪器法差,多次重复测定也可得到较准确的结果。

(六)质量控制要点

1. 器材

应使用不干扰凝血因子活性的器械收集标本,如硅化试管、硅化注射器等,所用器材必须洁净、干燥、无痕迹。

2. 采血

采血要顺利,控制血液与抗凝剂比例(9：1),抗凝要充分。遇黄疸、脂血标本应注明;标本有溶血和凝血必须重新采集。

3. 试剂

组织凝血活酶试剂的稳定性和敏感度要符合要求。尤其进行口服抗凝药监测,所用组织凝血活酶必须按 WHO 要求进行标定,并报告 INR 结果。试剂应低温贮存,使用前应先平衡至室温。测定时预温时间控制在 3～5min 之内。

4. 至少 2～3 次重复测定

结果相差应小于 5%。若 2 个结果相差大于 5%,再做 1 次单份或双份测定,取相近 2 个结果的均值报告。

5. 观察终点时需经验丰富、光线充足

以混合液从顺利流动的透明状态变为呈现流动减慢趋向浑浊的最初凝固为终点。

6. 加做正常对照

先测定正常人混合冻干血浆的凝血酶原时间,其结果在正常允许范围内后才能测定待测血浆。

7. 检测方法标准化

尽量采用国际血栓和止血委员会(ICTH)及 ICSH 公布的参考方法。

8. 报告方式规范化

尤其指导临床口服抗凝药物治疗用量时,需同时报告 PT、PTR 和 INR。

（七）参考范围

1. PT

11～13s（超过正常对照 3s 有意义）。

2. PTR

0.85～1.15。

3. INR

0.8～1.5。

（八）临床应用

PT 测定是检测外源性凝血途径和共同凝血途径的凝血因子有无异常的筛查试验,也可用于口服抗凝药物剂量的检测。

1. PT 延长

PT 超过正常对照 3s 以上即延长。主要见于:

(1)先天性凝血因子缺乏:FⅡ、FV、FⅦ、FⅩ减低、纤维蛋白原缺乏(Fg<500mg/L)、无纤维蛋白原血症、异常纤维蛋白原血症。

(2)获得性凝血因子缺乏:如弥散性血管内凝血(DIC)晚期、原发纤溶亢进症、严重的急性和慢性肝脏疾病、阻塞性黄疸和维生素 K 缺乏症、异常凝血酶原增加等。

(3)血液循环中抗凝物质存在,如口服抗凝剂、肝素和纤维蛋白降解产物(FDP)等。

2. PT 缩短见于

(1)先天性 FV 增多症。

(2)DIC 早期(高凝状态)。

(3)长期口服避孕药。

(4)其他血栓前状态及血栓性疾病(凝血因子和血小板活性增高、血管损伤等)。

3. 抗凝药物监测

临床常将 INR 2～4 作为口服抗凝剂治疗的适用范围。当 INR 大于 4.5 时,如纤维蛋白原和血小板仍正常,则提示抗凝过度,应减少或停止用药。当 INR 低于 4.5,而同时伴有纤维蛋白原和(或)血小板减低时,则可能是 DIC 或肝脏疾病等所致,也应减少或停止口服抗凝剂。口服抗凝剂达到有效剂量时的 INR:预防深静脉血栓形成为 1.5～2.5;治疗静脉血栓形成、肺栓塞、心脏瓣膜病为 2.0～3.0;治疗动脉血栓栓塞、心脏机械瓣膜置换、复发性系统性栓塞症为 3.0～4.5。

二、活化部分凝血活酶时间测定(试管法)

（一）原理

在 37℃ 条件下,以白陶土(激活剂)激活 Ⅺ、Ⅻ 因子,以脑磷脂(部分凝血活酶)代替血小板第三因子,在 Ca2＋ 参与下,测定血浆凝固所需的时间,即为活化部分凝血活酶时间(APTT)。主要用于检测内源及共同途径凝血功能。

（二）试剂与器材

(1)109mmol/L 枸橼酸钠溶液。

(2)APTT 试剂(含白陶土或鞣酸及脑磷脂)液体试剂混匀后可直接使用,冻干试剂需用蒸馏水溶解再使用。

（3）25mmol/L 氯化钙溶液。

（4）正常人混合冻干血浆多为商品试剂，用 25 个以上正常人血浆经 109mmol/L 枸橼酸钠抗凝（血液与抗凝剂之比为 9∶1），3000r/min 离心 10min，分离血浆后，混合分装为每瓶 1ml，冻干保存。

（5）水浴箱、灭菌注射器、硅化玻璃试管或塑料管、离心机、秒表、碘酊棉球、乙醇棉球。

（三）操作要点

1. 采血并分离血浆

操作方法同 PT 测定。

2. 平衡温度

用蒸馏水溶解正常人混合冻干血浆，于室温下静置 15min 以上。

3. 预温活化

于试管中加入正常人混合冻干血浆和 APTT 试剂各 0.1ml，混匀，37℃ 水浴中预温 3min，预温过程中，轻轻振摇数次。

4. 加钙计时

于试管中加入预温至 37℃ 的 25mmol/L 氯化钙溶液 0.1ml，混匀，并立即计时，置水浴中不断振摇。20s 后，不时地缓慢倾斜试管，观察试管内液体的流动状态，当液体停止流动时，记录时间（重复检测 2～3 次，取平均值）。

5. 测定待测血浆

以同样方法检测待测血浆的 APTT（重复测定 2～3 次，取平均值）。

（四）方法评价

试管法测定 APTT 无须特殊设备，结果较为准确。当测定结果受试剂影响很大，且不如仪器法便于达到标准化。

（五）质量控制要点

（1）采血、血液处理及测定要求同 PT。

（2）采血后应尽快检测，最迟不应超过 2h。被检血浆放置过久，凝固时间有缩短的倾向。

（3）活化剂因规格不一，其致活能力不同，因此参考值有差异。如果正常人混合冻干血浆 APTT 明显延长，则提示 APTT 试剂质量不佳。一般选用对因子Ⅷ、Ⅸ、Ⅺ 在血浆浓度为 200～250U/L 时灵敏的试剂。

（4）血浆和 APTT 试剂后预温时间不得少于 3min。

（5）检测前应先测定正常对照血浆，如果其 APTT 在允许范围内方能测定待检标本，否则，应重新配制 APTT 试剂。

（六）参考范围

25.07～35.00s，超过正常对照 10s 以上有意义。

（七）临床应用

APTT 用于筛查内源凝血系统功能障碍较为灵敏，能检出因子Ⅷ<25% 的轻型血友病，其灵敏度优于对 FⅪ、FⅫ 和共同途径中凝血因子缺乏的检测。单一因子（如因子 FⅧ）活性增高可使 APTT 缩短，可能掩盖其他凝血因子的缺乏。

1. APTT 延长

主要见于：

(1)血友病甲、乙及 XI 因子缺乏，能检出 FⅧ 活性低于 15％的血友病甲，对 FH 超过 30％和血友病携带者灵敏度欠佳。在中轻度 FⅧ、FⅨ、FⅪ 缺乏时，APTT 可正常。

(2)严重的凝血酶原、因子 Ⅴ、Ⅹ 和纤维蛋白原缺乏，如肝脏疾病、维生素 K 缺乏症、口服抗凝剂及应用肝素等。

(3)纤溶活性增强，如原发性或继发性纤溶亢进，循环血液中 FDP 增多等。

(4)血液循环中存在病理性抗凝物质，如抗因子 Ⅷ 或 Ⅸ 抗体，狼疮样抗凝物质等。

2. 缩短 APTT

主要见于：

(1)DIC 早期、凝血因子活性增强以及促凝物质进入血液等。

(2)血栓前状态及血栓性疾病，如心肌梗死、糖尿病、脑血管疾病等。

3. 监测肝素治疗

APTT 对血浆肝素的浓度很灵敏，目前广泛用于检测肝素治疗的指标。此时，要注意 APTT 测定结果必须与肝素治疗范围的血浆浓度呈线性关系，否则不宜使用。一般在肝素治疗期间，APTT 维持在正常对照的 1.5～3.0 倍为宜。APTT 还用于临床检测凝血因子替代疗法。

三、凝血酶时间测定（试管法）

(一)原理

在血浆中加入标准化的凝血酶溶液后，在凝血酶的作用下，其血浆凝固所需要的时间即凝血酶时间(TT)。TT 主要用于检测血浆纤维蛋白原的减少或病理性抗凝物质的增多。

(二)试剂与器材

(1)109mmol/L 枸橼酸钠溶液。

(2)凝血酶溶液：有商品试剂盒供应，将高浓度凝血酶用生理盐水稀释 5～10 倍，以能使正常对照血浆的凝血酶时间在 16～18s 为标准。

(3)正常对照血浆。

(4)水浴箱、灭菌注射器、试管、离心机、秒表、碘酊棉球、乙醇棉球。

(三)操作要点

1. 血液标本采集与处理方法

同 PT 和 APTT。

2. 预温

取 0.1ml 对照血浆加入试管中，置于 37℃水浴中预温 5min。

3. 测定

于试管中加入凝血酶 0.1ml，同时启动秒表记录时间，以出现浑浊的最初凝固为终点，记录血浆凝固时间。重复测定 2～3 次，取其平均值，即正常对照血浆 TT。

4. 测定待测血浆

以同样方法检测待测血浆的 TT（重复测定 2～3 次，取其平均值）。

(四)方法评价

手工法操作简便，无须特殊设备。但精密度不及仪器法，难以达到标准化。

（五）质量控制要点

（1）血标本采集、处理要求同 PT 及 APTT。

（2）采血后应在 1h 内完成，置冰箱内保存不得超过 4h。

（3）凝血酶通常为悬液，用前一定要充分混匀。

（4）已稀释好的凝血酶溶液不能久置室温下，在 4℃ 环境中可保存 3d。

（5）准确观察 TT 终点，要求同 PT 和 APTT。

（六）参考范围

16～18s（超过正常对照 3s 以上有意义）。

（七）临床应用

本试验主要用于筛查病理性抗凝物质过多及纤溶亢进导致的出血性疾病。

1. 肝素及类肝素物质增多

严重肝病、肝移植、恶性肿瘤、系统性红斑狼疮、流行性出血热、过敏性休克等疾病，血中肝素样抗凝物增多，TT 显著延长，但可被甲苯胺蓝纠正。

2. 原发性或继发性纤溶亢进

血浆 FDP＞50mg/L，如 DIC 时，TT 显著延长，但可被硫酸鱼精蛋白所纠正，故 TT 又可作为 DIC 的一项诊断试验。

3. 抗凝及溶栓治疗监测

（1）普通肝素治疗时，TT 显著延长。当血浆肝素浓度＞0.2IU/ml 时，TT 对肝素剂量反应较为灵敏。

（2）水蛭素治疗时，TT 也可延长。

（3）血栓性疾病溶栓治疗时，血浆 FDP 增高，纤维蛋白原浓度减低，TT 延长。一般 TT 延长在参考范围的 1.5～2.5 倍时，可达到较好的治疗效果。

4. 反映低纤维蛋白原或异常纤维蛋白原血症

（1）低纤维蛋白原血症：当血浆纤维蛋白原＜0.6g/L 时，TT 明显延长。TT 延长并不能鉴别异常纤维蛋白原血症或低纤维蛋白原血症。严重肝脏疾病时，纤维蛋白原减少，TT 延长。

（2）异常纤维蛋白原血症：由于纤维蛋白原的分子结构异常，使纤维蛋白肽链释放、聚合或交联异常，TT 显著延长，其延长幅度可达正常的 2.5 倍以上，甚至血浆完全不凝固。

四、血浆纤维蛋白原含量测定

（一）凝血酶法（Clauss 法）

1. 原理

纤维蛋白原与凝血酶作用形成不溶性纤维蛋白，因而血浆在加入凝血酶后即逐渐凝固，凝固时间与血浆中纤维蛋白原的浓度呈负相关。以国际标准品参比血浆制作"凝固时间-纤维蛋白原浓度"标准曲线。测定被检血浆的凝固时间，被检血浆的纤维蛋白原含量即可从标准曲线上查得。

2. 试剂与器材

（1）109mmol/L 枸橼酸钠溶液。

（2）冻干参比血浆。

(3)凝血酶(冻干)。

(4)巴比妥缓冲液(BBS)取巴比妥钠 5.875g,氯化钠 7.335g,溶于 750ml 蒸馏水中,加入 0.1mol/L 盐酸 215ml,调节 pH=7.35,加蒸馏水至 1000ml。

(5)水浴箱、试管、离心机、秒表、碘酊棉球、乙醇棉球。

3. 操作要点

(1)制备标准曲线

1)用蒸馏水准确复溶纤维蛋白原参比血浆。

2)用 BBS 将复溶的参比血浆分别按 1：5、1：10、1：15,1：20,1：40 稀释,计算出各稀释倍数的纤维蛋白原含量。

3)取蒸馏水 2ml,复溶凝血酶。

4)取不同浓度的参比血浆 0.2ml 于试管中,置 37℃ 水浴中预温 2min,再加入已复溶的凝血酶溶液 0.1ml,立即开启秒表,观察并记录凝固时间。

5)以同样的方法重复检测 4 次,取其平均值作为凝固时间。

6)以各稀释倍数的纤维蛋白原浓度为横坐标,凝固时间(s)为纵坐标,在双对数坐标纸上绘出标准曲线。

(2)待测血浆检测

1)常规静脉采血 1.8ml,加入含有 109mmol/L 枸橼酸钠溶液 0.2ml 的试管中,混匀,3000r/min 离心 10min,分离血浆。

2)将待检血浆用 BBS 做 10 倍稀释。

3)取已稀释的待测血浆 0.2ml 于试管中,置 37℃ 水浴中预温 2min,再加入已复溶的凝血酶 0.1ml,立即开启秒表,观察并记录凝固时间。

4)以同样的方法重复检测 1 次,若 2 次结果相差大于 0.5s,则需要重复一次,取 2 次结果的均值。

5)根据凝固时间查阅标准曲线,可获得待测血浆的纤维蛋白原含量。

6)如有凝固时间延长的标本,2 次结果相差很大,可用 1:5 的稀释血浆进行检测,将检测结果除以 2 再报告。

4. 质量控制要点

(1)参比血浆与待测血浆同时检测,以检验结果是否可靠。

(2)每换一批次凝血酶,都应重复制备标准曲线。

(3)凝血酶复溶后,置于 4~6℃ 环境中可保存 2h, -20℃ 下能保存 1 个月。

(4)稀释过程必须准确。

(5)浓度高于 4.0g/L 或低于 0.8g/L 的血浆必须按适当比例进行稀释,并重新测定。

5. 方法评价

目前,Clauss 法是检测纤维蛋白原最常用的方法。本试验可采用自动或半自动血凝仪测定,仪器法比手工法精密度高,尤其在纤维蛋白原浓度高时,比手工法准确性更好。本法虽然灵敏且快速,便于操作,但对凝血酶试剂的要求高(能长期保存在玻璃器皿中)。另外,Clauss 法检测需要纤维蛋白原的结构正常,并有一定的含量。低(无)纤维蛋白原血症或异常纤维蛋白原血症时,可考虑采用 ELISA 或 RIA 等方法检测。

6. 参考范围

(1)成人:2～4g/L。

(2)新生儿:1.25～3.00g/L。

(二)热沉淀比浊法

1. 原理

血浆经缓冲液稀释后,加热至56℃时,纤维蛋白原凝集而呈现浊度,用比浊法测定其含量。

2. 试剂与器材

(1)109mmol/L枸橼酸钠溶液。

(2)KH2PO4-NaOH 缓冲液(pH6.3)取 0.1mol/LKH2PO4 溶液 50ml,加 0.1mol/LNaOH 溶液 10.6ml,混匀,并加蒸溜水至 100ml。

(3)125g/L 亚硫酸钠溶液取 62.5g 无水亚硫酸钠,加蒸馏水 500ml,充分溶解。

(4)分光光度计、水浴箱、试管、离心机、灭菌注射器、碘酊棉球、乙醇棉球。

3. 操作要点

(1)制备标准曲线

1)取新鲜混合血浆 1 份,加 19 份 125g/L 亚硫酸钠溶液,沉淀纤维蛋白原(反复 2 次),最后溶于生理盐水中。

2)采用双缩脲法测定纤维蛋白原含量。

3)将纤维蛋白原溶液稀释成 1.0、2.0、4.0、6.0、8.0g/L,分装 5 支试管,用作不同浓度的纤维蛋白原标准液。

4)各管取标准液 0.1ml,加缓冲液 4.0ml 混合。空白管加蒸馏水 0.1ml 和缓冲液 4.0ml 混合。

5)用分光光度计(波长 405nm,1cm 比色杯,空白管调零)测定各标准管的吸光度。

6)分别以各标准管两次吸光度的差值和相应纤维蛋白原的浓度制备标准曲线,在纤维蛋白原含量 0～8.0g/L 范围内呈线性关系。

(2)测定待测血浆

1)常规静脉采血 1.8ml,加入含有 109mmol/L 枸橼酸钠溶液 0.2ml 的试管中,混匀,3000r/min 离心 10min,分离血浆。

2)取 2 支试管,注明测定管和空白管。测定管中加待测血浆 0.1ml,空白管加蒸馏水 0.1ml,每管各加缓冲液 4.0ml 充分混匀,用分光光度计(波长 405nm,1cm 比色杯,空白管调零)读出测定管的吸光度。

3)用分光光度计(波长 405nm,1cm 比色杯,空白管调零)读出测定管的吸光度。

4)将测定管于 56℃水浴中 15min,取出后冷却至室温,再测定其吸光度。

5)以测定管两次吸光度之差查阅标准曲线,可获得待测血浆的纤维蛋白原含量。

4. 质量控制要点

(1)缓冲液 pH 值对试验有影响。pH 值减低,结果增高;pH 值增高,结果减低。

(2)56℃水浴时间要准确。

(3)54～58℃范围内试验结果稳定。

(4)标本要新鲜,比浊前要充分混匀。

5. 参考范围

2.22～4.22g/L

（三）亚硫酸钠比浊法

1. 原理

血浆纤维蛋白原与亚硫酸钠作用生成乳白色浑浊,其浑浊程度与纤维蛋白原含量呈正相关,然后与标准管比浊,测定其含量。

2. 试剂与器材

(1)0.1％的肝素溶液。

(2)125g/L亚硫酸钠溶液取62.5g无水亚硫酸钠,加蒸馏水至500ml充分溶解。

(3)纤维蛋白原定值血浆。

(4)分光光度计、试管、离心机、灭菌注射器、碘酊棉球、乙醇棉球。

3. 操作要点

(1)制备标准曲线

1)取纤维蛋白原定值血浆,分别用生理盐水按1∶1、1∶2、1∶4、1∶8稀释。

2)取不同稀释度的血浆于测定管和空白管内(每管各为0.2ml)。

3)测定管加125g/L亚硫酸钠溶液3.8ml,空白管加生理盐水3.8ml,混匀后置室温8min。

4)用分光光度计(波长520nm,空白管调零)测定各管的吸光度。

5)以吸光度为纵坐标,纤维蛋白原含量为横坐标,制作标准曲线。

(2)测定待测血浆

1)常规静脉采血1.8ml,加入含有109mmol/L枸橼酸钠溶液0.2ml的试管中,混匀,3000r/min离心10min,分离血浆。

2)各取血浆0.2ml,分别加入测定管和空白管内。

3)测定管加125g/L亚硫酸钠溶液3.8ml,空白管加生理盐水3.8ml,混匀后置室温8min。

4)用分光光度计(波长520nm,空白管调零)测定待测血浆的吸光度。

5)根据吸光度,查阅标准曲线,获得待测血浆的纤维蛋白原含量。

4. 质量控制要点

(1)125g/L亚硫酸钠溶液要用无水硫酸钠配制,且需要6个月配制1次,夏季应将溶液置冰箱保存。

(2)比浊前要充分混匀。

(3)冬季温度低时,应置37℃水浴中,以免影响纤维蛋白原与亚硫酸钠作用。

(4)分离血浆时离心速度要高,以免细胞、蛋白质的影响。

（四）纤维蛋白原含量测定的方法评价

纤维蛋白原含量测定手工法以Clauss法为首选,本法又称为凝血酶衍生法。某些型号的自动血凝仪,可在TT测定的同时,报告纤维蛋白原。其他方法目前应用较少。

1. 参考范围

2～4g/L。

2. 临床应用

纤维蛋白原含量测定主要用于出血性疾病或血栓形成性疾病的诊断,以及溶栓治疗的监测。

（1）纤维蛋白原增高：纤维蛋白原是急性时相反应蛋白，其增高往往是机体一种非特异反应，也是红细胞沉降率增快、促进缗钱状形成的主要血浆因素。在组织坏死和炎症时，纤维蛋白原在 24h 内可增高数倍。妊娠和使用雌激素时，纤维蛋白原可增高。纤维蛋白原水平超过参考值上限是冠状动脉粥样硬化性心脏病和脑血管病发病的独立危险因素之一。纤维蛋白原水平增高还见于糖尿病、恶性肿瘤等。

（2）纤维蛋白原降低：晚期肝硬化、DIC、大量应用雄激素、肝素和纤维蛋白聚合抑制时可导致纤维蛋白原继发性降低。还可见于原发性纤维蛋白原减少或结构异常患者。

（3）溶栓治疗检测：纤维蛋白原测定可用于溶栓治疗（如用尿激酶、组织型纤溶酶原激活物）及蛇毒治疗（如用抗栓酶、去纤酶）的监测。进行溶栓治疗时，纤维蛋白原一般不应低于 1.2～1.5g/L，若低于 1.0g/L，有出血的危险。

五、血浆 D-二聚体测定

（一）原理

1. 胶乳颗粒浊度免疫分析（LPTIA）

在经过一定比例稀释的待测血浆中加入包被了 D-二聚体（DD）单克隆抗体胶乳颗粒悬浮，后者与血浆中 DD 结合后发生凝聚，凝聚的强度与血浆 DD 的含量成正比。根据胶乳颗粒检测 DD 的灵敏度和待测血浆稀释度可进行血浆 DD 半定量，如果用自动凝血仪动态监测乳胶凝聚的强度，结合标准曲线，可准确定量血浆 DD 含量。

2. 胶体金免疫渗透试验（CGIFA）

将待测血浆加在一种包被 DD 的单克隆抗体（McAb）过滤膜上，DD 与 McAb 特异结合后滞留在膜上，再加入用胶体金标记的另一种 McAb，形成抗体-抗原-金标抗体复合物紫红色沉淀，其颜色的深浅与血浆 DD 含量呈正比。

3. 酶联免疫吸附试验（ELISA）

一般用双抗体夹心 ELISA 可准确测定血浆 DD 含量。

（二）试剂与器材

采用商品试剂盒，组成有：

（1）胶乳试剂 1 瓶。

（2）缓冲液 1 瓶。

（3）阳性对照 1 瓶。

（4）阴性对照 1 瓶。

（5）胶乳反应板 1 块。

（三）操作要点

（1）用微量加液器取 20μL 胶乳试剂，置于胶乳反应板的圆圈内，再加入被检者枸橼酸钠 1：9 抗凝的新鲜血浆 20μL，用玻璃棒迅速搅匀，轻轻摇动 3～5min。

（2）在较强光线下观察结果，出现明显均匀的凝集颗粒者为阳性（D-二聚体含量≥0.5mg/L），无凝集颗粒者为阴性（D-二聚体含量＜0.5mg/L）。

（3）如果阳性，再将被检血浆用缓冲液作 1：2、1：4、1：8 倍比稀释，分别进行测定，以发生凝集反应的最高稀释度作为反应终点。

(4)结果计算:已知本法最大灵敏度为 0.5mg/L。如被检血浆最高稀释倍数为 1∶8,则被检血浆中 D-二聚体含量为 0.5×8＝4mg/L。

（四）方法评价

血浆 DD 测定方法较多,常用 LPTIA 进行半定量。LPTIA 是近年来开始应用的简便、快速定量方法,具有与 ELISA 定量相似灵敏度和特异性,已广为临床应用;但由于需要自动凝血仪进行监测,在一般基层实验室尚难普及。虽然 ELISA 可准确定量 DD,但操作步骤多、耗时长,临床较少用。现有荧光底物的快速 EUSA,在 30min 左右获得结果,可根据需要用于临床检测 DD。血液标本采集后应尽快送检,以免出现假阳性结果。不同测定方法检测血浆 DD 的灵敏度有差别,其参考范围也不同。

（五）参考范围

0.02～0.4mg/L,＞0.5mg/L 有临床意义。

（六）临床应用

1. 用于继发性纤溶亢进筛查

DD 是继发性纤溶亢进筛查的重要依据,可作为 DIC 诊断指标之一。继发性纤溶亢进是指由某些原发病引起的局部凝血或 DIC 而出现的病理状态。此时,血浆 DD 显著升高,联合 FDPs 测定更有利于提高继发性纤溶亢进筛查的灵敏度和特异性(＞95％以上),尤其是对早期 DIC 诊断更有意义。

而原发性纤溶亢进是指在某些病理状况下,如体外循环、创伤、手术、恶性肿瘤、严重肝脏疾病,纤溶酶原活化剂(如 t-PA)释放入血增多或血液中纤溶抑制物(如 α2-抗纤溶酶)减少所致的纤溶酶活性显著增加(亢进)。此时 FDPs 增加,但 DD 可能为阴性。

2. 用于判断血栓前状态与血栓性疾病

活动性深静脉血栓形成与肺栓塞时,血浆 DD 显著升高。由于血浆 DD 具有较高的阴性预测值,当临床怀疑有深静脉血栓形成与肺血栓时,若 DD＜0.5mg/L,发生急性或活动性血栓形成的可能性较小。如果患者已有明显的血栓症状与体征时,DD 仍＜0.5mg/L,应考虑患者有无纤溶活性低下的可能,如纤溶酶原激活物抑制剂(PAI)增多。已经机化的陈旧性静脉血栓,血浆 DD 可以不增高。动脉血栓性疾病,如冠心病、动脉硬化,甚至急性心肌梗死,血浆 DD 增高一般不如静脉血栓显著。

3. 用于溶栓治疗监测

深静脉血栓的溶栓治疗有效后,血浆 DD 在溶栓后的两天内增高,其增高幅度可达溶栓前的 2～3 倍。急性脑梗死溶栓治疗有效后,血浆 DD 在 4～6h 升高至溶栓前的 2～3 倍,FDPs 升高 10～13 倍,以后逐渐下降;到第七天时,DD 一般已低于溶栓前的水平,但 FDPs 仍比溶栓前高 5 倍左右,可见 DD 监测溶栓治疗比 FDPs 更有意义。

六、自动血凝仪检测原理

（一）凝固法

凝固法通过检测血浆在凝血激活剂作用下的一系列物理量(光、电、机械运动等)的变化,再由计算机分析所得数据并将之换算成最终结果,故也称生物物理法。按具体检测手段可分为电流法、超声分析法、光学法和磁珠法四种,国内血凝仪以后两种方法最为常用。

1. 光学法

光学法是根据血浆凝固过程中浊度的变化导致光强度变化来确定检测终点,故又称比浊法。光学法血凝仪的试剂用量只有手工测量的一半。当向样品中加入凝血激活剂后,随着样品中纤维蛋白凝块的形成,样品的光强度逐步增加,仪器把这种光学变化描绘成凝固曲线,当样品完全凝固以后,光的强度不再变化。通常把凝固的起始点作为 0,凝固终点作为100%,把50%作为凝固时间。光探测器接收这一光信号的变化,将其转化为电信号,经过放大再被传送到监测器上进行处理,描出凝固曲线。

根据不同的光学测定原理,又可分为散射比浊法和透射比浊法两类。

(1)散射比浊法:该法光源和样本与接收器成 90°,当向样品中加入凝血激活剂后,随样品中纤维蛋白凝块的增加,样品的散射光强度逐步增加,仪器把这种光学变化描绘成凝固曲线。

(2)透射比浊法:该方法的光路同一般的比色法一样成直线排列--来自光源的光线经过处理后变成平行光,透过待测样品后照射到光电管变成电信号,经过放大后在监测器处理。当向样品中加入凝血激活剂后,开始的吸光度非常弱,随着反应管中纤维蛋白凝块的形成,标本吸光度也逐渐增强,当凝块完全形成后,吸光度趋于恒定。血凝仪可以自动描记吸光度的变化并绘制曲线。

2. 磁珠法

现代磁珠法被称为双磁路磁珠法。双磁路磁珠法的测试原理:测试杯的两侧有一组驱动线圈,它们产生恒定的交变电磁场,使测试杯内特制的去磁小钢珠保持等幅振荡运动。凝血激活剂加入后,随着纤维蛋白的产生增多,血浆的黏稠度增加,小钢珠的运动振幅逐渐减弱,仪器根据另一组测量线圈感应到小钢珠运动的变化,当运动幅度衰减到50%时确定凝固终点。

(二)底物显色法

底物显色法是通过测定产色底物的吸光度变化来推测所测物质的含量和活性,故也称生物化学法。其实质是光电比色原理,通过人工合成、与天然凝血因子氨基酸序列相似,并且有特定作用位点的多肽,该作用位点与呈色的化学基团相连。测定时由于凝血因子具有蛋白水解酶的活性,它不仅能作用于天然蛋白质肽链,也能作用于人工合成的肽段底物,从而释放出呈色基团,使溶液呈色。呈色深浅与凝血因子活性成比例关系,故可对凝血因子进行精确定量。目前人工合成的多肽底物有几十种,而最常用的是对硝基苯胺(PNA),呈黄色,可用 405nm 波长进行测定。该法灵敏度高、精密度好,易于自动化,为血栓、止血检测开辟了新途径。

(三)超声波法

超声波法是依照凝血过程使血浆的超声波衰减程度判断终点。只能进行半定量,项目少,目前已经较少使用。

(四)免疫学方法

血凝测定的免疫学方法是以纯化的被检物质为抗原,制备相应的抗体,然后利用抗原抗体反应对被检物进行定性或定量测定。常用方法有免疫扩散法、火箭电泳法、双向免疫电泳法、酶标法、免疫比浊法。血凝仪使用免疫比浊法等。

(李秀红)

第三节　血栓与止血的动态检验

一、动态血凝检测

血液凝固的过程和纤维蛋白溶解过程都是动态发展的过程,而临床的活化部分凝血活酶时间(APTT)测定是在受检血浆中加入部分活酶试剂,以纤维蛋白形成为终点,记录血浆凝固所需的时间,它检测的只是血浆凝固终点这一单个的信息,不能反映内源凝血系统血液凝固的动态演变过程。1975 年,Von Kaulla 等发明的 Sonoclot 分析仪可以提供凝血系统变化的动态指标,全面反映止血过程。Sonoclot 分析仪采用黏弹性的方法对血液样本进行动态监测,可提供全部止血过程的精确资料,检测一系列的凝血性疾病,包括血小板功能失调、凝血因子缺乏、抗凝血作用、高凝倾向及纤溶亢进,预测术后出血,鉴别出血原因,指导治疗,并且具有方便、可靠、迅速等优点。

(一)原理

Sonoclot 分析仪工作原理:用管形探针悬插入血液标本中,并以低于 1mm 的振幅、200Hz 的频率做垂直运动。测量时血液标本保温在 37℃,当血液凝集时,血液黏滞度发生变化,探针垂直运动的阻力增大,这种变化被检测电路探知,经处理后最终转变为输出信号,在配套程序中或记录纸上反映出来。

主要检测参数:

1. 激活凝血时间

从加入血液标本到纤维蛋白开始形成的时间,主要与凝血因子有关,反映内源性凝血系统的状况。近年来又推出玻璃珠诱导的 gbACT,其检测灵敏度更高,适用于低浓度水平肝素的监测。

2. 凝血速率(CR)

凝集曲线的第一个上升部分,反映纤维蛋白形成的速率,间接反映纤维蛋白原的水平。

3. 血小板功能(PF)

是凝集曲线的第二个上升部分,反映纤维蛋白交联后,血小板牵拉引起的血块收缩。

4. 达到高峰时间(TP)

从反应开始到凝血曲线达到高峰所需的时间,该高峰由纤维蛋白与血小板相互作用而成,可反映纤维蛋白原水平及血小板的量及功能。

(二)参考范围

激活凝血时间(SonAct)85～145s;凝血速率(CR)15～45mm/min;血小板功能(PF)15～45mm/min;达到高峰时间(TP)＜15min。

(三)临床应用

1. 鉴别高凝患者

肝、肾功能不良的患者常有血液凝固性增高的倾向,肝移植术后最主要的并发症就是血管内血栓栓塞。Sonoclot 分析仪发现高凝状态患者概率达 64%～79%,如果与纤维蛋白酶生成试验(TGT)结合起来检出率可达 79%～100%。

2. 监测药物对凝血功能的影响

临床上某些预防及治疗用药如阿司匹林类药物对机体凝血功能产生的影响而使其应用可能受限,通过监测,决定是否适于用药物治疗。

3. 监测血小板功能,预测术后出血,指导输血治疗

术后出血是最常见的并发症,一方面因手术止血不完善,另一方面则因机体内部止血功能缺陷,如凝血因子缺乏、血小板数量减少、血小板功能缺陷、纤溶亢进等。Sonoclot 分析仪通过对止血系统全过程动态的分析,鉴别出血的原因,预测术后凝血病。

二、血栓弹力图测定

血栓弹力图(TEG)是反映血液凝固动态变化的指标。影响血检弹力图的因素主要有:红细胞的聚集状态、红细胞的刚性、血凝的速度,纤维蛋白溶解系统活性的高低等。

TEG 能完整地监测从凝血开始至血凝块形成及纤维蛋白溶解的全过程,可对凝血因子、纤维蛋白原、血小板聚集功能以及纤维蛋白溶解等方面进行凝血全貌的检测和评估,结果不受肝素类物质的影响。而常规实验室检查凝血酶原时间(PT)、部分凝血酶原时间(PTT)或 D-Dimer 等只是检查离体血浆和凝血级联反应中一个部分,即内源性或外源性凝血旁路或纤维蛋白溶解部分的情况,是凝血全过程片段地、部分地描记。结果常常受肝素类物质的影响,其方法评价见表 7-1。

表 7-1　TEG 与常规检查的方法评价

项目	TEG	常规检查
操作方便性	简单,易学。一个标本,同种试剂,床边可完成	操作复杂,多种标本,不同试剂,必须在实验室进行
监测范围	凝血与纤溶连续的全过程	凝血或纤溶过程中的一个点或部分时程
血样形式	无须处理,全血、血浆、富血小板血浆均可	需要处理血样,以血浆或特定血样为主
结果	定性伴定量结果,计算机可自动生成多种结果	多为定量结果
报告	有初步诊断功能,提示医师治疗方案	多为数值,没有诊断意见,医师需自行判断结果
时间	15~20min	每个指标检测时间都不同
参数	为国际标准化参数	多数非国际标准化
DIC 诊断	早期、快速,有诊断提示	需要较多实验室指标,诊断需要医师综合判断

血栓弹力图的主要指标有:反应时间(R)、凝固时间(K)、最大幅度(MA)等,详细指标和意义见表 7-2。

表 7-2　TEG 的常用检测指标及临床意义

检测指标	临床意义	参考值
R 时间	凝血反应时间	6~8min
K 时间	血细胞凝集块形成时间	约 4min
α 角度	血细胞凝集块形成速率	50°~60°

续表

检测指标	临床意义	参考值
MA	最大振幅	50～60mm
A60	最大振幅后 60min 的振幅	MA-5mm
LY30	MA 后 30min 振幅减少百分率	＜7.5％
CL30	MA 后 30min 血凝块溶解剩余百分率	＞85％

(一)原理

目前血栓弹力图均用血栓弹力图仪进行检测。弹力图仪的主要部件有自动调节恒温(37℃)的不锈钢盛血杯,插入杯中的不锈钢的小圆柱体及可连接圆柱体的传感器。盛血杯安置在能以 4°45′角度来回转动的反应池上,杯壁与圆柱体中间盛放血液。当血液标本呈液态时,杯的来回转动不能带动圆柱体,通过传感器反映到描图纸上的信号是一条直线;当血液开始凝固时,杯与圆柱体之间因纤维蛋白黏附性而产生阻力,杯的转动带动圆柱体同时运动,随着纤维蛋白的增加阻力也不断增大,杯带动圆柱体的运动也随之变化,此信号通过传感器描绘到描图纸上形成特有的血栓弹力图。

(二)临床应用

(1)凝血因子与凝血状态分析:判断患者凝血状态。血栓性疾病:R 值、K 值明显缩短,MA 值增大,见于肾病综合征、尿毒症、冠心病、心绞痛、心肌梗死、脑血栓形成,动脉/静脉血栓形成。凝血因子缺乏性疾病:血友病类出血性疾病 R 值、K 值显著延长,MA 值降低。特别对Ⅷ因子缺乏症的诊断具有特殊的意义。

(2)血小板数量与质量的定性分析:R 值、K 值明显延长,α 角、MA 值降低,见于原发性和继发性血小板减少症,血小板功能异常性疾病。

(3)诊断弥散性血管内凝血(DIC)、测定纤溶活性:CL30 反映纤溶活动程度和区分 DIC 阶段。

(4)监测体外循环、血液含肝素情况。

(5)肝移植术中血凝情况检测。

(6)监测抗血小板药物治疗。

(7)指导成分输血及测试治疗效果。

(李秀红)

第四节　血栓与止血检验的质量控制

在血栓与止血检验的全过程中,实验结果会受到诸多因素的影响,质量控制是保证实验结果准确的重要措施。当实验出现意想不到的结果时,应从各方面寻找原因,最后找到问题所在,通过改进措施,得到准确结果。

一、受检者状态的控制

受检者的状态,如生理变化、饮食改变、环境因素、服用药物等引起变化,在采集血液标本时若未注意到,就会对结果做出错误判断。不同的药物和某些生理状况(如妊娠、情绪激动、剧烈运动)会对一些凝血结果造成影响。阿司匹林、潘生丁等药物能抑制血小板聚集;肝素和口服抗凝剂能抑制凝血功能;尿激酶(UK)和链激酶(SK)等可促进纤溶功能;口服避孕药会使血小板黏附功能、血小板聚集功能、纤维蛋白原、凝血酶原以及凝血因子Ⅶ、Ⅷ、Ⅸ、Ⅻ因子活性明显升高;剧烈运动和月经期纤溶活性明显升高;高脂肪食物造成血脂升高,可抑制纤溶活性;吸烟可使血小板聚集性明显升高;饮酒可抑制血小板聚集性;剧烈运动或输注肾上腺素时,Ⅷ因子活性会快速上升。

二、标本的采集

(1)确认患者的信息,真空负压管上应注明患者的姓名,同时核对检验申请单,避免张冠李戴。

(2)受检者必须在休息和平静状态下采血,对于观察疗效和预防临床出血患者的监测最好在同一条件下采血。

(3)采集血液必须用硅化玻璃注射器或真空负压管,避免凝血因子激活,最好使用双筒注射器采血,禁用血气用注射器。

(4)针头尽量选择大号针头。

(5)压脉带不应扎得过紧,最好不要超过1min。

(6)采血人员应技术熟练,"一针见血",以防组织损伤,由于外源性凝血因子进入针管会使凝血因子激活,可造成PT和APTT时间缩短。采血时,拉针的速度要慢并且均匀,使血液平稳地进入注射器,防止气泡产生。气泡的产生可使纤维蛋白原、因子Ⅴ和因子Ⅷ变性。

(7)迅速将血液与抗凝剂轻轻的颠倒混匀,避免用力振荡而破坏凝血蛋白。

(8)采集后的血液应放在加塞子的试管内,因为未加塞子的试管会使血液中的CO_2丢失,PH值升高,使PT和APTT时间延长。

(9)分离血浆时用塑料吸头移取,并盛放在塑料管内。因玻璃表面能激活凝血过程,从而使凝血时间缩短。

三、标本的制备

(1)采血之后血液在室温放置时间不能超过2h。

(2)全血贮存于4～10℃不超过2h,最好在1h内分离血浆,-20℃可保存2周,-80℃可保存18个月,冷冻血浆中的凝血因子在越低温度下越稳定。

(3)如果检测冷冻血浆,必须在37℃水浴中快速溶解,溶解过的血浆不能再次冷冻。冷冻血浆融化时,不能在室温中让其自然融化,这样会使纤维蛋白原析出和凝血因子消耗。

(4)溶血标本可造成PT和APTT轻微缩短。

(5)血浆制备,血液标本应在2000～2500g离心10～15min。

四、抗凝剂

(1)标本应采集在含有枸橼酸钠(109mmol/L)抗凝剂的试管内,抗凝剂与血的比例应为1∶9,混匀要充分。

(2)应准确把握抗凝剂的浓度。

(3)当HCT>0.55或HCT<0.25时,务必用MacGann推荐的公式计算抗凝剂的用量,抗凝剂的用量(ml)=0.00185×全血量(ml)×〔1-HCT(%)〕,否则结果不可信,HCT

低可使 PT 和 APTT 凝固时间缩短,HCT 高可使 PT 和 APTT 凝固时间延长。

(4)如果自配抗凝剂,枸橼酸钠应为基准试剂或分析纯试剂。

(5)抗凝剂+抗聚剂:通常选用 CTAD 液,成分:枸橼酸钠 0.11mol/L,茶碱 15mmol/L,腺苷 3.7mmol/L,潘生丁 0.198mmol/L。优点:采血后血小板很少活化,且保存时间可超过 15h。

(6)抗凝剂+抗纤溶剂:在溶栓治疗的实验室监测中,若用常用抗凝剂会使纤溶系统持续激活,可使纤维蛋白原及其降解产物(FDP)的定量比出现差异。应该使用"抗凝剂+抗纤溶剂"的抗凝剂,抗纤溶剂可选用抑肽酶,它可以抑制激肽释放酶、胰蛋白酶、糜蛋白酶、凝血因子和纤溶活性,能精确测定纤维蛋白原,但会引起凝血酶时间的延长。

五、试剂

(1)蒸馏水:使用重蒸水比用去离子水好,蒸馏水的 PH 值为 6.0~7.0。水质不能有浑浊,应无菌、无 Ca^{2+}、无致热源。

(2)有保护剂、抗生素、抗体或其他添加剂的水不能用于溶解试剂。

(3)复溶后的试剂,不用时应加盖子,贮存于 2~8℃,APTT 和 Fg 均不要冷冻保存。冬天运输时,注意防冻。

(4)稀释倍数要准确,并标明复溶或开瓶时间。复溶后在冰箱中贮存时间不能过长,国产试剂最长 7d。复溶试剂需用几天的,不应在预温槽中放置时间过长,最好取出部分试剂,剩余试剂立即放回冰箱内冷藏。

(5)试剂与质控品均应在有效期内使用。

(6)溶解试剂时不能剧烈振摇,防止产生气溶胶。

六、操作

(1)检查所有试剂和缓冲液是否有沉淀、污染等问题,发现异常情况应及时更换。

(2)更换不同厂家或同一厂家不同批号的试剂时,使用之前必须重新进行定标,这一点必须切记。

(3)检查孵育或温度设置是否正常。

(4)血浆标本和试剂在 37℃预温时间均不应超过 10min,否则会使凝固时间延长。

(5)在操作时,血浆和试剂均应预温,若预温时间不足可导致凝固时间延长。因此在操作时,应仔细阅读试剂盒使用说明书。

(6)每次测定之前,第一管最好放上参比血浆或质控血浆,以确保检测结果的准确性。

(7)最佳激活时间,指试剂与血浆标本相互作用的时间,目的是使凝血标准激活,APTT 在操作时,血浆与试剂应先预温后再加 $CaCl_2$,不然凝固时间延长。

(8)每一样本需做双份测定,其重复性应在 1s 以内,否则需重新测定。

(9)在测试时,标本中如出现凝块,无论该凝块多么小,均影响试验结果。

(10)加样要准确,不能有气泡产生。

七、仪器使用

(1)大多数血凝仪开机 20min 才能达到平衡,检测室的温度应保持在(37±1)℃。由于凝血试验属于酶促反应,最适温度为 37℃,温度过高可导致凝固时间缩短,温度过低可导致凝固时间延长。

（2）仪器不同，采用的方法不同，测定结果有差异。

（3）每台仪器上使用的凝血活酶试剂都应有特定的 ISI 值，而不应使用厂商标定的 ISI 值。重新标定 ISI 值的做法是购买标定 INR 的冻干血浆，然后在自己所用的仪器上再标定凝血活酶试剂的 ISI 值，这样才能使患者 INR 的结果具有可比性和可信性。

（4）采用光学法测量血凝时，若存在溶血、黄疸和乳糜血会影响实验结果。而采用磁珠法测量时可避免上述因素的影响。

（5）在测量 FIB 时，应使用 Clauss 法，不应使用凝血酶原时间（PT）衍生纤维蛋白原的方法。

（6）使用新鲜混合血浆校正仪器时，其定值要直接或间接溯源至国际标准。

（7）仪器的质量准确度：PT、APTT，均值±15%；FIB，均值±25%。精密度：批内，PT＜2%，APTT＜3%，FIB＜5%；批间，PT＜3%，APTT＜3%，FIB＜7%；日间，PT＜4%，APTT＜5%，FIB＜7%。

（8）保持机械和光学部件清洁，确保仪器处于良好的运行状态。

（9）仪器的安装环境应防热、防尘、防震、防腐蚀、防潮湿和远离磁场，相对湿度＜80%，最适温度 15～30℃，电压（220±10）V。因为这些因素均能影响仪器的运行状态或影响仪器的光学信号而影响测定。

（10）仪器的调试与校正与仪器匹配的校正液、合理的校正点及校正参数，校正后的参数不能随意更改。在仪器投入使用前搬动、更换部件维修、质控漂移找不出别的原因时，应及时校正仪器，这样才能确保仪器的准确性，检测结果才能得到保证。

（11）参数的设置要准确、合理。如试剂量、样本量、孵育时间、激活时间、反应温度，这些都会影响结果的准确性。

（12）正确地保养和维修仪器定时测试和校正仪器。温度、波长，特别是对光源灯要定期检查、校正，避免因光源灯光学性能衰减对测定的影响。

八、仪器法所用器材

（1）试验时应使用清洁的、刻度合适的样品分配器和一次性枪头。

（2）各种用品均应使用硅化玻璃器皿或塑料制品，以免激活凝血过程，从而使许多试验结果受影响。

（3）使用的磁珠不能有油腻和磁性。

（4）磁珠应使用厂家规定型号的珠子，珠子直径大小不同，可导致错误的结果。

（5）反应杯必须清洁，无任何损坏，正确放置。

九、质控品

（1）质控品用来监测试剂质量及检测仪器的准确性，而不能用来控制样本的采集、处理和贮存。

（2）建立实验室自己的质控范围，要求测定质控血浆 20 次，计算均值、标准差和变异系数。

十、参考范围

（1）凝血试验并没有正常区间，如果要判断一个 PT 或 APTT 是否正常，要求与"正常对照"值做比较，大于或小于"正常对照"某个数值才算异常。

（2）制备正常对照血浆：要求 30 份以上健康、年龄在 18～55 岁间的男女个体，且剔除服药者，须在平静、休息状态下抽血。标本离心取出血浆后混匀，分装小瓶，冷冻于 - 80℃ 备用或冷冻干燥。每个工作日，取一份对照血浆，重复测定 3 次，取平均值，作为当天正常对照值。报告结果时，应附当天正常对照值。

（3）建立参考范围用于建立参考范围标本来源同正常对照血浆。应特别注意的是，建立的参考范围只能适用于同一批次试剂，同一批正常人血浆，同一仪器检测的结果。如果更换试剂批次，则应另外建立参考范围。

综上所述，影响血栓与止血的检测因素很多，不仅检验人员要了解，而且医师、护理人员均应了解。检验人员在检测的全过程中，每个环节都必须倍加注意，才能保证检测结果的准确性和可靠性。

（李秀红）

第五节　血液流变学检验

1951 年，Copley 教授首次提出血液流变学的概念：研究血液及其有形成分的流动性与形变规律的流变叫血液流变学。它是生物、数学、化学及物理等学科交叉发展的边缘科学，目前研究全血在各切变率下的表现黏度称为宏观流变学，而研究血液有形成分的流变学特性，如红细胞的变形、聚集、表面电荷等，称为血细胞流变。近年来，发展到从分子水平研究血液成分的流变特性，如红细胞膜中骨架蛋白、膜磷脂对红细胞流变性的影响，血浆分子成分对血浆黏度的影响等，这些属于分子血液流变学。

血液流变学异常可导致血液循环的障碍，在一些疾病的发生、发展中起重要作用；同时某些疾病本身又可引起血液流变学异常，如心脑血管病、糖尿病、血液病等。故血液流变学目前已广泛应用于基础医学、临床医学和预防医学中，对疾病的诊断、病因及发病机制的探讨、医学方案的制订以及在亚健康状态的识别和治疗药物研究等方面有重要作用。

一、血液流变学的基本概念

（一）层流

当不含颗粒成分的单一性流体在管道流动时，液体呈同心圆柱状多层运动，各层之间相互滑动而不相互混合，因其截面上各液层流速不同，各层的流速与该流层到管轴的距离呈抛物线样分布，液体在管壁处流速为最小，趋近零，越靠近管轴流速越快，在管轴处液体流速最快，这种流动状态称为层流。

（二）液体的黏滞性和切应力

由于各层液体流速不同，相邻层面就有相对运动，产生平行一接触面的切向力，运动快的液体层对运动慢的液体层施以拉力，运动慢的液体层对运动快的液体层施以阻力，这一对大小相等方向相反的切向力相互作用便产生了液体的内摩擦力，通常称为液体的黏性力。液体具有黏性力的特性称为液体的黏性或黏滞性。若血液流层的平行接触面积为 S，接触面上所受的切向力为 F，那么，作用于单位面积上的驱动各层产生切线方向形变的切向力，就称为切应力（τ），单位为毫帕。公式为

$$\tau = F/S$$

（三）切变率

液体分层流动时，在切应力作用下，液层之间有一速度梯度，在某一时刻两流层间流动距离差与两流层间的距离之比称为切应变或切变应力。切应变随液体流动时间的延长而成比例的增加，这一随时间变化的切应变称为切变率，用 γ 表示。一般来讲，切变率高，液体流速快；反之，液体流速慢。在同一截面上，管轴线上的流速最大，但切变率最小；距离轴线越远，流速越小，而切变率越大；在管壁处，流速趋于零，而切变率趋于无限大。

（四）牛顿黏滞定律及黏度

某些液体流动时，切应力（τ）与切变率（γ）之比为一常数，即 $\eta = \tau/\gamma$，此即牛顿黏滞定律。该常数（η）的大小由液体的性质所决定，被称为液体的动力黏性系数（或动力黏度），简称黏度。黏度是量度流体黏性大小的物理量。

在国际单位制（SI）中，切应力的单位为牛顿/米^2，称为帕斯卡（Pa）；切变率单位为秒$^{-1}$（s^{-1}），黏度 η 单位为帕斯卡·秒，简称帕·秒（Pa·s）。

（五）牛顿液体和非牛顿液体

在一定温度下，某些液体的黏度值不随切变率变化而变化，这类流体称为牛顿流体，如水、血浆和血清等，其切应力与切变率的关系曲线（即流动曲线）为一条通过原点的直线。对于牛顿流体，η 为绝对黏度常数，即剪切力/剪切率＝恒定值。

还有一些液体，在一定温度下，其黏度值是随切变率的变化而变化的，这类流体称为非牛顿流体，即剪切力/剪切率关恒定值，如全血、高分子溶液等。非牛顿流体的 η 不为常数，用 ηa 表示，称为表观黏度。非牛顿流体包括两大类，一类是 ηa 随 γ 的增加而减少，血液即属此类；另一类液体其 ηa，随 γ 的增加而增加。

二、血液在血管中的流动形式

血液在血管内流动时呈层流状态：越靠近血管中心（管轴）的部位流速越快，而切变率较小；距中心越远则流速越慢，而切变率越大，在血管壁上的血液流速趋近于零；并且表现出明显的趋轴性，越接近血管轴心血细胞越密集，越接近管壁血细胞越稀少，该现象称为轴流。轴流可以最大限度地减少血细胞与血管内皮细胞之间的接触机会，从而减少血细胞的黏附、聚集和沉积的概率。

三、血液的流变特性

（一）基本概念

1. 血液黏度

全血为非牛顿流体，全血黏度与血细胞比容和血浆成分有着密切的关系。当血细胞比容为 0 时，即为血浆，是牛顿流体，当血细胞比容大于 0.1 时，血液的非牛顿流体的特性明显。随着切变率减少而黏度增高，血细胞比容越高，黏度越大，非牛顿特性越显著；相反，牛顿流体特性明显。血细胞比容一般为 0.45，当切变率＞200/s 时，可将血液近似看作是牛顿流体。血浆为牛顿流体，血浆黏度与血浆组成有关，尤其受纤维蛋白原影响较大。血浆黏度比血清黏度约高 20%。

描述血液黏度的基本概念有：

（1）表观黏度：是指非牛顿流体在某一切变率时所测得的黏度。通常所说的血液黏度，指的就是血液的表观黏度。

(2)相对黏度:全血黏度与血浆黏度的比值。

(3)还原黏度:指每单位血细胞比容变化引起的全血黏度增加。计算还原黏度可将血液黏度都校正到相同血细胞比容的条件下,便于比较。若全血黏度和全血还原黏度都高,说明血液的黏度大,且与红细胞自身的流变性质有关。若全血黏度高而全血还原黏度正常,是因为血细胞比容增高而引起血液黏度增大,但红细胞自身流变性质无异常。若全血黏度正常而全血还原黏度高,是因为血细胞比容低,但红细胞自身流变性质异常。

(4)比黏度:指全血黏度与水黏度的比值。

2.血液黏弹性

血液与其他生物体液一样具有黏弹性。黏弹性是血液所兼有的流体黏性和固体弹性的特征,当切变率小于 $0.1/s$ 时,血液中将形成红细胞的聚集体,呈三维网状结构。因此,除黏性外,还表现出弹性。

3.红细胞聚集和屈服应力

在静止状态下红细胞在血浆中聚集并形成疏松的空间结构,这种空间结构有一定强度,当施加的切应力较小时,其结构发生改变,使得流体变形,但不能流动。只有当切应力达到一定程度时,血液才会流动。这种能引起血液流动的最小切应力即血液的屈服应力。

4.血液触变性

意味着血液的流变特性是随时间的变化而变化,与红细胞在流动中所发生的分散与聚集有关。血液在流动时,除了要消耗克服摩擦阻力所做的功外,还必须提供促使红细胞缗钱状结构分离的能量,但随着缗钱状连接的逐步分离,提供的能量也逐渐减少,故在维持一定的流动切变率下,其切应力随时间而减少。当切变率在 $0.1\sim0.5/s$ 范围内,切变率恒定时,血液黏度随着时间的延长而减低。如果时间足够长,黏度值不再随时间而改变,其值仅仅取决于切变率的大小。

5.红细胞变形性

红细胞具有良好的变形性,当红细胞变形性降低时,会使全血黏度尤其是高切变率下的全血黏度升高,影响微循环血流和红细胞寿命。

(二)血液的流变特性

(1)全血是非牛顿流体,血浆是牛顿流体。

(2)全血有屈服应力。

(3)当切变率足够大($>200/s$)时,全血黏度逐渐降低并趋于一渐近值,全血的流变特性趋向于牛顿流体。因此,在大血管中全血可看作是牛顿液体。

(4)当血细胞比容在 $0.1\sim0.8$ 之间时,全血黏度与血细胞比容呈正相关。

(5)血浆黏度主要取决于纤维蛋白原浓度。

(6)红细胞聚集性、变形性,以及血液 pH 值、渗透压等对血液流变特性有很大影响。

四、血液流变学常用检验项目

血液流变学测定的参数有很多,全血黏度、血浆黏度、血细胞比容、血沉方程 K 值测定、红细胞聚集指数、红细胞变形性、红细胞电泳、红细胞刚性指数等,本节将对临床常用的检验项目作一介绍。

(一)全血黏度测定

全血黏度是反映血液流变特性的最基本、最重要的参数。它是血浆黏度、血细胞比容、红细胞变形性和聚集能力、血小板和白细胞流变特性的综合表现,是血液随不同流动状况(切变率)及其他条件而表现出的黏度,切变率低时血黏度高,随切变率的逐渐升高黏度逐渐下降,最后趋向一个平稳的数值。测定液体黏度的仪器分两类,即毛细管式黏度计和旋转式黏度计。常用的是旋转式黏度计,又分为锥板式、圆筒式等形式。

1. 毛细管式黏度计检测法

(1)原理:不同黏度的流体流过相同的管道时所用的时间是不一样的,流体的黏度越大,所用的时间越长。根据 Poiseuille(泊肃叶)定律,如果控制相同的毛细管内半径、长度、两端压力之差和体积,则流体黏度与流过一定管径的毛细管所需的时间成正比。测量时,让已知黏度液体和标本,在一定的压力驱动下,分别流过一定管径的毛细管,分别测量其所需的时间。设已知液体黏度为 η_0,流过时间为 t_0;待测标本黏度为 η,流过时间为 t,则受检标本黏度为

$$\eta = t/t_0 \times \eta_0$$

(2)材料与试剂:肝素或 EDTA 抗凝全血标本,毛细管式黏度计,温浴缸,计时装置。

(3)操作要点:

1)由受试者静脉取血,每毫升血液以肝素 10～20U 或乙二胺四乙酸二钾 1.5～2.2mg 抗凝。

2)将试样置于水浴中,恒温 5min,混匀后加入贮液池,同时按下测量钮开始计时。

3)按 2)中操作测量生理盐水流过时间。

4)按公式计算每个平均切变率下的血流表观黏度。

5)压积是影响黏度的重要因素,为便于分析测量结果,可以微量毛细管法测量血细胞比容。

2. 旋转式黏度计检测法

(1)原理:在两个共轴双圆桶或者是圆锥平板或者是圆锥和圆锥,这种等测量体的间隙当中,放入一定量的被检血液,其中一个测量体静旋着,另一个以一定的速度来旋转,由于这个血液摩擦力的作用,旋转的测量体带动了静旋的那个测量体旋转一个角度,我们根据这一个角度旋转的多少来计算出全血的黏度。利用公式 $\eta = K \cdot M/N$ 计算被测液体黏度。式中 K 为仪器常数,M 为力矩,N 为转速。

(2)材料与试剂:肝素或 EDTA 抗凝全血,旋转式黏度计如圆筒式黏度计和锥板式黏度计。

(3)操作要点

1)打开仪器预热,使恒温系统达到测试温度。

2)将试样在测试温度下恒温 5min 后,充分混匀,加入试样杯。

3)按"测量"键,切变率按由高至低的顺序进行测量。为了避免血细胞下沉,选择切变率档次不宜过多,每档停留时间不宜太长。

4)每个试样测量后应将试样杯清洗擦干。

(4)报告方式

全血黏度:全切△.△△mPa・s。全血黏度:中切△.△△mPa・s。全血黏度:低切△.△△mPa・s。

(5)方法评价

1)毛细管黏度计检测法优点：①测定非牛顿流体黏度结果可靠,更适宜测定血浆、血清黏度。②操作简便、成本低廉、曾被广泛使用(目前仍有使用)。缺点：①由于毛细管两端的压力差较大,切变率较高,难以反映血液等牛顿流体的黏度特性。②毛细管内非牛顿流体各层的切变率不同,黏度也不同,不能直接测定在一定切变率下牛顿流体的表观黏度。③血液在毛细管内流动过程中,前面的凸液面和后面的凹液面均会由于表面张力的作用,产生与运动方向相反的阻力,影响测定结果(故以采用较大口径的毛细管较好)。④在低切变率范围内,由于血细胞自动沉降,影响测定精确性。

2)旋转式黏度计检测法优点为：旋转式黏度计能在不同角速度下提供所需的切变率,在被测流体中各流层的切变率是一致的,可使液体在切变率一致的条件下做单纯的定常流动,克服了毛细管式黏度计在这方面的缺点;尤其锥板式黏度计临床应用更为广泛。

(6)质量控制要点

1)标本采集:抗凝合格的血液标本是试验结果准确性的首要保证。

①用具所用注射器、试管等采血用具应清洁干燥,否则易导致标本溶血。

②时间:一般空腹12h以上早晨安静状态下采血,急重患者非空腹时应注明餐后时间。

③采血取坐位、肘静脉采血。最好用7号以上针头,以避免针头过细破坏红细胞(溶血),并避免产生气泡。压脉带压迫时间应尽可能短(防止血液浓缩),当针头进入血管后立即松开压脉带,应在压脉带松开5S后开始采血,抽血负压不宜过大。传统的采血方法,在血液放置过程中,pH值和细胞电荷会发生改变影响血液黏度。真空采血法克服了以上不足。

④抗凝采用肝素(20U/ml血)或EDTA-K_2(1.5mg/ml血),以肝素最常用,对红细胞的大小、形状及血液黏度无影响。使用固体或高浓度液体抗凝剂,以减少对血液的稀释。

⑤混匀:血液与抗凝剂应立即充分混匀,避免血液凝固,勿剧烈振动,以免溶血。

2)标本保存:采血后在室温下静置20min再进行测定为宜,置密封容器内室温保存最长不超过4h,存放时间过长会引起结果偏高。检测前不要打开试管盖(塞),以防止血液PO_2、PCO_2、HCO_3和pH值等的变化而影响血液的流变性。不宜在冰箱内保存。在4℃条件下,血样测定可延至12h内完成。血液不可冷冻保存,以免红细胞破裂。

3)测定温度:一般控制在(37±0.5)℃。

4)混匀血样:静置的血液中红细胞聚集可能引起血浆和细胞聚集的分离,并加速红细胞沉降,因此在进行黏度测定前的即刻应将血样充分混匀。

5)控制计量精度:应严格控制样品计量精度。样品移入时避免产生气泡。

6)仪器清洗:防止残留物对下一个样品测量结果产生影响,须注意清洗。

7)其他:①血细胞:红细胞、白细胞及血小板的数量与性质;②血浆中各种大分子的组成及含量;③血液内在的理化条件(pH值、渗透压及温度);④操作及仪器的结构、材料及流场切变率等。

(7)参考范围

不同地区和实验室应具有自己的参考值。旋转式黏度计检测法:

男:$230s^{-1}$时为$(4.53±0.46)mPa·s$,$11.5s^{-1}$时为$(9.31±1.48)mPa·s$。

女:$230s^{-1}$时为$(4.22±0.41)mPa·s$,$11.5s^{-1}$时为$(8.37±1.22)mPa·s$。

(8)临床应用

全血黏度的测定能为临床许多疾病,尤其是血栓前及血栓性疾病的诊断、治疗、预防等提供重要依据。血液黏度增高会引起血流阻力增加,使血流速度减慢,最后导致血流停滞,直接影响脏器的血液供应,从而导致疾病。

血液黏度增高见于:冠心病、心肌梗死、高血压、脑血栓形成、高脂血症、糖尿病、恶性肿瘤、肺源性心脏病、真性红细胞增多症、遗传性球形细胞增多症、多发性骨髓瘤、原发性巨球蛋白血症、妊娠高血压综合征等。

血液黏度降低主要见于:各种原因所致贫血、出血性疾病和低蛋白血症。

(二)血浆黏度测定

血浆黏度为全血黏度的 $1/8\sim1/4$,是反映血液流动性的指标之一。血浆黏度主要由血浆中大分子物质所决定,包括蛋白质和脂类,其中以结构不对称并形成网状结构能力大的纤维蛋白原影响最大,它可使红细胞相互聚集形成缗钱状,是影响红细胞聚集的指标之一;其次是球蛋白分子,还有脂类等。血浆黏度增加导致血流不畅,甚至阻断,可反映淤血的存在。

1. 原理

同全血黏度测定中的毛细管式黏度计测定方法。

2. 材料与试剂

肝素或 EDTA 抗凝血浆、毛细管式黏度计、温浴缸、计时装置。

3. 操作要点

先把抗凝全血 1600r/min 离心 10min 分离血浆,其余同全血黏度测定中的毛细管式黏度计测定方法。

4. 报告方式

$\triangle\cdot\triangle\triangle$mPa·s。

5. 方法评价

同全血黏度测定中的毛细管式黏度计测定方法。

6. 质量控制要点

(1)检测前禁止服用抗凝药物,如阿司匹林等。

(2)标本采集与抗凝见全血黏度测定的质量控制要点。

(3)测定温度一般控制在 (37 ± 0.5)℃。血浆黏度随温度增高而降低。

(4)血浆黏度随血容量减少而增高;反之降低。

7. 参考范围

男性:$0.85\sim1.99$mPa·s。女性:$0.82\sim1.84$mPa·s。

8. 临床应用

血浆为牛顿流体,血浆黏度升高可以引起全血黏度升高,但不成正比关系。因为血浆不仅以其固有黏度影响全血黏度,更重要的是其蛋白桥连作用造成红细胞的聚集。升高可见于:原发性高球蛋白血症,如巨球蛋白血症、多发性骨髓瘤;继发性高球蛋白血症,如风湿病、类风湿关节炎、慢性活动性肝炎、系统性红斑狼疮;高脂血症、糖尿病、恶性肿瘤等。

(三)血沉方程 K 值测定

红细胞聚集性是指当血液的切变力降低到一定程度,红细胞互相叠连形成所谓"缗钱状"聚集物的能力。它是反映红细胞聚集性及程度的一个客观指标,增高表示聚集性增强,全血黏度增高。

红细胞聚集性增加,导致血液黏度增加,血流阻力增大,组织血液灌注不足,造成缺血、缺氧和酸中毒。临床常用的红细胞聚集性指标为：血沉方程 K 值和红细胞聚集指数。

1. 原理

将抗凝血置于特制的血沉管中，观察红细胞在一定时间内沉降的距离，称为红细胞沉降率（ESR）。它在一定程度上反映了红细胞的聚集性，但受血细胞比容、血浆黏度、红细胞表面电荷等多种因素影响，而血沉方程 K 值不受血细胞比容影响，能更好地反映红细胞聚集程度。血沉方程 K 值为

$$K = ESR / [-(1-H+1nH)]$$

式中：H 为血细胞比容，1n 为自然对数，只要知道血沉和血细胞比容值就可以计算血沉方程 K 值。实验表明，ESR 值随血细胞比容有明显改变，但血沉方程 K 值变动不大。血沉 K 值越大，表明红细胞聚集性越强。

血沉测定有多种方法，魏氏法（Westergren 法）、温氏法（wintrobe 法）、潘氏法等。近年还设计了专用于血沉测定的自动仪器，一种是魏氏法自动血沉仪，基本原理同常规操作法相同；另一种是新型全自动血沉测定仪：使用波长 950nm 的红外线对毛细管血沉检测管内的血液吸光度进行检测，得出被检标本的沉降曲线。

2. 参考范围

血沉方程 K 值：53±20。

3. 临床应用

K 值增大意味着红细胞聚集性增高，主要见于各种炎症、组织创伤与坏死、恶性肿瘤、各种原因导致的高球蛋白血症、糖尿病、高血压、心肌梗死、外周血管疾病、动脉或静脉血栓等疾病。血沉与血沉方程 K 值的关系见表 7-3。

表 7-3　血沉与血沉方程 K 值对红细胞聚集性的彩响

ESR	ESR-K	红细胞聚集性
正常	正常	正常
正常	增高	增高
增高	正常	正常
增高	增高	明显增高

（四）红细胞聚集指数测定

红细胞聚集指数（AI）是反映红细胞聚集程度的一个指标，增高表明聚集性越高，血液表观黏度越高。同类型指标见血沉方程 K 值检测。

1. 原理

血液在静置或缓慢流动时，红细胞出现聚集状态，这种低切变率下的红细胞聚集使血液黏度升高，其升高程度与红细胞聚集性呈正相关。

2. 材料与试剂

同全血黏度测定和血浆黏度测定。

3. 操作要点

（1）同全血黏度测定和血浆黏度测定。

（2）计算方法

1)低切变率血液的相对黏度(全血黏度与血浆黏度之比),作为红细胞聚集指数。相对黏度越大,细胞聚集性越强。

2)低切变率时红细胞聚集体大量形成,并构成网状结构,这时的全血表观黏度很高。高切变率时红细胞解聚,黏度降低,两者的比值即为红细胞聚集指数。AI值越高表示红细胞的聚集性越强。

4. 报告方式

$AI = \triangle . \triangle \triangle$。

5. 方法评价

同全血黏度测定和血浆黏度测定。

6. 质量控制要点

同全血黏度测定和血浆黏度测定。

7. 参考范围

3.19～6.04,不同实验室可有不同的参考值。

8. 临床应用

同血沉方程K值测定。

(五)红细胞变形性测定

红细胞变形性是指红细胞在血液流动中的变形能力,也就是红细胞在外力作用下改变其形状的特性。红细胞的变形性在适当的切变率下,即使血细胞比容达到了95%到99%,血液仍然能保持在流动状态。红细胞的变形使血液在高切变率下的黏度降低,因此,高切变率下的血液黏度能间接地反映出红细胞的变形性。

它是影响血液表观黏度和体内微循环有效灌注的重要因素之一,同时又是红细胞寿命的重要决定因素。目前红细胞变形性测定方法很多,基本上可分为二大类:第一类利用红细胞悬浮液,间接地估计比较红细胞群体的平均变形性大小,如黏性检测法、反向旋转流变仪测定法、微孔滤过法、激光衍射法等;第二类是利用单个红细胞测定其变形能力和细胞膜的力学特征,如底面附差法、微吸管法、电子自旋共振频谱法等。国内应用最广的是黏性测定法和微孔筛滤法。

1. 黏性检测法

(1)原理:在相同的血细胞比容(HCT)、递质黏度和切变率下,表观黏度越低者红细胞的变形性越强。因此,测定高切变率下血液的表观黏度及相应的血浆黏度和HCT,可间接估计红细胞变形性。

公式为:$TK = (\eta r0.4 - 1)/(\eta r0.4 HCT)$。

式中为高切变率下的相对黏度(全血黏度与血浆黏度比值),HCT为血细胞比容。TK值越大表示红细胞变形性越差,反之,变形性越好。

(2)材料与试剂:见全血黏度测定、血浆黏度测定、血细胞比容测定法。

(3)操作要点:见全血黏度测定、血浆黏度测定、血细胞比容测定法。采用上述公式计算得出。

2. 微孔滤过法

(1)原理:在一定的负压(或正压)作用下,测定一定容积的红细胞悬液中的红细胞通过一定孔径($3\mu m$或$5\mu m$)的滤膜上微孔的能力,其能力越强,变形性越好。可用滤过指数

(IF)表示红细胞的变形性,IF＝$(t_1/t_2-1)\times100\cdot HCT-1$。式中 t_1、t_2 分别为红细胞悬液和悬浮递质通过滤膜所需要时间。IF 越大,红细胞变形能力越差。

(2)材料与试剂:EDTA 抗凝血、滤过仪、滤膜、悬浮递质(采用等渗的 PBS 和 Tris-HCl 缓冲液(PH＝7.4)均可。使用前以 G2 滤器过滤,以去除其中的微粒)。

(3)操作要点

1)将血样于 2000r/min 离心 10min,弃去血浆及血浆黄层,以悬浮递质洗涤 3 次,每次洗后于 2000r/min 离心 5min,弃去上清液。

2)取压紧的红细胞 1:9(V/V)加到悬浮递质中配成血细胞比容 10% 的红细胞悬浮液备用。

3)在加试样前使贮气瓶内保持 1 或 2kPa 负压。分别吸取悬浮递质或红细胞悬浮液加入到带刻度的样品池内,分别测定在负压作用下流过滤膜的时间,按公式计算红细胞滤过指数 IF。

(4)报告方式:△.△△。

(5)方法评价

1)黏性检测法:此法与血液黏度测定共用设备,可同时获取血液流动和红细胞变形性双重信息,但不能直接观察红细胞个体的变形性。

2)微孔滤过法:此法装置简单,且能模拟红细胞通过微血管的情况,研究单个红细胞或细胞膜的力学性质。

(6)质量控制要点

1)黏性检测法:参见全血黏度测定。

2)微孔滤过法:①滤过仪的滤膜质量(如膜孔的大小、分布均匀度等)应符合要求,应一次性使用。②由于肝素抗凝剂容易引起血小板聚集,故宜用 EDTA 盐抗凝。③红细胞悬液浓度可影响 IF 值,一般选择浓度 10% 左右。④白细胞易堵塞滤孔,因此红细胞悬液中残存的白细胞数应尽量少。⑤测定温度应控制在 37℃。

(7)参考范围:黏性检测法 180s-1 时 TK 值＜1.00。微孔滤过法:0.63～1.04。

(8)临床应用:红细胞变形性减低常见于:溶血性贫血、心肌梗死、高脂血症、高血压、糖尿病、恶性肿瘤、脑血栓等。

1)急性心肌梗死患者红细胞变形能力下降,第 1～3d 变化明显。

2)脑血栓形成患者红细胞变形明显低于健康者。糖尿病患者也有类似改变,有血管并发症者更差。

3)高脂血症使红细胞膜中胆固醇含量升高,膜面积增加,红细胞变成棘状,变形性降低。

4)多发性动脉硬化、慢性肾衰竭、雷诺病、高血压、肿瘤均可使红细胞变形能力降低,吸烟也降低红细胞的变形能力。

(六)血液流变学测定的其他指标

1. 红细胞电泳时间和电泳率

红细胞表面带有负电荷使它们之间有种排斥力而彼此不相互聚集,在电场中向正极移动。如果红细胞聚集在一起,其泳动速度会减慢。此二者是用来观察红细胞表面负电荷多少的客观指标,也是反映红细胞聚集的指标。

2. 红细胞刚性指数

正常情况下,血液中红细胞的数量及质量保持相对稳定。无论何种原因造成的红细胞生成和破坏的失常,都会引起红细胞在数量和质量上的改变,从而导致疾病的发生。红细胞刚性指数越大,表明红细胞变形性越小,是高切变率下血液黏度高的原因之一。

3. 卡松黏度

全血表观黏度所能降低的极限值,与红细胞变形性相关。

4. 血液屈服力

又称为卡松屈服力,与红细胞聚集性相关。

五、血液流变学检验的质量控制

(一)分析前质量控制

1. 人员培训操

作人员应经过上岗前培训,充分了解所用仪器的构造、原理、操作规程、注意事项、简单维修和故障排除方法等。

2. 仪器的选择

选择旋转式黏度计(切变率应满足 1~200/s 的技术要求),或切变率可调的毛细管黏度计。血浆黏度的测定宜选用毛细管黏度计。毛细管黏度计的毛细管部分应由玻璃制成,内腔光滑均匀圆直,毛细管内径应大于 0.3mm,管长、管径之比大于 200。

3. 标准化

仪器的质量仪器的标准化是临床血液流变学检测规范化的首要条件。

(1)灵敏度:旋转式黏度计在低切变率下,能够反映出同一血样的两份血细胞比容差为 1% 的血液的表观黏度差异;在高切变率下,则能够反映出血细胞比容差为 2% 的血液的表观黏度差异。测量血浆黏度的毛细管应当至少分辨出浓度差为 1% 的蔗糖溶液的黏度。

(2)精密度:采用一份血细胞比容正常(40%~50%)的血液,在不同切变率下各测定 10 次全血表观黏度,计算各切变率下的变异系数(CV),要求低切变率时变异系数小于 5%,高切变率时变异系数小于 2%。仪器要定期进行性能检查。

4. 仪器的校正

可采用标准黏度液(标准油)标定血液黏度仪。在切变率 1~200s−1 范围内分别用低标准油(约 2 mPa.s)和高标准油(约 20 mPa.s)测定其黏度值,各测定 5 次以上,要求测定值与真值的相对偏差不大于 3%。标准油应保存在 4℃ 环境中,有效期为 1 年左右。仪器要定期标定。

5. 受检者的准备

血液黏度有生理性的节律变化,一般在上午 11 时和晚上 20 时血液黏度最高,故采血时间应避开节律高峰时间。妇女抽血应避开月经期。采血前 3d 停用具有溶栓抗凝作用的药物、降脂药物等,若服用不能停服的药物,在结果分析时应考虑到其对结果的影响。检测前一天晚餐低脂饮食,戒烟酒。避免大量汗液流失导致血液浓缩。

6. 血样的采集、抗凝与保存

见血液黏度测定部分。

(二)分析中质量控制

1. 工作温度

黏度计具有恒温控制系统,血液黏度测定一般控制在 $37\pm0.5℃$,最好在 $37\pm0.1℃$。测定前把血样及黏度计样品杯都预热到工作温度。某些病理情况,如雷诺病,可能需要测定较低温度的血液黏度。报告结果时须注明工作温度。

2. 切变率的选择

血液黏度测定通常是在 $1\sim200s-1$ 切变率范围内,应包括高切变率、中切变率、低切变率下的血液表观黏度值,至少要包括高、低两个切变率下的黏度值。黏度测定时应先测定高切变率下的黏度,再测定低切变率下的黏度。

3. 读数

在恒温条件下,高切变率下测定与时间关系不大。但在起始,读数可能略有变动,因为黏度计的各个部分有一个温度平衡过程。当得到稳定读数后,尽快测定低切变率下的黏度。低切变率下因红细胞聚集沉降,读数随时间延长而下降,应采用峰值处的读数。

4. 建立适当的参考值

血液黏度由血液的内在因素和测定条件所决定,因此,血液黏度的参考值随黏度计类型、测定方法、实验条件和地区的差异而不尽相同。在仪器经过校准、检验人员操作熟悉规范后,应制订不同地区和实验室不同的参考值。

5. 加强室内质控工作

严格遵守操作规程,每日测定质控物。必要时还要积极参加室间质量评价工作。

(三)分析后质量控制

1. 检验人员分析指标间的关系

血液黏度和其他血液流变学指标有一定的相关关系,检验人员要结合其他指标进行初步分析,发现异常应进行复检。

2. 测定结果的追溯性和可比性

血液黏度的影响因素较多,对测定结果的临床应用需要多方面的信息资料。申请者应了解受检者的性别、年龄、职业、民族、生物规律、生理变化、饮食习惯、疾病诊断、接受治疗和用药情况等,检验报告单还应填写采血时间、空腹时间、采血部位与方法、测定完成时间、工作条件(包括温度、切变率)等。以上内容应适当存档以便追溯。

3. 加强与医师联系

极端异常结果须与医师及时联系,应及时复查,做出合理解释。实验人员应虚心向医师征求意见,不断改进检验质量。

由于血液流变学检查受到的干扰因素多,进一步推动方法学的规范化和标准化、加强试验的全面质量控制非常重要。

(李秀红)

第八章 临床肿瘤与现代标记免疫技术检测

第一节 概　况

一、肿瘤标志物与现代标记免疫技术分析

把肿瘤标志的技术与免疫反应技术相结合,构成肿瘤免疫标志技术是近年来不断创新发展的新技术、新方法。诸多的新技术都在这个领域展示着勃勃生机。现代化学发光免疫技术(cLIA、EcLIA、CLEIA 以三大类)、核素、标记免疫(RIN、IRMA、第五代放免微磁粒子纳米标记免疫)、酶标免疫(EIA、EUSA)、荧光免疫、镧系稀土时间荧光分辨、金标免疫等技术都在这个领域应用。

肿瘤标志物是指肿瘤细胞所产生或分泌的某种蛋白质。或者为被释放的细胞结构的某个部分物质,因它们的高比率出现与肿瘤的存在和发展过程关系密切,故称为肿瘤标志物。包括肿瘤特异抗原、肿瘤相关抗原、酶类激素、其他蛋白、核酸、糖脂类等。从肿瘤标志物的性质上分为激素类、酶类、肿瘤相关抗原类和其他蛋白类四大类型。

肿瘤有良性与恶性之分,恶性肿瘤又称为"癌",其病死率仅次于心血管疾病,居第二位,所以受到各方面的关注。

肿瘤标志物通常指癌变的肿瘤细胞表面表达的抗原,分为:

(1)肿瘤特异抗原:由突变的或病毒转化的癌基因引起,由肿瘤细胞产生。

(2)肿瘤相关抗原(TAA):是指与肿瘤相关的抗原,由肿瘤细胞或某些正常细胞和胚胎的细胞产生。

肿瘤从标志物的性质不同分类:常见的有激素类标志的、酶分泌类的、肿瘤抗原与相关抗原的和蛋白肽 4 类。

肿瘤的实验室检查主要是检测患者体内存在的肿瘤标志物。肿瘤标志物是指肿瘤组织产生的可以反映肿瘤自身存在的化学物质。这类物质可以是大分子的蛋白质(包括肽类激素和酶),也可以是小分子的脂类和氨基酸衍生物,是肿瘤在发展过程中产生分泌的物质或者是癌细胞本身结构的一部分,并可以以抗原、激素和酶蛋白的形式存在于血液、组织液、分泌物(如胰液、胃液、肠液、脑脊液)以及排泄物中。随着单克隆抗体技术及免疫标记技术的发展,对肿瘤标志物的检测可以提供比较准确的实验诊断指数。该检测技术现已发展到了微磁粒子标记的快、准、自动智能化的程度,对诊断、治疗,以及预防肿瘤发生等都发挥了很重要的作用。

肿瘤标志物在临床上常用的有 AFP(甲胎蛋白)、CEA(癌胚抗原),肿瘤相关抗原系统 CA_{125}(卵巢癌相关抗原)、CA_{15-3}(乳腺癌相关抗原)、CA_{19-9}(胰胃肠癌标志物)、CA_{50}(癌症标志物)、CA_{242}(消化系统癌症标志物),以及 PSA(前列腺癌特异抗原)、FPSA(游离前列腺特异抗原)、NSE(小细胞肺癌)、EB 病毒抗原(鼻咽癌抗原)、肿瘤细胞因子等,达几十项之多。

随着对肿瘤细胞生物分子免疫的研究发展,很多细胞因子广泛应用于肿瘤的诊断、治疗、预防工作中,已成为有效的检测诊断的参考指标,如 TNF(肿瘤坏死因子)、GM-CSF(粒巨细胞集落刺激因子)、白细胞介素系列 IL-1、IL-2、IL-3、IL-6,以及 NK 细胞等。

恶性肿瘤是进行性发展的疾病,一旦发病,患者的状况往往每况愈下,治疗亦无过多回旋余地。病期越晚,治疗越难,预后也越差。故早期诊断,早期治疗极为重要。

对于已患肿瘤的患者要通过手术、放射、化学、生物细胞免疫及抗癌药物等方法对症治疗,同时还应在营养、心理及体育锻炼上给予指导,促使其康复。为评判治疗和康复效果,建立患者随访制度是非常有必要的。使用肿瘤标志物对患者作疗效观测、预后判定及复发判断,可按以下安排进行。

(1)治疗前测定 1～2 次。

(2)治疗后第 1 年和第 2 年,开始时每月 1 次,待肿瘤标志物显著降低后每 3 个月 1 次。

(3)治疗后第 3 年至第 5 年,每年测定 2 次或每年 1 次。

(4)治疗后第 6 年起,每年测定 1 次。

治疗后第 1 次测定时间,取决于该肿瘤标志物的半衰期,一般是在术后的 2～14d。

此外,还应依肿瘤不同、患者个体的不同在时间上加以调整。在每次改变治疗前,在疑有复发、转移或需要再次对肿瘤进行分级时,均需及时测定肿瘤标志物。每次测定如发现肿瘤标志物水平升高,必须在 14～30d 另取标志复查证实,结果最好在数次测定的基础上判定。

近几年来,世界各地由于环境污染日趋严重,癌症发病率呈明显上升和低龄化趋势,成为继心血管疾病之后,引起人类死亡的第二大病因(病死率 22%)。全世界 52 亿人口中每年新发现癌症患者约 900 万人,死亡者达 700 万人,每 200 个家庭中就有恶性肿瘤的发病或死亡成员。1993 年统计表明,我国城市恶性肿瘤病死率为 108.39/10 万人,占人口总病死率的 17.94%。有人推测,到 2000 年我国恶性肿瘤病死率约为 110/10 万,到 2025 年将高达 120/10 万。而据专家分析统计,三分之一的肿瘤可以预防,三分之一的肿瘤患者可以治愈,三分之一的肿瘤患者可通过有效的治疗和康复手段延长生存时间。因此,建立肿瘤预防、治疗、康复体系是十分必要的。表 8-1 为 10 种恶性肿瘤的病死率和位次。

表 8-1　10 种恶性肿瘤的病死率和位次(历史资料参考)

死因分类	男女合计		男性		女性	
	病死率(1/10 万)	位次	病死率(1/10 万)	位次	病死率(1/10 万)	位次
恶性肿瘤计	108.39		134.99		80.23	
胃肿瘤	25.21	1	32.89	1	17.07	1
肝肿瘤	20.40	2	29.07	2	11.23	3
肺肿瘤	17.50	3	23.97	3	10.66	4
食管肿瘤	17.40	4	22.13	4	12.39	2
结直肠肛门肿瘤	5.32	5	5.77	5	4.84	5
白血病	3.64	6	3.96	6	3.31	8
子宫颈肿瘤	1.88	7			3.88	6
鼻咽肿瘤	1.75	8	2.36	7	1.10	9
女性乳房肿瘤	1.72	9			3.54	7
膀胱肿瘤	1.01	10	1.46	8	0.53	10

(杜凤霞)

第二节　AFP 的检测与临床

一、概况

60 年代 Abelev 和 Tatarinov,先后在化学致癌物诱发可移植肝癌的小鼠血清中,以及原发性肝癌和人血清中检测到一种胚胎性蛋白质-甲胎球蛋白(AFP)。

AFP 是胎血中的重要血清成分,由卵黄囊和肝脏细胞合成,分子量约为 680OD。AFP 中 96% 为蛋白质,4% 的碳水化合物,分子是单一多肽链。

1964 年 Tatarinov 证实原发性肝癌患者血清中存在大量 AFP,AFP 成为原发性肝癌的重要指标,它在临床症状出现前 8 个月就可检测出,因此,临床检测对早期诊断原发性肝癌有良好的价值。睾丸和卵巢癌时,AFP 也较正常人升高,有学者在研究孕期妇女血中 AFP 发现,孕 28～32 周妇女血清 AFP 升高,13 周胎血中可达 $3000\mu g/ml$,在正常孕期母体羊水中 AFP 是恒定状态。新生儿出生后 20d AFP 急剧下降,3 个月后为正常人血中 AFP 水平。

AFP 的临床意义有如下的报道:

（一）原发性肝癌

AFP 增加为原发性肝癌的重要指标之一,特异性强、灵敏度高,因此,AFP 检测为十分有价值的临床检查及普查项目,阳性率达 90%。血清含量大于 400 作为原发性肝癌的诊断阈值。大部分患者呈持续性高水平升高,部分患者呈低水平升高(20～400)。

AFP 阴性不能排除原发性肝癌,18%～20% 的原发性肝癌患者血清 AFP 正常。结合临床及其他指标可降低假阴性。

年龄因素:AFP 对原发性肝癌的诊断率随患者年龄的增加而逐渐下降。夏丰年等报道,<40 岁为 77.84%,40～49 岁为 70%,50～59 岁为 60.58%,>60 岁为 41.96%,即对老年人 AFP 正常或轻微升高不能排除肝癌的可能性。

预后:Tand 等报道,原发性肝癌血清 AFP 水平与预后有关。<5000 者术后 5 年生存率明显高于 >5000 者。在存活 5 年以上的 16 例病例中,15 例 <1000,而术前 >1000 者,87.5% 1 年内死于肝癌复发。据报道,高浓度、中浓度和低浓度持续升高者,1 年后存活率分别为 51.3%,75% 和 100%,肝癌切除后 AFP 能否正常或上升是判断预后的关键因素。

（二）孕妇血清 AFP

血清 AFP 可反映胎儿状态。当胎儿患低氧血症、宫内死亡、遗传缺陷、先天性神经管畸形、无脑儿、脊柱裂等,母体血清 AFP 异常增高。王允惠等报道 2223 例正常孕妇血清 AFP 含量($\mu g/L$):平均为(98.5 ± 46.8)$\mu g/L$,怀孕 12 周以内 AFP 在正常范围内,自 13 周开始上升,32 周达峰值(184.6 ± 74.6)$\mu g/L$,而后缓慢下降,临产时为(110.7 ± 44.3)$\mu g/L$。

正常孕妇血清 AFP>$800\mu g/L$ 时预示胎儿处于危境或死亡,>$1075\mu g/L$ 后见流出死胎块。死胎的诊断率可达 80%。西谷严认为,10～16 周孕妇血清 AFP 比正常高 10 倍可诊断为开放性神经管缺损。胎儿有先天性肾病综合征、先天性食管及十二指肠闭锁、性染色体异常、脑积水、骶尾畸胎瘤、法洛四联征等,羊水中 AFP 明显升高。妊娠并发 Rh 或 ABO 同种免疫溶血症、糖尿病胎儿、胎盘功能不足及流产时,羊水 AFP 亦明显升高。患睾丸或卵巢畸胎瘤、酪氨酸病、传染性单核细胞增多症、胆管细胞癌、酒精性肝炎、新生儿胆管闭锁及新生儿肝炎时,血清 AFP 亦可增高。

（三）其他肿瘤

Abelev 指出,68%～92%卵黄囊肿瘤患者血清 AFP 上升。胃癌、结肠癌等由内胚层衍生的组织发生的癌,即使未发生肝转移也合成 AFP,而非内胚层衍生组织的癌,即使转移到肝也不合成 AFP。血清 AFP 是否上升与癌的原发部位有关,少数消化道肿瘤,如胃癌及胃癌肝转移,血清 AFP 升高。因此,血清 AFP 阳性不能完全否定继发性肝癌。

（四）肝良性病变

近年发现肝良性病变时,血清 AFP 也增高,病毒性肝炎患者轻度增高,慢性肝炎患者有 20%AFP 升高,暴发性肝炎患者 AFP 明显升高,病检发现 AFP 升高与肝细胞再生,同时与肝受损有关。

（五）血清 AFP 减少

Merkatz 报道,孕妇血清 AFP 浓度降低($<10\mu g/L$)可作为胎儿染色体异常的指标。

原发性肝癌手术彻底切除之后,血清中 AFP 的浓度迅速下降,1 周后降至正常值。若以后又增高则可能复发,这种复发指标要比肝功能异常出现得早。原发性肝癌姑息性切除或化疗的疗效,也有同样现象。

（六）持续性低阳性 AFP 与肝癌的关系

连续性低阳性患者 1 年内肝癌发生率为 12.99%,比正常发病率高 259 倍。对肝细胞癌患者,第 1 次低阳性后 1 年内肝癌发生率为 44.06%,2 年内为 64.58%,5 年内为 92.66%,表明对低阳性患者的随访有助于早期诊断。对低阳性患者同时伴有肝硬变及慢性肝炎时,肝癌的危险性更大。

二、AFP-CL 定量分析（CLIA、EcLIA、CLEIA 技术）

AFP 的化学发光免疫分析(CLIA),是采用现代全自动控制,单克隆抗体标记发光物质吖啶酯或碱性磷酸酶促化学发光最新的微磁粒子标记反应的技术和电-CL(EcLIA)技术,是光的高灵敏性、单克隆抗体高特异性结合的自动化、智能化程序化的现代免疫定量技术。

（一）试剂与仪器（例）

1. 试剂（电子扫描进入自动化程序）

(1)固相 AFP 41P71000884 微磁粒子标记试剂。

(2)液相 AFP 41L71004186。

(3)定标试剂 L 型和 H 型（低浓度和高浓度）和 D 型。

(4)D 型定标液为 AFP、CEA、PSA、PSA_2 公用,各有 L 和 H 浓度值控制,同一定标剂,不同的校正曲线值。

(5)血清稀释试剂（释放试剂）:专用 Wash I。

(6)发光反应试剂 1 和 2。

2. 仪器

全自动化学发光仪（书后附图）、F 程序网络系统控制,详见本书第二章技术操作部分。

（二）标准曲线和质控

由试剂方标定、输入程序或扫描进入自动控制与生成系统。

浓度与发光值,低浓度与高浓度,中间值均由程序 F 系统调控及结果质控见表 8-2,表 8-3。

表 8-2　AFP-CL 标准曲线分析

Calibration Data/Test Calibration Data

曲线值

				Master Curve	
				Reference	

Test Name： AFP　　　　　　Status：Current

Reagent Lots： 41L71　41P71　　Calibrator Lot：CD87

Units： ng/ml

	Conc.	RLUs		Mean	CV%
低 Low	5.390	3201		3201	
高 High	249.000	38725		38725	

Conc.	RLUs
0.000	3123
3.810	4899
38.500	19667
143.000	62520
280.000	115846
563.000	211413
1096.000	350466

Ratio： 12.098　　　　　　　　Flags

Expected Ration Range： 8.000~25.000

表 8-3　AFP-CL 结果质控

QC Statistics/Charts

Test: AFP　　　　　Control: LIG3　　　　　Current Lot: 9863063

Expiration: 16-May-2000

Defined Limits

Low: 128.000 ng/ml

High: 200.000

Mean: 164.000

S.D. : 18.000

Observed Limits

Low:

High:

Mean:

N:　　　　0

S.D.:

CV%:

Mean

Date: 27-Apr-2000　Lot:

（三）测试运作程序

（1）样本处理：抗凝血浆或不抗凝血清、体液、匀浆液（清液）0.2ml 左右，加入专用测试管，放入仪器样品盘孔内。

（2）编入工作程序单：同第一章技术操作 F 程控制部分。

（3）将测定试剂 L、P 分别入试剂盘位，释放试剂与样品同放一个盘的内盘编号。

（4）验证编入 I 单项目和应放入试剂效期：F 程序：主菜单-F_1-F_7-F_7-按 Y 键，清除前工作编单。主菜单-F_4-显示项目表的效期、扫描测试剂量。

（5）启动：按 Start 键，运作开始。主菜单-状态键-F_5，可视运作轨道各项目测试过程。20min 打出第 1 个样本第 1 个项目的报告，相隔 20s 连续打出各项目报告（中英文均可），表8-4。

（6）正常人参考值：＜20 国际单位。可以制作本室参考值。

表 8-4　自动打印结果

TRAY/CUP：A02			28-Jan-200010：34
NAME：TEST	RESULT	FLAG	Normal Range
AFP	20.3ng/ml	High，Waived	
AFP	＝18KIU/L	正常值：……＜20	20.0
Cumulative	Menu	S. D.　CV％	
	8.6	6.7 4.391	

（四）仪器保养

F 程序，主-F_6-F_5-F_1（洗剂清洗）。主-F_6-F_5-F_2（蒸馏水清洗），具体请参考本书仪器保养部分。自动完成对探针的冲洗后，回位至原状态。

三、AFP 放射免疫分析（RIA）

本法采用 ^{125}I-标记 AFP 抗原和血清（样品）中 AFP 抗原与单克隆 AFP 抗体竞争结合方式，γ-免疫仪测 ^{125}I-AFP-AFP 抗体复合物，血清中 AFP 浓度与免疫仪测值为反比关系。

（一）主要试剂

（1）AFP 标准品：0ng/ml、10ng/ml、20ng/ml、50ng/ml、100ng/ml、200ng/ml、400ng/ml。

（2）^{125}I-AFP。

（3）AFP 抗血清。

（4）PR 试剂。

（二）技术操作

（1）编号，血清样本和标准曲线编号。

（2）操作步骤：见表 8-5。

表 8-5　RIA-AFP 操作步骤

试剂	标准管	样品管	NSB 管
蒸馏水			100
标准品	100		100（S_0）
样品		100	
^{125}I-AFP	100	100	100
抗体	100	100	
混匀，37℃温育 3h			
PR 试剂	1000	1000	1000

混匀，37℃温育 30min，任取 3 管测总放射计数（T）。以 3000 转/分离心 20min，去上清液，测沉淀物计数（B）。

（三）计算

非特异性结合率：

$$NSB = \frac{NSB(cpm) - 本底(cpm)}{T - 本底(cpm)} \times 100\%$$

标准或样品结合率：

$$B/B_0 = \frac{B(cpm) - NSB(cpm)}{B_0(cpm) - NSB(cpm)} \times 100\%$$

以标准品浓度为横坐标，结合率为纵坐标作图。

RIA-AFP 标准曲线。

正常人参考值＜25ng/ml。

（四）RIA 曲线举例

浓度(ng/ml)	cpm	B/B_0 %
0	8586	100
10	7268	86
20	6310	73
50	4100	47
100	3107	36
150	2550	29
200	1100	128
400	860	10

四、AFP 固相免疫放射分析（IRMA）

应用夹心法完成免疫分相，^{125}I-标记单克隆抗体，用标准固相对称完成包被，再与被测 AFP 结合，抗体与固相珠球上的复合物结合，γ-仪 cpm 值与 AFP 浓度成正比。按曲线换算浓度。

（一）主要试剂

（1）AFP 标准品：0ng/ml，5ng/ml，10ng/ml，20ng/ml，40ng/ml，80ng/ml，160ng/ml。

（2）固相包被珠球。

（3）^{125}I-标记 AFP 抗体。

（4）低温育液。

（二）技术操作

（1）取圆底试管（内径为 10～12mm 为宜），标准管加 AFP 标准 50μl，样品管加标本 50 再分别加入 150μl 保温液，最后放 1 粒包被珠。置室温反应 3～5h（不时振摇）。

（2）吸去保温液，每管用 PBST 液（0.05mol pH7.5 的 PBS 内加 0.1% Tween20）洗 1 次，吸干。

（3）每管加入标记抗体 200μl，摇匀后在室温放置 3h 或冰箱（4℃）放置过夜。

(4)吸去保温液,用蒸馏水洗珠 3 次。

(5)将珠倒入另一测量管在 γ-计数器中测定放射性。

若用一步法,操作如下:每管加 AFP 标准或标本 $50\mu l$,加入保温液 $50\mu l$,再加入 $150\mu l$ 标记单抗,最后加入 1 粒珠子。37℃ 3h 或室温过夜后,蒸馏水洗珠 3 次,换管测珠子每分钟 γ 脉冲(cpm)。

(三)计算

(1)若 γ 计数器有数据处理装置,则直接读出样品值。

(2)若无,则有如下方法:以每个标准点的 cpm 为纵坐标,标准 AFP 值为横坐标做出标准曲线。各样品 AFP 浓度通过 cpm 值反查标准曲线得出。

正常人参考值<25ng/ml。

(四)曲线举例

浓度 ng/ml	cpm
0	550
10	1552
20	4585
50	7855
100	21452
200	32458
400	54256

五、AFP 火箭电泳检测

该检测不需大型设备,大小实验室都能开展,而且直观显影,对判定结果与资料的收集保存都非常方便可靠。

将 AFP 抗血清加在温热的琼脂溶液中浇在玻璃板上,冷却凝结后打孔,将标准溶液或者标本血清同标记的 AFP 加在小孔中,在电场中,使 AFP、^{125}I-AFP 向阳极泳动,它们在泳动的路上不断与琼脂板中的 AFP 抗体结合而沉积。AFP 量大的,走的足程就远。电泳完后,将琼脂板烘干,再将 X 线片胶片压在烘干了的琼脂板上,经过一定时间的放射性爆光,冲洗 X 线片片后,AFP 走的轨迹即在 X 线片胶片上显示出"火箭"形状,因而得名。标本的浓度可以根据"火箭"的高低与标准相比。

(一)主要试剂和仪器

(1)^{125}I-标记抗原冻干品,6 微居里 1 瓶分装。

(2)甲胎蛋白冻干品。

(3)甲胎蛋白标准参照品 50U/ml、100U/ml、200U/ml、400U/ml、800U/ml、1600U/ml。

(4)纯化琼脂糖。

(5)巴比妥缓冲液(巴比妥 2.76g,巴比妥钠 15.45g)。

（二）技术操作

（1）制作琼脂板：称 0.5g 琼脂糖，用 70ml 巴比妥缓冲液加热溶解后，冷至 50℃，加入 0.7ml 抗体溶液，混匀后，趁热浇在 13cm×18cm 的玻璃板上（板四周打蜡，平放），待琼脂冷凝后，用直径 5mm 打孔器打样孔（若玻璃板面积有变化，琼脂粉的量、抗体量和缓冲液体积应相应改变）。

（2）加样与电泳：将打好孔的琼脂板，放在电泳槽内，搭上纱布桥，依次分别在各孔内加入 30μl 不同浓度的标准溶液或待测样品，每板上应有 1 孔加正常人血清和 1 孔加入血清稀释的 0.5% 依文斯兰指示剂，之后各孔内加 10μl ^{125}I-AFP 溶液，接通电泳仪（加样孔一边接负极），使琼脂板的电压降每厘米 3 伏，电泳 2～3h。

（3）放射性自显影：电泳完毕，将琼脂板在 60℃ 烘箱中或红外灯下烘干，冷后，在暗室内将 X 线底片盖在琼脂板上，并用玻璃压紧，黑纸包好，放置 24h（若标记抗原放置时间较长，爆光时间应相应增加），经显影，定影，水冲洗干。

（4）未知样品甲胎蛋白含量的确定：用尺量各孔前沿到火箭尖端的距离，未知样品与标准相比即可得甲胎蛋白的含量。

六、AFP 酶标法检测（EIA 和 ELISA）

酶标双夹心抗体作固相抗-AFP 包被珠球物酶结合，将另一种单克隆抗体（鼠单克隆抗体）AFP 抗体与辣根过氧化物酶结合，将样品加入固相反应体中做实验孵育，血清中 AFP 与固相体抗体结合形成免疫复合物，洗涤非结合物再加入标记的酶抗体形成标记复合物体，此时，AFP 分子被固相抗体和标记抗体夹入中心，故称夹心法。当终止反应后，结果可只作目测定性或酶标仪 OD 值分析定量。其 OD 值与浓度成正比关系。

（一）主要试剂

（1）已包被条板：12×4 条。

（2）AFP 标准品（400ng/ml）：1 瓶。

（3）AFP 标准品（30ng/ml）：1 瓶。

（4）抗-AFP 酶结合物：1 瓶。

（5）洗液：1 瓶。

（6）底物 A：1 瓶。

（7）底物 B：1 瓶。

（8）终止液：1 瓶。

（9）不干胶封片：2 片。

（二）技术操作

（1）每孔加待检样品 50μl，同时设高值（400ng/ml）和临界值（30ng/ml）标准品对照各 3 孔，每孔加 50μl，设空白对照 1 孔，用不干胶片封板，置 37℃ 反应 20min。

（2）甩净孔内液体，用自来水洗板 4～5 次，甩干，每孔加洗液 2 滴，静置 1min，扣干。

（3）加抗-AFP 酶结合物，每孔 1 滴（空白对照不加），用封片封板，置 37℃ 反应 15min。

（4）甩净孔内液体，用自来水洗板 4～5 次，扣干。每孔加入洗液 2 滴，静置 1min，甩去洗液，扣干。

（5）加底物 A、底物 B 各 1 滴，置 37℃ 显色 10min。

（6）每孔加终止液 1 滴。

（三）结果判定

1. 目测半定量法

若样品孔显色浅于临界值孔,结果为阴性或小于 30ng/ml;若样品孔显色深于高值孔,结果为阳性或大于 400ng/ml;若样品孔显色介于临界孔和高值孔之间,结果为可疑或大于 300ng/ml,小于 400 建议进行定量测定。

2. 比色定量法

将高值标准倍比稀释成系列标准,在波长 450nm 下空白校零,读取各孔 OD 值,以标准品含量(ng/ml)为横坐标,对应 OD 值为纵坐标,绘制半对数坐标。测定样品孔 OD 值,在半对数坐标上查找对应的 AFP 含量。

（四）注意事项

（1）定量测定时,请用 5% 小牛血清生理盐水倍比稀释高值标准品。

（2）对 AFP 含量在 30～400ng/ml 者,建议临床进行动态观察。

（3）其余注意事项:见包装盒。

（五）保存与效期

2～8℃保存,有效期 12 个月。

七、AFP 金标快速检测

甲胎蛋白(AFP)是一种由胚胎细胞和卵黄囊产生的胎儿所特有的蛋白质。正常成人血清中含量极微(<25ng/ml),当肝细胞恶变时,含量可大大升高(>400ng/ml),因此,测定血清中甲胎蛋白含量的异常增高,作为早期发现和早期诊断原发性肝癌,在临床上是非常有效的判定依据。

本法以胶体金作为指示标记,交联抗-AFP 单克隆抗体,与血清中 AFP 结合,形成双抗体夹心一步法,是当前国际上最简便理想的诊断方法。

（一）特点

（1）符号显示结果明确,反应迅速,2min 内可完成全部测试过程。

（2）灵敏度达 25ng/ml,且具有 400ng/ml 对照线。

（3）操作简便,无须冲洗过程,滴瓶试剂和标准对照。

（4）准确可靠,对多种干扰物质试验证实,确保其灵敏性和特异性。

（二）标本收集

采取静脉血 1～2ml 于干净容器中分离血清标本,如不及时测定可置 4℃冰箱储藏,超过 3d 应加入 0.1% 硫柳汞防腐,不可使用冻干血清。

（三）技术操作

将试条有箭头或颜色标志线一端插入装有血清标本的容器中,插入深度不可超过标志线,约 10s 后取出平放,20min 内观察结果。

（四）结果判定

阴性:测试条上端仅有一条红色对照线,而下端无检测线出现,表明 AFP 含量低于 25ng/ml,为正常。

阳性:测试条上、下两端先后出现红色线,表现 AFP 含量已高于 25ng/ml;若检测线颜色同于或深于对照线,表明 AFP 含量已>400ng/ml,提示患者应尽快作进一步检查。

无效:测试条上、下两端均无红色线出现,表明试验失败或失效。

说明:本测试条在 30min 后显示的结果无临床意义。

(五)保存和有效期

室温 4～20℃冰箱贮存,有效期 1 年。

(六)注意事项

(1)试纸从冰箱取出后,先充分复温再打开包装使用。

(2)铝箔复合包装袋内有干燥剂,不得内服。

AFP 在人群中分布状况见表 8-6。

表 8-6 AFP 在人群中分布(资料)

样品类型	数目	0～8.0	8.1～20.0	20.1～500.0	500.1～1000.0	>1000.0
明显健康受检者	793	780	12	1	0	0
男性	397	389	7	1	0	0
女性	396	391	5	0	0	0
恶性疾病	717	513	64	88	11	41
睾丸癌						
精原细胞瘤	41	37	3	1	0	0
非精原细胞瘤	204	105	19	56	5	19
肝癌						
原发性	80	29	11	20	4	16
继发性	93	79	8	5	0	1
其他癌症						
肠胃癌	64	54	8	2	0	0
泌尿生殖器癌	40	37	3	0	0	0
卵巢癌	78	73	5	0	0	0
胰腺癌	18	16	1	1	0	0
其他	99	83	6	3	2	5
良性疾病	348	316	18	8	1	5
肝硬化	60	48	4	2	1	5
肝炎	64	51	8	5	0	0
其他	224	217	6	1	0	0

本研究中 98.4% 的明显健康受检查的 AFP 值小于 8.1ng/ml。能分析范围从 1.4～866.0ng/ml(1.2～718.8U/ml)的血清样品,为 ADVIA Centaur CP 检测,确认了 AFP 这些结果。

(杜凤霞)

第三节　癌胚抗原CEA检测与抗原

一、概况

1965年Cod和Frcedman发现了消化道系统的癌胚抗原(CEA)在胎儿肠、肝、胰等组织中的一种糖蛋白,分子量2000 000。正常人血清中浓度很低,发生癌变时升高。目前已知在结肠癌、直肠癌以及内胚层来源的其他恶性肿瘤,如食管、胃、肝、胰腺等,在癌变时也升高。

它含有岩藻糖、甘露糖、半乳糖和唾液酸。分析CEA的碳水含量、物理化学性质和免疫学性质表明,它的组分不是单一的。

CEA目前是国际上公认的一种肿瘤标志物,属于一种组织抗原,由细胞膜脱落进入血液。

(1)结肠癌70%～90%显示出CEA高度阳性。所以,有些文献认为CEA是结肠癌的特异抗原。其实消化道其他癌检测时也有阳性率。文献资料报道,大肠癌患者65%～75%的阳性率,吸毒吸烟严重者CEA阳检率也不正常。

(2)内胚层衍生的癌,如胰腺癌、肺癌和胃癌以及非内胚层衍生的癌,如乳腺癌和子宫癌都能使CEA浓度提高。

(3)10%～20%的一些良性肿瘤以及内胚层发生的重症也可以使CEA浓度上升。

(4)吸附的CEA抗体与肺组织和粪便浸出液的非特异交叉抗原反应(NCA)之间的交叉反应研究也表明CEA不是结肠癌的一种特异性抗原。

以上说明CEA不是一种癌的特异性抗原,而应该认为是一种癌的相关抗原。测定血液中CEA水平可用作癌症患者的监测、确定治疗效果好坏。肿瘤术后或者药疗之后,血液中CEA水平将下降,手术成功,CEA将持续下降直至正常水平。如手术失败,或癌症复发,CEA水平将再次回升到不正常水平。

CEA是癌的相关抗原,但并非是所有癌的相关抗原,在检测结果的分析判断上必须考虑到这一点。也可以说最早的名称癌胚抗原是不准确的。

二、CEA化学发光定量分析

CEA称癌胚抗原,是具有人类胚胎抗原决定簇的酸性糖蛋白,分子量150 000～200 000。胎儿的消化道中有CEA,出生后下降。在大肠癌患者血清中CEA升高者为65%～80%,胃癌和肠道癌为45%左右,所以,临床上把这种项目的检测作为诊断的参考。化学发光免疫分析(CL)是近年来的新技术。本节介绍微粒性CL与电-cL和EIA、RIA。CL-CEA所用仪器与技术条件与本书第二章技术部分程序相同(书后附图)。其他不同之处介绍如下:

(一)试剂与仪器

(1)电子扫描人自动化程序。

(2)仪器下编工作单和运转程序:与本书第一章技术部分相同。

(3)标准曲线与质控:标准曲线浓度和质控浓度由程控完成。

F系统程序与本书第二章技术部分相同,本节略。

标准曲线浓度:0U/L、2U/L、10U/L、22U/L、52U/L、100U/L,见表8-7。

质控值:低 2.23 高 47.9,见表 8-8。

表 8-7　CEA-CL 标准曲线分析

Calibration Data/Test Calibration Data

Test Name:	CEA		Status: Current		Master Curve	
Reagent Lots:	40L85	40P85	Calibrator Lot: CD87		Refepence	
Units:	ng/ml				Conc.	RLUs
	Conc.	RLUs	Mean	CV%	0.000	3235
					2.990	14226
Low	2.230	5611	5611		10.300	41024
High	47.900	38429	38429		22.600	83608
					52.300	187450
Ratio:	6.849		Flags		100.000	350726

Expected Ration Range: 5.000–25.000

表 8-8　CEA-CL 质控

QC　Statistics/Charts

Test: CEA　　　　　Control: lig1

Defined Limits
Low:　　1.600 ng/ml
High:　　3.400
Mean:　　2.500
S.D.:　　0.450
Observed　Limits　　　　Mean
Low:
High:
Mean:
N:　　　　0
S.D.:
CV%:　　　　　　　　Date: 27–Aor–2000　　Lot:

（四）结果报告

可以制作本室正常人参考值,仪器在动作 20min 后打印出第一个样本第一项结果,每隔 20s 打印下一项结果。

实验报告

CEA＝_____KIU/L 正常值:…………＜10

三、CEA 放射免疫分析（RIA）检测与临床

本药盒利用均相竞争抑制原理,采用非饱和(顺序饱和)法对患者血清、血浆、胸腔积液、腹腔积液以及其他体液进行直接测定。样品(标准、血样和参考血清等)中的 CEA 与限量的

抗体预先反应,然后加入^{125}I-CEA参与竞争剩余的抗体结合位。当样品中的CEA浓度高时,剩余的抗体结合位就少,从而与抗体结合的^{125}I-CEA就少。用分离剂分离出抗原-抗体复合物,并测定复合物中的放射性。^{125}I-CEA的结合量与样品中CEA浓度呈函数关系。把标准点的数据绘成函数曲线后,便可查找血样中的CEA浓度值。

(一)主要试剂

(1)^{125}I-CEA:1瓶,冻干品,每瓶加蒸馏水10ml溶液。

(2)CEA抗体:2瓶,冻干品,每瓶加蒸馏水10ml溶液。

(3)CEA标准品:6瓶,冻干品,S_0加蒸馏水3.0ml溶液,其余每瓶加蒸馏水1.0ml,浓度分别为0ng/ml、5ng/ml、10ng/ml、20ng/ml、40ng/ml、100ng/ml。

(4)PR试剂:1瓶,100ml,使用前充分摇匀。

(二)技术操作

取试管若干,分别编上T,NSB,$S_0 \sim S_5$,样品等,然后按下列顺序(表8-9)加样。

充分混匀,室温放置15min,降T管外,3500rpm,离心15min,弃上清液,测T管及各管沉淀物的放射性计数。

表8-9　RIA-CEA测定单位

试剂	T管	NSB管	$S_0 \sim S_5$管	样品管
标本	—	200	100	100
CEA抗体	—	—	100	100
	充分混匀,37℃温育2h			
^{125}I-CEA	100	100	100	100
	充分混匀,4℃温育20h			
PR剂	—	1000	1000	1000

(三)结果计算

(1)测出各管的cpm值,算出每对试管的平均值。

(2)按下列公式计算:

$$NSB = \frac{NSB\text{管计数}(cpm) - \text{本底计数}(cpm)}{T\text{管计数}(cpm) - \text{本底计数}(cpm)} \times 100\%$$

$$B_0 = \frac{\text{零标准管计数}(cpm) - NBS\text{管计数}(cpm)}{T\text{管计数}(cpm) - \text{本底计数}(cpm)} \times 100\%$$

$$B = \frac{\text{标准管或样品管计数}(cpm) - NBS\text{管计数}(cpm)}{\text{零标准管计数}(cpm) - NBS\text{管计数}(cpm)} \times 100\%$$

(3)以各标准管B值为纵轴,标准品浓度为横轴,在logit-log坐标纸上绘出标准曲线或采用计算机进行数据处理。待测样品的浓度可由计算机RIA程序或通过标准曲线查看。

(4)主要技术指标:测定范围:5~80ng/ml,批内CV:<5%,批间CV:<10%,灵敏度:≤0.5ng/ml。

(5)正常参数值：血清正常值<15ng/ml，阴性值>20ng/ml。

四、CEA 固相免疫放射分析（IRMA）

基本原理与 IRMA 分析 AFP 相同。本法应用固相珠对双位点夹心免疫放射方式测定。

（一）主要试剂

(1)^{125}I-标记抗体。

(2)标准品：0ng/ml、5ng/ml、10ng/ml、20ng/ml、40ng/ml。

(3)固相珠球（包被）。

（二）技术操作

按实验需要作样本，标准曲线制作编号，按下表 8-10 步骤试验。

表 8-10　CEA-IRMA 测定

试剂	NSB 管	标准管（$S_0 \sim S_5$）	样品管
固相抗体球	1 粒	1 粒	1 粒
分析试品	100	100	100
标准品	S_0 100	100	—
待测样品	—	—	100
^{125}I-抗体	50	50	50

混匀，放 37℃ 温浴 6～30h。吸去各管液相部分。再加蒸馏水 3ml 左右，振摇，吸去洗液，如此反复洗涤 3 次，去尽残留液，直接测量管内球上（不须转移固体球）放射性（cpm）。

（三）结果

各标准 cpm 减去 NSB 管 cpm 为纵坐标，标准浓度为横坐标，在坐标纸上绘制标准曲线，样品管 cpm 减 NSB 管 cpm 的差值从标准曲线上查出相应 CEA 浓度。

正常参考值：正常人血清 CEA 浓度为小于 13ng/ml，本试剂盒正常值上限为 15ng/ml。

五、CEA 酶联免疫吸附分析（ELISA）

CEA 酶联免疫法（EUSA，测定原理与 AFP ELISA 法同）。该检测体系将单克隆抗 CEA 抗体固相于微孔表面，与样品 CEA 结合，再加入单克隆抗体 CEA 抗体-酶（辣根过氧化酶）结合物，按操作程序加样并作处理，可以作定性（目测）和定量分析（酶标仪）。

（一）技术操作

(1)加样：将包被孔编号，加入标准品及待测样品各 50μl。

(2)加入酶结合物：每孔 1 滴（约 50μl），轻轻振荡，混合均匀。

(3)孵育：37℃，1h。

(4)洗涤：在各孔中加入洗涤液 2 滴，轻轻振动几下，弃之，然后用蒸馏水或自来水加满各孔，甩掉，反复 5 次，最后在吸水纸上拍干。

(5)显色：加入底物 2 滴，随即加入显色剂 2 滴，轻轻摇几下，室温避光反应 5～10min，观察结果或加 1N 硫酸，各 100μl 中止反应后观察结果或比色。

（二）结果判断

1. 目测

(1)若被测孔显色浅于或等于 5ng/ml 对照孔可判为≤5ng/ml 或阴性。

(2)若被测孔显色深于 5ng/ml 或浅于 20ng/ml 对照孔可判断为＞5ng/ml 或弱阳性。

(3)若被测孔显色等于或深于 20ng/ml 对照孔可判为≥20ng/ml 或阳性。

2. 比色

选择波长 450nm,用空白孔调零,读取各孔光密度(OD)值,并与对照孔比较并判断结果。正常人参考值 5ng/ml。

六、CEA 金标记测定

本测试条以胶体金作为指示标记,采用双抗体夹心法原理研制而成,具有使用方便、结果易读、反应迅速、准确可靠等特点。该测定法是当前国际上最简便、理想的诊断方法,特别适合各级医院和医疗保健机构作为胃癌、结肠癌等早期辅助诊断及癌症术后有无复发的监测指标。

(一)使用方法

将测试条有箭头标志线一端插入装有血清标本的容器中约 5s,插入深度不可超过标志线,然后取出平放,2min 内可观察强阳性结果,对弱阳性和阴性结果需等待 20min 判读,但不可超过 20min 读结果。

(二)结果判定

阴性:测试条中段仅有一条红色线出现。

阳性:测试条中段先后出现两条红色线。

无效:测试条中段无红色线出现,表明试验失败或试条失效。

(三)保存条件与有效期

室温 4~20℃避光干燥处贮存,有效期 18 个月。

(四)注意

(1)试纸从冰箱取出后,先充分复温再打开包装使用。

(2)使用前不能浸湿测试条或反应膜。

(3)测试时测试条与样品管应垂直,亦可将测试条置样品管中 10s 后取出平放,15min 内观察结果。

(4)如用血清测试时,应注意血清量不可超过标志线。

(5)检测结果为阳性时,应进一步进行定量检测。

(杜凤霞)

第九章 自身免疫疾病与检测

第一节 自身免疫疾病与实验进展

通常所称的胶原性疾病或风湿病的这类型疾病,也就是本章所讲的自身免疫疾病,是国际卫生组织风湿病学会依据现代免疫学技术的进步,对这类疾病机制的广泛研究而命名的。它常以五个方面的标准作为分析判断依据:

(1)有自身抗体(阳性反应)。

(2)遗传因素。

(3)性别与年龄因素。

(4)免疫抑制剂的疗效观察分析。

(5)多器官的病理状态。

在我国长期以来依靠临床症状和体征及辅助部分抗体检验作为诊断标准。随着标记免疫技术的进步。自身免疫疾病的机制研究也有突破性的进展,新技术的开展与应用更为普遍。

一、自身免疫概念

(一)自身免疫疾病(AID)

自身免疫疾病(AID)的机制十分复杂,已发现的自身抗体有几十种,受多种因素(内因外因)影响,机体自身免疫应答失控,反应过度,直接或间接损伤自身组织所致器官病变。免疫反应认为与抗原的隐蔽释放、抗原性的改变、免疫交叉性反应、机体免疫系统对自身组织细胞成分及产物发生免疫反应,识别"自我"与"非我"的能力紊乱,所引起的损伤,以及器官病变发生和免疫反应调节异常。

(二)自身免疫

指机体免疫系统对自身成分发生免疫应答,产生对自身成分(抗原物质)的抗体,致敏的淋巴细胞发生免疫反应,又称为自身免疫作用,称为自身免疫(AI)。

自身免疫的概念还包含对机体有益和有害双重内容,上述是有害部分的内容。有益的地方是:维持机体的内部生理稳定,如衰老死亡的自体细胞清除,产生适量的自身抗体对这些无益细胞结合,使脾、肝及单核、吞噬细胞系统、巨噬细胞发生吞噬作用,突现新陈代谢、维持机体平衡。

(三)自身抗体

就是机体 B 细胞受激活(刺激)条件下,对自身组织成分的抗体(At)。正常情况下自身抗体存在很普遍,可以是生理性的,也可以是病理性的。病理性的则为自身免疫疾病(AID),与免疫调节异常有关。

自身抗体已发现有几十种,分类方法也多,尚待统一。常用名有几种类型:从抗体在组织、细胞中存在的位置进行命名的:如核胞浆抗体,抗核仁抗体,抗细胞核抗体,抗肝、肾微粒体抗体等,还有以第一次检出的患者名命名的,如 Sm 抗体就是首检出抗体的患者名。

免疫反应的调节异常，表现 T 抑制细胞对自身反应性 B 细胞的控制失调而过量的自身抗体形成。还有传递因素，很多自身免疫疾病如 SLE、自身免疫性溶血、自身免疫性甲状腺病等都存在家族史，与 HLA，尤其 HLA-DR 抗原密切相关。上述免疫反应基因(lr)位于 HLA区，此 lr 可促进针对自身抗原免疫反应。还有病毒因素，有些病毒基因可能掺杂到宿主细胞的 DNA 中，引起本细胞变异，不能识别自我，而引起自身免疫反应。

如何区分自身免疫和自身免疫疾病，当体内产生自身抗体，又致敏淋巴细胞(T 淋巴细胞)侵袭或破坏组织细胞，破坏免疫自稳功能，自身免疫机制紊乱，则为自身疾病，SLE 是最有代表性的疾病。

二、自身抗体的检测

对自身抗体的检测技术的发展是很快的，从简单的凝集反应直观方法，已发展到对流免疫电泳(CIE)、免疫扩散分析(IDA)、酶标、金标、免疫荧光测定法(IFA)、化学发光免疫标记(CUA)、核素标记等新技术。近年来对免疫荧光、酶免疫斑点技术-实验 EUROASSAY™技术、免疫印迹法(IB)等，其特点：方便、快速、准确、直观地确认阳性结果，与传统经典的方法结合应用，较好地满足了临床需求。

这些新技术的检测范围：抗人 IgG、IgA、IgM 或 IgG^{AM} 的混合物，IgG 亚类的 Fc 段。对ENA 系统 nRNP/Sm、Sm、SS-A、SS-B、Scl-70、Jo-1、IgG^3、ANA、DNA ds-DNA 等，有专用试剂商品和方法，对开展这些工作提供了很大的方便条件。

三、几种新技术及临床应用

(一)免疫荧光法(IFA)

分为直接免疫荧光法(DIFA)、间接免疫荧光法(UFA 或 IIF)，间接免疫荧光法最为常用，特点是特异性强，阴阳性样本信号强度对比明显，显微镜能精确判断在细胞内荧光分布。基本原理：标本中若为阳性抗体(IgG、IgA、IgM)存在，将与实验制作的基质进行特异结合，当去除非特异结合部分之后，再与加入的荧光标记的抗人抗体进行温育特异性结合，去除游离的非特异荧光物，获得在基质上的特异免疫荧光复合物，显微镜下分辨十分清晰，它具有普及性。

(二)基质载片向科学化、标准化以及实用性方面跨跃式发展

基质载片的化学活化技术：利用固定可溶性抗原，抗体及酶的方法处理盖玻片，使盖玻片表面包被上活性醛基，然后贴入组织切片；组织中的自由氨基酸，尤其是胶原中的羟赖氨酸，以共价键结合在盖玻片上，克服了以往制片脱落的难题。

(三)生物薄片技术

采用现代化的类似电子工业中微芯片的生产工艺作荧光法的基质，机械化切割成毫米级的小片，可以在−190℃液氮中保存数年生物活性不变。

生物薄片马赛克™ 技术：在载玻片同一血清反应区粘上贴附有不同基质的生物薄片，可以同时检测针对不同组织或病原体的抗体，根据不同的需要，一张载片可粘贴 1～45 种不同的基质，这就是新方法所谓的生物薄片马赛克™。例如，为了测定抗核抗体、骨骼肌抗体、心肌抗体、肝特异性抗体、线粒体抗体及平滑肌抗体，可使用在一个反应区镶有 6 种实验基质(HEp-2 细胞、猴骨骼肌、猴心肌、猴肝、大鼠肾及胃)的生物薄片马赛克。

(四)HEp-2 细胞

HEp-2 细胞含人类的抗原，更普遍适用于人类特异抗体识别基质抗原谱，所以，它能更

好地替代用灵长类肝组织冰冻切片的 ANA 基质片。HEp-2 可以通过细胞培养大量繁殖，核荧光清楚明亮，易标准化，对一份血清进行一次实验，不同基质获得的结果相互补充，就可显示出患者血清中自身抗体谱的详细信息，协助分析判断结果十分有利。

北京欧蒙对自身抗体在器官、组织的不同的标记方法研究了与疾病的相关性。

该法适合临床常规应用，有以下优点：将经亲和层析纯化的抗原包被在固定的位置，每一种抗体只对应一条条带，不会产生非特异性条带，结果灵敏度高，特异性好，判断实验结果比免疫印迹法简单；每个反应区均有质控带，可以显示操作是否正确；阳性与阴性结果的差别明显，容易判断，条带显色的强度与抗体滴度相关；不需特殊仪器，实验结果用肉眼观察；反应过的载玻片可长期保存，试验结果容易存档。

（李璐）

第二节　抗核抗体(ANA)的血清学检测技术

一、生物薄片间接免疫荧光法

高度敏感的筛选实验间接免疫荧光法和高特异性的确认实验如 ELISA、印迹或免疫印迹的联合应用为抗核抗体提供了可靠的检测手段。

血清学检测抗核抗体建议首先使用含生物薄片的间接免疫荧光法。每反应区由人类上皮细胞(HEp-2)和灵长类肝组织冰冻切片两种生物基质组成。通过比较两种基质的荧光模型可预先区分大多数的抗核抗体，且两者结果能互相补充。灵长类肝组织还可拓宽抗体的检测范围，为临床提供重要的意想不到的诊断信息。

(1)使用 EUSA 法检测可提取性核抗原抗体(ENA)，以天然抗原为固相，包被在微孔板上。试剂商品可提供了包含以下抗原的检测体系：nRNP/Sm，Sm，SS-A，SS-B，Scl-70 和 Jo-1，另外还有 dsDNA，ssDNA，组蛋白或核糖体 P-蛋白。可在同一时间内定量检测多种不同的抗体。用一次完全相同的实验过程定性检测抗 ENA 抗体，印迹法每反应区由 6 条分别包被了不同抗原的膜条组成。抗原经亲和层析纯化并以一组细平行线的形式包被在膜条上，如果与血清中相应抗体结合则可在酶免疫反应中显色。

(2)检测抗核抗体的另一种方法是免疫印迹技术，用 SDS 提取的 HEp-2 细胞抗原经电泳分离后被固定在膜条上。由于抗原是由不同的亚单位组成，免疫印迹可检测其抗体相应的单一蛋白。另外，免疫印迹的膜条还含有其他用 EUSA 和欧蒙印迹很难包括的抗原，能有效检测抗 CENPA/B/C，Ku，或 PM-Scl 抗体。

最近开发的扫描分析系统 EUROSCAN 使免疫印迹的结果分析更加便利。

实验基质：HEp-2 细胞及灵长类肝组织冰冻切片。

待检血清的起始稀释度：1∶100。

荧光抗体：FTTC 标记的抗人 IgG 抗体，必要时加用 FITC 标记的抗人 IgAGM 抗体。

免疫荧光模式：在有抗 U1-nRNP 及抗 Sm 抗体存在时，通常 HEp-2 细胞整个细胞核呈现粗颗粒，但有时也出现中等到细的颗粒荧光，核仁为阴性。在分裂期细胞中，浓缩的染色体部位为阴性，而外周区几乎为均质的、光滑的荧光。灵长类的肝组织切片，肝细胞核也呈现颗粒型荧光，核仁为阴性。抗 U1-nRNP 及抗 Sm 抗体在灵长类肝组织及 HEp-2 细胞中呈现相同的荧光强度。荧光法不能区分抗 U1-nRNP 与 Sm 抗体。

二、抗核抗体(ANA)传统的荧光标记应用

抗核抗体(ANA),又名抗核因子(ANF),它是一种抗细胞核成分的抗体,检查抗核抗体是自身免疫实验室检查的主要项目之一。抗核抗体没有器官和种系的特异。主要存在于IgG,也见于IgA、IgM中。由于核抗原不同,产生的抗核抗体性质也不同。目前至少有五类核抗原:

(1)去氧核糖核蛋白。

(2)去氧核糖核酸。

(3)核组蛋白。

(4)等渗磷酸盐缓冲液核提取物。

(5)核仁。这些核抗原可以产生相应的抗核抗体。由于抗核抗体的多样性和复杂性使检测抗核抗体的方法繁多。

ANA以核为抗原完成免疫复合反应,无种系特异性,所以,核底片制作可以采用人白细胞,鸡红细胞,鼠肝切片或印片,以及微生物细菌和螺旋体等。

由于患者血清中存在的抗核抗体能同各种系的细胞核结合,此种结合抗体再和标记荧光的抗体球蛋白相结合。最后通过荧光光源显示出荧光反应指出抗核抗体的存在。

第一步:核抗原	抗核抗体	复合物
第二步:复合物	抗IgG荧光标记抗体	荧光标记复合物

(一)主要试剂

(1)核细胞底物片。

(2)荧光抗血清(IgG、IgA、IgM、IgE)。

(3)缓冲液:PBS pH7.6或0.5碳酸外缓冲液(甲、乙)。

(4)荧光显微镜。

(二)技术操作

ANA鼠肝抗原片

↓

PBS5倍稀释患者血清加于抗原膜上

↓

37℃或室温放湿盒中作用30min

↓

用0.01M pH7.2PBS冲洗15min(中间换3次PBS)

↓

37℃或室温放湿盒中作用30min

↓

冲洗同上

↓

缓冲甘油封片

↓

荧光显微镜下观察

（1）鼠肝抗原片：在肝组织细胞核中有亮绿荧光为阳性，可见如下 4 种模型：

1）均质型细胞核呈均匀的亮绿荧光。

2）核膜型细胞核膜呈亮绿荧光。

3）斑点型细胞核内呈点状和斑块状荧光。

4）核仁型细胞核内核仁发荧光。

（2）阴性时，鼠肝片无特异荧光。

将阳性患者血清用 PBS 做对倍稀释同上述操作，可得到血清抗体滴度。

SLE 硬皮病，在风湿性关节炎、干燥综合征等有交滴质的阳性，常在 1：80 以上，尤其 SLE 的阳检率在 86％～100％，核型分类也对 SLE 的诊断与鉴别诊断具有意义。

抗核抗体荧光形态（肝细胞核）。

1）均质型（6×40）。

2）核仁形。

3）斑点型（6×40）。

抗核抗体阳性核膜型间接免疫荧光法（表 9-1）。

表 9-1 胶原病时抗核抗体的类型

类型	有关疾病	特异抗原
弥散型	SLE sjogren 综合征类风湿关节炎	DNA 核蛋白
周边型	SLE	DS-DNA
斑点型	硬皮病，sjogren 综合征雷诺综合征，混合性结缔组织病，SLE	戊糖核蛋白
核仁型	硬皮病，sjogren 综合征	RNA

也有文献把 ANA 荧光检测图形分为 5 型：

抗核抗体（ANA）检查：间接荧光法。

阳性见于：SLE（95％）、RA、PSS、SS、慢活肝，传染性单核细胞增多症等，被认为是结缔组织病最好的筛选实验。

ANA 图形 {
核模型：抗 DNA 抗体：主要见于 SLE。
均质型：抗核蛋白抗体：见于 SLE、RA、慢活肝、PSS 等。
斑点型：抗 ENA 抗体：见于 SEL、PSS、SS、PM/DM、MCTD。
核仁型：抗 RNA 抗体：见于 PSS、雷诺现象、SLE。
着丝点型：抗着丝点抗体：见于 PSS、CREST 综合征。
}

三、抗胃壁细胞抗体（PCA）荧光标记法

胃壁细胞抗体（PCA）是 Taylor 和 Iruine 在 1962 年发现，恶性贫血患者血清阳性率最高，通常在 95％ 以上阳性检率，产生原因尚未探明，临床表现与胃酸产生不良，PCA 是 IgG，主要是抗黏膜细胞微粒体，但不与甲状腺的微小体发生交叉反应。PCA 无种族特异性，所以技术检测上可以用大鼠、兔等胃壁作抗原基质，人的胃幽门部更佳。间接荧光标记法较能普及应用，放射免疫，酶标，化学发光分析法也在具有设备条件的地方开始用。

间接荧光检测 PCA 基本原理：鼠、兔或人胃壁作冰冻切片制作抗原基质片，患者血清中 PCA 反应，其抗人抗体（IgG、IsA、IgM）与荧光素标志物（荧光抗体），再一次作结合反应，形

成复合形,如果血清中 PCA 结果,在荧光显微镜下胃壁细胞内出现明亮的荧光。与正常对照判定阳性或阴性结果。

技术操作

(1)冰冻切片(新鲜幽门部示胃大弯有黏液部)因 PCA 无种属和器官特异性,可以选材人或动物。冰冻前在 7.5% 的明胶内浸一下,增强切片效果。切片吹干后放入丙酮内固定 30～60min(四氯化碳 10min),去除丙酮吹干,冰箱保存。

(2)滴加患者血清(稀释 1∶4),于抗原片上 37℃水浴 30min。

(3)洗涤,PBS pH7.2 3 次,每次 5min,去除未结合的血清。吹干。

(4)加荧光抗血清:1～3 滴于膜片上 37℃水浴 30min。

(5)重复"3"。

(6)荧光镜检查:胃黏膜壁细胞浆内明亮的颗粒荧光反射,而细胞核却无荧光反应,此时为阳性(表 9-2)。

表 9-2　PCA 荧光分析的临床意义

诊断	阳性%
恶性贫血	90～100
慢性萎缩性胃炎 A 型	90
缺铁性贫血	36
甲状腺功能亢进	24
甲状腺功能低下	55
糖尿病	18
肝炎	37

四、甲状腺抗体

White1957 年用甲状腺荧光抗体法检测桥本患者血清中甲状腺提取物中的抗体(甲状腺胶质),1958 年 Landing 和 1959 年 Holbrow 等以不同的甲状腺作抗原切片,检测出慢性甲状腺炎患者血清中存在和细胞浆结合呈明亮染色的抗体。间接荧光法应用于甲状腺组织与血清中抗体相作用,荧光标记抗体形成免疫复合物,也有加入补体间接证明被检抗体存在,即在加抗体(患者血清)的同时加入豚鼠血清(补体),只要抗原抗体结合,补体就会结合。用 C_3 荧光抗体再查补体的存在即可表明抗体的存在。文献资料报道,桥本甲状腺炎的总阳性检出率为 98%,原发性甲状腺功能减退的阳性检出率为 75%,均超过正常人水平(正常人为 26%)。

(一)技术操作

(1)甲状腺组织冰冻切片($0.5～1cm^3$),厚度 4～5μm,吹干。新鲜标本若不能立即切片处理应 -70℃保存。

(2)固定:37℃湿固定,然后放入 70% 甲醇中 2～10min,取出 PBS pH7.2 冲洗。

(3)稀释血清(按需要作 1∶5,1∶10,1∶25～1∶100)滴加在抗原片上 37℃ 30min 孵育。

（4）PBC pH7.2 冲洗 3 次。每次 5min。

（5）荧光标记抗体（IgG、IgM 或多价荧光混合抗体）滴加入抗原片上，37℃ 30min（水浴盒）孵育。

（6）同"4"洗涤。

（二）镜检与结果分析

（1）细胞内呈现均一的明亮荧光（廿以上）为甲状腺球蛋白抗体阳性。

（2）甲状腺泡壁的细胞浆内呈现点状荧光为抗微粒体抗体阳性（表 9-3）。

表 9-3 甲状腺抗体阳性临床意义分析

疾病	微粒法粒法	甲状腺球蛋白	总阳性
桥本甲状腺炎	89	78	98
Craves	37	35	53
原发性甲状腺功能减退	57	52	75
正常对照	5	7	6

注：正常人群中，随年龄增高而抗甲状腺抗体有增高倾向，女性高于男性，在恶性贫血、阿狄森病、重症肌无力、肝脏病、各种胶原血管病、糖尿病及染色体异常，也发现有高滴度的报道。

五、抗心肌抗体荧光标记法

研究已证明心肌抗原和心肌自身抗体的存在，许多心脏疾病与免疫有关，如心肌梗死综合征，心包切开后综合征，风湿热和冠心病等已发现了自身抗体，如何认识这些自身抗体和自身免疫疾病的关系，如何正确解释和处理临床问题，是值得深入研究探讨的课题。

荧光免疫法以心肌为抗原，标记羊或兔抗人抗体，检测患者血清心肌抗体的存在与活性动态。基本原理：心肌抗体是没有器官和种族特异性的抗体，所以采用大鼠或胎儿心肌作基质抗原，就可以形成抗原抗体复合物，加入抗人免疫抗体（IgG、IgM、IgA）是荧光标记抗体则形成 Ab-Ag-Ab 的大分子复合物，在荧光显微镜下，显示强荧光反应为阳性。

（一）技术操作

（1）活大鼠心脏或早产死胎心脏的心室部分，取 0.5～1cm³ 组织块冰冻切片，切成厚 4～5μm 制片。－40℃保存 1 个月组织块可以使用。

（2）晾干，无水乙醇固定 2～3min。

（3）加入患者血清于抗原膜片上，每次 5min，充分洗去非结合血清。

（4）PBS pH7.2 洗涤 3 次，每次 5min，充分洗去非结合血清。

（5）加入荧光抗血清（商品，按说明稀释应用）于抗原膜片，作第二结合反应，37℃ 30min（水浴）。

（6）洗涤，重复"4"。

（7）荧光显微镜观察判断结果。

（二）结果与临床意义

荧光镜下以荧光结合部位不同而分为肌纤维膜—肌纤维、间型、弥散型、肌浆型。

肌纤维和膜下型：常见心肌梗死后综合征。

肌浆型:属于非特异性重症反应。

Mc Catrg(1977)认为所有的风湿热患者均有心肌抗体交叉抗体出现,链球菌感染的风湿病患者有少量的心肌交叉抗体。

六、抗肾小球和肺泡基膜抗体

取肾和肺穿刺活检组织作冰冻切片,用直接免疫荧光细胞化学方法检测,IgG,IgM 和 C_3 在基膜的沉着情况。

(一)抗原切片

肾、肺穿刺组织作冰冻切片,厚 $4\sim6\text{mm}$,不固定,在显微镜下选择有肾小球的标本片作免疫荧光染色。

(二)直接免疫荧光细胞化学染色

荧光 IgG、IgM、IGA、C_3 等抗体染色。

结果判断与临床意义:肾小球和肺组织基膜上呈线形荧光分布,在急性肾小球肾炎中可见呈线形荧光,而膜性肾小球肾炎中,抗原抗体复合物肾小球基膜结节状沉积。免疫病理认为基膜抗体是引起肺出血、肾病综合征即 Goodpasture symdrome 的主要病因。

七、抗中性白细胞胞浆自身抗体(ANCA)荧光标记检测

抗中性白细胞胞浆自身抗体(ANCA),它的 ANCA 抗原存在于中性白细胞的胞浆颗粒中,分子量为 29kD,已证实是一种丝氨酸蛋白酶,存在于中性的白细胞中。嗜天青色颗粒中的丝氨酸蛋白酶,蛋白酶 3(PR_3)十分相似。所以,胞浆型 ANCA(C-ANCA)能与 PR_3 发生特异性反应,另一型颗粒固型 ANCA(P-ANCA)的主要抗原成分是髓过氧化物酶(MPO),在坏死性肾小球肾炎和系统性血管炎患者中约 90% 的 P-ANCA 能与 MPO 发生特异反应。由于有时 P-ANCA 同时伴有细胞核荧光,为排除阳性,必须证明是 MPO-ANCA 才能分析判断。

ANCA 可以为 IgG、IgM、IgA 类抗体,在不同疾病时三种出现概率不同。作荧光抗体实验分析,抗体种类(-ANCA,P-ANCA,CS-ANA,P-ANCA 和 ANA)。

本方法采用经典的间接免疫荧光技术(IIF)检测抗中性粒细胞胞浆抗体(ANCA)。ANCA 是系统性坏死性血管炎的血清标记,最常见于韦格纳肉芽肿(WG)。镜下多动脉炎(MPA)及坏死性新月体性肾小球肾炎(NCGN)。ANCA 对血管炎的诊断和鉴别诊断、分类和疗效观察均具有重要意义。

(一)技术操作

(1)制作抗原片,肝素抗凝血分离白细胞,并用 0.01mol/L pH7.2 PBS 洗 3 次细胞,涂片待干无水乙醇固定 5min。如果是商品费用则将 ANCA 抗原片(已固定)从铝箔包装袋取出吹干待用。

(2)将被检血清用 0.01mol/L,pH7.4,PBS 1:20 稀释后,吸取 20μl 滴加抗原膜上。

(3)置湿盒 37℃温育 30min。

(4)用摇床上洗涤 3 次,每次 5min。

(5)自然风干后滴加 20μl 兔抗人 IgG 荧光标记抗体在抗原膜上,同法温育、洗涤和风干。

(6)用 pH7.4 缓冲甘油封片最后用荧光显微镜观察结果。

（二）结果判定

（1）ANCA 阳性荧光染色模型有两种：

1）中性粒细胞胞浆呈特异性亮绿色均-弥散荧光染色为胞架型 ANCA(C-ANCA)。

2）中性粒细胞核周围部分胞浆呈现特异亮绿色荧光染色为核周型 ANCA(P-ANCA)。

（2）ANCA 阴性时,中性粒细胞胞浆部分无特异性荧光染色。

（3）ANCA 抗体主要为 IgG 类,据报道在过敏性紫癜为 IgA 类,在 Kawisaki 病为 IgM 类,如果怀疑这些疾病,则应检测抗人 IgA 或 IgM 荧光抗体。

（三）临床意义

ANCA 对系统性血管类肾小球坏死的诊断和鉴别诊断意义,分类与疗效观察也有重要作用。研究资料认为 ANCA 的致病机制,能使中性白细胞(PMN)活化,发生细胞气体"呼吸爆炸",释放胞浆中的多种水解酶,自由基 O_2^{-1}、O_2、OH、H_2O_2 等活性物质而导致组织损伤。

由于 PR_3 和 MPO 都带正电荷,它不能与肾小球基膜结合 PR_3-ANCA 和 MPO-ANCA 发生免疫反应,导致肾小球基膜损伤。另外,沉积在基膜上的 PR_3 和 MPO 还能介导细胞免疫参与肾组织损伤。

C-ANCA:1982 年,Davies 等人首先描述了坏死性肾小球肾炎患者血清中存在有抗中性粒细胞胞浆抗体(ANCA),随后在 1985 年 van de Woude 等人报告了 27 例活性 Wegener 肉芽肿患者中 25 例在间接免疫荧光中显示出典型的胞浆染色模型(C-ANCA)。

（李璐）

第三节　自身抗体间接荧光法检测组合抗体(IFA)

某些自身免疫疾病患者血清中存在多种自身抗体,这些自身抗体与组织细胞核、胞浆等各种抗原成分结合,形成抗原抗体复合物,这种抗原抗体复合物,多属球蛋白 IgG 类,也有 IgA 和 IgM。它们与荧光或酶等标志的抗人 IgG、IgA 和 IgM 抗体结合,就会形成特定的标志物,而在显微镜下被观察到。本药盒采用大鼠肝、胃、肾、心、骨骼肌、胰腺,人工培养细胞涂片,制备的抗原片,作抗原底物,检测多种自身抗体。肝组织用于观察抗核抗体(ANA);胃:观察抗平滑肌抗体(SMA)和胃壁细胞抗体(APCA);肾:观察抗线粒体抗体(AMA);心:观察抗心肌抗体(AHA);骨骼肌:观察抗骨骼肌抗体(ASA);胰腺:观察抗胰岛细胞抗体(ICA);人工培养的细胞片:可观察抗着丝抗体(ACA)和抗胞浆抗体(ACYA)等。

一、原理

患者血清中相应抗体与组织抗原结合,形成抗原抗体复合物,再与荧光标记抗人 IgG 结合,在荧光显微镜下可以观察到特异的亮绿荧光。

二、试剂与材料

（1）抗原片:肝、肾、肠、胃、心复合切片或白细胞印迹片。

（2）0.01M,pH7.2,PBS1 包,用时可用蒸水稀释至 10 000ml。

（3）荧光标记抗人 IgG1 瓶,使用时用 0.01M,pH7.2,PBS 按工作稀释度稀释。

（4）阳性血清 0.5ml,用时 1:5～1:10 稀释,肾片 1:5 稀释。

（5）阴性血清 1 瓶,用时 1∶5～1∶10 稀释,肾片 1∶5 稀释。

三、技术操作

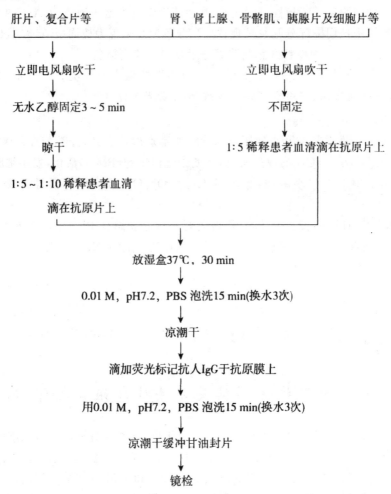

四、结果判定

（一）阴性

无特异荧光,可有少量组织吸附的淡绿色荧光。

（二）阳性

1. 肝

组织抗原片上细胞核出现亮绿色荧光,为 ANA 阳性,根据出现的染色模型分别报告为:均质（H）、核膜（M）、斑点（S）、核仁（N),细胞抗原片上,除前 4 种染色模型外还能观察到抗着丝抗体（ACA）和抗胞浆抗体（ACYA）及抗 Lamin 抗体,抗中心粒抗体,抗高尔基体抗体等,抗胞浆抗体（ACYA),又可分为 3 种:纤维型（FI）、斑点型及颗粒型（S）、均质型（H）等。

2. 胃

平滑肌部分发出亮绿色荧光,为 SMA 阳性。黏膜部分胃壁细胞的胞浆,发出亮绿色荧光为抗胃细胞抗体阳性（APCA）。

3. 肾

在固定抗原片上可观察肾小球荧光。不固定片上可在肾小球周围肾曲管上皮细胞的胞浆发出亮绿色荧光为 AMA 阳性。

4. 心

心肌组织可观察到肌膜或肌膜下荧光为 AHA 阳性。

5. 胰腺

胰岛细胞胞浆发荧光。

6. 骨骼肌

在骨骼肌纤维上出现横纹荧光为阳性。

五、临床意义

(1)ANA 阳性—可见到多种荧光染色模型,代表着不同核抗原成分:

1)均质型或弥散型,为脱氧核糖核蛋白(DNP)。

2)周边型或核膜型,为脱氧核糖核酸(DNA),出现这两种(DNADNP)染色模型一般在活动期系统性红斑狼疮(SLE)患者血清中 100％阳性。非活动期患者 30％～60％阳性。

3)斑点型,为一种可溶性核抗原成分(ENA)。一般在硬皮病、类风湿、皮肌炎、SLE、慢活肝等出现阳性,阳性率 30％～70％。

4)核仁型,为核小体成分(RNA),一般在硬皮病、皮肌炎时出现,也可混合出现在其他胶原患者血清中。

5)着丝点型细胞核呈散在斑型(CREST),综合征患者 50％～90％阳性。

6)抗 Sm 抗体型:核仁不染色,如同藕片一样为 SLE 标记抗体。

7)抗 La 抗体型:核仁周围有一圈不染色区,如 SSB 抗体,见于 SS 患者。

8)抗 Lamin 抗体型:核膜型,可见细线条状膜荧光,LaminA、C 见于肝病患者,LaminB 见于 SLE。

9)抗胞浆抗体:细胞浆可呈现三种染色型,即纤维型:为平滑肌抗体,斑点型:为线粒体抗体。均质型:为抗核糖体抗体,为 SLE,患者标记抗体阳性率为 5％。

10)抗中心粒抗体:在休止期细胞核可见到 1～2 个荧光亮点,分裂期细胞核在两侧可见到荧光亮点,为雷诺症和硬皮病所见。

(2)SMA 阳性:为一种肌球蛋白,肌纤维收缩蛋白成分。一般在急、慢性肝炎患者中出现,阳性率为 50％～60％,滴度 1∶10 以上有意义,正常 1∶5 以下。

(3)AMA 阳性:一般在原发性胆汁性肝硬化患者血清中出现。阳性率可达 90％。隐原性肝硬化患者血清中阳性率可达 25％～30％,正常人为阴性。

(4)AHA 阳性:一般风湿热患者及心脏手术后患者血清中出现。正常人为阴性。

(5)抗胃壁细胞抗体:主要见于恶性贫血(80％～90％)、慢性低色素性贫血(100％)及单纯性萎缩性胃炎。正常人阴性。

(6)胰腺抗原片:胰岛细胞胞浆出现荧光为阳性,正常人为阴性。1 型糖尿病患者,特别是初发糖尿病和幼年型糖尿病者,阳性率可达 60％～70％。

(7)抗肾上腺抗体:肾上腺皮质层细胞胞浆发荧光,为阿狄森患者所见。

(李璐)

第四节 DNA 标记免疫分析

在研究自身免疫性疾病时,通常可见两种 DNA 自身抗体:

(1)抗单链 DNA(ssDNA):这些针对 DNA 碱基的自身抗体不是疾病特异性的,它通常可见于系统性红斑狼疮(SLE)、系统性硬化症、风湿性关节炎及一些非免疫性疾病,在间接免疫检测中,通常表现为均质型。关键的是,必须与下述抗双链 DNA 相区别。

(2)抗双链 DNA(dsDNA):该抗体针对 DNA 分子的磷酸脱氧核糖骨架。比抗 ssDNA 少见,高滴度的 dsDNA 几乎只见于 SLE。在抗核抗体实验中,通常表现为均质,周边型或斑点型。该抗体与疾病活动的相关性很好,可作为评估疾病严重程度和鉴别治疗效果的标记抗体。

近年来采用定量或半定量的放射免疫法、酶标法、金标法等方法,把 DNA 检测推进了超微量分析的新境地。

一、dsDNA 放射免疫检测

自身免疫性疾病会引起血清中 DNA 抗体浓度升高。根据放射免疫分析原理,利用 DNA 抗体和放射性抗原 ^{125}I-DNA 的特异性结合反应,生成抗体 ^{125}I-DNA 复合物,再加入饱和 $(NH_4)_2SO_4$ 溶液,使复合物沉淀,而游离的 ^{125}I-DNA 仍留在溶液中,离心后除去上清液,测定沉淀物的放射性,即标志血清中 DNA 抗体的浓度(主要指 dsDNA)。

(一)主要试剂

(1) ^{125}I-DNA(冻干品,商品)PBS 配制后冰箱保存。

(2)磷酸盐缓冲液。

(3)硫酸铵。

(4)阴性血清。

(5)阳性血清。

(二)技术操作

见表 9-4。

表 9-4　技术操作

试剂	空白管(B_0)	阴性管(一)	阳性管(＋)	测定管(B)
PBS	100	100	100	100
阴性血清	0	20	0	0
阳性血清	0	0	20	0
被检血清	0	0	0	20
^{125}I-DNA	100	100	100	100
混匀后放 37℃水浴 1h				
正常人血清	20	0	0	0
$(NH_4)_2SO_4$	150	150	150	150

高速离心 15min,去掉上清液,γ 免疫仪作 cpm 计数。

（三）结果分析

$$DNA\ 抗\ 体\ 结\ 合\ 率\ =\frac{B-B_0}{T}\times100\%$$

阴性血清和阳性血清亦可由用户自备。

人血清即为健康人混合血清,亦可用作阴性对照血。

正常值:DNA 抗体结合率≤20％。

二、dsDNA 金标免疫分析

抗 dsDNA 抗体为系统性红斑狼疮(SIE)的特异抗体。采用免疫技术中近年发展起来的胶体金标记技术、免疫斑点技术和渗透技术,以快速金标斑点渗滤法检测患者血清中抗 ds-DNA 抗体。

特点:方便快捷,不需任何仪器设备,2min 内显示结果。适合各级医院使用。

敏感性高:阳性率明显高于免疫荧光法。

特异性强:特异性优于 ELISA 和放射免疫(Farr)法。无假阳性,且不受溶血、黄疸及脂血的影响。

（一）技术操作与结果判断

(1)将试剂盒自冰箱取出,置室温约 10min。

(2)在渗滤盒的小孔内加入 2 滴约 0.1ml 血清,待渗干后,去掉红色过滤盖。

(3)滴加 A 试剂 3 滴,待渗干。

(4)滴加 B 试剂 2 滴,待渗干。

(5)观察结果。

小孔内出现红色" · "：为抗 ds-DNA 抗体阳性。

"—"为阴性。

小孔内无任何显示,为试剂失效。

（二）注意事项

(1)血清标本应新鲜,陈旧血清或有细菌生长时不宜检测。

(2)如欲检测抗体的滴度,可用生理盐水将血清作倍比稀释后,再行检测。SIE 为高滴度。

(3)试剂 A 为红色透明液体,若变色或出现浑浊,即失效。

(4)试剂盒应置 4℃存放,有效期 6 个月,不同批号的试剂不可混合使用。

三、dsDNA 酶标免疫分析

该方法从小牛胸腺纯化的 dsDNA 抗原,经核酸内切酶处理,去除了微量的 ssDNA 后稳定在微孔板上,避免了 dsDNA 的解旋,并提供了 ssDNA 假阳性抗血清对照,确保 dsDNA 阳性的可靠性。

技术操作

(1)包被:微孔板先用 dsDNA 包被。

(2)加待检血清或标准品(按各商品说明书加量)。

(3)37℃水浴孵育。

（4）洗涤 3 次。

（5）加亲和纯化的抗人 IgG 辣根过氧化物酶标记，37℃。

（6）重复"4"洗涤，注意洗涤去除非特异物发挥必须彻底。

（7）加 TMB 显色剂 100μl 加终止液 1 滴后 450nm 酶仪测定 OD 值，按标准做定量分析。也可用阳性、阴性对照法做定性分析。

四、脱氧核糖蛋白（DNP）免疫分析

脱氧核糖蛋白（DNP）乳胶凝集试验，快速、敏感，具有一定的特异性，而且技术操作简单，也不要特殊设备，所以应用易普及。它与其他有关乳胶试验一样，干扰因素的排除能力需严格的控制，做出正确的判断。

（一）基本原理

从小牛胸腺中提取 DNP 抗原，致敏聚苯乙烯胶乳，制成抗 DNP 抗体乳胶凝集试剂。应用该试剂同血清进行乳胶凝集试验，当被检血清中存在 DNP 抗体时，便与乳胶颗粒上的 DNP 抗原结合，使乳胶颗粒相互凝集出现肉眼可见的凝集颗粒。根据凝集反应强弱判断阳性强度。并可根据需要将检测出的阳性血清倍比稀释后做半定量试验，检测血清中抗 DNP 抗体滴度。

（二）技术操作

（1）自 4℃ 冰箱中取出 DNP 乳胶试剂，将乳胶充分摇匀，并置室温中平衡温度后待用。

（2）将被检血清 20μl 的 DNP 乳胶试剂 20μl 滴加于洁净玻璃片上，用竹签或塑料棒混匀涂成 2cm 直径的圆斑。

（3）缓缓旋转摇动玻璃板 1～3min 后，在黑色背景下肉眼观察是否有凝集反应。

（4）被检阳性血清若需做半定量测定，可将血清用 0.02M pH5.7 PB 做倍比稀释，重复上法测定，以出现凝集的血清最高稀释度为抗体滴度。

（5）半定量法：将血清用生理盐水做 1:4，1:8，1:16，1:32，1:64 稀释后按上面的程序检测。

（三）结果分析

（1）正常人无此抗体，阳性时主要见于系统性红斑狼疮，尤其活动期 SLE，阳性率可达 88.8%。其他结缔组织病等有时可见阳性，阳性率低，且部分患者并发 SLE 症状。某些结缔组织病（如肝炎）等偶见阳性。

（2）抗 DNP 抗体乳胶凝集试验为 SLE 的十分重要的筛选试验。阳性结果，特别是（＋＋）以上时要高度考虑 SLE 的诊断；阴性结果时，SLE 的诊断要慎重。

（3）抗 DNP 抗体乳胶试验不但可检出 IgG 型 DNA，还能检出 IgM 型 DNA，因而提高检测结果的敏感性。

阳性时乳胶出现明显的凝集颗粒，阴性时乳胶均匀呈悬液状态。

（一）乳胶均匀，无肉眼可见的凝集颗粒（有时可以出现极细、均匀的颗粒）。

（＋）肉眼可见较细的凝集颗粒，背景浑浊。

（＋＋）肉眼可见大而清晰的凝集颗粒，背景稍浑。

（＋＋＋）肉眼可见大而清晰的凝集颗粒，背景澄清。

（＋＋＋＋）肉眼可见大而清晰的凝集块，背景澄清。

阳性结果报告方式可按凝集反应强弱报告(＋)～(＋＋＋＋),或按半定量反应结果报告抗 DNP 抗体滴度。

五、双链 DNA(ds-DNA)抗体检测—金标免疫斑点法

本法用于快速检测血清中 ds-DNA 抗体,适用于临床对系统性红斑狼疮(SLE)的诊断和病情监测,以及与其他自身免疫性疾病的鉴别诊断。本法敏感性高、特异性强(均优于免疫荧光法和放免法)。

(一)原理

斑点反应板上固相纯化 ds-DNA 抗原与血清中的抗 ds-DNA 抗体形成复合物,胶体金标记抗人 IgG 单抗或 SPA 再与复合物结合,形成肉眼可见的红色圆斑点。

适用标本:血清。

包装规格:40 人份/盒,可单人份使用。

(二)试剂盒组成

(1)斑点反应板:40 块;有效成分:固相 ds-DNA。

(2)试剂 A:1 瓶(约 10ml);有效成分:TBS 缓冲液。

(3)试剂 B:1 瓶(约 6ml);有效成分:胶体金标记抗体。

(4)标本吸管:40 支。

(5)阳性对照板:1 片。

(三)操作技术

参见操作试剂盒。

(四)结果判断

反应板孔中央出现红色圆斑与红线为阳性,只出现红色横线为阴性(参见操作示意图),圆斑与红线均不出现为试剂失效。

(五)注意事项

(1)试剂盒从冰箱取出时,应恢复温度(30～70℃)后再使用。

(2)斑点色泽深浅可作为抗体强度判断,亦可用生理盐水将血清作倍比稀释后,测定抗体的滴度。

试剂盒可常温运输(特快专递),于 2～8℃冷藏,有效期 6 个月。

六、抗 dsDNAANA 组合荧光分析

以大鼠肝冰冻切片和马疫锥虫(简称 TE)作抗原,用免疫荧光间接法测定人血清中 ANA 和 ds-DNA 抗体。

患者血清中 ANA、ds-DNA 抗体与其相对应抗原结合,形成抗原抗体复合物,再与荧光标记抗人 IgG 结合,在荧光显微镜下可以观察到特异的亮绿色荧光。

(一)试剂与方法

(1)大鼠肝冰冷切片 3 张,每片有 8 个实验区,为 ANA 抗原底物。

(2)TE 抗原片 3 张,每片有 10 个实验区,为 ds-DNA 抗原底物。

(3)0.1M,pH7.2,PBS1 包,用时以蒸馏水稀释至 5000ml。

(4)抗人 IgG 荧光标记抗体 1 瓶,使用时用 0.01M,pH7.2,PBS 稀释至工作稀释度。

(5)阳性对照血清 1 瓶,用时 1∶5 稀释。

(6)阴性对照血清 1 瓶,用时 1∶5 稀释。

(二)技术操作

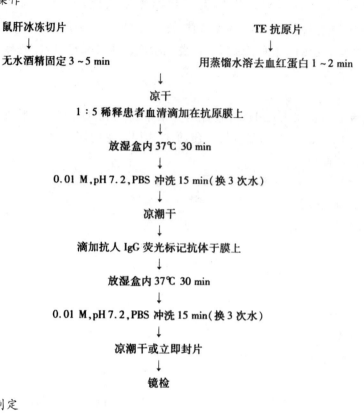

鼠肝冰冻切片 → 无水酒精固定 3~5 min

TE 抗原片 → 用蒸馏水溶去血红蛋白 1~2 min

凉干

1∶5 稀释患者血清滴加在抗原膜上

放湿盒内 37℃ 30 min

0.01 M,pH 7.2,PBS 冲洗 15 min(换 3 次水)

凉潮干

滴加抗人 IgG 荧光标记抗体于膜上

放湿盒内 37℃ 30 min

0.01 M,pH 7.2,PBS 冲洗 15 min(换 3 次水)

凉潮干或立即封片

镜检

(三)结果判定

(1)阴性:无荧光。

(2)阳性:ANA-在肝细胞核上可见到亮绿色荧光,观察到 4 种染色模型:

1)均质型,细胞核呈均匀的亮绿色荧光。

2)核膜型,细胞核膜呈亮绿色,荧光。

3)斑点型,细胞核内呈点状和斑状荧光。

4)核仁型,细胞核内核仁发荧光。

抗 dsDNA 抗体-锥虫的核和动基体发亮绿色荧光。

(3)可根据荧光亮度判定强弱或以(+)表示。

(4)阳性血清可对倍稀释 1∶10~1∶1280 作滴度测定。

(四)临床意义

(1)正常健康人 1∶5 稀释为阴性,但高龄老人有时会出现低度阳性。

(2)活动性 SLE 患者 ANA,抗 ds-DNA 抗体阳性率 80% 以上,荧光染色核型为均质型和核膜型。

(3)硬皮病、皮肌炎、混合性结缔组织病、慢活肝等胶原病可出现 ANA 阳性。染色核型为斑点型和核仁型。

（五）抗 DNA 抗体检查

抗单链 DNA 抗体（SS-DNA Ab）：即抗变形 DNA 抗体，可见于 SLE，其他结缔组织病和少数非结缔组织病患者。

抗双链 DNA 抗体（抗 ds-DNA Ab）：即抗自然 DNA 抗体，主要见于 SLE，被列为 SLE 诊断标准之一。

其抗体滴度的高低也代表疾病的活动性，活动期增高，缓解期降低。对疾病活动期的判断和药物疗效观察很有帮助。

（李璐）

第五节　多肽抗体谱 ENA 免疫酶印迹技术应用

ENA 多肽抗体谱是指抗 Sm、U_1RNP、SSA、SSB、Jo-1、Scl-70 和 Rib7 种自身抗体，用于 SLE，MCTD，PSS，SS 和 PM/DM5 中不同风湿性疾病的诊断和鉴别诊断，具有较好的临床效果。

ENA 是盐水可提取性核抗原的总称，是非组蛋白核蛋白，属于酸性核蛋白抗原，由许多小分子量的 RNA 和多肽组成。

免疫印迹技术（IBT）是一项新的免疫-生化技术。1978 年，Towbin 等人首先把印迹术用于抗原检出，并称为免疫印迹技术，也称免疫转印技术。

免疫印迹技术是当代印迹技术中发展最快、应用最广的一类，目前已有不少用于临床诊断的报道。这是因为抗体也是大分子，它们不易渗入凝胶，用凝胶直接检出将有一定困难，印迹技术正好解决了这一关键问题，1981 年 Burette 把免疫印迹技术谐称为西部印迹技术，并为许多人所接受而沿用至今，成为免疫印迹技术的同义。到此，几种被人们广泛采用的印迹技术是：

（1）Southern blotting 主要用于 DNA 的检出。

（2）Northern blotting 主要用于 RNA 的检出。

（3）Western Blotting 即免疫印迹术，主要用于抗原或抗体的检出。

1982 年，Reingart 和 Malanud 将等电聚焦法分离蛋白质的凝胶作为印迹模板，他们又把这种蛋白质印迹称为东部印迹术，使之成为蛋白质印迹技术的同义词。但由于检测时要利用抗原抗体反应，实验上人们往往把这类印迹归于免疫印迹技术。

免疫印迹技术的基本原理是将凝胶电泳与固相免疫结合起来，其主要的操作过程分 3 个步骤：

（1）将抗原物质经凝胶电泳分离。

（2）将分离的组分从凝胶上转移到固相基质上，如硝酸纤维膜。

（3）对转移后的组分进行免疫法测定显示出蛋白区带。

免疫印迹技术综合了电泳技术分辨力强，与免疫反应特异性和敏感性高的特点，具有以下优点：

（1）敏感性高，可检出最小蛋白质量达 1pg。

（2）同一蛋白印迹上可作多项分析。

（3）便于保存，印迹膜可以保存 6～12 个月。

操作流程

ENA 抽提,提取 7 种 ENA

SDS-聚丙烯酰胺凝胶电泳—使 ENA 按分子量大小分离

↓

转移电泳—将已分离的 ENA 蛋白带转印于固相膜

酶免疫反应使固相膜蛋白带显色

确认显色带分子量—检出特异性抗体

一、操作步骤

实验应用的操作步骤(商品试剂),将 ENA 标化蛋白印迹,条编号入反应槽内,按以下步骤:

(1)将浓缩洗涤液用蒸馏水稀释至 500ml,每槽各加 1ml。

(2)每槽加待测血清 10μl,充分混匀,置 37℃孵育 30min。

(3)取出反应槽,弃去槽中液体,用吸水纸吸干,加入已预温 37℃的洗涤液,摇动洗涤 4次,每次每槽 1ml,每次 1min。

(4)每槽加入洗涤液 0.5ml,再加酶标抗体 10μl,混匀后置 37℃孵育 30min。

(5)同(3)洗涤。

(6)加入显色剂 A0.5ml+显色剂 B0.5ml,5～10min 观察结果。

(7)待阳性带显色清晰,即加终止液 0.5ml,弃去液体,用自来水洗涤后取出薄膜,待干后即可判断结果。

直观比出显示位置,判定结果见表 9-5。

二、结果判定

分子量	反应抗体
29/28kD,13.5kD	抗 Sm 抗体
73kD,32kD,17.5kD	抗 U$_1$ RNP 抗体
38kD,16.5kD,15kD	抗 Rib 抗体
52kD	抗 SSA 抗体
48/47kD,45kD	抗 SSB 抗体
86kD,70kD	抗 Scl-70
55kD	抗 Jo-1 抗体

表 9-5 ENA 多肽与关系

显色区带	检测抗体	相关疾病	阳性判定及说明
29kD 18kD 13.5kD	抗 Sm	系统性红斑性狼疮(SLE)	三条区带应同时出现
73kD 32kD 17.5kD	抗 U₁ RNP	1. 混合性结缔组织疾病(MCTD) 2. 少见于 SLE、PSS 等	其中 73kD、32kD 应任意出现一条区带
52kD 48kD 47kD 45kD	抗 8sA 抗 8sB	干燥综合征,少见于 SLE、MCTD、PSS 等	各区带都应出现,抗 SSB 抗体阳性几乎总伴有抗 SSA 抗体阳性
86kD 70kD	抗 SCL-70	硬皮病(PSS)	两区带应同时出现,在两带间有时可见两条较弱的区带,它们是 100kD 的降解产物
55kD 38kD	抗 Jo-1	多发性肌炎/皮肌炎(PM-DM)	
16.5kD 15kD	抗 Rib	系统性红斑狼疮(SLE),少见于 PSS 等	应出现 38kD 区带

ENA 自身抗体谱标准带判断结果时须注意:

(1)膜条横线与标准谱带零线对齐。

(2)膜条批号与标准谱带下方批号一致。

三、ENA 检测的临床意义

自 80 年代开始,国外对抗核抗体(ANA)的研究开始转入抗体所作用的自身抗体抗原的分子组成和抗原表位。其中,应用免疫印迹技术(IBT)可将可提取性核抗原(ENA)中多肽按分子量大小用 SDS-聚丙烯酰胺凝胶电泳分离,再转移至硝酸纤维薄膜上,通过 ELISA 检测与抗体反应的多肽(呈显色带)的数量和分子量,不仅可识别抗原的表位,还可检测其相应抗体,提高 ANA 检测的敏感性和特异性。据国外文献报道,在一条印迹 ENA 多肽的硝酸纤维膜上可检测 4～6 种 ENA 抗体。我们通过对兔胸腺 ENA 抽提方法的改良及酶联印迹技术的改进,在一条印迹薄膜上可一次同时检测 7 种自身抗体(Sm、U₁ RNP、SSB、Scl-70、Jo-1)和核糖体抗体而只需患者 10 血清,这种应用免疫印迹技术从分子水平检测的 ENA 多肽抗体可早期诊断 SLE 及多种风湿病,并有较高的特异性和敏感性。如使用这种制备好的印迹薄膜,检测方法非常简单,一般基层医院都能开展。

目前 ENA 技术已发现 10 多种,下面 7 种国际上对自身免疫疾病(风湿病)的诊断价值更高,见表 9-6,20-7。

表 9-6　风湿病患者 ENA 抗体检测结果

ENA 多肽抗体谱	SLE n＝44	MCTD n＝26	SS n＝40	PSS n＝21	PM/DM n＝35	RA n＝30	正常对照 n＝40
Sm 多肽抗体	16(36.4)	2(7.6)	0	0	0	0	
RNP 多肽抗体	18(40.9)	26(100.0)	0	6(28.6)	3(8.6)	0	0
SSA 多肽抗体	15(31.1)	6(23.1)	29(72.5)	5(23.8)	6(17.1)	2(6.7)	0
SSB 多肽抗体	7(15.9)	2(7.6)	21(52.5)	3(14.3)	0	2(6.7)	0
Scl-70 多肽抗体	0	0	0	7(33.3)	0	0	0
Jo-1 多肽抗体	0	0	0	0	8(22.9)	0	0
核糖体多肽抗体	5(11.1)	0	0	1(11.8)	0	0	0
上述一项以上抗体阳性	78.2	100	87.1	61,1	28.0	6.7	0

表 9-7　各种疾病中自身抗体的发生率(%)

抗体	SLE	DELE	SS	PSS	MCTD	RM	DM	CREST	PBC	Grave
ANA	95	100	55	96	100	86	40～80	80	—	60
DNA	60～80	—	—	—	—	—	—	—	—	—
SS-DNA	60～70	60～70	10～30	10～20	10～20	10～20	10～20	—	—	—
SSA/Ro	30～50	—	95	—	—	—	—	—	—	—
SSB/La	>15	—	40～60	—	—	—	—	—	—	—
Sm	30～40	—	—	—	—	—	—	—	—	—
RNP	35～45	—	>30	>20	95～100	—	—	—	—	—
Jo-1	—	—	—	—	—	>25	>25	—	—	—
Scl-70	—	—	—	20～30～	—	—	—	—	—	—
Centromere	—	—	—	—	—	—	—	80	—	—
rRNP	10～20	—	—	—	—	—	—	—	—	—
Histones	60～80	95～100	—	—	—	—	—	—	—	—
Ki/Ku	10	—	—	—	～30	<5	<5	—	—	55
PCNA	2～10	—	—	—	—	—	—	—	—	—
M2	—	—	—	—	—	—	—	15	97	

（1）抗 Sm 抗体：Sm 为患者 Sminth(发现抗体的第一位患者)的缩写，Sm 抗原属于 SnRNP 由 5 个 uRNA(U1、2RNA)和多肽组成，抗原表位在 29kD、28kD 和 13.5kD 多肽上，抗 Sm 抗体是酸性糖蛋白，1966 年 Tan 用的是 SLE 的标记抗体，阳性率为 30%～50%，几乎仅见于本病，风湿病学会将该抗体列为 SLE 的诊断依据之一。

（2）抗 U$_1$RNP 抗体：抗 U$_1$RNP 是 U$_1$RNA 和蛋白质组成，抗原表位在 73kD、32kD 和

17.5kD 多肽上。抗 U_1RNP 抗体在混合性结缔组织病（MCTD），阳性率可达 95％以上，1972 年 Sharp 等认为是 MCTD 的重要血清学特征。在其他结缔组织病的阳性率分别是 SLE（30％），SS（20％），PSS（7％）。

（3）抗 Scl-70 抗体：Scl-70 中的 Scl 是 Sclerosis（硬皮病）的缩写，70 代表性分子量为 70kD，是 DNA 拓扑异构酶Ⅰ（MW100kD）的降解产物，抗原表位在 86kD、70kD 的片段上，几乎仅见于硬皮病，阳性率 50％～65％，1979 年 Denvas 认为是弥散型硬皮病（PSS）的标记抗体。

（4）抗 ssA 抗体：SS 为干燥综合征的缩写，A 为抗原序列号，此抗体以最先查到此抗体患者名字命名的，又称抗 RO 抗体（1969 年 Clark 发现）。ssA 抗原也是 RNA 和蛋白质复合物，抗原表位在 52kD 多肽上，ssA 抗体在 SS 患者的阳性率为 70％～80％，并发 SLE 者为 30％～50％，单纯 SLE 者为 8％～10％，其他结缔组织病极少阳性。

（5）抗 ssB 抗体：ssB 抗体常伴随 SSA 抗体出现，并且诊断 SS 有特异性。ssB 抗原属于 SnRNP，是含有 RNA 和 50kD 蛋白质的复合物，抗原表位在 45kD、47kD 和 48kD 多肽上。

（6）抗 Jo-1 抗体：抗 Jo-1 是组氨酸 tRNA 合成酶，抗原表位在 55kD 多肽，抗 Jo-1 抗体是公认的多发性肌炎（PM）和皮肌炎（DM）的标记抗体，阳性率为 25％～40％。

（7）抗核糖体抗体：核糖体（Rib）在核仁合成，然后转入胞浆，抗原表位在大亚基上的 38kD、16.5kD 和 15kD 多肽上。抗核糖体阳性主要见于 SLE，阳性率为 20％～30％，Bunfa1986 年认为是 SLE 另一血清标记抗体。

抗 ENA 抗体检查：

$$核抗原\begin{cases} \begin{matrix} 组蛋白 \\ DNA \end{matrix} \Big\} 不溶于盐水 \\ ENA-可溶于生理盐水，故称盐水可提取性核抗原 \end{cases}$$

ENA：由许多小分子的 RNA 和多肽组成，不同的 uRNA 各有其相应抗体。

如：U_1RNA 的相应抗体为抗 U_1RNA 抗体，$U_{1、2、4、5、6}$RNA 的相应抗体为抗 Sm 抗体，目前发现这类抗体已有 10 余种。不同的 ENA 抗体在各种结缔组织病中的阳性率有明显差异，有些有很高的特异性，有助于结缔组织病的诊断和鉴别诊断。

如：Sm 抗体：SLE 标记抗体。

Scl-70 抗体：PSS 标记抗体。

Jo-1 抗体：多见于 PM/DM。

SSA 抗体：多见于干燥综合征。

ssB 抗体：多见于干燥综合征。

U_1RNP 抗体：多见于混合性结缔组织病。

四、其他检查

（1）血沉（红细胞沉降率）：升高。

（2）血清免疫球蛋白升高：循环免疫复合物升高，补体 CH_{50}、C_4 下降。

（3）尿肌酸测定：升高见于皮肌炎、多肌炎。

（4）尿常规检查：尿蛋白↑。

（5）肾功能检查。

（李璐）

第六节　ENA抗体免疫球蛋白酶免法检测(ELISA)

一、ssA(Ro)IgG,A,M ELISA

本法用定性或半定量检测人血清中的抗-ssA抗体。该法用于检测单份血清样品中抗体,其结果可帮助诊断自身免疫性疾病,本试剂盒仅用于体外诊断。

用于检测抗-ssA(Ro)抗体IgG,IgM和IgA。在固相微孔上包被有纯化的SSA(Ro)抗原,加入稀释的待测血清后,若血清中存在与抗原对应的抗体,就会形成抗原-抗体复合物。孵育后冲去未结合的抗体,加入HRP酶标抗人IgG、IgA、IgM,与酶标结合的复合物及底物TMB反应则底物显色。孵育后用终止液(INH_2SO_4)终止反应,测溶液的吸光度,可间接对抗体进行测量。

自身免疫疾病的特征是出现抗各种细胞抗原的循环自身抗体。系统性红斑狼疮(SLE)就是这类疾病最常见的。其他结缔组织疾病包括混合结缔组织病(MCTD)、Siogren综合征、硬皮病和多发性肌炎/皮肤肌炎,这些疾病主要通过临床和自身抗体谱型检测来诊断,该谱型包括:dsDMA,Sm,RNP,SSA(Ro),ssB(La),Scl-70,Jo-1和Histones。因此,检测自身抗体谱型对于自身免疫性疾病的诊断和预后评估具有重要价值。

ssA(以名Ro)抗原,由蛋白质和RNA的复合物组成。大约60%的Sjogren综合征患者和35%的SLE患者可检出抗-ssA抗体。只含有抗-ssA抗体(SSA阳性,SSB阴性)的SLE患者发展成肾炎的可能性很大。

(一)主要试剂

(1)用SSA(Ro)抗原包被的96孔包被板,与干燥剂和温度指示卡一起密封保存在箔袋中。

(2)20×洗涤缓冲液:1瓶,50ml,含缓冲液和Tween80。

(3)血清稀液:1瓶,3ml,含缓冲液,BSA和Tween80。

(4)酶结合物:1瓶,15ml,含有辣根过氧化物酶标记的抗人IgG、IgM和IgA以及缓冲液。

(5)底物:1瓶,15ml,含有3,3′,5,5′-四甲基联苯胺(TMB)。

(6)终止液:1瓶,15ml,含H_2SO_4溶液。

(7)强阳性质控物:1瓶,0.2ml,含有与抗原发生强反应的抗体。

(8)阴性质控物:1瓶,0.2ml,含有与抗原发生微弱反应的人血清抗体。

(9)弱阳性质控物:1瓶0.2ml,含有与抗原发生微弱反应的人血清抗体小瓶标签。

(10)校正物:1瓶,0.2ml,含有与抗原发生反应的抗体。

(二)技术操作

(1)确定要检测的患者数目,每次检测校正物都要双份。强阳性质控物,阴性质控物以及试剂空白,每次检测时都做。检查软件和酶标仪都位于正确的校正物/质控设置。

样品设置

1A	RB(试剂空白)	2A	患者♯3
1B	NC(阴性质控物)	2B	患者♯4
1C	Cal(校正物)	2C	患者♯5
1D	Cal(校正物)	2D	患者♯6
1E	HPC(强阳性质控物)	2E	患者♯7
1F	LPC(弱阳性质控物)	2F	患者♯8
1G	患者♯1	2G	患者♯9
1H	患者♯2	2H	患者♯10

(2)稀释血清、校正物、质控物 1：21 稀释,即 10ml 血清加入 200μl 稀释液。

(3)密封保存待洗用的微孔条。

(4)加样:稀释的待测样品(或标准品)100μl 加入微孔中。空白 100μl 稀释液。

(5)室温 30min(21～25℃)。

(6)洗涤:每孔加洗涤缓冲液 1ml,洗 4 次,甩干。

(7)每孔加 100μl 酶结合物。

(8)室温下 3min(21～25℃)。

(9)洗涤微孔(21～25℃)。

(10)每孔加底物 TMB 100μl。

(11)温育 15min,为阳性。

(12)加终止液 100μl,停止颜色加深,由蓝变黄为阳性。

(13)450nm 读出 OD 值,作曲线计算。

(三)结果计算

(1)校正值:计算两个校正物读数的平均值。

(2)校正因子:由于室温和时间因素,每天的检测结果都会有所波动,因此对每一批试剂盒都确定了校正因子,其值印在校正物的小瓶上。

(3)临界值,也可称 Cutoff 值,通过将步骤(1)得出的平均校正值乘以校正因子得到。

(4)指数:通过将每个样品的 OD 值除以临界值得到。

例:校正物 OD 值	＝0.38,0.42
校正物平均 OD 值	＝0.40
患者血清的 OD 值	＝0.60
校正因子	＝0.50
临界值	＝0.50×0.40＝0.20
指数	＝0.60÷0.20＝3.00
指数	结论
＜0.90	阴性
0.90～1.09 可疑应重新检测,或应用其他方法测定。	
＞1.10	阳性

（四）局限性

（1）本结果不能用于确诊，它只是诊断的一个辅助手段，其结果应与患者的临床表现结合。

（2）其他自身免疫疾病的患者和正常人的血清中可能含有自身抗体。

（3）该方法只能用血清检测，不能采用黄疸、溶血、脂血和热灭活的血清。

（4）若指数大于 10.00，在报告上应写为：大于 10。

二、ssB(La)IgG、IgA、IgM ELISA

用于定性或半定量检测人血清中的抗-ssB 抗体，该法用于检测单份血清样品的抗体，其结果可帮助诊断自身免疫性疾病。

SSB(La)抗原，加入稀释的待测血清后，若血清中存在与包被抗原对应的抗体，就会形成抗原-抗体复合物，孵育后冲去未结合的抗体，加入 HRP 酶标抗人 IgG，IgM，IgA，该酶结合物会与抗原-抗体复合物相结合。再次孵育然后用终止液（1N H_2SO_4）终止该酶促反应，测溶液的 O. D. 值，这样就可以间接对抗体进行测量。

系统性自身免疫疾病的特征是血液中可以检测到对应于各种各样细胞抗原的自身抗体。系统性红斑狼疮（SLE），即通常所指的狼疮，是这些疾病中最常见的。其他结缔组织疾病包括混合结缔组织疾病（MCTD），Sjogren 综合征，硬皮病和多发性肌炎/皮肌炎。这些疾病主要通过临床症状和自身抗体谱型检测来诊断，该谱型包括：dsDNA，Sm，RNP，ssA(Ro)，ssB(La)，Scl-70，Jo-1 和 Histones。因此，检测自身抗体谱型对于自身免疫疾病的诊断和预后是有重要价值的。

ssB（又名 La）抗原，由蛋白质和 RNA 的复合物组成。大约 60% 的 Sjogren 综合征患者和 35% 的 SLE 患者却只能检出抗-ssA 抗体。事实上抗-ssA 抗体与抗 ssB 一般总是同时检出。然而有一些 SLE 患者却只能检出抗-ssA 抗体（ssA 阳性，SSB 阴性），这种患者发展成肾炎的可能性很大。

检测自身抗体的传统方法是双向免疫扩散法，该法费时而敏感度差不再用于临床ELISARIA 法则敏感度高且操作简单，已广泛用于检测各种自身抗体。

（一）试剂盒组成

（1）用 SSB(La)抗原包被的 96 孔微孔板，与干燥剂和温度指示卡一起密封保存在箔袋中。

（2）20×洗涤缓冲液：1 瓶，50ml，含缓冲液和 Tween80。

（3）血清稀释液：1 瓶，30ml，含缓冲液，BSA 和 Tween80。

（4）酶结合物：1 瓶，15ml，含有辣根过氧化物酶标记的抗人 IgG，IgM 和 IgA 以及缓冲液。

（5）底物：1 瓶，15ml，含有 3,3′,5,5′-四甲基联苯胺（TMB）。

（6）终止液：1 瓶，15ml，含 H_2SO_4 溶液。

（7）强阳性质控物：1 瓶，0.2ml，含有与抗原发生强反应的抗体。

（8）阴性质控物：1 瓶，0.2ml，含有与抗原不发生反应的人血清。

（9）弱阳性质控物：1 瓶，0.2ml，含有与抗原发生微弱反应的人血清抗体，小瓶标签。

（10）校正物：1 瓶，0.2ml，含有与抗原发生反应的抗体，用于校正检测方法。

（二）技术操作

（1）确定要检测的患者数目，每次检测校正物都要双份。强阳性质控物，弱阳性质控物，阴性质控物以及试剂空白每次检测时都做。检查软件和酶标仪都位于正确的校正物/质控物设置。

样品设置

1A	RB（试剂空白）	2A	患者#3
1B	NC（阴性质控物）	2B	患者#4
1C	Cal（校正物）	2C	患者#5
1D	Cal（校正物）	2D	患者#6
1E	HPC（强阳性质控制）	2E	患者#7
1F	LPC（弱阳性质控物）	2F	患者#8
1G	患者#1	2G	患者#9
1H	患者#2	2H	患者#10

（2）稀释血清、校正物、质控物，1:21 稀释，即 $10\mu l$ 稀释液。

（3）放置实验微孔条，取出密封袋后不用的仍放回封存。

（4）加样：稀释血清 $100\mu l$ 于孔中，空白加稀释液 $100\mu l$。

（5）室温 30min（21～25℃）。

（6）洗孔：洗涤液 4 次（$200\mu l$）甩干。

（7）每孔加酶标物 $100\mu l$。

（8）室温 3min（21～25℃）。

（9）洗涤微孔：方法同上"6"。

（10）每孔中加入 TMB 底物 $100\mu l$。

（11）温育 15min（室温）。

（12）加终止液（蓝变黄）。

（13）450nm 读出 O.D 值，作曲线。

（三）计算

（1）校正值：计算两个校正读数的平均值。

（2）校正因子：由于室温和时间因素，每天的检测结果都会有所波动，因此对每一批试剂盒都确定了校正因子，其值印在校正物的小瓶上。

（3）临界值，也可称 Cutoff 值：通过将步骤 1 得出的平均校正值乘以校正因子得到。

（4）指数：通过将每个样品的 O.D 值除以临界值得到。

例：校正物 O.D 值	＝0.38,0.42
校正物平均 O.D 值	＝0.40
患者血清的 O.D 值	＝0.60
校正因子	＝0.50
临界值	＝0.50×0.40＝0.20
指数	＝0.60÷0.20＝3.00

（四）结果判断

指数	结论
<0.90	阴性
0.91～1.09 可疑应重新检测,如仍可疑,应用其他方法测定	
>1.10	阳性

（五）局限性

（1）本结果不能用于确诊,它只是诊断的一个辅助手段,其结果应与患者的临床表现相结合。

（2）其他自身免疫疾病的患者和正常人的血清中可能含有自身抗体。

（3）该方法只能用血清检测,不能采用黄疸、溶血、脂血和热灭活的血清。

（4）若指数大于 10.00,在报告上应写为:大于 10。

三、Jo-1IgG,IgA,IgM ELISA 检测

用于定性或半定量检测人血清中的抗-Jo-1 抗体。该法用于检测单份血清样品中的抗体,其结果可帮助诊断自身免疫疾病。

Jo-1 ELISA 试剂用于检测抗-Jo-1 的 IgG,IgM 和 IgA 抗体。在固相微孔上包被有纯化的 Jo-1 抗体,加入稀释的待测血清后,若血清中存在与包被抗原对应的抗体,就会形成抗原-抗体复合物。孵育后冲去未结合的抗体,加入 HRP 酶标抗人 IgG,IgM,IgA 该酶结合物会与抗原-抗体复合物相结合。再次孵育后冲去未结合的酶结合物,加入底物 TMB,若有抗原-抗体-酶复合物存在则底物显色。再次孵育然后用终止液（IN H_2SO_4）终止该酶促反应,测溶液的 O.D. 值,这样就可能间接对抗体进行测量。

系统性自身免疫疾病的特征是在血液中可以检测到对应于各种各样细胞抗原的自身抗体。系统性红斑狼疮（SLE）,即通常所指的狼疮,是这些疾病中最常见的。其他结缔组织疾病包括混合结缔组织疾病（MCTD）,Sjogren 综合征,硬皮病和多发性肌炎/皮肌炎。这些疾病主要通过临床症状和自身抗体谱型检测来诊断,该谱型包括:dsDNA,Sm,RNP,ssA（R0）,ssB（La）,Scl-70,Jo-1 和 Histines。因此,检测自身抗体谱型对自身免疫风湿性疾病的诊断和预后是有重要价值的。

Jo-1 抗原是细胞内组氨酰-tRNA 合成酶。大约 30% 的多发性肌炎（PM）患者和 10% 的皮肌炎（DM）患者中可检出抗-Jo-1 抗体。除了 PM-DM 重叠综合征患者,抗-Jo-1 抗体很少出现在正常人和其他疾病患者体内。

（一）试剂盒组成

（1）用 ssB(Lα)抗原包被的 96 孔微孔板,与干燥剂和键指示卡一起密封保存在箔袋中。

（2）20×洗涤缓冲液:1 瓶,50ml,含缓冲液和 Tween80。

（3）血清稀释液:1 瓶,30ml,含缓冲液,BSA 和 Tween80。

（4）酶结合物:1 瓶,15ml,含有辣根过氧化物酶标记的抗人 IgG,IgM 和 IgA 以及缓冲液。

（5）底物:1 瓶,15ml,含有 3,3',5,5'-四甲基联苯胺（TMB）。

(6)终止液:1瓶,15ml,含 H_2SO_4 溶液。

(7)强阳性质控物:1瓶,0.2ml,含有与抗原发生强反应的抗体。

(8)阴性质控物:1瓶,0.2ml,含有与抗原不发生反应的人血清。

(9)弱阳性质控物:1瓶,0.2ml,含有与抗原发生微弱反应的人血清抗体。

(10)校正物:1瓶,0.2ml,含有与抗原发生反应的抗体,用于校正检测方法。

(二)技术操作

(1)确定要检测的患者数目,每次检测校正物都要双份。强阳性质控物,弱阳性质控物,阴性质控物以及试剂空白每次检测时都做。检查软件和酶标仪都位于正确的校正物/质控物设置。

样品设置

1A	HB(试剂空白)	2A	患者#3
1B	NC(阴性质控物)	2B	患者#4
1C	Cal(校正物)	2C	患者#3
1D	Cal(校正物)	2D	患者#6
1E	HPC(强阳性质控物)	2E	患者#7
1F	LPC(弱阳性质控物)	2F	患者#8
1G	患者#1	2G	患者#9
1H	患者#2	2H	患者#10

(2)稀释血清,校正质控物都进行 1:21 即 $10\mu l+200\mu l$ 稀释液。

(3)放置微孔条(密封袋取出,不用的仍放密封袋存)。

(4)加样:稀释的样品($100\mu l$)入微孔中轻摇。

(5)室温 30min(21～25℃)。

(6)洗涤 4 次。

(7)每孔加入 $100\mu l$ 酶标液。

(8)室温 3min(21～25℃)。

(9)洗涤微孔(每孔 $200\mu l$ 洗涤液)甩干。

(10)每孔加入 TMB 底物 $100\mu l$。

(11)室温 15min,阳性者由浅变蓝色。

(12)加终止液 $100\mu l$,由蓝变黄,测 O.D 值。

(三)计算

(1)校正值:计算两个校正物读数的平均值。

(2)校正因子:由于室温和时间因素,每天的检测结果都会有所波动,因此对每一批试剂盒都确定了校正因子,其值印在校正物的小瓶上。

(3)临界值,也可称 Cutoff 值:通过将步骤1得出的平均校正值乘以校正因子得到。

(4)指数:通过将每个样品的 O.D 值除以临界值得到。

例:校正物 O.D 值	$=0.38,0.42$
校正物平均 O.D 值	$=0.40$
患者血清的 O.D 值	$=0.60$
校正因子	$=0.50$
临界值	$=0.50 \times 0.40=0.20$
指数	$=0.60 \div 0.20=3.00$

(四)结果判断

指数	结论
<0.90	阴性
$0.90 \sim 1.09$	可疑应重新检测,如仍可疑,应用其他方法测定
>1.10	阳性

四、Sm IgG,IgA,IgM ELISA 检测应用

用于定性或定量检测人血清中的抗-Sm 抗体。该法用于检测单份血清样品中的抗体,其结果可帮助诊断自身免疫疾病。

Sm(Smith)抗原由核内 PNA 和几种多肽组成。约有 30% 的 SLE 患者可检出抗 SM 抗体。抗 Sm 抗体是 SLE 的一项非常特异性指标,在其他自身免疫性疾病患者和正常人中很少出现。

Sm ELISA 试剂用于检测抗-Sm 的 IgG,IgM 和 IgA 抗体。在固相微孔上包被有纯化的 Sm 抗原,加入稀释的待测血清后,若血清中存在与包被抗原对应的抗体,就会形成抗原-抗体复合物。孵育后冲去未结合的酶结合物,加入底物 TMB,若有抗原-抗体-酶复合物存在则底物显示色。再次孵育然后终止液($1NH_2SO_4$)终止该酶促反应,测溶液的 O.D. 值,这样就可以间接对抗体进行测量。

(一)主要试剂

(1)用 Sm 抗原包被的 96 孔微孔板,与干燥剂和温度指示卡一起密封保存在箔袋中。

(2)20×洗涤缓冲液:1 瓶,50ml,含缓冲液和 Tween80。

(3)血清稀释液:1 瓶,30ml,含缓冲液,BSA 和 Tween80。

(4)酶结合物:1 瓶,15ml,含有辣根过氧化物酶标记的抗人 IgG,IgM 和 IgA 以及缓冲液。

(5)底物:1 瓶,15ml,含有 $3,3',5,5'$-四甲基联苯胺(TMB)。

(6)终止液:1 瓶,15ml,含 H_2SO_4 溶液。

(7)强阳性质控物:1 瓶,0.2ml,含有与抗原不发生强反应的抗体,其浓度范围见小瓶标签。

(8)阴性质控物:1 瓶,0.2ml,含有与抗原不发生反应的人血清,其浓度范围见瓶小标签。

(9)弱阳性质控物:1瓶,0.2ml,含有与抗原发生反应的抗体,用于校正检测方法,校正因子见小瓶标签。

(二)技术操作

(1)确定要检测的患者数目,每次检测校正物都要双份。强阳性质控物,弱阳性质控物,阴性质控物以及试剂空白每次检测时都做。检查软件和酶标仪都位于正确的校正物/质控物设置。

样品设置

1A	RB(试剂空白)	2A	患者♯3
1B	NC(阴性质控物)	2B	患者♯4
1C	Cal(校正物)	2C	患者♯5
1D	Cal(校正物)	2D	患者♯6
1E	HPC(强阳性质控物)	2E	患者♯7
1F	LPC(弱阳性质控物)	2F	患者♯8
1G	患者♯1	2G	患者♯9
1H	患者♯2	2H	患者♯10

(2)对于待测血清,校正物和质控物都要进行1:21稀释。即将10μl出血清样品加入200μl血清稀释液中,混匀。

(3)取出所需的微孔条,在架子上放妥。剩下的微孔条应与干燥剂和温度指示卡一同重新放回袋中密封保存。袋子应重新进行热密封或用胶带纸密封。若温度指示卡的颜色由蓝色变为粉红色,则微孔条就不能再使用了。

(4)将事先稀释好的样品100μl加入微孔中。在试剂空白孔中加入100μl血清稀释液。

(5)在室温下(21~25℃)孵育(30±1)min。

(6)甩出微孔中所有液体,用洗瓶、自动或半自动洗板机在每个微孔中加入250~300洗涤缓冲液,并确保没有气泡产生,倾倒出微孔中所有的洗涤缓冲液。再重复洗涤两次。用自动洗板机洗涤至少要5次以上。最后一次洗涤完成后,不仅要倾倒出微孔中所有的液体,而且要将之倒置在吸水纸上拍击以去除所有的洗涤缓冲液。

(7)在每个微孔中,包括试剂空白孔中加入100μl酶结合物。

(8)在室温下(21~25℃)孵育(15±1)min。

(9)以和加TMB底物相同的速度,在每个微孔中,包括试剂空白孔中加入100μl终止液。阳性样品将由蓝色变为黄色。轻拍微板以确保混合均匀。

(10)用酶标仪在450nm下读各孔溶液的O.D.值。若使用双波长酶标仪,将参考波长设为600~650nm,应在30min完成比色。

(三)质量控制

(1)每次检测时都要检测校正物和质控物。

(2)试剂空白在450nm处的O.D.值必须大于0.15。

(3)校正物在450nm处的O.D.值必须大于0.30。

(4)强阳性、弱阳性和阴性质控物的指数必须落在它们各自的范围(见小瓶标签)内。若其值不在范围内,则该次检测无效,应重做。

(四)计算

校正值:计算两个校正物读数的平均值。

校正因子:由于室温和时间因素,每天的检测结果都会有所波动,因此,对每一批试剂盒都确定了校正因子,其值印在校正物的小瓶上。

临界值:也可称 Cutoff 值,通过将步骤 1 得出的平均校正值乘以校正因子得到。

指数:通过将每个样品的 O.D 值除以临界值得到。

校正物 O.D. 值	$=0.38, 0.42$
校正物平均 O.D. 值	$=0.40$
患者血清的 O.D. 值	$=0.60$
校正因子	$=0.50$
临界值	$=0.50 \times 0.40 = 0.20$
指数	$=0.60 \div 0.20 = 3.00$
结果判断	

指数	结论
<0.90	阴性
$0.90 \sim 1.09$	可疑应重新检测,如仍可疑,应用其他方法测定
>1.10	阳性

五、组蛋白(Histone)IgG,IgA,IgM ELISA 检测

本方法用于定性或半定量检测人血清中抗-Histone 抗体。该法用于检测单份血清样品中的抗体,其结果可帮助诊断药物诱导性狼疮。

检测原理 Histone ELISA 检测抗-Histone 的 IgG,IgM 和 IgA 抗体。在固相微孔上包被纯化的 Histone 抗原-抗体复合物。孵育后冲去不结合的抗体,加入 HRP 酶结合物,加入底物 TMB,若有抗原-抗体-酶复合物存在则底物显色。再次孵育然后用终止液(INH_2SO_4)终止该酶促反应测溶液的 O.D. 值,这样就可以间接对抗体进行测量。

Histone 是一与 DNA 结合的小分子蛋白质。约 90% 的药物诱导性狼疮(DIL)患者中检出抗-Histone 抗体,约 30% 的 SLE 患者中也可检出该抗体。通常,DIL 患者只能检出抗-Histone 抗体,而 SLE 患者则还可检出抗-DNA 抗体谱型。对于自身免疫疾病的诊断和预后是有重要价值的。

Histone 是一组与 DNA 结合的小分子蛋白质。约 90% 的药物诱导性狼疮(DIL)患者中可检出抗-Histone 抗体,而 SLE 患者则还可检出抗-DNA 抗体和其他种类的抗-ENA 抗体。

(一)主要试剂

(1)用 Histone 抗原包被的 96 孔微孔板,与干燥剂和湿度指示卡一起密封保存在箔

袋中。

(2)20×洗涤缓冲液:1瓶,50ml,含缓冲液和Tween80。

(3)血清稀释液:1瓶,30ml,含缓冲液和Tween80。

(4)酶结合物:1瓶,15ml,含有辣根过氧化物酶标记的抗人IgG,IgM和IgA以及缓冲液。

(5)底物:1瓶,含有TMB15ml。

(6)终止液:1瓶,15ml,含H_2SO_4溶液。

(7)强阳性质控物:1瓶,0.2ml,含有与抗原发生强反应抗体,其浓度范围见小瓶标签。

(8)阴性质控物:1瓶,0.2ml,含有与抗原不发生反应的人血清,其浓度范围见小瓶标签。

(9)弱阳性质控物:1瓶,0.2ml,含有与抗原发生微弱反应的人血清抗体,其浓度范围见小瓶标签。

(10)校正物:1瓶,0.2ml含有与抗原发生反应的抗体,用于校正检测方法,校正因子见小瓶标签。

(二)试剂准备

(1)所有试剂在使用前必须平衡到室温(21~25℃)。试剂使用完毕立即放回冰箱。

(2)所有样品和质控物在使用前必须混匀。

(3)用蒸馏水或去离子水将50ml的20×洗涤缓冲液稀释到1L,混合均匀。

(三)技术操作

(1)做实验编号

1G患者♯1

样品设置1H患者♯2

1A	RB(试剂空白)	2A	患者♯3
1B	CNC(阴性质控物)	2B	患者♯4
1C	Cal(校正物)	2C	患者♯5
1D	Cal(校正物)	2D	患者♯6
1E	HPC(强阳性质控物)	2E	患者♯7
1F	LPC(弱阳性质控物)	2F	患者♯8
		2G	患者♯9
		2H	患者♯10

(2)对于待测血清,校正物和质控物都要进行1:21稀释。即将$10\mu l$血清样品加入$200\mu l$血清稀释液中,混匀。

(3)取出所需的微孔条,在架子上放妥。剩下的微孔条应与干燥剂和温度指示卡一同重新放回袋中密封保存。袋子应重新进行热密封或用胶带纸密封。若温度指示卡的颜色由蓝色变为粉红色,则微孔条就不能再使用了。

(4)将事先稀释好的样品$100\mu l$加入微孔中。在试剂空白孔中加入$100\mu l$血清稀释液。

(5)在室温下(21～25℃)孵育(30±1)min。

(6)甩出微孔中所有液体,用洗瓶、自动或半自动洗板机在每个微孔中加入250～300μl洗涤缓冲液,并确保没有气泡产生,倾倒出微孔中所有的洗涤缓冲液。再重复洗涤2次以上。用自动洗板机洗涤至少5次以上。最后一次洗涤完成后,不仅要倾倒出微孔中所有的液体,而且要将之倒置在吸水纸上拍击以去除所有的洗涤缓冲液。

(7)在每个微孔中,包括试剂空白孔中加入100μl酶结合物。

(8)在室温下(21～25℃)孵育(30±1)min。

(9)重复步骤6中的洗涤过程。

(10)在每个微孔中,包括试剂空白孔中加入100μl TMB底物。

(11)在室温下(21～25℃)孵育(15±1)min。

(12)以和加TMB底物相同的速度,在每个微孔中,包括试剂空白孔中加入100μl终止液。阳性样品将由蓝色变为黄色。轻拍微孔板以确保混合均匀。

(13)用酶标仪在450nm下读各孔溶液的O.D.值。若使用双波长酶标仪,将参考波长设为600～650nm,应在30min内完成比色。

(四)计算

(1)校正值:计算两个校正物读数的平均值。

(2)校正因子:由于室温和时间因素,每天的检测结果都会有所波动,因此对每一批试剂盒都确定了校正因子,其值印在校正物的小瓶上。

(3)临界值,也可称Cutoff值:通过将步骤1得出的平均校正值乘以校正因子得到。

(4)指数:通过将每个样品的O.D.值除以临界值得到。

例:校正物O.D.值	=0.38,0.43
校正物平均O.D.值	=0.40
患者血清的O.D.值	=0.60
校正因子	=0.50
临界值	=0.50×0.40=0.20
指数	=0.60÷0.20=3.00

指数	结论
<0.90	阴性
0.91～1.09	可疑应重新检测,如仍可疑,应用其他方法测定
>1.10	阳性

(五)质量控制

(1)每次检测时都要检测校正物和质控物。

(2)试剂空白在450nm处的O.D.值必须小于0.30。

(3)校正物在450nm处的O.D.值必须大于0.30。

(4)强阳性、弱阳性和阴性质控物的指数必须落在它们各自的范围(见小瓶标签)内。若其值不在范围内,则该次检测无效,应重做。

六、自身抗体 dsDNA IgG，IgA，IgM ELISA

Bioseed dsDNA IgG，MEUSA 试剂盒用于检测抗 dsDNA 抗体。在固相微孔上包被纯化的抗原特异的抗体，就会形成抗原-抗体复合物相结合。再次孵育后用终止液（INH_2SO_4）终止反应，测溶液的吸光度。

（一）主要试剂组成（商品）

（1）dsDNA 抗原包被板-96 孔，保存在带有干燥剂的密封袋中。

（2）洗涤缓冲液：1 瓶，60ml，含 TBS，Twee20 和保护剂。

（3）血清稀释液：1 瓶，30ml。

（4）酶结合物：1 瓶，16ml，含有辣根过氧化物酶标记的抗人 IgG，IgM。

（5）显色剂：1 瓶，15ml，含有 3,3',5,5'-四甲基联苯胺（TMB）。

（6）终止液：1 瓶，15ml，含 H_2SO_4 溶液。

（7）阳性质控物：1 瓶，0.250ml，其浓度范围见小瓶标签。

（8）阴性质控物：1 瓶，0.250ml，其浓度范围见小瓶标签。

（9）校准物：1 瓶，0.250ml，校正因子见小瓶标签。

试剂储存条件：试剂盒中的所有试剂在规定条件下保存，可稳定至失效期。不要使用过期的试剂盒。包被抗原的微孔板，未使用的条板应立即放回到带有干燥剂的袋中，重新密封，并保存在 2～8℃。

其他试剂都应在 2～8℃下保存在原容器内。

稀释的洗涤缓冲液（1X）在室温（21～25℃）最多可保存 5d，在 2～8℃下最多可保存 1 周。

（二）技术操作

（1）确定要测试的患者数目，校准物每次都要进行双份测试。阳性质控物，阴性质控物以及试剂空白也要每次测试都做。

样品位置

1A	RB（试剂空白）	2A	患者♯4
1B	NC（阴性质控物）	2B	患者♯5
1C	Cal（校正物）	2C	患者♯6
1D	Cal（校正物）	2D	患者♯7
1E	PC（阳性质控物）	2E	患者♯78
1F	Patient♯1	2F	患者♯9
1G	CPatient♯2	2G	患者♯10
1H	CPatient♯3	2H	患者♯11

（2）对于待测血清，校准物和质控物都要进行 1：20 的稀释。即把 $10\mu l$ 血清样品加入 $200\mu l$ 血清稀释液中，混匀（不使用灭活血清）。

（3）取出所需的微孔条，在架子上放妥。剩下的微孔条应立即放回到带有干燥剂的袋中密封保存。

（4）将事先稀释好的样品 $100\mu l$ 加入微孔中。在试剂空白孔中加入 $100\mu l$ 血清稀释液。

(5)在室温下(21～25℃)孵育(30±1)min。

(6)甩出微孔中所有液体,用洗瓶、自动或半自动洗板机在每个微孔中加入250～300μl洗涤缓冲液,并确保没有气泡产生,倾倒出微孔中所有的洗涤缓冲液。再重复洗涤2次以上。用自动洗板机洗涤至少5次以上。最后一次洗涤完成后,不仅要倾倒出微孔中所有的液体,而且要将之倒置在吸水纸上拍击以除去所有的洗涤缓冲液。

(7)在每个微孔中,包括试剂空白孔加入100μl酶结合物。

(8)在室温下(21～25℃)孵育(5±1)min。

(9)重复步骤6中的洗涤过程。

(10)在每个微孔中,包括试剂空白孔加入100μl显色剂。

(11)在室温下(21～25℃)孵育(5±1)min。

(12)以和加显色剂相同的速度。轻拍微孔板以确保混合均匀。

(13)用酶标仪在450nm下读各孔溶液的OD值。若使用双波长酶标仪,将参考波长设为600～650nm,应在30min内完成读数。

(三)计算

(1)校正值:计算两个校准物微孔读数的平均值。

(2)校正因子:由于室温和时间因素,每天的检测结果都会有所波动,因此Bioseed对每批试剂盒都确定了校正因子,其值印在校准物的瓶签上。

(3)Cutoff值:通过将步骤(1)得出的平均校正值乘以校正因子得到。

(4)指示值:通过将每个样品的吸光度除以Cutoff值得到。

例:校准物吸光度值	＝0.38,0.42
校准物平均吸光度值	＝0.40
患者血清的吸光度值	＝0.60
校正因子	＝0.50
Cutoff值	＝0.50×0.40＝0.20
指示值	＝0.60÷0.20＝3.00
结果判断	
指数	结论
＜0.90	阴性
0.91～1.09	可疑
＞1.10	阳性

(四)质量控制

(1)每次检测时都要检测校准物和质控物。

(2)阴性质控物的指示值必须＜0.90。

(3)校准物在450nm处的吸光度必须在0.250～1.200A。

(4)阳性质控物的指示值必须＞1.10。

七、类风湿因子(RF)IgM ELISA

类风湿因子(RF)IgM ELISA试剂用于检测抗体IgM。在固相微孔上包被纯化的抗原,加入经稀释的待测血清后,若血清中存在与包被抗原特异的抗体,就会形成抗原-抗体复合物,结合物会与抗体-酶联物复合物存在则显色。再次孵育后用终止液(1/VH$_2$SO$_4$)终止反应,测溶液的吸光度。

(一)主要试剂

(1)抗原包被板-96 孔,保存在带有干燥剂的密封袋中。

(2)洗涤缓冲液:1 瓶,60ml,含 TBS,Twee20 和保护剂。

(3)血清稀释液:1 瓶,30ml。

(4)酶结合物:1 瓶,16ml,含有辣根过氧化物酶标记的抗人 IgM。

(5)显色剂:1 瓶,15ml,含有 3,3',5,5'-四甲基联苯胺(TMB)。

(6)终止液:1 瓶,15ml,含 112504 溶液。

(7)阳性质控物:1 瓶,0.250ml。

(8)阴性质控物:1 瓶,0.250ml。

(9)校准物:1 瓶,0.250ml。

(10)包被抗原的微孔板:未使用的条板应立即放回到带有干燥剂的袋中。重新密封,并保存在 2～8℃下。

(11)其他试剂都应 2～8℃下保存在原容器内。

(12)稀释的洗涤缓冲液(20X)在室温(21～25℃)下最多可保存 5d,在 2～8℃下最多可保存 1 周。

(二)技术操作

(1)确定要测试的患者数目,校准物每次都要进行双份测试。阳性质控物,阴性质控物以及试剂空白也要每次测试都做。

样品位置

1A	RB(试剂位置)	2A	患者♯4
1B	NC(阴性质控物)	2B	患者♯5
1C	Cal(校准物)	2C	患者♯6
1D	Cal(校准物)	2D	患者♯7
1E	PC(阳性质控物)	2E	患者♯78
1F	Patient♯1	2F	患者♯9
1G	Patient♯2	2G	患者♯10
1H	Patient♯3	2H	患者♯11

(2)对于待测血清,校准物和质控物都要进行 1：20 的稀释。即把 10μl 血清样品加入 200μl 血清稀释液中,混匀。

(3)取出所需的微孔条,在架子上放妥。剩下的微孔条应立即放回到带有干燥剂的袋中密封保存。

(4)将事先稀释好的样品 100μl 加入微孔中。在试剂空白孔中加入 100μl 血清稀释液。

(5)在室温下(21～25℃)孵育(30±1)min。

(6)甩出微孔中所有液体,用洗瓶、自动或半自动洗板机在每个微孔中加入 250～300μl 洗涤缓冲液,并确保没有气泡产生,倾倒出微孔中所有的洗涤缓冲液。再重复洗涤 2 次以上。用自动洗板机洗涤至少 5 次以上。最后一次洗涤完成后,不仅要倾倒出微孔中所有的液体,而且要将之倒置在吸水纸上拍击以去除所有的洗涤缓冲液。

(7)在每个微孔中,包括试剂空白孔中加入 100μl 酶结合物。

(8)在室温下(21～25℃)孵育(30±1)min。

(9)重复步骤 6 中的洗涤过程。

(10)在每个微孔中,包括试剂空白孔中加入 100μl TMB 底物。

(11)在室温下(21～25℃)孵育(5±1)min。

(12)以和加显色剂相同的速度,在每个微孔中,包括试剂空白孔加入 100μl 终止液。阳性样品将由蓝色变为黄色。轻拍微孔板以确保混合均匀。

(13)用酶标仪在 450nm 下读各孔溶液的 O.D. 值。若使用双波长酶标仪,将参考波长设为 600～650nm,应在 30min 内完成读数。

(三)计算

(1)校正值:计算两个校准物微孔读数的平均值。

(2)校正因子:由于室温和时间因素,每天的检测结果都会有所波动,因此,Bioseed 把每批试剂盒都确定了校正因子,其值印在校正物的瓶签上。

(3)Cutoff 值:通过将步骤 1 得出的平均校正值乘以校正因子得到。

(4)指示值:通过将每个样品的吸光度除以 Cutoff 值得到。

例:校准物吸光度值	=0.38,0.42
校准物平均吸光度值	=0.40
患者血清的吸光度值	=0.60
校正因子	=0.50
Cutoff 值	=0.50×0.40=0.20
指示值	=0.60÷0.20=3.00
结果判断	
指数	结论
<0.90	阴性
0.91～1.09	可疑
>1.10	阳性

(四)质量控制

(1)每次检测时都要检测校准物和质控物。

(2)阴性质控物的指示值必须<0.90。

(3)校准物在 450nm 处的吸光度必须在 0.250～1.200A。

(4)阳性质控物的指示值必须>1.10。

(杜凤霞)

第七节　其他自身抗体检测

自身抗体 ENA Profile ELISA 试剂盒用于检测抗 Smith,Sm/RNP,SS-A,SS-B,Scl-70 和 Jo-1 抗体 IgG,IgM 和 IgA。每条微孔板的各微孔分别包被经纯化的自身抗原 Smith, SM/RNP,Jo-1,Scl-70,SS-A,SS-B,加入经稀释的待测血清后,若血清中存在与包被抗原特异的抗体,就会形成抗原-抗体复合物。再次孵育后洗去未结合的酶结合物,加入显色剂,若有抗原-抗体-酶联特异复合物存在则显蓝色。最后用终止液(1N/H_2SO_4)终止反应,溶液由蓝色变黄色,测溶液的吸光度。

一、主要试剂

(1)纯化的抗原包被板(12×8),保存在带有干燥剂的密封袋中。

(2)洗涤缓冲液(20X):1 瓶,50ml,含缓冲液和 Twee80。

(3)血清稀释液:1 瓶,30ml,含有缓冲液 BSA 和 Twee80。

(4)酶结合物:1 瓶,15ml,有辣根过氧化物酶标记的抗人 IgG,IgM 和 IgA 以及缓冲液。

(5)显色剂:1 瓶,15ml,含有 3,3′,5,5′-四甲基联苯胺(TMB)与底物。

(6)终止液:1 瓶,15ml,含 H2SO4 溶液。

(7)阴性质控物:1 瓶,0.2ml,含有与抗原不发生反应的人血清抗体瓶标签。

(8)校准物:1 瓶,0.2ml,含有与抗原发生反应的人血清抗体。

(9)空白条:1×8 孔,用作试剂空白。

二、技术操作

(1)确定要测试的患者数目,每个样品用一条微孔板,阴性质控物加入 A 孔,校准物加入 B 孔,样品加入 C-H 孔。

样品位

1A 阴性质控物	2A	阴性质控物
2B 标准物	2B	标准物
1C 样品♯1(RNP)	2C	样品♯2(RNP)
1D 样品♯1(Sm)	2D	样品♯2(Sm)
1E 样品♯l(Jo-l)	2E	样品♯2(Jo-l)
IF 样品♯1(Scl-70)	2F	样品♯(Scl-70)
1G 样品♯1(SS-A)	2G	样品♯2(SS-A)
1H 样品♯1(SS-B)	2H	样品♯2(SS-B)

(2)对于待测血清,校准物和阴性质控物都要进行 1∶20 的稀释。每个样品需 800μl,即把 40μl 血清样品加 800μl 血清稀释液中,混匀。质控物与校准物按 10μl 加入 200μl 血清稀释,混匀。

(3)取出所需要的微孔条,在架子上放妥。剩下的微孔条应立即放回到有干燥剂的袋中重新密封保存。

（4）将事先稀释好的样品 100μl 加入微孔中。

（5）在室温下（21～25℃）孵育（30±10）min。

（6）甩出微孔中所有液体，用洗瓶、自动或半自动洗板机在每个微孔中加入 250～300μl 洗涤缓冲液。

（7）在反应的各微孔中分别加入 100μl 酶结合物。

（8）在室温下（21～25℃）孵育（30±1）min。

（9）重复步骤 6 中的洗涤过程。

（10）在反应板的各微孔中分别加入 100μl 显色底物。另外，在空白条的两孔中也加入 100μl 的显色剂，同时作试剂空白。

（11）在室温下（21～25℃）孵育（15±1）min。

（12）以和加显色剂相词的速度。在每个微孔中，包括试剂空白孔加入 100μl 终止液。阳性样品将由蓝色变为黄色。轻拍微孔板以确保混合均匀。

（13）用酶标仪在 450nm 下读各孔溶液的 O.D. 值。若使用双波长酶标仪，将参考波长设为 600～650nm，应在 30min 内完成读数。

（三）计算

（1）校正因子：由于室温及时间因素，每次的检测结果都会有所波动，因此，对每一批试剂盒都确定了校正因子，其值印在校准的瓶签上。

（2）Cutoff 值：通过将校准物的吸光度乘以各自抗原的校正因子得到。

（3）指示值：通过将每个样品的各抗原 O.D. 值除以各自抗原的 Cutoff 值得到。

例：校准物 O.D. 值（B孔）	＝0.400
样品的 Sm 抗原 O.D. 值（D孔）	＝0.600
Sm 抗原的校正因子	＝0.25
Sm Cutoff 值	＝0.25×0.400＝0.1000
Sm 指示值	＝0.600÷0.100＝6.00
样品的 SS-A 抗原 O.D. 值（G孔）	＝0.050
AA-A 抗原的校正因子	＝0.30
SS-A Cutoff 值	＝0.30×0.400＝0.120
SS-A 指示值	＝0.50÷0.120＝0.42

（四）结果判断

指数	结论
＜0.90	阴性
0.91～1.09	可疑
＞1.10	阳性

对标示值处于可疑范围的样品应做，如仍不能确定，用其他方法试验或取新样品试验。

（五）质量控制

(1)每次检测都应包括校准物和质控物。

(2)试剂空白在 450nm 处的 O. D. 值必须小于 0.15。

(3)校准物在 450nm 处的 O. D. 值必须大于 0.30。

(4)阳性质控物的指示值必须不小于 O. D. 0.8。

（杜凤霞）

第八节　ds-DNA-G 酶免法（ELISA）

一、临床应用

包被的 dsDNA 重组抗原,定性或定量检测人血清中 IgM、IgG、IgA 型 dsDNA。抗 dsD-NA 抗体主要是抗 DNA 的磷酸酶单位,因为,这些抗体同时也与单链 DAN(ssDAN)结合。为了确保抗 dsDNA 抗体的正确含量,使用的抗原必须与 ss-DNA 无污染。

抗 ds-DNA 抗体在诊断和鉴别系统性红斑狼疮(SLE)上有重要的指导意义。抗 DNA 抗体属于抗核抗体(ANA)中的一组抗体,目前发现在活动期系统性红斑狼疮患者中存在抗双链 DMA 有 50%～80%,血清浓度与该疾病的严重程度呈正相关。因此,检测这些自身抗体对 SLE 的临床诊断和监测是非常重要的。所以,该项指标已被确立为 SLEACR 标准 11 条的其中 1 条。大多数 SLE 患者出现 IgG 型的抗 dsDNA 抗体。这些自身抗体与狼疮性肾炎有关。此外,约 30% 的 SLE 患者出现 IgA 型抗 dsDNA 抗体。有建议认为,出现 IgA 型抗 dsDNA 的患者可定义为特殊的集合。确实,研究表明,该抗体与某些疾病活动程度有关,如高血沉率或补体 C3 减少,以及有临床症状的皮肤血管炎、肢端坏死及红斑。然而,没有发现存在与肾炎和关节炎的相关性。

SLE 患者血清中有 52% 发现 IgM 型 dsDNA 抗体。IgG 型和 IgA 型 dsDNA 抗体与 IgM 型抗体的疾病活动程度无关。IgM 型抗体与狼疮肾炎没有关系,及其实验室证据已经得到证实。因此,IgM 型抗 dsDNA 抗体可能保护部分狼疮患者防止肾炎进一步发展。

二、实验原理

101 倍稀释的血清标本加入包被有特异抗原的微孔中孵育。若标本中出现目标抗体,则与抗原结合。未结合的部分将在洗板的过程中除掉。加入 HRP 酶标抗人免疫球蛋白复合物,与抗原抗体复合物反应。未结合的酶将在洗板的过程中除掉。加入 TMB 底物液催化液体变蓝,然后加入终止液终止反应,颜色由蓝色变成黄色。颜色的深浅和酶与抗原抗体复合物的量相关,然后可以得到标本中抗体的相应浓度。

三、试剂组成

见表 9-8。

表 9-8　试剂组成与特性

成分	规格	瓶盖颜色	溶液颜色
需稀释成分			
浓缩样本稀释液	20ml×1 瓶 5×稀释	白色	黄色

续表

成分	规格	瓶盖颜色	溶液颜色
浓缩洗液	20ml×1瓶 50×稀释	白色	绿色
即用成分			
阴性质控物	1.5ml×1瓶	绿色	黄色
阳性质控物	1.5ml×1瓶	红色	黄色
临界值质控物	1.5ml×1瓶	蓝色	黄色
标准品 A-F	1.5ml×6瓶	白色	黄色
	(0IU/ml,3IU/ml,10IU/ml,30IU/ml, 100IU/ml,300IU/ml)		(依浓度的升高颜色递深)
酶联复合物	15ml×1瓶(IgG)	蓝色	蓝色
TMB 底物液	15ml×1瓶	黑色	无色
终止液	15ml×1瓶	白色	无色
微孔板条	12条×8孔(可掰)		

四、试剂储存

(1)所有试剂盒成分保存在 2～8℃。

(2)浓缩洗液 2～8℃可保存到有效期,稀释后洗液 4℃可保存 4 周。

(3)所有稀释后的溶液 4℃下至少可保存 4 周。

(4)酶联复合物、TMB 底物液等试剂避光保存,避免金属和细菌污染。

(5)质控品、标准品打开后 2～8℃可保存 4 周,-20℃可保存至有效期。

五、注意事项

(1)所有的试剂和样本在使用之前都应平衡至室温(21～25℃)并轻轻地摇匀。

(2)在同一次实验中不要混合使用其他不同的试剂盒产品。

(3)不要使用已过了保质期的试剂。

(4)应注意应以加入 TMB 底物液相同的顺序和速度加入终止液。

(5)每个样本、标准品、质控品、试剂均要使用干净的移液管。

(6)在试剂储存和反应过程中应避免高温和阳光直射。

六、样本收集及保存

实验样本为血清,通常由静脉采血的方法获得。样本密封在 2～8℃可保存 3d,-20℃可保存更长时间。样本要避免反复冻融,不要用溶血或者脂血做样品,冰冻样本要解融并混匀后再用。

七、实验准备

(一)器材准备

(1)酶标读数仪:设置波长为 450nm 参考波长为 620nm。如实验为定量测试,则设置好标准品位置。以每个标准品的 O.D 值为 y 轴,以对应的浓度(U/ml)为 x 轴作标准曲线。

建议优先使用四参数法作图,仪器不支持时可选用 2-P 法,若以上曲线模式均不支持,可使用对数/线性模式作图。

注意:务必使用双波长读取吸光度。

(2)去离子水。

(3)微量移液器和移液管。

(4)全自动洗板机。

(5)吸水纸。

(二)试剂准备

(1)浓缩样本稀释液:在干净的容器中将浓缩样本稀释液稀释 5 倍(如:80ml 去离子水＋20ml 浓缩样本稀释液)。

(2)浓缩洗液:在干净的容器中将浓缩洗液稀释 50 倍(如:980ml 去离子水＋20ml 浓缩洗液)。

(3)血清样本:在干净的容器中将血清样本稀释 101 倍(如:1000μl 样本稀释液＋10μl 血清)。

(4)微孔板条:根据实验需要选择好微孔的数量(如实验为定性测试,则 A1 加入阴性质控,B1 加入临界值质控,C1 加入阳性质控,其余微孔加入样本;如实验为定量测试,则微孔 A1-F1 分别加入标准品 A-F,G1 加入阴性质控,H1 加入阳性质控,其余微孔加入样本),剩余不用的微孔应用袋子加放干燥剂存放好。避免潮湿。

八、操作步骤

注意:根据试验需要选择定性测试或者定量测试(不能在同一次测试中使用标准品和临界值质控)。

(1)标记待用的微孔板条。

(2)①定性测试:分别吸取 100μl 阴性质控、临界值质控、阳性质控和样本加入相应的微孔中;②定量测试:分别吸取 100μl 标准品、阴性质控、阳性质控和样本加入相应的微孔中。

(3)于 21～27℃下孵育 30min。

(4)用全自动洗板机清洗 3 次(或用尽孔内液体,每孔加 300μl 稀释洗液,重复 2 次操作),倒置吸水纸上拍干。

(5)每孔加入 100μl 酶联复合物。

(6)于 21℃～27℃下孵育 30min。

(7)用全自动洗板机清洗 3 次(或甩尽孔内液体,每孔加 300μl 稀释洗液,重复 2 次操作),倒置吸水纸上拍干。

(8)每孔加入 100μl TMB 底物液。

(9)于 21～27℃下避光孵育 30min。

(10)每孔加入 100μl 终止液。

(11)至少孵育 5min。

(12)轻微振荡微孔板 5 秒。

(13)在 30min 内用酶标读数仪读数。

九、质量控制

(1)阴性质控、阳性质控的浓度都应在靶值范围内(靶值范围可在试剂盒附带的 QC 报告中找到)。

(2)TMB 底物液应为无色,否则可能被污染,结果不准确。

十、结果判断

(一)定性测试

读取微孔原始的 OD 值:

阴性:$OD_{样本} < 0.8 \times OD_{临界质控}$

可疑:$0.8 \times OD_{临界质控} \leqslant OD_{样本} \leqslant 1.2 \times OD_{临界质控}$

阳性:$OD_{样本} > 1.2 \times OD_{临界质控}$

(二)定量测试

(1)读取微孔原始的 OD 值。

(2)以每个标准品的 OD 值的对数为 Y 轴,以对应的浓度(U/ml)为 X 轴,作标准曲线(对数/线性),或者使用四参数法作标准曲线。

(3)根据标准曲线得到质控品和样本的浓度。

(4)浓度 < 12U/ml 的样本为正常,浓度 > 18U/ml 的样本判断为阳性,12~18U/ml 为可疑。

(杜凤霞)

第九节　核小体酶免法(ELISA)

一、实验原理

101 倍稀释的血清标本加入包被有特异抗原的微孔中孵育。若标本中出现目标抗体,则与抗原结合。未结合的部分将在洗板的过程中除掉。加入 HRP 酶标抗人免疫球蛋白复合物,与抗原抗体复合物反应。未结合的酶将在洗板的过程中除掉。加入 TMB 底物液催化液体变蓝,然后加入终止液终止反应,颜色由蓝色变成黄色。颜色的深浅和酶与抗原抗体复合物的量相关,然后可以得到标本中抗体的相应浓度。

二、试剂组成

见表 9-9。

表 9-9　试剂组成与特性

成分	规格	瓶盖颜色	溶液颜色
需稀释成分			
浓缩样本稀释液	20ml×1 瓶 5×稀释	白色	黄色
浓缩洗液	20ml×1 瓶 50×稀释	白色	绿色
即用成分			
阴性质控物	1.5ml×1 瓶	绿色	黄色
阳性质控物	1.5ml×1 瓶	红色	黄色
临界值质控物	1.5ml×1 瓶	蓝色	黄色

续表

成分	规格	瓶盖颜色	溶液颜色
标准品 A-F	1.5ml×6 瓶(0U/ml,3U/ml,10U/ml,30U/ml,100U/ml,300U/ml)	白色	黄色(依浓度的升高颜色递深)
酶联复合物	15ml×1 瓶(IgG)	蓝色	蓝色
TMB 底物液	15ml×1 瓶	黑色	无色
终止液	15ml×1 瓶	白色	无色
微孔板	12 条×8 孔(可掰)		

三、试剂储存

(1)所有试剂盒成分保存在 2～8℃。

(2)浓缩洗液 2～8℃可保存到有效期,稀释后洗液室温可保存 4 周。

(3)酶联复合物、TMB 底物液等试剂避光保存,避免金属和细菌污染。

(4)质控品、标准品打开后 2～8℃可保存 4 周,－20℃可保存至有效期。

四、注意事项

(1)所有的试剂和样本在使用前都应平衡至室温(21～25℃),并轻轻的摇匀。

(2)在同一次实验中不要混合使用其他不同的试剂盒产品。

(3)不要使用已过了保质期的试剂。

(4)应注意以和加入 TMB 底物液相同的顺序和速度加入终止液。

(5)每个样本、标准品、质控品、试剂等均要使用干净的移液管。

(6)在试剂储存和反应过程中应避免高温和阳光直射。

实验样本血清,通常由静脉采血的方法获得。样本在 2～8℃可保存 3d,－20℃或以下可保存更长时间。样本要避免反复冻融,不要用溶血或者脂血做样本,冰冻样本要解融并混匀后再用。

五、实验准备

(一)器材准备

(1)酶标读数仪:设置波长为 450nm,参考波长为 620mn。如实验为定量测试,则设置好标准品位置。以每个标准品的 OD 值为 Y 轴,以对应的浓度(U/ml)为 X 轴作标准曲线。建议优先使用四参数法作图,仪器不支持时可选用 2-P 法,若以上曲线模式均不支持,可使用对数/线性模式作图。注意:务必使用双波长读取吸光度。

(2)去离子水。

(3)微量移液器及移液管。

(4)全自动洗板机。

(5)吸水纸。

(二)试剂准备

(1)浓缩样本稀释液:在干净的容器中将浓缩样本稀释液稀释 5 倍(如:80ml 去离子水＋20ml 浓缩样本稀释液)。

（2）浓缩洗液：在干净的容器中将浓缩洗液稀释 50 倍（如：980ml 去离子水＋20ml 浓缩洗液）。

（3）血清样本：用稀释后的样本稀释液将样本稀释 101 倍（如：1000μl 样本稀释液＋10μl 血清）。

（4）微孔板条：根据实验需要选择好微孔数量（如实验为定性测试，则微孔 A1 加入阴性质控，B1 加入临界值质控，C1 加入阳性质控，其余微孔加入样本；如实验为定量测试，则微孔 A1-F1 分别加入标准品 A-F，G1 加入阴性质控，H1 加入阳性质控，其余微孔加入样本），剩余不用的微孔应用袋子加放干燥剂存放好，避免潮湿。

六、操作步骤

注意：根据试验需要选择定性测试或者定量测试（不能在同一次测试中同时使用标准品和临界值质控）。

（1）标记待用的微孔板条。

（2）两种测式

1）定性测试：分别吸取 100μl 阴性质控、临界值质控、阳性质控和样本加入相应的微孔中。

2）定量测试：分别吸取 100μl 标准品、阴性质控、阳性质控和样本加入相应的微孔中。

（3）于室温（21～27℃）下孵育 30min。

（4）用全自动洗板机清洗 3 次（或甩尽孔内液体，每孔加入 300μl 稀释洗液，手工清洗并甩干，重复操作 2 次），倒置于吸水纸上拍干。

（5）每孔加入 100μl 酶联复合物。

（6）于室温（21～27℃）下孵育 30min。

（7）用全自动洗板机清洗 3 次（或甩尽孔内液体，每孔加入 300μl 稀释洗液，手工清洗并甩干，重复操作 2 次），倒置于吸水纸上拍干。

（8）每孔加入 100μl TMB 底物液。

（9）于室温（21～27℃）下避光孵育 30min。

（10）每孔加入 100μl 终止液。

（11）孵育 5min。

（12）轻微振荡微孔板 5s。

（13）在 30min 内用酶标读数仪读数。

七、质量控制

（1）阴性质控物、临界值质控物、阳性质控物的浓度都应在靶值范围内（靶值范围可在试剂盒附带的 QC 报告单上找到）。

（2）TMB 底物液应为无色，否则可能被污染，结果不准确。

八、结果判断

（一）定性测试

读取微孔原始的 OD 值：

阴性：$OD_{样本} < 0.8 \times OD_{临界质控}$

可疑：$0.8 \times OD_{临界质控} \leq OD_{样本} \leq 1.2 \times OD_{临界质控}$

阳性:$OD_{样本} > 1.2 \times OD_{临界质控}$

(二)定量测试

(1)读取微孔原始的 OD 值。

(2)以每个标准品的 OD 值的对数为 Y 轴,以对应的浓度(U/ml)为 X 轴作标准曲线(对数/线性)。或者使用四参数法作标准曲线。

(3)根据标准曲线得到质控品和样本的浓度。

(4)浓度<12U/ml 的样本为正常,浓度>18U/ml 的样本判断为阳性,12～18U/ml 为可疑。

(杜凤霞)

第十节　抗核抗体酶免法(ELISA)

一、临床应用

可以定性或定量检测人血清中抗 HEP2 细胞 IgG 抗体的含量。微孔包被溶解 HEP2 细胞,这是一个筛查的测试,在每个微孔里,包含有 dsDNA、组蛋白、SS-A(Ro)、SS-B(La)、Sm、snRNP/Sm、Sd-70、PM-Scl、Jo-1 和着丝点抗原,血清抗体阳性与 HEp-2 间接免疫荧光法(IFA)阳性相符合。

ANA 抗体的检测主要用于诊断系统性风湿性疾病,如系统性红斑狼疮(SLE)、混合性结缔组织病(MCTD)、系统性硬皮病(SSC)、干燥综合征(SS)、皮炎/肌炎(PM/DM)。

ANA 针对不同的细胞核和细胞质抗原高频率发生在系统性风湿性疾病,因此是一个重要的诊断抗体。例如抗 SS-A(Ro)抗体和抗 SS-B(La)抗体与 SLE 和 SS 有关,抗 dsDNA 抗体和抗 Sm 抗体与 SLE 有关,抗组蛋白抗体与 SLE 和药物性红斑狼疮有关,抗 RNP 抗体与混合性结缔组织病(MCTD)有关,抗 Scl-70 抗体和系统性硬化症(SSc)有关,抗 Jo-1 抗体和皮炎/肌炎(PM/DM)有关,抗着丝点抗体和 CREST 综合征有关。

用一些真核细胞如 HeLa、HEp_2 细胞做间接免疫荧光方法(IFA)检测 ANAs,是一个确定的方法,虽然用 IFA 的方法敏感度高,但当有大量的患者标本时工作将会非常艰苦,而且受到主观的影响较大,所以,ELISA 法检测 ANA 是一种简单和可靠的方法,而且定量检测可用于患者的病情监测,目前在欧洲、美国和中国香港广泛使用。

二、实验原理

101 倍稀释的血清标本加入包被有特异抗原的微孔中孵育。若标本中出现目标抗体,则与抗原结合。未结合的部分将在洗板的过程中除掉。加入 HRP 酶标抗人免疫球蛋白复合物,与抗原抗体复合物反应。未结合的酶将在洗板的过程中除掉。加入 TMB 底物液催化液体变蓝,然后加入终止液终止反应,颜色由蓝色变成黄色。颜色的深浅和酶与抗原抗体复合物的量相关,然后可以得到标本中抗体的相应浓度。

三、试剂组成

见表 9-10。

表 9-10　试剂的组成与特征

成分	规格	瓶盖颜色	溶液颜色
需稀释成分			
浓缩样本稀释液	20ml×1 瓶 5×稀释	白色	黄色
浓缩洗液	20ml×1 瓶 50×稀释	白色	绿色
即用成分			
阴性质控物	1.5ml×1 瓶	绿色	黄色
阳性质控物	1.5ml×1 瓶	红色	黄色
临界值质控物	1.5ml×1 瓶	蓝色	黄色
标准品 A-F	1.5ml×6 瓶(0U/ml,3U/ml,10U/ml, 30U/ml,100U/ml,300U/ml)	白色	黄色 (依浓度的升高颜色递深)
酶联复合物	15ml×1 瓶(IgG)	蓝色	蓝色
TMB 底物液	15ml×1 瓶	黑色	无色
终止液	15ml×1 瓶	白色	无色
微孔板条	12 条×8 孔(可掰)		

四、试剂储存

(1)所有试剂盒成分保存在 2～8℃。

(2)浓缩洗液 2～8℃可保存到有效期,稀释后洗液室温可保存 4 周。

(3)酶联复合物、TMB 底物液等试剂避光保存,避免金属和细菌污染。

(4)质控品、标准品打开后 2～8℃可保存 4 周,－20℃可保存至有效期。

五、注意事项

(1)所有的试剂和样本在使用之前都应平衡至室温(21～25℃)并轻轻地摇匀。

(2)在同一次实验中不要混合使用其他不同的试剂盒产品。

(3)不要使用已过了保质期的试剂。

(4)应注意以和加入 TMB 底物液相同的顺序和速度加入终止液。

(5)每个样本、标准品、质控品、试剂均要使用干净的移液管。

(6)在试剂储存和反应过程中应避免高温和阳光直射。

六、样本收集及保存

实验样本为血清,通常由静脉采血的方法获得。样本在 2～8℃可保存 3d,－20℃或以下可保存更长时间。样本要避免反复冻融,不要用溶血或者脂血做样品,冰冻样本要解融并混匀后再用。

七、实验准备

(一)器材准备

(1)酶标读数仪:设置波长为 450nm 参考波长为 620nm。如实验为定量测试,则设置好标准品位置。以每个标准品的 OD 值为 Y 轴,以对应的浓度(U/ml)为 X 轴作标准曲线。建议优先使用四参数法作图,仪器不支持时可选用 2-P 法,若以上曲线模式均不支持,可使用对数/线性模式作图。

注意:务必使用双波长读取吸光度。

(2)去离子水。

(3)微量移液器和移液管。

(4)全自动洗板机。

(5)吸水纸。

(二)试剂准备

(1)浓缩样本稀释液:在干净的容器中将浓缩样本稀释液稀释 5 倍(如:80ml 去离子水 +20ml 浓缩样本稀释液)。

(2)浓缩洗液:在干净的容器中将浓缩洗液稀释 50 倍(如:980ml 去离子水 +20ml 浓缩洗液)。

(3)血清样本:在干净的容器中将血清样本稀释 101 倍(如:1000μl 样本稀释液 +10μl 血清)。

(4)微孔板条:根据实验需要选择好微孔的数量(如实验为定性测试,则微孔 A1 加入阴性质控,B1 加入临界值质控物,C1 加入阳性质控物,其余微孔加入样本;如实验为定量测试,则微孔 A1-F1 分别加入标准品 A-F,G1 加入阴性质控物,H1 加入阳性质控物,其余微孔加入样本),剩余不用的微孔应用袋子加放干燥剂存放好。避免潮湿。

八、操作步骤

注意:根据实验需要选择定性测试或者定量测试(不能在同一次测试中同时使用标准品和临界值质控物)。

(1)标记待用的微孔板条。

(2)两种测试:

1)定性测试:分别吸取 100μl 阴性质控、临界值质控、阳性质控和样本加入相应的微孔中。

2)定量测试:分别吸取 100μl 标准品、阴性质控、阳性质控和样本加入相应的微孔中。

(3)于 21~27℃ 孵育 30min。

(4)用全自动洗板机清洗 3 次(或甩尽孔内液体,每孔加 300μl 稀释洗液,重复 2 次操作),倒置在吸水纸上拍干。

(5)每孔加入 100μl 酶联复合物。

(6)于 21~27℃ 孵育 30min。

(7)用全自动洗板机清洗 3 次(或甩尽孔内液体,每孔加 300μl 稀释洗液,重复 2 次操作),倒置在吸水纸上拍干。

(8)每孔加入 100μl TMB 底物液。

(9)于 21~27℃ 避光孵育 30min。

(10)每孔加入 100μl 终止液。

(11)至少孵育 5min。

(12)轻微振荡微孔板 5s。

(13)在 30min 内用酶标读数仪读数。

九、质量控制

(1)阴性质控、阳性质控的浓度都应在靶值范围内(靶值范围可在试剂盒附带的 QC 报告中找到)。

(2)TMB 底物液应为无色,否则可能被污染,结果不准确。

十、结果判断

(一)定性测试

读取微孔原始的 OD 值:

阴性:$OD_{样本} < 0.8 \times OD_{临界质控}$

可疑:$0.8 \times OD_{临界质控} \leqslant OD_{样本} \leqslant 1.2 \times OD_{临界质控}$

阳性:$OD_{样本} > 1.2 \times OD_{临界质控}$

(二)定量测试

(1)读取微孔原始的 OD 值。

(2)以每个标准品的 OD 值的对应数为 Y 轴,以对应的浓度(U/ml)为 X 轴,作标准曲线(Z-P 法/线性),或者使用四参数法作标准曲线。

(3)根据标准曲线得到质控品和样本的浓度。

(4)浓度<12U/ml 的样本为正常,浓度>18U/ml 的样本判断为阳性,12~18U/ml 为可疑。

注意:若标本测出的浓度值超过最高浓度的标准品(300U/ml),则标本需要重新稀释(2000μl 稀释后的样本稀释液+10μl 血清标本)后重测,标本的实际浓度为:实验结果浓度×2。

(杜凤霞)

第十一节　MPO 酶免试验(ELISA)

一、临床应用

MPO 包被高纯度的人髓过氧化物酶重组抗原,用于定量或定性检测人类血清中髓过氧化物酶(IgG 抗体)。该实验旨在辅助自身免疫性全身性血管炎患者的诊断和鉴别诊断。

抗髓过氧化物酶抗体属于抗中性粒细胞胞浆抗体(ANCA)的一种,是抗中性粒细胞和单核粒细胞的细胞核成分。间接免疫荧光法检测用乙醇固定的中性粒细胞已是 ANCAs 检测的成熟方法和手段。很明显,某些 ANCAs 产生的是胞浆型荧光模式(cANCA),而其他 ANCAs 产生核周型荧光模式(pANCA)。因为两种荧光模式都可以包被多种抗原,所以对于血管炎来说,免疫荧光技术并不是一个令人满意的合理的医学诊断方法。因此,每个免疫荧光方法都需要专门的酶联免疫法验证。

蛋白酶 3 是胞内 cANCA 的主要抗原,而 pANCA 的主要抗原已确认为髓过氧化物酶,其他的细胞部分(如乳铁蛋白、组织蛋白酶 G、弹性蛋白酶等)可以引起核周染色。

髓过氧化物酶是一种源于中性粒细胞主要颗粒的酶,分子量约为 140kDa。其强负电荷可能与其在正电荷结构部位有关,例如核膜和DNA,因此在使用乙醇固定的血清荧光检测中,患者抗MPO抗体是ANCA核周型荧光染色。

ANCAs是鉴别诊断自身免疫性血管炎的重要标志物。抗MPO抗体与坏死性血管炎相关,或是与坏死性新月体肾小球肾炎有关。显微镜下多血管炎的70%的患者发现抗MPO抗体,并在5%～50%患变应性肉芽肿血管炎综合征的患者中也发现抗MPO抗体。

二、实验原理

101倍稀释的血清标本加入包被有特异抗原的微孔中孵育。若标本中出现目标抗体,则与抗原结合。未结合的部分将在洗板的过程中除掉。加入HRP酶标抗人免疫球蛋白复合物,与抗原抗体复合物反应。未结合的酶将在洗板的过程中除掉。加入TMB底物液催化液体变蓝,然后加入终止液终止反应,颜色由蓝色变成黄色。颜色的深浅和酶与抗原抗体复合物的量相关,然后可以得到标本中抗体的相应浓度。

三、试剂组成

见表9-11。

表9-11 试剂组成与特征

成分	规格	瓶盖颜色	溶液颜色
需稀释成分			
浓缩样本稀释液	20ml×1瓶 5×稀释	白色	黄色
浓缩洗液	20ml×1瓶 50×稀释	白色	绿色
即用成分			
阴性质控物	1.5ml×1瓶	绿色	黄色
阳性质控物	1.5ml×1瓶	红色	黄色
临界值质控物	1.5ml×1瓶	蓝色	黄色
标准品A-F	1.5ml×6瓶(0U/ml,3U/ml,10U/ml, 30U/ml,100U/ml,300U/ml)	白色	黄色 (依浓度的升高颜色递深)
酶联复合物	15ml×1瓶(IgG)	蓝色	蓝色
TMB底物液	15ml×1瓶	黑色	无色
终止液	15ml×1瓶	白色	无色
微孔板条	12条×8孔(可掰)		

四、试剂储存

(1)所有试剂盒成分保存在2～8℃。

(2)浓缩洗液2～8℃可保存至有效期,稀释后洗液室温可保存4周。

(3)酶联复合物、TMB底物液等试剂避光保存,避免金属和细菌污染。

(4)质控品、标准品打开后2～8℃可保存4周,−20℃可保存至效期。

五、注意事项

(1)所有的试剂和样本在使用之前都应平衡至室温(21～25℃),并轻轻地摇匀。

(2)在同一次实验中不要混合使用其他不同的试剂盒产品。

(3)不要使用已过了保质期的试剂。

(4)应注意以和加入 TMB 底物液相同的顺序和速度加入终止液。

(5)每个样本、标准品、质控品、试剂均要使用干净的移液管。

(6)在试剂储存和反应过程中应避免高温和阳光直射。

六、样本收集及保存

实验样本为血清,通常由静脉采血的方法获得。样本在 2~8℃可保存 3d,－20℃或以下可保存更长时间。样本要避免反复冻融,不要用溶血或者脂血做样品,冰冻样本要解融并混匀后再用。

七、实验准备

(一)器材准备

(1)酶标读数仪:设置波长为 450nm 参考波长为 620nm。如实验为定量测试,则设置好标准品位置。以每个标准品的 OD 值为 Y 轴,以对应的浓度(U/ml)为 X 轴作标准曲线。建议优先使用四参数法作图,仪器不支持时可选用 2-P 法,若以上曲线模式均不支持,可使用对数/线性模式作图。注意:务必使用双波长读取吸光度。

(2)去离子水。

(3)微量移液器及移液管。

(4)全自动洗板机。

(5)吸水纸。

(二)试剂准备

(1)浓缩样本稀释液:在干净的容器中将浓缩样本稀释液稀释 5 倍(如:80ml 去离子水＋20ml 浓缩样本稀释液)。

(2)浓缩洗液:在干净的容器中将浓缩洗液稀释 50 倍(如:980ml 去离子水＋20ml 浓缩洗液)。

(3)血清样本:在干净的容器中将血清样本稀释 101 倍(如:1000μl 样本稀释液＋10μl 血清)。

(4)微孔板条:根据实验需要选择好微孔数量(如实验为定性测试,则微孔 A1 加入阴性质控,B1 加入临界值质控物,C1 加入阳性质控物,其余微孔加入样本;如实验为定量测试,则微孔 A1-F1 分别加入标准品 A-F,G1 加入阴性质控物,HI 加入阳性质控物,其余微孔加入样本),剩余不用的微孔应用袋子加放干燥剂存放好,避免潮湿。

八、操作步骤

注意:根据实验需要选择定性测试或者定量测试(不能在同一次测试中同时使用标准品和临界值质控物)。

(1)标记待用的微孔板条。

(2)两种测试:

1)定性测试:分别吸取 100μl 阴性质控、临界值质控、阳性质控和样本加入相应的微孔中。

2)定量测试:分别吸取 100μl 标准品、阴性质控、阳性质控和样本加入相应的微孔中。

（3）于 21～27℃ 孵育 30min。

（4）用全自动洗板机清洗 3 次（或甩尽孔内液体，每孔加 300μl 稀释洗液，重复 2 次操作），倒置于吸水纸上拍干。

（5）每孔加入 100μl 酶联复合物。

（6）于 21～27℃ 孵育 30min。

（7）用全自动洗板机清洗 3 次（或甩尽孔内液体，每孔加 300μl 稀释洗液，重复 2 次操作），倒置于吸水纸上拍干。

（8）每孔加入 100μl TMB 底物液。

（9）于 21～27℃ 避光孵育 30min。

（10）每孔加入 100μl 终止液。

（11）至少孵育 5min。

（12）轻微振荡微孔板 5s。

（13）在 30min 内用酶标读数仪读数。

九、质量控制

（1）阴性质控物、阳性质控物的浓度都应在靶值范围内（靶值范围可在试剂盒附带的 QC 报告中找到）。

（2）TMB 底物液应为无色，否则可能被污染，结果不准确。

十、结果判断

（一）定性测试

读取微孔原始的 OD 值：

阴性：$OD_{样本} < 0.8 \times OD_{临界质控}$

可疑：$0.8 \times OD_{临界质控} \leqslant OD_{样本} \leqslant 1.2 \times OD_{临界质控}$

阳性：$OD_{样本} > 1.2 \times OD_{临界质控}$

（二）定量测试

（1）读取微孔原始的 OD 值。

（2）以每个标准品的 OD 值的对数为 Y 轴，以对应的浓度（U/ml）为 X 轴，作标准曲线（对数/线性），或者使用四参数法作标准曲线。

（3）根据标准曲线得到质控品和样本的浓度。

（4）浓度 <12U/ml 的样本为正常，浓度 >18U/ml 的样本判断为阳性，12～18U/ml 为可疑。

（杜凤霞）

第十二节　PR-3 酶免法（ELISA）

一、临床应用

PR3 包被高纯度的人蛋白酶 3 重组抗原，用于定量或定性检测人类血清中蛋白酶 3（IgG 抗体）。该实验旨在辅助自身免疫性全身性血管炎患者的诊断和鉴别诊断。

抗蛋白酶 3 抗体属于抗中性粒细胞胞浆抗体（ANCA）群的一种，它直接抗中性粒细胞和单核粒细胞的细胞核成分。直接免疫荧光法检测乙醇固定的中性粒细胞已是 ANCAs 检测的成熟方法和手段。很明显,某些 ANCAs 产生的是胞浆型荧光模式(cANCA),而其他 ANCAs 产生核周型荧光模式(pANCA)。因为两种模式都可以包被多种抗原,所以对于血管炎来说,免疫荧光技术并不是一个令人满意的合理的医学诊断方法。因此,每个免疫荧光方法都需要专门的酶联免疫法验证。

蛋白酶 3 是中性粒细胞胞浆抗体颗粒(溶酶体)的一种丝氨酸蛋白酶,分子量约为 29kDa。这种阳离子蛋白对蛋白,血红蛋白和胶原 VD 都有水解活性。此外,蛋白酶 3 通过组织蛋白酶 G 促进血小板活化,并使 C1 抑制剂失活。

ANCAs 是鉴别诊断自身免疫性血管炎的重要标志物。抗 PR3 抗体是韦格纳肉芽肿病 (WG)的特异血清学标志。尽管自身抗体发病机制仍然模糊不清,但是抗 PR3 抗体在韦格纳肉芽肿病发病机制中发挥积极作用。抗 PR3 抗体浓度与疾病活性强烈相关,并且抑制 PR3 的蛋白质活性。

二、实验原理

101 倍稀释的血清标本加入包被有特异抗原的微孔中孵育。若标本中出现目标抗体,则与抗原结合。未结合的部分将在洗板的过程中除掉。加入 HRP 酶标抗人免疫球蛋白复合物,与抗原抗体复合物反应。未结合的酶将在洗板的过程中除掉。加入 TMB 底物液催化液体变蓝,然后加入终止液终止反应,颜色由蓝色变成黄色。颜色的深浅和酶与抗原抗体复合物的量相关,然后可以得到标本中抗体的相应浓度。

三、试剂组成

见表 9-12。

表 9-12　试剂组成与特征

成分	规格	瓶盖颜色	溶液颜色
需稀释成分			
浓缩样本稀释液	20ml×1 瓶 5×稀释	白色	黄色
浓缩洗液	20ml×1 瓶 50×稀释	白色	绿色
即用成分			
阴性质控物	1.5ml×1 瓶	绿色	黄色
阳性质控物	1.5ml×1 瓶	红色	黄色
临界值质控物	1.5ml×1 瓶	蓝色	黄色
标准品 A-F	1.5ml×6 瓶(0U/ml,3U/ml,10U/ml, 30U/mI,100U/ml,300U/ml)	白色	黄色 (依浓度的升高颜色递深)
酶联复合物	15ml×1 瓶(IgG)	蓝色	蓝色
TMB 底物液	15ml×1 瓶	黑色	无色
终止液	15ml×1 瓶	白色	无色
微孔板条	12 条×8 孔(可掰)		

四、试剂储存

(1)所有试剂盒成分保存在 2～8℃。

(2)浓缩洗液 2～8℃可保存至有效期,稀释后洗液室温可保存 4 周。

(3)酶联复合物、TMB 底物液等试剂避光保存,避免金属和细菌污染。

(4)质控品、标准品打开后 2～8℃可保存 4 周,－20℃可保存至有效期。

五、注意事项

(1)所有的试剂和样本在使用之前都应平衡至室温(21～25℃),并轻轻地摇匀。

(2)在同一次实验中不要混合使用其他不同的试剂盒产品。

(3)不要使用已过了保质期的试剂。

(4)应注意以和加入 TMB 底物液相同的顺序和速度加入终止液。

(5)每个样本、标准品、质控品、试剂均要使用干净的移液管。

(6)在试剂储存和反应过程中应避免高温和阳光直射。

六、样本收集及保存

实验样本为血清,通常由静脉采血的方法获得。样本在 2～8℃可保存 3d,－20℃或以下可保存更长时间。样本要避免反复冻融,不要用溶血或者脂血做样品,冰冻样本要解融并混匀后再用。

七、实验准备

(一)器材准备

(1)酶标读数仪:设置波长为 450nm 参考波长为 620nm。如实验为定量测试,则设置好标准品位置。以每个标准品的 OD 值为 Y 轴,以对应的浓度(U/ml)为 X 轴作标准曲线。建议优先使用四参数法作图,仪器不支持时可选用 2-P 法,若以上曲线模式均不支持,可使用对数/线性模式作图。注意:务必使用双波长读取吸光度。

(2)去离子水。

(3)微量移液器及移液管。

(4)全自动洗板机。

(5)吸水纸。

(二)试剂准备

(1)浓缩样本稀释液:在干净的容器中将浓缩样本稀释液稀释 5 倍(如:80ml 去离子水＋20ml 浓缩样本稀释液)。

(2)浓缩洗液:在干净的容器中将浓缩洗液稀释 50 倍(如:980ml 去离子水＋20ml 浓缩洗液)。

(3)血清样本:在干净的容器中将血清样本稀释 101 倍(如:1000μl 样本稀释液＋10μl 血清)。

(4)微孔板条:根据实验需要选择好微孔数量(如实验为定性测试,则微孔 A1 加入阴性质控物,B1 加入临界值质控物,C1 加入阳性质控物,其余微孔加入样本;如实验为定量测试,则微孔 A1-F1 分别加入标准品 A-F,G1 加入阴性质控物,H1 加入阳性质控物,其余微孔加入样本),剩余不用的微孔应用袋子加放干燥剂存放好,避免潮湿。

八、操作步骤

注意:根据实验需要选择定性测试或者定量测试(不能在同一次测试中同时使用标准品和临界值质控物)。

(1)标记待用的微孔板条。

(2)两种测试:

1)定性测试:分别吸取 $100\mu l$ 阴性质控、临界值质控、阳性质控和样本加入相应的微孔中。

2)定量测试:分别吸取 $100\mu l$ 标准品、阴性质控物、阳性质控物和样本加入相应的微孔中。

3)于 $21\sim27℃$ 孵育 30min。

4)用全自动洗板机清洗 3 次(或甩尽孔内液体,每孔加 $300\mu l$ 稀释洗液,重复 2 次操作),倒置于吸水纸上拍干。

5)每孔加入 $100\mu l$ 酶联复合物。

6)于 $21\sim27℃$ 孵育 30min。

7)用全自动洗板机清洗 3 次(或甩尽孔内液体,每孔加 $300\mu l$ 稀释洗液,重复 2 次操作),倒置于吸水纸上拍干。

8)每孔加入 $100\mu l$ TMB 底物液。

9)于 $21\sim27℃$ 避光孵育 30min。

10)每孔加入 $100\mu l$ 终止液。

11)至少孵育 5min。

12)轻微振荡微孔板 5s。

13)在 30min 内用酶标读数仪读数。

九、质量控制

(1)阴性质控物、阳性质控物的浓度都应在靶值范围内(靶值范围可在试剂盒附带的 QC 报告中找到)。

(2)TMB 底物液应为无色,否则可能被污染,结果不准确。

十、结果判断

(一)定性测试

读取微孔原始的 OD 值:

阴性:$OD_{样本} < 0.8 \times OD_{临界质控}$

可疑:$0.8 \times OD_{临界质控} \leqslant OD_{样本} \leqslant 1.2 \times OD_{临界质控}$

阳性:$OD_{样本} > 1.2 \times OD_{临界质控}$

(二)定量测试

(1)读取微孔原始的 OD 值。

(2)以每个标准品的 OD 值的对数为 Y 轴,以对应的浓度(U/ml)为 X 轴,作标准曲线(对数/线性),或者使用四参数法作标准曲线。

(3)根据标准曲线得到质控品和样本的浓度。

(4)浓度<12U/ml 的样本为正常,浓度>18U/ml 的样本判断为阳性,12~18U/ml 为可疑。

(杜凤霞)

第十三节　β₂糖蛋白筛查酶免法(ELISA)

一、实验原理

101倍稀释的血清标本加入包被有特异抗原的微孔中孵育。若标本中出现目标抗体，则与抗原结合。未结合的部分将在洗板的过程中除掉。加入HRP酶标抗人免疫球蛋白复合物，与抗原抗体复合物反应。未结合的酶将在洗板的过程中除掉。加入TMB底物液催化液体变蓝，然后加入终止液终止反应，颜色由蓝色变成黄色。颜色的深浅和酶与抗原抗体复合物的量相关，然后可以得到标本中抗体的相应浓度。

二、试剂组成

见表9-13。

表 9-13　试剂组成与特征

成分	规格	瓶盖颜色	溶液颜色
需稀释成分			
浓缩样本稀释液	20ml×1瓶 5×稀释	白色	黄色
浓缩洗液	20ml×1瓶 50×稀释	白色	绿色
即用成分			
阴性质控物	1.5ml×1瓶	绿色	黄色
阳性质控物	1.5ml×1瓶	红色	黄色
临界值质控物	1.5ml×1瓶	蓝色	黄色
标准品 A-F	1.5ml×6瓶(0U/ml,3U/ml,10U/ml, 30U/ml,100U/ml,300U/ml)	白色	黄色 (依浓度的升高颜色递深)
酶联复合物	15ml×1瓶(IgG/G/M)	蓝色	蓝色
TMB底物液	15ml×1瓶	黑色	无色
终止液	15ml×1瓶	白色	无色
微孔板条	12条×8孔(可掰)		

三、试剂储存

(1)所有试剂盒成分保存在2~8℃。

(2)浓缩洗液2~8℃可保存至有效期,稀释后洗液室温可保存4周。

(3)酶联复合物、TMB底物液等试剂避光保存,避免金属和细菌污染。

(4)质控品、标准品打开后2~8℃可保存4周,−20℃可保存至有效期。

四、注意事项

(1)所有的试剂和样本在使用之前都应平衡至室温(21~25℃),并轻轻地摇匀。

(2)在同一次实验中不要混合使用其他不同的试剂盒产品。

(3)不要使用已过了保质期的试剂。

（4）应注意以和加入 TMB 底物液相同的顺序和速度加入终止液。

（5）每个样本、标准品、质控品、试剂均要使用干净的移液管。

（6）在试剂储存和反应过程中应避免高温和阳光直射。

五、样本收集和保存

实验样本为血清，通常由静脉采血的方法获得。样本在 2～8℃可保存或以下可保存更长时间。样本要避免反复冻融，不要用溶血或者脂血做样品，冰冻样本要解融并混匀后再用。

六、实验准备

（一）器材准备

（1）酶标读数仪：设置波长为 450nm 参考波长为 620nm。如实验为定量测试，则设置好标准品位置。以每个标准品的 OD 值为 Y 轴，以对应的浓度（U/ml）为 X 轴作标准曲线。建议优先使用四参数法作图，仪器不支持时可选用 2-P 法，若以上曲线模式均不支持，可使用对数/线性模式作图。

注意：务必使用双波长读取吸光度。

（2）去离子水。

（3）微量移液器及移液管。

（4）全自动洗板机。

（5）吸水纸。

（二）试剂准备

（1）浓缩样本稀释液：在干净的容器中将浓缩样本稀释液稀释 5 倍（如：80ml 去离子水＋20ml 浓缩样本稀释液）。

（2）浓缩洗液：在干净的容器中将浓缩洗液稀释 50 倍（如：980ml 去离子水＋20ml 浓缩洗液）。

（3）血清样本：在干净的容器中将血清样本稀释 101 倍（如：1000μl 样本稀释液＋10μl 血清）。

（4）微孔板条：根据实验需要选择好微孔数量（如实验为定性测试，则微孔 A1 加入阴性质控物，B1 加入临界值质控物，C1 加入阳性质控物，其余微孔加入样本；如实验为定量测试，则微孔 A1-F1 分别加入标准品 A-F，G1 加入阴性质控物，H1 加入阳性质控物，其余微孔加入样本），剩余不用的微孔应用袋子加放干燥剂存放好，避免潮湿。

七、操作步骤

注意：根据实验需要选择定性测试或者定量测试（不能在同一次测试中同时使用标准品和临界值质控）。

（1）标记待用的微孔板条。

（2）两种测试

1）定性测试：分别吸取 100μl 阴性质控、临界值质控、阳性质控和样本加入相应的微孔中。2）定量测试：分别吸取 100μl 标准品、阴性质控物、阳性质控物和样本加入相应的微孔中。

（3）于 21～27℃孵育 30min。

(4)用全自动洗板机清洗 3 次(或甩尽板孔内液体,每孔加 $300\mu l$ 稀释洗液,手工清洗并甩干,重复操作 2 次),倒置于吸水纸上拍干。

(5)每孔加入 $100\mu l$ 酶联复合物。

(6)于 $21\sim27\text{℃}$ 孵育 30min。

(7)用全自动洗板机清洗 3 次(或甩尽板孔内液体,每孔加 $300\mu l$ 稀释洗液,手工清洗并甩干,重复操作 2 次),倒置于吸水纸上拍干。

(8)每孔加入 $100\mu l$ TMB 底物液。

(9)于 $21\sim27\text{℃}$ 避光孵育 30min。

(10)每孔加入 $100\mu l$ 终止液。

(11)至少孵育 5min。

(12)轻微振荡微孔板 5s。

(13)在 30min 内用酶标读数仪读数。

八、质量控制

(1)阴性质控物、阳性质控物的浓度都应在靶值范围内(靶值范围可在试剂盒附带的 QC 报告中找到)。

(2)TMB 底物液应为无色,否则可能被污染,结果不准确。

九、结果判断

(一)定性测试

读取微孔原始的 OD 值:

阴性:$OD_{样本} < 0.8 \times OD_{临界质控}$

可疑:$0.8 \times OD_{临界质控} \leqslant OD_{样本} \leqslant 1.2 \times OD_{临界质控}$

阳性:$OD_{样本} > 1.2 \times OD_{临界质控}$

(二)定量测试

(1)读取微孔原始的 OD 值。

(2)以每个标准品的 OD 值的对数为 Y 轴,以对应的浓度(U/ml)为 X 轴,作标准曲线(对数/线性),或者使用四参数法作标准曲线。

(3)根据标准曲线得到质控品和样本的浓度。

(4)浓度 <16U/ml 的样本为正常;浓度 >24U/ml 的样本判断为阳性,16~24U/ml 的为可疑。

(杜凤霞)

第十四节　心磷脂抗体酶免法(ELISA)

一、临床应用

包被高纯度心磷脂和天然人 β_2-糖蛋白 I,用于定量和定性检测人血清中的抗心磷脂 IgM 和(或)IgG 抗体。抗磷脂抗体主要识别心磷脂和 β_2-糖蛋白 I 复合体的抗原决定簇,该决定簇仅在 β_2-糖蛋白 I 与心磷脂结合时才会表达。该实验旨在辅助 SLE 患者血栓症的诊断和风险评估。

心磷脂抗体是磷脂抗体的其中一组,对负电磷脂和生物膜成分有高特异性。它是一种酸性磷脂,由甘油衍生而来,因 1941 年从小牛心脏分离出来而得名。抗磷脂抗体经常在 SLE 及相关疾病患者的血清中出现。抗心磷脂抗体在 SLE 患者血清出现的概率是 24%～50%。SLE 及相关疾病患者出现抗心磷脂抗体是典型的第二(继发)磷脂综合征。相反,无其他自身免疫疾病的患者出现抗心磷脂抗体是原发磷脂综合征的特点。许多研究表明,这些自身抗体与血小板减少、习惯性流产(胎盘梗阻导致)有密切关系。但是,抗磷脂抗体引起脉管炎确切的致病机制尚不清楚。

二、实验原理

101 倍稀释的血清标本加入包被有特异抗原的微孔中孵育。若标本中出现目标抗体,则与抗原结合。未结合的部分将在洗板的过程中除掉。加入 HRP 酶标抗人免疫球蛋白复合物,与抗原抗体复合物反应。未结合的酶将在洗板的过程中除掉。加入 TMB 底物液催化液体变蓝,然后加入终止液终止反应,颜色由蓝色变成黄色。颜色的深浅和酶与抗原抗体复合物的量相关,然后可以得到标本中抗体的相应浓度。

三、试剂组成

见表 9-14。

表 9-14 试剂组成与特征

成分	规格	瓶盖颜色	溶液颜色
需稀释成分			
浓缩样本稀释液	20ml×1 瓶 5×稀释	白色	黄色
浓缩洗液	20ml×1 瓶 50×稀释	白色	绿色
即用成分			
阴性质控物	1.5ml×1 瓶	绿色	黄色
阳性质控物	1.5ml×1 瓶	红色	黄色
临界值质控物	1.5ml×1 瓶	蓝色	黄色
标准品 A-F	1.5ml×6 瓶(0U/ml,3U/ml,10U/ml, 30U/ml,100U/ml,300U/ml)	白色	黄色 (依浓度的升高颜色递深)
酶联复合物	15ml×1 瓶(IgG)	蓝色	蓝色
TMB 底物液	15ml×1 瓶	黑色	无色
终止液	15ml×1 瓶	白色	无色
微孔板条	12 条×8 孔(可掰)		

四、试剂储存

(1)所有试剂盒成分保存在 2～8℃。

(2)浓缩洗液 2～8℃可保存至有效期,稀释后洗液 4℃可保存 4 周。

(3)酶联复合物、TMB 底物液等试剂避光保存,避免金属和细菌污染。

(4)质控品、标准品打开后 2～8℃可保存 4 周,−20℃可保存至有效期。

五、注意事项

(1)所有的试剂和样本在使用之前都应平衡至室温(21～25℃),并轻轻地摇匀。

(2)在同一次实验中不要混合使用其他不同的试剂盒产品。

(3)不要使用已过了保质期的试剂。

(4)应注意以和加入 TMB 底物液相同的顺序和速度加入终止液。

(5)每个样本、标准品、质控品、试剂均要使用干净的移液管。

(6)在试剂储存和反应过程中应避免高温和阳光直射。

六、样本收集及保存

实验样本为血清,通常由静脉采血的方法获得。样本在 2～8℃可保存或以下可保存更长时间。样本要避免反复冻融,不要用溶血或者脂血做样品,冰冻样本要解融并混匀后再用。

七、实验准备

(一)器材准备

(1)酶标读数仪:设置波长为 450nm 参考波长为 620nm。如实验为定量测试,则设置好标准品位置。以每个标准品的 OD 值为 Y 轴,以对应的浓度(U/ml)为 X 轴作标准曲线。建议优先使用四参数法作图,仪器不支持时可选用 2-P 法,若以上曲线模式均不支持,可使用对数/线性模式作图。

注意:务必使用双波长读取吸光度。

(2)去离子水。

(3)微量移液器及移液管。

(4)全自动洗板机。

(5)吸水纸。

(二)试剂准备

(1)浓缩样本稀释液:在干净的容器中将浓缩稀释液稀释 5 倍(如:80ml 去离子水＋20ml 浓缩稀释液)。

(2)浓缩洗液:在干净的容器中将浓缩洗液稀释 50 倍(如:980ml 去离子水＋20ml 浓缩洗液)。

(3)血清样本:在干净的容器中将血清样本用(1)稀释 101 倍(如:1000μl 样本稀释液＋10μl 血清)。

(4)微孔板条:根据实验需要选择好微孔数量(如实验为定性测试,则微孔 A1 加入阴性质控,B1 加入临界值质控,C1 加入阳性质控,其余微孔加入样本;如实验为定量测试,则微孔 A1-F1 分别加入标准品 A-F,G1 加入阴性质控物,H1 加入阳性质控物,其余微孔加入样本),剩余不用的微孔应用袋子加放干燥剂存放好,避免潮湿。

八、操作步骤

注意:根据实验需要选定定性测试或者定量测试(不能在同一次测试中同时使用标准品和临界值范围质控)。

(1)标记待用的微孔板条。

(2)1)定性测试:分别吸取 $100\mu l$ 阴性质控、临界值质控、阳性质控和样本加入相应的微孔中。2)定量测试:分别吸取 $100\mu l$ 标准品、阴性质控物、阳性质控物和样本加入相应的微孔中。

(3)室温(21~27℃)孵育 30min。

(4)用全自动洗板机清洗 3 次(或甩尽孔内液体,每孔加 $300\mu l$ 稀释洗液,重复操作 3 次),倒置于吸水纸上拍干。

(5)每孔加入 $100\mu l$ 酶联复合物。

(6)室温(21~27℃)孵育 30min。

(7)用全自动洗板机清洗 3 次(或甩尽孔内液体,每孔加 $300\mu l$ 稀释洗液,重复操作 3 次),倒置于吸水纸上拍干。

(8)每孔加入 $100\mu l$ TMB 底物液。

(9)室温(21~27℃)避光孵育 30min。

(10)每孔加入 $100\mu l$ 终止液。

(11)至少孵育 5min。

(12)轻微振荡微孔板 5s。

(13)在 30min 内用酶标读数仪读数。

九、质量控制

(1)阴性质控物、阳性质控物的浓度都应在靶值范围内(靶值范围可在试剂盒附带的 QC 报告中找到)。

(2)TMB 底物液应为无色,否则可能被污染,结果不准确。

十、结果判断

(一)定性测试

读取微孔原始的 OD 值:

阴性:$OD_{样本}<0.8\times OD_{临界质控}$

可疑:$0.8\times OD_{临界质控}\leq OD_{样本}\leq 1.2\times OD_{临界质控}$

阳性:$OD_{样本}>1.2\times OD_{临界质控}$

(二)定量测试

(1)读取微孔原始的 OD 值。

(2)以每个标准品的 OD 值的对数为 Y 轴,以对应的浓度(U/ml)为 X 轴,作标准曲线(对数/线性),或者使用四参数法作标准曲线。

(3)根据标准曲线得到质控品和样本的浓度。

(4)浓度<12U/ml 的样本为正常,浓度>18U/ml 的样本判断为阳性,12~18U/ml 为可疑。

(杜凤霞)

第十五节 α-Fodrin-G 酶免法(ELISA)

一、临床应用

包被人的 α-Fodrin 重组抗原,可定性或定量检测人血清中 IgG 型 α-Fodrin,是诊断及鉴别诊断干燥综合征的辅助抗体。

干燥综合征(SS)是一种常见的自身免疫紊乱疾病,影响 0.1% 的人群。特点是角膜结膜炎和口腔干燥。建立 SS 的诊断标准比较困难,因为眼睛和嘴角的干燥这些压迫性标准应用于分级和症状普遍受到患者的抱怨。此外,测量眼泪和唾液产生量的试验缺乏敏感性和特异性。SS 的成功诊断很大程度上取决于内科医师和病理学家的丰富经验。因此,确定这些自身抗体对 SS 的特异性引起广泛兴趣。RF、ANA 很敏感但特异性不高。如果增加 Ro 或 La 抗原的指导,ANA 的特异性会增高,但是这些自身抗体同时也被其他自身免疫紊乱疾病如 SLE 所监测。近年来,作为联合细胞骨架的胞内蛋白-抗 α-Fodrin IgG 抗体,被称为是对 SS 既敏感又高特异的标志物。

二、实验原理

101 倍稀释的血清标本加入包被有特异抗原的微孔中孵育。若标本中出现目标抗体,则与抗原结合。未结合的部分将在洗板的过程中除掉。加入 HRP 酶标抗人免疫球蛋白复合物,与抗原抗体复合物反应。未结合的酶将在洗板的过程中除掉。加入 TMB 底物液催化液体变蓝,然后加入终止液终止反应,颜色由蓝色变成黄色。颜色的深浅和酶与抗原抗体复合物的量相关,然后可以得到标本中抗体的相应浓度。

三、试剂组成

见表 9-15。

表 9-15 试剂组成与特征

成分	规格	瓶盖颜色	溶液颜色
需稀释成分			
浓缩样本稀释液	20ml×1 瓶 5×稀释	白色	黄色
浓缩洗液	20ml×1 瓶 50×稀释	白色	绿色
即用成分			
阴性质控物	1.5ml×1 瓶	绿色	黄色
阳性质控物	1.5ml×1 瓶	红色	黄色
临界值质控物	1.5ml×1 瓶	蓝色	黄色
标准品 A-F	1.5ml×6 瓶(OU/ml,3U/ml,10U/ml,30U/ml,100U/ml,300U/ml)	白色	黄色(依浓度的升高颜色递深)
酶联复合物	15ml×1 瓶(IgG)	蓝色	蓝色
TMB 底物液	15ml×1 瓶	黑色	无色
终止液	15ml×1 瓶	白色	无色
微孔板条	12 条×8 孔(可掰)		

四、试剂储存

(1)所有试剂盒成分保存在 2~8℃。

(2)浓缩洗液 2~8℃可保存到有效期,稀释后洗液 4℃至少可保存 4 周。

(3)酶联复合物、TMB 底物液等试剂避光保存,避免金属和细菌污染。

(4)质控品、标准品打开后 2~8℃可保存 4 周,−20℃可保存至有效期。

五、注意事项

(1)所有的试剂和样本在使用之前都应平衡至室温(21~25℃),并轻轻地摇匀。

(2)在同一次实验中不要混合使用其他不同的试剂盒产品。

(3)不要使用已过了保质期的试剂。

(4)应注意以和加入 TMB 底物液相同的顺序和速度加入终止液。

(5)每个样本、标准品、质控品、试剂均要使用干净的移液管。

(6)在试剂储存和反应过程中应避免高温和阳光直射。

六、样本收集及保存

实验样本为血清,通常由静脉采血的方法获得。样本在 2~8℃可保存 3d,−20℃或以下可保存更长时间。样本要避免反复冻融,不要用溶血或者脂血做样品,冰冻样本要解融并混匀后再用。

七、实验准备

(一)器材准备

(1)酶标读数仪:设置波长为 450nm 参考波长为 620nm。如实验为定量测试,则设置好标准品位置。以每个标准品的 OD 值为 Y 轴,以对应的浓度(U/ml)为 X 轴作标准曲线。建议优先使用四参数法作图,仪器不支持时可选用 2-P 法,若以上曲线模式均不支持,可使用对数/线性模式作图。注意:务必使用双波长读取吸光度。

(2)去离子水。

(3)微量移液器及移液管。

(4)全自动洗板机。

(5)吸水纸。

(二)试剂准备

(1)浓缩样本稀释液:在干净的容器中将浓缩样本稀释液稀释 5 倍(如:80ml 去离子水＋20ml 浓缩样本稀释液)。

(2)浓缩洗液:在干净的容器中将浓缩洗液稀释 50 倍(如:980ml 去离子水＋20ml 浓缩洗液)。

(3)血清样本:在干净的容器中将血清样本稀释 101 倍(如:1000μl 样本稀释液＋10μl 血清)。

(4)微孔板条:根据实验需要选择好微孔数量(如实验为定性测试,则微孔 A1 加入阴性质控物,B1 加入临界值质控物,C1 加入阳性质控物,其余微孔加入样本;如实验为定量测试,则微孔 A1-F1 分别加入标准品 A-F,G1 加入阴性质控物,H1 加入阳性质控物,其余微孔加入样本),剩余不用的微孔应用袋子加放干燥剂存放好,避免潮湿。

八、操作步骤

注意:根据实验需要选择定性测试或者定量测试(不能在同一次测试中同时使用标准品和临界值质控物)。

(1)标记待用的微孔板条。

(2)两种测试:

1)定性测试:分别吸取 $100\mu l$ 阴性质控、临界值质控、阳性质控和样本加入相应的微孔中。

2)定量测试:分别吸取 $100\mu l$ 标准品、阴性质控物、阳性质控物和样本加入相应的微孔中。

(3)21～27℃孵育 30min。

(4)用全自动洗板机清洗 3 次(或甩尽孔内液体,每孔加 $300\mu l$ 稀释洗液,重复操作 3 次),倒置于吸水纸上拍干。

(5)每孔加入 $100\mu l$ 酶联复合物。

(6)21～27℃孵育 30min。

(7)用全自动洗板机清洗 3 次(或甩尽孔内液体,每孔加 $300\mu l$ 稀释洗液,重复操作 3 次),倒置于吸水纸上拍干。

(8)每孔加入 $100\mu l$ TMB 底物液。

(9)21～27℃避光孵育 30min。

(10)每孔加入 $100\mu l$ 终止液。

(11)至少孵育 5min。

(12)轻微振荡微孔板 5s。

(13)在 30min 内用酶标读数仪读数。

九、质量控制

(1)阴性质控物、阳性质控物的浓度都应在靶值范围内(靶值范围可在试剂盒附带的 QC 报告中找到)。

(2)TMB 底物液应为无色,否则可能被污染,结果不准确。

十、结果判断

(一)定性测试

读取微孔原始的 OD 值:

阴性: $OD_{样本} < 0.8 \times OD_{临界质控}$

可疑: $0.8 \times OD_{临界质控} \leq OD_{样本} \leq 1.2 \times OD_{临界质控}$

阳性: $OD_{样本} > 1.2 \times OD_{临界质控}$

(二)定量测试

(1)读取微孔原始的 OD 值。

(2)以每个标准品的 OD 值的对数为 Y 轴,以对应的浓度(U/ml)为 X 轴,作标准曲线(对数/线性),或者使用四参数法作标准曲线。

(3)根据标准曲线得到质控品和样本的浓度。

(4)浓度<16U/ml 的样本为正常,浓度>24U/ml 的样本判断为阳性,16～24U/ml 为可疑。

(杜凤霞)

第十六节　α-Fodrin-A 酶免法（ELISA）

一、临床应用

包被人的 α-Fodrin 重组抗原，可定性或定量检测人血清中 IgA 型 α-Fodrin，是诊断及鉴别诊断干燥综合征的辅助抗体。

干燥综合征（SS）是一种常见的自身免疫紊乱疾病，影响 $0.1\% \sim 1\%$ 的人群。特点是角膜结膜炎和口腔干燥。建立 SS 的诊断标准比较困难，因为眼睛和嘴角的干燥这些一般性标准应用于分级和症状普遍受到患者的抱怨。此外，测量眼泪和唾液产生量的试验缺乏敏感性和特异性。SS 的成功诊断很大程度上取决于内科医师和病理学家的丰富经验。因此，确定这些自身抗体对 SS 的特异性引起广泛兴趣。RF、ANA 很敏感但特异性不高。如果增加 Ro 或 La 抗原的指导，ANA 的特异性会增高，但是这些自身抗体同时也被其他自身免疫紊乱疾病如 SLE 所监测。近年来，作为联合细胞骨架的胞内蛋白-抗 α-Fodrin IgG 抗体，被称为是对 SS 既敏感又高特异的标志物。

二、实验原理

101 倍稀释的血清标本加入包被有特异抗原的微孔中孵育。若标本中出现目标抗体，则与抗原结合。未结合的部分将在洗板的过程中除掉。加入 HRP 酶标抗人免疫球蛋白复合物，与抗原抗体复合物反应。未结合的酶将在洗板的过程中除掉。加入 TMB 底物液催化液体变蓝，然后加入终止液终止反应，颜色由蓝色变成黄色。颜色的深浅和酶与抗原抗体复合物的量相关，然后可以得到标本中抗体的相应浓度。

三、试剂组成

见表 9-16。

表 9-16　试剂组成与特征

成分	规格	瓶盖颜色	溶液颜色
需稀释成分			
浓缩样本稀释液	20ml×1 瓶 5×稀释	白色	黄色
浓缩洗液	20ml×1 瓶 50×稀释	白色	绿色
即用成分			
阴性质控物	1.5ml×1 瓶	绿色	黄色
阳性质控物	1.5ml×1 瓶	红色	黄色
临界值质控物	1.5ml×1 瓶	蓝色	黄色
标准品 A-F	1.5ml×6 瓶（0U/ml，3U/ml，10U/ml，30U/ml，100U/ml，300U/ml）	白色	黄色（依浓度的升高颜色递深）
酶联复合物	15ml×1 瓶（IgG）	蓝色	蓝色
TMB 底物液	15ml×1 瓶	黑色	无色
终止液	15ml×1 瓶	白色	无色
微孔板条	12 条×8 孔（可掰）		

四、试剂储存

(1)所有试剂盒成分保存在 2～8℃。

(2)浓缩洗液 2～8℃可保存至有效期,稀释后洗液可保存 4 周。

(3)酶联复合物、TMB 底物液等试剂避光保存,避免金属和细菌污染。

(4)质控品、标准品打开后 2～8℃可保存 4 周,－20℃可保存至有效期。

五、注意事项

(1)所有的试剂和样本在使用之前都应平衡至室温(21～25℃),并轻轻地摇匀。

(2)在同一次实验中不要混合使用其他不同的试剂盒产品。

(3)不要使用已过了保质期的试剂。

(4)应注意以和加入 TMB 底物液相同的顺序和速度加入终止液。

(5)每个样本、标准品、质控品、试剂均要使用干净的移液管。

(6)在试剂储存和反应过程中应避免高温和阳光直射。

六、样本收集及保存

实验样本为血清,通常由静脉采血的方法获得。样本在 2～8℃可保存 3d,－20℃或以下可保存更长时间。样本要避免反复冻融,不要用溶血或者脂血做样品,冰冻样本要解融并混匀后再用。

七、实验准备

(一)器材准备

(1)酶标读数仪:设置波长为 450nm 参考波长为 620nm。如实验为定量测试,则设置好标准品位置。以每个标准品的 OD 值为 Y 轴,以对应的浓度(U/ml)为 X 轴作标准曲线。建议优先使用四参数法作图,仪器不支持时可选用 2-P 法,若以上曲线模式均不支持,可使用对数/线性模式作图。注意:务必使用双波长读取吸光度。

(2)去离子水。

(3)微量移液器及移液管。

(4)全自动洗板机。

(5)吸水纸。

(二)试剂准备

(1)浓缩样本稀释液:在干净的容器中将浓缩样本稀释液稀释 5 倍(如:80ml 去离子水＋20ml 浓缩样本稀释液)。

(2)浓缩洗液:在干净的容器中将浓缩洗液稀释 50 倍(如:980ml 去离子水＋20ml 浓缩洗液)。

(3)血清样本:在干净的容器中将血清样本稀释 101 倍(如:1000μl 样本稀释液＋10μl 血清)。

(4)微孔板条:根据实验需要选择好微孔数量(如实验为定性测试,则微孔 A1 加入阴性质控物,B1 加入临界值质控物,C1 加入阳性质控物,其余微孔加入样本;如实验为定量测试,则微孔 A1-F1 分别加入标准品 A-F,G1 加入阴性质控物,H1 加入阳性质控物,其余微孔加入样本),剩余不用的微孔应用袋子加放干燥剂存放好,避免潮湿。

八、操作步骤

注意:根据实验需要选择定性测试或者定量测试(不能在同一次测试中同时使用标准品和临界值质控)。

(1)标记待用的微孔板条。

(2)两种测试

1)定性测试:分别吸取 100μl 阴性质控、临界值质控、阳性质控和样本加入相应的微孔中。

2)定量测试:分别吸取 100μl 标准品、阴性质控物、阳性质控物和样本加入相应的微孔中。

(3)于 21～27℃孵育 30min。

(4)用全自动洗板机清洗 3 次(或甩尽孔内液体,每孔加 300μl 稀释洗液,重复操作 2 次),倒置于吸水纸上拍干。

(5)每孔加入 100μl 酶联复合物。

(6)于 21～27℃孵育 30min。

(7)用全自动洗板机清洗 3 次(或甩尽孔内液体,每孔加 300μl 稀释洗液,重复操作 2 次),倒置于吸水纸上拍干。

(8)每孔加入 100μl TMB 底物液。

(9)于 21～27℃避光孵育 30min。

(10)每孔加入 100μl 终止液。

(11)至少孵育 5min。

(12)轻微振荡微孔板 5s。

(13)在 30min 内用酶标读数仪读数。

九、质量控制

(1)阴性质控物、阳性质控物的浓度都应在靶值范围内(靶值范围可在试剂盒附带的 QC 报告中找到)。

(2)TMB 底物液应为无色,否则可能被污染,结果不准确。

十、结果判断

(一)定性测试

读取微孔原始的 OD 值:

阴性:$OD_{样本} < 0.8 \times OD_{临界控制}$

可疑:$0.8 \times OD_{临界控制} \leq OD_{样本} \leq 1.2 \times OD_{临界控制}$

阳性:$OD_{样本} > 1.2 \times OD_{临界控制}$

(二)定量测试

(1)读取微孔原始的 OD 值。

(2)以每个标准品的 OD 值的对数为 Y 轴,以对应的浓度(U/ml)为 X 轴,作标准曲线(对数/线性),或者使用四参数法作标准曲线。

(3)根据标准曲线得到质控品和样本的浓度。

(4)浓度<12U/ml 的样本为正常,浓度>18U/ml 的样本判断为阳性,12～18U/ml 为可疑。

(杜凤霞)

第十章 微生物学检验操作常规

第一节 标本采集及送检标准操作常规

一、微生物检验项目申请程序

(1)临床申请检测项目可参照医院微生物标本采集指南选择。

(2)必要时需与患者签订"知情同意书",如进行尚未完全明确检验意义的科研检查项目时,需与患者签订"知情同意书"。

(3)登录临床医师检验申请系统申请微生物检验项目。

(4)输入患者信息及申请的检验项目要求的信息。

(5)条码和手工申请单要求含有患者信息、检测要求及开单医师姓名。必须内容包括:患者姓名、性别、住院号、床号、标本种类、标本来源、检测项目、采集方式、采样及送检日期时间等,必要时需填写感染类型和(或)预期的微生物类型及是否使用抗生素等信息。

(6)特殊情况下医师需要口头申请检验,可记录口头申请的检验要求、必要的患者信息、申请医师及记录人员的姓名或工号。条件许可时,及时补齐所有微生物检验申请相关信息。

(7)包含微生物检验申请单的医嘱交当班护士:进入标本采集程序。

二、微生物检验标本条形码程序

(1)当班护士将医师所开医嘱输入各临床科室患者管理系统,核对患者信息和检验申请信息后,生成微生物检验项目条形码和申请单(包括计算机和手工微生物检验申请单)。

(2)微生物检验标本申请单内容应包括:患者姓名、性别、住院号、床位、诊断、标本种类、采样方式、检验项目及检验单据号等。

(3)打印微生物检验项目条形码及检验项目清单。

(4)经双人核对检验项目清单、标本容器及医嘱后,将条形码正确地贴在标本容器上,不可贴在标本容器盖上,不可覆盖容器的条形码。

(5)如有需要,标本容器上应贴上生物危害标志。

三、采样前患者识别程序

(1)样本采集前,采样人员必须核对患者信息、标本容器和微生物检验申请项目。

(2)患者清醒时,让患者说出自己的姓名,并根据患者标识核对检验申请单上或条形码上患者姓名、性别、住院号、病室科别、床号、检测项目等患者信息。

(3)如果患者登记身份与实际信息不匹配,则与患者信息登记处联系,采集前解决不匹配问题。

(4)如果患者不能提供信息,则从患者家属处获取信息。

(5)如果患者缺少身份标识,通知相关工作人员对患者做进一步确认后再采集标本。

四、标本采集、运送、保存程序

(1)采集标本前,采样人员根据检验申请单检验项目的要求,确认采样计划并进行适当的准备工作,包括核对医嘱、打印条形码、选择合适的标本容器、粘贴条形码及指导患者做好采样前的准备工作等。

(2)认真核对患者、标本容器和检验申请是否一致,严防差错。

(3)标本送到微生物室,标本运输人员必须与微生物室标本接收人员一起对标本进行核收登记并签名。

(4)所有标本必须记录采样时间并立即送检,一般不得超过 2h。

(侯黎伟)

第二节　细菌形态学检验

一、不染色标本检验

(一)悬滴法

在洁净凹玻片凹孔四周涂抹凡士林,取一接种环菌悬液于盖玻片中央,将凹玻片凹孔对准盖玻片中央并接触液滴,然后迅速翻转,轻压盖玻片,封闭后置高倍镜(或暗视野)观察。

(二)压滴法

用接种环取 1 环菌悬液置于洁净玻片的中央,在菌悬液上轻轻盖上 1 个盖玻片,避免产生气泡并防止菌悬液外溢,静止数秒钟后置高倍镜下明视野(或暗视野)观察。

(三)毛细管法

毛细管法应用虹吸原理使毛细管吸取菌悬液后,两端用火焰熔封,固定于载玻片,置高倍镜(或暗视野)观察。主要用于厌氧菌动力观察。

二、染色标本检验

(一)涂片制备

涂片是在洁净载玻片上将标本或病原体涂抹成均匀薄层的过程。

1. 操作方法

(1)准备洁净载玻片,若有油渍,先过火焰,必要时以纱布擦拭,避免触碰。

(2)于洁净载玻片中央加一接种环无菌生理盐水或蒸馏水,无菌操作与标本或菌落混合乳化,涂抹成 1cm 直径均匀薄层,若用液体培养物直接涂片,无须添加无菌生理盐水或蒸馏水。

(3)自然干燥,勿用火焰烤干。

(4)固定:将干燥的载玻片在火焰上来回通过 3 次,冷却后染色,若为厌氧菌可用甲醛固定。

2. 注意事项

(1)每份标本制作 1 张涂片。

(2)自平板挑取菌落涂片时,可用蜡笔将玻片分成数格并编号,每格内涂抹不同菌种。

(3)操作轻柔,防止标本或菌液飞溅造成环境污染,或破坏病原体的排列特性,影响结果判断。

(二)常用染色方法

1. 革兰染色

（1）试剂和器具：

1）结晶紫草酸盐溶液：结晶紫 2％，乙醇 20％，草酸铵 0.8％。

2）稳定 Lugol-PVP 复合物：碘 1.3％，碘化钾 2％，PVP（聚乙烯吡咯烷酮）10％。

3）脱色剂：95％酒精 50％，丙酮 50％。

4）番红精溶液：番红精 0.25％，95％，酒精 10％。

（2）操作步骤：

1）初染：第一液初染剂（结晶紫）染色 1min，水洗。

2）媒染：第二液媒染剂（碘液）染色 1min，水洗。

3）脱色：第三液脱色剂（95％酒精）脱到无紫色脱落为止，水洗。

4）复染：第四液复染剂（苯酚复红或沙黄）染色 30 秒，水洗。自然干燥后镜检。

（3）结果计算：革兰阳性菌呈紫色，革兰阴性菌呈红色。

（4）注意事项：

1）染色结果常受操作者技术影响，尤其容易过度脱色，往往阳性染成阴性。

2）在同一载玻片上，需用已知金黄色葡萄球菌及大肠埃希菌做阳性及阴性对照。

3）染色关键在于涂片和脱色，涂片不宜过厚，固定不宜过热，脱色不宜过度

4）菌龄为 18～24h 为佳。

2. 抗酸染色

（1）试剂和器具

1）Kinyoun 溶液：碱性品红 40g，酒精（95％）200ml，苯酚 80ml，蒸馏水 1000ml。

2）Gabett 溶液：亚甲蓝 10g，无水乙醇 300ml，硫酸 200ml，蒸馏水 500ml。

（2）操作步骤

1）初染：涂片上滴加苯酚复红液，用火焰加热至产生蒸汽，约 5min，水洗。

2）脱色：第二液脱色约 1min，轻轻摇动玻片，无红色脱出或略呈粉红色时为止，水洗。

3）复染：三液复染 30 秒，水洗。自然干燥后镜检。

（3）结果计算：抗酸杆菌呈红色。

（4）注意事项

1）每张玻片只能涂一份标本，禁止将 2 份或 2 份以上的标本涂在同一张载玻片上。

2）为防止交叉感染，标本应先高压灭菌后再涂片染色。

3）在涂抹痰标本时，严禁对载玻片进行加热。

3. 鞭毛染色

（1）试剂和器具

1）甲液：饱和钾明矾液 2ml，50g/L 苯酚 5ml，200g/L 鞣酸液 2ml，相互混合。

2）乙液：碱性复红乙醇饱和液。

3）使用前，将甲液 9 份、乙液 1 份混合过滤，过滤后以第三日使用。

（2）操作步骤

滴加染液 1～2min，轻轻水洗，干燥后镜检。

（3）结果计算：菌体及鞭毛皆为红色。菌体染色较鞭毛为深。染色时间长则鞭毛粗，染色时间短则鞭毛细。

（4）注意事项

1)选用新的玻片或者光滑无裂痕的玻片。

2)为了避免玻片相互重叠,应将玻片插在专用金属架上。

4. 瑞氏染色

(1)试剂和器具:瑞氏染料(酸性染料伊红和碱性染料亚甲蓝)1.0g,甲醇600ml,甘油15ml。

(2)操作步骤

1)血涂片自然干燥后,用蜡笔在两端画线,以防染色时染液外溢。随后将玻片平置于染色架上,滴加染液3～5滴,使其盖满血涂片,大约1min后,滴加等量或稍多的磷酸盐缓冲液,用洗耳球轻轻混匀。

2)染色5～10min后用流水冲洗,待干。

(3)结果计算:瑞氏染色细菌形态清楚,着紫色,但是瑞氏染色涂片不能辨别病原菌的革兰染色属性,可根据革兰染色背景判断是革兰阳性菌还是阴性菌。

(4)注意事项

1)血涂片干透后固定,否则细胞在染色过程中容易脱落。

2)冲洗时应以流水冲洗,不能先倒掉染液,防染料沉着在血涂片上。冲洗时间不能过久,以防脱色。如血涂片上有染料颗粒沉积,可滴加甲醇,然后立即用流水冲洗

3)染色过淡可以复染,复染时应先加缓冲液,然后加染液。染色过深可用流水冲洗或浸泡,也可用甲醇脱色。

5. 荧光染色

(1)试剂和器具:金胺"O"染色液:溶液A(取金胺0.01g溶于95%酒精10ml内,加5%苯酚至100ml)10ml,溶液B(3%盐酸乙醇)10ml,溶液C(0.5%高锰酸钾水溶液)10ml。

(2)操作步骤

1)加入荧光染剂,覆盖整个涂片,静置15min(不必加滤纸,不必加热)。以蒸馏水或去离子水冲洗(所用的水不可含氯,因为氧会干扰荧光的产生)。

2)加入酸性乙醇覆盖整个涂片,脱色约2min,以水冲洗。

3)加入高锰酸钾溶液,覆盖整个涂片,复染约2min。时间不能过长,否则荧光会消失。冲净,干燥。

(3)结果计算:高倍镜观察涂片,在暗视野背景下抗酸菌呈黄绿色或橙黄色荧光,荧光染色后涂片应在24h内检查。镜下所见结果按下列标准报告。

(4)注意事项

1)一张载玻片上只能涂抹1份标本。

2)每张载玻片只能使用1次,不得清洗后再次用于涂片检查。

3)在生物安全柜中小心打开承载标本的容器,防止产生气溶胶或标本外溢。

6. 潘本汉染色

(1)试剂和器具:苯酚复红;复染液:潘本汉溶液,蔷薇色酸1g,无水乙醇100ml,亚甲蓝1.5g,甘油20ml。

(2)操作步骤

1)涂片上滴加苯酚复红染液,用火焰加热至产生蒸汽约3min,水洗。

2)滴加复染液于涂片上,并随即慢慢倒去,重新再加复染液,如此重复操作4～5次。

(3)结果计算:结果判断结核杆菌染为红色,耻垢杆菌则被脱色而染成蓝色。

(4)注意事项:凡粪便、尿等检查抗酸杆菌时,必须用本法染色鉴定。

(侯黎伟)

第三节　微生物培养和分离技术

一、培养基配置与保存

(1)配制及注意事项:所用器具应洁净,不可残留清洁剂或化学物质:

1)称量:准确称量各组成成分及蒸馏水或去离子水。称量时减少试剂暴露时间,避免潮解。灭菌前测 pH。

2)灭菌:根据配方选择灭菌方法和条件。不耐热成分采用过滤法灭菌,常用过滤器孔径为 $0.22\mu m$ 及 $0.45\mu m$。无不耐热成分培养基通常采用压力灭菌法灭菌,根据配方选择温度、压力、时间,灭菌后尽早取出,不可放置过久。

3)添加营养成分:注意无菌操作:冷藏的添加物应在室温放置 30min 后再加入约 50℃ 培养基。

4)倾倒、分装:尽量在超净工作台中进行。培养基凝固后将平皿倒置,以免水蒸气聚集于盖子,并标示名称、日期。

(2)保存:根据培养基特性,保存于适宜环境,在有效期内使用。否则将影响分离和鉴定。除必须新鲜配制或保存时间有限的培养基外,试管培养基可保存 3~4 个月,甚至半年。大多数平板培养基密封倒置于可保存 1~3 个月。

(3)复溶贮存的固体或半固体培养基最好在水浴中加热溶解,摇动混匀,直至清澈,再高压灭菌。加热溶解及灭菌时间不宜过长,以免破坏营养成分。

二、接种方法

(一)平板画线分离培养法

将标本或培养物接种于固体培养基表面,为最常用的方法。平板画线有分区画线法、厚涂法两种方式。

1. 分区画线法

挑取标本或培养物后,接种环在平板 1/4 区域画线(第一区灭菌冷却后,接触第一区边缘、延续、连续地在另 1/4 区域画线(第二区),以同样方式进行第三区、第四区涂划,以形成单个菌落。

2. 厚涂法

以无菌拭子蘸取已配制的菌悬液,在平板上划十字后,向三个方向依次密集涂划。常用于纸片扩散法药敏试验。

3. 斜面画线

以连续"Z"形(似"蛇形")或直线自斜面底端向上画线。用于单个菌落纯培养、菌株保存或观察细菌的某些特性。

(二)琼脂斜面接种法

主要用于菌株的移种,以获得纯种进行鉴定和保存菌种等。用接种环(针)挑取单个菌落或培养物,从培养基斜面底部向上划一条直线,然后再从底部沿直线向上曲折连续画线,直至斜面近顶端处止;生化鉴定培养基斜面接种,用接种针挑取待鉴定细菌的菌落,从斜面中央垂直刺入底部,抽出后在斜面上由下至上曲折画线接种。

(三)穿刺接种法

多用于半固体培养基或双糖铁、明胶等具有高层的培养基接种,半固体培养基的穿刺接种可用于观察细菌的动力。接种时用接种针挑取菌落,由培养基中央垂直刺入至距管底0.4cm 处,再沿穿刺线退出接种针。双糖铁等有高层及斜面之分的培养基,穿刺高层部分,退出接种针后直接画线接种斜面部分。

(四)液体培养基接种法

用于各种液体培养基如肉汤、蛋白胨水、糖发酵管等的接种。用接种环挑取单个菌落,倾斜液体培养管,在液面与管壁交界处研磨接种物(以试管直立后液体淹没接种物为准)。此接种法应避免接种环与液体过多接触,更不应在液体中混匀、搅拌,以免形成气溶胶,造成实验室污染。

(五)倾注平板法

主要用于饮水、饮料、牛乳和尿液等标本中的细菌计数。取纯培养物的稀释液或原标本1ml 至无菌培养皿内,再将已融化并冷却至 45~50℃左右的琼脂培养基 15~20ml 倾注入该无菌培养皿内,混匀,待凝固后置37℃培养,长出菌落后进行菌落计数,以求出每毫升标本中所含菌数。先数 6 个方格(每格面积 1cm×1cm)中菌落数,求出每格的平均菌落数,并算出平皿直径,然后按下列公式计数,求出每毫升标本中的细菌数。

全平板菌落数＝每方格的平均菌落数×πr²

每毫升标本中的细菌数＝全平板菌落数×稀释倍数

(六)涂布接种法

用于纸片扩散法药敏试验的细菌接种。将一定量或适量的菌液加到琼脂培养基表面,然后用灭菌的 L 型玻璃棒或棉拭子于不同的角度反复涂布,使被接种液均匀分布于琼脂表面,然后贴上药敏纸片培养,或直接培养。本法经培养后细菌形成菌苔。

(侯黎伟)

第四节 微生物的生物化学试验操作常规

一、碳水化合物的代谢试验

(一)糖(醇、甘)类发酵试验

1. 试剂和器具

(1)成分:蛋白胨 10g,牛肉膏 3g,氯化钠 5g,溴甲酚紫指示剂 10ml,蒸馏水 1000ml。

(2)制备:将上述成分混合后,加热使其溶解。校正 pH 至 7.1~7.2,用滤纸过滤;根据需要,分别加需要的糖或醇;分装于试管,每管内 3ml,置高压灭菌器内,经 115℃ 10min 灭菌。置 4℃左右冰箱备用。

2. 操作步骤

将纯培养的细菌接种至各种糖培养管中,置一定条件下孵育后取出,观察结果。

3. 结果判断

若细菌能分解此种糖类产酸,则指示剂呈酸性变化;不分解此种糖类,则培养基无变化。产气可使液体培养基中倒置的小管内出现气泡,或在半固体培养基内出现气泡或裂隙。

4. 注意事项

糖发酵的基础培养基内必须不含有任何糖类和硝酸盐,以免出现假阳性反应。因有些细菌可使硝酸盐还原产生气体,而影响发酵糖类产气结果的观察。

(二)葡萄糖 O/F 试验

1. 试剂

(1)成分:蛋白胨 2g,氯化钠 5g,磷酸氢二钾 0.2g,琼脂 3g,溴甲酚紫(1.6％水溶液)1.0ml,蒸馏水 1000ml,葡萄糖 10g。

(2)制备:上述成分除指示剂外加热溶解后校正 pH 至 7.1,加入指示剂并分装于 13mm×100mm 试管,每管 2～3ml,经 115℃高压灭菌 15min,即为 O/F 基础培养基。最终糖浓度为 1％。

2. 操作步骤

从平板上或斜面培养基上挑取少量细菌,同时穿刺接种于 2 支 O/F 试验管,其中一支滴加熔化的无菌凡士林(或液状石蜡)覆盖培养基液面 0.3～0.5cm 高度。经 37℃培养 48h后,观察结果。

3. 结果判断

仅开放管产酸为氧化反应,两管都产酸为发酵反应,两管均不变为产碱型。

4. 注意事项

有些细菌不能在 O/F 培养基上生长,若出现此类情况,应在培养基中加入 2％血清或0.1％酵母浸膏,重做 O/F 试验。

(三)甲基红(MR)试验

1. 试剂

(1)葡萄糖蛋白胨水培养基成分:多价蛋白胨 7g,葡萄糖 5g,磷酸氢二钾 5g,蒸馏水1000ml,pH7.2。

(2)制备:将上述成分混合溶解后,分装于小试管,121℃高压灭菌 15min。

(3)试剂:甲基红 0.1g,95％酒精 300ml,蒸馏水 200ml。

2. 操作步骤

将待检菌接种至葡萄糖蛋白胨水培养基中,35℃孵育 1～2 日,加入甲基红试剂 2 滴,立即观察结果。

3. 结果判断

红色者为阳性,黄色者为阴性。

4. 注意事项

(1)培养基中的蛋白胨可影响甲基红试验结果,在每批蛋白胨使用之前要用已知甲基红阳性菌和阴性菌做质量检测。

(2)甲基红反应并不因增加葡萄糖的浓度而加快。

(3)孵育时间不得少于 48h,若过早地判断结果,往往可造成假阴性。

（四）VP 试验

1. 试剂

（1）葡萄糖蛋白胨水培养基成分：多价蛋白胨 7g，葡萄糖 5g，磷酸氢二钾 5g，蒸馏水 1000ml，pH7.2。

（2）制备：将上述成分混合溶解后，分装于小试管，115℃高压灭菌 15min。

（3）试剂：甲液为 6%α-萘酚乙醇溶液；乙液为 40%氢氧化钾溶液。

2. 操作步骤

（1）将待检菌接种至葡萄糖蛋白胨水培养基中，35℃孵育 1～2 日。

（2）贝氏 Barritt's 法观察：按每 2ml 培养物加甲液 1ml，乙液 0.4ml 混合，置 35℃，15～30min 出现红色为阳性。若无红色，应置 37℃，4h 后再判定，本法较奥氏法敏感。

3. 结果判断

呈红色者为阳性。

（五）七叶苷试验

1. 试剂

（1）成分：蛋白胨 5g，磷酸氢二钾 1g，牛肉膏 3g，七叶苷 1g，枸橼酸铁 0.5g，蒸馏水 1000ml，pH7.2。

（2）制备：上述各成分混合溶解后，调 pH 至 7.2，分装于试管，高压灭菌，冷藏备用。

2. 操作步骤

将试验菌接种于七叶苷琼脂斜面上，经 35℃孵育 18～24h 后取出，观察结果。

3. 结果判断

以培养基变黑色为阳性。

4. 注意事项

（1）若接种七叶苷液体培养基，阳性者经 35℃孵育 3～6h，培养基即可变黑。

（2）其他链球菌亦能在此培养基上生长，但不变黑；肺炎链球菌不生长。

二、氨基酸和蛋白质的代谢试验

（一）吲哚试验

1. 试剂

（1）成分：蛋白胨（或胰蛋白胨）10g，氯化钠 5.0g，蒸馏水 1000ml，pH7.2。

（2）制备：将上述成分溶于水中，校正 pH 至 7.2，分装于试管，每管 2～3ml，置 121℃灭菌 15min，备用。

2. 操作步骤

将待检菌接种至蛋白胨水培养基中，35℃孵育 1～2 日，沿管壁慢慢加入柯凡克（Kovacs）试剂 0.5ml，即刻观察结果。

3. 结果判断

两液面交界处呈红色者为阳性，无红色者为阴性。

4. 注意事项

蛋白胨中应含有丰富的色氨酸，否则不能应用。

（二）苯丙氨酸脱氨酶试验

1. 试剂

（1）苯丙氨酸琼脂成分：DL-苯丙氨酸 2g，氯化钠 5g，酵母浸膏 3g，磷酸氢二钠 1g，琼脂 12g，蒸馏水 1000ml，pH7.3。

（2）制备：除琼脂外其他的成分加热溶解，调 pH 至 7.3，再加入琼脂溶解后分装，每管约 4ml，121℃高压灭菌 15min，置成斜面，凝固后冰箱中保存，备用。

（3）试剂：10％三氯化铁水溶液。

2. 操作步骤

将待检菌接种于苯丙氨酸琼脂斜面，35℃孵育 18～24h，在生长的菌苔上滴加三氯化铁试剂，立即观察结果。

3. 结果判断

斜面呈绿色者为阳性。

4. 注意事项

（1）注意接种菌量要多，否则出现假阴性反应。

（2）苯丙氨酸脱氨酶试验需在加入三氯化铁试剂后，立即观察，因为绿色易很快褪去，不管阳性或阴性结果，都必须在 5min 内做出判断。

（三）精氨酸双水解酶试验

1. 试剂

（1）基础液成分：蛋白胨 5g，牛肉浸膏 5g，溴甲酚紫 0.1g，甲酚红 0.005g，吡多醛（维生素 B_6）0.005g，葡萄糖 0.5g，蒸馏水 1000ml。

（2）制备：基础液加热慢慢溶解，按 1％浓度加入赖氨酸，调 pH 至 6.0，呈深亮紫色。分装，每支 4ml，同时配对照管（不加氨基酸），121℃高压灭菌 15min，冷却后冷藏备用

2. 操作步骤

挑取纯菌落接种于含精氨酸的培养基及不含氨基酸的对照培养基中，加无菌石蜡油覆盖，35℃孵育 1～4 日，每日观察结果。

3. 结果判断

若仅发酵葡萄糖显黄色，为阴性；由黄色变为紫色，为阳性。对照管（无氨基酸）为黄色。

4. 注意事项

（1）由于脱羧酶培养基含有蛋白胨，培养基表面的蛋白胨氧化和脱氨基作用可产生碱性反应，所以培养基应密封，隔绝空气，以消除假阳性反应。

（2）不含氨基酸的空白对照管，孵育 18～24h 后，仍应保持黄色（发酵葡萄糖）。

三、碳源和氮源利用试验

（一）丙二酸盐利用试验

1. 试剂

（1）丙二酸盐培养基成分：酵母浸膏 1g，硫酸铵 2g，磷酸氢二钾 0.6g，磷酸二氢钾 0.4g，氯化钠 2g，丙二酸钠 3g，溴麝香草酚蓝 0.025g，蒸馏水 10000ml。

（2）制备：将上述成分混合，校正 pH 至 7.1 左右。用滤纸过滤，分装，每管约 3ml，置高压灭菌器内，115℃灭菌 15min，然后存于冰箱中备用。

2. 操作步骤

将待检菌接种在丙二酸盐培养基上，35℃孵育～2 日，观察结果。

3. 结果判断

培养基由绿色变为蓝色者为阳性。

4. 注意事项

某些利用丙二酸盐的细菌产碱量少,造成判断困难。可将其与未接种的培养基进行对比。培养 48h 后＜有蓝色反应为阳性,阴性结果必须在培养 48h 后才能做出判断。

(二)枸橼酸盐利用试验

1. 试剂

(1)枸橼酸盐培养基成分:硫酸镁 0.2g,磷酸二氢铵 1g,磷酸氢二钾 1g,枸橼酸钠 2g,氯化钠 5g,琼脂 15g,2g/L 溴麝香草酚蓝溶液 4ml,蒸馏水 1000ml。

(2)制备:加热溶解,校正 pH 至 7.0,分装于试管,每管约 3ml。置高压灭菌器内,经 115℃灭菌 15min,置冰箱中备用。

2. 操作步骤

将待检菌接种于枸橼酸盐培养基斜面,35℃孵育 1～7 日。

3. 结果判断

培养基由淡绿色变为深蓝色者为阳性。

4. 注意事项

接种时菌量应适宜,过少可发生假阴性,接种物过量可导致假阳性。

四、酶类试验

(一)氧化酶试验

1. 试剂

盐酸二甲基对苯二胺(或四甲基对苯二胺)0.1g,加蒸馏水 10ml,置棕色瓶内可用 1 周。冷藏保存,或分装于棕色瓶内密封。

2. 操作步骤

取洁净的滤纸一小块,蘸取菌苔少许,加 1 滴 10g/L 盐酸二甲基对苯二胺溶液于菌落上,观察颜色变化。

3. 结果判断

立即呈粉红色并迅速转为紫红色者为阳。

4. 注意事项

(1)试剂在空气中易氧化,故应经常更换新试剂,或配制时试剂内加入 0.1%维生素 C 以减少自身氧化。

(2)不宜采用含葡萄糖培养基上的菌落(葡萄糖发酵可抑制氧化酶活性)。

(3)实验时应避开含铁的培养基等含铁物质,以免出现假阳性。

(二)触酶试验

1. 试剂

3%过氧化氢溶液。

2. 操作步骤

取 3%过氧化氢溶液 0.5ml,滴加于不含血液的细菌琼脂培养物上,或取 1～3ml 滴加入盐水菌悬液中。

3. 结果判断

培养物出现气泡者为阳性。

4. 注意事项

(1)细菌要求新鲜。

(2)不宜用血琼脂平板上的菌落做触酶试验,因红细胞内含有触酶,可能出现假阳性。

(3)需用已知阳性菌和阴性菌做对照。

(三)凝固酶试验

1. 试剂

新鲜人或兔血浆,生理盐水。

2. 操作步骤

(1)玻片法:取兔或混合人血浆和盐水各1滴分别置清洁载玻片上,挑取待检菌菌落分别与血浆及盐水混合。如血浆中有明显的颗粒出现而盐水中无自凝现象为阳性。

(2)试管法:取试管2支,分别加入0.5ml的血浆(经生理盐水1∶4稀释),挑取菌落数个加入测定管充分研磨混匀,将已知阳性菌株加入对照管,37℃水浴3~4h。血浆凝固为阳性。

3. 结果判断

(1)玻片法:如血浆中有明显的颗粒出现而盐水中无自凝现象为阳性。

(2)试管法:血浆凝固为阳性。

4. 注意事项

若被检菌为陈旧的肉汤培养物,以及凝固酶活性低的菌株往往出现假阴性。

(四)DNA酶试验

1. 试剂

(1)DNA琼脂成分:DNA(脱氧核糖核酸)2.0g,胰蛋白胨15g,大豆胨5.0g,氯化钠5.0g,琼脂20g,蒸馏水1000ml,pH7~7.4。

(2)制备:将上述成分混合于蒸馏水中,加热溶解,校正pH,分装于三角烧瓶,经115℃灭菌15min,倾注于灭菌平板,冷藏备用。

2. 操作步骤

将待检菌点状接种于DNA琼脂平板上,35℃培养18~24h,在细菌生长物上加一层1mol/L盐酸(使菌落浸没)。

3. 结果判断

菌落周围出现透明环为阳性,无透明环为阴性。

4. 注意事项

培养基表面凝固水需烘干,以免细菌呈蔓延状生长。也可在营养琼脂的基础上增加0.2%DNA。

(五)硝酸盐还原试验

1. 试剂

(1)成分:蛋白胨1.0g,硝酸钾(AR)2g,蒸馏水1000ml,pH7.4。

(2)制备:上述成分混合后加热溶解,调pH至7.4,分装于试管,每管约4ml,121℃高压灭菌15min,备用。

（3）试剂配制：

1）甲液：对氨基苯磺酸 0.8g,5mol/L 乙酸 100ml。

2）乙液：α-萘胺 0.5g,5mol/L 乙酸 100ml。

2. 操作步骤

将待检菌株接种于硝酸盐培养基,35℃孵育 1～2 日,加入试剂甲液和乙液各 2 滴,立即观察结果。若加入硝酸盐试剂不出现红色,需检查硝酸盐是否被还原。可于原试管内再加入少许锌粉,如出现红色,证明产生芳基胺,表示硝酸盐仍然存在;若仍不产生红色,表示硝酸盐已被还原为氨和氮。也可在培养基内加 1 支小导管,若有气泡产生,表示有氮气生成,用以排除假阴性。

3. 结果判断

呈红色者为阳性。若不呈红色,再加入少许锌粉,如仍不变为红色则为阳性,表示培养基中的硝酸盐已被细菌还原为亚硝酸盐,进而分解成氨和氮。加锌粉后变为红色者为阴性,表示硝酸盐未被细菌还原,红色反应是由于锌粉的还原所致。

4. 注意事项

本试验在判定结果时,必须在细试剂之后立即判定结果,否则因颜色迅速褪色而造成判定困难,如铜绿假单胞菌、嗜麦芽窄食单胞菌等。

（六）CAMP 试验

1. 试剂

金黄色葡萄球菌 ATCC25923,血琼脂平板。

2. 操作步骤

先用产溶血素的金黄色葡萄球菌在血琼脂平板上划一横线,再取待检的链球菌与前一画线做垂直画线接种,两线不能相交（相距 0.5～1cm）。置 35℃孵育 18～24h,观察结果。

3. 结果判断

在两种细菌画线的交界处,出现箭头形透明溶血区为阳性。

4. 注意事项

被检菌与金黄色葡萄球菌画线之间留出 0.5～1cm 距离,不得相接。

五、抑菌试验

（一）Optochin 敏感试验

1. 试剂

血琼脂平板,Optochin 纸片（含药 5μg）。

2. 操作步骤

将待检的 α 溶血的链球菌均匀地涂布在血琼脂平板上,贴放 Optochin 纸片（含药 5 呢）,35℃孵育 18～24h,观察抑菌圈的大小。

3. 结果判断

抑菌圈＞10mm 为肺炎链球菌。

4. 注意事项

（1）做 Optochin 敏感试验的平板不能在 CO_2 环境下培养,因其可使抑菌圈缩小。

（2）同一血琼脂平板可同时测定几株菌株,但不要超过 4 株被测菌。

（3）Optochin 纸片可保存于冰箱中，一般可保存 9 个月。但如用已知敏感的肺炎链球菌检测为耐药时，纸片应废弃。

（二）新生霉素敏感试验

1. 试剂

5μg/P 新生霉素诊断纸片。

2. 操作步骤

用棉拭子将待检菌菌悬液均匀涂布于 M-H 琼脂平板或血平板上，在平板中央贴含 5μg/P 新生霉素诊断纸片 1 张，置 35℃孵育 16～18h，观察结果。

3. 结果判断

抑菌圈直径＞16mm 为敏感，≤16mm 为耐药。

（侯黎伟）

第五节　血清学试验操作常规

一、链球菌

（一）试剂

链球菌分型血清，生理盐水。

（二）操作步骤

（1）先以生化反应确定为链球菌，再以 C 抗原进行血清学分型

（2）用接种环挑取链球菌依次与不同的链球菌分型血清做玻片凝集试验（其血清型见试剂盒说明书），若与某一血清型呈凝集反应，可确定为相应血清型

（三）结果判断

（1）阴性：试验一侧及对照一侧均匀混浊。

（2）阳性：对照一侧均匀混浊，试验一侧明显凝集。

（3）自凝：试验一侧及对照一侧凝集。

（四）注意事项

试验时应同时用生理盐水做对照，以防止出现假阳性。

二、沙门菌

（一）试剂

沙门菌诊断血清，生理盐水。

（二）操作步骤

首先用可疑菌与沙门菌 O 多价血清（A～F）进行凝集，若呈明显凝集，提示被检菌株可能属于 A～F6 个 O 群范围之内，再用 H 因子血清第一相（特异相）定型，最后用 H 因子第二相（非特异相）辅助定型。

若生化反应符合沙门菌，但 A～F 多价血清不凝集，首先考虑是否存在表面抗原（Vi 抗原），因为 Vi 抗原能阻断 O 抗原与相应抗体发生凝集，加热可将其破坏。应将细菌制成菌悬液，放入沸水中加热 15～30min，冷却后再次做凝集试验。若去除 Vi 抗原后仍不凝集，此时

应考虑是否为 A~F 以外菌群,应送专业实验室进行鉴定。

（三）结果判断

(1)阴性:试验一侧及对照一侧均匀浑浊。

(2)阳性:对照一侧均匀浑浊,试验一侧明显凝集。

(3)自凝:试验一侧及对照一侧凝集。

（四）注意事项

伤寒沙门菌菌体表面常有一层 Vi 抗原。它能阻抑菌体抗原与抗血清的凝集,从而导致假阴性结果。此时应将菌悬液于 100℃中煮沸 15~30min 以破坏 Vi 抗原,然后再做试验。

三、志贺菌

（一）试剂

志贺菌诊断血清,生理盐水。

（二）操作步骤

(1)首先用志贺菌属 4 种多价血清做玻片凝集,如凝集再进一步做血清定型(用福氏志贺菌 1~6 型,痢疾志贺菌 1~2 型,鲍氏志贺菌 1~6 型以及宋内志贺菌鉴定到种和型)。一般先用福氏志贺菌血清凝集,因我国以 B 群最为多见,如出现生化反应符合志贺菌,而与 4 种多价血清不凝集的菌株,应考虑为 K 抗原存在,将菌液加热到 100℃15~30min 后再进行凝集。

(2)与各型志贺菌血清不发生凝集,菌落特征与生化反应似痢疾志贺菌,可考虑非典型性痢疾血清型,应送到专业实验室进行鉴定。

（三）结果判断

(1)阴性:试验一侧及对照一侧均匀浑浊。

(2)阳性:对照一侧均匀浑浊,试验一侧明显凝集。

(3)自凝:试验一侧及对照一侧凝集。

（四）注意事项

志贺菌菌体表面常有一层 K 抗原,它能阻抑菌体抗原与抗血清的凝集,从而导致假阴性结果。此时应将菌悬液煮沸 15~30min,以破坏 K 抗原,然后再做凝集试验。

四、致病性大肠埃希菌

（一）试剂

致病性大肠埃希菌诊断血清,生理盐水。

（二）操作步骤

(1)先以生化反应确定为大肠埃希菌,再以抗原分析定型。

(2)用接种环挑取大肠埃希菌依次与数组多价 OK 抗血清做玻片凝集试验(其分组血清型见试剂盒说明书),若与某一单价血清呈凝集反应,可初步确定为相应血清型,再用菌液与 OK 抗血清确定亚型。

(3)如不凝集或凝集微弱,可视为阴性再挑取另一个菌落,如上法试验,如此检查 5~10 个菌落,若均不凝集,可最终判定为阴性

（三）结果判断

(1)阴性:试验一侧及对照一侧均匀混浊。

（2）阳性：对照一侧均匀混浊,试验一侧明显凝集。

（3）自凝：试验一侧及对照一侧凝集。

（四）注意事项

大肠埃希菌各血清型间的抗原关系十分密切,特别是 O 抗原。玻片凝集反应仅作为阴性标本筛选,确定试验须做定量凝集试验。

五、O157:H7 出血性大肠埃希菌

（一）试剂

O157:H7 出血性大肠埃希菌诊断血清,生理盐水。

（二）操作步骤

先以生化反应确定为大肠埃希菌,再以抗原分析定型。确定为大肠埃希菌后,用 O157 诊断血清做玻片凝集试验,再用 H7 诊断血清做玻片凝集,同时用盐水做对照。

（三）结果判断

（1）阴性：试验一侧及对照一侧均匀浑浊。

（2）阳性：对照一侧均匀浑浊,试验一侧明显凝集。

（3）自凝：试验一侧及对照一侧凝集。

（四）注意事项

出血性大肠埃希菌 O157:H7 的血清玻片凝集反应仅作为参考,阳性还需要做毒素试验确诊。

六、O1 群、O139 霍乱弧菌

（一）试剂

霍乱弧菌 O1 群、O139 群诊断血清,生理盐水。

（二）操作步骤

（1）先用接种环取 1 环生理盐水于玻片上,以接种针挑取少许菌落与盐水混匀,再取稀释血清 1 环与之混合,立即出现凝集者为阳性。

（2）若有自凝现象,改用生理盐水稀释的血清再做凝集。与 O1 群霍乱弧菌血清凝集者即可定为霍乱弧菌 O1 群,与 O139 群霍乱弧菌血清凝集者即可定为霍乱弧菌 O139 群。

（三）结果判断

（1）阴性：试验一侧及对照一侧均匀浑浊。

（2）阳性：对照一侧均匀浑浊,试验一侧明显凝集。

（3）自凝：试验一侧及对照一侧凝集。

（四）注意事项

试验时应同时用生理盐水做对照,以防止出现假阳性。

（侯黎伟）

第六节 微生物相关抗原抗体检测操作常规

一、肥达反应

(一)试剂

伤寒菌诊断菌液,生理盐水。

(二)操作步骤

(1)取一大试管,将 0.5ml 待检血清加入 9.5ml 生理盐水中,排试管 5 列,并做 A、B、C、O、H 标记,每列 6 支,每列第一管加 1∶20 的稀释血清 1ml。大试管内再加 5ml 生理盐水混匀,补足至 10ml,再在每列第 2 管加 1ml,如此倍比稀释到第五管。第六管分别加生理盐水 1ml 作为抗原对照

(2)第一排加伤寒菌液 H,第二排加伤寒菌液 O,第三排加副伤寒菌液 A,第四排加副伤寒菌液 B,第五排加副伤寒菌液 C,各 1 滴。混匀后,置 37℃培养 16～20 小时

(三)结果判断

(1)在黑色背景下,用斜射光观察,先观察管底凝集状态,然后轻摇试管,观察浮起沉淀物的形状。

(2)根据凝集反应的强弱和有无,分别以 4＋,3＋,2＋,1＋,-记录,以呈现(2＋)的血清最高稀释度为终点效价:

1)4＋:液体清澈透明,菌体全部被凝成块,沉于管底。

2)3＋:液体较透明,大部分菌体被凝集而沉于管底。

3)2＋:液体稍透明,管底有少量凝集沉淀物。

4)1＋:液体较浑浊,可见极少量凝集物。

5)-:液体浑浊,细菌因重力下降于管底呈边缘光滑圆点(与对照管相似)。

生理盐水将血清稀释 20、40、80、160、320 倍,加入等量的反应菌液,制成 1∶40、1∶80、1∶160、1∶320、1∶640 的滴度。

(四)注意事项

(1)菌液应保存在 2～8℃,如发现自凝现象,应弃。

(2)血清滴度 O＞1∶80,H＞1∶160,(A、B、C)＞1∶80,具有诊断的参考价值。

(3)在疾病早期及中后期分别采集两次血清,若第二份血清比第一份的效价增高 4 倍以上,具有诊断参考价值。

二、冷凝集试验

(一)试剂

O 型洗涤人红细胞,生理盐水。

(二)操作步骤

生理盐水将血清稀释倍数为 1∶4、1∶8、1∶16、1∶32、1∶64、1∶128、1∶256、1∶512、1∶1024 与生理盐水对照,加入等量的 2% O 型洗涤人红细胞,置于冰箱 18h 后观察结果。

(三)结果判断

冰箱取出后立即观察结果,红细胞相聚成块,轻摇不散者即为凝集,报告最高凝集的

滴度。

（四）注意事项

血标本不可置于4℃冰箱。

三、结核分枝杆菌抗体血清学检测

（一）试剂

检测卡/条,样本稀释液一瓶(5ml),塑料滴管,干燥剂。

（二）操作步骤

(1)请先将试剂盒和待检测样本取出,并将其平衡至室温。

(2)从原包装的密封铝箔袋中取出检测卡或检测条,平放于水平桌面上。

(3)在检测卡上标注患者的样本号,如为检测条,则在其手持端标注患者样本号。

(4)用滴管从样本管中取1滴(约$50\mu l$)血清、血浆或全血样本滴加于检测卡上的样本孔内或检测条的加样垫处,滴加1滴样本稀释液,并保证操作过程中没有气泡产生。

(5)计时,10min内判断结果,请勿在10min以后判断结果。观察并记录结果后,请将检测卡或检测条丢弃,以免混淆结果判断,若需长久保存,请将结果拍照。

（三）结果判断

1. 阴性结果

如果仅出现一条质控线C,说明没有检测到结核抗体,结果为阴性。

2. 阳性结果

(1)在质控线C出现的前提下,如果只有T1反应线,说明有结核IgM。

(2)在质控线C出现的前提下,如果只有T2反应线,说明有结核IgG。

(3)质控线C、T1和T2反应线都出现,说明同时有结核IgG和IgM。

3. 无效结果

无效结果,如果未能观察到质控线,则无论是否有反应线显示,均为无效,应重新检测。

（四）注意事项

(1)在使用试剂盒之前必须认真阅读说明书,严格控制反应时间。

(2)检测过程中所有的样本和材料,应按传染病实验室操作规范处理。

四、隐球菌抗原乳胶凝集试验

（一）试剂

隐球菌抗原检测试剂盒(胶体金法)。

（二）操作步骤

将1滴样本稀释液加入到适当微量离心管中,加入$4\mu l$样本,将隐球菌抗原检测试纸条的白端没入到样本液中,10min后观察实验结果,阳性结果进行1∶2、1∶4、1∶8……稀释后检测其滴度。

（三）结果判断

(1)阳性:结果窗内出现一条线,质控窗内出现一条线。

(2)阴性:结果窗内无线条出现,质控窗内出现一条线。

(3)无效:质控窗内无线条。

（四）注意事项

不能作为筛查检测，当临床需要进行隐球菌病诊断或鉴别时进行检测。

五、军团菌抗体检测

（一）试剂

嗜肺军团菌抗体诊断试剂、生理盐水。

（二）操作步骤

取待检血清或血浆 $25\mu l$ 加入 96 孔反应中，用生理盐水稀释 $1:1$、$1:2$、$1:4$、$1:8$、$1:16$，以 $25\mu l$ 生理盐水作为空白，分别加入 $25\mu l$ 不同型别的嗜肺军团菌杀热抗原，振荡器混匀 3min，置 $35℃$ 孵育过夜后观察结果。

（三）结果判断

(1)阳性：反应结果呈现环状明显变大，其外周边缘不均匀且凝集周围杂乱。

(2)阴性：反应结果呈现纽扣状聚集，呈现出外周边缘均匀且平滑的圆形。

（四）注意事项

单次血清效价＞$1:32$ 或 2 周内 2 次抗体效价上升 4 倍，为阳性；单次血清效价＜$1:32$ 时，2 周内 2 次抗体效价上升不到 4 倍，为阴性。报告中必须注明"此结果仅供临床和流行病医师参考"。

六、肺炎支原体检测

（一）试剂

肺炎支原体分离培养基，主要成分为牛心消化液、葡萄糖、生理盐水等。

（二）操作步骤

取出所需培养基，复温；将标本按常规法接种后，$35\sim37℃$ 孵育 $24\sim48h$，观察结果。

（三）结果判断

培养基由红色变为黄色，且仍保持清晰透明，为阳性，说明有肺炎支原体生长；明显浑浊和变色者不能视为阳性。

（四）注意事项

使用前如发现培养基浑浊或变色，不宜使用。

七、沙眼衣原体抗原检测

（一）试剂

沙眼衣原体抗原检测试剂盒。

（二）操作步骤

将取样后棉拭子插入标本处理液中充分洗涤，棉拭子在管壁挤干水分后丢弃，$80℃$ 加热 10min，室温冷却 5min；滴入乳胶标记抗原抗体反应板的加样孔中，15min 后观察结果。

（三）结果判断

(1)阳性：结果窗内出现一条线，质控窗内出现一条线。

(2)阴性：结果窗内无线条出现，质控窗内出现一条线。

(3)无效：质控窗内无线条。

（四）注意事项

显示窗内出现质控检测线,表示实验结果可信,否则结果无效。

八、梅毒反应素检测

（一）试剂

梅毒甲苯胺红不加热血清试验诊断试剂盒（TRUST）。

（二）操作步骤

取待检血清或血浆 50μl 加入检测反应卡中,轻轻摇匀 TRUST 抗原,滴 1 滴于反应卡中和血清混匀,按 180 次/分摇动 8min,肉眼观察结果。阳性结果用生理盐水分别进行 1∶1、1∶2、1∶4……稀释后,检测滴度。检测同时做阴、阳性对照。

（三）结果判断

(1)阳性:颗粒聚集。

(2)阴性:颗粒均匀分布,无凝集状。

（四）注意事项

梅毒反应素试验是梅毒非特异性试验,阳性结果不能确诊为梅毒,需做确诊试验。

（侯黎伟）

第十一章 支原体、衣原体、立克次体、螺旋体及其检验

第一节 支原体

支原体是一类缺乏细胞壁,呈高度多形性,可通过滤菌器,能在无生命培养基上生长繁殖的最小原核细胞型微生物。支原体是在 1898 年发现的,其大小介于细菌和病毒之间,因能形成有分支的长丝,故称为支原体。

一、生物学特性及检验

支原体在自然界中广泛分布,目前已分离到 150 多种,而在人体分离到的支原体至少有 15 种,其中对人致病的主要有肺炎支原体(Mp)、人型支原体(MH)、生殖支原体(MG)和溶脲脲原体(Uu)。

支原体细胞膜中胆固醇含量较多,约占 36%,对保持细胞膜的完整性具有一定作用。凡能作用于胆固醇的物质(如两性霉素 B、皂素等)均可引起支原体膜的破坏而使支原体死亡。

肺炎支原体的一端有一种特殊的末端结构,能使支原体黏附于呼吸道黏膜上皮细胞表面,与致病性有关。

支原体基因组为一环状以双链 DNA,分子量小(仅有大肠埃希菌的 1/5),合成与代谢能力很有限。

(一)形态与染色

支原体个体小,一般为 $0.2 \sim 0.3 \mu m$,因没有细胞壁不能维持固定的形态,而呈多形态,如球形、杆形、长丝形等。革兰染色阴性,但不易着色,常用吉氏染色,呈淡紫色。

(二)培养特性

支原体可以在人工培养基上生长繁殖。支原体营养要求高,培养基上要加入富含胆固醇和长链脂肪酸的血清等才能生长。有的支原体还要加入新鲜的酵母浸液、组织浸液等才能生长。支原体一般在需氧或无氧情况下均可生长,最适宜生长温度为 37℃,生长缓慢;最适宜 pH 为 $7.6 \sim 8.0$,但溶脲脲原体的最适宜 pH 为 $5.5 \sim 6.5$;在含有 5%~10% 的 CO_2 条件下生长较好。分裂方式为二次分裂,也可以分节、断裂、出芽、分枝等方式繁殖;在琼脂含量较少的固体培养基上孵育 $2 \sim 3d$ 才可出现微小菌落,低倍镜下可看到典型呈"荷包蛋"状菌落,其中央较厚,向下长入培养基,周边为一层薄的透明颗粒区。在液体培养基中生长后,一般呈极浅淡的均匀浑浊或呈小颗粒样生长黏附于管壁或沉于管底。此外支原体也可用鸡胚(绒毛尿囊膜)和细胞培养。

(三)生化反应

一般能分解葡萄糖的支原体则不能利用精氨酸,能利用精氨酸的则不能分解葡萄糖,解脲支原体不能利用葡萄糖或精氨酸,但可利用尿素作为能源(表 11-1)。

表 11-1　人类主要支原体生化反应

项目	分解葡萄糖	水解精氨酸	尿素	还原四氮唑	亚甲蓝抑制试验
肺炎支原体	+	−	−	+	−
解脲支原体	−	−	+	−	+
人型支原体	−	+	−	−	+
生殖支原体	+	−	−	±	+

（四）抗原结构

支原体的抗原主要由蛋白质和脂质组成。各种支原体都有特异的表面抗原结构，很少有交叉反应，具有型特异性。应用生长抑制试验（GIT）、代谢抑制试验（MIT）等可鉴定支原体抗原，进行分型，如溶脲脲原体可分为 16 个血清型。

（五）抵抗力

支原体对热的抵抗力与细菌相似。对环境渗透压敏感，渗透压的改变可致细胞破裂。对重金属盐、苯酚、甲皂酚溶液和一些表面活性剂较细菌敏感，但对醋酸铊、结晶紫和亚碲酸盐的抵抗力比细菌大。对影响壁合成的抗生素如青霉素不敏感，但红霉素、四环素、链霉素及氯霉素等作用于支原体核蛋白体的抗生素，可抑制或影响蛋白质合成，有杀灭支原体的作用。支原体对热抵抗力差，通常 55℃经 15min 处理可使之灭活。石炭酸、甲皂酚溶液易将其杀死。

（六）微生物学检验

1. 标本采集

应根据感染部位不同采集标本，如疑似泌尿生殖道感染，可采集尿道、阴道、宫颈分泌液和前列腺分泌液等；如分离培养肺炎支原体时，可采集患者的咽分泌物、支气管分泌物、痰液或胸腔积液等；因支原体有黏附细胞作用，最好用无菌棉拭子旋转取材。

2. 检查方法

（1）肺炎支原体鉴定：常用的培养基是以牛心消化液为基础另加 20％小牛血清及新鲜酵母浸膏制成的液体或固体培养基。首先将标本接种于含有 pH 指示剂的葡萄糖液体培养基中，1 周后如有颜色改变，液体清晰，此时可转种于固体培养基，至 5％CO_2 条件下培养，一般 10d 左右可出现致密圆形菌落，再经数次传代可见到典型的"油煎蛋"样菌落。MP 的分离培养是寻找病原体最可靠的方法，但耗时长（2～3 周），对标本运送及培养基的要求高，且敏感性一般，尚不能依靠它解决临床快速诊断，故不能用于常规检测。肺炎支原体能酵解葡萄糖，不能利用精氨酸和尿素。

将可疑肺炎支原体菌落连同琼脂一起切下，转种于液体培养中，1 周后，吸取 0.3ml 培养液，涂布于专用固体培养基平板上，待稍干后，贴上浸有肺炎支原体抗体的滤纸片，37℃孵育 2～4 周，如平板上出现抑制生长环为阳性，此为生长抑制试验。

将肺炎支原体接种含有抗血清的葡萄糖（酚红）培养基中，若抗体和支原体型一致，则抑制该支原体不能分解葡萄糖，酚红不变色，为阳性，此为代谢抑制试验。

在生长有疑似肺炎支原体的专用平板上，加一层含有 8％豚鼠红细胞的琼脂 37℃培养过夜，若菌落周围出现溶血环者为阳性，此为溶血试验。

抗体检测主要有 ELISA 法,为目前诊断 MP 感染的可靠方法,此法敏感,特异性高,经济快速;补体结合试验,是诊断 MP 感染常用的血清学方法,血清效价>1∶64~1∶128,80%的病例表明近期有 MP 感染;间接血凝试验,此试验操作简便,敏感度略高于 CF,其特异性不理想。

人感染支原体后产生一种 IgM 型自身抗体,在 4℃条件下能与患者自身红细胞或 O 型红细胞发生凝集,在 37℃温浴后凝集现象消失,此为冷凝集试验。在病后的 1 周或 2 周时,约有 50%患者出现冷凝集,凝集效价≥1∶64 为阳性。本试验无特异性,其他疾病如腺病毒、流感病毒感染时也可出现阳性,应加以区别。

在支原体生长的固体培养上,滴加新鲜配置的 3%豚鼠红细胞,静置室温 30min 后,用 pH7.2PBS 洗涤 3 次,洗去多余的红细胞,在显微镜下观察结果,如单个菌落周围吸附红细胞者为阳性,此为红细胞吸附试验,为肺炎支原体所独有的特性,其他支原体无此现象。

(2)溶脲脲原体鉴定:疑似溶脲脲原体的标本应接种在 pH6.0±0.5 含有酚红和尿素的液体培养基中,置 37℃培养,当由黄色变为红色者为阳性。阳性者转种到含尿素的固体培养基中培养,观察其菌落形,可与肺炎支原体加以区别。溶脲脲原体不利用葡萄糖和精氨酸,分解尿素。

生长抑制试验和代谢抑制试验与肺炎支原体类似。代谢抑制试验溶脲脲原体接种于含有尿素(酚红)的液体培养中,当加入相应抗体后,可抑制相应血清型菌株的生长,且培养基颜色不变者为阳性。

3. 支原体与 L 型菌的区别见表 11-2。

表 11-2　支原体与 L 型菌的区别

支原体	细菌 L 型
在遗传上与细菌无关	与原菌相关,常可以回复
细胞膜含高浓度固醇	细胞膜不含固醇
在一般培养基中稳定	大多需高渗培养
生长慢,菌落小,荷包蛋样	菌落稍大,荷包蛋样
液体培养混浊度极低	液体培养有一定浑浊度
来源自然界、人与动物	由细菌诱导而成

二、临床意义

支原体广泛存在人和动物体内,大多数不致病,少数引起人呼吸道和泌尿生殖道感染。

(一)致病物质

肺炎支原体的致病物质为 P1 蛋白、糖脂抗原和荚膜多糖。溶脲脲原体的致病物质主要有侵袭性酶和毒性代谢产物。

(二)所致疾病及临床表现

肺炎支原体主要由呼吸道传播,引起原发性非典型肺炎,以间质性肺炎为主,主要表现为发热、头痛、咳嗽、咽痛和肌肉痛,它是青少年急性呼吸道感染的主要病原体之一,以 5~20 岁感染率最高,秋冬季发病较多见。Mp 肺炎病程一般 3~4 周,肺部病灶吸收缓慢,13%持续 4 周以上,有时长达数月,并反复发作,特别是心肺功能不全、免疫缺陷患者,易诱发哮喘、阻塞性肺疾病等急性发作。此外,还可引起肺外并发症,如脑膜炎、脑干炎、脊髓炎、心肌炎和肾炎等。

溶脲脲原体、人型支原体和生殖支原体主要通过性接触传播,引起泌尿生殖道感染,溶脲脲原体是非淋菌性尿道炎(NGU)主要病原体之一,潜伏期 1~3 周,其典型症状为尿道内痒,伴有尿急和排尿不畅,轻微尿痛,少数患者有脓性分泌物。溶脲脲原体有黏附精子作用,阻碍精子运动,且与精子有共同抗原,造成免疫病理损伤而引起不孕不育。溶脲脲原体多寄生在男性尿道,可引起男性前列腺炎或附睾炎。寄生在女性阴道的溶脲脲原体可引起阴道炎、流产或早产等。

支原体可引起细胞培养污染,应引起注意。

(邓世秀)

第二节　衣原体

衣原体是一类能通过细菌滤器,严格细胞内寄生,有独特发育周期的原核细胞性微生物。过去曾认为是病毒,因与细菌有类似的生物学特性,现归属于广义的细菌范畴。衣原体广泛寄生于人类、鸟类及哺乳动物。能引起人类疾病的有沙眼衣原体、肺炎衣原体、鹦鹉热衣原体。目前衣原体已成为发达国家性传播性疾病最常见的病原体之一。

一、生物学特性及检验

衣原体共同特征:

(1)革兰染色阴性,圆形或椭圆形,体积大于病毒,为 250~500nm,在光学显微镜下可见。

(2)含有 DNA 和 RNA 两种核酸。

(3)具有细胞壁,但无肽聚糖。

(4)对多种抗生素敏感。

(5)酶类似系统不完善,必须依靠宿主细胞提供代谢能量。

(6)有独特发育周期,仅在活细胞内以二次分裂方式繁殖。

(一)形态与染色

衣原体具有特殊的染色性状,不同的发育阶段其染色性有所不同。成熟的原体以 Giemsa 染色为紫红色,与蓝色的宿主细胞质呈鲜明对比,始体则呈蓝色。

衣原体在宿主细胞内繁殖有特殊生活周期,可观察到两种不同的颗粒结构:

(1)原体:直径为 0.25~0.35μm 的卵圆形颗粒,有胞壁,内有核质和核蛋白体,是发育成熟的衣原体,为细胞外存在的形式。Giemsa 染色呈紫色。原体具有高度的感染性,在宿主细胞外较稳定,无繁殖能力,通过吞饮作用进入胞内,原体在空泡中逐渐发育,增大成为网状体。

(2)网状体或称始体:通过吞饮作用进入胞内,由宿主细胞包围原体形成空泡,并在空泡内逐渐增大为始体。直径为 0.5~1.0μm,圆形或椭圆形。电子致密度较低,无胞壁,代谢活泼,以二次分裂方式繁殖。始体为细胞内形式,代谢活泼,无感染性。成熟的原体从宿主细胞中释放,再感染新的易感细胞,开始新的发育周期,整个发育周期需 48～72h。衣原体在细胞的胞质内形成特殊的块状物,称为包涵体。经染色后在光学显微镜下可见,有助于衣原体的鉴别。

(二)培养特性

衣原体为专性细胞内寄生,其培养方法有鸡胚接种、动物培养和细胞培养。目前最常用的方法是细胞培养,现多采用 McCoy 或 HeLa229 细胞株,在接种衣原体前,以 X 线照射细胞,或于细胞培养中加入代谢抑制如细胞松弛素 B、DEAE 葡聚糖和放线菌酮,其目的在于细胞生长代谢缓慢,以利于衣原体的寄生性生长。衣原体在 6～8d 鸡胚培养卵黄囊中生长繁殖后,可在卵黄囊膜中找到包涵体、原体和始体颗粒。动物接种法一般只在研究中应用。

(三)抗原结构

衣原体抗原较复杂,有属特异性抗原、种特异性抗原和型特异性抗原等。衣原体胞壁上脂多糖为属特异性抗原;种特异性抗原位于主要外膜蛋白(MOMP)上;型特异性抗原也位于 MOMP 上。衣原体表面脂多糖和外膜蛋白促进其吸附易感细胞,促进易感细胞对衣原体的内吞作用,并能阻止吞噬体和溶酶体的融合,从而使衣原体在吞噬体内繁殖破坏细胞。用单克隆抗体可识别沙眼衣原体 18 个血清型,鹦鹉热衣原体 4 个血清型和肺炎衣原体 1 个血清型。

沙眼衣原体有 3 个生物变种,即沙眼生物变种、性病淋巴肉芽肿生物和鼠生物变种。其中沙眼生物变种有 A、B、Ba、C、D、Da、E、I、Ia、J、K 等血清型,性病淋巴肉芽肿生物变种有 L1、12、L3、12a4 个血清。

(四)抵抗力

衣原体耐冷不耐热,56～60℃ 仅存活 5～10min,低温 - 20℃～- 70℃ 可保存数年。0.1％甲酸液、0.5％苯酚30min 可杀死沙眼衣原体。75％乙醇 0.5min 可杀死衣原体。衣原体对四环素、红霉素、螺旋霉素、多西环素及利福平等均很敏感。鹦鹉热衣原体对磺胺类药物耐药。

(五)微生物学检验

1. 标本采集

根据不同疾病采集不同标本,如结膜刮片、眼结膜分泌物、生殖道拭子、痰液、鼻咽拭子等。

2. 检验方法

(1)直接细胞学检查

1)成熟的原体以 Giemsa 染色为紫红色,与蓝色的宿主细胞质呈鲜明对比,始体以 Giemsa 染色呈蓝色。

2)沙眼衣原体包涵体内含糖原经碘染色(包涵体染色)呈棕褐色斑块,肺炎衣原体和鹦鹉热衣原体包涵体内不含糖原碘染色阴性。免疫荧光法可直接检测衣原体。

(2)血清学检测:酶免疫测定、胶体金免疫技术等方法检测衣原体。

(3)核酸检测:核酸杂交技术,PCR 技术检测衣原体核酸。

(4)分离培养:拭子标本、组织标本都应先进行振荡破碎,使感染细胞的原体释放出来,然后接种 McCoy 或 HeLa229 细胞等。培养方法有盖片小瓶和微量滴定板法,培养物用碘染色或免疫荧光检测,或用倒置显微镜直接观察其包涵体,细胞培养法不仅是目前确认沙眼衣原体感染最可靠的方法,而且是评价其他实验室诊断方法的标准。鸡胚培养:取标本接种鸡胚卵黄囊,37℃孵育13d左右,取卵黄囊涂片,染色后镜检原体。

二、临床意义

衣原体能产生类似革兰阴性菌的内毒素,静脉注射小白鼠,能迅速使动物死亡。体外实验提示,衣原体表面脂多糖和蛋白促进其吸附易感细胞,促进易感细胞对衣原体的内吞作用,并能阻止吞噬体和溶酶体的融合,从而使衣原体在吞噬体内繁殖并破坏细胞。受衣原体感染的细胞代谢被抑制,最终死亡。

衣原体所致疾病及临床表现如下。

(1)沙眼:由衣原体沙眼生物变种 A、B、Ba、C 血清型引起。主要经直接或间接接触传播,即眼-眼或眼-手-眼的途径传播。当沙眼衣原体感染眼结膜上皮细胞后,在其中增生并在胞质内形成散在型、帽型、桑椹型或填塞型包涵体。该病发病缓慢,早期出现眼睑结膜急性或亚急性炎症,表现流泪、有黏液脓性分泌物、结膜充血等症状与体征。后期移行为慢性,出现结膜瘢痕、眼睑内翻、倒睫、角膜血管翳引起的角膜损害,以致影响视力,最后导致失明。据统计,沙眼居致盲病因的首位。1956 年我国学者汤飞凡等用鸡胚卵黄囊接种法,在世界上首次成功地分离出沙眼衣原体,从而促进了有关衣原体的研究。

(2)包涵体结膜炎:由沙眼生物变种 B～K 血清型引起,包括婴儿及成年人两种。前者系婴儿经产道感染,引起急性化脓性结膜炎,不侵犯角膜,能自愈。成年人感染可因两性接触,经手至眼的途径或来自污染的游泳池水,引起滤泡性结膜炎又称游泳池结膜炎。病变类似沙眼,但不出现角膜血管翳,也无结膜瘢痕形成,一般经数周或数月痊愈,无后遗症。

(3)泌尿生殖道感染:经性接触传播,由沙眼生物变种 D～K 血清型引起。男性多表现为尿道炎,不经治疗可缓解,但多数转变成慢性,周期性加重,并可合并副睾炎、前列腺炎等。女性可引起尿道炎、宫颈炎等,输卵管炎是较严重的并发症。该血清型有时也能引起沙眼衣原体性肺炎。

(4)性病淋巴肉芽肿:由沙眼衣原体 LGV 生物变种引起,人是天然宿主。LGV 主要通过性接触传播,是一种性病。男性侵犯腹股沟淋巴结,引起化脓性淋巴结炎和慢性淋巴肉芽肿。女性可侵犯会阴、肛门、直肠,出现会阴-肛门-直肠组织狭窄和梗阻。

(5)呼吸道感染:由肺炎衣原体及鹦鹉热衣原体引起。肺炎衣原体仅有一个血清型,即 TWAR 组衣原体,通过飞沫或呼吸道分泌物传播,主要引起青少年急性呼吸道感染,如肺炎、支气管炎、咽炎和鼻旁窦炎等,起病缓慢,临床上常有咽痛、声音嘶哑等症状,还可引起心包炎、心肌炎和心内膜炎。肺炎衣原体慢性感染与急性心肌梗死和慢性冠心病的关系,越来越引进入们的注意。

(6)鹦鹉热:由鹦鹉热衣原体引起,患者多呈急性发病,表现为发热、头痛、干咳、少量黏痰。

衣原体感染后能诱导产生特异性细胞免疫和体液免疫,但保护性不强,为时短暂,因此,衣原体的感染常表现为持续感染、反复感染或隐形感染。有些衣原体抗原注入人皮肤后可造成免疫病理损伤。

(邓世秀)

第三节　立克次体

立克次体是一类严格的细胞内寄生,与节肢动物传播有关,属革兰阴性的原核细胞型微生物,是引起斑疹伤寒、恙虫病、Q 热等传染病的病原体。首先由美国青年医师 Howard-Ricketts 发现,为纪念他在研究斑疹伤寒时不幸感染而献身,故以他的名字命名。立克次体的共同特点:

(1)专性细胞内寄生,以二次分裂方式繁殖。

(2)含有 DNA 和 RNA 两类核酸。

(3)形态多样,主要为球杆状,革兰染色阴性,大小介于细菌和病毒之间。

(4)与节肢动物关系密切,寄生在吸血节肢动物体内,使其成为寄生宿主,或为储存宿主,或同时为传播媒介。

(5)大多是人畜共患病的病原体。

(6)对多种抗生素敏感。

立克次体病多数是自然疫源性疾病,呈世界性或地方性流行,人类多因节肢动物吸血时而受到感染。我国发现的立克次体病主要有斑疹伤寒、Q 热和恙虫病。

一、生物学特性及检验

立克次体目中对人类致病的有 5 个属,包括立克次体属、柯克斯体属、东方体属、埃立克体属和巴通体属。其中立克次体属又分成两个生物型:斑疹伤寒群和斑点热群。原有的恙虫病群已另立为东方体属,罗沙利马体也并入到巴通体属。

(一)形态与染色

多形态性,球杆状或杆状,大小为 $(0.3\sim0.6)\mu m \times (0.8\sim2.0)\mu m$。革兰染色阴性,但着色不明显,常用 Gimenza 染色,呈红色。不同种的立克次体在感染的宿主细胞内分布的位置各异,此特点可供初步鉴别依据。如普氏立克次体在细胞质内分散存在;恙虫病在近核处成堆分布;斑点热立克次体在细胞质内和细胞核内均有分布。

(二)培养特性

立克次体在活细胞内生长(五日热巴通体除外),以二次分裂方式繁殖,繁殖一代需 6～10h。培养立克次体常用的方法有动物接种、鸡胚接种和细胞培养。动物接种是最常用的方法,采用豚鼠、小鼠可对多种病原性立克次体进行繁殖。鸡胚卵黄囊常用于立克次体的传代。目前常用的细胞培养有鸡胚成纤维细胞、L929 细胞和 Vero 细胞,孵育最适温度为 37℃。

(三)抗原结构

立克次体有两类抗原:一是群特异性抗原,与细胞壁表层的脂多糖成分有关,系可溶性抗原,耐热;二是种特异性抗原,与外膜蛋白有关,不耐热。

某些立克次体的脂多糖与变形杆菌某些菌株(如 OX19、OX2、OXk 等)的菌体抗原有共同的抗原成分。由于变形杆菌抗原易于制备,其凝集反应结果又便于观察,因此,临床检验中常用这类变形杆菌代替相应的立克次体抗原进行非特异性凝集反应,这种交叉凝集试验称为外斐试验(表 11-3)。用于检测人类或动物血清中有无相应抗体及含量,以辅助诊断立克次体病。

表 11-3　外斐试验结果

立克次体	变形杆菌菌株		
	0X19	0X2	OXK
普氏立克次体	＋＋＋	＋	－
斑疹伤寒立克次体	＋＋＋	＋	－
恙虫病立克次体	－	－	＋＋＋
贝纳柯克斯体	－	－	－
五日热巴通体	－	－	－

（四）抵抗力

立克次体对干燥和低温抵抗力较强，对热敏感。对一般消毒剂较敏感，对四环素、氯霉素等抗生素敏感，但磺胺药可刺激其生长。

（五）微生物学检验

1. 标本的采集

主要采集患者的血液以供病原体分离或做免疫学试验。流行病学调查时，尚需采集野生小动物和家畜的器官及节肢动物等。一般在发病初期或急性期和应用抗生素前采血，否则很难获得阳性分离结果。血清学试验需采集急性期与恢复期双份血清，以观察抗体滴度是否增长。

2. 分离培养

由于标本中立克次体含量较低，直接镜检意义不大，可将标本（血液、血块或其他组织悬液）接种至雄性豚鼠腹腔。若接种后豚鼠体温＞40℃，同时有阴囊红肿，表示有立克次体感染，应进一步将分离出的毒株接种于鸡胚卵黄囊或细胞培养，用免疫荧光试验加以鉴定。

感染组织和皮肤病变活检标本可用免疫荧光法、免疫蛋白印迹法、蛋白质指纹图谱分析法等鉴定。

3. 血清学试验

非特异性外斐反应是用普通变形杆菌的菌株抗原代替立克次体抗原检测患者血清中有无立克次体抗体的凝集试验。如滴度≥1∶160，或随病程延长而血清滴度增长≥4 倍，为阳性反应。流行性和地方性斑疹伤寒可出现阳性反应。由于该试验为非特异性，必须同时结合流行病学和临床症状才能做出正确诊断。

此外，还可以采用 ELISA 法或免疫荧光法检测血清中特异抗体。近年，用核酸杂交技术及 PCR 技术检测立克次体核酸可进行病原学快速诊断。

二、临床意义

立克次体的致病物质主要有内毒素和磷脂酶 A 两类。立克次体内毒素的主要成分为脂多糖，具有肠道杆菌内毒素相似的多种生物学活性，如致热源性、损伤内皮细胞、致微循环障碍和中毒性休克等。磷脂酶 A 能溶解宿主细胞膜或细胞内吞噬体膜，以利于立克次体穿入宿主细胞并在其中生长繁殖。此外，立克次体表面黏液层结构有利于黏附到宿主细胞表面和抗吞噬作用,增强其对易感细胞的侵袭力。

由立克次体引起的疾病统称为立克次体病。不同的立克次体所引起的疾病各不相同,主要包括流行性或地方性斑疹伤寒、斑点热等。

（邓世秀）

第四节　螺旋体

螺旋体是一类细长、柔软、螺旋状、运动活泼的原核细胞型微生物。基本结构与细菌相似,如有细胞壁、原始核质,以二次分裂方式繁殖和对抗生素等药物敏感等,广义上属于的细菌学范畴。

螺旋体科有 8 个属。与人类致病有关的是钩端螺旋体属、密螺旋体属和疏螺旋体属。螺旋体革兰染色阴性,但不易着色。常用 Fontana 镀银染色法染色。

一、钩端螺旋体

钩端螺旋体简称钩体,种类很多,可分为致病性钩体及非致病性钩体两大类。致病性钩体能引起人及动物的钩端螺旋体病,简称钩体病,是广泛流行的一种人畜共患病。

钩体是唯一可用人工培养基培养的螺旋体,最适宜生长温度是 $28\sim30℃$,pH$7.2\sim7.6$,营养要求高,常用含 10% 血清的柯索夫液体培养基培养,生长缓慢,接种后 $3\sim4d$ 开始繁殖,$1\sim2$ 周后,液体培养基呈半透明云雾状浑浊生长。在固体培养基上形成透明、不规则的直径约 2mm 的扁平菌落。

钩体病为自然疫源性疾病,在野生动物和家畜中广泛流行。钩体在肾小管中生长繁殖,从尿中排出。肾长期带菌的鼠和猪是钩体的重要储存宿主和传染源。猪、鼠的尿污染的水源、稻田、小溪、塘水等称为疫水,人在参加田间劳动、防洪、捕鱼等接触疫水时,由于钩体有较强的侵袭力,能穿过正常或破损的皮肤和黏膜侵入人体。进食被病鼠排泄物污染的食物或饮水时,钩体可经消化道黏膜进入人体,也可经胎盘感染胎儿引起流产。

钩体通过皮肤黏膜侵入机体,在局部经 $7\sim10d$ 潜伏期,然后进入血液大量繁殖,引起早期钩体败血症。在此期间,由于钩体及其释放的毒性产物的作用。出现发热、恶寒、全身酸痛、头痛、结膜充血、腓肠肌痛和浅部淋巴结肿大等。钩体在血中存在 1 个月左右,随后钩体侵入肝、脾、肾、肺、心、淋巴结和中枢神经系统等组织器官,引起相关脏器和组织损害。

二、梅毒螺旋体

梅毒螺旋体(TP)是梅毒的病原体,因其透明,不易着色,故又称苍白螺旋体。梅毒是一种广泛流行的性病,在许多国家仍相当流行,危害较大。

（一）生物学特性及检验

1. 形态与染色

梅毒螺旋体细长,大小为 $(6\sim15)\mu m\times(0.1\sim0.2)\mu m$,螺旋弯曲致密规则,平均 $8\sim14$ 个,两端尖直。一般染料不易着色,镀银染色呈棕褐色。梅毒螺旋体在暗示野显微镜下运动方式多样,有移行、屈伸和滚动等。

2. 培养特性

在人工培养基上尚不能培养,1981 年 Fieldsteel 等采用棉尾兔单层上皮细胞,在微氧条件下培养成功。

3. 抗原结构

梅毒螺旋体已发现有膜蛋白抗原和内鞭毛蛋白抗原,具有较高的免疫原性。

4. 抵抗力

梅毒螺旋体对温度、干燥均特别敏感,离体干燥 1～2h 死亡,50℃中 5min 死亡,对化学消毒剂敏感,1%～2%苯酚中数分钟死亡,对青霉素、四环素、砷剂等敏感。

5. 微生物学检查

(1)直接检查螺旋体:采取初期及二期梅毒硬性下疳、梅毒疹的渗出物等,用暗视野显微镜观察,如查见有运动活泼的密螺旋体即有诊断意义。病损组织、分泌物、体液等也可用简易而特异的直接荧光检测法检查。

(2)血清学检查

1)非螺旋体抗原试验:是用正常牛心肌的心类脂作为抗原,检测患者血清中的反应素。国际上常用性病研究实验室(VDRL)的玻片试验法,该法是一种简单的玻片沉淀试验,试剂及对照已标准化。另外,还可用不加热血清反应素试验(USR),其抗原是 VDRL 抗原的改良,敏感性和特异性与 VDRL 相似。反应素在 Ⅰ 期梅毒病变出现后 1～2 周就可测出,Ⅱ 期阳性率几乎达 100%,Ⅲ 期阳性率较低。RPR 试验,本试验所用抗原是非特异的,检测抗体时应排除假阳性反应,结合病史、临床表现及多次的试验结果进行分析。

2)螺旋体抗原试验:抗原为梅毒旋体,以检测血清中的特异性抗体,该试验特异性高,目前常用下述几种方法:①荧光密螺旋体抗体吸收试验(FTA-ABS),为间接荧光抗体法,其敏感性及特异性均高,常用于梅毒的早期诊断;②抗梅毒螺旋体抗体微量血凝试验(MHA-TP),用梅毒螺旋体(Nichol 株)提取物致敏绵羊红细胞,检测患者血清相应抗体,其效价在 1:80 以上可判为阳性;③梅毒螺旋体荧光抗体双染色试验,用梅毒螺旋体(Nichol 株)作为抗原,两种荧光素标记抗人球蛋白抗体,间接法检查患者血清中抗 TPIgG 抗体,此法敏感度、特异性都很高,且阳性率出现时间早;④ELISA 法,ELISA 法灵敏度高,试剂价廉,保存时间久而稳定,是目前梅毒血清学诊断试验的首选方法。

对上述血清学试验的选择应用,WHO 推荐用 VDRL、RPR 法对血清进行过筛试验,出现阳性者用 FTA-ABS、MHA-TP 或 EUSA 法等方法进行确认试验。

(二)临床意义

人是梅毒的唯一传染源,由于感染方式不同可分先天性梅毒和后天性梅毒。前者是患梅毒的孕妇经胎盘传染给胎儿;后者是出生后感染,其中 95%是由性交直接感染,少数通过输血等间接途径感染。

先天性梅毒又称胎传梅毒,梅毒螺旋体经胎盘进入胎儿血液循环,引起胎儿全身感染,螺旋体在胎儿内脏(肝、脾、肺及肾上腺)和组织中大量繁殖,造成流产或死胎,如胎儿不死则称为梅毒儿,会出现马鞍鼻、间质性角膜炎、契形齿、先天性耳聋等特殊症状。

后天获得性梅毒表现复杂,依其传染过程可分为 3 期。

1. Ⅰ期(初期)梅毒

梅毒螺旋体侵入皮肤黏膜约 3 周后,在侵入局部出现无痛性硬结及溃疡,称为硬性下疳。局部组织镜检可见淋巴细胞及巨噬细胞浸润。下疳多发生于外生殖器,其溃疡渗出物含有大量梅毒螺旋体,传染性极强。下疳常可自然愈合。

2. Ⅱ期(中期)梅毒

此期的主要表现为全身皮肤黏膜出现梅毒疹,全身淋巴结肿大,有时也累及骨、关节、眼及其他器官。在梅毒疹及淋巴结中有大量螺旋体。不经治疗症状一般可在 3 周至 3 个月后自然消退而痊愈;部分病例经隐伏 3～12 个月后可再发作。中期梅毒因治疗不当,经过 5 年或更久的反复发作,而进入晚期。

3. Ⅲ期(晚期)梅毒

主要表现为内脏器官的慢性肉芽肿样病变(梅毒瘤),严重者在经过 10～15 年后引起心血管及中枢神经系统损害,可危及生命。此期的病灶中螺旋体很少,不易检出。

Ⅰ、Ⅱ期梅毒特点是传染性强而破坏性小,Ⅲ期梅毒则传染性小,病程长,而破坏性大。

目前尚未发现梅毒螺旋体有内毒素或外毒素,其致病机制可能与螺旋体对宿主细胞的直接损害及免疫病理损伤有关。梅毒的免疫是有菌免疫,以细胞免疫为主。

三、其他螺旋体

与人类疾病有关的螺旋体还很多,较为重要的还有如下几种。

(一)伯氏疏螺旋体

伯氏疏螺旋体为疏螺旋体,是莱姆病(Lyme)的病原体,该病 1977 年发生于美国的莱姆镇。伯氏疏螺旋体有 5～10 个螺旋,两端稍尖,运动活泼。营养要求高,生长慢,微需氧,5%～10%CO_2 促进生长。

莱姆病是一种自然疫源性传染病。主要传播媒介是硬蜱,经 3～30d 潜伏期,在叮咬部位可出现一个或数个慢性移行性红斑(ECM)。患者开始表现为蜱叮咬处缓慢扩展的皮肤损害,即游走性红斑。随着损害的发展其中心渐趋正常,外缘呈鲜红色边界的皮损。常伴一些非特异性的全身症状,如疲劳不适、头痛、关节痛、肌肉痛、发热和局部淋巴结肿大。晚期主要表现为慢性关节炎、慢性神经系统或皮肤异常,表现为间断头痛和颈强直的淋巴细胞性脑膜炎,伴有认知障碍的轻微脑炎、脑神经病变(尤其是单侧或双侧面瘫)、运动或感觉神经根炎、多发单神经炎、小脑性共济失调或脊髓炎。标本用暗示野显微镜可见滚动、扭曲或翻转运动的螺旋体,但阳性率不高。多用免疫学方法检测特异性抗体。

(二)回归热疏螺旋体

回归热疏螺旋体为疏螺旋体,与伯氏疏螺旋体形态相似,由节肢动物为媒介引起人类回归热。其临床特点为高热、头痛、全身肌肉酸痛,以及 1 次或多次复发,肝脾大,重症可出现黄疸和出血倾向。持续 1 周消退,间隔 1～2 周发作,反复发作与缓解交替。

回归热分为地方性回归热(经蜱传播)和流行性回归热(经虱传播),国内主要是流行性回归热。

(邓世秀)

第十二章　真菌及检验

真菌(fungus)一词的 fungus 原意是蘑菇。它是一类不含叶绿素，无根、茎、叶，具有细胞核和完整细胞器真核细胞型微生物。真菌在自然界分布广泛，种类繁多，约有 1 万个属，20 万余种，绝大多数对人有利，如酿造、农业、制药、食品加工等。对人致病的真菌分浅部真菌和深部真菌，前者侵犯皮肤、毛发、指甲，引起慢性感染，具有顽固性，但对身体危害较小；后者可侵犯全身内脏，严重的可引起死亡。此外，有些真菌寄生于粮食、饲料、食品中，能产生毒素引起中毒性真菌病。

随着真菌的研究进展，真菌分类系统先后出现了较有代表性的分类系统 10 多个，我国普遍采用的是 Amsworth 等分类法。真菌的主要分类仍如以前，分界、门、纲、目、科、属、种。必要时在两个分类单元之间还可增加一级，如亚纲、亚目、亚科、亚属、亚种等。各个分类单元学名的字尾是固定不变的，属和种的学名则无统一的字尾。真菌的种的命名采用林奈的"双名制命名法"，第一个词是属名，第二个词是种名＋最后加上命名人的姓氏或姓名缩写（可省略）。属名的首字要大写，种名则一律小写，属名和种名都要用斜体字。如新生隐球菌上海变种。现代分类将真菌分为 4 个门，即接合门、子囊门、担子菌门和壶菌门。近年来，依据卡氏肺囊虫囊壁的超微结构类似真菌细胞，分类学更与真菌有关，大多数学者认为卡氏肺囊虫应归为真菌，称为卡氏肺孢菌。

第一节　真菌的生物学性状和临床意义

真菌按照形态可分为单细胞和多细胞两大类；按照致病特点可分为浅部致病真菌和深部致病真菌。

一、生物学性状

真菌根据真菌在形态、生理、生化、遗传、生态、超微结构及分子生物学等多方面的共同和不同的特征进行归类，真菌的生物学性状在真菌的鉴定中十分重要。

（一）形态结构

单细胞真菌主要为酵母和类酵母菌（如隐球菌、念珠菌），呈圆形或椭圆形，以出芽的形式繁殖。多细胞真菌由菌丝和孢子组成，菌丝分枝交织成团形成菌丝体，并长有各种孢子，这类真菌一般称为霉菌，如对人致病的皮肤丝状菌。有些真菌在环境改变时如营养、温度和氧气等改变，可从一种形态转变为另一种形态，此真菌称为二相性真菌，如球孢子菌、组织胞质菌、芽生菌和孢子丝菌等。真菌的孢子和菌丝因菌种不同而异，是鉴定真菌的主要依据。这类真菌的形态是真菌鉴定的主要依据。

真菌细胞结构比细菌复杂，细胞壁缺乏构成细菌胞壁的肽聚糖，其坚韧性，主要依赖于多聚 N-乙酰基葡萄糖构成的甲壳质，并含葡聚糖、甘露聚糖及蛋白质，某些酵母菌还含类脂体。真菌细胞内有较为典型的核结构和细胞器。

（二）培养特性

大多数真菌营养要求不高，在普通培养基上能生长，真菌常用沙保弱培养基（Sab-ouraud'smedium 含 4％葡萄糖 1.0％蛋白胨 pH4.0～6.0），适宜温度为 22～28℃，生长较慢，大多于 1～2 周出现典型菌落。深部真菌培养温度为 37℃。真菌菌落一般有 3 种类型：

1. 酵母型菌落

为单细胞真菌的菌落，以出芽形式繁殖，形态与一般细菌菌落相似，菌落稍大，表面光滑、湿润、柔软和边缘整齐，如新型隐珠菌。

2. 类酵母型菌落

外观似酵母菌落，但可见伸入培养基中的假菌丝，它是由伸长的芽生孢子形成，如白色念珠菌。

3. 丝状菌落

为多细胞真菌的菌落，由许多菌丝体组成。菌丝是由孢子出芽形成的，孢子在适宜的条件下长出芽管，逐渐延长呈丝状即菌丝。菌丝长出许多分枝交织成团，称为菌丝体。菌丝多数有隔分成多个细胞，称为有隔菌丝；有的菌丝无隔，称为无隔菌丝；部分菌丝伸入培养基中吸收营养和水分，称为营养菌丝；另一部分菌丝向空间生长，称为气中菌丝；能产生孢子的气中菌丝，称为生殖菌丝。有些真菌的气中菌丝形状特殊，呈球拍状、螺旋状、鹿角状等是各种皮肤丝状菌鉴别的依据之一。

病原性真菌大多以出芽，分枝和断裂或形成无性孢子等无性生殖方式进行繁殖。近年发现不少病原性真菌除无性生殖外，具有有性生殖阶段，如孢子丝菌、皮炎芽生菌、荚膜组织胞质菌、石膏样小孢子菌等。孢子是真菌的繁殖器官，一条菌丝可长出多个孢子。孢子分有性孢子和无性孢子两类。有性孢子可分为卵孢子、子囊孢子、接合孢子、担子孢子。无性孢子是病原性真菌传播和延续后代的主要方式，无性孢子分叶状孢子和分生孢子两个类别，叶状孢子系从菌丝细胞直接形成的孢子，如芽生孢子、厚膜孢子及关节孢子。分生孢子由生殖菌丝末端分裂收缩而成，如大分生孢子、小分生孢子及孢子囊孢子。不同真菌产生不同形态的孢子是鉴定真菌的依据之一。

（三）变异

真菌易发生变异，在人工培养基中多次传代或孵育过久，可出现形态结构、菌落性状、色素及毒力等改变，用不同的培养基或不同温度培养真菌，其性状也会有所不同。

（四）抵抗力

真菌对干燥、阳光、紫外线及一般化学消毒剂有耐受力，但充分暴露于阳光、紫外线及干燥情况下大多数真菌可被杀死。真菌对 2.5％碘酒、10％甲醛等较敏感，一般可用甲醛熏蒸被真菌感染的房间。真菌对热敏感，一般 60℃1h 可杀死真菌菌丝和孢子。对抗细菌的抗生素不敏感。抗真菌药物如灰黄霉素、制霉菌素、两性霉素、克霉唑等对其有抑制作用。

（五）免疫性

1. 非特异性免疫

人类对真菌感染有天然免疫力，包括皮肤分泌短链脂肪酸和乳酸的抗真菌作用，中性粒细胞和单核巨噬细胞的吞噬作用，以及正常菌群的拮抗作用。且许多真菌病受生理状态影响，如婴儿对念珠菌病易感，学龄前儿童易患头癣。

2. 特异性免疫

真菌感染中细胞免疫是机体排菌杀菌的关键,T细胞分泌的淋巴因子对加速表皮角化和皮屑形成,随皮屑脱落,将真菌排除;以 T 细胞为主导的迟发型变态反应引起免疫病理损伤能局限和消灭真菌,以终止感染;体液免疫对部分真菌感染有一定保护作用,如特异性抗体可阻止真菌转为菌丝,以提高吞噬细胞的吞噬率;抗白色念珠菌抗体与真菌表面甘露醇蛋白质复合物结合,阻止本菌黏附宿主细胞。

二、临床意义

真菌引起的疾病大致包括如下。

(一)病原性真菌感染

主要是外源性感染,浅部真菌有亲嗜表皮角质特性,侵犯皮肤、指甲及须发等组织,顽强繁殖,发生机械刺激损害,同时产生酶及酸等代谢产物,引起炎症反应和细胞病变。深部真菌,可侵犯皮下、内脏及脑膜等处,引起慢性肉芽肿及坏死。

(二)条件性真菌感染

主要是内源性感染(如白色念珠菌),也有外源性感染(如曲霉菌),此类感染与机体抵抗力,免疫力降低及菌群失调有关,常发生于长期应用抗生素、激素、免疫抑制药、化疗和放疗及艾滋病患者。

(三)过敏性真菌病

由真菌性过敏源(如孢子抗原或代谢产物)引起过敏症,如哮喘、变态反应性肺泡炎和癣菌疹等。

(四)真菌毒素中毒症

真菌毒素已发现 100 多种,有的可引起食物中毒,有的可侵害肝、肾、脑、中枢神经系统及造血组织。如黄曲霉素可引起肝脏变性、肝细胞坏死及肝纤维化等;桔青霉素可损害肾小管、肾小球发生急性或慢性肾病;黄绿青霉素可引起中枢神经损害,包括神经组织变性、出血或功能障碍等;某些镰刀菌素等主要引起造血系统损害,发生造血组织坏死或造血功能障碍,引起白细胞减少症等。

另外,黄曲霉素可致肝癌。实验证明,用含 0.045×10^{-6}/L 黄曲霉素饲料连续喂养小白鼠、豚鼠、家兔等可诱生肝癌。但真菌与肿瘤确切关系仍不明确。

三、常见真菌

根据真菌感染部位不同分为浅部感染真菌和深部感染真菌,常见真菌有如下。

(一)浅部感染真菌

1. 皮肤丝状菌

侵犯皮肤、毛发、指甲等角化组织引起癣症,又称癣菌,分为 3 属,共 37 个种。毛癣菌属最易侵犯人体皮肤、指(趾)甲、毛发的角蛋白组织并生长繁殖,引起体癣、甲癣和发癣。癣好发于夏秋季节,主要通过接触而传染。表皮癣菌属只有一个种,即絮状表皮癣菌,可引起皮肤感染,如股癣、体癣和足癣等,股癣常两侧对称,边缘凸起,有丘疹或水疱,中央覆盖着鳞屑。小孢子菌属有 17 种,对人致病的有 8 种,主要感染皮肤和毛发,我国常见的有铁锈色小孢子菌、石膏样小孢子菌和狗小孢子菌,引起头癣和体癣。癣菌主要由孢子散播传染,常由于接触患癣的人或动物(狗、猫、牛、马等)及染菌物体而感染。皮肤丝状菌一般不侵犯皮下深组织及内脏。在临床上同一种癣症可由数种不同癣菌引起,而同一种癣菌因侵害部位不同,又可引起不同的癣症。在癣症病灶可见有隔菌丝和关节孢子,菌丝深入角化组织内生成营养菌丝体,纵横交织成网状,孢子可排列成链状或零散分布,在病发上可见孢子在毛干外排成厚鞘(毛外型感染)或毛干内排列成串(毛内型感染)。在沙保弱培养基孵育1~3周,可生成丝状型菌落,产生各种孢子和菌丝。根据菌落形态与色泽、菌丝的构造与形态、大分生孢子的形态和小分生孢子的有无及排列形式等,可作为鉴别种属的重要依据。

2. 表面感染真菌

主要寄生于人体皮肤和毛发表层,如秕粗粮马拉色菌。粗粮秕马拉色菌是一种嗜脂性酵母样菌,可侵犯颈、胸、腹、背等部位皮肤角质层,发生黄褐色的汗斑(原称花斑癣)。汗斑是一种慢性、无症状或症状轻微的浅部真菌病。近年认为,粗粮秕马拉色菌还可能与脂溢性皮炎有关。本菌于镜下可见成簇分布的圆形或卵形的芽生孢子和腊肠样的菌丝。将鳞屑接种在含橄榄油的培养基中培养后可形成10mm大小乳酪色酵母型菌落,表面光滑。

3. 皮下组织感染真菌

有着色真菌和孢子丝菌。着色真菌是在分类上近似,引起的症状相似,均能引起病损皮肤颜色改变的真菌总称,广泛存在于土壤、腐木(草)及一些植物和农作物中。一般经外伤侵入人体,感染多发生于皮肤暴露部位,以四肢多见。潜伏期长短不一,一般为15d至1个月。早期皮肤感染处为小丘疹,向周边扩散后,逐渐形成结节状,呈暗红色或黑色。随病情进展,旧病灶结疤愈后,新病灶又在周围形成,日久瘢痕广泛,影响淋巴回流,发生肢体象皮肿。偶可经血行弥散,侵犯脑组织及内脏,危及患者生命。

孢子丝菌广泛存在于土壤、木材及植物表面等。其中引起感染的是申克孢子丝菌。感染常因伤口接触被孢子丝菌污染的柴草、腐植和土壤等而引起,发生皮肤、皮下组织及其附近淋巴管的慢性炎症小结节,继而形成炎症性斑块或增生性糜烂。也可沿淋巴管分布,引起急性和慢性肉芽肿。典型损害是沿淋巴管发生呈串状分布的结节。此菌也可通过呼吸道或消化道感染,经血行弥散至其他器官引起深部感染。申克孢子丝菌在任何年龄均可引起感染,在全国各地有散在病例发生。

申克孢子丝菌为双相性真菌。在组织内为酵母型,镜下可见圆形或雪茄烟样出芽细胞,常位于中性粒细胞和单核细胞内,偶见菌丝和星状体。在沙保弱培养基上培养为菌丝型,3~5d即生长出灰白色黏稠小点,逐渐扩大变成黑褐色的皱褶薄膜菌落。在含胱氨酸的血琼脂平板上37℃培养,则长出酵母型菌。

对申克孢子丝菌感染的诊断,除可进行临床及真菌学检查外。尚可用申克孢子丝菌素对患者进行皮肤试验,24~48h局部出现直径0.5~1.0cm的红色斑丘疹为阳性,具有辅助临床诊断的价值。

(二)深部感染真菌

深部感染真菌是侵犯皮下组织和内脏,引起全身性感染的真菌。深部感染真菌分两类:一类为致病性真菌,如新生隐球菌、组织胞质菌等,其中以新生隐球菌病最为多见;另一类为条件致病性真菌,常感染免疫功能低下、菌群失调等特殊状态患者。近年来,因广谱抗生素、激素及免疫抑制药的大量应用,本类真菌感染有所增多。且临床上恶性肿瘤、糖尿病、血液病、严重营养不良,大面积烧伤及器官移植等也常继发条件致病性真菌感染,如白假丝酵母菌、卡氏肺孢菌、曲霉菌和毛霉菌等。

1. 白假丝酵母菌

俗称念珠菌。广泛存在于自然界,本菌有 81 种,其中有 11 种对人有致病性,如白假丝酵母菌通常存在于正常人口腔、上呼吸道、肠道及阴道,一般在正常机体中数量少,不引起疾病,当机体免疫功能或一般防御能力下降或正常菌群相互制约作用失调,则本菌大量繁殖引起疾病。

本菌细胞圆形或呈卵圆形,很像酵母菌,大小 2~4μm,比葡萄球菌大 5~6 倍,革兰染色阳性,但着色不均匀。以芽生孢子出芽繁殖,孢子伸长形成芽管,不与母体分离,形成较长的假菌丝。在病灶材料中常见菌细胞出芽生成假菌丝,假菌丝长短不一,并不分枝,假菌丝收缩断裂又成为芽生的菌细胞。

本菌在血琼脂或沙保弱琼脂上,37℃或室温孵育 2~3d 后,生成灰白色或奶油色典型酵母样菌落,表面光滑,有酵母气味,培养稍久,菌落增大呈蜂窝状,涂片镜检可见表层为卵圆形芽生细胞,底层有较多假菌丝。若接种于 4% 玉米吐温-80 琼脂上,室温孵育 3~5d 可见假菌丝、芽生孢子及厚膜孢子。

白色念珠菌可侵犯人体许多部位,可引起:

(1)皮肤念珠菌病,好发于皮肤皱褶处(腋窝、腹股沟、乳房下、肛门周围及甲沟、指间),皮肤潮红、潮湿、发亮,有时盖上一层白色或呈破裂状物,病变周围有小水疱。

(2)黏膜念珠菌病,以鹅口疮、口角炎、阴道炎最多见,在黏膜表面盖有凝乳大小不等的白色薄膜,剥除后,留下潮红基底,并产生裂隙及浅表溃疡。

(3)内脏及中枢神经念珠菌病,可由黏膜皮肤等处病菌弥散引起,有肺炎、肠胃炎、心内膜炎、脑膜炎、脑炎等,偶尔也可发生败血症。

2. 新生隐球菌

又称溶组织酵母菌,广泛分布于自然界,是土壤、鸽粪、牛乳、水果等的腐生菌,也可存在人口腔中,可侵犯人和动物,一般为外源性感染,多发生于免疫力低下者,主要引起肺部和脑的急、慢性感染。

本菌在组织液或培养物中呈较大球形,直径可达 5~20μm,菌体周围有肥厚的荚膜,折光性强,一般染料不易着色难以发现,称为隐球菌,用墨汁负染色法镜检,可见透明荚膜包裹着菌细胞,菌细胞常有出芽,但不生成假菌丝。新生隐球菌在动物体内易形成荚膜,经培养后荚膜易消失,依荚膜抗原不同可分为 A、B、C、和 D4 个血清型。

该菌营养要求不高,在沙保弱琼脂及血琼脂培养基上,于 25℃ 及 37℃ 皆能生长,而非病原性隐球菌在 37℃ 不能繁殖。培养数日后生成酵母型菌落,初呈白色,渐转淡黄或棕黄、湿润黏稠。

本菌大多由呼吸道转入,在肺部引起轻度炎症或隐性感染。当机体免疫功能下降时可向全身弥散,主要侵犯中枢神经系统,发生脑膜炎、脑炎、脑肉芽肿等,此外可侵入骨骼、肌肉、淋巴结、皮肤黏膜引起慢性炎症和脓肿。近年来,艾滋病的流行、移植术后免疫抑制药的使用等原因,新生隐球菌的发病率越来越高,在国外已成为艾滋病患者常见的并发症之一,也是导致患者死亡的重要原因。在我国新生隐球菌的发病率也呈逐年增加的趋势。

3. 组织胞质菌

有两种,一种是荚膜组织胞质菌,另一种是杜波组织胞质菌。组织胞质菌是一个双相型真菌,在 25℃ 培养时呈典型菌丝体,在 37℃ 培养时酵母型,位于细胞内或外。荚膜组织胞质菌卵圆形,直径为 $2\sim4\mu m$,芽生孢子,一端较尖,一端较圆,有荚膜。杜波组织胞质菌圆形,直径为 $12\sim15\mu m$,薄壁的芽生孢子。

组织胞质菌病是一种传染性很强的真菌病。常由呼吸道传染,先侵犯肺,再波及其他单核巨噬系统,如肝、脾,也可侵犯肾、中枢神经系统及其他脏器。此病世界各地均有传播,特别是在美洲、亚洲、欧洲的一些国家及澳大利亚有流行,我国也发现有少数病例,多为归国华侨。

根据其临床表现,组织胞质菌病可归纳为如下几类。

(1)原发性急性组织胞质菌病:可无症状,在流行区人群中,肺部可见许多钙化灶,但追溯病史却无明显症状。

(2)慢性空洞型:患者肺部有较大的损害,但无症状或症状较轻常误诊为肺结核。

(3)严重弥散型:极少数患者可发展此型,全身淋巴器官均可受到损害,可伴有淋巴瘤或其他肿瘤,后果严重。

临床上可取标本培养,用脲酶试验和明胶液化试验进行鉴别,荚膜组织胞质菌能分解尿素,不能液化明胶;而杜波组织胞质菌不分解尿素,在 $24\sim96h$ 可液化明胶。

此外可用免疫学方法检测患者血清中组织胞质菌抗体的含量来辅助诊断。

4. 卡氏肺孢菌(PC)

曾称为卡氏肺孢子虫,现归属于真菌。其生活史有两种形态,即包囊和滋养体,包囊为感染型,滋养体为繁殖型,呈二次分裂繁殖。

卡氏肺孢菌分布较广,可寄生于人和多种动物,主要是通过空气传播。在健康人体内多无症状,当宿主免疫力下降,特别是艾滋病患者,潜伏的卡氏肺孢菌在患者肺内大量繁殖,使肺泡上皮受损,导致间质性浆细胞肺炎又称卡氏肺孢菌肺炎,是艾滋病最常见、最严重的机会感染性疾病,病死率高达 $70\%\sim100\%$。

微生物学检查可取痰液、支气管肺泡灌洗液或肺活组织用姬氏染色法、果氏环六亚甲基四胺银染色法和亚甲胺蓝染色法来检查卡氏肺孢菌。姬氏染色后镜检可见包囊内有 8 个囊内小体,囊内小体的胞质呈浅蓝色,核一个呈紫红色;亚甲胺蓝染色后镜检,包囊壁呈深褐色或黑色,囊壁可见特征性括弧样结构,囊内小体不着色。

也可用单克隆抗体检测患者血清中卡氏肺孢菌抗原,用 PCR 检测卡氏肺孢菌核酸等方法来诊断。

5. 曲霉菌

是分布最广泛的真菌之一,遍布于自然界。曲霉菌由有横膈的分枝菌丝和具有特征性的分生孢子构成。菌丝特化形成厚壁而膨大的足细胞,在其垂直方向生出直立的分生孢子梗,在其顶部膨大形成顶囊,顶囊表面生出小梗,自小梗顶端形成具有各种形状、颜色和纹饰的分生孢子。依据分生孢子形成的各种特征不同可鉴别各种曲霉。在沙保弱培养基上,室温及 $37\sim45℃$ 条件下均能生长,形成绒毛状或絮状菌落,可呈不同颜色。菌落颜色是曲霉分类的主要特征之一。

曲霉属的真菌有数百种,其中能感染人和动物的有 20 余种。最常见的引起人类疾病的是烟曲霉,主要由呼吸道侵入,引起支气管哮喘和肺部感染,也可侵入血液弥散至各器官引起全身性感染。此外,皮肤、外耳道、鼻窦、眼眶及骨和脑膜等,也可发生炎症性肉芽肿,伴有组织坏死与脓肿,在病变组织中可找到有隔菌丝,长短不一呈杆状,有分枝。有些曲霉能产生毒素,已知的具有产毒能力的曲霉主要有黄曲霉、赭曲霉、杂色曲霉、烟曲霉和寄生曲霉等。其中有黄曲霉产生的黄曲霉毒素(AF)具有极强的毒性和致癌性,可引起真菌毒素中毒症和癌,主要诱发肝癌。AF 主要污染粮油及其制品,其中以玉米、花生、棉籽及混合饲料的污染最为严重。AF 是黄曲霉和寄生曲霉产生的次级代谢产物,已鉴定出 12 种以上,分为 B1 和 B2 两大类,它们的结构相似,均含有二呋喃环和香豆素(氧杂萘邻酮)结构。其中 AFB1 的毒性和致癌性最强,是目前发现的最强的致癌因子,其致癌能力比二甲基偶氮苯大 900 倍,为二甲基亚硝胺的 75 倍。AFB1 在天然污染的食品中最常见,因此,在食品污染监测中通常以 AFB1 作为污染指标。食品防霉和制订安全的食品黄曲霉毒素限量标准及监测是目前控制黄曲霉毒素污染和中毒的有效措施。

诊断可取患者痰、体液或组织用 KOH 处理制成片子镜检找菌丝和孢子,或培养后鉴定。用免疫学方法检测患者血清中相应抗体来辅助诊断。

6. 毛霉菌

由毛霉菌引起的疾病,主要菌种为丝生毛霉菌可侵犯血管壁,引起血栓和组织坏死。多继发于糖尿病或其他慢性消耗病,病程急性;症状严重者可致死。依据临床表现分为:

(1)脑型毛霉菌病系毛霉菌从鼻腔、鼻旁窦沿小血管到达脑部,引成血栓及坏死。

(2)肺毛霉菌病主要表现为支气管肺炎,也有肺梗死及血栓形成。

(3)胃肠道毛霉菌病,多见于回肠末端、盲肠及结肠、食管及胃也可累及。

毛霉菌病患者可取病变组织直接镜检,可见无隔菌丝,与曲霉菌比较,菌丝较粗大,分枝少,孢子也不多,标本接种于沙保弱培养基上生长的菌落,开始为白色,以后渐变灰黑色,菌丝体可长出孢子柄,末端生有孢子囊孢子,有时偶可看到接合孢子。治疗可用两性霉素 B,有时并结合外科切除或引流。

(邓世秀)

第二节 真菌的实验室诊断

由于真菌感染的临床特点不同,深部真菌和浅部真菌感染的实验室诊断有所区别。

一、浅部真菌感染的实验室诊断

浅部真菌感染的标本:

(1)皮屑,用 75％乙醇消毒皮损局部,取边缘的皮屑、深层趾(指)间皮屑或活动边缘皮屑。

(2)甲屑,用细挫或牙科磨钻取病甲与正常甲交界处,并且贴近甲床部的甲屑,标本用乙醇浸泡待干燥后使用。

(3)毛发,取病发(变色、无光泽、弯曲、脆易折断、松动易拔除)15 根,75％乙醇消毒,3～5 根做直接镜检,5～10 根用于接种。

(一)真菌直接镜检

直接镜检是最简单而重要方法,浅部感染真菌的病变标本如毛发、皮屑、甲屑置玻片上,滴加 10％KOH,覆盖玻片微热消化角质层,不应使其沸腾,以免结晶,再将玻片压紧,用吸水纸吸去周围多余碱液,在显微镜下观察,可见皮屑、甲屑、毛发内部或外部有透明的有隔菌丝,并有分枝,或有成串孢子,即可初步诊断为癣菌感染。也可用复方氢氧化钾溶液消化角质层[复方氢氧化钾溶液配方:氢氧化钾(AR)10g,二甲基亚砜(AR)40ml,甘油50ml,蒸馏水加至100ml。配制方法:将氢氧化钾先加入30ml蒸馏水中溶解后,再依次加入DMSO、甘油摇匀后,用蒸馏水加到100ml,装入塑料瓶内]。此配方的优点:配方中加DMSO,能促进角质的溶解,有甘油涂片不易干,不易形成氢氧化钾结晶,氢氧化钾的浓度相对低,腐蚀性也低,为进行大面积普查或大批量采集标本镜检带来方便。也可用乳酸酚棉蓝(染液配置:苯酚20ml,乳酸20ml,甘油40ml,蒸馏水20ml,4种成分混合后,稍加热溶解,然后加入棉蓝50mg,混匀,过滤即可。染色时取少量标本置洁净玻片上,滴加染液,加上盖玻片后镜子检,真菌染成蓝色)染色后镜检。直接镜检其优点在于简便、快速,无菌部位的阳性结果可直接确定真菌感染。但是由于阳性率较低,阴性结果也不能排除诊断。病发可用许氏光检查,当许氏光照射后真菌感染的病发会发出荧光,不同种真菌其发出的荧光不同,如黄癣菌发可发出暗绿色荧光。

(二)真菌分离培养

取皮屑、甲屑、毛发经75%乙醇浸泡或在青、链霉素混合液内处理5min后,无菌接种于沙保弱培养基中,置25℃培养,每周观察有无菌落生长,直至第4周,可通过菌落形态和颜色,加以显微镜检查其菌丝或孢子形态进行鉴别。真菌培养有平皿培养、大试管培养和玻片培养等。平皿培养便于菌落观察;大试管培养主要用于皮肤癣菌的培养;玻片培养是将真菌培养基切成1cm×1cm大小的薄片置于无菌载玻片上,点种真菌后,盖上无菌盖玻片后培养,培养后直接置显微镜下观察菌丝和孢子,便于真菌鉴定。

(三)鉴定试验

参见表12-1。皮肤癣菌对伊曲康唑等药物敏感。

表12-1 常见的浅部感染真菌的鉴定

癣菌	菌落	培养物镜检	其他鉴定
红色毛癣菌	白色绒毛状或蜡状,有的粉末状,反面红色,有时黄色	大、小分生孢子,厚膜孢子,梳状菌丝,球拍菌丝,结节	毛发穿孔试验阴性,脲酶阴性
石膏样毛癣菌	菌落粉末、颗粒或绒毛状、背面褐色	单个或成簇小分生孢子,有些菌株有棒状大分生孢子,有螺旋菌丝、结节器官等	毛发穿孔试验阴性,脲酶阳性,37℃生长
疣状毛癣菌	生长慢,灰色或黄色,绒毛状或蜡状菌落	多无大、小分生孢子,有厚壁孢子	生长需硫胺素,肌醇37℃刺激生长,可与许兰毛癣菌鉴别
紫色毛癣菌	生长慢,紫色绒毛状或蜡状菌落,背面无色至深紫色	多无大、小分生孢子,可见厚壁孢子	硫胺素促进生长和孢子形成
断发毛癣菌	生长慢,菌落呈黄、奶油、白、粉红等颜色,中央隆起或扁平,粉状,背面棕黄或棕红色	大分生孢子少,有棒状小分生孢子,在厚壁孢子	硫胺素促进生长

续表

癣菌	菌落	培养物镜检	其他鉴定
玫瑰色毛癣	菌落初白色后玫瑰红色,至紫色,绒毛状有皱褶,背面深玫瑰红色	棒状小分生孢子,大分生孢子少	脲酶阳性,组氨酸促进生长
同心圆毛癣菌	菌落蜡状,中央不规则折叠,外围放射状沟纹表面光滑或绒毛状、灰褐或棕色	无大、小分生孢子,有厚壁孢子	50％分离株生长需硫胺素促进
石膏样小孢子菌	生长快,菌落浅黄褐色,粉末或梭形,绒毛状,背面红棕色	薄壁大分生孢子,有小分生孢子,结节器官等	诱生有性型
狗小孢子菌	生长快,菌落扁平,表面白色或棕黄色,绒毛状,反面黄橙色	梭形、厚壁大分生孢子,小分生孢子稀少	毛发穿孔试验阳性,米饭培养基上生长好并形成孢子
絮状表皮癣菌	生长慢,菌落标黄,扁平至放射状皱褶,粉末或绒毛状,反面黄褐色	棒状壁光滑大分生孢子,无小分生孢子,陈旧培养中厚壁孢子多	

(1)毛发穿孔试验:将正常人少许头发剪成 1cm 长,置于已加入 25ml 蒸馏水和 2～3 滴 10％酵母浸膏液的平皿中,高压灭菌后将待检皮肤真菌接种于平皿内,置 25℃培养 4 周,每周检查 1 次,每次取数根头发于载玻片上,经乳酚棉蓝染色后,用显微镜观察,若毛发有裂口或陷凹者为阳性。如石膏样毛癣菌,狗小孢子菌阳性,红色毛癣菌阴性。

(2)尿酶分解试验:如石膏样毛癣菌,玫瑰色毛癣菌尿酶阳性。

(3)特殊营养试验:硫胺素可促进同心圆毛癣菌,断发毛癣菌、紫色毛癣菌等真菌生长。

二、深部感染真菌的实验室诊断

深部感染真菌的实验室诊断与细菌感染类似。依据临床所疾病不同,可取脓液、血液、粪便、痰液和脑脊液等标本进行检查。

(一)直接显微镜检查

取脓汁、痰液和局部炎症性分泌物直接涂片,革兰染色后镜检,显微镜可见革兰阳性(着色不均匀)、圆形或卵圆形菌体或孢子及假菌丝,可确认为假丝酵母菌感染。

用患者脑脊液做墨汁负染色检查是诊断隐球菌脑膜炎最简便、快速地方法,显微镜下可见透明、圆形或椭圆形菌体,细胞外有宽厚的荚膜。

(二)培养

. 将标本接种在沙保弱琼脂上 37℃培养 1～4d,可见奶油色酵母样菌落。镜检可见假菌丝和芽生孢子。可根据不同菌种运用不同培养基,如孢子丝菌可用胱氨酸血液葡萄糖琼脂,必要时运用鉴别培养基和生化反应、同化试验等进行鉴定。

(三)鉴定

1. 芽管形成试验

将假丝酵母菌接种于 0.2～0.5ml 血清中,37℃孵育 1.5～4h 观察有无芽管形成。白假丝酵母菌可形成芽管,其他假丝酵母菌不形成芽管。

2. 厚膜孢子形成试验

将假丝酵母菌接种于玉米粉吐温 - 80 培养基 25℃孵育 1～2d 后,白假丝酵母菌在菌丝顶端、侧缘或中间形成厚膜孢子。

3. 糖同化或发酵试验

凡发酵某种糖一定能同化该糖(表 12-2),故只需做不发酵糖的同化试验。将假丝酵母菌接种糖发酵管,25℃孵育,一般观察 2～3d,对不发酵或弱发酵管可延长至 10d 或 2～4 周。观察有无酵母生长或液体培养基是否变浑浊。现在商品化的产色培养基可快速鉴定白假丝酵母菌和其他假丝酵母菌。

表 12-2　假丝酵母菌糖同化及发酵试验

菌种	同化试验				分解试验			
	葡萄糖	麦芽糖	蔗糖	乳糖	葡萄糖	麦芽糖	蔗糖	乳糖
白假丝酵母菌	+	+	+		+	+	-	-
近平滑假丝酵母菌	+	+	+	-	+	-	-	-
克柔假丝酵母菌	+	-	-	-	+	-	-	-
热带假丝酵母菌	+	+	+	-	+	+	+	-
克菲假丝酵母菌	+	-	+	+	+	-	+	+
吉力蒙假丝酵母菌	+	+	+	-	+	-	+	-

(4)药物敏感试验:对两性霉素 B、5-FC 等药物敏感,但对 5-FC 极易产生耐药性。

(5)抗体检测:早期诊断可用 ELISA 夹心法、免疫酶斑点试验,方法简便。也可用乳胶凝集试验和对流免疫电泳试验等检测血清中抗白假丝酵母菌抗体。

(6)动物实验:将假丝酵母菌悬液注射 1ml 于家兔耳静脉或注射 0.2ml 于小白鼠尾静脉,观察 5～7d,看其是否死亡。其他假丝酵母菌对动物无致病性。

(邓世秀)

第十三章 病毒及检验

病毒是一类体积微小、结构简单、严格的活细胞内寄生的微小生物。病毒广泛寄生于人、动物、植物、真菌及细胞体内,与人类的关系非常密切,是引起人类多种疾病的病原体,所致疾病数量多,传染性强,且很少有特效治疗药物。常见的病毒性传染病有病毒性肝炎、流行性感冒、艾滋病、出血热、狂犬病、各种脑炎等。另外,病毒与肿瘤和自身免疫性疾病关系密切,目前已成为多学科研究的热点。

第一节 概 述

病毒仅由核酸(DNA 或 RNA)和蛋白质外壳构成,是非细胞生物,具有遗传、复制等生命特征。病毒在自然界分布广泛,可感染细菌、真菌、植物、动物和人,常引起宿主发病。但在许多情况下,病毒也可与宿主共存而不引起明显的疾病。

一、病毒的基本形状与大小

病毒的大小是指该病毒体的大小。病毒体是指有感染性的完整病毒颗粒。病毒的个体微小,其大小的测量单位是 nm,各种病毒的大小相差悬殊,一般为 50~250nm,其中多数都在 100nm 左右;如较小的 RNA 病毒和微小 DNA 病毒直径约 20nm,而较大的痘病毒大小为 300nm×200nm×100nm。

病毒具有多形态性,其基本形态有球形、方砖形、杆状及蝌蚪形。各种病毒的大小相差悬殊,绝大多数要用电子显微镜才能观察到。

二、病毒的结构与化学组成

病毒是由核酸和蛋白组成,其中核酸只含 DNA 或 RNA 一种,将病毒分为两大类,即 DNA 或 RNA 病毒。

(一)病毒的基本结构

病毒的结构非常简单,其基本结构包括核心和衣壳两部分,两者共同构成核衣壳。裸露病毒的核衣壳就是病毒体。

1. 核心

位于病毒体的中心,由一种核酸 DNA 或 RNA 及少量的功能蛋白组成。由于病毒基因的转录与转译均需在细胞内进行,故病毒基因组的组成与真核细胞的基因组相似,而有别于原核细胞的基因组。病毒基因组内有内含子,转录后需经剪接和加工才能表达蛋白。

病毒核酸功能:

(1)复制功能,病毒活细胞内可释放出核酸,自动复制出更多相同的子代核酸。

(2)病毒特征的决定性,病毒核酸链上的基因密码承载着病毒的全部特征信息,复制出子代的病毒体均保存亲代病毒的特征。

(3)具有感染性,某些病毒进入宿主细胞后能引起宿主感染,因其不易被细胞吸附而易被体液中易感细胞膜上的核酸酶降解,故其感染性比病毒体低。

2. 衣壳

指包围在病毒核心外围,由一定数量的壳粒组成的一层蛋白质结构。壳粒是衣壳的形态学亚单位,一个壳粒是由一个或几个多肽组成,每个多肽链称为一个化学亚单位。电镜下可见壳粒彼此呈各种对称形式排列。如流感病毒呈螺旋对称型排列,脊髓灰质炎病毒呈20面体对称排列,噬菌体的头部呈20面体对称排列,而尾部呈螺旋对称型排列的混合对称型排列等。

病毒衣壳的功能:

(1)保护病毒核酸,由蛋白质构成的衣壳包绕着核酸,避免核酸遭受环境中的核酸酶及紫外线、射线等其他理化因素的破坏。

(2)参与感染过程,病毒引起的感染,首先是病毒特意性的吸附于易感细胞表面,无包膜病毒则靠衣壳吸附于易感细胞表面。

(3)具有抗原性,衣壳蛋白本身就是一种抗原,能引起机体特异性细胞免疫和体液免疫,既有免疫防御作用,也可引起免疫病理损伤。

(二)病毒的辅助结构

某些病毒除上述基本结构外,还有辅助结构。病毒的辅助结构有包膜和刺突或纤突。

1. 包膜

是包围在病毒核衣壳外的双层膜,主要成分是蛋白质、多糖及脂类。蛋白质有病毒基因编码;有包膜的病毒多为芽生增生,其以"出芽"形式获得宿主细胞的多糖和蛋白质。有些病毒包膜表面有钉状突起,称为包膜子粒或刺突,赋予了病毒的一些特殊功能。

包膜的主要功能:

(1)维护病毒体结构的完整性,包膜中含有的脂类,主要成分是磷脂、中性脂肪和胆固醇,能起到加固病毒体结构的作用。

(2)辅助感染作用,因病毒体包膜的脂类绝大部分来自宿主细胞膜,两者细胞膜脂类同源,故具有与宿主细胞膜亲和及融合的性能,因而起到辅助病毒感染的作用。

(3)具有病毒种、型抗原的特异性,病毒包膜含有的糖蛋白或脂蛋白,具有免疫原性,可作为病毒分型或亚型的依据。

2. 刺突或纤突

有些病毒具有其他辅助结构,如腺病毒在20面体各个顶角上有触须样纤维,称为刺突或纤突,能凝集某些动物红细胞、毒害宿主细胞并辅助病毒的吸附。

三、病毒的增生

病毒因缺乏独立代谢的酶系统,只有进入活的易感细胞,由宿主细胞提供合成病毒核酸和蛋白质的原料,病毒才能增生。病毒以复制方式增生。复制一般分为吸附、穿入、脱壳、生物合成、装备与释放5个阶段,该阶段称为病毒的复制周期。复制过程中各阶段发生的改变和周期的长短因病毒种类而异。

四、病毒的遗传变异

病毒与其他生物一样,具有遗传性和变异性。病毒的变异是指病毒在生长繁殖过程中,出现某些性状的改变。核酸结构是决定病毒特性遗传的物质基础,如果病毒核酸的核苷酸种类或序列发生改变,病毒的特性将随之变异。基因的突变是因病毒基因组核酸链中发生碱基置换、缺失或插入引起的。病毒的重组是两种不同的病毒感染同一细胞时,有时能发生基因的交换,称为基因重组,基因重组不仅发生在两种活性病毒之间,也可发生在一种活性病毒与另一种灭活病毒之间,甚至是 2 种或 2 种以上的灭活病毒之间。病毒的变异可在自然条件下或人工实验室中发生。

（一）形态变异

有些病毒通过细胞培养传代后,可发生形态的变异。如流感病毒呈球形,新分离的病毒株经鸡胚培养后,常呈丝状,再经多次传代后,形态会变为球形或短杆形。

（二）抗原变异

自然界中有些病毒如流感病毒,常因其抗原性发生变异,而产生新的变异株。

（三）毒力变异

自然条件下存在病毒强弱不同的变异株。用人工方法将某些病毒通过一定的动物体或组织培养后,能引起毒力的降低,而保持主要的抗原性不变。如脊髓灰质炎病毒。有些病毒株只引起人的肠道感染,而不侵犯中枢神经系统;而有些病毒株则侵犯中枢神经系统。因其毒力不同,对人的致病性也有很多差异。

五、病毒对外界因素的抵抗力

病毒对温度的敏感性差异很大,大多数病毒耐冷不耐热,在低温条件下,病毒活性可保持数月至数年。因此常用低温保存病毒,但反复冻融可使病毒灭活。多数病毒加热 60℃ 30min 或 100℃ 数秒即可灭活,但乙肝病毒需经 100℃ 10mm 方能灭活。X 线、γ 射线及紫外线均可使病毒灭活。电雷辐射可致病毒的核苷酸链发生致死性断裂,紫外线则是病毒在多核苷酸上形成双聚体,抑制其基因复制。而如脊髓灰质炎病毒等某些病毒经紫外线灭活后,再用可见光照射可切除双聚体,此现象称为光复活。故制备灭活疫苗不宜使用紫外线灭活法。

大多数病毒能在 50％甘油盐水中保持较久,常用保存送检的病毒材料。几乎所有的病毒均可被甲醛灭活。通常使用的甲皂酚溶液浓度可以杀死大部分病毒。病毒对高锰酸钾、次氯酸及碘酒等极敏感,有的病毒暴露于空气中即被灭活,乙醇、升汞、强酸、强碱等能迅速杀死病毒。环氧乙酸对肝炎病毒有消毒作用。氯仿、乙醚等脂溶剂可致有包膜病毒如流感病毒等包膜脂质溶解而灭活,但对无包膜病毒几乎无作用。

病毒对常用抗生素和一般的化学疗剂不敏感,待检标本中加抗生素是抑制细菌生长。中草药如大青叶、板蓝根、黄连、金银花、管众等,对流感、腮腺炎病毒及乙脑病毒等有一定抑制作用。

六、病毒的分类

病毒分类的主要依据:

(1)病毒的形态特征。

(2)基因的特征即核酸类型与结构。

(3)病毒的结构。

(4)病毒的理化性状特征。

(5)病毒的蛋白质特征。

（6）病毒的抗原性。病毒的分类见表 13-1。医学病毒往往按照病毒所致疾病分类。

表 13-1　病毒的分类

病毒类型	分类主要依据	病毒科名
DNA 病毒	双链,有包膜	痘病毒科 疱疹病毒科 虹彩病毒科
	双链,无包膜	腺病毒科 乳多空病毒科
	单链,无包膜	细小病毒科 圆环病毒科
RNA 病毒	双链,分节,无包膜	呼肠病毒科 双 RNA 病毒科
	单负链,不分节,有包膜	副黏病毒科 弹状病毒科 丝状病毒科
	单负链,分节,有包膜	正黏病毒科 布尼病毒科 沙粒病毒科
	单正链,不分节,无包膜	小 RNA 病毒科 杯状病毒科 星状病毒科
	单正链,不分节,有包膜	冠状病毒科 黄病毒科 披膜病毒科
DNA 和 RNA 反转录病毒	双链 DNA,复制过程有反转录,不分节,无包膜	嗜肝 DNA 病毒科
	单链,RNA,复制过程有反转录,不分节,有包膜	反转录病毒科

（邓世秀）

第二节　病毒的实验室诊断方法

随着科技发展的成果不断应用于临床,病毒的检验手段越来越趋向于简便、快捷、敏感及特异。实验室对病毒的诊断方法包括病毒的分离培养鉴定法、病毒蛋白及核酸的检测方法和病毒的免疫学检测方法。

一、标本的采集及运送

（一）标本的采集

病毒检测的标本应在发病 1～2d 或急性期时采集。采集的部位依据不同的感染病例和检测的目的病毒的不同而定。如肠道感染采集粪便,呼吸道感染采集鼻咽洗漱液或痰液,颅内感染采集脑脊液,皮肤与黏膜感染采集疱疹内积液或皮肤擦拭,病毒性血症则采集血液等。采集的标本应尽可能含有感染的细胞。

（二）标本的处理及运送

标本的采集过程必须是无菌操作,采集的容器也必须是无菌的。因病毒在室温中易被灭活,故最好标本在采集 1～2h 内立即送检,需要运送的标本应放入装有冰块或低温材料的保温箱中冷藏,送检的组织块等标本应放入含有 50% 甘油的抗生素缓冲盐水或二甲基亚砜(DMSO)中低温保存。不能立即送检的标本应保存在 - 70℃低温冰箱中。

二、病毒的分离及鉴定

针对病毒对宿主细胞的敏感性和嗜亲性,选择接种不同的组织细胞。

（一）病毒的分离

1. 病毒的组织培养

先将组织细胞进行培养,再接种病毒,使病毒在组织细胞中生长以达到分离目的。组织培养是最常用的病毒培养方法。常用的细胞包括:

(1)原代培养细胞,将新鲜的组织器官制备成单个细胞悬液,经过细胞培养形成单的细胞层。原代细胞对病毒很敏感,但来源困难制备复杂。

(2)二倍体细胞株,又称半传代细胞,是原代细胞经 50 代左右传代后,仍保持二倍体的特征(23 对染色体)。二倍体细胞广泛用于病毒的分离和疫苗的生产。

(3)传代细胞系,是在体外持续传代的细胞,特点是繁殖快易保存,便于实验室使用。如HeLa(人子宫颈癌)细胞、Hep-2(人喉上皮癌)细胞等。

2. 病毒鸡胚接种

鸡胚是有生命的活体,鸡胚接种具有组织分化程度低,易于病毒增生、来源充足、对接种的病毒不产生抗体等特点,目前仍是最常用的敏感而又特异的接种方法。

接种鸡胚根据毒种的不同选择鸡胚的胚龄及接种部位不同,一般选用 6～13d 的鸡胚。根据不同的毒种和目的采用适当的接种部位。

(1)卵黄囊接种:选择 6～8d 龄(胚龄)的鸡胚,在检卵灯下画出气室和胎位,消毒气室,用无菌小锥子在气室中央锥一小孔,以无菌长针头沿鸡胚的纵轴(避开胚胎)刺入 2～3cm 至卵黄囊,注入标本 0.2～0.5ml,以融化的石蜡封闭注射孔。置 35～37℃培养,每天检视,接种后 24h 内死亡者可能系机械损伤或细菌污染所致,应弃去。

将孵育 24h 以上濒死的鸡胚取出,消毒气室并无菌操作剪去卵壳,取出鸡胚置无菌平皿,断卵黄蒂弃去鸡胚及卵黄液,收获卵黄囊膜 - 70℃保存。常用于嗜神经病毒的分离。

(2)羊膜腔接种:取胚龄 9～11d 的鸡胚,在检卵灯下画出气室和胎位,消毒气室,在靠近胎位一侧无菌操作锯开一等边三角形孔(边长约 1cm),挑去壳膜,滴 1 滴无菌液状石蜡于胎位一侧的卵壳膜上,使之变为透明壳膜,检卵灯下整个鸡胚清晰可见,选择绒毛膜无血管处进针,在鸡胚嘴与颈之间刺入,注入 0.1～0.2ml 标本。以浸有无菌蛋清的玻璃纸封住窗口,气室朝上孵育 48～72h。

收获前将鸡胚置 4℃冰箱过夜或 - 20℃1h,将鸡胚冻死以减少出血。无菌操作打开气室,撕开绒毛尿囊膜,吸取羊膜腔的羊水及尿囊液(病毒可通过胚体进入尿囊),低温保存。

常用于流感病毒的初次分离。

(3)尿囊腔接种:选 9～11d 胚龄的鸡胚,在检卵灯下画出气室和胎位,在胚胎面与气室交界的边缘或对侧处进针,将注射针头垂直或斜插刺入约 2cm,注入标本 0.1～0.2ml,石蜡封口,孵育 48～72h。收获尿液方法同上。常用于流感病毒、腮腺炎病毒的传代。

(4)绒毛尿囊膜接种:取 10～13d 胚龄的鸡胚,无菌操作在气室端锥一小孔,并在胎位卵壳上开一等边 S 角形的人工窗(勿伤卵壳膜),挑去卵壳,再加 1 滴生理盐水于卵壳膜上,用针尖在壳膜上划一裂隙,再用橡皮乳头在气室端吸气,盐水即从裂隙下沉(造成人工气室),借助负压和重力将绒毛尿囊膜与壳膜分开,撕去壳膜,暴露绒毛尿囊,接种标本 0.1～0.15ml,并轻轻旋转使标本布满于膜上,用玻璃纸蘸蛋清液封闭窗口,孵育 2～6d。

无菌操作沿人工窗剪下绒毛尿囊膜,平铺于平皿中观察有无斑点病变。置低温保存。常用于天花病毒和疱疹病毒的分离培养。

各种病毒的鸡胚接种途径及收获物的比较见表 13-2。

表 13-2　各种病毒的鸡胚接种途径及收获物比较

病毒	胚龄(d)	适宜接种部位	接种方法	注射病毒量(ml)	孵育时间	鸡胚表现	收获材料
流感	9～12	尿囊、羊膜腔	穿孔及开卵窗	0.1～0.2	36～48h	血凝	尿囊液、羊水
腮腺炎	9～12	尿囊、羊膜腔	穿孔及开卵窗	0.1～0.2	5～7d	血凝	尿囊液、羊水
水痘	10～13	绒毛尿、囊膜	开卵窗及人工气室	0.1～0.15	3～5d	痘疱	绒毛尿囊膜
单纯疱疹	10～13	绒毛尿、囊膜	开卵窗及人工气室	0.1～0.15	2～6d	痘疱	绒毛尿囊膜
牛痘	10～12	绒毛尿、囊膜	开卵窗及人工气室	0.1～0.15	2～3d	死亡痘疱	绒毛尿囊膜
乙型脑炎	6～8	卵黄囊	气室中心穿孔	0.2～0.5	3d	死亡	尿囊液、绒毛尿囊膜

3. 动物接种

是比较经典的分离病毒方法,逐渐被细胞培养所取代。只有在对狂犬病毒或乙型脑炎病毒分离鉴定时还用小白鼠接种。

(二)病毒的鉴定

病毒经鸡胚、细胞或动物接种培养分离到的病原体,在确定无细菌及支原体污染时,即认为是分离成功。但对分离的病毒种类尚需进一步鉴定。

1. 病毒在细胞内增生的鉴定指标

(1)细胞病变效应(CPE):大多数病毒感染细胞后,在细胞内增生可致细胞溶解死亡。但细胞的表现状态随病毒的种类变化而不同。

1)整个细胞变圆皱缩,分散,直至全部细胞碎裂脱落等,多见于肠道病毒、痘病毒、呼吸病毒、鼻病毒、柯萨奇病毒。

2)细胞肿大,发生聚合呈葡萄串状,如腺病毒。

3)细胞融合形成合胞体,即多数细胞发生相互融合而成"多核巨细胞",但各个细胞核仍然能分辨清楚,如副黏病毒、疱疹病毒。

4)细胞仅产生轻微病变,如狂犬病毒、正黏病毒、冠状病毒、沙粒病毒及反转录病毒。

5)细胞质内形成空泡,如 SV40 病毒等。

6)细胞质或细胞核内形成个数不等的嗜酸或嗜碱性包涵体。

(2)对鸡胚的敏感性表现:病毒的种类不同鸡胚的接种部位不同,对鸡胚的敏感性也不同。如疱疹病毒和痘类病毒,在鸡胚绒毛膜上均可形成特殊的病灶。

(3)红细胞吸附:有些病毒感染细胞后不出现 CPE,如流感病毒包膜上带有血凝素,感染敏感细胞后,在细胞膜表面形成血凝素,能与脊椎动物(人、鸡或豚鼠等)红细胞结合,称为红细胞吸附现象。该试验阳性既是病毒增生的标志,也可作为正黏病毒和副黏病毒的间接检测指标。

2. 病毒感染性测定和病毒数量检测

(1)动物感染:依据病毒的易感范围和潜伏期不同,能初步判断为哪种病毒感染。如 B 组柯萨奇病毒只对新生乳鼠有致病作用,而对成年小鼠无感染性。乙型脑炎病毒在小鼠脑内接种的潜伏期一般为 4d,若 2d 内死亡,可能是细菌感染或机械创伤所致,与病毒无关。

(2)红细胞凝集试验:含有血凝素的病毒,接种鸡胚或感染细胞后,若病毒增生并释放至细胞,收集的羊膜腔液、尿囊液或细胞培养液中加入脊椎动物的红细胞,可出现红细胞凝集,此现象可作为病毒增生的标志。将病毒液倍比稀释,以血凝反应的最高稀释度作为凝集效价,可对病毒含量做半定量检测。

(3)50%组织细胞感染量(TCID50)测定:将待鉴定的病毒液 10 系列稀释后,分别接种于单层细胞,经一定时间培养后观察 C.PE 等指标,以能感染半数细胞的最高稀释度的病毒量为终点,经统计学处理计算 TCID50。此方法以 CPE 作为病毒的感染性和毒力的判断指标。

(4)空斑形成试验:系检测标本中病毒数量的方法。将一定量稀释后的待检病毒液接种于敏感单层细胞中,经一定时间培养后,在细胞上覆盖一层融化尚未凝固的琼脂后继续培养,可见单个病毒的增生使单层细胞溶解,形成肉眼可见的空斑。一个空斑是由一个病毒体增生所致,计算培养皿中的空斑数量,可推断出样品中病毒数量。通常以每毫升病毒液的空斑形成单位(pfu),即 pfu/ml 表示。

3. 血清学实验

(1)中和试验(NT):是指病毒在活体或细胞培养中被特异性抗体中和,而失去感染能力的一种试验。即以已知抗某种病毒血清与待测病毒液混合,作用一定时间后接种活体或敏感细胞,经培养后观察 CPE 或红细胞吸附现象是否消失,该方法可靠易行。若用不同浓度的抗血清进行中和,可根据抗体效价对待测病毒做半定量检测。中和抗体为 IgG,因该抗体出现时间较补体结合的抗体晚,维持时间长,特异性高且敏感性强,故常用于流行病学调查。

(2)补体结合试验(CF):利用补体的无特异性,只能与抗原-抗体复合物结合的原理而设计的一种试验。先将已知抗原(病毒)与待检的未知抗体(血清)混合后,若两者相对应,则形成抗原-抗体复合物。再加入补体,补体即于抗原-抗体复合物结合,当加入绵羊红细胞和溶血素后,无溶血现象者为试验阳性;反之,如待检标本中无对应的特异性抗体,不能形成抗原抗体复合物,待加入绵羊红细胞和溶血素后,则出现溶血现象,试验为阴性。该试验要设立对照组。

（3）血清抑制试验（HI）：某些含有血凝素（糖蛋白）的病毒,能与脊椎动物的红细胞结合,称为血凝现象。当这些病毒抗原与特异性抗体结合,血凝现象即被抑制,称为血凝抑制现象。该试验称为血凝抑制试验。结果报告是以完全抑制血凝现象的最高血清稀释倍数为终点。本试验可用于正黏病毒和副黏病毒感染的诊断和流行病学调查。但血清中的非特异性抑制素和天然凝集素可影响效价的判断,试验中要除去该因素的影响。

（4）间接血凝试验：以红细胞为载体吸附已知的病毒抗原或抗体,使之成为致敏的红细胞,当加入相应的抗体或抗原后,由于抗原抗体的特异性结合,可出现肉眼可见的凝集现象。

（5）酶联免疫吸附试验（ELISA）：该试验原理是将辣根过氧化物酶 HRP 或碱性磷酸酶 AP 标记在抗原或抗体上,当抗原抗体结合后,加入底物,出现显色反应,根据颜色的深浅,以酶标仪测定出 OD 值,再换算出被检物的含量。该试验有直接法、间接法及双抗体夹心法和竞争法等方法。

（6）免疫荧光试验（IFA）：是利用免疫荧光技术把荧光素标记在病毒抗原或抗体上,当抗原与抗体特异性结合后,在荧光显微镜下可观察到荧光色素。该试验分直接法和间接法,直接法是用荧光素标记抗体,直接与病毒作用。间接法将荧光素标记在抗抗体上,当病毒与抗体结合后,再加入荧光标记的抗抗体,形成抗原-抗体-荧光抗抗体复合物。该试验可用于鼻咽病毒的早期诊断。

（7）胶乳凝集试验（LA）：用乳胶颗粒（聚苯乙烯）为载体,直接吸附抗原或抗体,使之成为致敏的抗原或抗体,再与相应的抗体或抗原结合,可出现肉眼可见的凝集颗粒。

4. 病毒的直接检测（诊断）

（1）电镜技术：又称负染技术。是以金属染液中的钠或钾原子作为电子染料,浸染病毒标本,将密度较低的病毒标本包绕。电子光束能通过低密度的病毒颗粒而呈现明亮清晰的结构,因不能透过金属背景,故背景是暗的。此方法要求被检标本中含有高浓度病毒颗粒（$\geqslant 10^7/ml$）,且病毒需游离于组织液或细胞液中。可检测甲型或乙型肝炎病毒、腺病毒、单纯疱疹病毒、轮状病毒等自身形态特征较好的病毒。电镜下可观察到病毒的形态学特征,还可检测病毒颗粒的大小及数量。

（2）免疫电镜技术（IEM）：将抗原抗体结合成免疫复合物后,于电镜下直接观察的方法。对低浓度的病毒标本,可利用该技术将病毒颗粒富集后再观察。免疫电镜技术能提高病毒的检出率和敏感性。但要求抗原抗体的比例适合,且抗体的效价要高。利用本技术可发现和鉴定许多病毒,如轮状病毒、甲型肝炎病毒和乙型肝炎病毒中的 HBsAg 等。

（3）病毒包涵体检测：用光学显微镜可直接检测病理组织或脱落细胞标本,在病毒增生部位（胞核、胞质或两者皆有）出现的嗜酸性或嗜碱性包涵体。包涵体的检测需要将细胞染色后方可检出。常用姬姆萨和苏木精-伊红（H-E）两种染色方法。包涵体检测对病毒的诊断有一定价值。

（4）病毒蛋白抗原检测：采用免疫学技术直接检测标本中病毒抗原的早期诊断方法。常用方法有酶联免疫吸附试验（ELISA）、放射免疫测定（RIA）和免疫荧光测定（IFA）试验等。这些技术具有特异性高、敏感性强、操作简便的特点,用标记的高质量的特异性抗体,尤其是使用单克隆抗体技术,可检测到 $ng(10^{-9}g)$ 至 $pg(10^{-12}g)$ 水平的抗原或半抗原。

（5）早期抗体的检测：机体感染病毒能产生特异性 IgM 抗体,如孕妇羊水中检测出特异性 IgM 抗体,可早期诊断有关病毒引起的胎儿先天性感染;临床上常以抗 HBcIgM 作为急性 HBV 感染的指标。在对获得性免疫缺陷综合征(AIDS)及成人白血病等疾病诊断时,在筛选试验阳性的基础上,需用免疫印迹试验(WB)进行确证,以确证被检者血清中含有抗 HIV 的某种抗原的特异性抗体。

(6)病毒核酸的检测:因大多数病毒基因被成功克隆且进行了全序列测序,为病毒核酸的检测创造了条件。

1)核酸电泳:已知某些病毒核酸的分节段性质,如呼吸道病毒核酸分 10 个节段,甲型和乙型流感病毒分 8 个节段,轮状病毒分 11 个节段。故将从标本中提取的这些病毒,经聚丙烯酰胺凝胶电泳(PAGE)及银染色后在凝胶板上即可清晰所见相应数量的条带,可结合临床进行诊断。

2)核酸杂交:其原理是用放射性核素或生物素等标记的已知序列的核酸单链作为探针,该核酸探针与标本中的病毒核酸按碱基互补规律结合,再通过放射自显影或免疫技术检测标记的核酸片段,做出病毒的病原学诊断。该方法具有特异性高,灵敏度好的特点。核酸杂交可分为将核酸提取物直接点在杂交滤膜上,经变性处理后与标记的探针核酸序列杂交的斑点杂交和用细胞原位释放的 DNA 或 RNA 与标记的特异性核酸探针进行杂交的原位杂交。

3)印迹杂交技术:将标本提取的 DNA 或 RNA 用限制性内切酶切割后,经琼脂糖电泳,形成核酸内切的条带图谱,再将琼脂糖凝胶中的核酸条带电转移至硝酸纤维膜上,使与标记的探针序列进行杂交。

(7)聚合酶链反应(PCR):为核酸体外扩增技术。其原理是选择病毒的特异、保守片段作为靶基因,将设计的特异引物序列在多聚酶的作用下扩增病毒的特异序列,从而对病毒进行诊断。随着 PCR 技术的不断发展,目前用于病毒检测的有巢式 PCR、半巢式 PCR、反转录 PCR、原位 PCR 及定量 PCR 技术等。

(8)基因芯片:是将已知的生物分子探针或基因探针,大规模有序列的排列于微型硅片等载体上,与待检样品中的生物分子或基因序列相互作用,在激光的顺序激发下,产生的荧光谱信号经计算机分析处理后得出结果。此方法能一次性完成大量样品的 DNA 序列检测,在病毒学诊断及流行病学调查中应用广泛。

(邓世秀)

第十四章　肝炎病毒

第一节　甲型肝炎病毒

小RNA病毒科是一类个体微小、无包膜的单链RNA病毒,主要包括鼻病毒属、肠道病毒属及肝病毒属等。甲型肝炎病毒(HAV)属于小RNA病毒科,肝病毒属,是该病毒属唯一的一个成员。

一、生物学特性

(一)形态结构

HAV为直径27～32nm、无包膜、衣壳蛋白呈二十面体立体对称的RNA病毒。1973年Feinstone等人在患者的粪便滤液中通过电子显微镜观察发现了HAV。病毒粒子组成包括30%的核糖核酸及70%病毒蛋白。

(二)理化特性

HAV完整病毒颗粒在氯化铯溶液中的浮力密度为$1.32～1.34g/cm^3$,在中性蔗糖溶液中的沉降系数为150～160S。感染早期,粪便中空心衣壳病毒颗粒的浮力密度为$1.29～1.31g/cm^3$,沉降系数主要为70S。HAV病毒颗粒耐酸、耐热,在pH值为3.0以下仍具有感染性,加热60℃30min不能灭活病毒,通过电离辐射、苯酚及甲醛溶液处理易使病毒失活。

(三)基因组结构

HAV基因组结构类似于其他小RNA病毒,为单正链RNA,长度约为7.5kb,其组成为5′-NCR-Pl-P2-P3-NCR-poly(A)-3′,5′NCR全长由734～740个核苷酸组成,碱基序列高度保守,其中有内部核糖体进入位点(IRES),启始病毒的翻译。病毒特异性蛋白VPg(相对分子质量为25000)共价结合在5′末端。3′NCR全长由40～80个核苷酸组成,带有一个Poly(A)尾。其余基因组由带有三个不同区域(P1、P2、P3)的一个开放阅读框架组成,并编码一个相对分子质量约为250000的多聚蛋白质大分子(2225～2227个氨基酸),多聚蛋白经进一步水解剪切产生病毒的结构蛋白和非结构蛋白。P1区编码病毒结构蛋白,由1D、1B和1C区分别编码病毒三个主要衣壳蛋白VP1、VP2、VP3,由1A区编码的VP4衣壳蛋白对病毒粒子形成至关重要,但在成熟病毒颗粒中检测不到。VP1与VP3衣壳蛋白在病毒表面形成单个抗原表位,可刺激机体产生中和抗体。P2区和P3区编码病毒非结构蛋白,P2区编码2A、2B和2C蛋白;2A蛋白功能不详;2B蛋白可能与病毒株对培养细胞的适应有一定的对应关系,2C蛋白可能具有解旋酶活性。P3区编码3A、3B、3C和3D蛋白,3A蛋白在病毒复制过程中可将3AB蛋白分子固定在浆膜上;3B蛋白又称VPg,发挥病毒基因复制起始的重要作用。3C蛋白是病毒特异性水解蛋白酶,参与HAV多聚蛋白质分子翻译后的切割加工,使之成为具有功能的结构蛋白和非结构蛋白。3D蛋白是病毒的复制酶,为RNA依赖的RNA聚合酶。

(四)分型

HAV仅有一个血清型,感染者产生的抗-HAV对不同地理区域来源的病毒再感染均具有保护作用。依据 HAV 基因组 VP1/P2A 之间 168bp 序列差异将 HAV 分为 7 个不同基因型（Ⅰ～Ⅶ），其中基因型Ⅰ、Ⅱ、Ⅲ和Ⅶ型为感染人的 HAV(hHAV)，以Ⅰ型和Ⅲ型最为普遍。中国 hHAV 株多为Ⅰ型。Ⅳ型、Ⅴ型和Ⅵ型为感染猿猴的 HAV。

（五）敏感动物与细胞

除人类以外，已经确定对 HAV 敏感的动物主要是黑猩猩、狨猴和猕猴；目前主要应用于病毒培养的细胞株有恒河猴胚肾细胞、人成纤维细胞和非洲绿猴肾细胞。野生型 HAV 在体外细胞培养增生速度非常缓慢，一般没有细胞病变产生，但适应培养细胞株可引起细胞病变且繁殖速度加快。

二、临床意义

HAV 由粪-口途径通过污染的水源和食物传播，HAV 感染者每克粪便中含有 109 个病毒粒子，病毒的主要宿主是人类。HAV 的流行主要在温带地区，具有明显的季节性，高峰发病期主要在秋末冬初。甲型肝炎呈全球分布，表现为散发或暴发流行。HAV 感染呈自限性，平均潜伏期为 28d(15～50d)，大多数感染者无黄疸且无明显症状，一般在 3 个月以内自行恢复。典型的甲型肝炎患者常表现为发烧、心神不安、食欲缺乏、恶心、腹部不适，小便深黄，大便发白并出现黄疸，临床上一般不出现慢性肝炎和长期持续排毒者，但是 15%～20% 患者病情会持续 6 个月。暴发型肝炎较少见，其致死率小于 1.5%，主要为儿童和老年人。1988 年春季，上海曾发生因食毛蚶而暴发的甲型肝炎流行，患者达 292301 人，死亡 47 人。

HAV 感染初期即可检测到抗-HAVIgM，3 个月开始下降，6 个月已无法检测到；抗-HAVIgG 在 IgM 型抗体出现后也随之出现在血液中，可持续数年，使机体具有终身免疫力。

三、微生物学检查

（一）标本采集

依据标准操作规程(SOP)进行血清采集、运送、处理和储存，这将有助于准确测定抗-HAVIgM 和 HAV 总抗体水平。在 4℃条件下可储存 3 周以上，-20℃和-70℃可保存 6 个月，也可收集唾液和胆汁用于抗体检测。检测粪便中 HAV 抗原，应在发病前 2 周或出现症状后数天内采集，少数情况如婴儿粪便排病毒的时间较长。

（二）检验方法

1. 抗体检测

(1)抗-HAVIgM 测定：急性甲型肝炎临床诊断的最佳方法。采用固相抗体捕获免疫测定法，在固相表面包被抗人 IgM，加入待检血清，随之被血清中 IgM 捕获并与之结合，再加入 HAV 病毒抗原也与 IgM 结合，最后加入标记的抗-HAVIgG 结合于 HAV 病毒抗原上，通过底物显色进行测定。同时设置阳性和阴性对照。在症状出现时，几乎所有的甲型肝炎患者抗-HAVIgM 均为阳性。感染 6 个月后，IgM 变为阴性。

(2)抗-HAVIgG 或抗-HAV 总抗体测定。采集发病早期和恢复期患者血清，用 ELISA 法或其他商用试剂盒检测血清中抗-HAVIgG 或抗-HAV 总抗体，可以了解患者是过去还是新近感染了 HAV。

2. 抗原检测

血液中 HAV 抗原检测非常困难，现在采用 RIA 或 EIA 主要检测粪便、细胞培养物中病毒抗原。

3. 核酸检测

RT-PCR 扩增 HAVRNA 是目前最敏感和广泛使用检测 HAVRNA 的方法。提取血液或粪便标本中 HAVRNA,将其逆转录成 cDNA,经 PCR 扩增其 cDNA,扩增产物经琼脂糖凝胶电泳后进行溴化乙锭染色或经 Southern 杂交鉴定。采用 RT-PCR 定量检测 HAV,优点是速度快、敏感、污染少,在甲型肝炎暴发期间能快速分析标本。

3. 报告及解释

抗-HAVIgM 和 HAV 总抗体测定以及病毒核酸检测可以诊断甲型肝炎的急性感染或既往感染。血清抗-HAVIgM 在甲肝症状出现时就可呈阳性,并可在急性期后期存在几个月。因此,抗-HAVIgM 可用于近期 HAV 感染的诊断。抗 HAV 总抗体测定在急性甲肝期为阳性并可持续阳性,抗-HAVIgG 阳性而 IgM 阴性表明既往 HAV 感染,并能保护其免受再感染。

(邓世秀)

第二节　乙型肝炎病毒

乙型肝炎病毒(HBV)是嗜肝 DNA 病毒科的原型病毒,属于正嗜肝病毒属,该科病毒还包括土拨鼠肝炎病毒(WHV)、鸭乙型肝炎病毒(DHBV)等其他不感染人类的动物嗜肝 DNA 病毒。嗜肝病毒科有独特的复制方式,病毒合成以 RNA 中间体为模板,经逆转录合成 DNA 链。在某些方面,HBV 与逆转录病毒有许多相似性,推测两者有较密切的亲缘关系,可能由同一组病毒进化而来。HBV 由美国血液学家及遗传学家 BaruchS. Blumberg 在 1965 年发现,并因此在 1976 年获得诺贝尔生理或医学奖。

一、生物学特性

(一)形态结构

HBV 感染患者血清中可查出 3 种形态的病毒颗粒,即 22nm 的小球形外膜颗粒,(100~500)nm×22nm 的管形颗粒,完整的 42nmDane 颗粒(大球形颗粒)。

1. Dane 颗粒

在电镜下为有双层外壳的圆形颗粒,外膜约 7nm,镶嵌有 HBV 表面抗原,包括 3 种病毒糖蛋白,即 S、PreS1 和 PreS2,其大小分别为 24000(226 个氨基酸)、17000(119 个氨基酸)及 8000(55 个氨基酸),并组成为大(LHBs,L:S+PreSl+PreS2)、中(MHBS,M:S+PreS2)及小(SHBs,S)三种表面抗原。核心颗粒为二十面体立体对称结构,直径约 27nm,由 240 个衣壳蛋白组成,厚约 2nm,携带 HBcAg。当血清中存在毒粒时,还可发现一种与衣壳有关的可溶性抗原,称为 e 抗原;核心中包含不完全闭合的双链 DNA 分子、DNA 多聚酶、细胞的伴娘蛋白及蛋白激酶。血清中检出 Dane 颗粒是肝内病毒活跃复制的标志。

2. 小球形颗粒

直径 22nm,其组成与 Dane 颗粒外膜不尽相同,主要由 SHBs 和少量的 MHBs 组成,不含 HBVDNA 和 DNA 聚合酶,无感染性。

3. 管形颗粒

由若干个小球形颗粒聚合而成。

（二）理化特性

完整的 HBV 病毒颗粒在 CsCl 中浮力密度为 $1.22g/cm^3$，而小球形颗粒其浮力密度在 CsCl 中为 $1.18g/cm^3$，沉降系数从 $39\sim54S$ 不等。

HBV 对理化因素有较强的抵抗力，在 $30\sim32℃$ 保存 6 个月以上或 $-20℃$ 冷冻 15 年后仍具有感染性。乙醇、酸（pH2.4 至少 6h）和加热（$98℃1min$，$60℃10h$）作用后不能有效地灭活 HBV。0.25% 的次氯酸钠作用 3min 可以破坏 HBsAg 的抗原性和病毒颗粒的感染性，而 HBV 的稳定性并不总是与 HBsAg 的稳定性相一致，$100℃10min$ 可以灭活 HBV，使其感染性被破坏，但免疫原性和抗原性仍然完好。

（三）基因组结构

HBV 是感染人类最小的病毒之一，其基因组长约 3.2kb，由两条松弛环状长度不等的双链 DNA 组成。长链属负链，其互补链属正链，正链长度是负链的 50%～100%。双链 DNA5′黏性末端具有相对同源性，可维持基因组呈环状结构，黏性末端包含有个核苷酸的两个直接重复序列（DR）DR1 和 DR2。DR1 在负链，而 DR2 在正链。这段重复序列在 HBV 复制及 HBVDNA 整合人宿主基因组中发挥重要作用。在负链的 5′末端连结有末端蛋白（TP），而在正链的 5′末端连接有加帽的 RNA 分子。

HBV 基因组含有 4 个重叠开放阅读框架，PreS/S 区编码 3 个病毒表面抗原（HBsAg），即 LHBS、MHBs 和 SHBs。PreC/C 区编码核心抗原（HBcAg）及 e 抗原（HBeAg），P 区编码一个多功能蛋白包括末端蛋白和病毒多聚酶。TP 在 HBVDNA 复制起始中发挥作用；多聚酶具有 DNA 聚合酶、逆转录酶及 RNaseH 活性；X 基因编码 154 个氨基酸的小蛋白，在 HBV 复制、转录、激活及 DNA 修复过程中起重要作用。

HBV 的复制：

（1）HBV 由 preS1 识别肝细胞上的钠离子牛磺胆酸共转运多肽受体（NTCP），通过内吞方式进入宿主细胞。

（2）脱去包膜的 HBV 衣壳聚集在核膜周围，释放 rcDNA，rcDNA 进入宿主细胞核内，在核内病毒的正链 DNA 以负链 DNA 为模板复制延伸至与负链 DNA 等长，形成共价闭合环状超螺旋 DNA，即 cccDNA 分子。

（3）以 cccDNA 为模板转录病毒前基因组 RNA（pgRNA）及其他不同长度的 mRNA 并随之被转运到内质网腔进行病毒蛋白的翻译。

（4）衣壳蛋白包裹前基因组 RNA 并通过病毒多聚酶的逆转录酶作用合成病毒负链 DNA。

（5）以负链 DNA 为模板，合成不同长度的病毒正链 DNA 并形成 rcDNA，核衣壳从内质网通过出芽获得脂质包膜并在其上嵌入病毒表面抗原蛋白。

（6）完整的感染性病毒通过囊膜运输释放到胞外，完成病毒复制循环过程。

（四）分型

HBVDNA 序列之间差异若大于 8% 则可分为不同基因型，由此可将 HBV 分为 A～H8 个不同基因型。我国流行的主要为 B 型或 C 型。根据 HBsAg 抗原性的差异，将 HBV 分为不同的血清型，所有亚型在位点 124 至 147 氨基酸残基含有属特异性的"a"抗原决定簇，亚型之间彼此不同分别在位点 122 和位点 160 氨基酸由 K 变为 R 并决定了两个亚型特异性决定簇 d/y(K122R)和 w/r(K160R)。现有的血清型分别是 adr、ayr、aywl、ayw2、ayw3、ayw4、adw2 和 adw4,在亚型 adr 中还有 q+/q - 两个表型。因此,共有 9 个血清型。我国流行的血清型主要是 adrq+和 adw2,少数为 ayw3。

（五）敏感动物与细胞

人 HBV 的易感动物主要是黑猩猩、恒河猴等灵长类动物,尤其是黑猩猩,100%有 HBV 感染的血清标志,但没有明显的症状。猩猩模型在国外主要用于乙型肝炎疫苗及血制品的安全试验,亦用于 HBV 感染免疫的实验研究,但因其来源有限、价格昂贵而受到很大限制。因此,家鸭、土拨鼠和转基因小鼠常被作为动物模型用于研究 HBV 致病机制及抗病毒药物的筛选。

HBV 的原代肝细胞培养可用于研究病毒初期的复制过程,但培养时间与复制水平受到限制;现多采用来自肝癌组织的细胞系如 HepG2 进行传代并广泛用于抗 HBV 药物的体外筛选。

二、临床意义

HBV 感染呈世界性分布,对人们的健康产生巨大影响。全球约 20 亿人曾感染过 HBV,其中 3.5 亿人为慢性感染者,每年约有 100 万人死于 HBV 感染所致的肝硬化、肝细胞癌。我国为高流行地区(10%左右),一般人群 HBsAg 的检出率达 9.8%,现有慢性乙型肝炎患者约 1000 万人,年感染率为 7%,年发病率约为 158/100000。

HBV 感染的传染源主要为慢性无症状携带者与乙型肝炎患者。HBV 主要传播途径有三类。

（一）输血及血源性传播

HBV 通过血液和血制品、注射、外科或牙科手术、针刺(纹身)、共用剃刀或牙刷、皮肤黏膜的微小损伤等均可造成传播。医院内污染的器械(如内镜、牙科或妇产科器械等)可致医院内传播。

（二）母婴传播

多为围生期感染,也可通过宫内感染和哺乳感染。

（三）接触传播

HBV 可通过性途径传播,但不是主要传播方式。HBV 也可通过密切接触如唾液、共用牙刷等传播。

HBV 感染的临床表现呈多样性,可表现为无症状 HBV 携带者、急性肝炎、慢性肝炎及重症肝炎。乙型肝炎的潜伏期为 6 周~6 个月(平均 90d),无论急、慢性肝炎患者,其临床症状主要为低热、疲乏不适、食欲缺乏、厌油、恶心、浓茶尿、黄疸等,有些患者还有关节痛、右上腹痛、皮肤瘙痒等主诉症状。HBV 致病机制尚未完全清楚,可能与病毒和宿主之间的相互作用造成的肝细胞损伤有关。人感染后,病毒持续 6 个月仍未被清除者为慢性 HBV 感染。感染时年龄是影响慢性化的最主要因素,在围生期、婴幼儿期和成人期感染 HBV 者中,分别有 90%、50%~80%和 5%将发展成慢性感染。其感染的自然史可分为 4 个期,即免疫耐受期、HBeAg(+)慢性肝炎期、HBeAg(-)慢性肝炎期和非活动携带状态期。

三、微生物学检查

（一）标本采集

依据 SOP 进行血清采集、运送和储存。如采集血浆,应为 EDTA 或枸橼酸盐抗凝。标本应在采集后 6h 内处理,24h 内检测,否则应置于-70℃保存。

（二）检验方法

1. 免疫学检测

检测 HBV 标志物是临床上最常用的病原学诊断方法。HBV 血清标志物主要包括三个抗原抗体系统,即 HBsAg 与抗-HBs、HBeAg 与抗-HBe、HBcAg 与抗-HBc,由于 HBcAg 在血液中难以检出,故临床检测不包括 HBcAg,而抗-HBc 分为抗-HBcIgM 和抗-HBcIgG,目前采用 ELISA 和化学发光法等进行检测。

2. 核酸检测

HBV 血清标志物也包括病毒核酸,血清中存在 HBVDNA 是诊断感染的最直接依据,可用核酸杂交法、分支 DNA 杂交法、定性 PCR 法和荧光定量 PCR 法检测。定性和荧光定量 PCR 法可在 HBsAg 阳性前 2～4 周检出 HBVDNA,提高了敏感性。HBVDNA 定性和定量检测反映了病毒复制水平,主要用于慢性感染的诊断、血清 DNA 水平的监测以及抗病毒疗效的评价。

3. HBV 基因型和变异检测

（1）HBV 基因型检测:HBV 基因型与疾病的严重程度是否相关还未定论,但与感染后病情转归有一定的关系。HBV 基因分型常用的方法有基因序列测定法（金标法）、限制性片段长度多态性分析法、基因型特异性引物 PCR 法等。

（2）HBV 变异检测:HBV 的 P 基因区存在基因变异（如由保守的 YMDD 基序改变为 YIDD 或 YVDD 等）。某些药物（如拉米夫定）治疗可促进变异发生,从而产生耐药性。HBV 基因型耐药检测常用的方法有 HBVP 区基因测序分析法、限制性片段长度多态性分析法、实时荧光 PCR 法。

（三）报告及解释

HBV 免疫标志物与临床关系较为复杂,因此,通过综合分析可估计感染现状及其预后。

1. HBsAg 与抗-HBs

HBsAg 是机体感染 HBV 后最先出现的血清学指标。感染后 4～7 周血清中开始出现 HBsAg,然后出现 ALT（谷丙转氨酶）异常和临床症状。HBsAg 阳性见于急性乙肝患者的潜伏期、急性期、慢性乙肝患者、无症状 HBsAg 携带者、部分肝硬化和肝癌患者。急性肝炎恢复后,一般在 1～4 个月内 HBsAg 消失,如 HBsAg 阳性持续 6 个月以上则认为转为慢性。无症状 HBsAg 携带者是指肝功能正常的 HBV 感染者,虽然肝组织已有病变,但无临床症状。在急性感染恢复期可检出抗-HBs,一般是在 HBsAg 从血清消失后发生抗-HBs 阳性。抗 HBS 是特异性保护抗体,是乙肝康复的重要标志。抗-HBs 对同型病毒再感染具有保护作用,可持续数年。抗-HBs 出现是 HBsAg 疫苗免疫成功的标志。

2. HBeAg 与抗-HBe

HBeAg 是一种可溶性抗原,HBeAg 阳性是病毒复制的血清标志物,表示具有很强的传染性。HBeAg 在潜伏期后期出现,略晚于 HBsAg。进入恢复期,它将随着 HBsAg 的消失而消失。HBeAg 持续存在时间一般不超过 10 周,如超过则提示感染转为慢性化。若急性乙肝发病 3～4 个月 HBeAg 转阴,表示预后良好。抗-HBe 出现于 HBeAg 转阴后,其出现比抗-HBs 晚但消失早,其阳性表示 HBV 复制水平低,传染性下降,病变趋于静止,但在慢性活动性肝病患者中,HBeAg 阳性则表示肝病可能继续发展,并逐步演变成肝硬化。

3. HBcAg 与抗-HBc

衣壳蛋白与病毒复制密切相关,由于 HBcAg 被病毒外膜包裹,不能直接在血清中检出,HBcAg 阳性常表示 Dane 颗粒存在,具有传染性。临床上通常不检测 HBcAg,但检测其相应抗体(抗-HBc)。抗-HBc 较抗-HBs 产生早得多,且血清水平较高。早期产生 IgM 型抗体,是 HBV 急性感染的重要指标,随后产生 IgG 型抗体。高滴度的抗-HBcIgG 表示现行感染,常与 HBsAg 并存。低水平抗-HBcIgG 表示既往感染,常与抗-HBs 并存。在急性期几乎所有感染个例都可检出抗-HBc,有时是唯一的血清标志物。抗-HBc 不是中和抗体,抗-HBcIgG 可在体内持续存在多年。

应用核酸杂交技术或 PCR 可以直接检测 HBVDNA,是表明 HBV 存在和复制的最可靠指标。有的患者即使 HBsAg 阴性而 HBVDNA 为阳性仍表明 HBV 在复制,其血液仍有感染性。

(邓世秀)

第三节　丙型肝炎病毒

1989 年,美国 Chiron 公司 Choo 小组采用免疫筛选方法从一个来自慢性感染的黑猩猩血浆中成功克隆了丙型肝炎病毒(HCV)的部分 cDNA,接着又从患者血浆中得到多个 HCV 克隆,从而首先将引起丙型肝炎的病原体分离出来。HCV 是第一个使用现代分子生物学技术鉴别而在没有看到病毒颗粒条件下确认的人类病毒。HCV 属于黄病毒科的肝病毒属,与黄病毒科中黄病毒属如登革热病毒、黄热病病毒等相似。

一、生物学特性

(一)形态结构

HCV 呈球形,直径为 30～60nm,由包膜、衣壳和核心三部分组成。包膜来源于宿主细胞膜,其中镶嵌有病毒包膜蛋白;衣壳主要由核心蛋白构成;核心为一单正链 RNA。

(二)理化特性

HCV 颗粒浮力密度为 $1.03～1.20g/cm^3$,在血清中可测范围含量在 $101～107copies/ml$。HCV 对各种理化因素的抵抗力较弱,对酸、热均不稳定。氯仿、乙醚等有机溶剂对 HCV 有较强的灭活作用。用 1:1000 的甲醛 37℃作用 4d、沸水煮 5min 或加热 60℃ 30min,均可使其感染性丧失。血液或血液制品经 60℃处理 30h 后可完全灭活 HCV。

(三)基因组结构

HCV 是一单正链 RNA 病毒,其基因组全长约 9.6kb,由 5′与 3′非编码区(NTR)及 1 个大的开放阅读框(ORF)组成。基因组的 ORF 编码一个约 3000 个氨基酸的多聚蛋白前体,这个前体蛋白通过宿主和病毒蛋白酶的裂解作用产生 10 个蛋白,结构蛋白包括 C(核心蛋白)、E1(包膜蛋白)、E2(包膜蛋白)及 p7(跨膜运输蛋白),它们在病毒包装过程中起重要作用。核心蛋白还具有较强的抗原性,可刺激机体产生核心抗体,并几乎存在于所有患者血清中且持续较长时间,有助于感染的诊断。E1 和 E2 属于糖蛋白,与病毒进入宿主细胞有关。E 区基因变异最大,在 E2 区还有一个高变区(HVR1),由于包膜糖蛋白抗原性改变而逃逸免疫细胞及免疫分子识别,这是 HCV 容易慢性化的原因。P7 蛋白属于跨膜运输蛋白,具有离子通道作用。非结构蛋白包括 NS2、NS3(蛋白酶和解旋酶)、NS4A、NS4B、NS5A 及

NS5B(依赖 RNA 的 RNA 多聚酶),它们在病毒基因组复制过程中起重要作用。5′NTR 位于 ORF 上游,其中存在一个内部核糖体进入位点(IRES),内含与蛋白质翻译起始有关的顺式作用元件,在 HCV 翻译调控中具有重要作用。3′NTR 位于 ORF 的下游,由 3 个部分构成,即可变区、多聚嘧啶区及 98nt 高度保守末端。实验证明,除了可变区,大部分 3′NTR 序列是 HCV 基因组复制不可或缺的成分。

(四)分型

HCV 基因组核苷酸序列的变异超过 30% 时,定为不同的基因型,同一个基因型内核苷酸序列变异超过 20% 时,定为亚型,在同一个个体分离的多个基因变异株(变异 10%)被命名为准种,准种主要是由于 HCV 在宿主中复制产生变异形成的。根据基因组序列,可将 HCV 分成至少 6 个主要基因型以及 100 多个亚型。其中 HCV1 型分布具有全球性,占所有 HCV 感染的 70% 以上。HCV1b 型和 HCV2a 型在我国较为常见,其中以 1b 型为主,2a 型次之。不同的基因型在临床上引起的疾病程度不同,药物治疗的效果也不一样。

(五)敏感动物与细胞

HCV 仅感染人和黑猩猩,黑猩猩是目前世界上唯一被广泛接受的动物模型,但其费用昂贵、物种濒危和伦理学上的争议,制约了黑猩猩的应用。替代模型有转基因小鼠模型及小型灵长动物树鼩。HCV 具有明显的嗜肝性,Huh7.5 是一个最理想的宿主细胞株,生长在 Huh7.5 细胞系的重组病毒能在黑猩猩和鼠模型体内产生感染性病毒,从这些动物体内分离的病毒在细胞培养时仍然具有感染性。

二、临床意义

HCV 是丙型肝炎的病原体,丙型肝炎病毒全球性流行,约有 1.7 亿 HCV 感染者,占世界人口的 3%,每年新发丙型肝炎病例约 3.5 万例。80% 以上的患者呈慢性感染。在发达国家 HCV 感染率较低,如德国仅为 0.6%;在发展中国家普遍具有较高的 HCV 感染率,其中埃及高达 22%。我国血清流行病学调查资料显示,一般人群抗 HCV 阳性率为 3.2%,约有 4000 万人感染 HCV。HCV 传染源包括患者和隐性感染者,传播途径多种多样。

(1)输血传播,如大量输血和血液透析等。

(2)不安全的注射治疗传播,如使用非一次性注射器和针头(静脉注射吸毒)、未经严格消毒的牙科器械、内镜、侵袭性操作和针刺(如纹身)等。

(3)围产期传播和性传播。HCV 是引起慢性肝炎、肝硬化和肝细胞癌的主要原因,世界上大约 27% 的肝硬化患者和 25% 的肝细胞癌患者曾经是 HCV 感染者。

三、微生物学检查

HCV 病毒颗粒在宿主外周血中的含量非常低,常规方法难以直接检测。目前临床实验室主要有两类方法:免疫学方法检测 HCV 抗体;分子生物学方法检测 HCVRNA 和进行基因分型。

(一)标本采集

采集血清或血浆标本进行免疫学检测;HCVRNA 检测多采用血清,如采用血浆,应用 EDTA 或枸橼酸盐抗凝。标本在采集后应尽快分离血清或血浆。一般于 4~6h 内冷藏或冻存,最好冻存在 -70℃ 以下。

（二）检验方法

1. 免疫学检测

（1）筛选实验：主要采用 ELISA 法或化学发光法，用重组或合成的 HCV 多肽包被抗原。EL1SA 试剂盒为第三代，以 C22、C200（C33c 和 C100-3 重组）和 NS5 区的蛋白为抗原，增加了抗-HCV 检出敏感性和特异性，但仍不能排除在低危人群中会有假阴性和假阳性问题。在感染早期抗体产生前的窗口期，免疫功能低下的患者或器官移植后用免疫抑制剂的患者，易于出现假阴性结果，而一些自身免疫性疾病以及诸如原发性胆汁性肝硬化、系统性红斑狼疮等疾病时，易出现假阳性。按照美国疾病预防控制中心 2003 年抗-HCV 报告和实验室检测指南，ELISA 法检测抗-HCV 仅在重复检测 S/CO 不小于 3.8 时才是真阳性，而对于 S/CO 不大于 3.8 者需做确认试验或核酸检测。

（2）确认实验，目前常用重组免疫印迹实验（WBA）来确认 ELISA 检测的结果。RIBA 是将 HCV 重组抗原喷涂在硝酸纤维素薄膜条的不同位置，分别与待检血清和酶标抗体反应，通过显色判断。可明确看到抗体针对一个或多个抗原成分的反应结果。如果出现两条带或以上为阳性反应，则可确认试验为阳性。该实验主要用于 ELISA 初筛检测可疑者，能帮助区别特异性-HCV 和非特异性反应。

2. 核酸检测（NAT）

血清或血浆 HCVRNA 的检测是目前唯一直接揭示 HCV 存在的实用方法。当血清学检测阳性或不能确定时，不管有无特异性临床症状或肝酶水平的改变，都必须进行 HCVR-NA 检测。特别是对于感染早期体内抗体出现前的诊断以及疗效评价方面具有特殊价值。核酸检测方法主要有 RT-PCR 和 bDNA，前者将靶序列（一般来自于 HCV 基因组的 NTR 区）逆转录为 cDNA，再把 cDNA 进行扩增，用荧光探针实时定量测定；后者基于 bDNA 信号扩增系统，易于操作且适合定量。

3. 基因分型

可采用多种方法对 HCV 基因组不同部分进行 HCV 基因分型。基因分型的金标准是序列分析。常用的方法是利用来自核心区的型特异性引物进行 RT-PCR、型特异性探针与扩增的 5′非编码区进行杂交、NS5 区的 RFLP 等。基因分型主要用于流行病学调查，也可用于预测治疗反应和指导抗病毒治疗的时间和剂量。

（三）报告及解释

抗-HCV 呈阳性表明 HCV 感染的可能性很高，患者标本中发现 HCVRNA 可以提示 HCV 的活动性感染。血清抗体产生之后，血清病毒量变得很低，经常低于 RT-PCR，可检测到 HCVRNA 的最低限。因此，ELISA 检测阳性而 RT-PCR 检测阴性不能排除 HCV 感染，而应随访并进一步检测。HCVRNA 检测也可用于 ELISA 结果不能确定的 HCV 感染。抗体阳性而多次 RNA 检测阴性可能提示感染已经消除。

（邓世秀）

第四节　丁型肝炎病毒

1977 年，意大利学者 MarioRizzetto 和他的同事在研究 HBV 感染的严重肝炎患者时发现了丁型肝炎病毒（HDV）。HDV 属于 δ 病毒属。

一、生物学特性

（一）形态结构

HDV 呈球形，直径约 36nm，有包膜，但由 HBV 编码，是 HBV 的表面抗原（HBsAg）。衣壳蛋白呈球形，直径约 19nm，由约 200 个丁型肝炎病毒抗原（HDAg）分子组成，内含有一个单链环状 RNA 基因组。

（二）基因组结构

HDV 基因组为单负链环状 RNA，长度约 1.7kb，是已知动物病毒中最小的基因组。病毒 RNA 分子中约有 74% 的碱基互相配对而形成杆状结构。HDV 是一种缺陷病毒，需要 HBV 的辅助才能进行复制。HDVRNA 复制时在宿主细胞中有三种形式，即环状基因组 RNA、环状互补反基因组 RNA 和长度为 0.8kb 的线形多腺苷酸化的反基因组 RNA（mRNA），并由 mRNA 编码 HDAg。HDAg 是 HDV 编码的唯一蛋白。HDAg 有大 HDAg（L-HDAg）和小 HDAg（S-HDAg）两种形式，分别为 27000 和 24000。S-HDAg 对 HDV 复制起正调控作用，而 L-HDAg 对 HDV 复制起负调控作用。HDAg 主要存在于肝细胞内，在血清中出现早，维持时间短，故不易检测到。但 HDAg 可刺激机体产生抗体，故可自感染者血清中检出抗-HD。应用抗-HD 还可检测肝组织中的 HDAg。基因组 RNA 及反基因组 RNA 上都含有一段长 85nt 具有核酶特性的序列，这是 HDV 所特有的特性。基于序列分析，HDV 有 8 个基因型。HDV 基因型 1 呈世界性分布，基因型 2 和 4 主要发现于日本和中国台湾地区；基因型 3 发现于亚马逊盆地；在出生于非洲，移民到北欧的个体中发现了基因型 5～8。

（三）敏感动物与细胞

HDV 和 HBV 类似，黑猩猩和土拨鼠对其敏感，并可作为研究 HDV 的动物模型。HDV 可在人源和土拨鼠肝细胞中进行初始培养。

二、临床意义

HDV 属于缺陷病毒，必须在 HBV 辅助下才能复制，故 HDV 流行病学特点及传染途径均类似于 HBV。HDV 感染后可表现为急性肝炎和慢性肝炎，其感染方式有两种。

（一）同步感染

同时感染 HBV 和 HDV。

（二）重叠感染

已被 HBV 感染或已是 HBV 携带者再被 HDV 感染。90% 急性同步感染患者可以恢复，但也可导致病情加重。通过黑猩猩动物实验表明，同步感染比单独 HBV 感染肝炎表现更为严重。HDV 慢性感染比慢性 HBV 单独感染导致更为严重的肝脏疾病，并且会加速肝脏纤维化进程，增加患肝细胞癌的危险性。世界上 3.5 亿 HBV 感染者中约有 1500 万 HDV 携带者，且呈现世界性分布。中部非洲、亚马逊盆地、东部及中部欧洲、中东及部分亚洲国家属 HDV 感染的高发区，HBV 高感染区并不意味 HDV 也呈高度感染状态，如中国、越南等国家 HBV 与 HDV 同时感染少见。

三、微生物学检查

（一）免疫学检测

1. HDV 抗原

HDAg 检测是诊断 HDV 感染的直接证据,采用直接免疫荧光法检测肝活检组织中 HDAg 是诊断 HDV 感染的金标准。也可采用 EIA 及 RIA 检测血清中 HDAg,但 HDAg 在血清中持续时间短,平均仅 21d 左右。因此,标本采集时间是决定检出率的主要因素。由于 HDAg 总是存在于 HBsAg 所包裹的颗粒内部,故检测 HDAg 需用去污剂对病毒颗粒进行裂解以暴露其内部的抗原。血清 HDAg 阳性主要见于急性丁型肝炎的早期,在慢性 HDV 感染中,HDAg 可呈波动性反复阳性。

2. 抗-HDVIgM 和抗 HDV 总抗体

采用捕捉法 EUSA 检测抗-HDVIgM,在 HDV 急性感染时,抗-HDVIgM 是首先可以检出的抗体,尤其是同步感染时,抗-HDVIgM 往往是唯一可检出的 HDV 感染标志物。由于抗-HDVIgM 可在慢性感染中持续存在,同时也可以高滴度存在于严重的急性丁型肝炎患者中,故抗-HDVIgM 不能区别急性和慢性 HDV 感染。采用竞争法检测抗 HDV 总抗体,在慢性 HDV 感染中,其抗 HDV 总抗体持续高滴度. 即使 HDV 感染终止后仍可持续存在数年。

(二)核酸检测

检测血清中 HDVRNA 是诊断活动性 HDV 感染最可靠的方法。采用 RT-PCR 和核酸杂交法检测,其敏感性和特异性均较高。HDVRNA 阳性提示存在 HDV 感染及病毒复制。HDVRNA 定量检测可以分析患者抗病毒治疗后的效果,HDVRNA 在血清中的浓度与疾病进程和肝纤维化程度无关。

(邓世秀)

第五节　戊型肝炎病毒

戊型肝炎病毒(HEV)属于肝炎病毒科的肝炎病毒属。1983 年 Balayan 通过免疫电镜技术在自愿者和受染猕猴的粪便中首次发现 HEV 颗粒;1990 年美国学者 Reyes 等成功地克隆了戊型肝炎病毒部分基因组,并将其正式命名为戊型肝炎病毒。1991 年,Tam 等得到 HEV 全基因组并进行了测序。

一、生物学特性

(一)形态结构

HEV 病毒体呈球状,无包膜,直径 27～34nm,病毒颗粒表面有锯齿状突起,似杯状,在氯化铯溶液中其浮力密度为 1.39～1.40g/cm3,沉降系数为 183S。HEV 不稳定,对高盐、氯仿和反复冻融等敏感,4℃或−20℃下易被破坏,4～8℃下超过 5d 会自动降解,在液氮中能长期保存,在中性偏碱的 PH 值中较稳定,Mg2＋和 Mn2＋的存在对其完整性有一定保护作用。

(二)基因组结构

HEV 为单正链 RNA 病毒,基因组全长约 7.2kb,5′端有帽结构,3′端有多聚腺苷酸尾。在肝组织中检出的 HEVRNA 有 7.5kb、3.7kb 和 2.0kb 三种。基因组具有 3 个开放阅读框架(ORF),其结构为 5′-NCR-ORFl-ORF3-ORF2-NCR-Poly(A)-3′,其中 ORF3 分别与 ORF1 和 ORF2 重叠。ORF1 编码的产物为病毒非结构多聚蛋白,含有 1693 个氨基酸,经切割后至少形成 4 个成熟蛋白质分子,分别为甲基转移酶、蛋白酶、解旋酶和依赖 RNA 的 RNA 多聚酶。ORF2 编码的产物是病毒的衣壳蛋白,含有 660 个氨基酸。该蛋白质羧基末端含有病毒主要的抗原决定簇。ORF3 编码的产物是一个含有 114 个氨基酸的蛋白,其功能可能与病毒特异性免疫反应有关,是病毒的一个辅助蛋白。

（三）分型

根据 HEV 病毒基因组 ORH 和 ORF2 核苷酸序列分析的结果,HEV 主要有 4 个基因型,即 1 型(缅甸株)、2 型(墨西哥株)、3 型(美国株)和 4 型(中国株)。1 型主要在亚洲和非洲热带和亚热带国家人群中流行;2 型主要在墨西哥和西南非洲国家流行;4 型主要在东亚及东南亚国家流行;3 型则在全世界流行。各基因型分别有 5、2、10 和 7 个亚型。基因型 1 和 2 主要在人类中引起大流行;基因型 3 和 4 可以在人类和其他动物中流行。所有 4 个基因型只表现为单一的血清型,因此,有利于抗体诊断试剂和疫苗的研究与制备。目前,我国研制的 HEV 疫苗已经投放市场,这将成为世界上第一个投产的戊肝疫苗。

（四）敏感动物与细胞

用于实验性感染 HEV 的动物主要有非人灵长类动物,即猕猴、恒河猴和黑猩猩,另外还有猪及大鼠;目前尚缺乏适合 HEV 体外培养的细胞系统。

二、临床意义

HEV 是戊型肝炎的病原体,全世界大约有 20 亿人感染过此病毒,在印度约 50% 的急性肝炎由 HEV 引起。该病主要通过粪-口途径传播,易通过粪便污染水源而导致暴发流行。其传染源包括潜伏期末期、急性早期患者或隐性感染者。HEV 传播具有明显季节性,多发生于雨季或洪水后。HEV 主要侵犯青壮年,表现为重型肝炎的比例较高,孕妇病死率可高达 20%。戊型肝炎潜伏期为 2～9 周,感染后主要为显性感染及隐性感染两类。急性期的症状包括黄疸、食欲缺乏、腹痛、恶心、呕吐、发热及瘙痒。该病为自限性疾病,发病后 6 周可自然康复,一旦病愈,可获终身免疫。我国新疆南部在 1986-1988 年发生 HEV 暴发流行,历时 20 个月,近 12 万人发病,72% 为 15～44 岁的青壮年,总发病率为 2.96%,病死率为 0.59%,孕妇平均病死率为 13.46%,其流行原因可能与 1986 年 7 月和 1987 年 6 月的两次暴雨有关。此外,戊型肝炎在城市主要以散发的形式流行,我国人群戊型肝炎病毒感染率为 17.2%,散发流行具有明显的春、冬季高峰。

三、微生物学检查

戊型肝炎的实验室早期诊断是通过免疫电镜和肝细胞中抗原检测方法来完成的,该方法不仅费时,而且有一定的技术难度,不适合在常规实验室开展。自 HEV 基因组克隆成功后,世界上普遍采用血清学和分子生物学方法来检测 HEV 以诊断戊型肝炎。

（一）标本采集

对疑似戊型肝炎的患者应尽早留取急性期的血清标本。收集恢复期患者的血清标本有助于检测抗-HEVIgG。保存标本温度尽可能低,并避免反复冻融。标本在 4℃ 时可保存数天,在 -20℃ 可使抗-HEV 不被破坏而保持抗体活性。粪便标本应在疾病的早期收集,最迟也应在出现黄疸的第一周内采集。标本的保存温度不应低于 -70℃。

（二）检验方法

1. 免疫学检测

使用 HEV 基因组 ORF2 和 ORF3 来源的重组蛋白或 HEV 合成肽作为诊断抗原,采用间接 ELISA 检测患者血清中抗-HEVIgM 或 IgG 来诊断是否为 HEV 感染。在结果解释时应考虑到试剂盒检测的敏感性和特异性差异。对于急性戊型肝炎诊断,如果检测到抗-HEVIgM 则通常说明有 HEV 感染,但也要注意有抗-HEVIgM 阴性患者。

2. 核酸检测

设计扩增 ORF1 部分区域的引物,应用巢氏 RT-PCR 检测患者血清、粪便等标本中的 HEVRNA,是诊断急性戊型肝炎特异性最好的方法。急性期血清中 RNA 的检出率达 70%。

(三)报告及解释

当患者出现黄疸,有肝炎的生化指标依据,在血清中出现了抗-HEVIgM,血清及粪便中检测到 HEVRNA 时可诊断为黄疸性戊肝。如无黄疸,则可根据患者出现的其他症状和体征诊断为非黄疸性戊型肝炎或亚临床感染。如只能检测到抗-HEVIgM,则患者患急性戊型肝炎的可能性最大,但也可能是存在近期感染并伴持续 IgM 反应,后者可引起继发肝病变。只有当患者无既往暴露或感染其他病原体而检测到抗-HEV 时,才可怀疑为急性戊型肝炎。

(邓世秀)

第六节　其他肝炎病毒

一、庚型肝炎病毒

庚型肝炎病毒(HGV)属于黄病毒科的肝病毒属,其基因组为单正链 RNA,全长约 9.4kb,仅有一个 ORF,编码一个 2873 个氨基酸的多聚蛋白。5′端非编码区有一个 IRES,3′端为非编码区。推测病毒多聚蛋白被细胞和病毒蛋白酶切割成至少 8 个蛋白,即 E1、E2、NS2、NS3、NS4A、NS4B、NS5A 和 NS5B。HGV 在种系发生上类似于 HCV,与 HCV 氨基酸有 30% 同源性,但也有差异。第一,复制细胞不同,HCV 在肝细胞中复制,而 HGV 在 T 细胞和 B 细胞中复制;第二,HCV 有一个 C 编码区,而 HGV 的 C 编码区还没有被确定,并且在 E2 区无 HVR1。通过对 Y 端非编码区的序列分析,将 HGV 分为 3 个不同基因型,1 型多在西非人群中发现;2 型来源于南美洲和欧洲;3 型在亚洲人群中多见。庚型病毒性肝炎呈世界性分布,传染源多为患者,主要经输血等非肠道途径传播,也存在母婴垂直传播。HGV 单独感染时临床症状不明显,一般不损害肝脏,常常与 HCV 合并感染。HGV 感染的诊断以 RT-PCR 和 ELISA 检测为主。RT-PCR 引物来源于 HGV 基因组 5′NCR、NS3 区和 NS5A 区,是目前常用和有效的方法。ELISA 检测血清中抗-HGV,但其特异性和敏感性不高。

二、输血传播病毒

输血传播病毒(TTV),无包膜,呈球形,直径为 30～50nm,核酸为环状单负链 DNA,基因组全长约 3.8kb,编码区 2.6kb,至少含有 3 个 ORF。ORF1 编码病毒的衣壳蛋白,由 770 个氨基酸组成,该蛋白氨基端为富含精氨酸的疏水区;ORF2 编码非结构蛋白,含 150 个氨基酸,参与病毒的复制;ORF3 编码约 57 个氨基酸的蛋白,其功能目前尚不清楚。非编码区 1.2kb,G＋C 的摩尔分数高达 90%。TTV 与其他 DNA 病毒不一样,TTV 分离株表现为高度遗传变异性。非编码区较保守,根据 ORF1 核苷酸序列的差异,可将 TTV 分为 5 大基因群和至少 39 种基因型。TTV 主要通过血液或血液制品传播,此外,也可通过消化道及唾液传播。微生物学检查主要采用 PCR 检测血清中 TTVDNA。

(邓世秀)

第十五章　肠道病毒

第一节　概　述

一、分类与命名

人类肠道病毒在病毒分类学上属于小 RNA 病毒科肠道病毒属。人类肠道病毒包括如下几种。

(一)脊髓灰质炎病毒

有 3 个血清型,即Ⅰ～Ⅲ型。

(二)柯萨奇病毒

分 A、B 两组,A 组有 23 个血清型,gpA1～A22 和 A24 型(原 A23 已归人埃可病毒 9 型);B 组有 6 个血清型,即 B1～B6 型。

(三)埃可病毒

有 31 个血清型,即 1～9、11～27 及 29～33 型(10 型归为呼肠病毒、28 型归为鼻病毒、34 型归为柯萨奇病毒 A24)。

(四)新肠道病毒

为 1969 年以后分离到的肠道病毒,有 4 个血清型,即 68～71 型。与其在同一病毒科并与人类疾病有关的病毒还有鼻病毒及甲型肝炎病毒。

二、共同特征

肠道病毒通过污染水源、食物等经消化道传播。引起肠道感染的病毒种类繁多,包括小 RNA 病毒科中的人类肠道病毒,呼肠病毒科中的轮状病毒、肠道腺病毒、杯状病毒、星状病毒等。

肠道感染病毒虽经粪-口途径传播,但除轮状病毒引起胃肠道疾病外,其他肠道病毒很少引起胃肠道疾病,其靶器官以神经系统、肌肉和其他系统为主,可引起脊髓灰质炎、脑膜炎、脑膜脑炎、心肌炎、心包炎、手足口病等疾病。一种病毒的血清型可引起几种不同的疾病,而几种不同的血清型也可引起同一种疾病。

(邓世秀)

第二节　脊髓灰质炎病毒

一、生物学特性

该病毒颗粒近似球形,直径 27～30nm,核心为单正链 RNA,为 7.2～8.5kb,核衣壳呈二十面体立体对称,无包膜。衣壳含 4 种蛋白(VP1～VP4),其中 VP1～VP3 位于衣壳的表面,VP1 为中和抗原,具有型特异性,据此可将该病毒分为Ⅰ、Ⅱ、Ⅲ型。VP4 在内部,与

RNA 相接,当 VP1 与敏感细胞上受体结合后,VP4 暴露,衣壳松动,病毒基因脱壳穿入细胞。脊髓灰质炎病毒有 3 个血清型,其物理性状相同,RNA 碱基组成亦近似,各型间的核苷酸有 36%～52% 的同源性。该病毒能在人胚肾、人胚肺、猴肾细胞以及 Hela、HEP-2、Vero、KB 等细胞中进行培养,最适培养温度为 36～37℃,培养 3～5d 可出现 CPE。

二、临床意义

脊髓灰质炎病毒是脊髓灰质炎的病原体,主要损害脊髓前角运动神经细胞,引起肢体的迟缓性麻痹,称为脊髓灰质炎,因多见于儿童,故亦称小儿麻痹症。1988 年 WHO 提出在 2000 年全球消灭脊髓灰质炎病毒野毒珠引起的麻痹型病例,这是继消灭天花后计划消灭的第二个病毒性疾病。2000 年 10 月,WHO 证实脊髓灰质炎已在包括中国在内的西太平洋地区被消灭。

(一)传染源和传播途径

脊髓灰质炎病毒的传染源是患者或携带者,其粪便中可排出大量病毒,排毒时间可长至数周至数月。其主要通过粪-口途径传播,人群普遍易感,但以隐性感染为主,隐性感染率高达 90% 以上。

(二)临床表现

1. 无症状感染或轻症感染

脊髓灰质炎病毒经口侵入人体,在局部黏膜、咽、扁桃体等淋巴组织及肠道集合淋巴结内增生,潜伏期为 2～10d。此时多无症状或仅有轻微症状,如咽红、低热、腹部不适等,即隐性感染或轻症感染。潜伏后期咽部可排出病毒,此时可通过呼吸道飞沫传播。

2. 顿挫型感染

病毒在上述淋巴组织内增生并侵入血流,形成第一次病毒血症,引起前驱期症状,如发热、头痛、恶心、呕吐、腹痛、腹泻等。此时体内已产生中和抗体,可阻止感染进一步发展。患者多于发病 1～4d 退热,其他症状也随之消失,不发生神经系统病变,此为顿挫型感染。

3. 非麻痹性脊髓灰质炎

亦称无菌性脑膜炎。当体内病毒量大、毒力强或机体免疫功能低下时,病毒随血流弥散至淋巴结、肝、脾的网状内皮细胞中增生,然后再度入血,形成第二次病毒血症,在 1%～2% 的感染者体内,病毒可通过血脑屏障,侵入脊髓前角运动神经细胞内并增生,引起无菌性脑膜炎。此时体温再度上升,出现典型的"双峰"热型。轻者不引起瘫痪或只引起暂时性肌肉麻痹,称为非麻痹性脊髓灰质炎。

4. 麻痹性脊髓灰质炎

0.1%～0.2% 的感染者在发病 2～7d 后体温开始下降,出现麻痹性脊髓灰质炎,体温正常后麻痹也停止发展。以脊髓型最多见,病变在颈部或腰部脊髓,四肢瘫痪以下肢多见,为不对称性、迟缓性麻痹。严重者病变可累及延髓和脑桥,出现脑干型、脑神经瘫痪,可见面肌瘫痪的口角歪斜等症状,或有软腭、声带瘫痪所致吞咽困难和声音嘶哑等。当延髓网状结构外侧受损,导致患者呼吸中枢瘫痪,可因呼吸衰竭而死亡。

三、微生物学检查

(一)发病早期

取咽洗液、粪便、组织等制成 10%～20% 悬液,1500r/min 离心 20min,取上清液,加抗生素于 22℃ 处理 1h 备用,或将 10% 悬液于 4℃ 下 1000r/min 离心 30min,取上清液备用。

（二）病毒分离与鉴定

用人或猴肾原代细胞或用 Hela、Vero、HEP-2、WI138 二倍体细胞分离病毒。病毒在细胞内增生迅速,于 24～28h 可出现典型 CPE,细胞圆缩、堆积、坏死、脱落。3d 后全部细胞出现病变脱落视为阳性,保存于 4℃ 或冻存待鉴定。首次分离如阳性迹象不明显时,可将悬液于敏感细胞盲传一代。用脊髓灰质炎病毒标准血清和分型血清进行中和试验,对收集的病毒液进行鉴定和分型。也可用 IF 法、ELISA 等快速诊断技术鉴定。

（三）抗原与核酸的检测

可用 ELISA 检测标本中特异性抗原,用 RT-PCR 等方法检测病毒核酸。

（四）抗体检测

用发病早期和恢复期双份血清进行中和试验或 ELISA 检测患者血清抗体效价,若恢复期较发病初期抗体效价升高不小于 4 倍有临床意义。

（邓世秀）

第三节　柯萨奇病毒与埃可病毒

柯萨奇病毒是因 1948 年 Dolldorf 和 Sickles 在美国纽约州 Coxsackie 镇,首次从一名类脊髓灰质炎患者的粪便中分离出来的一株病毒,并以该镇的名字来命名。埃可病毒是 1951 年在脊髓灰质炎流行期从健康儿童和无菌性脑膜炎患者的粪便中分离的能使培养细胞发生病变的病毒,因当时不清楚该病毒与何种疾病相关,故被命名为人类肠道致细胞病变孤儿病毒（ECHOV）,英文缩写 ECHOV 拼读为埃可病毒。

一、分类

柯萨奇病毒是一类常见的经呼吸道和消化道感染人体的肠道病毒,据其生物学特点分为 A 和 B 两组:A 组有 23 个血清型,即 A1～A22 和 A24 型（原 A23 型已归入埃可病毒 9 型）;B 组有 6 个血清型,即 B1～B6 型。

埃可病毒有 31 个血清型,BP1～9、11～27 及 29～33 型(10 型归为呼肠病毒、28 型归为鼻病毒型、34 型归为柯萨奇病毒 A24 型)。

二、生物学特性

柯萨奇病毒和埃可病毒呈球形,直径为 17～30nm,核心为线状单正链 RNA,核衣壳呈二十面体立体对称,无包膜。病毒基因组长约 7.5kb,5′端和 3′端均有一段非编码区,中间部位为开放读码框（ORF）,约 6600bp,编码一个约 2200 个氨基酸的大分子前体蛋白,经酶作用后形成病毒的结构蛋白和多种功能蛋白。柯萨奇病毒与埃可病毒的抗原性复杂,不仅型别多,而且型内还有抗原变异,因而给血清学诊断或病毒学鉴定带来困难。

柯萨奇病毒和埃可病毒除少数几个型别必须在乳鼠中增生外,其余都能在猴肾细胞、人源传代细胞中生长,产生 CPE。两种病毒对酸抵抗力较其他小 RNA 病毒强,可抵抗 PH 值为 3.0 的环境,但对热敏感,50℃ 迅速被灭活。紫外线和干燥也能使其灭活。常用消毒剂如 75% 乙醇、5% 来苏儿均不能灭活本病毒,但 0.3% 甲醛或 0.3～0.5pmol/L 游离氯可使其迅速灭活。

三、临床意义

(一)传染源和传播途径

传染源是患者或无症状带毒者,主要通过粪-口途径传播,也可通过呼吸道或眼部黏膜感染。

(二)临床表现

柯萨奇病毒和埃可病毒经口进入肠道,在咽和肠道淋巴组织中增生,潜伏期为 7～14d,经过两次病毒血症而侵入靶器官(脊髓、脑、脑膜、心肌和皮肤等),产生浸润性感染。柯萨奇病毒和埃可病毒以隐性感染为主,隐性感染与显性感染的比例为 100:1,出现症状者也大多为轻型或顿挫型感染,严重感染者极为少见。

1. 无菌性脑膜炎和轻瘫

研究表明多数柯萨奇病毒(B1～B6、A7 和 A9 等)和埃可病毒(4、6、9、11、14、16、25、30、31 和 33 型)与脑膜炎有关。

2. 疱疹性咽峡炎

主要由柯萨奇病毒 A 组引起,临床表现为发热、咽痛,尤以吞咽疼痛、恶心、呕吐等明显,典型症状是在软腭、腭垂周围出现小疱性溃疡,少数可致硬腭损伤。

3. 手足口病

主要由柯萨奇病毒 A16 型引起,是造成爆发感染的重要病原,特点是口腔黏膜和舌上出现红疹与水疱,口腔内形成溃疡等损伤,继而出现手、足部的水疱,病毒可在水疱液中检出。引起手足口病的病毒还可见于柯萨奇病毒 A4、A5、A9、A10 和 B5 型。另外,新肠道病毒 71 型也可引起流行,应予以鉴别。

4. 流行性胸痛

常由柯萨奇 B 组病毒引起,症状为突发性发热和单侧胸痛,伴有头痛、全身不适等,有时扩展为双侧胸痛或腹痛。

5. 心肌炎和心包炎

柯萨奇病毒与心肌疾病有很高的相关性,已经明确柯萨奇 B 组病毒是原发性心肌疾病的主要原因。病毒可直接破坏感染的心肌细胞,也可通过宿主的自身免疫应答损伤心肌组织。

6. 眼病

新肠道病毒 70 可引起急性出血性结膜炎,1～2 周可自行恢复。柯萨奇 A24 型病毒也可引起急性结膜炎。二者多在夏、秋季发病,传播途径与沙眼相似,但预后较好。以后如再次接触该病毒仍然可以感染。

7. 新生儿疾病

新生儿常发生柯萨奇病毒感染,一方面系医院内感染,另一方面可能是垂直传播所致。患儿出现嗜睡、喂养困难、发热、呕吐等症状,严重者出现心肌炎、心包炎、呼吸窘迫或胸膜炎、脑膜炎等表现,病死率较高。

此外,柯萨奇 B 组病毒还与胰腺炎、胰岛素依赖型糖尿病相关。

四、微生物学检查

(一)标本采集与处理

病程早期采集粪便、直肠拭子或咽拭子;无菌性脑膜炎患者采集脑脊液;其他患者可根据其症状采集水疱液、尿液、结膜拭子等。

（二）标本直接检查

1. 核酸检测

用 PCR 等分子生物学技术检测病毒核酸。

2. 抗体检测

用 ELISA、免疫印迹试验检测患者血清中 IgG 和 IgM 抗体，特异性 IgM 抗体具有重要的临床诊断意义，提示为近期感染。

3. 分离培养与鉴定

（1）分离培养：用原代或传代猴肾细胞或人源细胞分离培养病毒，根据出现 CPE 情况收集病毒液。

（2）鉴别试验：用中和试验、HI 试验、CF 试验等进行鉴定和分型。

（邓世秀）

第四节 新肠道病毒

国际病毒分类委员会（ICTV）在 1976 年决定，对一些与柯萨奇病毒和埃可病毒在性质上相似的新病毒，将不再进行脊髓灰质炎病毒、柯萨奇病毒或埃可病毒的划分，而是统一按发现序号命名。因当时已分类的肠道病毒有 67 个血清型，故以后发现的肠道病毒则命名为新肠道病毒（有 68、69、70 和 71 型等）。其中，除 69 型外，其余 3 型均与人类疾病有关。68 型主要引起儿童毛细支气管炎和肺炎，70 型引起急性出血性结膜炎，71 型引起无菌性脑膜炎和手足口病，后两型在临床上较为常见。

一、新肠道病毒 70 型

新肠道病毒 70 型（EV70）可引起急性出血性结膜炎（AHC），曾在世界范围内发生过多次大流行。病毒可经手、毛巾、眼科器械和昆虫等传播，以被病毒污染的游泳池水传播性最强。潜伏期一般为 1d，少数可延至 6d。发病急，迅速出现眼睑水肿、结膜充血、眼痛、流泪等症状。2～3d 后出现结膜下出血。儿童病程较短，一般为 2～3d，成人可长至 8～10d，预后良好，一般无后遗症。本病多限于眼，但极个别病例可累及神经系统（腰神经根、脑神经），出现神经根脊髓炎，临床表现类似脊髓灰质炎。神经系统症状常在 AHC 发病几周后出现，好发于青壮年，急性多见，可留有后遗症。

新肠道病毒 70 型不同于其他肠道病毒，不具有嗜肠道性，而是存在于眼结膜，且最适增生温度较低，为 33℃。在急性出血性结膜炎的早期（发病 1～3d），患者眼分泌物中病毒分离率高达 90% 以上。可用人源细胞（如 WI-38、HEK 细胞）或猴肾细胞分离培养，用 ELISA 快速鉴定，或用 RT-PCR 扩增病毒特异性 RNA 片段。病后约 50% 患者血清抗体为阳性，但效价不高。

二、新肠道病毒 71 型

新肠道病毒 71 型感染疾病是全球性传染病，世界大部分地区均有流行的报道。1969 年该病毒首先从美国加利福尼亚一名脑膜脑炎患儿的粪便中分离出来，1972 年在美国被确认。新肠道病毒 71 型通过粪-口途径或密切接触传播，是引起人类中枢神经系统感染的重要病原体,主要导致无菌性脑膜炎和脑膜脑炎,可累及脑神经和延髓。在日本、中国内地及中国台湾地区、瑞典等地区还曾引起手足口病的流行和传播。

肠道病毒 71 型是一种耐热、耐酸的小 RNA 病毒,可在原代细胞中增生,但敏感性差。因病毒能引起乳鼠病变,故可采集感染者早期的痰液、粪便、口腔分泌物、尿液、脑脊液和水疱液等接种乳鼠分离病毒。由于目前肠道病毒临床血清学 ELISA 测定中易交叉反应,故可用 PCR 法和病毒核酸杂交技术进行鉴定。

（邓世秀）

第十六章 急性胃肠炎病毒

第一节 轮状病毒

人类轮状病毒(HRV)是引起婴幼儿急性胃肠炎的主要病原体,特别是A组轮状病毒是世界范围内婴幼儿重症腹泻最主要的病原体,也是婴幼儿死亡的主要原因之一。1973年澳大利亚学者Bishop等在急性非细菌性胃肠炎儿童十二指肠黏膜超薄切片中首次发现了HRV,现归类于呼肠病毒科。1983年我国病毒学家洪涛等发现了成人腹泻轮状病毒(ADRV)。

一、分类

轮状病毒属于呼肠病毒科轮状病毒属,根据病毒基因组结构和抗原性(VP6)将轮状病毒(RV)分为7个组(A~G),其中A组RV的感染最为常见,主要引起婴幼儿腹泻,A组轮状病毒根据VP6又可分为4个亚组(Ⅰ、Ⅱ、Ⅰ+Ⅱ、非Ⅰ非Ⅱ)。另外,A组轮状病毒根据其表面中和抗原VP7和VP4又可分为16个G血清型和27个P血清型。B组RV主要引起成人腹泻,故又称为成人腹泻轮状病毒(ADRV);少数报告显示C组RV也可致人感染,但D~G等4组RV只引起动物腹泻。

二、生物学特性

该病毒颗粒为球形,直径为60~80mm二十面体立体对称,双层衣壳,无包膜。负染后在电镜下观察,病毒外形呈车轮状。核心含有病毒核酸和RNA合成酶,病毒核酸为双链RNA,约18550bp,由11个基因片段组成。每个片段含一个开放阅读框架(ORF),分别编码6个结构蛋白(VP1、VP2、VP3、VP4、VP6、VP7)和5个非结构蛋白(NSP1~NSP5)。VP1~VP3位于核心,分别为病毒聚合酶、转录酶成分和与帽形成有关的蛋白。VP4和VP7位于外衣壳,决定病毒的血清型。VP7为糖蛋白,是中和抗原,VP4为病毒的血凝素,与病毒吸附到易感细胞表面有关,亦为重要的中和抗原。VP6位于内衣壳,带有组和亚组特异性抗原。非结构蛋白为病毒酶或调节蛋白,在病毒复制中起主要作用。

轮状病毒的敏感细胞是小肠黏膜上皮细胞,由于此类高度分化的细胞培养十分困难,故培养轮状病毒常用的细胞为原代猴肾细胞和传代绿猴肾细胞。

三、临床意义

轮状病毒主要经粪-口途径传播,另外也可通过接触传播,临床上主要引起急性胃肠炎。该病毒呈世界性分布,A~C组轮状病毒能引起人类和动物腹泻,D~G组只引起动物腹泻。病毒侵入人体后在小肠黏膜绒毛细胞内增生,致细胞溶解死亡,微绒毛萎缩、变短、变钝、脱落,取而代之的是腺窝细胞增生,分泌增加,导致严重腹泻,水、电解质大量丧失。

(一)A组感染

A组HRV感染见于世界各地,温带地区以秋末冬初为主,俗称"秋季腹泻"。年长儿童和成人常呈无症状感染,四月龄至两岁婴幼儿常呈急性胃肠炎感染,占病毒性胃肠炎的80%以上,是婴幼儿死亡的重要因素之一。病毒侵入机体后,在胃肠道先被部分消化,失去外衣壳,裂解 VP4,产生感染型亚病毒颗粒(ISVP),然后穿入小肠黏膜绒毛细胞内增生,感染后 8h 就可查见由 RNA 和病毒蛋白形成的胞质融合体。动物实验和患儿活检标本显示 HRV 感染造成了微绒毛萎缩、变短、脱落和细胞溶解死亡,使肠道吸收功能受损;刺激腺窝细胞增生,使分泌功能加强。导致水和电解质分泌增加,重吸收减少,出现严重腹泻。此外,非结构蛋白 P4(NSP4)有毒素样作用,通过作用于钙离子通道而影响水的吸收。

感染后潜伏期为 24～72h,发病急,80% 患儿先发热、呕吐和腹痛,随即频繁腹泻,每日 10～20 次,为淡黄色水样便或蛋花汤样酸性便或白色米汤样便,无黏液、脓血及恶臭。病程一般为 2～6d。当婴幼儿的免疫功能低下时,急性胃肠炎可变为慢性,患儿粪便中长期排出病毒,而成为本病的传染源。另外 A 组 HRV 感染还可致新生儿坏死性小肠炎、婴幼儿肠套叠、肺炎、脑炎、脑膜炎。严重感染还可伴有突发性婴儿死亡综合征、雷耶综合征、溶血性尿毒综合征、川崎病和克罗恩病等。其传染源为患者和无症状携带者,患者每克粪便中排出的病毒体可达 10^{10} 个。

（二）B 组感染

B 组 HRV 的感染以年长儿童和成人多见,无明显季节性,多为自限性感染。其暴发流行仅见于我国大陆,1982-1983 年,该组病毒在我国东北、西北矿区青壮年工人中引发了大规模霍乱样腹泻流行,患者数多达数十万人。B 组 HRV 感染主要引起成人腹泻,潜伏期为 38～66h,起病急,呈黄色水样便,无黏液和脓血,每日腹泻 5～10 次,重者每日可超过 20 次,伴有腹痛、腹胀、恶心、呕吐、脱水、乏力等症状,病程为 3～6d。

（三）C 组感染

对人的致病性类似 A 组,但发病率很低。感染后机体可产生型特异性抗体 IgM、IgG 和 SIgA,对同型病毒感染有保护作用,其中以肠道 SIgA 最为重要。抗体对异型只有部分保护作用,加上婴幼儿免疫系统发育尚不完善,SIgA 含量低,所以病愈后还可重复感染。

四、微生物学检验

（一）检验程序

1. 标本采集与处理

发病早期采集粪便,患者每克粪便中排出的病毒体可达 10^{10} 个,水样便可用吸管吸至塑料或玻璃容器中,密封后送实验室。称取粪便加 PBS 制成 10% 悬液,3000r/min 离心 10min,取上清液检测或冻存。

2. 标本直接检查

（1）电镜和免疫电镜检查:取粪便悬液超速离心,取沉渣经醋酸钠染色电镜观察,或进行免疫电镜观察,由于病毒颗粒聚集而易被检出。电镜下常见病毒颗粒,大小为 60～80nm,有双层壳,核心呈放射状,类似车轮排列,此为完整的病毒颗粒,也可见空心的或不完整病毒颗粒。

（2）抗原检测:常用 ELISA 双抗夹心法,用组特异性单克隆抗体(McAb)和亚组、血清型特异的 McAb 配合使用,可检出 A 组轮状病毒,并判定亚组和血清型。ELISA 约有 5% 的假阳性,系粪便中类风湿因子所致,此假阳性可用阻断试验加以排除。也可选用胶乳凝集试验,以组特异性抗体附着乳胶颗粒,加粪便悬液进行凝集反应,其具有良好的特异性,但不及 ELISA 敏感,当粪便中含有大量病毒颗粒(大于 107 个/g)时,乳胶凝集试验才能出现阳性结果。

（3）病毒 RNA 聚丙烯酰胺凝胶电泳（PAGE）分析：抽提病毒 RNA 后，经 PAGE 硝酸银染色进行分析．根据 A、B、C 三组 HRV11 个基因片段电泳位置的特殊分布图形进行判断。以 A 组 HRV 的 11 条 RNA 基因片段电泳为例，第一组包括 1～4 片段，第二组包括 5～6 片段，第三组包括 7～9 片段，第四组为 10～11 片段，所有 A 组 HRV 均具有相似的 4：2：3：2 型 RNA 图谱。而且根据 A 组 RHV 的第 10、11 片段在 PAGE 上的迁移率不同分为两型，即长型和短型。A 组 HRV 的亚组 I 多属于 10、11 片段迁移率短型。

（4）核酸检测。

1）核酸杂交：用地高辛等标记组特异性探针（VP6 基因）或型特异性探针（VP4 或 VP7 基因型特异性序列）检测轮状病毒 RNA。

2）PCR 检测：由于扩增 HRV 的 RNA 基因片段，首先需要将特异 RNA 片段逆转录成 cDNA，但粪便中存在某种抑制逆转录的物质，使该法的灵敏度受到一定影响。

（二）病毒分离培养

用传代非洲绿猴肾细胞（MA104）或原代猴肾细胞分离病毒，粪便标本除常规处理外，尚需用胰酶预处理（10μg/ml），并在培养液中也加入胰酶（0.5～1.0μg/ml），有利于轮状病毒的生长，37℃旋转培养。初次传代培养一般不出现 CPE，经过几次传代培养后可出现 CPE。

（邓世秀）

第二节　其他病毒

一、杯状病毒

人类杯状病毒（HuCV）属于杯状病毒科、杯状病毒属，据形态学、遗传学和抗原性的不同分为两类，一类是诺瓦克样病毒（NV），另一类是萨帕罗病毒（SV）。

人类杯状病毒为球形，直径仅为 27～38nm，电镜下 Norwalk 病毒表面凹痕参差不齐，而 Sapporo 病毒带有 32 个杯状凹陷的表面。核心为单正链 RNA，只有一种衣壳蛋白，核衣壳呈二十面体立体对称，无包膜。人类杯状病毒目前尚不能在体外细胞中培养，也无敏感动物模型。该病毒置于 50℃30min、经紫外线照射可以被灭活，耐乙醚。

人类杯状病毒通过粪-口途径传播，感染后引起小肠绒毛轻度萎缩和黏膜上皮细胞破坏。潜伏期为 24h，突然发病，发热、恶心、呕吐、腹痛、腹泻，预后良好。Norwalk 病毒是世界上引起非细菌性胃肠炎爆发流行最重要的病原体之一，以冬季多见，可累及任何年龄，0～3 月龄婴儿中有 20％为 Norwalk 病毒抗体阳性，20 岁以上人群中有 50％为 Norwalk 病毒抗体阳性，但抗体的保护作用不明显。该病毒感染为自限性，预后良好。

目前实验室诊断主要通过电镜和免疫电镜技术检测患者粪便中的病毒颗粒，但敏感度较低，仅 30％～50％患者粪便中可能检出病毒。由于分子诊断学的发展，可应用基因重组病毒表达的 Norwalk 病毒衣壳抗原，通过 ELISA 检测患者相应抗体，也可用 RT-PCR 法检测粪便和污染海产品（如牡蛎等）中的 Norwalk 病毒的核酸。

二、星状病毒

星状病毒属于星状病毒科星状病毒属，包括人、哺乳动物和鸟类星状病毒。人星状病毒于 1975 年从婴幼儿腹泻粪便中分离得到。病毒呈球形,直径为 28～30nm,电镜下可见病毒颗粒表面有 5～6 个角,呈有鉴别意义的星状外形。核心为线状单正链 RNA,编码 5 或 6 种衣壳蛋白。病毒难以在体外培养,在有胰酶存在条件下,某些培养细胞(如大肠癌细胞)可用于分离星状病毒,并产生 CPE。

人星状病毒通过粪-口途径传播,易感者为 5 岁以下婴幼儿,病毒侵犯十二指肠黏膜细胞,造成细胞损伤和死亡,但病毒在人胃肠炎中的作用范围尚不清楚。病毒潜伏期为 3～4d,主要临床症状为发热、恶心、腹泻,病程持续 2～3d,但免疫功能低下的感染者病程延长。感染后可产生抗体,5 岁以下儿童的抗体阳性率在 70% 以上。抗体具有保护作用。

在胃肠炎急性期,星状病毒在粪便中大量出现,用电镜或免疫电镜直接检测腹泻患者标本,后者尚可确定其血清型,也可用中和实验进行鉴定。用大肠癌细胞分离病毒,标本应经胰酶处理,而且培养液中也要加适量胰酶。观察 CPE 并经免疫电镜与中和实验进行鉴定与分型。

三、肠道腺病毒

腺病毒是一类既能感染呼吸道,又能感染胃肠道的病毒,在分类上属于腺病毒科、哺乳动物腺病毒属,人类腺病毒目前有 49 个血清型,其中 40、41、42 型可引起人类的胃肠炎,称为肠道腺病毒(EAd)。其主要通过胃肠道、呼吸道和密切接触在人群中传播,以夏季多见,常侵犯 5 岁以下的幼儿,潜伏期长,平均为 10d,主要表现为腹痛、腹泻,稀水样便,很少有发热或呼吸道症状。也可通过手、污染物品传播到眼,主要感染儿童,引起结膜炎或角膜炎。腺病毒为双链 DNA 无包膜病毒,核衣壳呈二十面体立体对称,直径为 80～110nm,可在人胚肾和人胚肺原代细胞、多种传代细胞中增生,出现细胞肿胀变圆,聚集成葡萄串状的典型 CPE。腺病毒对乙酸和乙醚不敏感,但置于 56℃30min 可被灭活。

于发病 1～2d 内采集标本,一般采集粪便或肛拭子,采集的标本用抗生素处理后立即接种于敏感细胞,或放置在 -70℃冻存,粪便悬液可用负染电镜技术观察病毒颗粒,也可用特异性血清与标本共育,凝集成团后观察。肠道腺病毒(40、41 型)仅对 293 细胞较为敏感,在其他细胞中不易分离。病毒在细胞中增生可引起细胞变圆、胞质内颗粒增多、细胞变形拉丝、聚集成葡萄串状的典型 CPE,若 2 周内仍无明显 CPE,可盲传或重新分离。当细胞出现大部分死亡脱落时,即 CPE 达到 3＋～4＋,将感染细胞冻融 3 次,经 4℃下,2000r/min 离心10min,收集上清液作为抗原,用血清学方法进行鉴定。常用的血清学实验有 ELISA、CF、HI 及 NT 等。此外也可用免疫荧光法和 ELISA 检测病毒抗体,用 PCR 法检测病毒特异性 DNA。

（邓世秀）

第十七章　疱疹病毒

疱疹病毒是一群中等大小、有包膜的 DNA 病毒,广泛分布于哺乳类和鸟类等动物中,现已发现有 100 多种。人类疱疹病毒(HHV)属于疱疹病毒科的 α、β、γ 三个亚科。其中单纯疱疹病毒 1 型和 2 型、水痘-带状疱疹病毒属于 α 疱疹病毒亚科能感染上皮细胞,潜伏在神经细胞中,增生速度快,繁殖周期短,是一类溶细胞性感染的病毒;巨细胞病毒、人类疱疹病毒 6型、7 型属于 β 疱疹病毒亚科前者能感染和潜伏在多种组织中,在细胞培养中复制缓慢,繁殖周期长,后二者主要感染和潜伏在人 T 细胞中;EB 病毒和人类疱疹病毒 8 型属于疱疹病毒亚科主要感染和潜伏在淋巴细胞,引起淋巴增生,大多不引起溶细胞性病变。

疱疹病毒具有以下共同特征。①病毒呈球形、核衣壳二十面体立体对称,基因组为线性双股 DNA。核衣壳周围有一层厚薄不等的非对称性被膜。最外层是包膜,有糖蛋白刺突。有包膜的成熟病毒直径为 120~300nm,DNA 核心直径为 30~40nm。②除 EB 病毒外均能在二倍体细胞核内复制,产生明显的 CPE,核内出现嗜酸性包涵体;EB 病毒和人类疱疹病毒6、7 型的培养则需人或灵长类动物的淋巴细胞。③病毒可通过细胞间桥直接扩散,感染细胞可与邻近未感染的细胞融合成多核巨细胞。④病毒可表现为增生性感染与潜伏感染。潜伏和复发感染是疱疹病毒的突出特点,这一生物学行为可导致某些疱疹病毒的基因组整合于宿主的染色体上而与肿瘤的发生相关。⑤病毒由于具有包膜,对乙醚、氯仿等脂溶剂敏感。

第一节　单纯疱疹病毒

一、生物学特性

单纯疱疹病毒(HSV)颗粒呈球形,直径 120~150nm,由核心、衣壳、被膜及包膜组成。包膜上有突起,突起糖蛋白包括 gB、gC、gD、gE、gG、gH、gI 等,具有抗原性,并与病毒的吸附与穿入宿主细胞的能力有关。gB、gC、gD 和 gH 均是黏附性糖蛋白,gB 具有黏附和融合两种功能,gD 诱导产生中和抗体的能力最强。gC、gE、gI 为结构糖蛋白,具有免疫逃逸功能,gC 亦是补体 C3b 的受体,结合后可消耗血清补体;gE/gI 复合物是 IgG 的 Fc 受体,能妨碍抗体的抗病毒作用。gG 为型特异性糖蛋白,分为 gG1 和 gG2,分别代表 HSV-1 和 HSV-2两种血清型。

该病毒核衣壳为二十面体立体对称,内有线状双链 DNA(dsDNA),大小约为 150kb,包含两个相互连接的长独特片段(UL)和短独特片段(Us),UL 和 Us 两端有反向重复序列。HSV 的 DNA 编码 70 多种蛋白质(包括上述包膜糖蛋白),部分参与病毒增生,部分与不同细胞相互作用诱导免疫反应。

病毒在宿主细胞核内复制和装配,通过核膜出芽,由细胞溶解方式释放病毒,病毒主要表现为溶细胞性感染。

HSV 感染动物范围广泛,能感染家兔、豚鼠、小鼠等。多种动物脑内接种可引起疱疹性脑炎,家兔角膜接种可引起疱疹性角膜炎,豚鼠阴道内接种可引起宫颈炎和宫颈癌。接种鸡胚绒毛尿囊膜,形成增生性白色斑块。HSV亦能在多种细胞中增生,常用人胚肺、人胚肾、地鼠肾等细胞分离培养病毒。病毒初次分离时对原代乳兔肾细胞、人胚肺细胞较为敏感。细胞病变产生快,表现为细胞肿胀、变圆,出现嗜酸性核内包涵体。

HSV的抵抗力较弱,对湿热、紫外线等敏感,易被脂溶剂灭活。

二、临床意义

人类是HSV的唯一宿主,人群中HSV感染非常普遍,传染源包括患者和无症状携带者。密切接触及性接触是主要传播途径,病毒经黏膜和破损皮肤进入人体,潜居于人体正常黏膜、血液、唾液及感觉神经节细胞内。当机体抵抗力下降时,体内潜伏的HSV被激活而发病。常见的临床表现是皮肤或黏膜局部集聚的疱疹,多为水疱,在水疱基底部有典型的多核巨细胞。在神经细胞中则表现为潜伏感染。

（一）原发感染

HSV-1原发感染主要发生在婴幼儿或儿童,常为隐性感染,以腰部以上部位感染为主,可表现为唇疱疹、龈口炎、面部湿疹样疱疹、疱疹性脑膜炎、疱疹性角膜炎、咽炎或扁桃体炎等。原发感染后,HSV-1常在三叉神经节或颈上神经节内终身潜伏,当潜伏的病毒被激活后可引起复发性唇疱疹等。

HSV-2原发感染主要发生在青少年以后,以腰部以下和生殖器感染为主,常表现为生殖系统疱疹,可伴有发热、全身不适和淋巴结炎。原发感染后,HSV-2常在骶神经节或脊髓中潜伏,当潜伏的病毒被激活则引起复发性生殖器疱疹等。

孕妇感染HSV-2,病毒可经胎盘感染胎儿,诱发流产、早产、死胎或先天畸形。新生儿可经产道感染HSV-2,引起疱疹性脑膜炎和疱疹性角膜炎等。

（二）潜伏感染

与复发原发感染后,如身体不能彻底清除病毒,HSV则由感觉神经传递到感觉神经节,以非活化状态在上述神经节细胞中潜伏下来。由于潜伏的病毒并不复制,因此,对抗病毒药物不敏感。

当机体受发热、月经、妊娠、其他微生物感染和情绪改变等非特异性刺激时,机体的细胞免疫功能低下,体内潜伏的HSV被激活,病毒沿着感觉神经纤维轴索下行到末梢,在黏膜或皮肤上皮细胞内增生,引起复发性局部疱疹。由于机体的免疫记忆反应,一般复发性感染病程短、组织损伤轻,仅引起局部复发性疱疹。

HSV感染免疫以细胞免疫为主,迟发型超敏反应T细胞(TD)和细胞毒T细胞(TC)能破坏靶细胞而清除病毒。HSV原发感染后1周左右血中可出现中和抗体,3~4周达到高峰,可持续多年。这些抗体可中和游离的病毒,阻止病毒在体内扩散,但不能消灭潜伏的病毒和阻止复发。

三、微生物学检查

（一）分离培养

病毒的分离培养是诊断HSV感染的"金标准"。采取患者水疱液、脑脊液、唾液,或口腔、宫颈、阴道患处分泌物,角膜结膜刮取物等,无菌处理后接种人胚肾、人胚肺等易感细胞,培养2~3d,出现细胞肿胀、变圆、相互融合等病变,可作初步诊断。然后用免疫荧光法

(IFA)、酶联免疫吸附试验(ELISA)进行鉴定,确诊是否为 HSV。必要时可采用 HSV-1 和 HSV-2 单克隆抗体进行分型。

（二）快速检测

刮取宫颈黏膜、皮肤、口腔、角膜等疱疹病损组织的基底部材料作涂片,采用荧光素或酶标记的抗体染色,可检查细胞内疱疹病毒抗原。标本亦可用 Wright-Giemsa 染色镜检,如发现核内包涵体及多核巨细胞,可考虑 HSV 感染。但 HSV 抗体测定对临床诊断意义不大,一般仅用于流行病学调查。

（三）核酸检测

采用 PCR 或原位杂交技术检测标本中 HSV-DNA,方法快速、敏感而特异,尤其是脑脊液 PCR 扩增被认为是诊断疱疹性脑膜炎的最佳手段。

（邓世秀）

第二节　水痘-带状疱疹病毒

一、生物学特性疹

水痘-带状疱疹病毒(VZV)又称人疱病毒-3 型(HHV-3),其生物学特性类似于 HSV,但只有一个血清型。VZV 呈球形,直径 150～200nm。最外层是包膜,有糖蛋白刺突,与病毒吸附和穿入宿主细胞有关。核衣壳呈二十面体立体对称,其基因组为 124884bp 的双链 DNA,由长独特片段(U_L)和短独特片段(U_S)组成,U_S 两端有反向重复序列。

VZV 能够在人胚组织细胞中缓慢增生,出现 CPE 较 HSV 局限,在细胞核内可形成嗜酸性包涵体。

二、临床意义

水痘和带状疱疹是同一种病毒引起的两种不同的临床病症,其原发感染为水痘,复发感染为带状疱疹。

在儿童初次感染 VZV 时引起水痘,水痘是具有高度传染性的儿童常见疾病,好发年龄为 2～6 岁,传染源主要是患者,急性期水痘内容物及患者呼吸道分泌物内均含有病毒。病毒经呼吸道、口咽黏膜、结膜或皮肤等处进入机体,在局部黏膜组织中复制,然后经血流和淋巴弥散(第一次病毒血症)至单核-吞噬细胞系统,病毒大量复制后再次进入血流(第二次病毒血症),扩散至全身,特别是皮肤、黏膜组织上皮细胞中,因上皮细胞出现肿胀、气球样变以及组织液的积累,全身皮肤出现丘疹、水疱,有的因感染发展成脓疱疹。皮疹呈向心性分布,躯干比面部和四肢多。病情一般较轻,但免疫功能低下、免疫抑制或免疫缺陷等患儿,可引起重症水痘,常涉及多器官的感染。

带状疱疹是成人,尤其是老年人或有免疫缺陷、免疫抑制患者常见的一种疾病。儿童期患过水痘后,病毒可潜伏在脊髓后根神经节、脑神经感觉神经节等部位,当机体受到某些刺激,如外伤、发热、受冷、X 线照射、免疫抑制剂等,可诱发 VZV 的复活。复发感染时,活化的病毒经感觉神经纤维轴索下行至皮肤,在所支配的皮肤区域繁殖而出现成串的水疱疹即带状疱疹,以躯干和面额部多见,多呈单侧带状分布,疱疹液含大量病毒颗粒。

VZV 原发感染后机体可产生特异性体液免疫和细胞免疫,对限制 VZV 扩散以及水痘和带状疱疹痊愈起主要作用,其中,尤以特异性细胞免疫更为重要,水痘病后可获终身免疫。由于不能清除潜伏于神经节中的病毒,故不能阻止带状疱疹的发生。

三、微生物学检查

临床典型的水痘或带状疱疹,一般不需要实验室检测即可作出临床诊断。但对症状不典型的患者,可用电镜快速检查疱疹液,或取疱疹基底部材料进行涂片,应用免疫荧光法检测 VZV 抗原,或应用 PCR 扩增标本中 VZVDNA。这些方法都有助于明确诊断。另外,也可用细胞培养来分离病毒,培养 VZV 常用人成纤维细胞以及猴的多种细胞,3～14d 出现典型的 CPE,如出现多核巨细胞及细胞核内产生嗜酸性包涵体等。

(邓世秀)

第三节　EB 病毒

一、生物学特性

EB 病毒(EBV)又称人疱疹病毒 4 型(HHV-4),病毒颗粒呈圆形,直径约 180nm。病毒通过核膜出芽获得包膜,包膜表面有糖蛋白刺突,具有识别淋巴细胞上的 EB 病毒受体及与细胞融合等功能。核衣壳呈二十面体立体对称,内含长度约 175kbp 的 dsDNA。EB 病毒的 DNA 在病毒颗粒中呈线状,但在感染的细胞核内以环状游离状态存在,并可整合到宿主细胞的染色体上。

EBV 仅能在人类和某些灵长类动物的 B 细胞和鼻咽部上皮细胞中增生,因上述细胞表面有 C3d 补体受体,亦是 EBV 受体,病毒包膜刺突糖蛋白可与该受体结合,诱发细胞感染 EBV。被感染的 B 细胞带有 EBV 的基因组,并引起该细胞的"转化"或"永生化"。靶细胞因具有 EBV 的基因组,可表达各种 EBV 抗原,研究这些抗原及其抗体,对阐明 EBV 与鼻咽癌的关系及早期诊断等均有重要意义。被感染细胞所表达的 EBV 抗原可分为如下两类。

(一)病毒潜伏感染时表达的抗原

EBV 在 B 细胞中潜伏感染时,细胞中 EBV 的部分基因转录,选择性表达 EBV 潜伏抗原,以维持潜伏状态。该抗原包括 EBV 核抗原(EBNA)和潜伏感染膜蛋白(LMP)。

EBNA 存在于被感染的 B 淋巴细胞(简称 B 细胞)核内,是一组 DNA 结合蛋白,与被感染细胞的"永生化"有关;EBNA 具有抑制细胞处理和递呈抗原的功能,使被感染细胞逃避细胞毒 T 细胞的杀伤作用,以维持 EBV 基因组存在于感染细胞中。

LMP 存在于被感染 B 细胞表面,也是一组蛋白质,LMP 具有阻止潜伏病毒激活的功能;有些 LMP 是一种致癌蛋白,其作用类似活化的生长因子受体,能与细胞的抑癌蛋白(即肿瘤坏死因子受体)相关因子相互作用,改变细胞功能,抑制细胞凋亡,引起 B 细胞的"永生化"。

(二)病毒增生感染相关抗原

病毒在感染细胞中增生时,病毒的基因组也可使被感染细胞产生病毒增生感染相关抗原,主要包括 EBV 的早期抗原(EA)、病毒衣壳抗原(VCA)和膜抗原(MA)。

EA 是病毒的非结构蛋白,具有 DNA 聚合酶活性,出现 EA 表示 EBV 增生活跃,是细胞进入溶解周期的信号,EA 抗体出现于感染早期;VCA 为病毒晚期合成的结构蛋白,存在于被感染细胞的细胞质和细胞核中，VCA-IgM出现早，消失快，VCA-IgG出现晚，持续时间长；MA存在于被感染细胞表面，属包膜糖蛋白，MA-IgM可用做早期诊断，MA-IgG可持续存在。

二、临床意义

EBV在人群中感染非常普遍，95％以上的成人体内存在该病毒的抗体，EBV主要通过唾液传播，也可经输血传播。幼儿感染后多数无明显症状，或引起轻症咽炎和上呼吸道感染。EBV首先在口咽部上皮细胞内增生，然后感染B细胞，B细胞大量进入血液循环而造成全身性感染。EBV也是B细胞有丝分裂原，可刺激B细胞产生异嗜性抗体。被感染的B细胞能刺激T细胞增生，形成非典型的淋巴细胞（主要是TC细胞和NK细胞），使外周血单核细胞明显增加。非典型淋巴细胞也具有细胞毒作用，能杀伤EBV感染的细胞。

青春期原发感染EB病毒，约有50％出现传染性单核细胞增多症。其典型临床表现为发热、咽炎、颈淋巴结肿大、脾大、肝功能紊乱、非典型淋巴细胞明显增多。病程可持续数周，如果没有并发症则预后较好。急性患者由唾液排出的病毒可持续6个月之久，在严重免疫缺陷儿童、AIDS或器官移植接受者中其病死率较高。

B细胞的连续增生和其他协同因子的共同作用，可诱发淋巴瘤。在非洲、南美洲等某些温热带地区，有些儿童患有恶性淋巴瘤，其血清中均含有EBV抗体，80％以上的感染者其抗体效价均高于正常人，在肿瘤组织中发现有EBV基因存在，故多数学者认为EBV感染与非洲儿童恶性淋巴瘤密切相关。

另外，EBV感染还与鼻咽癌（NPC）的发生密切相关，主要表现为：

(1)所有NPC的癌组织中都有EBV基因组的存在和表达。

(2)患者血清中有高效价的VCA和EA的IgG和IgM，且抗体的升高常在肿瘤出现之前。

(3)NPC经治疗好转后，EBV抗体效价亦逐渐下降，NPC主要发生在东南亚、北非和爱斯基摩地区。我国的广东、广西、福建、江西、湖南、浙江和台湾地区等为高发区。

EBV也可长期潜伏在人体淋巴组织中，当机体免疫功能低下时，潜伏的EB病毒活化导致复发感染。

人体感染EBV后能产生特异性中和抗体和细胞免疫，中和抗体的产生有一定的时间顺序，首先出现抗VCA抗体和抗MA抗体，随后是抗EA抗体，随着感染细胞的溶解和疾病的恢复才能产生抗EBNA抗体。因此，EBNA抗体的出现表示机体已建立细胞免疫，通过细胞免疫控制了活动性疾病。上述中和抗体能阻止外源性EBV感染，却不能消灭潜伏的EBV。一般认为细胞免疫对病毒活化的"监视"和清除转化的B细胞起关键作用。在体内潜伏的EBV可与宿主保持相对平衡状态，并维持终身。

三、微生物学检查

EBV的分离培养较为困难，一般常用血清学方法检测相应抗体和抗原，也可采用分子生物学方法检测病变组织中的EBV基因。

（一）抗原检测

采用免疫荧光法检测EBV特异性抗原。

（二）抗体检测

采用免疫酶染色法和免疫荧光法等检测中和抗体。对于VCA-IgA或EA-IgA抗体，效价为(1：10)～(1：5)或效价持续上升对鼻咽癌有辅助诊断意义。VCA-IgM 存在表明有 EBV 原发感染。VCA-IgG 在疾病的早期即可出现,EBNA-IgG 一般出现在疾病晚期,但均可持久存在,这两种抗体的检出表示以往有 EBV 感染;如果 EBNA-IgG 阴性,而 VCA-IgG 阳性则表示最近有 EBV 感染。也可采用上述血清学方法检测异嗜性抗体,主要用于传染性单核细胞增多症的辅助诊断,抗体效价大于 1：224 有诊断意义。

(三)分子生物学检测

可采用核酸杂交和 PCR 或 RT-PCR 法检测病变组织中的 EBV 核酸和病毒基因转录产物。

(邓世秀)

第四节　巨细胞病毒

一、生物学特性

人巨细胞病毒(HCMV)又称人疱疹病毒-5 型(HHV-5),具有典型的疱疹病毒形态和结构特征,病毒颗粒直径为 120～200nm。

病毒感染宿主的范围具有种属特异性,HCMV 仅能在人成纤维细胞中增生,其生长缓慢,复制周期长,出现 CPE 需要 2～6 周,表现为细胞肿大、核变大,形成巨大细胞,细胞核内和细胞质中均可形成嗜酸性包涵体。特征性的表现为细胞核内可出现周围绕有一圈“空晕”的大型包涵体,类似“猫头鹰眼”状。

二、临床意义

人是 HCMV 的唯一宿主,人群中 HCMV 的感染非常普遍,多数人感染后 HCMV 可潜伏于唾液腺、乳腺、肾脏、白细胞及其他腺体,长期或间歇性通过唾液、乳汁、尿液、泪液、宫颈及阴道分泌物等排出病毒。因此,其传染源是患者和 HCMV 隐性感染者;其传染方式主要为人与人之间的密切接触传播、垂直传播、母婴传播,也可通过性接触、输血和器官移植等方式传播。

HCMV 感染具有潜伏与活化的生物学特性,一旦感染,将持续终身。虽然 HCMV 感染发生率较高,但 HCMV 致病性较弱,对免疫功能正常的个体一般不具有明显致病性。在免疫抑制、免疫缺陷个体或生理性免疫低下者(胎儿和婴儿)中,HCMV 感染易引起弥散性疾病或单一器官损害。HCMV 引起的感染主要表现为以下几点。

(一)先天性和围产期感染

若妇女怀孕 3 个月内感染,HCMV 可通过胎盘引起胎儿原发性感染,导致死胎或先天性疾病,先天性感染患儿主要表现为黄疸、肝脾大、神经系统受损、血小板减少性淤斑等,少数严重者可引起流产、早产、死胎或出生后死亡。存活儿童常表现为智力低下、神经肌肉运动障碍、耳聋等。

新生儿可通过产道、与母亲等喂养人员的密切接触而引起 HCMV 感染,由于其体内有通过胎盘获得的抗体,因此,大多数新生儿表现为隐性感染。

(二)儿童及成人原发性感染

多通过密切接触(如吸乳、接吻、性接触等)和输血等途径感染,常为隐性感染。感染后病毒多潜伏于唾液腺、乳腺、肾脏、白细胞或其他腺体,长期或间歇性地排出病毒。少数患者可表现为巨细胞病毒单核细胞增多症,出现单核细胞增多、发热、肌肉痛、疲劳、肝功能异常等临床表现,但嗜异性抗体阴性,其临床症状轻微,并发症少见。

(三)免疫功能低下者感染

在艾滋病、器官移植、恶性肿瘤等患者中,由于机体免疫功能低下或长期使用免疫抑制剂,除易引起原发感染外,还可激活潜伏在体内的 HCMV,引起肝炎、间质性肺炎、脑膜炎等严重感染。

机体的细胞免疫功能对 HCMV 感染的发生及发展起重要作用,细胞免疫缺陷者,可导致严重、长期的 HCMV 感染,并使机体的细胞免疫功能进一步受到抑制。而体液免疫对防御 HCMV 感染的保护作用不强,HCMV 感染虽可刺激机体产生 IgG、IgM、IgA 抗体,但抗体不能阻止潜伏病毒的激活,不能降低宫内或围产期感染,也不能阻断感染通过母乳途径的传播,但可使病情减轻。由于 IgG 抗体可终身持续存在,IgM 抗体与急性感染有关,因此,抗体的检测对于 HCMV 近期感染的诊断和流行病学调查有一定的意义。

三、微生物学检查

(一)形态学检查

采集唾液、咽喉洗液、尿液、脑脊液、肺泡灌洗液等标本,离心取沉淀物涂片或取活检组织制片,Giemsa 染色后镜检,观察有无巨大细胞及细胞核内和细胞质中是否有包涵体出现,结合临床表现可作辅助诊断,但该方法敏感性低,结果阴性也不能排除 HCMV 感染。有条件者也可用电镜直接检查标本中的病毒颗粒,本方法虽然快速,但其敏感性也不高。

(二)病毒分离培养

从临床标本中分离病毒是诊断 HCMV 感染的有效方法。将上述标本接种于人胚肺或成纤维细胞中进行培养,由于病毒生长缓慢,出现 CPE 需要 2~6 周,一般需观察至少 6 周才可作出判断。

(三)分子生物学检测

采用核酸原位杂交、PCR 或 RT-PCR 方法可检测标本中微量的 HCMVDNA,该方法敏感、快速、特异,可用于 HCMV 感染的快速诊断。

(四)免疫学检测

采用免疫酶染色或免疫荧光染色等方法直接检测血液中的单核细胞、活检组织等临床标本中的 HCMV 抗原,外周血单核细胞中检出 HCMV 抗原,表明有病毒血症存在。另外,应用 ELISA 或免疫荧光法亦可检测 HCMV 抗体,抗-HCMVIgM 的检出,可以帮助诊断 HCMV 的近期感染,新生儿血清中查出抗-HCMVIgM,表明有宫内感染。双份血清中特异性 IgG 含量增高不小于 4 倍时,有助于临床诊断,同时特异性 IgG 的检测还可了解人群中 HCMV 的感染状况。

(邓世秀)

第五节　其他疱疹病毒

一、人疱疹病毒6型

1986年首先从AIDS患者血液中分离出人疱疹病毒6型（HHV-6），其形态结构与疱疹病毒科其他成员病毒相似，HHV-6基因组DNA为160～170kbp，其靶细胞主要为淋巴细胞，可在T细胞、B细胞、单核细胞等细胞中复制增生，尤其更易感染CD$_4^+$T细胞。病毒在淋巴细胞内复制时可产生明显的CPE，并最终导致宿主细胞破裂、溶解；而感染单核-巨噬细胞时，宿主细胞不出现CPE，但病毒DNA可长期在细胞内留存，形成隐性感染。

HHV-6在人群中感染非常普遍，60％以上儿童和成人血清中HHV-6抗体阳性。人感染HHV-6后，病毒可在唾液腺、乳腺、肾脏中潜伏并持续低密度复制。大多数成人唾液中含有该病毒，因此，无症状携带者是主要传染源，可通过唾液、密切接触（接吻、共用餐饮具等）、输血等途径传播。HHV-6原发性感染多发生于6个月至2岁的婴幼儿，感染后多无症状，少数可引起幼儿丘疹或婴儿玫瑰疹。常急性发病，突然出现高热及上呼吸道感染症状，持续4d左右，退热后在颈部和躯干出现淡红色斑丘疹。

器官移植、艾滋病等免疫力低下或免疫抑制患者，其体内潜伏的HHV-6常可被激活而引起急性感染。由于感染者免疫力低下或免疫抑制，HHV-6可引起T细胞的持续感染。

对于HHV-6病原体的检查，早期可收集患儿唾液或外周血单核细胞标本，处理后接种于人脐血或外周血淋巴细胞进行培养以分离病毒；亦可采用间接免疫荧光技术检测HHV-6IgM和IgG，以确定近期感染与既往感染；或采用原位杂交和PCR技术检测受感染细胞中的病毒DNA。

二、人疱疹病毒7型

人疱疫病毒7型（HHV-7）是继HHV-6之后从AIDS患者T细胞中分离出的又一种新型人类疱疹病毒，与HHV-6的DNA同源性很小。HHV-7是一种在人群中普遍存在的人类疱疹病毒，75％健康人的唾液中可检出此病毒，2～4岁儿童的HHV-7抗体阳性率可达50％。HHV-7主要潜伏在唾液腺和外周血单个核细胞中，主要通过唾液、密切接触、输血等途径传播。

HHV-7分离培养条件与HHV-6相似，在体外对CD$_4^+$T细胞具有亲和性，可以在PHA刺激的人脐带血淋巴细胞中增生。CD$_4$分子是HHV-7的受体，抗CD$_4$单克隆抗体可抑制HHV-7在CD$_4^+$T细胞中增生。临床上可采用特异性PCR、DNA分析等分子生物学方法鉴定病毒。

三、人疱疹病毒8型

人疱疹病毒8型（HHV-8）是20世纪90年代初通过分子生物学手段从艾滋病伴发卡波氏肉瘤（KS）患者瘤组织中发现的一种新型疱疹病毒，形态结构与其他疱疹病毒相似，病毒颗粒大小120～150nm，病毒DNA长约170kb。性接触是HHV-8的主要传播方式。由于HHV-8可在B细胞中增生，故可通过污染的血液传播。

HHV-8感染后以潜伏的状态存在，其基因组编码多种与细胞蛋白同源的蛋白，可扰乱细胞增生与凋亡的机制，引起细胞"转化"和"永生化"。HHV-8感染与KS的发生、增生性淋巴细胞系统疾病和部分增生性皮肤病密切相关,因此,将 HHV-8 称为 KS 相关疱疹病毒(KSHV)。HHV-8 的检测主要依靠 PCR 和原位杂交技术,近年来已有报道采用免疫荧光、ELISA、免疫印迹等方法检测血清抗原或抗体。

(邓世秀)

第十八章　逆转录病毒

逆转录病毒科是一类含有含有逆转录酶(RT)的 RNA 病毒。其按致病作用分为 2 个亚科,共 7 个病毒属。其中正逆转录病毒亚科包括 6 个属,即 α、β、γ、δ、ε 转录病毒属和慢病毒属;泡沫逆转录病毒亚科只有 1 个属:泡沫病毒属。重要的逆转录病毒包括慢病毒属中的人类免疫缺陷病毒(HIV),是引起人类获得性免疫缺陷综合征(AIDS)的病原体;δ 逆转录病毒属中的人类嗜 T 细胞病毒(HTLV)的 HTLV-1 型是成人 T 细胞白血病(ATL)的病原体。

第一节　人类免疫缺陷病毒

一、生物学特性

(一)形态与结构

该病毒呈球形,直径 80～120nm,核心为致密圆锥或圆柱状,内有病毒 RNA 分子和酶(逆转录酶、整合酶和蛋白酶),核酸与衣壳构成核衣壳,衣壳呈圆柱形,为 P24 衣壳蛋白。核衣壳外为脂质蛋白包膜,嵌有 gP120 和 gP41 两种特异性糖蛋白,前者为包膜表面刺突,后者为跨膜蛋白。包膜与衣壳之间为内膜蛋白 pl7。

(二)基因组结构及编码蛋白

HIV 基因组是由两条单股正链 RNA 在 5′端通过氢键结合成二聚体,长约 9.7kb,含 gag、pol、env 三个结构基因,以及 tat、rev、nef、vif、vpr、vpu6 个调控基因,并在基因组的 5′端和 3′端各含长末端重复序列(LTR)。HIV 的 LTR 含顺式调控序列,它们控制前病毒基因的表达。在 LTR 区有启动子、增强子及负调控区。

1. 结构基因及编码蛋白

(1)gag 基因:编码核心蛋白(Gag 蛋白),先形成前体 P55,经酶解后形成三种蛋白,即 pl7、p24 和 pl5。pl7 构成内膜蛋白,p24 构成衣壳蛋白。p24 的特异性最强,与多数其他的逆转录病毒无交叉反应。P15 可进一步分解成 P7 和 P9,P7 为核蛋白,当病毒从宿主细胞出芽释放时,它与病毒 RNA 结合进入病毒颗粒中。

(2)pol 基因:编码 Pol 蛋白,该蛋白为 HIV 复制所需的酶类,包括逆转录酶(P66/P51)、蛋白酶(p10)和整合酶(P32)。

(3)env 基因:编码包膜糖蛋白前体 gpl60。该前体蛋白在蛋白酶作用下分解为 gpl20 和 gp41,gpl20 与易感细胞表面 CD4 受体蛋白结合,使其构象改变与 gP41 分离,暴露后的 gp41 插入细胞膜,促使膜融合,病毒核心导入细胞内。

2. 调节基因及编码蛋白

(1)基因:编码的产物(p14)能与 LTR 结合,启动并促进病毒基因的 mRNA 转录,为反式激活转录因子。

(2)基因:编码的产物(P19)为 HIV 复制所必须的。能将完整的病毒转录子从细胞核向外运输,增加等编码的结构蛋白的表达。

(3)其他:基因的编码产物在体外证实不为病毒复制所必须,但在体内可影响病毒的毒力(表18-1)。

表 18-1　HIV 基因及编码蛋白的功能

分类	基因	编码蛋白	编码蛋白功能
结构基因	gag	p24'p7	衣壳蛋白和核衣壳蛋白
		pi7	内膜蛋白
	pol	逆转录酶	逆转录酶活性与 DNA 聚合酶活性
		RNA 酶 H	水解 RNA、DNA 中间体的 RNA 链
		蛋白酶(Pll)	切割前体蛋白
		整合酶(P32)	使病毒 DNA 与细胞 DNA 整合
		gp! 20	与细胞表面 CD4 分子受体结合
		gp41	介导病毒包膜与宿主细胞膜融合
调节基因	tat	pl4	反式激活转录因子,促进病毒转录
	rev	pl9	促进完整病毒 mRNA 有核向外运输
	nef	p24	增强 HIV 复制能力与感染力
	vif	p23	促进病毒装配与成熟
	vpu	pl6	促进病毒释放
	vpr	pl5	与 HIV 在巨噬细胞增生有关

(三)病毒的复制

HIV 包膜糖蛋白 gpl20 首先与易感细胞表面的 CD4 分子结合,启动 HIV 感染开始,经吸附、穿入、脱壳后释放 HIVRNA,在逆转录酶作用下,以病毒 RNA 为模板,形成互补 DNA,进一步形成双链 DNA,在整合酶的作用下,病毒基因组插入宿主染色体中,形成前病毒。前病毒在宿主细胞的 RNA 聚合酶作用下,转录形成 RNA,部分 RNA 作为病毒子代 RNA,部分 RNA 拼接成 mRNA 后翻译成各种结构蛋白和调节蛋白。病毒子代 RNA 与结构蛋白装配成核衣壳,并在出芽的过程中获取宿主胞膜而组成有感染性的病毒。

整合的前病毒以非活化形式潜伏于宿主细胞内,随细胞分裂进入子代细胞,在一定条件下被激活后开始复制。

(四)分型

HIV 主要有 HIV-1、HIV-2 两型,世界上大部分地区流行的是 HIV-1 型,HIV-2 过去仅局限于西非区域性流行。HIV-1 与 HIV-2 的核苷酸序列约 40% 相同。

(五)变异

HIV 是一种高度变异的病毒。逆转录酶无校正功能,错配率高是导致 HIV 基因组变异频繁的重要因素。基因最易发生变异,每年每个位点变异率约为 0.1%,导致其编码蛋白 gP120 抗原变异,使病毒逃避宿主的免疫清除,也给疫苗研制带来困难。

（六）培养特性

HIV 仅感染有 CD4 分子的细胞，只在激活细胞中增生，因此，感染的宿主范围和细胞范围较窄。实验室通常取正常人或患者自身新分离的 T 细胞并经有丝分裂原，如植物血凝素（PHA）转化后培养 HIV。HIV 也可在某些 T 细胞株（如 H9、CEM）中增生。感染细胞可出现 CPE，亦可在细胞中检测到 HIV 抗原，或在培养液中检测逆转录酶活性。HIV-1 和 HIV-2 都有严格的宿主范围，黑猩猩和恒河猴虽作为 HIV 感染的动物模型，但感染后其临床表现及症状与人类有所不同。

（七）抵抗力

HIV 对理化因素的抵抗力较弱，56℃ 30min 可被灭活，0.5％次氯酸钠、5％甲醛、2％戊二醛、70％乙醇作用 10～30min 可灭活 HIV。HIV 在 20～22 液体环境下可存活 15d，在 37℃可存活 10～15d。HIV 对紫外线不敏感。尽管 HIV 抵抗力不强，WHO 要求应采用 100℃ 20min 灭活 HIV，最好采用高压蒸汽灭菌。

二、临床意义

（一）传染源

AIDS 患者或 HIV 无症状携带者的血液、精液、阴道分泌物、乳汁、唾液、脑脊液、骨髓及中枢神经组织中均可有 HIV 存在。

（二）传播途径

1. 性接触传播

最为常见的传播途径，包括同性或异性间的性行为。

2. 血液传播

通过输入 HIV 污染的血液及其制品，或应用未彻底消毒的 HIV 污染的注射器、手术器械等，或移植被 HIV 污染的组织器官等。

3. 母婴传播

在胎儿期和围生期，通过胎盘、产道或哺乳等方式均可传播。

病毒含量的多少是决定该体液传染性强弱的关键因素，并非体液中的每一个病毒颗粒都具有传染性，绝大多数病毒颗粒属于缺陷颗粒。

（三）高危人群

同性或异性性乱或性活跃者、血友病患者、器官移植受者、静脉吸毒者、母亲为患者或 HIV 携带者的新生儿或婴幼儿、医护人员等均为高危人群。

（四）临床分期

HIV 主要侵犯 CD_4^+ T 细胞，引起 CD_4^+ T 细胞数量减少、功能减弱，造成细胞免疫功能缺陷，并继发体液免疫功能受损，HIV 感染在临床上分为四期。

1. 急性感染期

HIV 初次感染后，病毒即在 CD_4^+ T 细胞和单核-巨噬细胞内大量繁殖，引起病毒血症。半数以上感染者在 2～3 周内出现发热、头痛、咽炎、淋巴结肿大、斑疹、丘疹、黏膜溃疡、腹泻等症状。由于病毒不受免疫系统的遏制而大量复制，将病毒传播至机体的各个部位。病毒的复制可引起机体的体液免疫和细胞免疫应答，从而使病毒血症减轻，各种症状也逐渐减轻和消失。数周后转为无症状感染期。急性感染期血中可检测到 HIV 抗原 P24，但 HIV 抗体尚未转阳,一般在感染4～8周后HIV抗体阳性。在四期中以急性感染期传染性最强。

2. 无症状潜伏期

该病期可长达半年到10年,无临床症状,外周血HIV数量及RNA拷贝数很低,常规方法甚至检测不出,但体内淋巴样组织中仍有HIV存在且处于活跃增生状态,HIV抗体持续阳性。

HIV的无症状感染与其逃逸宿主的免疫作用有关:

(1)病毒蛋白易变异而逃避免疫识别。

(2)原发感染期间特异性CD_8^+T细胞因过量暴露于HIV而被清除或失活,使潜伏的病毒逃避免疫清除作用。此期HIV仍然增生,但增生速度较慢,此期有传染性,但传染性远没有急性感染期强。

3. 艾滋病相关综合征(ARC)期

随着HIV的不断复制,$CD4^+$细胞不断减少,免疫系统的损伤进行性加重,迅速进入ARC期。本期主要表现为低热、盗汗、倦怠、慢性腹泻、体重减轻、全身淋巴结持续性肿大等。

4. 典型AIDS期

由于CD_4^+T细胞数量明显下降,导致严重免疫缺陷,同时HIV的复制速度进一步加快,感染者血中能检测到高水平的HIV,可并发多种机会感染和恶性肿瘤,逐渐发展为典型的AIDS患者。如不治疗,通常在临床症状出现2年后死亡。常见的机会感染包括一些对正常人无明显致病作用的病毒(如巨细胞病毒)、细菌(如鸟胞内分枝杆菌)、真菌(白色念珠菌、卡氏肺孢子菌),常可造成致死性感染。AIDS最易并发的肿瘤为Kaposi肉瘤和恶性淋巴瘤。另外,还可出现神经系统的症状,如无菌性脑膜炎、肌肉萎缩与失调、艾滋病痴呆综合征等。

(五)免疫性

HIVgp120抗体为中和抗体,在急性感染期虽可降低血清中的病毒抗原数量,但不能彻底清除病毒。HIV感染也可引起细胞免疫应答,能限制病毒感染,同样不能彻底清除病毒。

三、微生物学检验

HIV感染的微生物学检验主要包括病毒分离、HIV抗体检测、HIV组分(抗原或核酸)检测、$CD4^+$T细胞计数等。

(一)病毒分离

从患者标本中分离HIV需4～6周,多用于研究。取新鲜分离的正常人淋巴细胞或脐血淋巴细胞,用PHA刺激并培养3～4d后,接种患者血液单核细胞、骨髓细胞、血浆或脑脊液等标本进行培养。培养过程中需定期换液,补加经PHA处理的新鲜正常人淋巴细胞以及T细胞生长因子,以维持培养物的持续生长。培养2～4周后,如出现CPE,尤其是出现融合的多核巨细胞,则说明有病毒生长,进一步检测可用间接免疫荧光法检测培养细胞中的HIV抗原,或用生化方法检测培养液中的逆转录酶活性,如出现阳性反应,还需经Westernblot证实,并确定其型别。也可用电镜观察培养细胞中病毒颗粒的存在。

(二)HIV抗体检测

因为HIV抗体是人体感染后持续时间最长的血清学标志,检测方法具有特异、简便、经济等优点,因此,HIV 抗体检测为 AIDS 的主要检测手段。

抗体出现和持续时间因人而异,多数感染者 6~12 周内出现抗体,6 个月后所有感染者均抗体转为阳性。检测的抗体主要有抗衣壳蛋白 p24 及其前体 p55、抗糖蛋白 gp41、抗包膜糖蛋白 gpl20/160 等。抗-p24、抗-p55 在血清中出现最早,随后出现抗-gpl20/160。这些抗体被认为是初期感染最稳定的指标。抗-gp41 常在抗-p24 出现后数周才出现。在 AIDS 晚期仍持续存在的抗体是抗-gP120、抗-gp41。

检测 HIV 抗体包括初筛试验和确证试验,原则是先用敏感性高的方法初筛,然后对初筛阳性标本再用特异性高的试验确证。

1. 初筛试验

阳性结果需做重复试验,重复阳性的结果再需做确证试验。

(1)酶免疫测定法(EIA 法):EIA 法是最常用的初筛试验,将 HIV 抗原包被在固相载体上,加入待检血清与之反应,洗涤后加酶标记抗人 IgG。洗去多余的酶后,再加底物显色。若血清中含有 HIV 抗体,被固定的酶使底物反应颜色变深,经测定得到很高的光密度值,为阳性反应,反之为阴性。除上述间接夹心法 EIA 外,还有竞争抑制法 EIA、夹心抑制法 EIA等。现在包被在固相载体上的 HIV 抗原是重组或人工合成的 HIV 多肽,代替了传统提纯病毒抗原的形式。

(2)免疫荧光法(IFA 法):IFA 法是将 HIV 感染的细胞作为抗原固定于玻片上,在其上滴加待检血清。若血清中含有抗 HIV 抗体,则与细胞膜上的病毒抗原结合。当再加入荧光标记的抗人 IgG 后,可将细胞膜染成翠绿色。细胞与非 HIV 感染的人血清无此反应,仍为暗红色。IFA 法操作简便,敏感性高,特异性也比 EIA 法高,但因结果判断指标单一及非特异性荧光较难去除,必须使用荧光显微镜观察等缺点,因而仅用于 HIV 抗体检测的初筛。

(3)凝集试验:凝集试验是将提纯后的 HIV 抗原连接到红细胞或有色明胶颗粒上,制成致敏颗粒。当加入的待检标本中有 HIV 抗体存在时,即可使致敏颗粒凝集,出现肉眼可见的浅色凝集环(斑);若标本中无 HIV 抗体,致敏颗粒即在重力作用下下沉,形成一个深色红点。凝集试验简便、快速,且不需任何仪器。

2. 确证试验

(1)免疫印迹试验(WB):WB 的敏感性和特异性均很高,且可同时测得 HIV 各类抗体,是 HIV 血清学检测中最常用的确证试验。将提纯的 HIV 处理后,通过聚丙烯酰胺凝胶电泳(PAGE),HIV 蛋白则按相对分子质量大小和电荷不同而分开,再通过电转运作用将分离蛋白转移到硝酸纤维膜(NC)膜上。进行测定时,膜条需先用含动物血清蛋白的封闭液封闭膜上无蛋白部位,然后将待测血清与带有 HIV 蛋白的膜条反应。标本中的 HIV 抗体即可结合到相应的蛋白部位,洗涤后滴加酶标抗人 IgG,反应后加入酶作用底物进行显色,若在相应的蛋白部位出现显色条带,表示为阳性,提示待检血清中含有该蛋白的抗体。WB 的试剂制备复杂、成本高,常被用于对 ELISA、IFA 法、凝集试验的阳性结果进行确证,以排除假阳性。

(2)放射免疫沉淀试验:放射免疫沉淀试验是用放射性核素标记的 HIV 蛋白与待检血清反应,若血清中含有 HIV 抗体即可与 HIV 抗原结合。再加入可以结合到抗原-抗体复合物上的葡萄球菌 A 蛋白(SPA),经低速离心,即可沉淀上述复合物。经处理使二者解离后电泳,作放射性自显影,根据显现出的放射性核素标记的蛋白带,即可判断待检血清中是否含有相应的 HIV 抗体。该方法的敏感性和特异性高于 WB。

（三）HIV 抗原检测

HIV 感染急性期出现病毒血症，可检测到 HIV 抗原。抗体产生后，HIV 抗原在较长时间内检测不到，这种现象称为血清转换，平均持续 3～4 周。常用 ELISA 检测 HIV 的衣壳蛋白 P24，将抗 P24 单克隆抗体包被到反应板上，标本中若有 P24 则能与之结合，加入酶标记的 P24 抗体，与底物结合后即可显色。P24 抗原通常出现于急性感染期，抗体产生后（此时处于潜伏期中）常为阴性，而 AIDS 症状出现时，P24 又可重新上升，因此，检测 P24 除用于早期诊断 HIV 感染外，还常用于抗 HIV 药物疗效的监测及 HIV 感染者发展为 AIDS 的动态观察，有时也可检测培养细胞中的 P24 测定 HIV 感染。

（四）HIV 核酸检测

1. 原位杂交

HIV 感染者的体内组织和细胞中含有 HIV 的 RNA 或整合于细胞基因组中的前病毒，用放射性核素标记核酸探针（即 HIVcDNA 片段）与患者血细胞或组织切片进行核酸杂交，经放射性自显影，即可显示出病毒感染细胞的原始部位。

2. 多聚酶链式反应（PCR）

（1）PCR-DNA：用于扩增前病毒 DNA 以诊断 HIV 感染。取外周血单核细胞，溶解后用 gag 和 LTR 区段的引物进行扩增，然后用核酸探针杂交证实。在设立对照和避免污染情况下，可在 10000 个细胞中检测到 1 拷贝的 HIV 前病毒 DNA。还可以扩增病毒 DNA 的指定区段，以研究其序列变异和抗逆转录病毒药物的耐药性。

（2）PCR-RNA：用逆转录 PCR（RT-PCR）法可检出血清或血浆中 HIV 基因组的存在。当有临床表现而抗体检测阴性时，或感染者由于低丙种球蛋白血症而导致血清检查结果不可靠时，PCR-RNA 对 HIV 诊断有重要意义，尤其适用于新生儿的 H1V 感染早期诊断，因为母体的 HIV 抗体可以通过胎盘传给胎儿，血清学检测结果具有很大的不确定性。

（五）病毒载量

常用定量 PCR 技术检测感染者体内游离病毒的 RNA 拷贝数，亦称病毒载量，通常采集血浆、体液及组织作为检测样品。目前使用的方法主要有 3 种，即逆转录聚合酶链反应（RT-PCR）、分支 DNA（bDNA）检测法及转录式的核酸序列扩增（NASBA）技术。

1. RT-PCR 技术

该技术利用 RNA 逆转录酶的作用，使病毒 RNA 逆转录为 DNA，通过聚合酶链反应，扩增逆转录的 DNA 片段，使其达到可检测的含量。RT-PCR 技术比较常用。

2. 分支 DNA（bDNA）技术

所谓分支 DNA 是指人工合成的带有侧链的 DNA 片段，在每条侧链上都可以标记可被激发的标志物。分支 DNA 可以与病毒核酸结合，加入激发物后在专用读数仪上读数，计算机程序可自动计算标本中病毒 RNA 含量。

3. 依赖核酸序列的扩增（NASBA）技术

又称自主序列复制系统（3SR），该技术利用一个扩增的酶系统，包括逆转录酶（RT）、RNA 酶 H 和 T7RNA 聚合酶，模拟病毒 RNA 在细胞内的复制过程而产生大量拷贝的 RNA 片段。其基本方法为将引物、标本加入扩增反应液，65℃1min 使 RNA 分子二级结构打开，降温至 37℃加入逆转录酶，T7RNA 聚合酶和 RNaseH，并在 37℃反应 1～1.5h，其产物经琼脂糖电泳,溴化乙锭染色即可在紫外仪下看到条带。NASBA 的特点为操作简便,不需特殊仪器,不需温度循环。整个反应过程由三种酶控制,循环次数少、忠实性高、特异性好,其扩增效率高于 PCR。

（六）CD_4^+ T 细胞计数

流式细胞仪(FCM)进行 CD_4^+ T 细胞记数是判定 HIV 感染治疗效果的可靠指标。如有 HIV 感染,CD_4^+ T 细胞记数小于 $0.5 \times 10^9/L$ 时,为抗逆转录病毒药物治疗的指征;小于 $0.2 \times 10^9/L$ 时,容易感染肺孢子菌,应立刻进行肺孢子菌的预防性治疗;小于 $0.1 \times 10^9/L$ 时,易感染巨细胞病毒和结核分枝杆菌。凡是疑为 HIV 感染者,都应每 6 个月做 CD_4^+ T 细胞计数 1 次,若有减少趋势,检查间隔时间要缩短。当 CD_4^+ T 细胞数量持续下降是更换治疗方案的指征。任何抗逆转录病毒药物的疗效必须包括 CD_4^+ T 细胞数的提高。

（七）HIV 诊断中应注意的问题

1. 明确各种试验方法的适应范围

HIV 血清学检测方法分为初筛和确证两类。若初筛试验抗体阳性,需做重复试验,若仍为阳性,再做确证试验,且用新鲜采集的第二份标本来做,对 HIV 感染的检查报告应非常慎重,尤其是阳性结果,需经卫生部授权的国家艾滋病检测中心复核后方可报告。

2. 根据 HIV 感染的不同时期选择不同的检测手段

HIV 原发感染两周内,任何方法均难以检测到病毒,2 周后出现病毒血症时,可检测病毒抗原或病毒逆转录酶活性。感染 6～8 周后,可选择检测抗体的方法,直到 AIDS 出现。因在无症状感染期 HIV 抗原很难从血清中检测到,待发展到 ARC 或 AIDS 时才重新出现。

3. HIV 抗体测定的预示值

测定的预示值决定着测定结果的正确性。在实际检测中,普通公民初筛试验阴性,排除 HIV 感染的可能;但对有性乱接触史、吸毒、来自高发区的外国人或归国人员等高危人群的阴性结果,需进一步确证或追踪调查,避免因感染"窗口期"而漏检。对抗体初筛试验检查阳性的标本,要严格经确证试验证实和相关授权部门复核后方可报告。

4. 检测结果的处理

发现阳性结果后,一方面要按照国家传染病防治法的相关规定及时上报,同时还要严格按照新颁布的 HIV 感染者管理规定进行妥善处理。对已成年的感染者应通知其本人,并向其解释阳性结果的意义及 HIV 与 AIDS 的关系,使其明确 HIV 感染途径和预防措施,忠告 HIV 感染者有义务不从事可将病毒传给他人的活动。另一方面,检验单位及检查人员有责任向感染者承诺严格为其保密,以避免发生对 HIV 感染者或 AIDS 患者歧视的不良社会现象,这也是有效控制艾滋病蔓延的重要措施之一。

（邓世秀）

第二节　人类嗜 T 细胞病毒

一、分类

人类嗜 T 细胞病毒分为 Ⅰ 型(HTLV-Ⅰ)和 Ⅱ 型(HTLV-Ⅱ),分别分离于 T 细胞白血病(ATL)和毛细胞白血病患者的外周血淋巴细胞。两型间基因组同源性近 50%。

二、生物学特性

(一)形态结构

HTLV 呈球形,大小约 100nm。核心含 RNA、逆转录酶和 Gag 蛋白,衣壳呈二十面体对称,核衣壳外面是病毒的包膜,包膜表面有糖蛋白刺突 gP46,能与细胞表面的 CD4 分子结合,与病毒的感染有关。

(二)基因组结构及其编码蛋白

病毒基因组的两端均为 LTR,有 gag、pol、env3 个结构基因和 tax、rex2 个调节基因。结构基因的功能与 HIV 基本一致,基因的编码产物是一种反式激活因子,除有激活 LTR、增加病毒基因的转录外,尚能激活细胞的 IL-2 基因和 IL-2 受体基因,使它们异常表达而促进细胞大量增长。rex 基因编码的两种蛋白对病毒的结构蛋白和调节蛋白的表达有调节作用。

三、临床意义

(一)传播途径

HTLV-I 可通过性接触、输血、注射或器官移植等方式水平传播,亦可经胎盘、产道垂直传播。

(二)感染特征

HTLV-I 和 HTLV-II 仅感染 $CD4^+$ T 细胞,致使受染的 T 细胞发生转化,最后发展为 T 细胞性白血病。T 细胞性白血病主要表现为 T 细胞大量增生、转化、癌变,肝、脾及淋巴结肿大,并发高钙血症、皮肤红斑、皮疹、结节等,预后不良。

HTLV-I 还可引起 HTLV-I 型相关脊椎病(HAM)及热带痉挛性下肢轻瘫(TSP),因两者相似,故总称 HAM/TSP。HAM 以女性居多,主要症状为慢性进行性步行障碍和排尿困难,有时伴有感觉障碍。

四、微生物学检验

(一)病毒分离与鉴定

采取患者新鲜外周血分离淋巴细胞,经 PHA 处理后,加入含有 IL-2 的营养液继续培养3～6 周,电镜下观察病毒颗粒,并检测上清液逆转录酶活性,最后用免疫血清或单克隆抗体进行病毒鉴定。

(二)抗体检测

1. 酶联免疫吸附试验(ELISA)

用 HTLV-I/HTLV-II 病毒作抗原,加入患者血清孵育后再加酶标的抗人 IgG 抗体,加酶作用底物。根据其颜色变化检测 HTLV-I/HTLV-II 抗体。

2. 间接免疫荧光法(IFA)

以 HTLV-I/HTLV-II 感染的细胞株作靶细胞抗原制成细胞涂片,加入患者血清孵育后再加荧光素标记的抗人 IgG 抗体,在荧光显微镜下检测患者血清中 HTLV-I/HTLV-II 抗体。

此外,还可用胶乳凝集法(PA 法)、免疫印迹法(WB 法)、PCR 法等进行检测检测抗原或病原体。

(邓世秀)

第十九章 其他病毒与朊粒

第一节 呼吸道病毒

呼吸道病毒是泛指能侵犯呼吸道且引起呼吸道病变,或以呼吸道为感染途径主要引起呼吸道以外的其他组织器官病变的病毒。主要包括正黏病毒科的流感病毒,副黏病毒科的副流感病毒、麻疹病毒、腮腺炎病毒、呼吸道合胞病毒及其他病毒科的腺病毒、鼻病毒及风疹病毒等。临床常见的病毒及所引起的主要疾病见表19-1。

表 19-1 临床常见呼吸道病毒及所致主要疾病

核酸类型	科与亚科	属	种	所致疾病
RNA 病毒	正黏病毒科	甲乙型流感病毒属 丙型流感病毒属 禽流感病毒属	流感病毒甲、乙、丙型 甲型禽流感病毒	流感 流感样综合征
	副黏病毒科 副黏病毒亚科	副黏病毒属 麻疹病毒属 腮腺炎病毒属	副流感病毒 麻疹病毒 腮腺炎病毒	普通感冒、支气管炎 麻疹、亚急性硬化性全脑炎 流行性腮腺炎、睾丸炎、脑膜炎
	肺病毒亚科	肺炎病毒属	呼吸道合胞病毒	婴幼儿支气管炎、肺炎
	小 RNA 病毒科	鼻病毒属	人鼻病毒	普通感冒、上呼吸道感染
	呼肠孤科病毒	正呼肠病毒属	轮状病毒	上呼吸道感染、腹泻
	冠状病毒科	冠状病毒属	人冠状病毒	普通感冒、上呼吸道感染
DNA 病毒	腺病毒科	哺乳动物腺病毒属	人腺病毒 2 型	小儿肺炎、上呼吸道感染
	披膜病毒科	风疹病毒属	风疹病毒	风疹、先天性风疹综合征

一、正黏病毒

正黏病毒科的病毒是引起流行性感冒的病原体。根据流感病毒核蛋白和基质蛋白抗原性的差异,将正黏病毒分为甲型流感病毒属、乙型流感病毒属、丙型流感病毒属及索戈托病毒属。其中甲型流感病毒最易发生变异形成新的亚型,常引起世界性大流行;乙型流感病毒引起的流行往往是局部中小型的;而丙型流感病毒抗原较为稳定,多为散发性感染。流感病毒感染导致呼吸道黏膜柱状上皮细胞变性、充血、水肿、脱落等症状。

(一)流行性感冒病毒

1. 生物学特征

(1)形态:病毒呈球形、椭圆形,直径 80～120nm,新分离的毒株常呈丝状,丝状体中 RNA 的含量多于球状,故感染性较强。流感病毒为包膜单股负链 RNA 病毒,由核衣壳、包膜及刺突构成。病毒核酸为分节段的单股负链 RNA,甲型及乙型流感病毒基因组分 8 个节段,丙型流感病毒是 7 个节段,每个节段均为独立的基因组,这是病毒复制中容易发生基因重组而致病毒变异的原因。每个基因组 RNA 外有核蛋白(NP)和 3 个与之复制、转录有关依赖 RNA 的 RNA 多聚酶蛋白(PA)。病毒的包膜分两层,内层是病毒基因编码蛋白 M1,外层是来自宿主细胞的双层类脂膜。甲、乙型流感病毒包膜上嵌有离子通道蛋白 M2 和血凝素(HA)及神经氨酸酶(NA)刺突。HA 为包膜上柱状突起的糖蛋白,与病毒的吸附和穿入宿主细胞有关,能与脊椎动物的红细胞发生凝聚,还能诱导机体产生保护性血凝抑制抗体,能抑制血凝及中和病毒的致病作用。NA 为包膜上蘑菇状突起的糖蛋白,能水解细胞膜上多种多糖受体成分,促使病毒解离细胞。HA 及 NA 抗原性可作为亚型划分的依据。

(2)变异:流感病毒的 HA 和 NA 抗原性极易发生变异,变异可同时发生,也可单独进行,其中 HA 的变异较快。流感病毒不断变异是导致流行性感冒反复流行的基本因素。与流行关系最密切的是病毒抗原性变异,主要是指 HA 的改变。抗原性变异分"抗原性漂移"和"抗原性转换"。毒力的变异在"抗原性漂移"过程中并不明显,但在"抗原性转换"时却至关重要。病毒"抗原性漂移"是在病毒亚型范围内的抗原性改变,与人群感染后的免疫力有关,有明显的连续过程。持久的抗原性漂移,可引发较大的流行性感冒。经过流行后人群对它的免疫水平很快提高,又促使病毒抗原性不断向前演变。

(3)培养性:流感能在鸡胚及培养细胞中增值。初代培养适宜接种鸡胚的羊膜腔,传代培养可接种尿囊腔。培养细胞首选狗肾细胞。无论鸡胚培养还是细胞培养均不引起明显的 CPE 现象,需用红细胞凝集试验、红细胞吸附试验或免疫学手段验证病毒的生长。从人体中分离出的流感病毒可感染鼠类等多种动物,尤以水貂最敏感。

(4)抵抗力:流感病毒的抵抗力较弱,对温度、干燥环境敏感,56℃ 30min 即被灭活,室温下极短时间即可失传染性。0~4℃ 可存活数周,-70℃ 以下或冻干后可长期保存。对日光、紫外线、甲醛、乙醚及乳酸等敏感。

2. 微生物学检验

(1)标本的采集与处理:应采集发病早期的标本,发病 3d 内采集最好。无菌采集鼻腔洗液、咽拭子、鼻拭子及含漱液等,必要时采集支气管分泌物,疑似流感死亡病例取材应采集肺、气管黏膜及血。应将各种采集拭子迅速浸入无菌 pH7.2 肉汤或 Hanks 液中,含漱液置于无菌烧杯中,尽快送检。对 48h 内未能接种的标本,应放入 -70℃ 冰冻保存。

(2)直接检验

1)电镜检测:电镜观察是直接快速诊断的方法,通过对病毒颗粒的性状观察,可直接做出诊断。

2)抗原检测:常用的免疫技术有 IF 和 EIA。

3)核酸检测:一种方法是利用特异性分子杂交及反射自显影技术,另一种是利用扩增 PCR 技术,检测标本中提取的病毒 RNA。

(3)分离培养

1)鸡胚培养:用于甲、乙型流感病毒分离培养选用 9~11d 胚龄,培养丙型流感选用 7~8d 胚龄。将标本接种于鸡胚的羊膜腔内,33~35℃ 培养 2~3d(丙型需 5d),收获羊水或尿囊液进行血凝试验,阳性者需做血凝抑制试验进一步鉴定毒种;阴性者继续盲传,仍不出现血凝则可报告阴性结果。

2)细胞培养:将标本接种人胚肾、狗肾或猴肾等细胞,培养7～14d,观察是否出现细胞病理变化,发现细胞病理变化时,需做血凝试验或红细胞吸附试验核查,若10～15d仍为血凝试验阴性,则可盲传一代。

(4)血清学试验:对血凝试验证实病毒存在者,需进一步鉴定病毒的种类。常用血清学鉴定包括血凝抑制试验、中和试验、补体结合试验等。对患者抗体的检查,需取急性期(发病1～5d)及恢复期(发病2～4周)的双份血清检查特异性抗体效价,恢复期效价比急性期效价高4倍及以上时才有诊断意义。

(二)禽流感病毒

禽流感病毒(AIV)属正黏病毒科,系禽类流行性感冒的病原体。根据包膜表面刺突NA、HN的抗原性不同将AIV分为不同亚型,目前发现最易感染人类的5种亚型中 H_5N_1 亚型的患者病情最重,致死率最高。

1. 生物学性状

AIV常呈球形或同直径的丝状,有包膜,核心为8个分节段的单股负链RNA,直径为80～120nm。包膜表面有钉状NA和蘑菇状的HN两种刺突,两者的抗原易发生变异。

AIV抵抗力较弱.56℃30min、60℃10min、70℃数分钟即被灭活,阳光直射40～48h及常用的消毒剂均可杀死。

2. 微生物学检验

常规采集的全血、病死动物肠内物及各种脏器、肛拭子等标本,经处理后接种鸡胚培养,采用荧光免疫技术检测病毒的抗原及抗体,或用PC.R及RT-PCR法检测病毒核酸。

3. 临床意义

禽流感是由甲型流感病毒的亚型AIV引起的传染病,被国际兽疫局定为甲类传染病,俗称鸡瘟。主要的传染源是鸡、鸭,尤其是感染 H_5N_1 病毒的鸡。世界上携带AIV的鸟类达88种,中国已检出17种野生鸟类携带。随着AIV变异程度加快,不排除人-人传播的可能。

AIV的主要传播途径是呼吸道,但密切接触感染禽类及分泌物、排泄物、受污染的水及实验室毒株,均可被感染。目前尚未找到人-人直接传播的证据。临床表现为急性发病,发病初期似普通感冒,个别患者出现结膜炎。体温持续39℃以上,热程1～7d,常伴有恶心、腹痛、腹泻、水样便等消化道症状。

二、副黏病毒

副黏病毒科包括副黏病毒属、麻疹病毒属、聪腺炎病毒属及肺病毒属。其生物学性状类似于正黏病毒,与正黏病毒的主要区别见表19-2。能引起人类疾病的副黏病毒主要有麻疹病毒、腮腺炎病毒、副流感病毒和呼吸道合胞病毒等。

表 19-2　正黏病毒与副黏病毒主要生物学性状比较

生物学性状	正黏病毒	副黏病毒
颗粒形态	球形或丝状	多形态性
直径大小	80～120nm	100～300nm
核酸类型	单股负链RNA,分节段	单股负链RNA,不分节段

续表

生物学性状	正黏病毒	副黏病毒
核衣壳形成部位	细胞核内	细胞质内
HA	有	有
NA	有	多数无
鸡胚生长情况	良好	多数不佳
溶血作用	无	有

（一）麻疹病毒

麻疹病毒是引起麻疹的病原。颗粒呈球形或丝状，大小为 150～270nm，核衣壳呈螺旋对称的单股负链 RNA 病毒。是儿童时期最常见的急性呼吸道传染病。人是麻疹的自然宿主，人群普遍易感，急性患者即为传染源，病毒通过飞沫或鼻咽分泌物污染的用具等感染易感人群。冬春季节是麻疹的高发期，一般潜伏期为 6～18d，病毒首先在鼻咽部或眼结膜上皮细胞内增生，经局部淋巴组织入，现第一次病毒血症，病毒随血流侵犯全身淋巴组织和单核吞噬细胞系统并在其内增生，再次入血形成第二次病毒血症。此时患者的传染性最强，出现发热、流涕、眼泪、咳嗽、眼结膜充血等症状。发病 2～3d 后，口腔黏膜出现针尖大小呈灰白色 Koplik 斑。麻疹多数可治愈，但重症麻疹和免疫力低下患儿可出现细菌性肺炎、中耳炎、急性喉炎和急性麻疹型脑炎等并发症，病死率可达 20% 左右。

自然免疫或接种疫苗后可获得持久性免疫力。

（二）腮腺炎病毒

腮腺炎病毒分类学属腮腺炎病毒属，是流行性腮腺炎的病原体。病毒颗粒为球形 RNA 病毒。流行性腮腺炎是儿童常见病之一，冬季是好发季节。人类是腮腺炎病毒的唯一宿主，学龄儿童是易感人群。病毒经呼吸道传播引起流行性腮腺炎，潜伏期为 2～3 周，该病毒能累加多个器官，主要症状是一侧或双侧腮腺肿大、疼痛、发热等，还可并发睾丸炎、卵巢炎、胰腺炎、中枢神经系统等多器官和腺体组织疾病。但约 1/3 的感染腮腺炎病毒患者无明显临床症状。

腮腺炎病毒只有一个血清型。腮腺炎患者发病后可获得终身免疫。

（三）副流感病毒

副流感病毒（PIV）系副黏病毒属成员，是引起轻型感冒样症状的呼吸道病毒。PIV 为球形有包膜的单股 RNA 病毒，直径为 150～250nm，核衣壳呈螺旋对称。副流感病毒是通过飞沫经呼吸道及与感染者密切接触传播而引起上呼吸道感染。潜伏期 2～5d，病毒于上呼吸道黏膜细胞内增生，引起感冒样症状和病毒血症。PIV 共分 4 个血清型，其中 PIV1 及 PIV2 型是小儿喉炎、气管及支气管炎的致病因子；PIV3 常引起下呼吸道感染；PIV4 只引起轻型上呼吸道感染。

（四）呼吸道合胞病毒

呼吸道合胞病毒（RSV）属副黏病毒科肺病毒亚科的肺病毒属成员，是世界范围内婴幼儿严重下呼吸道感染的最常见病原体之一。RSV 为小球形或丝状，直径为 120～200nm，有包膜,呈螺旋对称的单股负链 RNA 病毒。主要经过呼吸道或直接接触手及污染物品而感染,人群普遍易感。流行季节南方为秋冬季,北方为冬春季。RSV 感染仅限于呼吸道,且不产生病毒血症。潜伏期为 4～5d。RSV 是医院内感染的重要病原体,特别是对早产儿、先心病、支气管及肺发育不全的婴儿及免疫缺陷患者构成极大威胁。

三、其他呼吸道病毒

这是一组经呼吸道感染的病毒,多数能引起上呼吸道感染,有的也可引起胃肠道症状及皮疹等。包括腺病毒、风疹病毒、鼻病毒、冠状病毒及呼肠病毒等。

(一)腺病毒

腺病毒系腺病毒科哺乳动物腺病毒属,是一群能在人的眼结膜、呼吸道、胃肠道及尿道等组织细胞中增生致病的病毒。共有 49 个血清型。腺病毒为双链无包膜 DNA 病毒,核衣壳呈 20 面体立体对称,直径为 80～110nm。腺病毒对酸及乙醚不敏感,但对温度敏感,56℃ 30min 即被灭活。腺病毒在人体各个器官中均有检出。主要是以呼吸道和密切接触传播为主,消毒不彻底的游泳池也能引起该病毒的暴发流行。腺病毒主要感染儿童,可引起咽炎、腭扁桃体炎、流行性眼结膜炎等疾病。腺病毒感染后能获得对同型病毒的持久免疫力。

(二)风疹病毒

风疹病毒系披膜病毒科风疹病毒属的唯一成员,是风疹(又称德国麻疹)的病原体。为有包膜单股正链 RNA 病毒,人类是该病毒的唯一自然宿主。先天性风疹症患儿,一般在出生时其血清中就有抗风疹病毒的 IgM 和由母体获得的 IgG 抗体。风疹是儿童时期常见的传染病。病毒经呼吸道传播,在局部淋巴结增生后经病毒血症全身弥散,是一种以全身麻疹样出疹伴有枕下淋巴结肿大为特征的急性呼吸道传染病。风疹病毒除致人风疹,还可经垂直传播引起胎儿先天性风疹综合征。风疹病毒自然感染后可获得持久性免疫力,接种风疹疫苗是预防风疹的最有效措施。

(三)鼻病毒、冠状病毒及呼肠病毒

1. 鼻病毒

系小 RNA 病毒科鼻病毒属,是普通感冒的病原体。为球形无包膜单股正链 RNA 病毒。鼻病毒主要引起普通感冒,对婴幼儿和慢性呼吸道疾病患者,会导致气管炎与支气管炎。自然病程 1 周左右,具有自限性,该病毒的微生物检验对临床的诊断意义不大。

2. 冠状病毒

系冠状病毒科冠状病毒属,是普通感冒的病原体。为球形、有包膜的单股正链 RNA 病毒,核衣壳呈螺旋对称,直径为 120～160nm。包膜上有排列较宽的突起,故电镜下病毒颗粒外形如日冕或冠状而得名。冠状病毒通过飞沫传播,引起轻型感冒,冬季为流行高峰,主要症状是咽喉肿痛、咳嗽,病程 1 周左右,病后免疫力不强。

人冠状病毒(ASRS)系冠状病毒科冠状病毒属的成员。ASRS 是新型冠状病毒,其病毒抗原与人群中存在的普通冠状病毒抗体及抗冠状病毒 OC43 株的单克隆抗体均无交叉反应。

(1)生物学性状:病毒呈不规则圆形或卵圆形,唯有包膜单股正链 RNA 病毒,直径为 80～160nm。包膜表面有稀疏而分布均匀的纤突,似冠状。

冠状病毒 ASRS-CoV 在 UV 照射 30min、加热 60℃60min,丙酮室温固定 15min 可被灭

活。对标本的采集及所有的实验室操作,必须严格实验室安全及个人防护措施,所涉及的ASRS-CoV 活性毒种,必须在 BSL3 生物安全级别实验室进行。

(2)微生物学检验:

1)标本采集,常规采集标本应放病毒保护液 2～8℃保存,长期保存应置 - 70℃冻存。

2)病毒分离培养,ASRS-CoV 应选用 Vero 或 Vero-E6 细胞系培养,若分离株要用于疫苗生产,则只能用 Vero 培养。CPE 的主要特征:细胞呈局灶、变圆、折光变强,晚期出现葡萄串样变。

3)病毒颗粒及核酸检测,可用电镜直接观察分离物中病毒颗粒,也可采用 RT-PCR 或巢式 PCR 检测 ASRS-CoV 核酸。

4)抗体检测,WTO 推荐的血清学检测方法 ELISA、IFA、NT,其中 NT 为血清学诊断的金标法。抗体检测需取双份血清且效价高于 4 倍及以上有诊断意义。

ASRS-CoV 是严重的急性呼吸综合征(SARS)的病原体,是一种急性呼吸道传染病,又称传染性非典型肺炎,ASRS 是通过近距离呼吸道飞沫吸入传播,临床症状有发热、乏力、头晕头痛、肌肉关节酸痛、干咳、胸闷及呼吸困难等,外周血中多数是淋巴细胞降低,以 CD4 降低明显。X 线可见肺部炎性浸润。

3. 呼肠病毒

系呼肠病毒科正呼肠病毒属,是一群既能感染呼吸道,也能感染胃肠道的病毒。病毒颗粒为圆形无包膜,核心为线状分节段的双链 RNA,双层衣壳呈 20 面体立体对称,直径为 60～80nm。共有 3 个血清型。呼肠病毒能在鸡胚尿囊膜、尿囊及猴、豚鼠等动物体内增生,于轻型上呼吸道感染和胃肠道疾病患者体内均能分离到。多数人儿童时期被感染。该病毒具有共同的补体结合抗体,可直接凝集人类 O 型 RBC,其血凝抑制抗体、中和抗体具有型特异性。

(杜凤霞)

第二节　虫媒病毒与出血热病毒

虫媒病毒是指一大类以节肢动物(蚊、蜱、白蛉等)为媒介在人、家畜及野生动物间传播疾病的病毒。包括 14 个病毒科,能对人致病的有 100 种以上。我国主要流行的虫媒病毒有流行性乙型脑炎病毒、森林脑炎病毒和登革病毒。

虫媒病毒的共同特征包括:

(1)病毒颗粒为球形,直径多为 40～70nm。

(2)核酸为单股正链 RNA,有包膜和 NA 刺突,核衣壳为 20 面体立体对称。

(3)为自然疫源性感染,病毒储存于小哺乳动物及鸟类体内,通过吸血节肢动物传播。

(4)疾病分病毒血症期和靶器官感染期。

(5)多为隐性感染,但有些感染可出现严重的临床症状,如发热、皮疹、关节炎、脑炎、脑膜炎、脑脊髓炎和出血热等。

一、流行性乙型脑炎病毒

流行性乙型脑炎病毒简称乙脑病毒,属黄病毒科黄病毒属病毒,通过蚊虫传播流行性乙型脑炎(简称乙脑),是流行脑炎的病原体。主要侵犯中枢神经系统的急性传染病,2～6 岁儿童发病率最高,严重者病死率高,幸存者常留下严重的后遗症。

(一)生物学性状

病毒体为球形,核心为单股正链 RNA 并具感染,衣壳为 20 面体立体对称,直径为 20～30mn,有包膜。有 M、C、E3 种结构蛋白,C. 为衣壳蛋白,M 为膜蛋白,E 为包膜糖蛋白,具 HA 活性,能凝集禽类 RBC。乙脑病毒在动物、鸡胚及组织细胞内均能增生,在地鼠肾及幼猪肾细胞生长良好,并出现 CPE。抗原性稳定,只有一个血清型,乙脑病后可获得持久免疫力,且隐性感染同样可获得免疫力。

乙脑病毒抵抗力弱,不耐热 56℃30min 即灭活,对脂溶剂敏感,可被多种消毒剂灭活。

(二)微生物学检验

标本采集血液、脑脊液及尸检脑组织。常用的培养细胞有 C6/36,但不出现 C.PE,需用红细胞吸附试验或免疫荧光试验进行鉴定。也可采用乳鼠脑内接种分离,但敏感性低于细胞培养。利用直接免疫荧光技术检测血液、脑脊液中病毒抗原,有利于早期诊断。用 RT-PCR 方法检测病毒核酸,特异性和灵敏度高。血清学检测可用血凝抑制试验检测 IgM 和 IgG,前者出现早,一般感染后 4d 即可检出,用于早期快速诊断。

中和试验、ELISA 试验等也用于抗体的检测。

(三)临床意义

乙脑是以中枢神经系统病变为主的急性传染病。我国以三带库蚊为主要传播媒介,猪是主要的中间宿主和扩散宿主,蚊体是长期储存宿主。乙脑的主要流行环节是带毒蚊子叮咬动物,形成蚊—动物—蚊的循环模式。人对乙脑普遍易感,但多数为隐性感染,只有少数发病。乙脑的流行有明显的季节性,夏秋季是发病高峰季节。

乙脑的预防措施是防蚊灭蚊,注射乙脑疫苗可保护 10 岁以下儿童及到达疫区的易感人群。乙脑病毒感染后,可获得稳定持久的免疫力。

二、登革热病毒

登革病毒属黄病毒科黄病毒属病毒,是登革热及登革出血热的病原体。共有 4 个血清型。

(一)生物学性状

登革病毒的形态结构与乙脑病毒的结构相似,病毒体大小为 37～50nm。根据抗原性不同分为 4 个血清型,各型病毒抗原有交叉,与乙脑病毒间也存在交叉抗原。病毒可在蚊体中增生,在蚊体胸内接种培养。乳鼠脑内接种 4～7d 出现脑炎症状而导致死亡,也可在多种组织细胞及白蚊伊蚊传代细胞中增生,能产生明显的 CPE。初生小鼠对该病毒敏感。

(二)微生物学检验

标本采集病毒血症患者的血清、血浆和白细胞,死亡者的肝、脾、淋巴结等,血清学检测需取双份血清。将血清标本接种于 C6/36 细胞,培养 5～7d,无论是否出现 CPE,均可直接检测病毒,可将标本接种于巨蚊成蚊胸腔,经 28～30℃培养,8～10d 后取蚊胸及涎腺压碎涂片,用免疫荧光技术检测病毒体。用 ELISA 法能直接检测标本中的病毒抗原,用 RT-PCR 可对病毒核酸进行检测和型别分析。抗体效价的测定需增高 4 倍及以上才有意义。

(三)临床意义

登革热是由伊蚊传播的一种具有季节性的急性传染病。在自然界中登革病毒储存于人及猴的体内,埃及伊蚊和白蚊伊蚊是主要的传播媒介。病毒经蚊虫叮咬进入体内,在毛细血管内皮细胞中增生后入血,形成病毒血症,感染者出现发热、畏寒、肌肉及关节疼痛、淋巴结肿大、皮肤黏膜潮红等症状,当病毒再次侵入,会导致白细胞、血小板减少和出血倾向。

三、森林脑炎病毒

森林脑炎病毒(简称森脑病毒)由蜱传播,因春夏季节流行于俄罗斯及我国东北森林地带,故称为苏联春夏脑炎病毒。森林脑炎是由蜱传播的自然疫源性疾病,森林硬蜱是主要的传播媒介。森林脑炎的流行有严格的季节性,因好发于春夏之季,又被称为"春夏脑炎",该病毒人群普遍易,职业特点更为明显,如林业工人、筑路工人及经常接触牛、马、羊的农牧民最容易感染发病。被带有病毒的蜱叮咬后,大部分患者为隐性感染或轻型病例,仅有一小部分出现典型的肌肉麻痹、萎缩、昏迷致死等症状,少数痊愈者也常遗留肌肉麻痹。感染后可获得持久的免疫力。

(杜凤霞)

第三节　狂犬病病毒

狂犬病病毒为弹状病毒科狂犬病病毒属,该病毒是一种嗜神经性病毒,在多种野生动物和家畜中可发生自然感染与传播,并且可以通过咬伤、抓伤或密切接触等形式感染人类而引起狂犬病。狂犬病俗称恐水症,是人畜共患的自然疫源性传染病,据估计全世界每年有5万多人感染,一旦发病,其病死率几乎为100%。因此,正确处理伤口、及时注射疫苗对预防狂犬病的发生尤其重要。

一、分类

应用单克隆技术可将病毒分为6个血清型:血清1型(典型标准病毒株)、血清2型(标准拉各斯蝙蝠病毒)、血清3型(莫克拉病毒)、血清4型(花纹海格病毒)、血清5型(病毒原型株)和血清6型(病毒原型株)。

二、生物学特性

(一)形态结构

狂犬病病毒外形呈子弹状,平均大小为$(130\sim300)\text{nm}\times(60\sim85)\text{nm}$。核衣壳呈螺旋对称,表面具有包膜,病毒的基因组为单股负链RNA,长为12000bp,从$3'$端到$5'$端依次为编码N、M1、M2、G、L共5个基因,分别编码5种蛋白。M1、M2蛋白分别构成衣壳和囊膜的基质。L蛋白为聚合酶;G蛋白在包膜上构成病毒刺突,与病毒致病性有关;N蛋白为核蛋白,有保护RNA的功能。

(二)培养特性

狂犬病病毒的动物感染范围较广,主要在野生动物及家畜中自然感染与传播。在易感动物或人的中枢神经细胞中增生时,以大脑海马回的锥体细胞多见,在胞质内形成一个或多个、圆形或椭圆形、直径为$20\sim30\text{nm}$的嗜酸性包涵体,称为内基小体。

(三)变异性

根据狂犬病毒的感染性强弱将其分为野毒株和固定毒株。

1. 野毒株

从自然感染的人或动物体内分离出的病毒株,其毒力较强,称为野毒株,又称街毒株。

2. 固定毒株

将野毒株在家兔脑内连续传代后,病毒对家兔致病的潜伏期可以随传代次数的增加而逐渐缩短,传代至 50 代左右时,潜伏期可由原来的 4 周左右缩短为 4～6d,若继续进行传代,潜伏期不再缩短,这种变异的狂犬病病毒被称为固定毒株。其重要特点为致病性明显减弱,脑外途径接种时不能侵入脑神经组织,不引起狂犬病。

(四)抗原性

狂犬病病毒的主要抗原包括以下几种。

1. 糖蛋白 G

位于病毒体表面,刺激机体产生中和抗体、血凝抑制抗体和细胞免疫应答;不同来源的狂犬病病毒分离株其包膜糖蛋白 G 的抗原性有所不同。

2. 核蛋白 N

存在于病毒核心,为属特异性抗原,能够诱生机体产生保护性的细胞免疫应答,但不能刺激机体产生保护性抗体。

(五)免疫性

1. 体液免疫

感染后机体产生中和抗体,有中和游离状态的病毒、阻断病毒进入神经细胞内的作用。接种疫苗所获得的防止发病效果可能与此有关。但抗体对已进入神经细胞内的病毒难以发挥作用。

2. 细胞免疫

杀伤性 T 细胞特异性作用于病毒蛋白抗原,可引起病毒溶解;单核细胞产生的 IFN 和 IL-2 具有抑制病毒复制和抵抗病毒攻击的作用。

(六)抵抗力

病毒抵抗力不强,对热敏感,60℃ 30min 或 100℃ 2min 即可被灭活。酸、碱、乙醇、乙醚等有灭活病毒的作用。

三、临床意义

狂犬病是一种侵犯神经系统的急性传染病,主要在动物中传播,病原体为狂犬病病毒。人因被病犬或病猫等咬伤、抓伤皮肤黏膜而感染,动物发病前几天,唾液中已带有大量病毒。病毒经伤口进入机体,在局部横纹肌细胞内缓慢增生 4～6d 后,沿传入神经上行到中枢神经系统大量繁殖并引起损伤,再沿传出神经扩散到唾液腺、泪腺等组织,引起迷走神经核、舌咽神经核及舌下神经核的损伤,导致呼吸肌、舌咽肌痉挛,出现呼吸困难、吞咽困难。因脑实质的损伤患者出现呼吸循环衰竭而死亡。

本病潜伏期较长,一般为 1～3 个月,亦有短至 1 周或长达数年甚至十余年,潜伏期长短与伤口和头部间的距离、伤口内病毒的数量与毒力、伤者的年龄与免疫力等因素有关。狂犬病的发病高峰季节为 7～9 月份,感染者以儿童多见。狂犬病的病程短,为 4～6d,临床上分为 3 期,每期为 1～2d。

(一)前驱期

有低热、头疼等一般症状,伤口部位感觉异常,如麻木、疼痛、痒、蚁行感等。

（二）兴奋期

患者狂躁不安、大量流涎、大汗、心率增快。恐水是本病的特点,患者饮水、见水或闻及水声均可致咽喉肌痉挛。风、光等轻微刺激也可诱发痉挛。患者吞咽困难,无法饮水、进食,异常恐惧,故又叫恐水病。

（三）麻痹期

患者可出现瘫痪、昏迷,很快因呼吸、循环衰竭而死亡。其病死率达100%。

对于狂犬病目前尚无有效的治疗方法。感染后及时进行伤口处理、注射高效价抗病毒血清、接种疫苗是预防狂犬病的关键。

四、微生物学检查

（一）免疫学检测

利用免疫荧光、酶联免疫等技术,对可疑患者的唾液、分泌物、尿沉渣、角膜印片等标本中的病毒抗原及血清中的相应抗体进行特异性检测,可用于狂犬病病毒感染的迅速诊断。该方法快速、敏感、特异性高。

（二）核酸检查

运用 RT-PCR 法检测标本中狂犬病病毒 RNA。

（三）病毒分离培养

取患者的唾液、脑脊液或死后脑组织接种动物或鼠神经母细胞瘤细胞株分离病毒,经中和试验鉴定可确诊,但其阳性率较低。

（四）内基小体的检查

对于死亡患者可以通过检测脑组织中的内基小体进行确诊,即制备脑组织印片或脑组织病理切片,通过 HE 染色后进行镜检,观察内基小体,阳性率为70%~80%。

（五）隔离、观察动物

人被犬或其他动物咬伤后,确定动物是否患病或带毒对采取防治措施极为重要。捕获可疑动物隔离观察7~10d,若动物不发病,一般认为动物在咬人时其唾液中-尚无狂犬病病毒;若7~10d内发病,应将其处死,取动物脑组织制成切片或印片,用免疫荧光发检查病毒抗原,同时检查脑组织内的内基小体。

（杜凤霞）

第四节　人乳头状瘤病毒

人乳头状瘤病毒(HPV)属于乳多空病毒科乳头瘤病毒属。在人和动物中分布广泛,有100多个型,各型间 DNA 的同源性低于50%。HPV 对皮肤和黏膜上皮细胞有高度亲嗜性,病毒复制能诱导上皮增生而向表面突起形成疣(皮肤)、乳头状瘤(黏膜)或尖锐湿疣(生殖道)。

一、生物学特性

HPV 呈球形,直径52~55nm,衣壳呈二十面体、立体对称,含72个壳粒,无包膜,完整的病毒颗粒在氯化铯中的浮力密度为1.34g/ml,在密度梯度离心时易与无 DNA 的空壳(密度 1.29g/ml)分开。HPV 基因组是一闭环双股 DNA,相对分子质量为 5X106。按功能可分为早期区(E 区)、晚期区(L 区)和非编码区(NCR)三个区域。E 区分为 E1、E2、E4、E5、E6 及 E7(某些型别含有 E3 和 E8)开放阅读框架,主要编码与病毒复制、转录、调控和细胞转化有关的蛋白。L 区分 L1 和 L2,分别编码主要衣壳蛋白和次要衣壳蛋白。NCR 是 E 区与 L 区间,也称长控制区(LCR)或上游调节区(URR),约为 1.0kb 的 DNA 片段可负责转录和复制的调控。

HPV 型别较多,具有宿主和组织的特异性,只能感染人的皮肤和黏膜,不能感染动物,每一型别都与体内特定感染部位和病变有关。HPV 各型之间有共同抗原,即属特异性抗原,也有型特异性抗原。HPV 在体外细胞培养尚未成功。HPV 感染后机体可以产生特异性抗体,但该抗体没有中和病毒的作用。

二、临床意义

人类是 HPV 的唯一宿主,传染源为患者和带毒者,主要通过接触感染部位或污染的物品传播,生殖器感染主要由性接触传播,新生儿可经产道感染。病毒通常在感染局部增生,不经血流扩散。不同型的 HPV 可引起不同部位的乳头瘤。皮肤疣一般是良性的,如跖疣、寻常疣和扁平疣,有些疣能自行消退。高危型人乳头瘤病毒的 DNA 可整合于宿主细胞的染色体上,与生殖道癌前病变及恶性肿瘤密切相关,如 HPV16、18、31、45、33、35、39、51,52 和 56 型与宫颈癌密切相关,HPV12、32 等型与口腔癌有关。

三、微生物学检查

(一)染色镜检

将疣状物制成组织切片或进行生殖道局部黏液涂片,用帕尼科拉染剂染色,光镜下如观察到特征性空泡细胞或角化不良细胞和角化过度细胞,可初步诊断为 HPV 感染。

(二)检测 HPVDNA

根据不同标本采用点杂交或原位杂交检测 HPVDNA,亦可选择适当的特异序列,合成引物,通过 PCR 检测扩增物。PCR 具有敏感、特异及可选择不同型别的引物扩增后分型等优点。

(三)血清学试验

应用重组技术表达 HPV 抗原,用以检测患者血清中 IgG 抗体。或用抗原免疫动物制备免疫血清或单克隆抗体检测组织或局部黏液中 HPV 抗原。

(四)核酸杂交技术

核酸分子杂交技术不仅能对 HPV 进行确诊,而且还能对 HPV 进行分型。利用放射性核素或生物素标记的 HPV-DNA 探针可以检测患者标本中是否存在互补的核酸链。最常用的方法为斑点杂交法,其次为 DNA 印迹法及原位杂交。

(五)内镜检查

对于阴道、肛门及直肠、尿道等部位的 HPV 感染则分别需借助窥阴器、肠镜以及尿道镜等内镜检查,一般凭外观特征即可进行临床诊断。

(邓世秀)

第五节 细小 DNA 病毒

细小 DNA 病毒属于细小病毒科细小病毒属,为单股 DNA 基因组,是目前已知形态最小的 DNA 病毒。对人致病的细小 DNA 病毒仅有 B19 病毒。

一、生物学特性

细小 DNA 病毒直径为 18~26nm,衣壳呈二十面体对称结构,由 3 种蛋白组成,无包膜。病毒基因组为线状单链 DNA,约 5.5kb。病毒主要在细胞核中复制,根据病毒在细胞中独立复制的能力,可分为自主复制型(如 B19 病毒)和复制缺陷型(如腺病毒伴随病毒,AAV)两个类型。其中,自主复制型病毒必须在分裂旺盛的细胞中进行复制,复制缺陷型病毒则需要腺病毒辅助病毒的存在才能复制。AAV 有 1~6 个血清型,各型之间有共同抗原。B19 病毒不能在常规细胞培养或接种动物体内生长,只能在人骨髓瘤细胞中增生。病毒抵抗力较强,对热不敏感,60℃可存活 1h,对冻融、干燥、脂溶剂稳定。

二、临床意义

细小 DNA 病毒主要通过呼吸道、消化道黏膜以及血液、胎盘感染与传播。B19 病毒对骨髓中分裂旺盛的红系前体细胞具有高度亲嗜性,通过直接杀细胞作用和免疫病理损伤而致病,主要与人类的传染性红斑(EI)、镰状细胞贫血患者的一过性再生障碍危象(TAC)以及先天感染造成的自发性流产等有关。B19 病毒感染孕妇后,可以通过胎盘侵袭胎儿,杀伤红细胞前体细胞,并引起胎儿严重贫血、流产甚至死亡。

三、微生物学检查

(一)B19 病毒抗体检测

目前采用抗体捕获 RIA 或 EIA 检测 IgM 抗体,作为近期感染的依据。在 EI 和 TAC 症状开始后 3 日内,约 90% 患者其血清 B19IgM 抗体阳性,直至病后 2~3 个月。以 RIA 或 ELISA 检测 B19IgG 抗体,在急性感染第 2 周即可获得阳性结果,并持续数年。免疫缺陷患者的慢性 B19 感染,往往难以检出 B19 抗体。

(二)B19 病毒 DNA 和抗原检测

在感染后 1 周左右的病毒血症期和红细胞生成障碍期,电镜下可直接观察到血清标本中的病毒颗粒。采用对流免疫电泳、RIA 或 ELISA 可测得血清中的病毒抗原。应用核酸杂交技术在患者的血清、血细胞、呼吸道分泌物、尿液和组织标本中检测 B19DNA。有报道称从患者血细胞中检测 B19DNA 较从血清中检测更可靠。原位杂交能显示感染细胞内存在的病毒 DNA。通过 Southern 和 Western 印迹分析,可分别确认 B19DNA 复制形式和非结构性蛋白,进一步证实组织内感染。PCR 技术可检测血、尿液、呼吸道分泌物、羊水、胎血等标本中的 B19DNA。应用原位 PCR 技术,还可以进行病毒核酸的定位分析。

(杜凤霞)

第六节　朊　粒

朊粒的名称来源于蛋白性感染颗粒的英文缩写,1982年美国学者Prusiner首先报道朊粒可引起羊瘙痒病。朊粒是一种全新的生物感染机制,是医学微生物领域中尚未弄清楚的一种蛋白质病原体,可引起传染性海绵状脑病(TSE)。TSE是一种特征性致死性的中枢神经系统慢性退化性疾病,临床上表现为痴呆、共济失调、震颤等症状。Prusiner在朊粒的研究中作出了杰出贡献,因此而荣获1997年诺贝尔医学或生理学奖。

一、生物学特性

朊粒个体微小,不含核酸,其主要成分是一种不含脂类的疏水性糖蛋白,对蛋白酶K有抗性,对其他理化因素如对干热、煮沸、3.7%甲醛、50%乙醇、电离辐射和紫外线等有很强的抵抗力,但可被90%苯酚、2mol/LNaOH、乙醚及高压蒸汽灭菌(134℃1h)等灭活。

朊粒具有传染性,致中枢神经系统退化性病变,大脑和小脑的神经细胞融合、消失,形成多数小空泡(10~200μm),并有星状角质细胞增生,出现海绵状改变,病变部位无炎症反应,朊粒蛋白(PrP)大量堆积在神经细胞组织里,可形成淀粉样斑块。

朊粒是以(PrP)的形式存在于病变的神经组织中的,正常人和动物神经细胞能够表达一种PrP类似物,被称作PrP前体或朊粒前体分子,即PrPc或PrP33-35(因其相对分子质量为33000~35000)。PrP分布于正常细胞表面,对蛋白酶敏感。人PrP^C的基因位于第20号染色体的短臂,基因组的全长为759bp,包括1个外显子和1个开放读框(ORF),无内含子,编码253个氨基酸。研究表明,人PrP^C基因的第102、178、198、200位的点突变,与遗传性克-雅病的发生相关。羊瘙痒病的羊脑组织在电镜下观察,可见到与瘙痒病相关纤维(SAF),因这种PrP存在于羊瘙痒病的羊脑中,故称为PrP^{SC}。PrP^C与PrP^{SC}生物学性状的比较见表19-3。

表19-3　PrP^C与PrP^{SC}生物学性状的比较

性状	PrP^C	PrP^{SC}
存任部位	正常及感染动物的细胞膜上	感染动物的细胞质或细胞外
分子构型	42%α-螺旋,3%β-片层	30%α-螺旋,43%β-片层
抵抗力	对蛋白酶K敏感	对理化因素、蛋白酶K有抗性
溶解性	可溶于去污剂	不溶于去污剂
传染性	无	有
致病性	无	有,可引发人和动物海绵状脑病

朊粒曾被称为朊病毒,是一种由正常宿主细胞基因编码的构象异常的蛋白质,由于其不含核酸,与病毒或亚病毒的概念不符,故属于未定类的传染因子。

二、临床意义

朊粒是引起传染性海绵状脑病(TSE)的病原,TSE是人和动物中枢神经系统退化性疾病。动物常见的疾病有疯牛病、瘙痒病;人类常见的疾病有库鲁病(Kuru病)、克-雅病

(CJD)、格斯综合征(GSS)和致死性家族性失眠症(FFI)等。由于 1986 年以后人们对疯牛病有了极大的关注，以及对 TSE 致病因子的认识逐渐明确，开始探讨疯牛病与人的相关性。

（一）克-雅病及克-雅病变种

1. 克-雅病的分型

克-雅病(CJD)是人类最常见的海绵状脑病，又称传染性痴呆病，好发于 50～75 岁中老年人，分为传染型、家族遗传型和散发型。

(1)传染型：约占 10%，主要由医源性传播，见于角膜移植和硬脑膜移植或使用污染的手术器械等。

(2)家族遗传型：占 10%～15%，包括 GSS 以及 FFI，前者的主要临床特征是小脑运动失调、眼球震颤和步态异常，后期出现痴呆；而后者是一种罕见的遗传性失眠，临床特点是睡眠紊乱与智力下降，神经损伤常累及丘脑。

(3)散发型：克-雅病在三型中最常见，占 75%～80%。

2. 克-雅病的症状

克-雅病的潜伏期可长达几十年，发病开始出现精神和感觉方面的症状。随后出现运动失调，晚期出现肌肉痉挛并伴有痴呆，多在 5～12 个月死亡。CJD 的神经病理特点是海绵样变，类似于羊瘙痒病的羊脑改变。随着近年来对传染因子的生物化学和分子生物学研究的进展，已证实这一类海绵样变是由抗性朊蛋白(PrP^{RES})大量沉积在神经组织里，形成淀粉样斑块，引起的致死性中枢神经系统慢性退化性疾病。

3. 克-雅病变种(v-CJD)

19% 年在英国出现了克-雅病变种，克-雅病变种在发病年龄、临床症状和病理改变上与传统克-雅病均有明显不同，该病多发生于青年人(平均年龄 26 岁)，病程长至 14 个月。其神经病理特点是全脑呈现大量的 PrP 累积，并形成多发性淀粉样斑块被海绵样组织包围。

人类传染性海绵状脑病与牛海绵状脑病(BSE)的流行具有潜在的相关性。BSE 的神经海绵样变围绕着多发性淀粉样斑块的变化与克-雅病变种的变化一致，这些发现有力支持克-雅病变种和 BSE 是由同一致病因子引起的假说，但仍需新的证据来证实。

（二）Kuru 病

颤抖(Kuru)病是第一个被认为由朊粒引起人的传染性海绵状脑病，发生于巴布亚新几内亚高原上 Fore 部落的土著人。患者多为妇女和儿童，潜伏期长短变化很大，为 4～30 年，临床表现为进行性小脑综合征伴随痴呆，产生共济失调和震颤，一旦发病，其病程一般不超过 1 年，大多在 6～9 个月死亡。该病最初是由美国学者 Gajdusek 等在 20 世纪 50 年代初发现，并于 1957 年正式报道，研究证实 Kuru 病的发生与分食人尸有关，其病因与羊瘙痒病及人克-雅病相同，因此，Gajdnsek 等荣获了 1976 年诺贝尔医学或生理学奖。

（三）格斯综合征与致死性家族性失眠症

格斯综合征与致死性家族性失眠症(GSS)是一种罕见的人类传染性海绵状脑病，为常染色体显性遗传性疾病，主要与 PrP 基因 102 位密码子(Pro-Leu)突变有关。临床表现为脊髓、小脑性共济失调和痴呆，病理特征为脊髓小脑束和皮质脊髓束变性，广泛淀粉样沉淀和海绵样变。

FFI 是另一种罕见的人类传染性海绵状脑病，主要为 JVP 基因 178 位密码子(Asp-Asn)突变。临床主要表现为进行性加重的失眠、运动失调、精神异常和内分泌紊乱等，痴呆少见。

三、微生物学检查

（一）标本采集与处理

对人的 TSE 诊断以检测蛋白酶抗性的 PrP^{RES} 为诊断标志,取脑脊液和病变组织等新鲜标本应立即检测或冻存待用,非固定标本用来做免疫印迹,固定标本用来做染色镜检,或做免疫组化检测》取材应注意脑的不同区域,另外在处理可疑克-雅病等组织材料时,应注意安全,避免意外传播。

（二）标本直接检查

1. 电子显微镜检查

羊瘙痒病相关纤维(SAF)是朊粒感染的标志之一。其有两种存在形式,Ⅰ型纤维直径为 $11\sim14nm$,Ⅱ型纤维直径为 $27\sim34mn$。另外有一种在潜伏期过半时便可出现管丝颗粒,可在神经病理变化之前被发现。

2. 病理学检查

病理学检查是目前诊断朊粒感染的主要依据。海绵状病变稀疏地分布在整个大脑皮质,神经元消失,星状细胞增生,典型病变为融合性海绵状空泡,空泡周围有大量淀粉样斑块,用 HE 和 PAS 染色清晰可见。PrP 淀粉样斑块也是朊粒的特异标志。

3. 免疫组化技术

脑组织或淋巴细胞组织切片的免疫组织化学染色是目前确诊 TSE 的有效手段。PrP^{SC} 和 PrP^{CJ} 均是人朊粒感染的特异标志,用患者的脑组织经蛋白酶有限消化去除正常细胞的 PrP^{C},然后采用单克隆抗体或多克隆抗体做免疫酶染色,检测对蛋白酶有抗性的 PrP^{RES}。在光镜下发现脑组织红色斑点者为阳性。

4. 免疫印迹技术

蛋白质免疫印迹技术检测 PrP^{SC} 或 PrP^{CJ} 是一种常用的简单而敏感的方法。先用蛋白酶 K 处理脑组织,电泳转膜后用抗体杂交、染色检查。

5. IVP 基因检测

取病变神经组织细胞或外周血白细胞提取其 DNA,测定第 20 号染色体短臂上的 PrP 基因序列,可诊断遗传型朊粒感染性疾病。用 PCR 扩增出 PrP 全基因,用位点特异性的寡核苷酸探针杂交,筛选出突变基因,再进行序列分析,找出 PrP 基因突变位点,可协助诊断遗传性朊粒病。

（杜凤霞）

第二十章　水质理化检验

第一节　水样的采集、保存

水样的采集和保存，是水质理化检验工作中重要的环节。正确的采样和保存样品方法，是使分析结果正确反映水中待测成分真实含量的先决条件，即应在采集样品阶段保证样品的真实性和代表性。

水样的真实性水质检验工作是从采样开始的，分析人员应该亲自到现场采集水样，并且带回。必要时应贴上封条，作好记录。

水样的代表性采集的样品应能反映出同一批次样品、同一区域水体的客观情况。方法是根据大样本随机抽样的原则抽取样本，合理设置区域水体的采样点。

一、样品采集

（一）采样前的准备

采样前，要根据监测项目的性质和采样方法的要求，选择适宜材质的盛水容器和采样器，并清洗干净。此外，还需准备好交通工具（常使用船只），确定采样量。

1. 容器的选择

采样器材和容器应对检验项目呈物理化学惰性。

（1）聚乙烯塑料瓶：用于测定金属离子、放射性元素和其他无机物项目的水样收集。

（2）硬质玻璃瓶：即硼硅玻璃，用于测定有机物、生物材料项目的水样收集。

2. 容器封口

水样一般用细口瓶盛装，用磨口塞、塑料旋口塞封口，不能用木塞、橡皮塞封口。必要时用稳定金属箔（铝、锡、铅、铝/树脂复合箔）包裹。碱性的液体样品不能用玻璃塞。长途运输应加蜡封、捆扎和防震措施。

3. 容器的洗涤

容器的洗涤方式应按样品成分和检验项目确定。

一般通用的洗涤方法：通常，玻璃瓶和塑料瓶首先用水和洗涤剂清洗，以除去灰尘、油垢。再用自来水冲洗干净。然后用10％的硝酸或盐酸浸泡8h，取出沥干，用自来水漂洗干净。最后用蒸馏水充分荡洗3次。

有特殊要求的洗涤方法容器先用水和洗涤剂洗净，并用自来水冲洗干净后，再分别按下述方法处理。

（1）用于盛装背景值调查样品的容器用10％盐酸浸泡8h以后，还需用1∶1硝酸浸泡3～4d，然后用自来水漂洗干净，再用蒸馏水充分荡洗3次。

（2）测铬的样品容器只能用10％硝酸浸泡，不能用铬酸洗液或盐酸洗液浸泡。

（3）测汞的样品容器用1∶3硝酸充分荡洗后放置数小时，然后依次用自来水和蒸馏水漂洗干净。

（4）测油类的样品容器用广口玻璃瓶作容器，按一般通用洗涤方法洗净后，还要用萃取剂（如石油醚等）彻底荡洗2～3次。

对采样器的材质要求是：化学性质稳定，大小和形状适宜，不吸附欲测组分，容易清洗并可反复使用。

采集表层水水样时，可用聚乙烯塑料桶等适当的容器直接采样。

采集深层水水样时，可用简易采水器、深层采水器、采水泵、自动采水器等。

（二）采样量

样品量取决于测定项目；不同的测定项目对水样用量和保存条件有不同的要求，因而应根据测定项目的实际情况分别计算需用量并增加20％～30％作为实际采样量。如果采样容器的容积有限，一次采样不能满足所需样品量，可多次采集，并在较大的容器中混匀后再装入样品容器中。为了防止在运输过程中样品溢出，样品瓶不应装满，应留约10％容积的空隙。除特殊项目如测定溶解氧等外，任何情况下容器都不应注满水样。

（三）采样方法

水样的采集方法对分析结果关系极大，所采的水样必须具有代表性，使水样能真实地反映整个水体的水质情况。下面仅就常见水体的采样方法作一介绍。

1. 天然水与生活饮用水水样的采集

采集河流、湖泊或水库的表面水时，可在距岸边1～2m处将采样瓶浸入水中，使瓶口位于水面下20～50cm但距水底10～15cm处，打开瓶塞，让水进入瓶中。采集自来水及有抽水设备的井水时，应先放水数分钟，使积留于水管中的杂质流出去后再采集样品。

2. 生活污水水样的采集

生活污水的成分变化较大，主要与人们的作息时间、季节和季节性食物的种类有关。目前，城市的生活污水经管直接排入水体或经污水处理厂处理后再排入水环境。因此，可在城区排污口、全市总排污口布点采样；在污水处理厂的进、出水口或市政排污管线入江（河）口处均布点采样。

3. 工业废水水样的采集

工业废水具有种类和数量变化大等特点，需仔细设置采样点和选择采样方法，才能获得有代表性的样品。为了使所设置的采样点合适，布点前应进行必要的调查研究。查清工业用水量、工业废水的类型和排污去向。对于一般监测项目，可在工厂总排污口取样；而对于毒性大或有致癌性的污染物，应在车间或车间设施出口取样。对于有处理设施的工厂，还应在处理设施进出口分别布点取样，了解处理效果。

采集废水的方式有间隔式等量取样、平均比例取样、随机取样和单独取样数种。间隔式等量取样适于废水流量比较恒定的情况，通常在一天内每隔一定时间采集相等的水样混匀；如果废水流量不恒定，则用平均比例方式，即根据废水流量比例采样。流量大时多取，流量小时少取，混匀后装瓶；要了解废水在一天不同时间内成分的变化，则每隔一定时间，1、2h甚至几分钟采集一次水样并立即分析。

4. 水系污染调查时水样的采集

对一个水系进行污染调查时，须从整个水域考虑，合理设置采样点，建立水体污染监测网，才能及时而准确地报告污染情况和水域中各种有害物质的动态变化。

为了合理确定采样点，首先应做好调查研究和收集资料，了解水体的水文、气候、地质、地貌特征;了解水体沿岸的城市分布和工业布局情况,污染源分布及排污情况,城市的给排水情况;了解水体沿岸的资源现状,水资源的用途和水源保护区并收集原有的水质理化检验资料。必要时,可在需要设置采样点的河段上设置一些调查点进行采样分析。然后,根据检验目的、检验项目和调查研究资料的综合分析,确定采样点。

为评价完整江、河水系的水质,需要设置背景断面、对照断面、控制断面和削减断面;对于某一河段,只需设置对照、控制和削减(或过境)三种断面。

(1)背景断面:设在基本上未受人类活动影响的河段,用于评价一个完整水系污染程度。

(2)对照断面:为了解流入监测河段前的水体水质状况而设置。这种断面应设在河流进入城市或工业区以前的地方,避开各种废(污)水流入处和回流处。一个河段一般只设一个对照断面。有主要支流时可酌情增加。

(3)控制断面:为评价监测河段两岸污染源对水体水质影响而设置。控制断面的数目应根据城市的工业布局和排污口分布情况而定,设在排污区(口)下游,废(污)水与江、河水基本混匀处。在流经特殊要求地区(如饮用水源地及与其有关的地方病发病区、风景游览区、严重水土流失区及地球化学异常区等)的河段上也应有设置控制断面。

(4)削减断面:是指河流受纳废(污)水后,经稀释扩散和自净作用,使污染物浓度显著降低的断面,通常设在城市或工业区最后一个排污口下游 1500m 以外的河段上。

设置好监测断面后,应根据水面的宽度确定断面上的监测垂线,再根据监测线处水深确定采样点的数目和位置。

对于江、河水系,当水面宽<50m 时,只设一条中泓线;水面宽 50~100m 时,在近左、右岸有明显水流处各设一条垂线;水面宽>100m 时,设左、中、右三条垂线(中泓及近左、右岸有明显水流处),如证明断面水质均匀时,可仅设中泓垂线。

在一条垂线上,当水深不足 0.5m 时,在 1/2 水深处设采样点;水深 0.5~5m 时,只在水面下 0.5m 处设一个采样点;水深 5~10m 时,在水面下 0.5m 处和河底以上 0.5m 处各设一个采样点;水深>10m 时,设三个采样点,即水面下 0.5m 处、河底以上 0.5m 及 1/2 水深处各设一个采样点。

湖泊、水库监测垂线上采样点的布设与河流相同,但如果存在温度分层现象,应先测定不同水深处的水温、溶解氧等参数,确定分层情况后,再决定监测垂线上采样点的位置和数目,一般除在水面下 0.5m 处和水底以上 0.5m 处设采样点处,还要在每个斜温层 1/2 处设采样点。

海域的采样点也根据水深分层设置,如水深 50~100m,在表层、10m 层、50m 层和底层设采样点。

采集的水样除能反映空间变化,还应反映时间上的变化。一般每年至少应在丰水期、枯水期、平水期各采样两次。对一般地面水的常规监测,最好每月采一次样,以便了解水质的季节变化。

二、水样的运输和保存

各种类型的水样,从采集到分析测定这段时间内,由于环境条件的改变,微生物新陈代谢活动和化学作用的影响,会引起水样某些物理参数及化学组分的变化。为将这些变化降低到最低程度,需要尽可能地缩短运输时间,尽快分析测定和采取必要的保护措施,有些项目必须在采样现场测定。

（一）水样的运输

水样采集后，必须尽快送回实验室。对采集的每一个水样，都应做好记录，并在采样瓶上贴好标签，运送到实验室。在运输过程中，应注意以下几点：

（1）要塞紧采样容器口塞子，必要时用封口胶、石蜡封口（测油类的水样不能用石蜡封口）。

（2）为避免水样在运输过程中因震动、碰撞导致损失或玷污，最好将样瓶装箱，并用泡沫塑料或纸条挤紧，在箱顶贴上标记。

（3）需冷藏的样品应配备专门的隔热容器，放入制冷剂，将样品瓶置于其中。

（4）冬季应采取保温措施，以免冻裂样品瓶。

（二）水样的保存

贮存水样的容器可能吸附欲测组分，或者玷污水样，因此要选择性能稳定、杂质含量低的材料制作的容器。常用的容器材质有硼硅玻璃、石英、聚乙烯和聚四氟乙烯。其中，石英和聚四氟乙烯杂质含量少，但价格昂贵，一般常规监测中广泛使用聚乙烯和硼硅玻璃材质的容器。

不能及时运输或尽快分析的水样，则应根据不同监测项目的要求，采取适宜的保存方法。水样的运输时间，通常以 24h 作为最大允许时间；最长贮放时间一般为：清洁水样 72h；轻污染水样 48h；严重污染水样 12h。

水样保存的目的就是尽量减缓微生物的作用，尽量减缓化合物与络合物的水解作用，尽量减少组分的挥发损失。

保存水样的方法有以下几种：

1. 冷藏或冷冻法

冷藏或冷冻的作用是抑制微生物活动，减缓物理挥发和化学反应速度。

2. 加入化学试剂保存法

（1）加入生物抑制剂：如在测定氨氮、硝酸盐氮、化学需氧量的水样中加入 $HgCl_2$，可抑制生物的氧化还原作用；对测定酚的水样，用 H_3PO_4 调至 pH 为 4 时，加入适量 $CuSO_4$，即可抑制苯酚菌的分解活动。

（2）调节 pH 值：测定金属离子的水样常用 HNO_3 酸化至 pH 为 1～2，既可防止重金属离子水解沉淀，又可避免金属被器壁吸附；测定氰化物或挥发性酚的水样加入 NaOH 调 pH 至 12 时，使之生成稳定的酚盐等。

（3）加入氧化剂或还原剂：如测定汞的水样需加入 HNO_3（至 pH<1）和 $K_2Cr_2O_7$（0.5g/L），使汞保持高价态；测定硫化物的水样，加入抗坏血酸，可以防止硫化物被氧化；测定溶解氧的水样则需加入少量硫酸锰和碘化钾固定（还原）溶解氧等。

应当注意，加入的保存剂不能干扰以后的测定；保存剂的纯度最好是优级纯的，还应做相应的空白试验，对测定结果进行校正。

水样的保存期与多种因素有关，如组分的稳定性、浓度、水样的污染程度等。

（丁杨）

第二节　水质分析质量控制

分析测定是一个比较复杂的过程,误差源很多。分析质量控制的目的就是把分析工作中的误差减小到预期的水平。分析质量的保证必须贯穿于分析过程的始终,包括取样、样品处理、方法选择、测定过程、实验记录、数据检查和统计分析,直到分析结果的表达等。在整个过程中,对一个良好的分析人员来说,对得到的每一个数据的每一个步骤都必须一清二楚。

一、分析方法的适用性检验

分析人员应对所选定项目的分析方法进行适用性检验包括空白值测定,分析方法检出限的估算,校准曲线的绘制及检验,方法的误差预测如精密度、准确及干扰因素等。

二、分析质量控制方法与要求

分析质量控制方法有质量控制图法,平行双样法,加标回收,标准参考物(或质控样)对比分析,不同分析方法对比分析。

三、水质分析数据的正确性与判断

为了保证水质分析结果的可靠性,水-样进行了较多项目的分析后,可用化学平衡的原理如电荷平衡、沉淀平衡等校核分析结果的正确性以便及时发现较大的分析误差。如①阴阳离子平衡;②溶解性总固体与离子总;③溶解性总固体与电导率;④电导率与阴离子或阳离子;⑤钙镁等金属与总硬度(按 $CACO_3$ 计);⑥沉淀溶解平衡。详细计算公式见生活饮用水卫生标准检验方法水质分析质量控制。

（丁杨）

第三节　非金属无机物的测定

一、氰化物

(一)概述

1. 水中氰化物存在形式

氰化物是一类含有氰基(CN)的化合物,对人体有剧毒。它的毒性主要来氰基,因此,各种氰化物的毒性大小取决于它们在体内生成氰基的能力。氰化物包括无机氰化物和有机氰化物,无机氰化物可分成简单氰化物和配合氰化物,常见的简单氰化物有氰氢酸及其钾、钠、铵盐,它们均易溶于水,在体内易游离出氰基,毒性很大。常见的氰配合物有$[Zn(CN)_4]^{2-}$、$[Cd(CN)_4]^{2-}$、$[Ag(CN)_2]^-$、$[Ni(CN)_4]^{2-}$、$[CO(CN)_4]^{3-}$、$[Fe(CN)_6]^{3-}$、$[Fe(CN)_6]^{4-}$等,它们的离解度都很小,不易形成游离氰基,故毒性均比简单氰化物低。不过氰配合物在水中的稳定性各不相同,而且受 pH 值、水温和光照等的影响,在一定条件下可解离成毒性强的简单氰化物。如在 pH5 左右,40℃时,锌氰配合物可完全解离成 CN^-,铁氰配合物在一般条件下比较稳定,但当日光照射时,也可分解出氰基,有资料表明,10mg/L 的铁氰配合物溶液,在强阳光下照射 1h,有 10% 就已解离成氰氢酸。有机氰化物如丙烯腈、乙腈等,可溶于水,与酸碱共沸时可水解生成相应的羧酸和氨。丙烯腈与氧化剂共存时,经紫外线照射一定时间,几乎全部转化成游离氰基,因此毒性也较大。

2. 氰化物在水体中的转化

游离氰化物在水体中可以 HCN 和 CN 形式存在,HCN 与 CN 的分配与水体的 pH 值有关,pH 越低,以 HCN 形式存在的氰化物就越多;反之,PH 越高,以 CN 形式存在的氰化物就越多。

同时,游离氰化物与金属氰配合物之间也存在一个平衡:

$$nHCN + M^{a+} \leftrightarrow M(CN)_n^{(n-a)-} + nH^+$$

从上式中可见,金属氰配合物离解成游离氰与金属配合物的性质有关,也受水体 pH 值的影响。有些氰配合物在水体中不稳定,特别是在 pH 较低时,更易分解成游离氰化氢。如在 pH5、温度约为 40℃ 时,锌和镉的氰配合物可完全分解成游离氰化氢,镍氰配合物可以分解 30% 左右。

亚铁和高铁的氰配合物在天然水中不易分解,但在日光照射和加热时,亚铁氰配合物首先被氧化为高铁氰配合物,然后再转化为氢氧化铁、简单的氰化物和氰化氢。

$$4Fe(CN)_6^{4-} + O_2 + 10H_2O \rightarrow 4Fe(OH)_3 \downarrow + 8HCN + 16CN^-$$

3. 水中氰化物的来源

天然水中一般不含氰化物,目前地面水中的氰化物主要来自含氰工业废水的排放,如电镀、金属加工、冶金、焦化、煤气、制革、化纤、塑料、农药等含氰工业废水。其中电镀废水含氰量较高,如一般混合废水含氰量为 $10 \sim 40mg/L$,工业洗涤水 $15 \sim 20mg/L$,镀铬废水约 $60mg/L$,镀镉废水约 $120mg/L$,镀锌废水约 $100mg/L$。对于这些高浓度含氰废水,必须采取改革工艺,综合利用和处理措施,确保安全。我国电镀行业普遍推广了氨盐镀锌、焦磷酸盐镀铜等新工艺,大大减少了含氰废水的排放,还可将含氰废水综合利用制造黄血盐,既回收了资源,大大减少了危害。

4. 氰化物在水体中的自净作用

氰化物虽然有剧毒,但也有较强的净化作用。水中氰化物主要通过挥发和氧化两条途径净化。

(1)氰化物的挥发作用氰化物与溶于水中的二氧化碳作用产生氰化氢,向空中逸出:

$$CN + CO_2 + H_2O \rightarrow HCN \uparrow + HCO_3^-$$

研究结果表明:在一般水体、缺少微生物净化作用及 pH 值较低的条件下,该途径可占到总自净量的 90% 左右。

(2)氰化物的生物氧化分解氰化物在游离氧的氧化作用下可形成 NH_4^+ 和 CO_2^{3-}:

$$2CN^- + O_2 \rightarrow 2CNO$$

$$CNO^- + 2H_2O \rightarrow NH_4 + CO_2^{3-}$$

在蒸馏水中不发生上述反应,而在天然水体中才能进行,这就说明该途径是天然水体中微生物的生物化学氧化作用过程。进一步研究的结果表明,主要是生物膜对氰具有较好的除去效果,氰化物被生物膜同化,而生物膜本身的氰基含量并不因净化作用而积累,也无表面吸附作用。此外,氰化物在植物体内也可转化为氰糖甙,解除氰的毒害作用,并转化为植物体所需的成分。

氰化物在水体中的自净速度与初始浓度、曝气状况、沟渠特点、生物因素、温度、日照及

pH 值等多种因素有关,其中生物化学净化在总净化量中所占的比例可在 10%～90% 之间变化,一般在 30% 左右。

5. 氰化物对水环境和人体健康的影响

氰化物进入水体后,除本身引起异臭外,还可抑制有机物的生物氧化和硝化过程,并可使鱼类中毒死亡。实验结果表明:当水中氰化物浓度为 0.5mg/L 时,便可引起一级异臭,对有机物的硝化过程也有一定抑制作用;浓度为 1mg/L 时,有机物的生化耗氧过程受阻。氰化物对多数鱼类的中毒致死剂量一般 <1mg/L。

氰化物对人体健康的危害主要表现为急、慢性中毒。氰化物是一种快速剧毒物,可以通过食道、呼吸道和皮肤等途径进入体内,与细胞色素氧化酶结合,使其失去传递氧的能力,使机体内有氧而不能利用,引起窒息性缺氧,严重时中毒死亡。氰化物的慢性中毒主要是由于体内的硫氰酸盐增加而引起的,后者可抑制甲状腺的聚碘功能,干扰碘的有机结合,妨碍甲状腺激素的合成,从而引起甲状腺功能低下的症状。

6. 水样的预处理

通常采用在酸性递质中蒸馏的方法预处理水样,把能形成氰化氢的氰化物蒸馏出来,用氢氧化钠溶液吸收,使之与干扰组分分离。

根据蒸馏递质酸度的不同,一般分为以下两种情况:

(1)向水样中加入酒石酸和硝酸锌,调节 pH 为 4,加热蒸馏,则简单氰化物及部分络合氰化物如(如 $[Zn(CN)_4]^{2-}$)以氰化氢的形式被蒸馏出来,用氢氧化钠溶液吸收,取该吸收液测得的结果为易释放的氰化物。

(2)向水样中加入磷酸和 EDTA,在 pH<2 的条件下加热蒸馏,此时可将全部简单氰化物和除钴氰络合物以外的绝大部分络合物氰化物以氰化氢的形式蒸馏出来,用氢氧化钠溶液吸收,取该吸收液测得的结果为总氰化物。

水中氰化物的测定方法有硝酸银滴定法、异烟酸-吡唑酮法、异烟酸-巴比妥酸法等。硝酸银滴定法适用于高浓度水样;异烟酸-吡唑酮法和异烟酸-巴比妥酸法灵敏度高,是广泛应用的方法。

(二)氰化物的测定

1. 硝酸银滴定法

在 PH>11 的碱性溶液中,以试银灵作指示剂,用硝酸银标准溶液滴定,Ag4 与 CN 定量反应生成难离解的银氰络合物 $[Ag(CN)_2]$,稍过量的 Ag^+ 与黄色试银灵反应,溶液由黄色变为橙红色,即为终点。根据消耗的硝酸银溶液的体积,便可求出氰化物的含量。

水样中存在的硫化物、硫氰酸盐、重金属离子、色度与浊度都可引起干扰,这些干扰可经蒸馏和其他方法除去。水样中的脂肪酸可使终点难以判断,可在蒸馏前用氯仿提取除去。

在上述反应中,一分子硝酸银与两分子氰化物作用,在实际应用中,为了便于结果计算,常将硝酸银标准液的浓度配制为 0.0192mol/L,滴定时每消耗 1ml 硝酸银标准液相当于 1mgCN⁻。

2. 分光光度法

测定氰化物的光度分析法,是根据卤化氰能与吡啶及衍生物作用生成含戊烯二醛基本结构的产物,后者再与某些有机试剂缩合成有色染料的原理而建立的。其反应过程可大致分为形成卤化氰、形成含戊烯二醛基本结构的中间产物和生成有色化合物。三个步骤具体如下：

(1)形成卤化氰氰化物与某些含卤素元素的氧化剂作用,生成卤化氰,常用的氧化剂有溴和氯胺 T 等。卤化氢的形成与酸度有关．在酸性条件下,卤化氰不稳定,易分解;在碱性条件下活性氯或溴形成的次氯酸或次溴酸能分解氰化物,因此应将水样控制在 pH7 左右。当用溴水作氧化剂时,为了防止过量的溴氧化显色剂,需加硫酸肼溶液等以除去过量的溴。

(2)形成含戊烯二醛基本结构的产物卤化氰与吡啶及其衍生物(如异烟酸)反应,生成戊烯二醛或其衍生物。

(3)形成有色化合物前一步形成的戊烯二醛的反应活性很高,很容易与一些有机试剂发生分子间脱水反应,缩合成有色化合物,常用的试剂有联苯胺、巴比妥酸和吡唑酮等。

根据使用试剂的不同,光度法可分为吡啶-联苯胺法、吡啶-巴比妥酸法、异烟酸-吡唑酮法和异烟酸-巴比妥酸法数种。

测定水样时方法的选择主要取决于水样中氰化物的含量。当氰化物含量＞1mg/1H 可用硝酸银滴定法进行测定;氰化物含量＜1mg/L 时,应采用光度法测定,由于联苯胺可致癌,危害人体健康,吡啶-联苯胺法已逐渐被淘汰。目前常用的光度法为异烟酸-吡啶酮法和吡啶-巴比妥酸法。

二、硫化物

(一)概述

1. 概述

天然水中通常不含硫化物,但受到生活污水或造纸、石油、印染、制革、炼焦、煤气等工业废水污染的天然水则常含硫化物,地下水,特别是一些温泉水也常含硫化物。

水中的硫化物包含溶解性的 H_2S、HS^-、S^{2-},酸溶性的金属硫化物,以及不溶性的硫化物和有机硫化物。通常所测定的硫化物系指溶解性的及酸溶性的硫化物。水中含有硫化物时,因硫化氢气体逸散到空气中而造成感官指标恶化,它也可大量消耗水中溶解氧而使水生生物死亡,故水中检出硫化物往往说明水质已受到严重污染。硫化物对水生生物的危害常常是局部和暂时的,未离解的硫化氢含量为 $2.0\mu g/L$ 的水体,对鱼类和水生生物是无害的,但超过此浓度时可造成慢性危害。硫化物对人体的毒性在于它与氧化型细胞色素的高价铁离子结合,使酶失去活性,影响细胞氧化过程,造成组织缺氧。硫化氢为强烈的神经毒物,对黏膜有明显的刺激作用。在城市排水系统如下水道中,由于生活污水中的含硫化合物分解而产生的硫化氢是造成管道维修工人丧命的罪魁祸首,它还腐蚀金属设备和管道,并可被微生物氧化成硫酸,加剧腐蚀性,因此它是水体污染的重要指标。

2. 样品采集和保存

测定硫化物的水样应单独采样,采样过程中应尽量减少样品与空气接触,因为水中的硫化物不稳定,易被氧化,硫化氢气体又易于逸出。如水样 pH＜5,应加碱使 pH＞12 以防止硫化氢逸出;采样后应及时加入乙酸锌溶液,使其转化成硫化锌混悬液而将硫化物固定,经这样处理的水样可保存 24h,而未用乙酸锌保存的水样应在 3min 内测定。水样应装满瓶后再加盖,并尽快送实验室分析。

3. 样品的预处理

水样有色、含悬浮物、含有某些还原性物质(如亚硫酸盐、硫代硫酸盐等)及溶解性的有

机化合物对碘量法和分光光度法测定有干扰,需进行预处理。常用的预处理方法有:

(1)沉淀法:这是最常用的样品保存方法。其原理是利用 Zn^{2+}、Cd^{2+} 等离子将 S^{2-} 转化成 ZnS、CdS 沉淀,再利用过滤或离心分离出沉淀,从而使待测成分与样品基体分离而消除干扰。常用的沉淀剂有 $Zn(NO_3)^{2+}$ $ZnCO_3$、$ZnSO^{4+}$ $ZnCO_3$、$Zn(Ac)^{2+}$、NaOH 等,用此法时应注意有些干扰物如有色物、悬浮物、还原物等因共沉淀或沉淀吸附原因,可能分离不完全,如将分离出的硫化物沉淀于酸性条件下用气体吹出 H_2S,以碱溶液吸收后测定,去除干扰的效果更佳。

(2)吹气法:本法是利用硫化物在酸性中不稳定,极易转化成硫化氢气体逸出实现待测成分与样品基体分离的。影响本法的因素主要有:酸溶液和载气的种类和纯度、载气流速和吹气时间、吸收液以及反应装置和吸收装置等。如用碘量法测定,则本法不能消除在酸性环境中能挥发的还原性物质如亚硫酸盐的干扰。

(3)沉淀-吹气法(或吹气-沉淀法):结合上面两种方法加以实现,以锌盐或镉盐使成硫化物沉淀后,过滤或离心分离,再在酸性递质中吹气,使硫化氢为吸收剂吸收,或先行吹气,后沉淀分离。

测定水中硫化物的主要方法有碘量法、对氨基二甲基苯胺分光光度法、离子选择电极法、极谱法等。对于含量较高的样品,习惯上仍采用碘量法,对硫化物标准进行标定也需用碘量法。目前测定硫化物最常用的方法仍首推对氨基二甲基苯胺分光光度法,它有灵敏度高、选择性好等优点,其次为离子色谱法和极谱法。

(二)测定方法

1. 碘量法

其原理基于:水样中的硫化物与乙酸锌生成白色硫化锌沉淀,将其用酸溶解后,加入过量碘溶液,则碘与硫化物反应析出碘,用硫代硫酸钠标准溶液滴定剩余的碘,根据硫代硫酸钠溶液消耗量和水样体积,按下式计算测定结果:

$$p(硫化物)\left(S^2, \frac{mg}{L}\right) = \frac{(V_0 - V_1) \times c \times 16.03 \times 1000}{V}$$

式中:V_0-空白试验消耗硫代硫酸钠标准溶液体积,ml;

V_1-滴定水样消耗硫代硫酸钠标准溶液体积,ml;

V-水样体积,ml。

c-硫代硫酸钠标准溶液的浓度,mol/L;

16.03-硫离子($1/2S^{2-}$)的摩尔质量,g/mol。

该方法适用于测定硫化物含量大于 1mg/L 的水样。

本法的注意事项有:

(1)此反应必须用回滴定法,如直接用碘滴定,在酸性递质中造成 H2S 的挥发而使测定结果偏低。

(2)反应中生成的单质硫可对碘产生包裹而使测定结果偏高。

(3)在碱性递质中,空气中的氧可将 S^{2-} 氧化,故在处理含 S2 的碱性吸收液时,应尽量减少与空气接触。

(4)中和碱性吸收液时,中和反应产生的热可能使溶液温度升高而造成碘的挥发损失,故应采取有效的冷却措施。

（5）盐酸或浓硫酸在与空气接触下可将 I^- 氧化成 I_2，故应按下法检查酸中是否含有氧化性物质：对酸溶液加 KI-淀粉溶液时不应显蓝色，否则说明有碘生成而使测定结果偏低。

（6）样品中的还原性物质干扰测定，可按样品预处理进行干扰消除，如水样只含 SO_3^{2-} 干扰时，可加甲醛溶液掩蔽，其反应式为：$HCHO+SO_3^{2-}+H \rightarrow CH_2OHSO$

2. 亚甲基蓝分光光度法

在含高铁离子的酸性溶液中，硫离子与对氨基二甲苯胺反应，生成蓝色的亚甲基蓝（MB）染料，颜色深度与水样中硫离子浓度成正比，于 665nm 波长处测其吸光度，与标准溶液的吸光度比较定量。其反应式可表述为：

$2H_2N-C_6H_4-N(CH_3)_2+Fc^{3+}+S_2+H^+ \rightarrow$ 亚甲蓝（MB）染料

本法测定时需注意以下几点：

（1）实验用水应不含 Cu^{2+}、Hg^{2+} 等重金属离子，否则可生成酸不溶性硫化物引起干扰而影响 MB 产率，其中 Hg^{2+} 的干扰尤其严重，这是由于形成 $Hg(SH)_2$ 络合物所致。

（2）ZnAc-NaAc 吸收液中的痕量重金属也干扰测定，可按下法除去：在充分振摇下滴加新制备的 $0.05mol/L Na_2S$ 溶液，1000ml 吸收液约需 1ml，放置过夜，用紧密的定量滤纸过滤，弃去初滤液。

（3）对-氨基二甲苯胺存放较久时呈棕黑色，用它配置的溶液呈淡棕色，空白值较高，此时应对试剂进行纯化：用加石油醚的苯溶液进行重结晶，得到白色晶体。

（4）酸度、温度、反应容器等均影响测定，应严格控制。

（5）应严格按顺序加试剂，否则会使测定结果偏低或甚至不显色。

（6）20℃下 15mm 可显色完全，在避免光线照射下有色物可稳定近 20h。

3. 示波极谱法

S^{2-} 在 NaOH、EDTA 和三乙醇胺（缩写为 TEA）溶液中 $-0.70V$（vsSCE）有一灵敏的极谱峰，峰高与 S^{2-} 的含量成正比。

本法最小检出浓度为 $0.002mg S^2/L$；S^2 的含量在 $0.002 \sim 5.0mg/L$ 内呈线性（$r \geq 0.999$）；对水样中溶解态 S^2 的 RSD 为 $1.6\% \sim 9.9\%$，总 S^2 的 RSD 为 $2.0\% \sim 3.5\%$，加标回收率分别为 $90.3\% \sim 98.1\%$ 和 $95.4\% \sim 105.4\%$。

S^2 在稀 NaOH 溶液中可形成极谱峰，在 $8 \sim 12g/L$ 范围内极谱峰受 NaOH 浓度变化的影响较小；加入 EDTA 对极谱测定无影响；TEA 可改善极谱峰峰形。

对 30 余种常见离子的干扰试验结果表明：Ag^-、Bi^{3+}、Hg^{2+} 干扰溶解态和总硫化物的测定；$S_2O_3^{2-}$ 和 NO_2 只干扰总硫化物的测定，不干扰溶解态硫化物的测定，其余离子均不干扰测定；$S_2O_3^{2-}$ 本身不干扰 S^{2-} 的测定，但在酸性条件下可分解出 S^{2-}，因而使总硫化物测定结果偏高。

三、pH 值

（一）概述

pH 值的测定是水分析中最重要和最经常进行的分析项目之一，是评价水质的一个重要参数。天然水的 pH 多为 $6 \sim 9$；饮用水 pH 要求在 $6.5 \sim 8.5$；工业用水的 pH 必须保持在 $7.0 \sim 8.5$，以防止金属设备和管道被腐蚀。当水体受到外界的酸碱污染后，会引起 pH 值发生较大的变化，水体的酸污染主要来源于冶金、电镀、轧钢、金属加工等工业的酸洗工序和人造纤维、酸法造纸等工业排出的含酸废水。另一个来源是酸性矿山排水,因为硫矿物经空气氧化,并与水化合成硫酸,使矿水变成酸性。碱污染主要来源于碱法造纸、化学纤维、制碱、制罩、炼油等工业废水。水体受到酸碱污染后,pH 值发生变化,在 pH<6.5 或 pH>8.5 时,水中微生物生长受到一定的抑制,使得水体自净能力受到阻碍并可能腐蚀船舶和水中设施。若水体长期受到酸、碱污染将对生态平衡产生不良影响,使水生生物的种群逐渐变化,鱼类减少,甚至绝迹。

pH 和酸度、碱度既有联系又有区别。pH 表示水的酸碱性强弱,而酸度或碱度指水中所含酸性或碱性物质的含量。同样酸度的溶液,如 1L0.1mol/L 盐酸和 0.1mol/L 乙酸. 两者的酸度都是 5000mg/L(以 $CaCO_3$ 计),但其 pH 却大不相同。盐酸是强酸,在水中几乎完全解离,pH 为 1;而乙酸是弱酸,在水中的解离度只有 1.3%,其 pH 为 2.9。

(二)测定方法

测定 pH 的方法有比色法和玻璃电极法(电位法)两种。比色法操作简单,应用广泛,但受水的颜色、浑浊度、含盐量、胶体物、游离氯及各种氧化剂或还原剂的干扰;玻璃电极法准确,干扰少,特适于工业废水及生活污水等复杂水样的测定。

1. 比色法

基于各种酸碱指示剂在不同 pH 的水溶液中显示不同的颜色,而每种指示剂都有一定的变色范围。将一系列已知 pH 的缓冲溶液加人适当的指示剂成 pH 标准色液并封装在小瓶内,测定时取与 pH 标准色液等量的水样,加入与 pH 标准色液相同的指示剂,然后进行比较,以确定水样的 pH。常用的指示剂有氯酚红、溴酚蓝、百里酚蓝和酚红等,或单一使用或按一定比例配成混合物使用。实验室中的 pH 试纸就是根据比色法的原理制成的。

比色法不适用于有色、浑浊和含较高浓度的游离氯、氧化剂、还原剂的水样,只适用于测定色度和浊度很低的天然水、饮用水等。如果粗略地测定水样 pH,可使用 pH 试纸。

2. 玻璃电极法

玻璃电极法(电位法)测定 pH 是以 pH 玻璃电极为指示电极,饱和甘汞电极或银-氯化银电极为参比电极,将两者与被测溶液组成原电池,其电动势(电池)为:

$$E_{电池} = \Phi_{甘汞} - \Phi_{玻璃}$$

式中 $\Phi_{甘汞}$-饱和甘汞电极的电极电位,不随被测溶液中氢离子活度变化,可视为定值;

$\Phi_{玻璃}$-pH 玻璃电极的电极电位,随被测溶液中氢离子活度而变化。

$\Phi_{玻璃}$ 可用能斯特方程表达,故上式表示为(25℃时):

$$\Phi_{电池} = \Phi_{甘汞} - (\Phi_0 + 0.059 Ig\alpha_{H^+}) = K + 0.059 VpH$$

可见,只要测知,就能求出被测溶液的 PH。在实际工作中,准确求得 K 值比较困难,故不直接采用此种计算方法,而是以已知 pH 的溶液作标准进行校准,用 pH 计直接测出被测溶液的 pH。设 pH 标准溶液和被测溶液的 pH 分别为 pH_s 和 pH_x,其相应原电池的电动势分别为 E_s 和 E_x,则 25℃时:

$$E_s = K + 0.059 VpH_s$$

$$E_s = K + 0.059 VpH_x$$

两式相减并移项得:

可见,pH_x 是以标准溶液的 pH_s 为基准,并通过比较 E_s 和 E_x 的差值确定的。25℃条件下,两者之差每变化 59mV,则 pH 相应变化为 1。pH 计的种类虽多,操作方法也不尽相同,但都是依据上述原理测定溶液 pH 的。

玻璃电极法测定准确、快速，受水体色度、浊度、胶体物质、氧化剂、还原剂及含盐量等因素的干扰程度小；但电极膜很薄，容易受损，所以操作要小心。

（丁杨）

第四节　有机物综合指标的测定

一、耗氧量

（一）耗氧量测定意义

耗氧量为每升水中，还原性物质在一定条件下被氧化剂氧化时所消耗的氧化剂的量，折算为氧的毫克数表示。水中还原性物质包括无机还原物（Fe^{2+}、S^{2-}、NO^{2-}）和有机物（包括碳水化合物、蛋白质、油脂、氨基'酸、脂肪酸、脂类等）。水中有机物，一是来源于动、植物的残骸分解（腐殖质等），二是来自排入水中的生活污水和工业废水等。当水被有机物污染后，耗氧量会增高，因此耗氧量可作为评价有机污染物的指标之一。

（二）氧化剂及反应条件

测定耗氧量常用的氧化剂有两种：第一种为重铬酸钾，系强氧化剂，对多数有机物的氧化强度可达到 90%～100%，适合于生活污水和工业废水的测定；第二种氧化剂为高锰酸钾，其氧化力较弱，对复杂有机物不能氧化或者氧化不完全，适合于饮水、矿泉水等较清洁水的测定。由于使用氧化剂种类不同，氧化条件不一致，所测得的耗氧量值不同，即使氧化剂相同，如高锰酸钾只能氧化一部分有机物，有机物被氧化的程度又受到酸度、高锰酸钾溶液浓度、加热方式和时间等的影响，反应条件不一致，测定结果也不相同，因此必须严格控制反应条件，同样条件下所测得的耗氧量值才能准确、可靠、有可比性，因此报告结果时，必须注明测定方法。

（三）水样采集和保存

用玻璃瓶采集水样，应于低温保存或加化学试剂以抑制微生物的活动。于冰箱（4～6℃）或室温（15～20℃）保存 7d，耗氧量值分别下降 20% 或 40%～50%；加化学试剂保存效果较好，加氯化汞 50mg/L 或每升水样加硫酸至酸性，可分别稳定 12d 或 14d。《生活饮用水卫生标准》规定水样采集和保存方法是用玻璃瓶采集水样，每升加 0.8ml 硫酸，4℃保存，24h 内测定。

（四）酸性高锰酸钾滴定法

1. 方法

高锰酸钾在酸性溶液中将还原性物质氧化，过量的高锰酸钾用草酸还原。根据高锰酸钾耗氧量表示耗氧量（以 O_2 计）。本法最低检测质量浓度（取 100ml 水样时）为 0.05mg/L，最高可测定耗氧量为 5.0mg/L（以 O_2 计）。

2. 测定注意事项

（1）酸度：酸性高锰酸钾法的酸度只能用硫酸来维持，因盐酸与高锰酸钾反应生成氯气，硝酸具有氧化性及混杂的亚硝酸干扰。水中氯化物低于 300mg/L 时用酸性高锰酸钾法测定，高于 300mg/L 时用碱性高锰酸钾法测定。

（2）高锰酸钾浓度：采用高锰酸钾滴定法测定水样的耗氧量时，必须准确加入一定浓度的高锰酸钾，浓度过大，有机物被氧化的程度大，结果偏高，浓度过低，结果偏低。要维持高锰酸钾过量，以保证足够的氧化力，又要使反应时间准确，采用加入过量草酸溶液终止氧化反应，溶液褪色后，用高锰酸钾滴定时所消耗的高锰酸钾不得超过加入量的50％，否则会影响氧化能力，使结果偏低。

（3）加热方式及反应时间：也是影响测定结果的重要因素之一，最好于大容量的沸水浴中准确加热30min，以免放入样品瓶后温度下降，若下降过多，测定结果偏低。

（五）碱性高锰酸钾滴定法

1. 方法

高锰酸钾在碱性溶液中将还原性物质氧化，酸化后过量的高锰酸钾用草酸钠还原。本法最低检测质量浓度（取100ml水样时）为0.05mg/L，最高可测定耗氧量为5.0mg/L（以O_2计）。

2. 测定注意事项

同酸性高锰酸钾。

二、总有机碳

（一）总有机碳（TOC）的定义和测定意义

1. 定义

水中存在的溶解性和悬浮性有机碳的碳含量。

2. 测定意义

TOC是以碳的含量表示水体中有机物质总量的综合指标。因为在测定过程中能将有机物全部氧化，比五日生化需氧量（BOD_5）或化学需氧量（COD）更能直接表示有机物的总量，因此常被用来评价水体中有机物污染的程度。

（二）仪器分析法

1. 方法

经酸化和吹脱除去无机碳后，通过向水样中加入适当的氧化剂或紫外催化剂（TiO_2）等方法，使水中有机碳转为二氧化碳，测定其含量。利用二氧化碳和总有机碳之间碳含量的对应关系，从而对水溶液中的总有机碳进行定量。本法最低检测质量浓度为0.5mg/L。

2. 注意事项

在水样吹脱时可能因为挥发性有机物的损失而产生测定误差，因此应将其逸失降低到最低程度，并经常检查系统的气密性，防止泄漏。

（丁杨）

第五节　消毒副产物指标的测定

一、氯仿

（一）测定意义

甲醛（HCHO）为具有刺激性臭味的无色可燃性液体，易溶于水、醇和醚，其35％～40％的水溶液被称为甲醛。甲醛的还原性很强，易与多种物质结合，且易于聚合。甲醛对人体的皮肤和黏膜有刺激作用,进入人体后易对人的中枢神经系统及视网膜造成损害。甲醛的主要污染来源于有机合成、化工、合成纤维、燃料、木材加工等行业排放的废水。含甲醛的废水排入水体后,能消耗水中的溶解氧,影响水的自净能力。

甲醛是采用臭氧消毒时产生的副产物、在《生活饮用水卫生标准》中规定其标准限值为0.9mg/L。

(二)4-氨基-3-联氨-5-巯基-1,2,4-三氮杂茂(AHMT)分光光度法

1. 方法

水中甲醛与4-氨基-3-联氨-5-巯基-1,2,4-三氮杂茂(AHMT)在碱性条件下缩合后,经高碘酸钾氧化成6-巯基-S-三氮杂茂[4,3-b]-S-四氮杂苯红色化合物,其颜色深浅与甲醛含量成正比。该法具有灵敏度高、选择性好,显色稳定和操作简便快速等优点。

2. 水样的预处理

一般水样可以直接测定。若污染严重的水样,可以先行蒸馏处理。

3. 操作注意事项

在操作中振摇方法对吸光度有较大影响。加入氧化剂后若猛烈振摇或时间长可使吸光度下降,以上下颠倒三次为宜。

三、2,4,6-三氯酚

(一)测定意义

含酸废水是当今世界上危害大、污染范围广的一种土业污染。被酚类污染的江河水等一旦作为饮用水的水源水,在用氯进行消毒时水中的酚类物质就会被氧化生成氯酚类化合物(CPs)。这些化合物具有强烈的刺激性嗅觉和味觉,对于人体来说氯酚类化合物属于高毒物质,五氯酚更被纳入剧毒化学品目录,长期饮用含氯酚的水可引起头昏、出疹、皮肤瘙痒、贫血及各种神经系统疾病,过量摄入体内时会出现急性中毒症状,出现腹泻和口疮等。WHO的《饮用水水质准则》(1998)中2,4,6-三氯酚、五氯酸的标准值分别为0.2mg/L,0.009mg/L。

(二)衍生化气相色谱法

水样中的氯酚类化合物(2-氯酚、2,4-二氯酚、2,4,6-三氯酚和五氯酚)用环己烷和乙酸乙酯混合溶剂萃取,用乙酸酐在碱性溶液中衍生化反应,然后用带有毛细管色谱分离和电子捕获检测器测定。

(三)顶空固相微萃取-气相色谱法

1. 方法

将被测水样置于密封的顶空瓶中,在60℃和PH2条件下经一定时间平衡,水中2,4,6-三氯酚和五氯酚逸至上部空间,并在气液两相中达到动态的平衡,此时,2,4,6-三氯酚和五氯酚在气相中的浓度与它在液相中的浓度成正比。在气相中用固相微萃取装置(PA萃取头)萃取一定时间,在气相色谱进样器中解吸进样,用电子捕获检测器测定。根据气相中2,4,6-三氯．酸和五氯酚浓度可计算出水样中2,4,6-三氯酚和五氯酚浓度。

2. 影响因素

(1)pH的影响:降低样液pH值,可增加氯酚吸附量,强酸性时,吸附量最大。这是因为氯酚为弱酸性,pH值降低使氯酚电离性减小,提高氯酚的气液分配系数,纤维固定相的吸附

增加,从而提高方法的灵敏度,但酸性过强会损坏纤维的固定相。

(2)离子强度和搅拌的影响:在溶液中加入盐类(如氯化钠)可增大溶液的离子强度,从而抑制氯酚的电离并降低其在溶液中的溶解度,提高气液分配系数,提高萃取效率。通过搅拌可加速气液的平衡,从而提高分析速度。

(3)萃取温度和时间的影响:待测量物在固相涂层与样品基质间的分配系数受温度的影响。对顶空 SPME 来说,提高温度可使气相中待测物的浓度提高,从而对萃取有利,同时温度升高加强了扩散和对流的过程,有利于缩短平衡时间,进而加快分析速度;但是温度升高,待测物在顶空气相与涂层间的分配系数将下降,从而造成涂层的吸附能力降低。因此应用中需要优选最佳的萃取温度和时间。

(4)解析温度和时间的影响:解析温度升高可提高解析速度,但高温对固定相损伤也会增加,因此要通过实验优选适宜的解析时间和温度。

3. 固相微萃取的优点

固相微萃取和液液萃取和固相萃取相比,具有操作时间短、样品量小、无须萃取溶剂、适用于分析挥发性和非挥发性物质、重现性好的优点。

(丁杨)

第二十一章　食品中有毒有害化学物质的检验

第一节　食品中有毒有害化学物质的概述

一、有毒有害化学物质的来源和产生途径

在食品或食品原料中有时会存在一些化学结构不同、含量范围变化较大的非营养性化学物质,这些物质对人体是有毒的,或者具有潜在危险性(即是有害的),因此一般把它们称为有毒有害化学物质。

食品中的有毒有害化学物质包括无机物和有机物。从它们的具体来源上来看,可分为植物源、动物源、微生物源、环境污染所带入以及食品加工产生的有毒有害化学物质五大类;也可以根据有毒有害化学物质产生的特点,将其分为外源性、内源性、诱发性有毒有害化学物质三大类;还可以简单地将其来源分为两大类:固有的和污染的有毒有害化学物质。

食品中固有的有毒有害化学物质例如植物毒素、动物毒素、微生物毒素等,在第五章已介绍。本章内容主要介绍食品安全问题较为突出的、来自于污染途径的有毒有害化学物质,包括农药残留、兽药残留、环境污染物、放射性同位素和食品加工中产生的有毒有害化学物质。

二、有毒有害化学物质的危害性

(一)农药

农药是在农业生产中,为了预防、控制、消灭植物病、虫害以及其他有害生物,或者是调节植物生长,而使用的化学、生物制剂。在通常意义上,农药一般是化学制剂。目前,全球已经生产出的农药原药达千种以上,我国也有几百种农药原药。这些农药原药一般具有神经毒性,能够产生急性神经毒性、迟发神经毒性以及慢性神经毒性。

历史上使用过的杀虫剂农药包括有机氯、有机磷、氨基甲酸酯、有机硫、有机砷、有机汞、有机氟等。农药的使用,对农业生产的发展具有重要的作用。但是,农药的广泛应用带来潜在的环境污染问题,更为严重的是,因此造成的食品安全性问题。农药的喷施,会在食物表面、组织中残留,还能通过饲料进入畜产品,或者通过水体进入水产品、植物,特别还可能通过食物链的富集作用进入末端的食品原料体内。过去常有农药中毒事故发生(不包括误食),这与食品中的农药残留过高有直接关系。在 20 世纪 80 年代,在全球范围内开始禁止使用那些高残留、污染持久性强的农药。2001 年联合国斯德哥尔摩环境会议上,确定禁止或严格限制使用 12 种有机污染物,其中 9 种为有机氯农药:狄氏剂、艾氏剂、异狄氏剂、氯丹、七氯、灭蚁灵、六氯代苯、滴滴涕、毒杀芬。禁用的原因是,这些有机氯农药的稳定性高、残留时间长、生物富集显著,会对环境和生物造成长期的危害。

有机氯农药的稳定性很高,在自然界中的降解速度慢,食品加工、贮藏也不会对其有大的影响;虽然在 20 世纪 80 年代已经停止使用,但是植物、水生生物仍然可以通过从土壤、水体中吸收有机氯残留。有机磷农药的降解速度较快,一般触杀型的有机磷农药在 1 个月内

可以分解,而内吸性有机磷农药的分解时间要长一些,从而对食品安全性影响较大。一些食品(典型例子是蔬菜),由于是在有机磷农药喷施后不久即被食用,农药未被有效降解,从而造成食用者中毒。食品加工过程中的清洗、加热、发酵等处理均会降低有机磷残留量。对于氨基甲酸酯类农药,其稳定性与有机磷农药类似。

(二)兽药

兽药是指用于预防、治疗畜禽等动物疾病,有目的地调节其生理功能,并规定了其作用、用途、用法、用量的化学物质。畜牧生产与兽医临床上使用的兽药主要有抗生素、抗寄生虫制剂、激素和生长促进剂等,其目的是防治疾病,促进生长,提高动物繁殖能力和饲料利用率。兽药或其降解物不是正常的营养性物质,有的还具有很强的生物活性,在动物源食品中存在残留问题,特别是没有按照规定的休药期停止用药,动物组织中残留水平高,会产生相应的安全性问题。

抗生素药物一般有:①β-内酰胺类抗生素(即青霉素类),包括青霉素、苄青霉素、氨苄青霉素、阿莫西林等;②四环素类,包括四环素、金霉素、土霉素、多西环素等;③磺胺类,包括磺胺嘧啶、磺胺二甲基嘧啶、磺胺甲基嘧啶、磺胺甲噁唑等;④氨基糖苷类,包括庆大霉素、链霉素、双氢链霉素、卡那霉素、新霉素等;⑤头孢菌素类,包括头孢氨苄、头孢噻吩等;⑥大环内酯类,包括红霉素、螺旋霉素等;⑦多肽类,包括杆菌肽、维吉尼亚霉素;⑧呋喃类;⑨氯霉素。由于在消费者中存在抗生素过敏者(如青霉素过敏),因此食品中抗生素残留可能对这些消费者存在严重的危害。同时,抗生素残留的其他危害还包括:①改变人体肠道内的微生态环境,引起菌群的分布失调;②增加了一些微生物的耐药性,给人类的疾病防治带来困难,或给人体的正常健康产生威胁;③妨碍食品加工,例如抑制或妨碍酸奶和干酪等发酵食品的发酵。

寄生虫问题会对动物养殖造成严重的经济损失,所以抗寄生虫制剂也是一种常用的治疗性药物。抗寄生虫制剂包括驱虫剂和抗球虫剂的应用最多。人工合成的抗球虫剂有乙氧酰胺苯甲酯、氯羟吡啶、磺胺氯吡嗪;此外,还有聚醚类抗生素如盐霉素、马杜霉素、莫能菌素等。驱虫剂包括越霉素 A 和潮霉素 B,更多的是人工合成的化学物质例如苯并咪唑类和含硫的吩噻嗪、咪唑并噻唑等。过去发现一些抗寄生虫制剂具有致畸作用,所以动物生产中长期使用会产生相应的危害作用。

为了促进动物的生长、提高饲料的转化率,一般在饲料中人为地加入一些具有生物活性作用的物质。这些物质一般包括:①生长激素,由动物脑垂体分泌的蛋白质激素,通过促进蛋白质合成和脂肪分解来促进动物生长;②性激素,包括雌性激素(如雌二醇、乙烯雌酚、雌烯酮等)和雄性激素(如丙酸睾丸素、睾酮等);③甲状腺素、类甲状腺素和抗甲状腺素;④人工合成的蛋白质同化激素,促进脑垂体生长激素的分泌;⑤人工合成的同化作用增强剂,例如克仑特罗(瘦肉精)、玉米赤烯醇等 β-受体激动素。这些激素或生长促进剂中,对人类健康危害最大的是性激素、甲状腺素。乙烯雌酚被认为具有致癌作用,儿童过多摄入后可能导致性发育异常;此外,克仑特罗在我国造成多起死亡事件。

(三)环境污染物

食品中还有一部分有毒有害化学物质来自于环境污染。农药污染也可以看成是一类环境污染。工业生产过程中排放的"三废"(废水、废渣、废气)、交通运输排放的尾气、城市生活产生的垃圾,以及各种有机物燃烧后的产物(也能产生有毒有害化学物质),均导致环境中存在有毒有害化学物质。这些物质在环境中的迁移,导致它们在食品中的蓄积,从而对人类健康构成威胁。

被高度重视的环境污染物质,主要集中在那些在环境中具有高度稳定性的有机物,例如多氯联苯、二噁英、有机汞和苯酚类化合物等。多氯联苯化合物(PCB)是一类含有多个卤素原子的联苯化合物,它们是惰性分子,不能被水解或氧化,水中溶解度低,挥发性也低。二噁英问题可能是 20 世纪末对食品安全影响最大的问题。二噁英化合物包括多氯代二苯并-对-二噁英(PCDD)和多氯代二苯并呋喃(PCDF)。二噁英化合物中的 2,3,7,8-四氯-二苯-二噁英,在动物实验中显示很强的毒性,例如可以导致体重下降、肝损伤、影响内分泌系统,怀孕动物可造成流产或者严重的生殖缺陷(畸形、免疫力低下);它可影响皮肤(产生皮疹),导致一些癌症产生。目前,2,3,7,8-四氯-二苯-二噁英已经被 WHO 确认为致癌物,它的经口 LD_{50} 仅为每千克体重 $1\mu g/kg$。

无机汞化合物有毒性。汞元素在进入环境后,通常被生物转化为有机物形态,所生成的有机汞(如二甲基汞)的毒性超过无机汞。有机汞可以被水生生物所富集,富集系数可以达到 10^3 以上,所以在水产品中有机汞浓度要高出水体的有机汞浓度。这样长期摄入含有机汞的鱼类、贝类,就有可能造成有机汞中毒,其结果是造成脑组织损伤,严重时导致死亡。

自然界中还存在着能够释放出高能射线的核素,称为放射性核素或放射性同位素,其中一些是人工方法合成的(人工放射性核素)。各种放射性核素的半衰期不同,从食品安全性角度来考虑,对人体危害较大则是那些半衰期较长的放射性同位素。主要危害是对体内、器官和细胞产生低剂量、长时间的照射作用;轻者产生不良反应,如头痛、头晕、食欲下降、睡眠障碍及白细胞降低等症状,严重时会出现白血病、肿瘤、代谢病或遗传方面的问题。食品中天然放射性同位素主要是 ^{40}K、^{226}Ra、^{228}Ra、^{210}Po 和 U、Th 等。水产品中放射性同位素含量较高,而蔬菜、谷类、豆类及肉类食品中核素含量次之,相对来讲,奶类中的放射性核素的含量很低。^{40}K 是食品中含量最高的放射性核素,产生 β-射线,比例约为总钾含量的 0.0119%。^{226}Ra、^{228}Ra 是对人体存在危害性最大的放射性同位素,产生 α-射线,在不同食品中含量差异较大。^{210}Po 的危害性与 Ra 相似,产生 α-射线,在生物链中可以富集,以浮游植物为食物的鱼类中其含量较高。铀和钍则属于中等危害的放射性物质,它们产生的主要是 α-射线。

(四)食品加工中生成的有毒有害化学物质

在食品的加工、贮藏过程中,由于食品成分发生一些化学反应,新生成一些对人体有毒有害的化学物质。食品加工中生成的有毒有害化学物质,主要包括:亚硝酸盐与胺类化合物作用生成的亚硝胺类化合物,烟熏处理时生成的多环芳烃化合物(PAH),一些油炸食品加工时形成的丙烯酰胺。此外,在酒类发酵过程中生成的一些醇类、醛类化合物,对人体也有危害性。

亚硝酸盐在酸性条件下可以同胺类化合物(如二甲胺、二乙胺、二丙胺以及具有仲氨基的氨基酸)发生化学反应,生成亚硝胺类化合物(亚硝胺与亚硝酰胺)。目前已知,亚硝胺是危害性极高的化合物之一;对几百种亚硝胺化合物的研究表明,90%以上的亚硝胺化合物对动物有致突变、致畸、致癌作用。长时间、小剂量的亚硝胺化合物可以使动物致癌,一次高剂量的冲击也可诱发癌变。另外发现,多环芳烃化合物的代表物苯并(a)芘,具有强的致癌作用,可以导致胃癌、皮肤癌和肺癌等,进入机体后它分布在所有的器官、组织中,甚至可以通过胎盘屏障进入胎儿组织。流行病学调查发现,在熏鱼、熏肉食用多的地区,患有胃癌的人群发病率较高,而在改变生活习惯以后,胃癌的发病率则下降。最近发现,丙烯酰胺存在于一些高温加工食品(尤其是油炸马铃薯)中,虽然存在量很低。已有的毒理学资料确认丙烯酰胺是一种有毒的化学物质,被 WHO 等机构确认可以导致基因突变、引起染色体断裂、致癌等。

在发酵生产酒精制品过程中,主要产物是乙醇和所需要的风味物质,同时也能生成少量的、对风味或食品安全不利的其他副产物,主要是一些醛类、醇类化合物。对食品安全影响大的有甲醇、甲醛,对风味影响较大是杂醇油。杂醇油包括由 3~6 个 C 组成的醇类化合物。甲醇摄入过高会导致饮用者的视力损伤,严重者可以失明,更严重的结果导致死亡。少量甲醛可影响机体内酶的作用,影响消化功能。杂醇油过高则会给饮用者带来头痛、头晕的感觉。这些对消费者的健康具有危害性。

食品加工过程中还可能生成氯代丙醇化合物。氯代丙醇主要包括 3-氯-丙二醇(3-MCPD)和 1,3-二氯丙醇(1,3-DCP)两个化合物。酸水解植物蛋白时,3-MCPD 就是其中产生的主要有毒有害化学物质。3-MCPD 和 1,3-DCP 的生成,与酸催化水解时盐酸与甘油的取代反应有关。对 3-MCPD 的毒理学研究认为,它在生物体中没有明显的基因毒性,而 1,3-DCP 却能够诱导细菌、哺乳动物细胞突变。

三、食品中有毒有害化学物质的检测技术

从目前的情况来看,食品中需要进行检测、控制的有毒有害化学物质的种类多、数量多,所采用的分析技术各式各样。总体上看,有毒有害化学物质的分析、检测技术不外乎利用生物学方法、化学方法、仪器方法。在迅速发展起来的现代分析技术中,以色谱分析为主要手段,在传统的薄层色谱(TLC)、气相色谱(GC)、高效液相色谱(HPLC)基础上,结合质谱(MS)技术,发展产生色质联用技术(GC-MS、HPLC-MS),具有更低的检出限,还可以对多种物质进行同时分析、定量,形成高通量检测技术。传统的化学分析,优点是不需要价格相对昂贵的精密仪器,前处理也比较简单,也能满足一些食品微量成分包括有毒有害化学物质的分析。用生物学原理对有毒有害化学物质的分析,成为食品检测、检验技术的一个热点,例如广泛应用的酶联免疫吸附分析(ELISA)、酶法分析等。与常见的仪器分析相比,生物学方法一般具有灵敏度高、快速、简便的特点,与仪器分析技术可以很好的相互补充,并且已经开发出众多的试剂盒产品。

一种或一类食品有毒有害化学物质,其检测、分析方法一般有多种。比较权威性的分析方法,可以参考我国的国家标准分析方法,或者是国外一些权威机构所推荐的方法(例如美国的 AOAO 方法)。

(丁杨)

第二节　农药残留的检验

农业生产使用的农药化学结构、性质等不同,在食品中它们的残留的分析方法也不一样。从当前检测工作的发展趋势来看,仪器分析为最常用的手段,特别是可以对多种农药残留同时进行的定性、定量分析。经典的化学分析例如分光光度法,只能适用于个别农药残留。生物学分析方法由于快速、简易,适用于快速检测;不过由于干扰问题,其准确性还不是

令人十分满意。

在仪器分析方面,有机氯类农药的稳定性较高,特别适用于分析;有机磷农药、有机氮农药则由于稳定性较差,GC 测定时容易分解,所以有时仍然需要将其进行衍生化处理一后再进行分析,或者直接使用 HPLC 测定。由于 GC-MS 和毛细管柱的广泛应用,对农产品中的多种农药残留的判断和分析,很容易通过已有的标准图库(如 NIST)进行定性、定量分析。通常,毛细管柱的理论塔板数可以达到 $10^5 \sim 10^6$,对异构体化合物的选择性好,分析速度快,并且检测器的灵敏度可以达到 10-11～10—138。所以,采用技术,一次分析、鉴别出的农药已经可以达到上百种,成为目前实验室使用的主流分析技术。

农药残留分析的前处理十分重要,包括样品制备、提取和净化等步骤。样品提取是使用适当的方法和溶剂,尽可能将目标物质从样品中提取分离出来,同时,尽量减少对杂质的萃取。食品基质的物理性质和待测农药的理化性质,对农药提取率有较大影响,所以一般要综合考虑、选择样品的提取、净化条件。液-液分配萃取、加速溶剂萃取、固相微萃取、超临界流体萃取、分散固相萃取、基质固相分散等,均可以用于农药残留的提取,甚至直接实现净化处理。我国的农药残留分析国家标准中,一些已经要求采用所提及的某种前处理技术。当然,如果提取液中干扰物质会严重干扰目标化合物的分析测定,仍然需经净化降低其影响,提高检测的准确性,保护检测设备。

一、有机氯农药的检测

TLC 是最早确定的分析方法,现在已经不大应用;而 GC 法是最常用的分析方法。

(一)TLC 法

利用有机溶剂如石油醚提取食品样品中的有机氯农药后,用浓硫酸处理以除去、分解干扰物质;浓硫酸处理时有机氯农药由于其稳定性高,不会分解。浓缩后的样品液在薄层板(如采用氧化铝 G)上点样,丙酮-己烷(1:99)或者丙酮-石油醚(1:99)展开,然后,用硝酸银显色处理;经紫外线照射后所形成的氯化银分解,形成棕黑色斑点,与标准斑点比较比移值(R_f)后,可以定性有机氯的种类;与标准斑点比较斑点色泽深浅后,可以对总有机氯的含量进行大致定量(灵敏度可以达到 $10\mu g$)。

硝酸银显色剂除含硝酸银外,一般还要加入苯氧乙醇和过氧化氢。苯氧乙醇的作用是溶解农药但不溶解硝酸银,显色时所形成的硝酸银微粒可以加快反应的进行。少量的过氧化氢是防止显色背景颜色过深,但是使用过氧化氢太多时会使斑点不明显,降低分析的灵敏度。

(二)GC 和 GC-MS 法

GC 法测定有机氯农药残留时,前处理类似 TLC:法。但是,不同类型食品的前处理与净化,还是有一定区别。食品样品中的有机氯类农药经过有机溶剂如石油醚提取后,进行净化处理。电子捕获检测器对电负性强的有机氯具有很高的特性,所以测定的灵敏度也高。可通过内标法或者外标法对不同的有机氯农药残留量进行测定。有机氯农药标准液的保留时间、峰高(或峰面积),可以作为分析样品的定性、定量分析依据(此外还可以采用内标法)。

如果不能够在一只色谱柱上确认所有的有机氯组分时,可以再在另外一只极性不同的色谱柱上进行分析,综合确认各个有机氯农药组分。此外,提取过程中所用的有机溶剂应该进行重蒸馏处理。

分析时以采用内标法较好,这样可以消除仪器响应变化而导致的误差。另外,在定量有机氯农药组分含量时,如果是一个尖且窄的峰,用峰高来定量;如果是一个宽且低的峰,用峰面积来定量。

气质联用(GC-MS)是在 GC 的分离能力和 MS 的定性功能的基础上,建立的分析手段,可充分发挥色谱强大的分离能力、定量功能,同时耦合 MS 的强大的鉴定、定性功能。GC-MS 技术也被国内外的科学家们用于分析、鉴别食品以及其他样品中的有机氯农药残留,以及农药的降解物。同时,各种前处理技术,如加速溶剂萃取、固相萃取等,广泛地用于样品的前处理。

二、有机磷农药的检测

(一)生物方法—酶法

酶法是经典的生物分析方法之一。有机磷农药是胆碱酯酶的抑制剂,可以降低胆碱酯酶催化的乙酰胆碱水解,使反应速度降低。反应体系中乙酰胆碱的存在量越多,表示胆碱酯酶抑制物的存在量越多,即有机磷农药的含量越高。测定需要配制标准有机磷农药溶液。食品样品中的有机磷农药残留,通过有机溶剂而提取,经过净化、浓缩后用于分析。对于不同的有机磷农药,这个评价方法没有特异性,因为所有对乙酰胆碱酯酶有抑制作用的物质均有阳性反应。所以,不同有机磷农药同时存在时,不能用此方法对每个有机磷农药进行定量分析,只能作为一个参考评价,并且以毒性较强的有机磷农药来表示整体分析结果。但是,这个评价法的阴性结果是可靠的,表示样品中不存在有机磷农药或残留水平低于检出限。

测定时需要分析乙酰胆碱的残留量。这个可以利用乙酰胆碱与羟胺、铁离子作用,形成有色化合物而进行比色分析。

大多数的有机磷农药的测定处理方法相同,只是线性范围不一样,例如对硫磷和甲拌磷的范围一般为 $0.02\sim0.1\mu g$。此外,不同的有机磷农药、不同的酶源也存在显著的差异。

由于是根据乙酰胆碱的残余量来确定有机磷农药的含量水平,所以检测条件对分析结果有直接的影响。试剂的浓度、酶的活力、显色反应条件等均需要严格的控制。一些有机磷农药容易分解,所以标准溶液需要当日配制,否则 24h 后的分解量是相当可观的。此外反应体系的蛋白质需保证完全沉淀,否则容易产生混浊影响比色分析。显色测定需在 30min 内完成,过长的显色时间会导致色泽减退,影响测定的准确性。

有机磷农药对胆碱酯酶的抑制作用,还是有机磷农药残留快速检测技术开发的重要依据,例如,已经开发出的生物传感器。

(二)分光光度法

有机磷农药残留在水解后生成两部分产物:磷酸酯和其他结构不同的有机化合物(如硫醇、硝基苯、二氯乙醛等)。根据生成的后一部分化合物的性质,选择适当的反应试剂进行显色反应,与标准溶液比较可以进行定量分析。

因此,利用分光光度法可以测定一些食品中的某些有机磷农药残留水平。不过,分光光度法的灵敏度、检出限等不及 GC 法等仪器检测,所以,已经不大常用。

样品中的有机磷农药通过水蒸气蒸馏而与样品分离,收集后的馏出液定容后作为分析样品液。如果有机磷农药室温下为油状样品,可以加入乙醇进行提取,提取液作为分析用。

(三)GC 和 GC-MS 法

样品中的有机磷农药残留,在被有机溶剂提取、净化后制备成分析样品液,在 GC 中通过色谱柱(尤其是毛细管柱)的有效分离后,利用火焰光度检测器或氮磷检测器进行分析,与有机磷农药标准溶液比较可以进行相应的定性、定量分析。受到测定方法的限制,热稳定性差的有机磷农药,不适合使用 GC、GC-MS 分析。不同样品的提取溶剂、条件等有所区别,这里不再详述。

GC 分析有机磷农药时,使用的检测器一般为火焰光度检测器或氮磷检测器,主要原因是与电子捕获检测器相比,它们不易被污染,反应也较专一,灵敏度高,检测可以在较高温度下进行,对水不敏感,同时检测时的线性范围较宽,所以对试样的制备、杂质的干扰等问题要求不是很严格。

采用 GC-MS 分析时,通过每一组分的 MS 谱图,还可以更加准确地对每一有机磷农药组分进行确认,尤其是在没有有机磷农药标准的情况下,可以依据谱图判断未知有机磷农药可能的结构。这里,有机磷农药分子被轰击、裂解成大小不等的碎片;分子结构不同,碎片分布不同。一般可以通过 3 个特征碎片离子峰,确定未知农药分子的可能结构。

（四）HPLC 和 LC-MS 法

随着农药科学的发展,一些具有强极性、热稳定性差、分子质量大及低挥发性的有机磷农药也开始使用。这些有机磷农药受热易分解,无法 GC 采用分析。所以,有机磷农药的HPLC 分析技术得到发展。HPLC、LC-MS 广泛用于不易挥发及热不稳定农药残留的定性、定量分析。例如,采用 LC-MS/MS 法可对白酒中 46 个农药残留及其降解产物进行鉴定和定量分析。不过,LC-MS 对仪器要求高,且缺少可用于对比查询的商品化谱图库,因此应用性仍然不如 GC 和 GC-MS。

（五）其他方法

有机磷农药残留的仪器分析,整体上看是前处理步骤复杂、费时费力,需要分析技术合格的专业人员进行,适宜用于实验室检测。但是,也需要有机磷农药残留的现场快速检测技术。能够快速检测有机磷农药残留的方法,包括免疫分析法、生物传感器等。例如,利用交联剂(如戊二醛)将乙酰胆碱酯酶固定在醋酸纤维膜上,就可以制备检测有机磷农药用的电流型生物传感器,可以实现现场或在线监测。根据免疫学原理,利用胶体金标记技术,可以得到胶体金免疫层析试纸条或试剂盒等,用于有机磷农药残留的现场和快速检测。

三、其他农药的检测

（一）氨基甲酸酯类农药的 GC 和 HPLC 分析

食品样品中的氨基甲酸酯类农药,经过有机溶剂提取、净化处理,将其与三氟乙酸反应,可以生成对热稳定的 N-三氟乙酰氨基甲酸酯类;然后,可以在带有电子捕获检测器的 GC上检测。

氨基甲酸酯类农药也可以采用 HPLC 分析技术进行测定。氨基甲酸酯类农药被提取后净化处理,在碱性条件下水解,产生甲胺;甲胺与衍生化试剂如邻苯二甲醛和巯基乙醇反应,生成强荧光物质,可以在 HPLC 上通过荧光检测器检测。部分氨基甲酸酯类农药如涕灭威、甲萘威等,在温度较高时发生分解,导致检测结果不准确。所以,分析前要进行衍生化处理,使其转化为对热稳定的化合物。通过 HPLC 柱后衍生,利用荧光检测器检测,被测成分稳定;此外,蔬菜等食品中的杂质干扰小,有利于分析结果准确性的提高。所以 FAO、WHO 和多个国家都把 HPLC 法作为检测氨基甲酸酯类农药残留的方法。

（二）拟除虫菊酯类农药的 GC 分析

食品样品中的多种二氯苯醚菊酯农药用丙酮提取后，分配至二氯甲烷相中，再分别经过 2 个层析柱（例如氧化镁：活性炭：硅藻土＝1：2：4，以及中性氧化铝）的净化处理。两部分脱洗液收集后浓缩，然后再在带有电子捕获检测器的 GC 上分析，进行定性、定量分析。

第一部分浓缩液中可以分析二氯苯醚菊酯、腈二氯苯醚菊酯等多种拟除虫菊酯类，第二部分浓缩液中可以分析四甲菊酯。

（丁杨）

第三节　兽药残留与激素残留的检验

动物性食品中抗生素、激素和驱虫剂等的分析，现在一般采用 HPLC 分析方法，也有采用 ELISA、GC、毛细管电泳、化学发光法、荧光分光光度法或微生物法（如对抗生素残留的判断）。最近的发展趋势是利用 HPLC 或 LC-MS 技术，对动物性食品样品中的多种残留同时进行鉴别与分析，并且是实验室分析的首选。仪器分析法检测抗生素、激素和驱虫剂残留的其他特点以及前处理等，可以参见本章第二节的相关内容。要指出的是，ELISA 法是现在大力开发的快速检测方法，是现场快速分析的首选，已经有众多的试剂盒可用。

兽用抗生素的种类多，无法逐一陈述其分析方法，所以选择代表性抗生素以及典型的、常见的方法进行介绍。

一、抗生素的检测

（一）微生物学检测方法

奶牛饲养中，通常使用抗生素医治奶牛的乳房炎，这样会导致牛乳中存在抗生素残留，微生物学检测方法是一种简易、快速地检测方法。牛乳中有抗生素残留时，如果接种微生物嗜热链球菌，则该细菌的生长被抑制，因而导致所加入的指示剂 2,3,5-三苯基氯化四氮唑（TTC）不被还原，不发生颜色变化；无抗生素或其残留水平很低，则细菌的增生会导致 TTC 还原为红色化合物。

目测判断时，培养物出现红色则认为样品未检出抗生素；不过，如果培养物不变为红色，则还需要将培养物在 37℃ 水浴中再培养 30min。2 次培养后，如果培养物仍然为红色或浅红色，可以认为不存在抗生素；如果培养物仍然为无色，则可以确认样品中存在抗生素。不同的抗生素的灵敏度不同，最低检出限，青霉素为 0.004U/ml，对于链霉素为 0.5U/ml，而庆大霉素则为 0.4U/ml。

此外，利用嗜热脂肪芽孢杆菌（Bacillus stearothermophiluss）或藤黄八叠球菌（Sarcina lutea），也能检测食品样品中存在的抗生素残留水平。一般是采用纸片法或管碟法，通过抑制半径大小进行检测。这里不做进一步的介绍。

整体上看，经典的微生物学检测依靠前述的微生物生长抑制来进行限量分析，已经不能满足行业当前的现实要求，因为它的灵敏度低、分析时间长、操作较烦琐，已经逐步被其他的方法或试剂盒所替代，因为它们更加灵敏、准确、简便、快速。主要有荷兰的戴尔沃（Delvotest）、意大利的科潘（Copan）、芬兰的法雷奥（Valio）等商品化的试剂盒，美国的 Charm Science 公司也推出了一个试剂盒产品（Charm AIM-96）。美国 Reagen 青霉素试剂盒，实现青霉素族包括氨苄青霉素、青霉素 G、羟氨苄青霉素、邻氯青霉素、苯甲异噁唑青霉素等药物残留的定量检测。

（二）β-内酰胺和四环素类抗生素的 HPLC 分析

以牛奶为例，以 β-内酰胺类抗生素为检测对象的 HPLC 分析如下：牛奶样品采用乙腈直接提取，离心分离除去蛋白质等沉淀，用液-液分配和固相萃取（C_{18} 柱）的净化方式，处理提取物；抗生素残留经衍生化反应（用 1,2,4-三噻唑和氯化汞），通过梯度脱洗，用带有紫外检测器的 HPLC 检测，可以分别检测 5 种青霉素（青霉素、青霉素 V、苯唑青霉素、邻氯青霉素钠、双氯青霉素）。5 种青霉素的保留时间为 5～25min。根据色谱峰的保留时间进行定性分析，相应的峰面积可以进行定量分析（最低检出限约为 $5\mu g/L$）。

动物肌肉组织中的四环素类抗生素残留，也可以通过 HPLC 技术同时检测。四环素类抗生素残留通过溶剂提取而转入水相，此时还需要加入三氯乙酸来沉淀蛋白质；提取液经过 Seppak C_{18} 柱的吸附、富集和净化，用甲醇洗脱四环素类抗生素；洗脱液脱除甲醇，水-乙腈溶液溶解残留物，然后在 HPLC 上同时分析土霉素、四环素、金霉素。各抗生素的保留时间在 2～6min。

（三）抗生素的免疫学

分析免疫分析方法也可以用于抗生素残留分析，最突出的优点就是操作简单、速度快，因此，已被用于开发成各种试剂盒，广泛用于 β-内酰胺类抗生素的检测，有些试剂盒的分析时间只需要 7min。已经成功开发出 SNA Pβ-L Test、β-STAR 等抗生素试剂盒。这些试剂盒都是利用特异性的 β-内酰胺受体，与 β-内酰胺类抗生素中的 β-内酰胺环特异性结合，来检测青霉素和头孢菌素。

四环素类抗生素也可以用试剂盒检测。动物肌肉组织样品中的四环素残留，经过丙酮提取、离心、浓缩后，溶于加热过的牛乳中，也可以通过酶联免疫吸附法测定（IDEEX 四环素 ELISA 试剂盒）。如果样品点的颜色深于或接近控制点颜色，判定为阴性结果（四环素残留 <0.1mg/kg），如果样品点的颜色浅于、控制点颜色，则判定为阳性结果（四环素残留 ≥0.1mg/kg）。

此分析方法中，酶联免疫吸附法是利用酶的特异性结合原理，样品中的四环素族参与竞争，抑制酶标抗体与抗原的结合。样品中四环素族化合物残留越多，抑制力越强，酶联反应后所呈现的颜色越浅，因而具有十分强的特异性。青霉素、红霉素、螺旋霉素、氯霉素添加浓度分别为 $0.05\mu g/g$、$0.10\mu g/g$、$0.20\mu g/g$、$0.50\mu g/g$、$1.00\mu g/g$ 时，均产生阴性结果。

二、球虫药的检测

（一）HPLC 法

以常用的莫能菌素与盐霉素为例，通过 HPLC 同时分析样品中两者的残留水平。动物性食品中残留的莫能菌素和盐霉素，可以通过异辛烷而被提取，提取液用硅胶柱进行净化，再用二氯甲烷-甲醇洗脱，洗脱液浓缩，残留物用甲醇-水溶解。以甲醇-冰乙酸-水作为流动相，用香草醛为衍生剂来衍生莫能菌素和盐霉，在 HPLC 上紫外检测法测定。

莫能菌素和盐霉素分子结构中缺乏足够的基团产生紫外或荧光吸收，因此需要柱后衍生将其衍生，才能用紫外可见检测器对其检测。对于鸡肉、脂肪、肝和肾等组织，这一方法的检测限为莫能菌素 $50\mu g/kg$，盐霉素 $100\mu g/kg$。

（二）免疫分析法

免疫分析法也适用于抗球虫剂残留的检测。已制备出针对莫能菌素和盐霉素的单克隆或多克隆抗体，这些抗体均具有很高的亲和性和选择性，一般与其他药物无交叉反应。间接或直接竞争 ELISA 技术，已经成功地应用于莫能菌素和盐霉素残留的检测。目前已经有相关试剂盒生产。例如，美国 Reagen 的莫能菌素检测试剂盒，检测组织或尿液中的莫能菌素时所需时间不到 1.5h。我国也有检测肝、肌肉、胆汁、粪便等样本中盐霉素残留的试剂盒。

三、激素类和 β-受体激动素的检测

（一）雌激素的 HPLC 分析

动物组织样品用甲醇提取残留，利用超声辅助萃取，离心分离后提取液浓缩，经 $0.45\mu mFH$ 滤膜的过滤，在 HPLC 上测定，采用二极管阵列检测器检测，检测波长程序变化为 $280\sim230nm$。样品色谱峰保留时间与标准峰比较，对样品中存在的雌激素进行定性；根据标准雌激素的峰面积与雌激素量，绘制标准曲线，然后根据样品峰的峰面积和标准曲线，分别对各雌激素进行定量。本法可以同时对雌己醇、炔雌醇、己烯雌酚、双烯雌酚、己雌酚等 8 种雌激素进行定量分析，测定具有样品处理简单（无净化处理）、无杂质干扰、灵敏准确的优点，最低检出限在 $1\sim6ng$。

利用超高效液相色谱-四极杆飞行时间串联质谱（UPLC-Q/TOF/MS）分析方法，可以同时分析奶粉中 9 种雌激素的残留水平。此外，通过衍生化处理后，也可以采用 GC 或 GC-MS 法分析雌激素残留。具体方法不再介绍。

（二）盐酸克仑特罗（瘦肉精）HPLC 分析

动物组织样品在绞碎后，用有机溶剂（75％乙醇）在超声波条件下提取样品 3 次，提取物经过浓缩、过滤后，在 HPLC 分析仪上直接分析，采用紫外检测器（波长为 243nm），与标准盐酸克仑特罗溶液比较，可以进行定性、定量分析。

由于盐酸克仑特罗在中性、酸性条件下易溶于水、甲醇、乙醇等极性溶剂，但是不溶于乙醚等非极性溶剂，所以直接用 75％乙醇提取盐酸克仑特罗，可以消除脂肪的干扰。分析时盐酸克仑特罗的保留时间为 10min 左右，并能与溶剂峰、杂质峰完全分离。

（三）雌激素的生物学检测

作为雌激素生物检测法的主要方法之一，可以利用重组雌激素受体基因酵母来检测食品样品中的雌激素残留水平。重组雌激素受体基因酵母可专一性地结合雌激素类化合物，并因此而诱导产生具有生物活性的酶（β-半乳糖苷酶）；然后酶与所选择的适宜底物发生酶促反应，生成色泽为黄色的反应产物（最大吸收波长 420nm），在酶标仪上分析后，根据标准曲线，可以检测样品中的雌激素水平。

另外，ELISA 方法也已经成功地应用于雌激素残留的检测。例如，ABRAXIS 雌二醇 ELISA 检测试剂盒，可以敏感地检测乳制品中雌二醇的含量。一般来讲，在 ELISA 分析中，纯化的大鼠雌激素抗体包被微孔板，制成固相抗体，加入含有雌激素的样品后，与辣根过氧化物酶标记的雌激素抗体结合，形成抗体-抗原-酶标抗体复合物；洗涤后加酶促反应的底物 $3,3',5,5'$-四甲基联苯胺（TMB），TMB 在 HRP 催化下转化成蓝色，并在酸的作用下最终转化成黄色，颜色的深浅和样品中的雌激素含量呈正相关，因而可以定量分析。

（丁杨）

第二十二章　食品常规项目的检验

第一节　物理检验法

物理检验法是食品分析及食品工业生产中常用的检测方法之一。食品的物理检验法有两种类型：第一种类型是某些食品的一些物理常数，如密度、相对密度、折射率等，与食品的组成成分及其含量之间存在着一定的数学关系，因此，可以通过物理常数的测定来间接检测食品的组成成分及其含量；第二种类型是某些食品的一些物理量，是该食品的质量指标的重要组成部分，如液体的透明度、浊度，罐头的真空度等，这一类的物理量可直接测定。

一、相对密度检验法

(一)密度测定的原理

在分析测试工作中，经常用来表述和需要测量的有关物质密度的物理量有如下两种。

1. 密度(ρ)

密度，符号为 ρ，定义为物质的质量除以体积，单位为 kg/m³，分析中常用其分数单位 g/cm³，对于液体物质更习惯于表达为 g/ml。其数学表达式如式(22-1)所示：

$$\rho = \frac{m}{V} \quad (22\text{-}1)$$

要直接准确测定物质的密度是比较困难的，因此，常采用测定相对密度的方式来测定密度。

2. 相对密度

符号为 d。定义为物质的密度与参比物质的密度在对两种物质所规定的条件下的比。其数学表达式如式(22-2)所示：

$$d_t^t = \frac{\rho_i}{\rho_s} \quad (22\text{-}2)$$

式中 ρ——密度，下标 i 指待测物质，s 指参比物质；

d_t^t——待测物质 i 的密度与参比物质 s 的密度在规定温度 t 的比。

因为物质的密度通常是指 20℃ 的值，参比物质通常是纯水，测量时待测物质与参比物质的体积相等，故式(7-2)可改写为式(22-3)、(22-4)：

$$d_t^t = \frac{\rho_{20,i}}{\rho_{20}(H_2O)} = \frac{m_i}{m(H_2O)} \quad (22\text{-}3)$$

故 $\rho_{20,i} = d_t^t \cdot \rho_{20}(H_2O) = \frac{m_i}{m(H_2O)} \cdot \rho_{20}(H_2O) \quad (22\text{-}4)$

式中：m_i、$m(H_2O)$——体积完全相等的待测物质 I 与参比物质纯水的质量；

$\rho_{20}(H_2O)$——20℃ 时水的密度。

实际上，水的密度 $\rho(H_2O)$ 也是随温度不同而变化的。所以，在实际应用中，为了便于比较，常规定以 4℃ 时纯水的密度为基准，如式(22-5)所示。

$$d_t^t(H_2O) = \frac{\rho_t(H_2O)}{\rho_4(H_2O)} \quad (7\text{-}5)$$

所以,待测物质的密度内 $\rho_{20,i}$ 也应是与 4℃时纯水的密度相比较而言的。如果不是在 20℃时而是在温度为 t 时测量的,或者要求温度为 t 时的密度值,如式(22-6)所示。

$$d_4^t(i) = \frac{m_i}{m(H_2O)} \cdot d_4^t(H_2O) \quad (22\text{-}6)$$

(二)测定相对密度的意义

相对密度是物质重要的物理常数,各种液态食品都具有一定的相对密度,当其组成成分及其浓度改变时,相对密度往往也随之改变,故通过测定液态食品的相对密度可以检验食品的纯度、浓度及判断食品的质量。

液态食品当其水分被完全蒸发干燥至恒量时,所得到的剩余物称干物质或固形物。液态食品的相对密度与其固形物含量具有一定的数学关系,故测定液态食品相对密度即可求出其固形物含量。

如,蔗糖溶液的相对密度随糖液浓度的增加而增大,原麦汁的相对密度随浸出物浓度的增加而增大,而酒的相对密度却随酒精度的提高而减小,这些规律已通过实验制订出了它们的对照表,只要测得它们的相对密度就可以从附表中查出其对应的浓度。

对于果汁、番茄汁等这样的液态食品,测定了相对密度便可通过换算或查专用的经验表确定其可溶性固形物或总固形物的含量。正常的液态食品的相对密度都在一定的范围之内,例如:全脂牛乳为 1.028～1.032(20℃/20℃),芝麻油为 0.9126～0.9287(20℃/4℃)。

又如脂肪的相对密度与其脂肪酸的组成有密切关系。不饱和脂肪酸含量越高,脂肪酸不饱和程度越高,脂肪的相对密度越高;游离脂肪酸含量越高,相对密度越低;酸败的油脂其相对密度将升高。牛乳的相对密度与脂肪含量、总乳固体含量有关,脱脂乳的相对密度比新鲜乳高,掺水乳相对密度降低,故测定牛乳的相对密度可检查牛乳是否脱脂、是否掺水。从蔗糖溶液的相对密度可以直接读出蔗糖的质量百分浓度。从酒精溶液的相对密度可直接读出酒精的体积百分浓度。当由于掺杂、变质等原因引起其组织成分发生异常变化时,均可导致其相对密度发生变化。不可忽视的是,即使液态食品的相对密度在正常范围以内,也不能确保食品无质量问题,必须配合其他理化分析,才能保证食品的质量。

总之,相对密度的测定是食品检验中常用的、简便的一种检测方法。

(三)相对密度的测定方法

液体、固体和气体物料有时都要测定密度,在此只介绍液体相对密度的测定方法。

1. 密度瓶法

(1)测定原理:密度瓶具有一定的容积,在一定温度下,用同一密度瓶分别称量样品溶液和蒸馏水的质量,两者之比即为该样品的相对密度。

测定时的温度通常规定为 20℃,有时由于某种原因,也可能采用其他温度值。若如此,则测定结果应标明所采用的温度。

(2)仪器

①密度瓶:密度瓶因形状和容积不同而有各种规格。常用的规格分别是 50ml、25ml、10ml、5ml、1ml,形状一般为球形。比较标准的是附有特制温度计、带磨口帽的小支管密度瓶。

②烘箱式恒温箱。

③恒温水浴:温度控制在(20.0±0.1)℃。

④温度计:分度值0.1℃。

(3)测定步骤

精确称取清洁、干燥的密度瓶质量m_0,然后装满新煮沸并冷却至20℃以下的蒸馏水,插入温度计(瓶内应无气泡),浸于(20.0±0.1)℃恒温水浴中,保持30min后,取出,用滤纸擦干溢出支管外的水,盖上小帽,擦干密度瓶外的水,称其质量m_1。

倒出蒸馏水,用乙醇、乙醚洗涤密度瓶,干燥后,按上述方法装入样品,称其质量为m_2。

(4)结果计算:样品的相对密度d_{20}^{20}和密度ρ_{20}结果按式(22-7)、(22-8)计算:

$$d_{20}^{20} = \frac{m_2 - m_0}{m_1 - m_0} \quad (22\text{-}7)$$

$$\rho_{20} = d_{20}^{20} \cdot \rho_{20}(H_2O) \quad (22\text{-}8)$$

式中:m_0——密度瓶质量,g;

m_1——密度瓶及水质量,g;

M_2——密度瓶及样品质量g。

通常,化学手册上记载的相对密度多为d_4^{20},为了便于比较物料的相对密度,必须将测得的换算为以1.0000作标准,按式(22-9)计算:

$$d_4^{20} = d_{20}^{20} \times 0.99823 \quad (22\text{-}9)$$

(5)注意事项

①向密度瓶内注入水时不得带起气泡。

②装水与装试样前,空密度瓶的质量,一般应相等,如有差别,则应采用相应的m_0值。

2. 密度计法密度计是根据阿基米德原理制成的,其种类繁多,但结构和形式基本相同,都是由玻璃外壳制成的,并由三部分组成。头部是球形或圆锥形,内部灌有铅珠、水银或其他重金属,中部是胖肚空腔,内有空气,故能浮起,尾部是一根细长管,内附有刻度标记,刻度是利用各种不同密度的液体进行标定的,从而制成了各种不同标度的密度计。当密度计浸入液体中时,受到自下而上的浮力作用,浮力的大小等于密度计排开的液体质量。随着密度计浸入深度的增加,浮力逐渐增大,当浮力等于密度计自身质量时,密度计处于平衡状态。

密度计在平衡状态时浸没于液体的深度取决于液体的密度。液体密度越大,则密度计浸没的深度越小;反之,液体密度越小,则密度计浸没的深度越深。密度计就是依此来标度的。

密度计法是测定液体相对密度最便捷而又实用的方法,只是准确度不如密度瓶法。食品工业中常用的密度计按其标度方法的不同,可分为普通密度计、糖锤度计、酒精计、乳稠计、波美计等。

(1)测定原理:密度计的测定原理是:由密度计在被测液体中达到平衡状态时所浸没的深度读出该液体的密度。

(2)仪器

①普通密度计:普通密度计,如图7-3所示,是直接以20℃时的密度值为刻度,由几支刻度范围不同的密度计组成一套。密度值小于1的(0.700～1.000)称为轻表,用于测定比水轻的液体;密度值大于1的(1.000～2.000)称为重表,用于测定比水重的液体。

②锤度计:糖锤度计是专用于测定糖液浓度的密度计。糖锤度计又称勃力克斯(Brix),

以°Bx 表示,是用已知浓度的纯蔗糖溶液来标定其刻度的。其刻度标度方法是以 20℃为标准温度,在蒸馏水中为°Bx,在 1%蔗糖溶液中为 1°Bx,即 100g 蔗糖溶液中含 1g 蔗糖。常用糖锤度计的刻度范围有 1°Bx～6°Bx、5°Bx～11°Bx、10°Bx～16°Bx、15°Bx～21°Bx、20°Bx～26°Bx 等。若测定温度不是标准温度(20℃),应该根据"糖液温度浓度校正表"进行温度校正。当测定温度高于 20℃时,因糖液体积膨胀而导致相对密度减少,即锤度降低,故应加上相应的温度校正值;相反,当测定温度低于 20℃时,相对密度增大,即锤度升高,则应减去相应的温度校正值。关于温度校正值一般在《食品工业手册》上都可查到。即

T＞20℃得数(偏低)＋校正值

T＜20℃得数(偏高)－校正值

③乳稠计:乳稠计是专用于测定牛乳相对密度的密度计,测定相对密度的范围为 1.015～1.045。它是将相对密度减去 1.000 后再乘以 1000 作为刻度,以度(°)表示,其刻度范围为 15～45。使用时把测得的读数按上述关系换算为相对密度值。乳稠计按其标度方法不同分为两种,而乳稠计温度为 20℃/4℃和 15℃/15℃两种,前者较后者测得的结果低 2°,即前者读数是后者的读数减去 0.02。

牛乳的相对密度随温度变化而变化,在 10℃～25℃范围内,若乳温高于标准温度 20℃时,则每升高 1℃需加 0.2°;反之,若乳温低于标准温度 20℃时,每降低 1℃,需减去 0.2°。

④波美计:波美计是用来测定溶液中溶质的质量分数的,是以波美度(°Bé)来表示液体浓度大小。按标度方法的不同分为多种类型,常用的波美计刻度刻制的方法是以 20℃为标准,以在蒸馏水中为 0°Bé,在 15%NaCl 溶液中为 15°Bé,在纯 H_2SO_4(相对密度为 1.8427)中为 66°Bé,其余刻度等距离划分。波美计分轻表和重表两种,分别用于测定相对密度小于 1 和大于 1 的液体。

⑤酒精计:酒精计是用于测量酒精浓度的密度计。它是用已知酒精浓度的纯酒精溶液来标定其刻度的,其刻度标度方法是以 20℃时在蒸馏水中为 0,在 1%(体积分数)的酒精溶液中为 1,故从酒精计上可以直接读取样品溶液中酒精的体积分数。酒精计一般为 0～30,30～60,60～100 三支一套,附温度计。若测定温度不在 20℃时,需要根据"酒精温度浓度校正表"来校正。

(3)测定步骤

①在恒温(20℃)下测定:将待测定相对密度的样品小心倾入清洁、干燥的玻璃量筒中(圆筒应较密度计高大些),不得有气泡,将量筒置于 20℃的恒温水浴中。待温度恒定后,将密度计轻轻插入试样中。样品中不得有气泡,密度计不得接触筒壁及筒底,密度计的上端露在液面外的部分所沾液体不得超过(2～3)分度。待密度计停止摆动,水平观察,读取待测液弯月面的读数,即为 20℃下试样的密度。

②在常温(t)下测定:按上述操作,在常温下进行。用温度计测当时液体温度。

(4)注意事项

①向量筒中注入待测液体时应小心地沿筒壁缓慢注入,切忌冲起气泡。

②如不知待测液体的密度范围,应先用精度较差的密度计试测。测得近似值后再选择相应量程范围的密度计。

③如密度计本身不带温度计,则恒温时需另用温度计测量液体的温度。

④放入密度计时应缓慢、轻放,切记勿使密度计碰及量筒底,也不要让密度计因下沉过

快而将上部沾湿太多。

⑤采用密度计测定密度时,玻璃量筒要放在比较平的实验台或桌面上,使密度计悬在量筒中心,不要碰及器周和底部。

密度计法的特点:测定液体样品操作简单迅速,如样品的量大而不要求十分精确的结果时,可以采用此法。

二、折射率检验法

折射率是有机化合物的重要物理常数之一,作为液体化合物纯度的标志,它比沸点更可靠。通过测定溶液的折射率,还可定量分析溶液的浓度。

(一)折射率测定的原理

折射率定义:真空中电磁波传播的速度与非吸收递质中特定频率的电磁波传播速度之比,量的符号为 n。

实际应用中,折射率是指钠光谱的 D 线($\lambda = 589.3nm$)在 20℃的条件下,空气中的光速与被测物质中的光速之比,或光自空气中通过被测物质时的入射角的正弦与折射角的正弦之比,记做 n_D^{20} ,例如水的折射率 $n_D^{20} = 1.3330$ 。

光线从一种递质射到另一种递质时,除了一部分光线反射回第一种递质外,另一部分进入第二种递质中并改变它的传播方向,这种现象叫光的折射。发生折射时,入射角正弦与折射角正弦之比恒等于光在两种递质中的速度之比,即

$$\frac{\sin\alpha}{\sin\beta} = \frac{V_1}{V_2}$$

式中:α —入射角 ; β —折射角;

V_1 —光在第一种递质中的传播速度;

V_2 —光在第二种递质中的传播速度。

光在真空中的速度 c 和在递质中的速度 v 之比叫作递质的绝对折射率(简称折射率、折光率、折射指数)。真空的绝对折射率为 1,实际上是难以测定的,空气的绝对折射率是 1.000294,约等于 1,故在实际应用中可将光线从空气中射入某物质的折射率称为绝对折射率。

折射率以 n 表示:$n = \frac{c}{v}$,显然 $n_1 = \frac{c}{v_1}$, $n_2 = \frac{c}{v_2}$

故在一定温度下,入射角 α 和折射角 β 与两种递质的折射率的关系如式(7-10)所示。

$$\frac{\sin\alpha}{\sin\beta} = \frac{n_2}{n_1} \quad (22\text{-}10)$$

式中:n_1, n_2 —递质 1,2 的折射率;

α, β —光在递质 1,2 界面上的入射角和折射角。

折射率是物质的特征常数之一,与入射角大小无关,它大小决定于入射光的波长、递质的温度和溶质的浓度。一般在折射率 n 的右下角注明波长右上角注明温度,若使用钠黄光,样液温度为 20℃,测得的折射率用 n_D^{20} 表示。

(二)测定折射率的意义

折射率是物质的一种物理性质,它是食品生产中常用的工艺控制指标,通过测定液态食品的折射率,可以鉴别食品的组成、确定食品的浓度、判断食品的纯净程度及品质。

如蔗糖溶液的折射率随浓度增大而升高,通过测定折射率可以确定糖液的浓度及饮料、糖水

罐头等食品的糖度,还可以测定以糖为主要成分的果汁、蜂蜜等食品的可溶性固形物的含量。

每种脂肪酸均有其特定的折射率。含碳原子数目相同时,不饱和脂肪酸的折射率比饱和脂肪酸的大得多;不饱和脂肪酸相对分子质量越大,折射率也越大;酸度高的油脂折射率低。因此测定折射率可以鉴别油脂的组成和品质。

在乳品工业中,可以用折光法测定牛乳中乳糖的百分含量。此外还可以判断牛乳是否加水。正常牛乳乳清的折射率为1.34199~1.34275,当这些液态食品因掺杂、浓度改变或品种改变等原因而引起食品的品质发生变化时,折射率常常会发生变化,所以测定折射率可以初步判断某些食品是否正常。

必须指出的是,折射法测得的只是可溶性固形物含量,如食品内的固形物是由可溶性固形物和悬浮物组成的,由于悬浮的固体粒子不能在折光仪上反映出它的折射率,因此不能用折射仪直接测出总固形物的含量。用折光仪测定各种果浆、果酱、果泥等密度大的固形物,只能在一定条件下进行。对于番茄酱、果酱等个别食品,已通过实验编制了总固形物与可溶性固形物关系表,先用折射仪测出可溶性固形物含量,即可从表中查出总固形物的含量。

(三)折射率的测定方法

食品工业中最常用阿贝折射仪和手提式折射计来进行折射率的测定。折射仪是利用临界角原理测定物质折射率的仪器。

1. 阿贝折射仪

阿贝折射仪是精密光学仪器,具有使用快速简便、测定准确、质量轻、体积小等优点,可直接用来测定液体的折光率,定量地分析溶液的组成、鉴定液体的纯度。

2. 测定步骤

(1)恒温:将恒温水浴与棱镜组相连,调节水浴温度,使棱镜温度保持在(20.0±0.1)℃。

(2)折光仪的校准:通常用测定蒸馏水折射率的方法来进行校正,即在20℃时,纯水的折射率为 $n_D^{20}=1.3330$,折射仪的刻度数应相符合。若温度不在20℃时,折射率亦有所不同。根据实验所得,温度在10℃~30℃时,蒸馏水的折射率如表22-1所示。

表22-1 纯水在10℃~30℃时的折射率

温度(t/℃)	纯水折射率	温度(t/℃)	纯水折射率
10	1.33371	21	1.33290
11	1.33363	22	1.33281
12	1.33359	23	1.33272
13	1.33353	24	1.33263
14	1.33346	25	1.33253
15	1.33339	26	1.33242
16	1.33332	27	1.33231
17	1.33324	28	1.33220
18	1.33316	29	1.33208
19	1.33307	30	1.33196
20	1.33299		

对于折射率读数较高的折射仪的校正,通常是用备有特制的具有一定折光率的标准玻璃块来校正。校正时,可解开下面棱镜,把上方棱镜表面调整到水平位置,然后在标准玻璃块的抛光面上加上1滴折射率很高的液体(α-溴萘)将其湿润,贴在上方棱镜的抛光面上,然后进行校正。无论用蒸馏水或标准玻璃块来校正折射仪,如遇读数不正确时,可借助仪器上特有的校正螺旋,将其调整到正确读数。

(3)折射仪的使用

①测定液体时,滴1滴待测试液于下面棱镜上,将上、下棱镜合上,调整反射镜,使光线射入棱镜中。

②由目镜观察,转动棱镜旋钮,使视野分为明暗两部分。

③旋动补偿旋钮,使视野中除黑白两色外,无其他颜色。

④转动棱镜旋钮,使明暗分界线在十字交叉点。

⑤通过放大镜在刻度尺上进行读数。3次读数间的极差不得大于0.0003。3次读数的平均值即为测定结果。

⑥测定完毕,必须拭净镜身各机件、棱镜表面并使之光洁,在测定水溶性样品后,用脱脂棉吸水洗净。若为油类样品,须用乙醇或乙醚、苯等拭净。

(4)注意事项

①折射率通常规定在20℃,如果测定温度不是20℃,而是在室温下进行,应进行温度校正。

②折射仪不宜暴露在强烈阳光下。不用时应放回原配木箱内,置阴凉处。

③使用时一定要注意保护棱镜组,绝对禁止与玻璃管尖端等硬物相碰;擦拭时必须用镜头纸轻轻擦拭。

④不得测定有腐蚀性的液体样品。

2. 手提式折射计

使用于生产现场的折光仪是手提式折射计,也称糖镜、手持式糖度计。手提式折射计主要用于测定透光溶液的浓度与折光率。这种仪器结构简单、携带方便、使用简洁,精度也较高。

(1)使用方法:打开手提式折光仪盖板,用干净的纱布或卷纸小心擦干棱镜玻璃面,在棱镜玻璃面上滴2滴蒸馏水,盖上盖板。

于水平状态,从接眼部处观察,检查视野中明暗交界线是否处在刻度的零线上。若与零线不重合,则旋动刻度调节螺旋,使分界线面刚好落在零线上。

打开盖板,用纱布或卷纸将水擦干,然后如上法在棱镜玻璃面上滴2滴样品,合上盖板,将仪器进光窗对向光源,调节视度圈,使视场内刻度清晰可见,于视场中读取明暗分界线相应之读数,即为溶液含糖浓度(%)。仪器分为0～50%和50%～80%两挡。当被测糖液浓度低于50%时,将换挡旋钮向左旋转至不动,使目镜半圆视场中的0～50可见即可。若被测糖液浓度高于50%时,则应将换挡旋钮向右旋至不动,使目镜半圆视场中的50～80可见即可。进行观测,读取视场中明暗交界线上的刻度,重复3次。

(2)数值修正情况分为两种:仪器在20℃调零的,在其他温度下进行测量时,校正的方法是温度高于20℃时,加上查"糖量计读数温度修正表"得出的相应校正值,即为糖液的准确浓度数值。温度低于20℃时,减去相应校正值即可。

仪器在测定温度下调零的,则不需要校正。

（3）注意事项

①测量前将棱镜盖板、折光棱镜清洗干净并拭干。

②滴在折光棱镜面上的液体要均匀分布在棱镜面上，并保持水平状态合上盖板。

③使用换挡旋钮时应旋到位，以免影响读数。

④要对仪器进行校正才能得到正确结果。

三、色度检验法-铂-钴标准溶液比色法

食品的色度是指食品颜色的深浅。颜色是对食品品质评价的第一印象，它直接影响人们对食品品质优劣、新鲜程度的判断。溶解状态的物质所产生的颜色称为"真色"，由悬浮物质产生的颜色称为"假色"。物质的颜色是产品重要的外观标志，也是鉴别物质的重要性质之一。例如纯净的水是无色透明的，在水层浅的时候为无色，深时为浅蓝绿色；水中如含有杂质，如溶于水的腐殖质、有机物或无机物质，则出现一些淡黄色、棕黄色甚至黑色。因此，检验产品的颜色可以鉴定产品的质量并指导和控制产品的生产。色度的检验方法很多，主要是铂-钴色度标准法。

液体食品如饮料的色度的检测按国家标准规定采用铂-钴色度标准法。

这种方法适用于测定透明或稍带接近于参比的铂-钴液体的颜色，这种颜色特征通常为"棕黄色"。不适用于易炭化的物质的测定。

（一）测定原理

按一定的比例，将氯铂酸钾、氯化钴配成盐酸性水溶液，并制成标准色列，将样品的颜色与标准铂-钴比色液的颜色目测比较，即可得到样品的色度。

由于 pH 对色度有较大影响，所以在测定色度的同时，应测量溶液的 pH。

（二）仪器

1. 分光光度计。

2. 比色管

容积 50ml 或 100ml，在底部以上 100mm 处有刻度标记。一套比色管的玻璃颜色和刻度线高应相同。

3. 试剂

（1）六水合氯化钴（$CoCl_2 \cdot 6H_2O$）。

（2）氯铂酸钾（K_2PtCl_6）。

（3）盐酸。

4. 测定步骤

（1）标准比色母液的制备（500 度）：准确称取 1.000g 六水合氯化钴和 1.246g 的氯铂酸钾于烧杯中，用水溶解后，移入 1000ml 容量瓶中，加入 100ml 盐酸，用水稀释到刻度，摇匀，即得标准比色母液。标准比色母液可以用分光光度计以 1cm 的比色皿按表 22-2 所列波长进行检查，其吸光度应在表中所列范围之内。

表 22-2　500 黑曾单位铂-钴标准液吸光度允许范围

波长 λ/nm	430	450	480	510
吸光度 A	0.110～0.120	0.130～0.145	0.105～0.120	0.055～0.065

（2）标准铂-钴对比溶液的配制：在 10 个 500ml 及 14 个 250ml 的两组容量瓶中，分别加入表 22-3 所示数量的标准比色母液，用水稀释到刻度。标准比色母液和稀释溶液放入带塞棕色玻璃瓶中，置于暗处密封保存。标准比色母液可以保存 6 个月，稀释溶液可以保存 1 个月。

（3）测定样品的色度：向一支 50ml 或 100ml 比色管中注入一定量的样品，使注满到刻线处；向另一支比色管中注入具有类似样品颜色的标准铂-钴对比溶液，使注满到刻线处。比较样品与铂-钴对比溶液的颜色。比色时在日光或日光灯照射下正对白色背景，从上往下观察，避免侧面观察，确定接近的颜色。

表 22-3　标准铂-钴对比溶液的配制

500ml 容量瓶		250ml 容量瓶	
标准比色—母液的体积 V/ml	相应颜色—铂-钴色号	标准比色母液的体积 V/ml	相应颜色铂-钴色号
5	5	30	60
10	10	35	70
15	15	40	80
20	20	45	90
25	25	50	100
30	30	62.5	125
35	35	75	150
40	40	87.5	175
45	45	100	200
50	50	125	250
		150	300
		175	350
		200	400
		225	450

5. 测定结果的表达

样品的颜色以最接近于样品的标准铂-钴对比溶液的颜色单位表示。如果样品的颜色与任何标准铂-钴对比溶液不相符合，则根据可能估计一个接近的铂-钴色号，并描述观察到的颜色。

四、电导率的测定

水的电导率反映了水中电解质杂质的总含量。

（一）测定原理

电解质溶液也能象金属一样具有导电能力，只不过金属的导电能力一般用电阻（R）表示，而电解质溶液的导电能力通常用电导（G）来表示。电导是电阻的倒数，即 $G = 1/R$。食品根据欧姆定律,导体的电阻 R 与其长度 l 成正比,而与其截面积 A 成反比,如式(7-11)所示。

$$R = \rho \frac{l}{A} \quad (22\text{-}11)$$

式中 ρ —电阻率。

如用电导表示,可写为式(22-12)、式(22-13):

$$G = \frac{1}{R} = \frac{1}{\rho} \cdot \frac{A}{l} = k \frac{A}{l} \quad (22\text{-}12)$$

$$k = \frac{1}{\rho} = G \frac{l}{A} = \frac{1}{R} \cdot \frac{l}{A} \quad (22\text{-}13)$$

式中,k 称为电导率。电导率的量符号为 γ 或 σ,但特别注明,在电化学中可用符号 k。其单位为西[门子]每米,S/m。实际中常用其分数单位 mS/cm 或 μS/cm。

对于某一给定的电极而言,l/A 是一定值,称为电极常数,也叫电导池常数。因此,可用电导率的数值表示溶液导电能力的大小。

对于电解质溶液,电导率系指相距 1cm 的两平行电极间充以 $1cm^3$ 溶液所具有的电导。电导率与溶液中的离子含量大致成比例地变化,因此测定电导率,可间接地推测离解物质的总浓度。

(二)仪器装置

电导仪也叫电导率仪,主要由电极和电计部分组成。电导率仪中所用的电极称为电导电极。实验室中常用的电导率仪如表 22-4 所示。

表 22-4　常用电导率仪

仪器型号	测量范围/ (μS/cm)	电极常数/ cm^{-1}	温度补偿范围/℃	备注
DDS-11C	$0\sim10^5$		$15\sim35$	指针读数,手动补偿
DDS-11D	$0\sim10^5$	0.01,0.1,1 及 10 四种	$15\sim35$	指针读数
DDS-304	$0\sim10^5$	0.01,0.1,1 及 10 四种	$10\sim40$	指针读数,线性化交直流两用
DDS-307	$0\sim2\times10^4$		$15\sim35$	数字显示,手动补偿
DDSJ—308A	$0\sim2\times10^5$		$0\sim50$	数字显示,手动补偿,结果可保存、删除、打印、断电保护
DDB—303A	$0\sim2\times10^4$	0.01,1,10	$0\sim35$	数字显示,便携式四档测量范围
MC126	$0\sim2\times10^5$		$0\sim40$	便携式,防水,防尘
MP226	$0\sim2\times10^5$			自动量程,终点判别,串行输出

电导电极的选择,则应依据待测溶液的电导率范围和测量量程而定,如表 22-5 所示。

表 22-5　不同量程溶液选用电极一览表

量程	电导率/(μS/cm)	电极常数/cm^{-1}	配用电极
1	0～0.1	0.01	
2	0～0.3	0.01	
3	0～1	0.01	
4	0～3	0.01	双圆筒钛合金电极
5	0～10	0.01	
6	0～30	0.01	
7	0～100	0.01	
8	0～10	1	
9	0～30	1	
10	0～100	1	
11	0～300	1	DJS-1C 型光亮电极
12	0～1000	1	
13	0～3000	1	
14	0～10000	1	
15	0～100	10	
16	0～300	10	
17	0～1000	10	
18	0～3000	10	DJS-10C 型铂黑电极
19	0～10000	10	
20	0～30000	10	
21	0～100000	10	

(三)测定步骤

(1)认真阅读说明书,按照说明书的规定程序,调试、校正电导率仪后再进行测定。

(2)若测定一级、二级水的电导率,选用电极常数为 $0.01cm^{-1}$～$0.1cm^{-1}$ 的电极,调节温度补偿至 25℃,使测量时水温控制在(25±1)℃,进行在线测定,即将电极装在水处理装置流动出水口处,调节出水流速,赶尽管道内及电极内的气泡后直接测定。

(3)若进行三级水的测定,则可取水样 400ml 于锥形瓶中,插入电极进行测定。

(4)若测定一般天然水、水溶液的电导率,则应先选择较大的量程档,然后逐档降低,测得近似电导率范围后,再选配相应的电极,进行精确测定。

(5)测量完毕,取出电极,用蒸馏水洗干净后放回电极盒内,切断电源,擦干净仪器,放回仪器箱中。

(邓美荣)

第二节　食品中水分的检验

一、概述

水是维持动植物和人类生存必不可少的物质之一。人体的含水量约为体重的 $60\%\sim70\%$，水也是许多食品组成成分中数量最多的组分。水是生物体内很好的溶剂，它溶解糖类和盐类等可溶性物质，加速化学反应，促进营养的消化吸收、运输和排泄代谢废物；水的比热、蒸发热较大，能吸收较多的热而本身温度的升高并不多，蒸发少量的汗就能散发大量的热，流动性大，能随血液循环迅速分布全身，因此水能调节生物的体温；水是动物体内各器官、肌肉、骨骼的润滑剂；水本身也是生物体内许多化学反应的反应物。没有水，就没有生命。

水分是食品重要的质量指标之一。一定的水分含量可保持食品的品质，维持食品中其他组分的平衡关系，延长食品的保藏期限。例如，新鲜面包的水分含量若低于 28%，其外观形态干瘪，失去光泽；乳粉的水分含量控制在 $2.5\%\sim3.0\%$ 以内，可控制微生物生长繁殖，延长保质期，若为 $4\%\sim6\%$，也就是水分提高到 3.5% 以上，易造成乳粉变色、结块，则商品价值就会降低，贮藏期降低。此外，在肉类加工中，如香肠的品味与吸水、持水的情况关系十分密切，所以食品的含水量高低影响到食品的鲜度、软硬性、风味、腐败发霉、保藏性及加工性等诸多方面。

水分是食品重要的经济指标之一。水分测定对于计算生产中的物料平衡，实行工艺控制与监督，防止微生物生长等方面，都具有很重要的意义。例如，由鲜奶为原料生产奶粉，由大米为原料生产米粉，均需要先进行物料衡算，而类似这样的物料衡算，可以用水分测定为依据。

因此，食品中水分的测定是食品分析的重要项目之一。

水是食品的重要组成成分，各种食品水分的含量差别很大。部分食品中水分含量的范围见表 22-6。

表 22-6　部分食品水分含量

种类	鲜果	鲜菜	鱼类	鲜蛋	乳类	猪肉	面粉	面包
水分含量/%	70~93	80~97	67~81	67~74	87~89	43~59	12~14	28~30

二、出厂检验项目要求测定水分的食品

实行食品生产许可证制度，审查细则中出厂检验项目要求测定水分的食品见表 22-7。

表 22-7　出厂检验项目要求测定水分的食品

产品名称	相关检验方法标准
小麦粉、大米、挂面、其他粮食加工品、食用油脂制品、食用植物油、酱类、茶叶、代用茶、含茶制品、蔬菜干制品、食用菌制品、水果干制品、其他方便食品、调味料、肉制品、蛋制品、乳制品、婴幼儿及其他配方谷粉、豆制品、固体饮料、巧克力及制品、可可制品、水产加工品、其他水产加工品、淀粉及淀粉制品、糖果、蜂产品、蜂花粉及蜂产品制品、糕点、饼干、膨化食品、炒货食品及坚果制品、酱腌菜、速冻面米	GB 5009.3《食品安全国家标准食品中水分的测定》 GB/T 8304《茶 水分测定》 SB/T 10018《糖果 硬质糖果》（附录 A，干燥失重）

三、水分的测定方法

食品中水分测定的方法通常可分为两大类,直接法和间接法。

直接法是利用水分本身的物理性质和化学性质来测定它的方法,如干燥法、蒸馏法和卡尔·费休法;间接法是利用食品的相对密度、折射率、电导率、介电常数等物理性质测定水分的方法。测定水分的方法要根据食品的性质和测定目的来选定。这里主要介绍常用的几种直接测定法。

(一)直接干燥法

1. 特点

直接干燥法一般是在101℃~105℃下进行干燥。此法操作及设备简单,应用广泛,且精确度高。

2. 原理

利用食品中水分的物理性质,在101.3kPa(一个大气压),温度101℃~105℃下采用挥发方法测定样品中干燥减失的重量,包括吸湿水、部分结晶水和该条件下能挥发的物质,再通过干燥前后的称量数值计算出水分的含量。

3. 适用范围

在101℃~105℃下,不含或含其他挥发性物质甚微的谷物及其制品、水产品、豆制品、乳制品、肉制品及卤菜制品等食品中水分的测定,不适用于水分含量小于0.5g/100g的样品。

4. 操作方法

按照GB 5009.3—2010《食品安全国家标准食品中水分的测定》第一法执行。

5. 说明及注意事项

(1)水分测定的称量恒重是指前后两次称量的质量差不超过2mg。

(2)物理栅是食品物料表面收缩和封闭的一种特殊现象。在烘干过程中,有时样品内部的水分还来不及转移至物料表面,表面便形成一层干燥薄膜,以致大部分水分留在食品内不能排除。例如在干燥糖浆、富含糖分的水果、富含糖分和淀粉的蔬菜等样品时,样品表面极易结成干膜,妨碍水分从食品内部扩散到它的表层。

(3)糖类,特别是果糖,对热不稳定,当温度超过70℃时会发生氧化分解。因此对含果糖比较高的样品,如蜂蜜、果酱、水果及其制品等,宜采用减压干燥法。

(4)含有较多氨基酸、蛋白质及羰基化合物的样品,长时间加热会发生羰氨反应析出水分。因此,对于此类样品,宜采用其他方法测定水分。

(5)使用石英砂。

(6)本法不大适用于胶体或半胶体状态的食品。

(7)称量皿有玻璃称量瓶和铝质称量皿两种,前者适用于各种食品,后者导热性能好、质量轻,常用于减压干燥法。但铝质称量皿不耐酸碱,使用时应根据测定样品加以选择。称量皿的规格选择以样品置于其中,平铺开后厚度不超过1/3为宜。

(二)减压干燥法

1. 原理

利用食品中水分的物理性质,在压力达到40kPa~53kPa后加热至(60±5)℃,采用减压烘干方法去除试样中的水分,再通过烘干前后的称量数值计算出水分的含量。

2. 适用范围

适用于糖浆、味精、糖果、果酱等易分解的食品中水分的测定,不适用于添加了其他原料的糖果,如奶糖、软糖等试样测定,同时该法不适用于水分的质量分数小于 0.5g/100g 的样品。

3. 操作方法

按照 GB 5009.3—2010《食品安全国家标准—食品中水分的测定》第二法执行。

4. 说明及注意事项

(1)真空干燥箱内的真空是由于箱内气体被抽吸所造成的,一般用压强或真空度来表征真空的高低,采用真空表(计)测量。真空度和压强的物理意义是不同的,气体的压强越低,表示真空度越高;反之,压强越高,真空度就越低。

(2)因减压干燥法能加快水分的去除,且操作强度较低,大大减少了样品氧化或分解的影响,可得到较准确的结果。

(三)蒸馏法

1. 特点

(1)优点:操作简便、结果准确,热交换充分,受热后食品的组成及化学成分变化小。

(2)缺点:水与有机溶剂易发生乳化现象;样品中水分可能没有完全挥发出来;水分有时附在冷凝管上,造成读数误差。

2. 原理

利用食品中水分的物理化学性质,使用水分测定器将食品中的水分与甲苯或二甲苯共同蒸出,根据接收的水的体积计算出试样中水分的含量。

3. 适用范围

含较多挥发性物质的食品如油脂、香辛料、干果等水分的测定,不适用于水分的质量分数小于 1g/100g 的样品。

4. 操作方法

按照 GB 5009.3—2010《食品安全国家标准—食品中水分的测定》第三法执行。

5. 说明及注意事项

(1)蒸馏法是利用所加入的有机溶剂与水分形成共沸混合物而降低沸点。样品性质是选择溶剂的重要依据,对热不稳定的样品,一般不用二甲苯。对于一些含有糖分、可分解释放出水分的样品,如某些脱水蔬菜(洋葱、大蒜)等,宜选用低沸点的苯作溶剂,但蒸馏时间将延长。

(2)馏出液若为乳浊液,可添加少量戊醇、异丁醇。

(3)对富含糖分或蛋白质的样品,适宜的方法是将样品分散涂布于硅藻土上;对热不稳定的食品,除选用低沸点的溶剂外,也可将样品涂布于硅藻土上。

(四)卡尔·费休法

1. 特点

广泛应用于食品分析领域,尤其适用于遇热易被破坏的样品。此法不仅可测得样品中的自由水,而且可测出结合水,测得结果更客观反映出样品中的总水分含量,结果准确可靠、重复性好,能够最大限度地保证分析结果的准确性,国际标准化组织把这个方法定为测微量水分法的国际标准,我国也把这个方法定为国家标准以测微量水分。

2. 原理

根据碘能与水和二氧化硫发生化学反应,在有吡啶和甲醇共存时,1mol 碘只与 1mol 水作用,反应式如下:

$C_5H_5N \cdot I_2 + C_5H_5N \cdot SO_2 + C_5H_5N + H_2O + CH_3OH \rightarrow 2C_5H_5N \cdot HI + C_5H_6N[SO_4CH_3]$

卡尔·费休水分测定法又分为库仑法和容量法。库仑法测定的碘是通过化学反应产生的,只要电解液中存在水,所产生的碘就会和水以 1∶1 的关系按照化学反应式进行反应。当所有的水都参与了化学反应,过量的碘就会在电极的阳极区域形成,反应终止。容量法测定的碘是作为滴定剂加入的,滴定剂中碘的浓度是已知的,根据消耗滴定剂的体积,计算消耗碘的量,从而计量出被测物质水的含量。

3. 适用范围

该法适用于糖果、巧克力、油脂、乳糖和脱水果蔬类等样品的水分测定。如样品中有强还原性物,包括含有维生素 C 的样品则不能用此法测定。

4. 操作方法

按照 GB 5009.3—2010《食品安全国家标准—食品中水分的测定》第四法执行。

四、食品安全国家标准食品中水分的测定

(一)范围

该标准规定了食品中水分的测定方法。

该标准中直接干燥法适用于在 101℃~105℃下,不含或含其他挥发性物质甚微的谷物及其制品、水产品、豆制品、乳制品、肉制品及卤菜制品等食品中水分的测定,不适用于水分含量小于 0.5g/100g 的样品。

减压干燥法适用于糖、味精等易分解的食品中水分的测定,不适用于添加了其他原料的糖果,如奶糖、软糖等试样测定,同时该法不适用于水分含量小于 0.5g/100g 的样品。

蒸馏法适用于含较多挥发性物质的食品如油脂、香辛料等水分的测定,不适用于水分含量小于 1g/100g 的样品。

卡尔·费休法适用于食品中水分的测定,卡尔·费休容量法适用于水分含量大于 1.0×10^{-3} g/100g 的样品,卡尔·费休库仑法适用于水分含量大于 1.0×10^{-5} g/100g 的样品。

(二)第一法—直接干燥法

1. 原理

利用食品中水分的物理性质,在 101.3kPa(一个大气压),温度 101℃~105℃下采用挥发方法测定样品中干燥减失的质量,包括吸湿水、部分结晶水和该条件下能挥发的物质,再通过干燥前后的称量数值计算出水分的含量。

2. 试剂和材料

除非另有规定,本方法中所用试剂均为分析纯。

(1)盐酸:优级纯。

(2)氢氧化钠(NaOH):优级纯。

(3)盐酸溶液(6mol/L):量取 50ml 盐酸,加水稀释至 100ml。

(4)氢氧化钠溶液(6mol/L):称取 24g 氢氧化钠,加水溶解并稀释至 100ml。

(5)海砂:取用水洗去泥土的海砂或河砂,先用"(3)盐酸溶液(6mol/L)"煮沸 0.5h,用水洗至中性,再用"(4)氢氧化钠溶液(6mol/L)"煮沸 0.5h,用水洗至中性,经 105℃干燥备用。

3. 仪器和设备

(1)扁形铝制或玻璃制称量瓶。

(2)电热恒温干燥箱。

(3)干燥器:内附有效干燥剂。

(4)天平:感量为 0.1mg。

4. 分析步骤

(1)固体试样:取洁净铝制或玻璃制的扁形称量瓶,置于 101℃~105℃干燥箱中,瓶盖斜支于瓶边,加热 1.0h,取出盖好,置干燥器内冷却 0.5h,称量,并重复干燥至前后两次质量差不超过 2mg,即为恒重。将混合均匀的试样迅速磨细至颗粒小于 2mm,不易研磨的样品应尽可能切碎,称取 2g~10g 试样(精确至 0.0001g),放入此称量瓶中,试样厚度不超过 5mm,如为疏松试样,厚度不超过 10mm,加盖,精密称量后,置 101℃~105℃干燥箱中,瓶盖斜支于瓶边,干燥 2h~4h 后,盖好取出,放入干燥器内冷却 0.5h 后称量。然后再放入 101℃~105℃干燥箱中干燥 1h 左右,取出,放入干燥器内冷却 0.5h 后再称量。并重复以上操作至前后两次质量差不超过 2mg,即为恒重。

注:两次恒重值在最后计算中,取最后一次的称量值。

(2)半固体或液体试样:取洁净的蒸发皿,内加 10g 海砂及一根小玻棒,置于 101℃~105℃干燥箱中,干燥 1.0h 后取出,放入干燥器内冷却 0.5h 后称量,并重复干燥至恒重。然后称取 5g~10g 试样(精确至 0.0001g),置于蒸发皿中,用小玻棒搅匀放在沸水浴上蒸干,并随时搅拌,擦去皿底的水滴,置 101℃~105℃干燥箱中干燥 4h 后盖好取出,放入干燥器内冷却 0.5h 后称量。以下按上述"(1)固体试样"自"然后再放入 101℃~105℃干燥箱中干燥 1h 左右……"起依法操作。

5. 分析结果的表述

试样中的水分的含量按式(22-14)进行计算。

$$X = \frac{m_1 - m_2}{m_1 - m_3} \times 100 (22\text{-}14)$$

式中:X—试样中水分的含量,g/100g;

m_1—称量瓶(加海砂、玻棒)和试样的质量,g;

m_2—称量瓶(加海砂、玻棒)和试样干燥后的质量,g;

m_3—称量瓶(加海砂、玻棒)的质量,g。

水分含量≥1g/100g 时,计算结果保留 3 位有效数字;水分含量<1g/100g 时,结果保留 2 位有效数字。

6. 精密度

在重复性条件下获得的两次独立测定结果的绝对差值不得超过算术平均值的 5%。

(三)第二法—减压干燥法

1. 原理

利用食品中水分的物理性质,在达到 40kPa~53kPa 压力后加热至 60℃±5℃,采用减压烘干方法去除试样中的水分,再通过烘干前后的称量数值计算出水分的含量。

2. 仪器和设备

(1)真空干燥箱。

(2)扁形铝制或玻璃制称量瓶。

(3)干燥器:内附有效干燥剂。

(4)天平:感量为 0.1mg。

3. 分析步骤

(1)试样的制备:粉末和结晶试样直接称取;较大块硬糖经研钵粉碎,混匀备用。

(2)测定:取已恒重的称量瓶称取约 2g～10g(精确至 0.0001g)试样,放入真空干燥箱内,将真空干燥箱连接真空泵,抽出真空干燥箱内空气(所需压力一般为 40kPa～53kPa),并同时加热至所需温度 60℃±5℃。关闭真空泵上的活塞,停止抽气,使真空干燥箱内保持一定的温度和压力,经 4h 后,打开活塞,使空气经干燥装置缓缓通入至真空干燥箱内,待压力恢复正常后再打开。取出称量瓶,放入干燥器中 0.5h 后称量,并重复以上操作至前后两次质量差不超过 2mg,即为恒重。

4. 分析结果的表述

同直接干燥法。

5. 精密度

在重复性条件下获得的两次独立测定结果的绝对差值不得超过算术平均值的 10%。

(四)第三法—蒸馏法

1. 原理

利用食品中水分的物理化学性质,使用水分测定器将食品中的水分与甲苯或二甲苯共同蒸出,根据接收的水的体积计算出试样中水分的含量。本方法适用于含较多其他挥发性物质的食品,如油脂、香辛料等。

2. 试剂和材料

甲苯或二甲苯(化学纯):取甲苯或二甲苯,先以水饱和后,分去水层,进行蒸馏,收集馏出液备用。

3. 仪器和设备

(1)水分测定器:水分接收管容量 5ml,最小刻度值 0.1ml,容量误差小于 0.1ml。

(2)天平:感量为 0.1mg。

4. 分析步骤

准确称取适量试样(应使最终蒸出的水在 2ml～5ml,但最多取样量不得超过蒸馏瓶的 2/3),放入 250ml 锥形瓶中,加入新蒸馏的甲苯或二甲苯 75ml,连接冷凝管与水分接收管,从冷凝管顶端注入甲苯,装满水分接收管。

加热慢慢蒸馏,使每秒钟的馏出液为两滴,待大部分水分蒸出后,加速蒸馏约每秒钟 4 滴,当水分全部蒸出后,接收管内的水分体积不再增加时,从冷凝管顶端加入甲苯冲洗。如冷凝管壁附有水滴,可用附有小橡皮头的铜丝擦下,再蒸馏片刻至接收管上部及冷凝管壁无水滴附着,接收管水平面保持 10min 不变为蒸馏终点,读取接收管水层的容积。

5. 分析结果的表述

试样中水分的含量按式(22-15)进行计算。

$$X = \frac{V}{m} \times 100 \quad (22\text{-}15)$$

式中：X—试样中水分的含量，ml/100g（或按水在20℃的密度0.998，20g/ml计算质量）；

V—接收管内水的体积，ml；

m—试样的质量，g。

以重复性条件下获得的两次独立测定结果的算术平均值表示，结果保留3位有效数字。

6. 精密度　在重复性条件下获得的两次独立测定结果的绝对差值不得超过算术平均值的10%。

（五）第四法—卡尔·费休法

1. 原理

根据碘能与水和二氧化硫发生化学反应，在有吡啶和甲醇共存时，1mol碘只与1mol水作用，反应式如下：

$C_5H_5N \cdot I_2 + C_5H_5N \cdot SO_2 + C_5H_5N + H_2O + CH_3OH \rightarrow 2C_5H_5N \cdot HI + C_5H_6N[SO_4CH_3]$

卡尔·费休水分测定法又分为库仑法和容量法。库仑法测定的碘是通过化学反应产生的，只要电解液中存在水，所产生的碘就会和水以1∶1的关系按照化学反应式进行反应。当所有的水都参与了化学反应，过量的碘就会在电极的阳极区域形成，反应终止。容量法测定的碘是作为滴定剂加入的，滴定剂中碘的浓度是已知的，根据消耗滴定剂的体积，计算消耗碘的量，从而计量出被测物质水的含量。

2. 试剂和材料

（1）卡尔·费休试剂。

（2）无水甲醇（CH_4O）：优级纯。

3. 仪器和设备

（1）卡尔·费休水分测定仪。

（2）天平：感量为0.1mg。

4. 分析步骤

（1）卡尔·费休试剂的标定（容量法）：在反应瓶中加一定体积（浸没铂电极）的甲醇，在搅拌下用卡尔·费休试剂滴定至终点。加入10mg（精确至0.0001g），滴定至终点并记录卡尔·费休试剂的用量（V）。卡尔·费休试剂的滴定度按式（22-16）计算：

$$T = \frac{m}{V} \quad (22\text{-}16)$$

式中：T—卡尔·费休试剂的滴定度，mg/ml；

M—水的质量，mg；

V—滴定水消耗的卡尔·费休试剂的用量，ml。

（2）试样前处理：可粉碎的固体试样要尽量粉碎，使之均匀。不易粉碎的试样可切碎。

（3）试样中水分的测定：于反应瓶中加一定体积的甲醇或卡尔·费休测定仪中规定的溶剂浸没铂电极，在搅拌下用卡尔·费休试剂滴定至终点。迅速将易溶于上述溶剂的试样直接加入滴定杯中；对于不易溶解的试样，应采用对滴定杯进行加热或加入已测定水分的其他溶剂辅助溶解后用卡尔·费休试剂滴定至终点。建议采用库仑法测定试样中的含水量应大于 $10\mu g$，容量法应大于 $100\mu g$。对于某些需要较长时间滴定的试样，需要扣除其漂移量。

（4）漂移量的测定：在滴定杯中加入与测定样品一致的溶剂，并滴定至终点，放置不少于10min后再滴定至终点，两次滴定之间的单位时间内的体积变化即为漂移量（D）。

5. 分析结果的表述

固体试样中水分的含量按式（22-17），液体试样中水分的含量按式（22-18）进行计算。

$$X = \frac{(V_1 - D \times t) \times T}{m} \times 100 \quad (22\text{-}17)$$

$$X = \frac{(V_1 - D \times t) \times T}{V_{2\rho}} \times 100 \quad (22\text{-}18)$$

式中：X—试样中水分的含量，g/100g；

V_1—滴定样品时卡尔·费休试剂体积，ml；

T—卡尔·费休试剂的准确滴定度，g/ml；

m—样品质量，g；

V_2—液体样品体积，ml。

D—漂移量，ml/min；

t—滴定时所消耗的时间，min；

ρ—液体样品的密度，g/ml。

水分含量≥1g/100g 时，计算结果保留 3 位有效数字；水分含量<1g/100g 时，计算结果保留 2 位有效数字。

6. 精密度

在重复性条件下获得的两次独立测定结果的绝对差值不得超过算术平均值的10%。

（邓美荣）

第三节　食品中灰分的检验

一、概述

（一）食品灰分及其测定意义

食品的组成成分非常复杂，除了大分子的有机物质外，还含有许多无机物质，当在高温灼烧灰化时将发生一系列的变化，其中的有机成分经燃烧、分解而挥发逸散，无机成分则留在残灰中。

食品经高温灼烧后的残留物就叫做灰分。

不同的食品组成成分不同，要求的灼烧条件不同，残留物也不同。灰分中的无机成分与食品中原有的无机成分并不完全相同。因为食品在灼烧时，一些易挥发的元素，如氯、碘、铅等会挥发散失，磷、硫以含氧酸的形式挥发散失，使部分无机成分减少。而食品中的有机组分，如碳，则可能在一系列的变化中形成了无机物—碳酸盐，又使无机成分增加了。因此，灰分并不能准确地表示食品中原有的无机成分的总量。严格说来，应该把灼烧后的残留物叫做粗灰分。

不同的食品，因原料、加工方法不同，测定灰分的条件不同，其灰分的含量也不相同，但当这些条件确定以后,某些食品中灰分的含量常在一定范围以内,若超过正常范围,则说明食品生产中使用了不符合安全标准要求的原料或食品添加剂,或在食品的加工、贮存、运输等过程中受到了污染。

灰分是反映食品中无机成分(又称矿物质)总量的一项指标。无机盐是七大营养要素之一,是人类生命活动不可缺少的物质,要正确评价某食品的营养价值,其无机盐含量是一个评价指标。例如,黄豆是营养价值较高的食物,除富含蛋白质外,它的灰分含量高达 5.0%。故测定灰分总含量,在评价食品品质方面有其重要意义。

灰分的含量可反映食品的加工精度。面粉的加工精度越高,灰分含量越低,灰分是划分等级的重要指标。富强粉灰分含量为 0.3%～0.5%,标准粉为 0.6%～0.9%,全麦粉为 1.2%～2.0%。

灰分的含量是胶制品胶冻性能的标志。生产果胶、明胶之类的胶质品时,灰分是这些制品的胶冻性能的标志。果胶分为 HM(高脂果胶)和 LM(低脂果胶)两种,HM 只要有糖、酸存在即能形成凝胶,而 LM 除糖、酸以外,还需要有金属离子,如 Ca^{2+}、Al^{3+}。

水溶性灰分和酸不溶性灰分可作为食品生产的一项控制指标。水溶性灰分指示果酱、果冻制品中的果汁含量。酸不溶性灰分中的大部分,是一些来自原料本身中的,或在加工过程中来自环境污染混入产品中的泥沙等机械污染物,另外,还含有一些样品组织中的微量硅。

灰分的测定还能判断食品受污染的程度。原料及加工过程混入泥沙也是灰分的组成。因此,灰分是某些食品重要的控制指标,也是食品常规检验的项目之一。

常见食品中灰分含量如表 22-8 所示。

表 22-8　常见食品中的灰分含量

种类	牛乳	乳粉	脱脂乳粉	鲜肉	稻谷	面粉	小麦	大豆
灰分含量(质量分数)/%	0.6～0.7	5.0～5.7	7.8～8.2	0.5～1.2	5.3	1.95	4.7	1.5

(二)食品中灰分的表示方法

通常测定的灰分项目有总灰分、水溶性灰分、水不溶性灰分和酸不溶性灰分。

1. 总灰分

主要是金属氧化物和无机盐类及一些杂质,反映食品中矿物质及机械杂质的情况。

2. 水溶性灰分

反映灰分中可溶性金属钾、钠、钙、镁等元素的氧化物及可溶性盐类的含量。

3. 水不溶性灰分

反映食品中含铁、铝等金属氧化物及碱土金属的碱式磷酸盐,以及由于污染混入产品的泥沙等机械性物质的含量。

4. 酸不溶性灰分

反映食品中机械杂质及食品组织中的微量氧化硅的含量。

二、出厂检验项目要求测定灰分的食品

实行食品生产许可证制度,审查细则中出厂检验项目要求测定灰分的食品如表 22-9 所示。

表 22-9　出厂检验项目要求测定灰分的食品

产品单元名称	标准号	标准名称
小麦粉、茶叶(边销茶)、可可制品(可可粉)、淀粉谷物碾磨加工品(谷物粉)、谷物粉类制成品(干米粉)、调味料产品(香辛料)、婴幼儿及其他配方谷粉、蔬菜制品(蔬菜干制品、食用菌制品)	GB 5009.4	《食品安全国家标准 食品中灰分的测定》
	GB/T 8306	《茶总灰分测定》
	GB/T 12532	《食用菌灰分测定》
	GB/T 5505	《粮油检验灰分测定法》
	GB/T 12729.7	《香辛料和调味品总灰分的测定》

　　实行食品生产许可证制度,审查细则中出厂检验项目要求测定酸不溶性灰分的食品如表 22-10 所示。

表 22-10　出厂检验项目要求测定酸不溶性灰分的食品

产品单元名称	标准号	标准名称
茶叶 *	GB/T 8308	《茶酸不溶性灰分测定》
香辛料、蔬菜干制品 *	GB/T 12729.9	《香辛料和调味品酸不溶性灰分的测定》

　　* 执行标准无此项要求或为参考指标的不检验。

　　实行食品生产许可证制度,审查细则中出厂检验项目要求测定水溶性灰分的食品如表 22-11 所示。

表 22-11　出厂检验项目要求测定水溶性灰分的食品

产品单元名称	标准号	标准名称
茶叶 *	GB/T 8307	《茶水溶性灰分和水不溶性灰分测定》

　　* 执行标准无此项要求或为参考指标的不检验。

三、灰分的测定方法

(一)原理

食品经灼烧后所残留的无机物质称为灰分。灰分数值系用灼烧、称重后计算得出。

(二)适用范围

本法适用于除淀粉及其衍生物之外的食品中灰分含量的测定。

(三)操作方法

按照 GB 5009.4—2010《食品安全国家标准食品中灰分的测定》执行,具体见本节四中所述。

(四)说明及注意事项

1. 样品的处理

(1)对于一般食品,液体和半固体试样应先在沸水浴上蒸干。固体或蒸干后的试样,先在电炉或电热板上以小火加热使试样充分炭化至无烟,然后在马弗炉中高温灼烧;含磷量较高的豆类及其制品、肉禽制品、蛋制品、水产品、乳及乳制品,称取试样后,加入乙酸镁溶液做固定剂,可防止一些元素因高温挥发散失。同时做试剂空白试验,以校正测定结果。

(2)富含糖、蛋白质、淀粉的样品,在灰化前加几滴纯植物油,防止发泡。

2. 炭化时,应避免样品明火燃烧而导致微粒喷出。只有在炭化完全即不冒烟后才能放入高温电炉中。灼烧空坩埚与灼烧样品的条件应尽量一致,以消除系统误差。

3. 灼烧温度不能超过600℃,否则会造成钾、钠、氯等易挥发成分的损失。

4. 反复灼烧至恒重是判断灰化是否完成最可靠的方法。因为有些样品即使灰化完全,残灰也不一定是白色或灰白色,例如铁含量高的样品,残灰呈蓝褐色;锰、铜含量高的样品,残灰呈蓝绿色;有时即使灰的表面呈白色或灰白色,但内部仍有炭粒存留。

四、食品安全国家标准食品中灰分的测定

(一)范围

该标准规定了食品中灰分的测定方法。

该标准适用于除淀粉及其衍生物之外的食品中灰分含量的测定。

(二)原理

食品经灼烧后所残留的无机物质称为灰分。灰分数值系用灼烧、称重后计算得出。

(三)试剂和材料

1. 乙酸镁[$(CH_3COO)_2Mg \cdot 4H_2O)$]分析纯。

2. 乙酸镁溶液(80g/L)称取8.0g乙酸镁加水溶解并定容至100ml,混匀。

3. 乙酸镁溶液(240g/L)称取24.0g乙酸镁加水溶解并定容至100ml,混匀。

(四)仪器和设备

1. 马弗炉温度≥600℃。

2. 天平感量为0.1g。

3. 石英坩埚或瓷坩埚。

4. 干燥器(内有干燥剂)。

5. 电热板。

6. 水浴锅。

(五)分析步骤

1. 坩埚的灼烧

取大小适宜的石英坩埚或瓷坩埚置马弗炉中,在550℃±25℃下灼烧0.5h,冷却至200℃左右,取出,放入干燥器中冷却30min,准确称量。重复灼烧至前后两次称量相差不超过0.5mg为恒重。

2. 称样

灰分大于10g/100g的试样称取2g~3g(精确至0.0001g);灰分小于10g/100g的试样称取3g~10g(精确至0.0001g)。

3. 测定

(1)一般食品:液体和半固体试样应先在沸水浴上蒸干。固体或蒸干后的试样,先在电热板上以小火加热使试样充分炭化至无烟,然后置于马弗炉中,在550℃±25℃灼烧4h。冷却至200℃左右,取出,放入干燥器中冷却30min,称量前如发现灼烧残渣有炭粒时,应向试样中滴入少许水湿润,使结块松散,蒸干水分再次灼烧至无炭粒即表示灰化完全,方可称量。

重复灼烧至前后两次称量相差不超过 0.5mg 为恒重。按式(22-19)计算。

（2）含磷量较高的豆类及其制品、肉禽制品、蛋制品、水产品、乳及乳制品：①称取试样后，加入 1.00ml 乙酸镁溶液（2408g/L）或 3.00ml 乙酸镁溶液（80g/L），使试样完全润湿。放置 10min 后，在水浴上将水分蒸干，以下步骤按"①一般食品"自"先在电热板上以小火加热……"起操作。按式(22-20)计算。②吸取 3 份与上述①相同浓度和体积的乙酸镁溶液，做 3 次试剂空白试验。当 3 次试验结果的标准偏差小于 0.003g 时，取算术平均值作为空白值。若标准偏差超过 0.003g 时，应重新做空白值试验。

（六）分析结果的表述

试样中灰分按式(22-19)、(22-20)式计算。

$$X_1 = \frac{m_1 - m_2}{m_3 - m_2} \times 100 \ (22\text{-}19)$$

$$X_2 = \frac{m_1 - m_2 - m_0}{m_3 - m_2} \times 100 \ (22\text{-}20)$$

式中：X_1（测定时未加乙酸镁溶液）—试样中灰分的含量，g/100g；

X_2（测定时加入乙酸镁溶液）—试样中灰分的含量，g/100g；

m_0—氧化镁（乙酸镁灼烧后生成物）的质量，g；

m_1—播祸和灰分的质量，g；

m_2—坩埚的质量，g；

m_3—坩埚和试样的质量，g。

试样中灰分含量≥10g/100g 时，保留 3 位有效数字；试样中灰分含量〈10g/100g 时，保留 2 位有效数字。

（七）精密度

在重复性条件下获得的两次独立测定结果的绝对差值不得超过算术平均值的 5%。

（邓美荣）

第四节　食品中酸度的检验

一、概述

（一）食品酸度及其测定意义

食品中的酸类物质包括无机酸、有机酸、酸式盐以及某些酸性有机化合物（如单宁等）这些酸有的是食品中本身固有的，如果蔬中含有的苹果酸、柠檬酸、酒石酸、琥珀酸、醋酸、草酸，肉、鱼中含有的乳酸等；有的是因发酵而产生的，如酸奶中的乳酸；有的是人为加进去的，如配制型饮料中加入的柠檬酸。

酸类物质在食品中主要有三个方面的作用：一是显味剂，不论哪种途径得到的酸味物质，都是食品重要的显味剂，对食品的风味有很大的影响。其中大多数的有机酸主要是苹果酸、柠檬酸、酒石酸等，通常称为果酸，具有很浓的水果香味，能刺激食欲，促进消化，在维持人体体液酸碱平衡方面起着重要的作用；二是保持颜色稳定，食品中酸味物质的存在，即 pH 值的高低，对保持食品颜色的稳定性，起着一定的作用。例如，水果加工过程中，如果加酸降低递质的 pH 值,可抑制水果的酶促褐变,从而保持水果的本色;选用 pH 为 6.5～7.2 的沸水热烫蔬菜,能很好地保持绿色蔬菜特有的鲜绿色;三是防腐作用,酸味物质在食品中还能起到一定的防腐作用。当食品的 pH 小于 2.5 时,一般除霉菌外,大部分微生物的生长都受到了抑制;若将醋酸的浓度控制在 6% 时,可有效地抑制腐败菌的生长。

食品中酸度的测定具有重要的意义。通过食品中存在的酸类物质,可以判断食品的成熟度。如番茄在成熟过程中,总酸度从绿熟期的 0.94% 下降到完熟期的 0.64%,同时糖的含量增加,其糖酸比增大,具有良好的口感;通过食品中存在的酸类物质,可以判断食品的新鲜程度以及是否腐败。如牛乳及乳制品中的乳酸含量过高,说明已由乳酸菌发酵而腐败变质;新鲜的油脂常为中性,不含游离脂肪酸,但在放置过程中,本身所含的脂肪酶水解油脂生成脂肪酸,油脂酸败,其新鲜程度也随之下降。油脂中游离脂肪酸含量的多少,是其品质好坏和精炼程度的重要指标之一;水果制品中含有游离的半乳糖醛酸时,说明其已受到霉烂水果的污染。

（二）食品酸度的表示方法

食品中酸度的表示方法有:总酸度、有效酸度、挥发性酸度、酸价、牛奶酸度等。

1. 总酸度

指食品中所有酸性物质的总量,包括离解的和未离解的酸的总和,常用标准碱溶液进行滴定,并以样品中主要代表酸的百分含量来表示,故总酸又称可滴定酸度。

2. 有效酸度

指样品中呈离子状态的氢离子的浓度(准确地说应该是活度),用 pH 计(酸度计)进行测定,用 pH 表示。

3. 挥发性酸度

指食品中易挥发的有机酸,如乙酸、甲酸及丁酸等低碳链的直链有机酸,可通过蒸馏法分离,再用标准碱溶液进行滴定。

4. 酸价

在测定脂类的酸度时通常用酸价表示,即以酚酞作指示剂,中和 1g 样品消耗氢氧化钾的毫克数。

5. 牛乳酸度

牛乳中有两种酸度:外表酸度和真实酸度。牛乳酸度是外表酸度与真实酸度之和。

外表酸度又称固有酸度,是指刚挤出来的新鲜牛乳本身所具有的酸度,主要来源于新鲜牛乳中的酪蛋白、清蛋白、柠檬酸盐及磷酸盐等酸性成分。外表酸度在新鲜牛乳中约占 0.15%～0.18%(以乳酸计)。

真实酸度又称发酵酸度,是指牛乳在放置、运输等过程中,由于乳酸菌的作用,乳糖分解产生乳酸而升高的那部分酸度。若牛乳的含酸量超过 0.20%,则可认为牛乳不新鲜。

牛乳酸度一般有两种表示方法:①牛乳酸度°T,滴定 100ml 牛乳所消耗 0.1mol/L 的氢氧化钠的体积(ml),或滴定 10ml 牛乳所消耗 0.1mol/L 的氢氧化钠的体积(ml)乘以 10,新鲜牛乳酸度一般为 16°T～18°T;②用乳酸的百分含量来表示,与总酸度的计算方法一样,用乳酸表示牛乳的酸度。

二、出厂检验项目要求测定酸度的食品

实行食品生产许可证制度,审查细则中出厂检验项目要求测定总酸的食品如表 22-12

所示。

表 22-12　出厂检验项目要求测定总酸的食品

产品单元名称	标准号	标准名称
食醋、酱油、酱腌菜、罐头食品、液体调味料、乳制品、果（蔬）汁及果（蔬）汁饮料、白酒、啤酒、挂面、谷物粉类制成品	GB/T 12456	《食品中总酸的测定》
	GB/T 5413.34	《食品安全国家标准乳和乳制品酸度的测定》
	GB/T 10345	《白酒分析方法》
	GB/T 5009.53	《淀粉类制品卫生标准的分析方法》

实行食品生产许可证制度，审查细则中出厂检验项目要求测定挥发酸的食品如表 22-13 所示。

表 22-13　出厂检验项目要求测定挥发酸的食品

产品单元名称	标准号	标准名称
葡萄酒	GB/T 15038	《葡萄酒、果酒通用分析方法》

三、酸度的测定方法

（一）总酸、淀粉类制品酸度的测定—滴定法

1. 原理

根据酸碱中和原理，用碱液滴定试液中的酸，以酚酞为指示剂确定滴定终点。按碱液的消耗量计算食品中的总酸含量。

2. 适用范围

各类色泽较浅的食品中总酸含量的测量。

3. 操作方法

按照 GB/T 12456《食品中总酸的测定》、GB/T 5009.53《淀粉类制品卫生标准的分析方法》执行。

4. 说明及注意事项

若样液颜色过深或浑浊，终点不易判断时，可采用电位滴定法。如酱油总酸的测定。

（二）挥发性酸度的测定—水蒸馏法

测定挥发酸含量的方法有两种：直接法和间接法。测定时可根据具体情况选用。直接法是通过蒸馏或萃取等方法将挥发酸分离出来，然后用标准碱滴定。间接法则是先将挥发酸蒸馏除去，滴定残留的不挥发酸，然后从总酸度中减去不挥发酸，即可求得挥发酸含量。

1. 原理

用水蒸气蒸馏样品，使总挥发酸与水蒸气一同从溶液中蒸馏出来。用 NaOH 标准溶液滴定馏出液，即可得出挥发酸的含量。

2. 适用范围

各类饮料、果蔬及其制品（发酵制品、酒类等）中挥发酸含量的测定。

3. 说明及注意事项

(1)蒸汽发生器内的水在蒸馏前须预先煮沸。

(2)整个蒸馏时间内要维持烧瓶内液面一定。

(3)整套蒸馏装置的各个连接处应密封,切不可漏气。

四、食品中总酸的测定

(一)范围

该标准规定了酸碱滴定法和 pH 电位法测定食品中总酸的分析步骤。

该标准适用于果蔬制品、饮料、乳制品、饮料酒、蜂产品、淀粉制品、谷物制品和调味品等食品中总酸的测定。该标准的酸碱滴定法不适用于有颜色或浑浊不透明的试液。

(二)酸碱滴定法

1. 方法

根据酸碱中和原理,用碱液滴定试液中的酸,以酚酞为指示剂确定滴定终点。按碱液的消耗量计算食品中的总酸含量。

2. 试剂和溶液

(1)试剂和分析用水:所有试剂均使用分析纯试剂;分析用水应符合 GB/T 6682 规定的二级水规格或蒸馏水,使用前应经煮沸、冷却。

(2)0.1mol/L 氢氧化钠标准滴定溶液:按 GB/T 601 配制与标定。

(3)0.01mol/L 氢氧化钠标准滴定溶液:量取 100ml 0.1mol/L 氢氧化钠标准滴定溶液稀释到 1000ml(用时当天稀释)。

(4)0.05mol/L 氢氧化钠标准滴定溶液:量取 100ml 0.1mol/L 氢氧化钠标准滴定溶液稀释到 200ml(用时当天稀释)。

(5)1‰酚酞溶液:称取 1g 酚酞,溶于 60ml 95％乙醇中,用水稀释至 100ml。

3. 仪器和设备

(1)组织捣碎机。

(2)水浴锅。

(3)研钵。

(4)冷凝管。

4. 试样的制备

(1)液体样品:不含二氧化碳的样品:充分混合均匀,置于密闭玻璃容器内。

含二氧化碳的样品:至少取 200g 样品于 500ml 烧杯中,置于电炉上,边搅拌边加热至微沸腾,保持 2min,称量,用煮沸过的水补充至煮沸前的质量,置于密闭玻璃容器内。

(2)固体样品:取有代表性的样品至少 200g,置于研钵或组织捣碎机中,加入与样品等量的煮沸过的水,用研钵研碎,或用组织捣碎机捣碎,混匀后置于密闭玻璃容器内。

(3)固、液体样品:按样品的固、液体比例至少取 200g,用研钵研碎,或用组织捣碎机捣碎,混匀后置于密闭玻璃容器内。

5. 试液的制备

(1)总酸含量小于或等于 4g/kg 的试样:将已制备好的试样用快速滤纸过滤。收集滤液,用于测定。

（2）总酸含量大于 4g/kg 的试样：称取 10g～50g 已制备好的试样，精确至 0.001g，置于 100ml 烧杯中。用约 80℃煮沸过的水将烧杯中的内容物转移到 250ml 容量瓶中（总体积约 150ml）。置于沸水浴中煮沸 30min（摇动 2 次～3 次，使试样中的有机酸全部溶解于溶液中），取出，冷却至室温（约 20℃），用煮沸过的水定容至 250ml。以用快速滤纸过滤。收集滤液，用于测定。

6. 分析步骤

（1）称取 25.000g～50.000g 试液，使之含 0.035g～0.070g 酸，置于 250ml 三角瓶中。加 40ml～60ml 水及 0.2ml 1% 酚酞指示剂，用 0.1mol/L 氢氧化钠标准滴定溶液（如样品酸度较低，可用 0.01mol/L 或 0.05mol/L 氢氧化钠标准滴定溶液）滴定至微红色 30s 不退色。记录消耗 0.1mol/L 氢氧化钠标准滴定溶液的体积的数值（v_1）。

同一被测样品应测定两次。

（2）空白试验：用水代替试液。按上述步骤 1）操作。记录消耗 0.1mol/L 氢氧化钠标准滴定溶液的体积的数值（V_2）。

7. 结果计算

食品中总酸的含量以质量分数 X 计，数值以克每千克（g/kg）表示，按式（22-21）计算：

$$X = \frac{c \times (V_1 - V_2) \times K \times F}{m} \times 1000 \quad (22\text{-}21)$$

式中：c—氢氧化钠标准滴定溶液浓度的准确的数值，mol/L；

V_1—滴定试液时消耗氢氧化钠标准滴定溶液的体积的数值，ml；

V_2—空白试验时消耗氢氧化钠标准滴定溶液的体积的数值，ml；

K—酸的换算系数：苹果酸，0.067；乙酸，0.060；酒石酸，0.075；柠檬酸，0.064；柠檬酸，0.070（含一分子结晶水）；乳酸，0.090；盐酸，0.036；磷酸 0.049；

F—试液的稀释倍数；

m—试样的质量的数值，g。

计算结果表示到小数点后 2 位。

8. 允许差

同一样品，两次测定结果之差，不得超过两次测定平均值的 2%。

（三）pH 电位法

1. 方法提要

根据酸碱中和原理，用碱液滴定试液中的酸，溶液的电位发生"突跃"时，即为滴定终点。按碱液的消耗量计算食品中的总酸含量。

2. 试剂和溶液

（1）试剂和分析用水：所有试剂均使用分析纯试剂；分析用水应符合 GB/T 6682 规定的二级水规格或蒸馏水，使用前应经煮沸、冷却。

（2）pH8.0 缓冲溶液：按 GB/T 604 配制。

（3）0.1mol/L 盐酸标准滴定溶液：按 GB/T 601 配制与标定。

（4）0.1mol/L 氢氧化钠标准滴定溶液：按 GB/T 601 配制与标定。

（5）0.01mol/L 氢氧化钠标准滴定溶液：量取 100ml 0.1mol/L 氢氧化钠标准滴定溶液稀释到 1000ml（用时当天稀释）。

(6)0.05mol/L 氢氧化钠标准滴定溶液:量取 100ml0.1mol/L 氢氧化钠标准滴定溶液稀释到 200ml(用时当天稀释)。

(7)0.05mol/L 盐酸标准滴定溶液:按 GB/T 601 配制与标定。

3. 仪器和设备

(1)酸度计:精度±0.1(pH)。

(2)玻璃电极和饱和甘汞电极。

(3)电磁搅拌器。

(4)组织捣碎机。

(5)研钵。

(6)水浴锅。

(7)冷凝管。

4. 试样的制备

同酸碱滴定法。

5. 试液的制备

同酸碱滴定法。

6. 分析步骤

(1)果蔬制品、饮料、乳制品、饮料酒、淀粉制品、谷物制品和调味品等试液

称取 20.000g～50.000g 试液,使之含 0.035g～0.070g 酸,置于 150ml 烧杯中,加 40ml～60ml 水。将酸度计电源接通,指计稳定后,用 pH8.0 的缓冲溶液校正酸度计。将盛有试液的烧杯放到电磁搅拌器上,浸入玻璃电极和甘汞电极。按下读数开关,开动搅拌器,迅速用 0.1mol/L 氢氧化钠标准滴定溶液(如样品酸度低,可用 0.01mol/L 或 0.05mol/L 氢氧化钠标准滴定溶液)滴定,随时观察溶液 pH 的数值变化。接近滴定终点时,放慢滴定速度。一次滴加半滴(最多一滴),直至溶液的 pH 达到终点。记录消耗氢氧化钠标准滴定溶液的体积的数值(V_3)。

同一被测样品应测定 2 次。

(2)蜂产品:称取约 10g 混合均匀的试样,精确至 0.001g,置于 150ml 烧杯中,加 80ml 水,以下按 α 酸碱滴定法 6. 分析步骤操作。用 0.05mol/L 氢氧化钠标准滴定溶液以 5.0ml/min 的速度滴定。当 pH 到达 8.5 时停止滴加。继续加入 10ml0.05mol/L 氢氧化钠标准滴定溶液。记录消耗 0.05mol/L 氢氧化钠标准滴定溶液的总体积数值(V_3)。立即用 0.05mol/L 盐酸标准滴定溶液反滴定至 pH 为 8.2。记录消耗 0.05mol/L。盐酸标准滴定溶液的体积数值(V_5)。

同一被测样品应测定 2 次。

(3)空白试验:以上(1)和(2)的操作都应用水代替试液做空白试验,记录消耗氢氧化钠标准滴定溶液的体积数值(V_4)。

各种酸滴定终点的 pH:磷酸,8.7～8.8;其他酸,8.3±0.1。

7. 结果计算

(1)按"分析步骤(1)"操作步骤的结果计算:食品中总酸的含量以质量分数 X_1 计,数值以克每千克(g/kg)表示,按式(22-22)计算:

$$X_1 = \frac{[c_1 \times (V_3 - V_4)] \times K \times F_1}{m_1} \times 1000 \quad (22\text{-}22)$$

式中：c_2—氢氧化钠标准滴定溶液浓度的准确的数值，mol/L；

V_3—滴定试液时消耗氢氧化钠标准滴定溶液的体积的数值，ml；

V_4—空白试验时消耗氢氧化钠标准滴定溶液的体积的数值，ml；

K—酸的换算系数：苹果酸，0.067；乙酸，0.060；酒石酸 0.075；柠檬酸，0.064；柠檬酸，0.070（含一分子结晶水）；乳酸，0.090；盐酸，0.036；磷酸，0.049；

F_1—试液的稀释倍数；

m_1—试样的质量的数值，g。

（2）按"分析步骤（2）"操作步骤的结果计算：食品中总酸的含量以质量分数 X_2 计，数值以克每千克（g/kg）表示，按式（22-23）计算：

$$X_2 = \frac{[c_2 \times (V_3 - V_4) - c_3 \times V_5] \times K \times F_2}{m_1} \times 1000 \quad (22\text{-}23)$$

式中 c_2—氢氧化钠标准滴定溶液浓度的准确的数值，mol/L；

c_3—盐酸标准滴定溶液浓度的准确的数值，mol/L；

V_3—滴定试液时消耗氢氧化钠标准滴定溶液的体积的数值，ml；

V_4—空白试验时消耗氢氧化钠标准滴定溶液的体积的数值，ml；

V_5—反滴定时消耗盐酸标准滴定溶液的体积的数值，ml；

K—酸的换算系数：苹果酸，0.067；乙酸，0.060；酒石酸 0.075；柠檬酸，0.064；柠檬酸，0.070（含一分子结晶水）；乳酸，0.090；盐酸，0.036；磷酸，0.049；

F_2—试液的稀释倍数；

M_2—试样的质量的数值，g。

计算结果表示到小数点后 2 位。

8. 允许差

同一样品两次测定结果之差不得超过两次测定平均值的 2%。

（邓美荣）

第五节　食品中脂肪的检验

一、概述

（一）脂肪在生物体内的功能及其测定意义

食品中的脂类主要包括脂肪（三酰甘油）以及一些类脂，如脂肪酸、磷脂、糖脂、甾醇、脂溶性维生素、蜡等。大多数动物性食品和某些植物性食品（如种子、果实、果仁）都含有天然脂肪和脂类化合物。

脂肪是食品中重要的营养成分之一，在生物体内具有重要的功能。

脂肪是生物体内储存能量并供给能量的物质。脂肪是食物中能量最高的营养素，是生物体内能量贮存的最好形式，每克脂肪在体内氧化后可释放能量 9kcal（1 kcal＝4.1868kJ），是等量的蛋白质和碳水化合物的近 2 倍，是人体能量的重要来源。除供生理代谢及人体活动所需能量外，多余的部分可转化为组织脂肪，贮存于体内各组织之间，在必要时可为身体提供能量。当摄入脂肪过多,体内贮存脂肪多时,人就会发胖;长期摄入脂肪过少会使贮存脂肪耗竭,而使人消瘦。

脂肪能提供人体组织材料。脂肪中的磷脂和胆固醇是人体细胞的主要成分,脑细胞和神经细胞中含量最多。一些固醇则是制造体内固醇类激素的必须物质,如肾上腺皮质激素和性激素等。

脂肪为人体提供必须脂肪酸。必须脂肪酸如亚油酸、亚麻酸等是人体磷脂、胆固醇和细胞膜的组成成分,均靠食物脂肪提供。

脂肪是脂溶性维生素的良好溶剂。维生素 A、维生素 D、维生素 E 等不能溶于水,只能溶于脂类物质中才能被人体吸收。

脂肪在动物体内具有保温、保护器脏的作用。脂肪是热的绝缘体,皮下的脂肪组织构成是保护身体的隔离层,能防止体温的发散,起到保持体温的作用。另外,脂肪作为填充衬垫,可以保护和固定人体器官,避免移位,使人体承受很大的外界压力。

脂肪能庇护蛋白质。膳食中有足够的脂肪,人体代谢和活动所需能量就无须动用蛋白质。作为建造和修补人体组织,促进生长发育的蛋白质得到脂肪的庇护,便可物尽其用,发挥更大的生理效用。脂肪与蛋白质结合生成的脂蛋白,在调节人体生理功能和完成体内生化反应方面也起着十分重要的作用。

脂肪的测定在食品工业中具有重要的意义。在食品生产加工过程中,原料、半成品、成品的脂类的含量直接影响到产品的外观、风味、口感、组织结构、品质等。蔬菜本身的脂肪含量较低,在生产蔬菜罐头时,添加适量的脂肪可改善其产品的风味。对于面包之类的焙烤食品,脂肪含量特别是卵磷脂等组分,对于面包的柔软度、面包的体积及其结构都有直接影响,因此,在含脂肪的食品中,其含量都有一定的规定,是食品质量管理中的一项重要指标。测定食品的脂肪含量,可以用来评价食品的品质,衡量食品的营养价值,而且对实行工艺监督,生产过程的质量管理,研究食品的储藏方式是否恰当等方面都有重要的意义。

(二)食品中脂肪的存在形式

食品中脂肪的存在形式有游离态的,如动物性脂肪和植物性油脂;也有结合态的,如天然存在的磷脂、糖脂、脂蛋白及其某些加工食品(如焙烤食品、麦乳精等)中的脂肪,与蛋白质或碳水化合物等形成结合态。对于大多数食品来说,游离态的脂肪是主要的,结合态的脂肪含量较少。

(三)测定脂肪常用的溶剂

脂类不溶于水,易溶于有机溶剂。测定脂类大多采用低沸点有机溶剂萃取的方法。常用的溶剂有无水乙醚、石油醚、氯仿-甲醇的混合溶剂等。

1. 乙醚

乙醚沸点低(34.6℃),溶解脂肪的能力比石油醚强。现有的食品脂肪含量的标准分析方法都是采用乙醚作为提取剂。但乙醚易燃,可饱和2%的水分。含水乙醚会同时抽出糖分等非脂成分,所以,实际使用时必须采用无水乙醚作提取剂,被测样品也必须事先烘干。乙醚一般贮存在棕色瓶子中,因为光下照射会产生过氧化物,如果有应当除掉。

2. 石油醚

石油醚具有较高的沸点(沸程为 35℃～45℃),吸收水分比乙醚少,没有乙醚易燃,用它作提取剂时,允许样品含有微量的水分。它没有胶溶现象,不会夹带胶态的淀粉、蛋白质等物质。采用石油醚抽出物比较接近真实的脂类。

乙醚、石油醚这两种溶剂只能直接提取游离的脂肪,对于结合态的脂类,必须预先用酸或碱破坏脂类和非脂的结合后才能提取。因二者各有特点,故常常混合使用。

3. 氯仿-甲醇

氯仿-甲醇是另一种有效的溶剂,它对脂蛋白、磷脂的提取效率较高,特别适用于水产品、家禽、蛋制品等食品中脂肪的提取。

部分食品的脂肪含量如表 22-14 所示。

表 22-14　常见食品中脂肪含量

种类	牛乳	黄豆	生花生仁	芝麻	稻谷	全蛋	水果
脂肪含量	3.5~4.2	12.1~20.2	30.5~39.2	50~57	0.4~3.0	11.3~15.0	<1.1

二、出厂检验项目要求测定脂肪的食品

实行食品生产许可证制度,审查细则中出厂检验项目要求测定脂肪的食品如表 7-16 所示。

表 22-15　出厂检验项目要求测定脂肪的食品

产品单元名称	标准号	标准名称
食用油脂制品(食用氢化油)、人造奶油(黄油)、起酥油、代可可脂、半固态调味料()花生酱、芝麻酱)、乳制品、婴幼儿配方乳粉婴幼儿及其他配方谷粉、蛋制品(高邮咸鸭蛋)、肉制品、方便面(油炸型)、膨化食品	GB/T 5009.6	《食品中脂肪的测定》
	GB/T 5413.3	《食品安全国家标准 婴幼儿食品和乳品中脂肪的测定》
	GB/T 14772	《食品中粗脂肪的测定》

三、脂肪的测定方法

不同种类的食品,由于其中脂肪的含量及存在形式不同,因此测定脂肪的方法也就不同。常用的测脂的方法有索氏抽提法、酸水解法、罗紫-哥特里法、巴布科克氏法和盖勃氏法、氯仿-甲醇提取法等。过去普遍采用索氏抽提法,该法至今仍被认为是测定多种食品脂类含量的具有代表性的方法,但对某些样品其测定结果往往偏低。酸水解法能对包括结合脂在内的全部脂类进行测定。罗紫-哥特里法、巴布科克氏法和盖勃氏法主要用于乳及乳制品中的脂类的测定。不同种类的食品,采用不同的测定方法。

(一)索氏抽提法

1. 原理

样品经前处理后,放入圆筒滤纸内,将滤纸筒置于索式提取管中,利用乙醚或石油醚在水浴中加热回流,使样品的脂肪进入溶剂中,回收溶剂后所得到的残留物即为脂肪(此时为粗脂肪因为除脂肪外,还含色素及挥发油、蜡、树脂等)。用索氏抽提法测得的脂肪为游离脂肪。

2. 适用范围

适用于脂肪含量较高、结合态的脂类含量较少能烘干磨细、不易潮解结块的样品,如肉

制品、豆制品、谷物、坚果、油炸果品、中西式糕点等粗脂肪含量的测定。不适用于乳及乳制品。该法是一种经典分析方法,但操作费时,而且溶剂消耗量大。

3. 操作方法

按照 GB/T 5009.6—2003《食品中脂肪的测定》第一法执行,具体见本节四中所述。

4. 说明及注意事项

(1)索氏抽提器是利用溶剂回流和虹吸原理,使固体物质每一次都被纯的溶剂所萃取,而固体物质中的可溶物则富集于接收瓶中。

(2)乙醚或石油醚是易燃、易爆物质,实验室要注意通风并且不能有火源。挥发乙醚或石油醚时不能直火加热,应采用水浴。

(3)滤纸筒高度不能超过虹吸管(回流弯管),否则乙醚不易穿透样品,脂肪不能提尽而造成误差。

(4)所用乙醚必须是无水乙醚,如含有水分则可能将样品中的糖以及无机物抽出,造成误差。如果没有无水乙醚,可以自己制备,制备方法是:在 100ml 乙醚中加入无水石膏 50g,振摇数次,静置 10h 以上,蒸馏,收集 35℃ 以下的蒸馏液,即可用。

(5)乙醚若放置时间过长,会产生过氧化物。过氧化物不稳定,当蒸馏或干燥时会发生爆炸,故使用前应严格检查,并除去过氧化物。

检查方法:取 5ml 乙醚于试管中,加 100g/L 的 KI 溶液 1ml,充分振摇 1min。静置分层。若有过氧化物则放出游离碘,水层呈黄色,则该乙醚需处理后使用。

去除过氧化物的方法:将乙醚倒入蒸馏瓶中,加一段无锈铁丝或铝丝,收集重蒸馏乙醚。

(6)对于糖类、碳水化合物含量较高的样品,可先用冷水处理以除去糖分,干燥后再提取脂肪。

(7)提取时,水浴温度不能过高,一般使乙醚刚开始沸腾即可(约 45℃),回流速度以 6 次/h~8 次/h 为宜。

(8)接收瓶在烘箱中干燥时,瓶口侧放,以利于空气流通,而且先不要关上烘箱门,于 90℃ 以下鼓风干燥 10min~20min,驱尽残余溶剂后再将烘箱门关紧,升至所需温度。

(9)冷凝管上端最好连接一个氯化钙干燥管,这样不仅可以防止空气中的水分进入,而且还可以避免乙醚挥发在空气中,防止实验室微小环境空气污染。亦可用一小团脱脂棉轻轻塞入冷凝管上口。

(10)这里恒重的概念有区别,反复加热可能会因脂类氧化而增重,质量增加时,以增重前的质量作为恒重。

(二)酸水解法原理

1. 试样

经酸水解后用乙醚提取,除去溶剂即得总脂肪含量。酸水解法测得的为游离及结合脂肪的总量。

2. 仪器

100ml 具塞刻度量筒。

3. 操作方法

按照 GB/T 5009.6-2003《食品中脂肪的测定》第二法执行,具体见本节四中所述。

4. 说明及注意事项

(1)在用强酸处理样品时,一些本来溶于乙醚的碱性有机物质与酸结合生成不溶于乙醚的盐类,同时在处理过程中产生的有些物质也会进入乙醚,因此最好用石油醚处理抽提物。

(2)固体样品应充分磨细,液体样品要混合均匀,否则会因消化不完全而使结果偏低。

(3)挥干溶剂后,若残留物中有黑色焦油状杂质(系分解物与水一同混入所致),可用等量的乙醚和石油醚溶解后过滤,再挥干溶剂,否则会导致测定结果偏高。

(4)由于磷脂在酸水解条件下会分解,故对于磷脂含量高的食品,如鱼、肉、蛋及其制品、大豆及其制品等不宜采用此法。对于含糖量高的食品,由于糖遇强酸易炭化而影响测定结果,因此也不适宜采用此法。

四、食品中脂肪的测定

(一)范围

该标准规定了食品中脂肪含量的测定方法。

该标准适用于肉制品、豆制品、谷物、坚果、油炸果品、中西式糕点等粗脂肪含量的测定,不适用于乳及乳制品。

(二)第一法—索氏抽提法

1. 原理

试样用无水乙醚或石油醚等溶剂抽提后,蒸去溶剂所得的物质,称为粗脂肪。因为除脂肪外,还含色素及挥发油、蜡、树脂等物。抽提法所测得的脂肪为游离脂肪。

2. 试剂

(1)无水乙醚或石油醚。

(2)海砂:取用水洗去泥土的海砂或河砂,先用盐酸(1+1)煮沸 0.5h,用水洗至中性,再用氢氧化钠溶液(240g/L)煮沸 0.5h,用水洗至中性,经 100℃±5℃ 干燥备用。

3. 仪器

索氏提取器。

4. 分析步骤

(1)试样处理

①固体试样:谷物或干燥制品用粉碎机粉碎过 40 目筛;肉用绞肉机绞两次;一般用组织捣碎机捣碎后,称取 2.00g～5.00g(可取测定水分后的试样),必要时拌以海砂,全部移入滤纸筒内。

②液体或半固体试样:称取 5.00g～10.00g,置于蒸发皿中,加入约20g 海砂于沸水浴上蒸干后,在 100℃±5℃ 干燥,研细,全部移入滤纸筒内。蒸发皿及附有试样的玻棒,均用沾有乙醚的脱脂棉擦净,并将棉花放入滤纸筒内。

(2)抽提:将滤纸筒放入脂肪抽提器的抽提筒内,连接已干燥至恒量的接收瓶,由抽提器冷凝管上端加入无水乙醚或石油醚至瓶内容积的 2/3 处,于水浴上加热,使乙醚或石油醚不断回流提取(6 次/h～8 次/h),一般抽提 6h～12h。

(3)称量:取下接收瓶,回收乙醚或石油醚,待接收瓶内乙醚剩 1ml～2ml 时在水浴上蒸干,再于 100℃±5℃ 干燥 2h,放干燥器内冷却 0.5h 后称量。重复以上操作直至恒量。

5. 结果计算

$$X = \frac{m_1 - m_0}{m_2} \times 100 \quad (22\text{-}25)$$

式中:X—试样中粗脂肪的含量,g/100g;

m_1—接收瓶和粗脂肪的质量,g;

m_0—接收瓶的质量,g;

m_2—试样的质量(如是测定水分后的试样,则按测定水分前的质量计),g。

计算结果表示到小数点后一位。

6. 精密度

在重复性条件下获得的两次独立测定结果的绝对差值不得超过算术平均值的10%。

(三)第二法—酸水解法

1. 原理

试样经酸水解后用乙醚提取,除去溶剂即得总脂肪含量。酸水解法测得的为游离及结合脂肪的总量。

2. 试剂

(1)盐酸。

(2)乙醇(95%)。

(3)乙醚。

(4)石油醚(30℃~60℃沸程)。

3. 仪器

100ml 具塞刻度量筒。

4. 分析步骤

(1)按以下方法进行试样处理。

①固体试样:称取约 2.00g 按"第一法 1)固体试样"制备的试样置于 50ml 大试管内,加 8ml 水,混匀后再加 10ml 盐酸。

②液体试样:称取 10.00g,置于 50ml 大试管内,加 10ml 盐酸。

(2)将试管放入 70℃~80℃水浴中,每隔 5min~10min 以玻璃棒搅拌一次,至试样消化完全为止,约 40min~50min。

(3)取出试管,加入 10ml 乙醇,混合。冷却后将混合物移入 100ml 具塞量筒中,以 25ml 乙醚分次洗试管,一并倒入量筒中。待乙醚全部倒入量筒后,加塞振摇 1min,小心开塞,放出气体,再塞好,静置 12min,小心开塞,并用石油醚-乙醚等量混合液冲洗塞及筒口附着的脂肪。静置 10min~20min,待上部液体清晰,吸出上清液于已恒量的锥形瓶内,再加 5ml 乙醚于具塞量筒内,振摇,静置后,仍将上层乙醚吸出,放入原锥形瓶内。将锥形瓶置水浴上蒸干,置 100±5℃烘箱中干燥 2h,取出放干燥器内冷却 0.5h 后称量,重复以上操作直至恒量。

5. 计算

同第一法索氏抽提法。

6. 精密度

同第一法索氏抽提法。

(邓美荣)

第六节　食品中碳水化合物的检验

一、概述

(一)碳水化合物

碳水化合物亦统称为糖类,是多羟基醛、多羟基酮以及它们的缩合物的总称。因为糖类由碳、氢、氧三种元素组成,所含的氢氧的比例为二比一,和水一样,大多数糖类的分子式可以用 $C_m(H_2O)$ 来表示,故称为碳水化合物。碳水化合物是生物界三大基础物质之一,也是人类生命活动所需能量的主要供给源。一些糖与蛋白质、脂肪等结合生成糖蛋白和糖脂,这些物质都具有重要的生理功能。

碳水化合物是自然界中最丰富的有机物质,主要存在于植物界,是食品工业的主要原辅材料,是大多数食品的重要的组成成分。谷类食物和水果、蔬菜的主要成分就是碳水化合物,但在各种食品中其存在形式和含量各不相同。

(二)碳水化合物的分类

碳水化合物分为单糖、双糖、低聚糖、多糖。糖的结合物有糖脂、糖蛋白、蛋白多糖。

单糖是不能再水解的糖。如葡萄糖、果糖、半乳糖。单糖易溶于水,不经过消化液的作用可以直接被肌体吸收利用,是新陈代谢中的主要燃料,能提供能量(主要以葡萄糖为主)及用于生物合成。人体中的血糖就是单糖中的葡萄糖。

双糖是由两分子单糖组合而成的糖类。它们是最简单的多糖,易溶于水,需经分解为单糖后,才能被肌体吸收利用。如蔗糖由一个葡萄糖分子与一个果糖分子缩合而成,是存量最为丰富的双糖,是植物体内存在最主要的糖类;乳糖是由一个半乳糖分子与一个葡萄糖分子形成的双糖,广泛的存在于天然产物中,如哺乳动物的乳汁;另外一个常见的双糖为麦芽糖,由两个葡萄糖分子缩合而成。

低聚糖是指由 3 个～10 个单糖分子通过糖苷键缩合而成的化合物。

多糖是指由 10 个以上的单糖分子通过糖苷键缩合而成的高分子化合物。在酸、碱或酶的作用下,可以逐级水解,直至为单糖。如淀粉、纤维素、果胶等。

(三)碳水化合物在生物体内的功能及其测定意义

碳水化合物在生物体内具有重要的功能。碳水化合物是人和动物体的主要供能物质。人体摄入的碳水化合物在体内经消化变成葡萄糖或其他单糖参加机体代谢,人体中所需要的热能 60%～70% 来自于碳水化合物,特别是人体的大脑,不能利用其他物质供能,血中的葡萄糖是其唯一的热能来源,当血糖过低时,可出现休克、昏迷甚至死亡。

碳水化合物构成细胞和组织。每个细胞都有碳水化合物,其含量为 2%～10%,主要以糖脂、糖蛋白和蛋白多糖的形式存在,分布在细胞膜、细胞器膜、细胞浆以及细胞间质中。

碳水化合物可节省蛋白质。食物中碳水化合物不足,机体不得不动用蛋白质来满足机体活动所需的能量,这将影响机体用蛋白质进行合成新的蛋白质和组织更新。因此,完全不吃主食,只吃肉类是不适宜的,因肉类中含碳水化合物很少,这样机体组织将用蛋白质产热,对机体没有好处。

碳水化合物帮助脂肪代谢。脂肪氧化供能时必须依靠碳水化合物供给热能,才能氧化完全。糖不足时,脂肪氧化不完全,就会产生酮体,甚至引起酸中毒。

碳水化合物的测定在食品工业中具有特别重要的意义。在食品加工工艺中,糖类对食品的形态、组织结构、理化性质及其色、香、味等都有很大的影响。同时,糖类的含量还是食品营养价值高低的重要标志,也是某些食品重要的质量指标。碳水化合物的测定是食品的主要分析项目之一。

二、出厂检验项目要求测定碳水化合物的食品

实行食品生产许可证制度,审查细则中出厂检验项目要求测定糖分的食品如表 22-16 所示。

表 22-16　出厂检验项目要求测定糖分的食品

产品单元名称	标准号	标准名称
酱类(甜面酱)、糖(还原糖)蜂蜜(蔗糖)糖(绵白糖、赤砂糖)(总糖)罐头(果酱罐头)、葡萄酒、露酒(总糖)	GB/T 5009.7—2008	《食品中还原糖的测定》
	GB/T 5009.8—2008	《食品中蔗糖的测定》

三、碳水化合物的测定方法

食品中碳水化合物的测定方法很多,单糖和低聚糖的测定采用的方法有物理法、化学法、色谱法和酶法等。物理法包括相对密度法、折光法和旋光法等。这些方法比较简便,对一些特定的样品或在生产过程中进行监控,采用物理法较为方便。化学法是一种广泛采用的常规分析法,它包括还原糖法(斐林氏法、高锰酸钾法等)、碘量法、缩合反应法等。化学法测得的多为糖的总量,不能确定糖的种类及每种糖的含量。利用色谱法可以对样品中的各种糖类进行分离定量。目前利用气相色谱和高效液相色谱分离和定量食品中的各种糖类已得到广泛应用。近年来发展起来的离子交换色谱具有灵敏度高、选择性好等优点,也已成为一种卓有成效的糖的色谱分析法。用酶法测定糖类也有一定的应用,如片半乳糖脱氢酶测定半乳糖、乳糖,用葡萄糖氧化酶测定葡萄糖等。

（一）还原糖的提取

还原糖是指具有还原性的糖类,葡萄糖、果糖、麦芽糖和乳糖等均为还原糖。还原糖最常用的提取方法是温水(40℃～50℃)提取。例如对于糖制品、果蔬及果蔬制品等通常都是用水作提取剂。但对于淀粉、菊糖含量较高的干果类,如板栗、菊芋、豆类及干燥植物样品,用水提取时会使部分淀粉、糊精等进入溶液而影响分析结果,故一般采用乙醇溶液作为这类样品的提取剂(若样品含水量高,可适当提高乙醇溶液的浓度,使混合后的最终浓度落在上述范围)。

在糖类提取液中,除了所需测定的糖分外,还可能含有蛋白质、氨基酸、多糖、色素、有机酸等干扰物质,这些物质的存在将影响糖类的测定并使下一步的过滤产生困难。因此,需要在提取液中加入澄清剂以除去这些干扰物质。而对于水果等有机酸含量较高的样品,提取时还应调节 pH 值至近中性,因为有机酸的存在会造成部分双糖的水解。

澄清剂的种类很多,使用时应根据提取液的性质、干扰物质的种类与含量以及采取的测定方法等加以选择。总的原则是:能完全除去干扰物质,但不会吸附糖类,也不会改变糖液的性质。常用的澄清剂有:

1. 中性醋酸铅溶液[$Pb(CH_3COO)_2 \cdot 3H_2O$]

醋酸铅溶液适用于植物性样品、果蔬及其果蔬制品、焙烤食品、浅色糖及其糖浆制品等，是食品分析中应用最广泛也是使用最安全的一种澄清剂。但中性醋酸铅不能用于深色糖液的澄清，同时还应避免澄清剂过量，否则当样品溶液在测定过程中进行加热时，残余的铅将与糖类发生反应生成铅糖，从而使测定产生误差。

有效的防止办法是在澄清作用完全后加入除铅剂，常用的除铅剂有 Na_2SO_4、$Na_2C_2O_4$ 等。

2. 醋酸锌溶液和亚铁氰化钾溶液

(1)醋酸锌溶液:称取 21.9g 醋酸锌[$Zn(CH_3COO)_2 \cdot H_2O$]溶于少量水中，加入 3ml 冰乙酸，加水稀释至 100ml。

(2)亚铁氰化钾溶液:称取 10.6g 亚铁氰化钾[$K_4Fe(CN)_6 \cdot 3H_2O$]，用水溶解并稀释至 100ml。使用前取两者等量混合。这种混合试剂的澄清效果好，适用于富含蛋白质的浅色溶液，如乳及乳制品等。

3. 碱性硫酸铜溶液硫酸铜溶液

34.6g 硫酸铜晶体溶解于水中，并稀释至 500ml，用精制石棉过滤备用。

氢氧化钠溶液:称取 20gNaOH，加水稀释至 500ml。硫酸铜-氢氧化钠(10:4，体积比)溶液可作为牛乳等样品的澄清剂。

4. 活性炭

用活性炭可除去样品中的色素，选用动物性活性炭对糖类的吸附较少。

除以上澄清剂外，食品分析中常用的澄清剂还有碱性醋酸铅、氢氧化铝、钨酸钠等。

澄清剂的性质应根据具体样品和测定方法确定。例如，果蔬类样品可采用中性醋酸铅溶液作为澄清剂，乳制品则采用醋酸锌-亚铁氰化钾溶液或碱性硫酸铜溶液。直接滴定法不能用碱性硫酸铜作澄清剂，以免引入 Cu^{2+}，而选用高锰酸钾滴定法时不能用醋酸锌-亚铁氰化钾溶液作澄清剂，以免引入 Fe^{2+} 而影响测定结果。

(二)还原糖的测定

葡萄糖分子中含有游离醛基，果糖分子中含有游离酮基，乳糖和麦芽糖分子中含有游离的半缩醛羟基，因而它们都具有还原性，都是还原糖。其他非还原性糖类，如双糖、三糖、多糖等(常见的蔗糖、糊精、淀粉等都属此类)，它本身不具有还原性，但可以通过水解而生成具有还原性的单糖，再进行测定，然后换算成样品中相应糖类的含量。所以糖类的测定是以还原糖的测定为基础的。

还原糖的测定方法很多，其中最常用的有直接滴定法和高锰酸钾滴定法，现分别介绍。

1. 直接滴定法

本法是目前最常用的测定还原糖的方法，又称斐林试剂容量法、快速法，具有试剂用量少、操作简单、快速、滴定终点明显等特点。适用于所有食品中还原糖的检测，当称样量为 5.0g 时，为检出限 0.25g/100g。但对于深色样品(如酱油、深色果汁等)，因色素干扰使终点难以判断，从而影响其准确性。

(1)原理:试样经除去蛋白质后，在加热条件下，以亚甲蓝作指示剂，滴定标定过的碱性酒石酸铜溶液(用还原糖标准溶液标定)，根据样品液消耗体积计算还原糖含量。

(2)主要仪器:酸式滴定管、可调式电炉。

(3)操作方法:按照 GB/T 5009.7—2008《食品中还原糖的测定》第一法执行，具体见本节四中所述。

（4）说明及注意事项

①碱性酒石酸铜甲液、乙液应分别配制贮存，用时才混合。

②整个滴定过程必须在沸腾条件下进行，其目的是加快反应速率和防止空气进入，避免氧化亚铜和还原型的次甲基蓝被空气氧化从而增加耗糖量。

③测定中还原糖液的浓度、滴定速度、热源强度及煮沸时间等都对测定精密度有很大的影响。还原糖液浓度要求在 0.1%左右，与标准葡萄糖溶液的浓度相近；继续滴定至终点的体积应控制在 0.5ml～1ml 以内，以保证在 1min 内完成继续滴定的工作；热源一般采用800W 电炉，热源强度和煮沸时间应严格按照操作中的规定执行，否则，加热及煮沸时间不同，水蒸气蒸发量不同，反应液的酸碱度也不同，从而会影响反应速率、反应程度及最终测定的结果。

④预测定与正式测定的操作条件应一致。平行实验中消耗样液量之差应不超过0.1ml。样品中稀释的还原糖最终浓度应接近于葡萄糖标准溶液的浓度。

2. 高锰酸钾滴定法

此法又称贝尔德法，适用于各类食品中还原糖的测定，对于深色样液也同样适用。

（1）原理：试样经除去蛋白质后，其中还原糖把铜盐还原为氧化亚铜，加硫酸铁后，氧化亚铜被氧化为铜盐，以高锰酸钾溶液滴定氧化作用后生成亚铁盐，根据高锰酸钾消耗量，计算氧化亚铜含量，再查表得还原糖量。

（2）主要仪器：25ml 古氏坩埚或 G4 垂融坩埚，真空泵。

（3）操作方法：按照 GB/T 5009.7—2008《食品中还原糖的测定》第二法执行，具体见本节四中所述。

（4）注意事项：操作过程必须严格按规定执行，加入碱性酒石酸铜甲液、乙液后，务必控制在 4min 内加热至沸，沸腾时间 2min 也要准确，否则会引起较大的误差。该法所用的碱性酒石酸铜溶液是过量的，即保证把所有的还原糖全部氧化后，还有过剩的存在。所以，经煮沸后的反应液应显蓝色。如不显蓝色，说明样液含糖浓度过高，应调整样液浓度，或减少样液取用体积，重新操作，而不能增加碱性酒石酸铜甲液、乙液的用量。样品中的还原糖既有单糖，也有麦芽糖或乳糖等双糖时，还原糖的测定结果会偏低，这主要是因为双糖的分子中仅含有一个还原基所致。在抽滤和洗涤时，要防止氧化亚铜沉淀暴露在空气中，应使沉淀始终在液面下，避免其氧化。

（三）蔗糖的测定

在食品生产中，为判断原料的成熟度，鉴别白糖、蜂蜜等食品原料的品质，以及控制糖果、果脯、加糖乳制品等产品的质量指标，常需要测定蔗糖的含量。

蔗糖是非还原性双糖，不能用测定还原糖的方法直接进行测定。但蔗糖经酸水解后可生成具有还原性的葡萄糖和果糖，故也可按测定还原糖的方法进行测定。对于纯度较高的蔗糖溶液，可用相对密度、折射率、旋光率等物理检验法进行测定。

（1）原理：试样经除去蛋白质后，其中蔗糖经盐酸水解转化为还原糖，再按还原糖测定。水解前后还原糖的差值为蔗糖含量。

（2）主要仪器：酸式滴定管、可调式电炉。

（3）操作方法：按照 GB/T 5009.8—2008《食品中蔗糖的测定》执行，具体见本节五中所述。

（4）说明及注意事项

①蔗糖在本法规定的水解条件下,可以完全水解,而其他双糖和淀粉等的水解作用很小,可忽略不计。所以必须严格控制水解条件,以确保结果的准确性与重现性。此外果糖在酸性溶液中易分解,故水解结束后应立即取出并迅速冷却、中和。

②用还原糖法测定蔗糖时,为减少误差,测得的还原糖应以转化糖表示,故用直接法滴定时,碱性酒石酸铜溶液的标定需采用蔗糖标准溶液按测定条件水解后进行标定。

③若选用高锰酸钾滴定时,查附表时应查转化糖项结果计算。

（四）总糖的测定

许多食品中含有多种糖类,包括具有还原性的葡萄糖、果糖、麦芽糖、乳糖等,以及非还原性的蔗糖、棉子糖等。这些糖有的来自原料,有的是因生产需要而加入的,有的是在生产过程中形成的(如蔗糖水解为葡萄糖和果糖)。许多食品中通常只需测定其总量,即所谓的"总糖"。食品中的总糖通常是指食品中存在的具有还原性的或在测定条件下能水解为还原性单糖的碳水化合物总量,但不包括淀粉,因为在该测定条件下,淀粉的水解作用很微弱。应当注意这里所讲的总糖与营养学上所指的总糖是有区别的,营养学上的总糖是指被人体消化、吸收利用的糖类物质的总和,包括淀粉。

总糖是许多食品(如麦乳精、果蔬罐头、巧克力、软饮料等)的重要质量指标,是食品生产中的常规检验项目,总糖含量直接影响食品的质量及成本。所以,总糖的测定在食品分析中具有十分重要的意义。

总糖的测定通常采用以测定还原糖为基础的直接滴定法,也可用蒽酮比色法等。

1. 直接滴定法原理

样品经处理除去蛋白质等杂质后,加入稀盐酸,在加热条件下使蔗糖水解转化为还原糖,再以直接滴定法测定水解后样品中还原糖的总量。总糖测定的结果一般根据产品的质量指标要求,以转化糖或葡萄糖计。碱性酒石酸铜应用相应的糖标准溶液来进行标定。

2. 蒽酮比色法原理

单糖类遇浓硫酸时,脱水生成糠醛衍生物,后者可与蒽酮缩合成蓝绿色的化合物,当糖含量在 20mg～200mg 范围内时,其呈色强度与溶液中糖的含量成正比,故可比色定量。

四、食品中还原糖的测定

（一）第一法—直接滴定法

1. 原理

试样经除去蛋白质后,在加热条件下,以亚甲蓝作指示剂,滴定标定过的碱性酒石酸铜溶液(用还原糖标准溶液标定),根据样品液消耗体积计算还原糖含量。

2. 试剂

除非另有规定,本方法中所用试剂均为分析纯。

（1）盐酸（HCl）。

（2）硫酸铜（$CuSO_4 \cdot 5H_2O$）。

（3）亚甲蓝队（$C_{16}H_{18}ClN_{3S} \cdot 3H_2O$）:指示剂。

（4）酒石酸钾钠[$C_4H_4O_6KNa \cdot 4H_2O$]。

(5)氢氧化钠($NaOH$)。

(6)乙酸锌[$Zn(CH_3COO)_2 \cdot 2H_2O$]。

(7)冰乙酸($C_2H_4O_2$)。

(8)亚铁氰化钾[$K_4Fe(CN)_6 \cdot 3H_2O$]。

(9)葡萄糖($C_6H_{12}O_6$)。

(10)果糖($C_6H_{12}O_6$)。

(11)乳糖($C_6H_{12}O_6$)。

(12)蔗糖($C_{12}H_{22}O_{11}$)。

(13)碱性酒石酸铜甲液:称取15g硫酸铜($CuSO_4 \cdot 5H_2O$)及0.05g亚甲蓝,溶于水中并稀释至1000ml。

(14)碱性酒石酸铜乙液:称取50g酒石酸钾钠、75g氢氧化钠,溶于水中,再加入4g亚铁氰化钾,完全溶解后,用水稀释至1000ml,贮存于橡胶塞玻璃瓶内。

(15)乙酸锌溶液(219g/L):称取21.9g乙酸锌,加3ml冰乙酸,加水溶解并稀释至100ml。

(16)亚铁氰化钾溶液(106g/L):称取10.6g亚铁氰化钾,加水溶解并稀释至100ml。

(17)氢氧化钠溶液(40g/L):称取4g氢氧化钠,加水溶解并稀释至100ml。

(18)盐酸溶液(1+1):量取50ml盐酸,加水稀释至100ml。

(19)葡萄糖标准溶液:称取1g(精确至0.0001g)经过98℃～100℃干燥2h的葡萄糖,加水溶解后加入5ml盐酸,并以水稀释至1000ml。此溶液每毫升相当于1.0mg葡萄糖。

(20)果糖标准溶液:称取1g(精确至0.0001g)经过98℃～100℃干燥2h的果糖,加水溶解后加入5ml盐酸,并以水稀释至1000ml。此溶液每毫升相当于1.0mg果糖。

(21)乳糖标准溶液:称取1g(精确至0.0001g)经过96℃±2℃干燥2h的乳糖,加水溶解后加入5ml盐酸,并以水稀释至1000ml。此溶液每毫升相当于1.0mg乳糖(含水)。

(22)转化糖标准溶液:准确称取1.0526g蔗糖,用100ml水溶解,置具塞三角瓶中,加5ml盐酸(1+1),在68℃～70℃水浴中加热15min,放置至室温,转移至1000ml容量瓶中并定容至1000ml,每毫升标准溶液相当于1.0mg转化糖。

3.仪器

(1)酸式滴定管:25ml。

(2)可调电炉:带石棉板。

4.分析步骤

(1)试样处理

①一般食品:称取粉碎后的固体试样2.5g～5g或混匀后的液体试样5g～25g,精确至0.001g,置250ml容量瓶中,加50ml水,慢慢加入5ml乙酸锌溶液及5ml亚铁氰化钾溶液,加水至刻度,混匀,静置30min,用干燥滤纸过滤,弃去初滤液,取续滤液备用。

②酒精性饮料:称取约100g混匀后的试样,精确至0.01g,置于蒸发皿中,用氢氧化钠(40g/L)溶液中和至中性,在水浴上蒸发至原体积的1/4后,移入250ml容量瓶中,以下按1)中自"慢慢加入5ml乙酸锌溶液"起依法操作。

③含大量淀粉的食品:称取10g～20g粉碎后或混匀后的试样,精确至0.001置250ml容量瓶中,加200ml水,在45℃水浴中加热1h时时振摇。冷后加水至刻度、混匀、静置、

沉淀。吸取 200ml 上清液置另一 250ml 容量瓶中，以下按 1)中自"慢慢加入 5ml 乙酸锌溶液"起依法操作。

④碳酸类饮料：称取约 100g 混匀后的试样，精确至 0.01g，试样置蒸发皿中，在水浴上微热搅拌除去二氧化碳后，移入 250ml 容量瓶中，并用水洗涤蒸发皿，洗液并入容量瓶中，再加水至刻度，混匀后，备用。

(2)标定碱性酒石酸铜溶液：吸取 5.0ml 碱性酒石酸铜甲液及 5.0ml 碱性酒石酸铜乙液，置于 150ml 锥形瓶中，加水 10ml，加入玻璃珠两粒，从滴定管滴加约 9ml 葡萄糖或其他还原糖标准溶液，控制在 2min 内加热至沸，趁热以 1 滴/2s 的速度继续滴加葡萄糖或其他还原糖标准溶液，直至溶液蓝色刚好褪去为终点，记录消耗葡萄糖或其他还原糖标准溶液的总体积，同时平行操作三份，取其平均值，计算每 10ml(甲、乙液各 5ml)碱性酒石酸铜溶液相当于葡萄糖的质量或其他还原糖的质量(mg)[也可以按上述方法标定 4ml~20ml 碱性酒石酸铜溶液(甲、乙液各半)来适应试样中还原糖的浓度变化]。

(3)试样溶液预测：吸取 5.0ml 碱性酒石酸铜甲液及 5.0ml 碱性酒石酸铜乙液，置于 150 锥形瓶中，加水 10ml，加入玻璃珠两粒，控制在 2min 内加热至沸，保持沸腾以先快后慢的速度，从滴定管中滴加试样溶液，并保持溶液沸腾状态，待溶液颜色变浅时，以 1 滴/2s 的速度滴定，直至溶液蓝色刚好褪去为终点，记录样液消耗体积。当样液中还原糖浓度过高时，应适当稀释后再进行正式测定，使每次滴定消耗样液的体积控制在与标定碱性酒石酸铜溶液时所消耗的还原糖标准溶液的体积相近，约 10ml 左右，结果按式(22-26)计算。当浓度过低时则采取直接加入 10ml 样品液，免去加水 10ml，再用还原糖标准溶液滴定至终点，记录消耗的体积与标定时消耗的还原糖标准溶液体积之差相当于 10ml 样液中所含还原糖的量，结果按式(22-27)计算。

(4)试样溶液测定：吸取 5.0ml；碱性酒石酸铜甲液及 5.0ml 碱性酒石酸铜乙液，置于 150ml 锥形瓶中，加水 10ml，加入玻璃珠两粒，从滴定管滴加比预测体积少 1ml 的试样溶液至锥形瓶中，使在 2min 内加热至沸，保持沸腾继续以 1 滴/2s 的速度滴定，直至蓝色刚好褪去为终点，记录样液消耗体积，同法平行操作 3 份，得出平均消耗体积。

5. 结果计算

试样中还原糖的含量(以某种还原糖计)按式(22-26)进行计算：

$$X = \frac{m_1}{m \times V/250 \times 1000} \times 100 \quad (22-26)$$

式中：X—试样中还原糖的含量(以某种还原糖计)，g/100g；

m_1—碱性酒石酸铜溶液(甲、乙液各半)相当于某种还原糖的质量，mg；

m—试样质量，g；

V—测定时平均消耗试样溶液体积，g；

当浓度过低时试样中还原糖的含量(以某种还原糖计)按式(22-27)计算：

$$X = \frac{m_2}{m \times 10/250 \times 1000} \times 100 \quad (22-27)$$

式中：X—试样中还原糖的含量(以某种还原糖计)，g/100g；

m_2—标定时体积与加入样品后消耗的还原糖标准溶液体积之差相当于某种还原糖的质量，mg；

m—试样质量,g。

还原糖含量≥10g/100g 时计算结果保留 3 位有效数字;还原糖含量<10g/100g 时,计算结果保留 2 位有效数字。

(二)第二法—高锰酸钾滴定法

1. 原理

试样经除去蛋白质后,其中还原糖把铜盐还原为氧化亚铜,加硫酸铁后,氧化亚铜被氧化为铜盐,以高锰酸钾溶液滴定氧化作用后生成的亚铁盐,根据高锰酸钾消耗量,计算氧化亚铜含量,再查表得还原糖量。

2. 试剂

除非另有规定,本方法中所用试剂均为分析纯。

(1)硫酸铜($CuSO_4 \cdot 5H_2O$)。

(2)氢氧化钠(NaOH)。

(3)酒石酸钾钠($C_4H_4O_6KNa \cdot 4H_2O$)。

(4)硫酸铁[$Fe_2(SO_4)_3$]。

(5)盐酸(HCl)。

(6)碱性酒石酸铜甲液:称取 34.639g 硫酸铜($CuSO_4 \cdot 5H_2O$),加适量水溶解,加 0.5ml 硫酸,再加水稀释至 500ml,用精制石棉过滤。

(7)碱性酒石酸铜乙液:称取 173g 酒石酸钾钠与 50g 氢氧化钠,加适量水溶解,并稀释至 500ml,用精制石棉过滤,贮存于橡胶塞玻璃瓶内。

(8)氢氧化钠溶液(40g/L):称取 4g 氢氧化钠,加水溶解并稀释至 100ml。

(9)硫酸铁溶液(50g/L):称取 50g 硫酸铁,加入 200ml 水溶解后,慢慢加入 100ml 硫酸,冷后加水稀释至 1000ml。

(10)盐酸(3mol/L):量取 30ml 盐酸,加水稀释至 120ml。

(11)高锰酸钾标准溶液[$c(1/5KMnO_4)=0.1000mol/L$]。

(12)精制石棉:取石棉先用盐酸(3mol/L)浸泡 2d～3d,用水洗净,再加氢氧化钠液体(400g/L)浸泡 2d～3d,倾去溶液,再用热碱性酒石酸铜乙液浸泡数小时,用水洗净。再以盐酸(3 mol/L)浸泡数小时,以水洗至不呈酸性。然后加水振摇,使成细微的浆状软纤维,用水浸泡并贮存于玻璃瓶中,即可作填充古氏坩埚用。

3. 仪器

(1)25ml 古氏坩埚或 G4 垂融坩埚。

(2)真空泵。

4. 分析步骤

(1)试样处理

①一般食品:称取粉碎后的固体试样约 2.5g～5g 或混匀后的液体试样 25g～50g,精确至 0.001g,置 250ml 容量瓶中,加水 50ml,摇匀后加 10ml 碱性酒石酸铜甲液及 4ml 氢氧化钠溶液(40g/L),加水至刻度,混匀。静置 30min,用干燥滤纸过滤,弃去初滤液,取续滤液备用。

②酒精性饮料:称取约 100g 混匀后的试样,精确至 0.01g,置于蒸发皿中,用氢氧化钠溶液(40g/L)中和至中性,在水浴上蒸发至原体积的 1/4 后,移入 250ml 容量瓶中。加 50ml 水,混匀。以下按"1)一般食品"自"加 10ml 碱性酒石酸铜甲液"起依法操作。

③含大量淀粉的食品：称取 10g～20g 粉碎或混匀后的试样，精确至 0.001g，置 250ml、容量瓶中，加 200ml 水，在 45℃水浴中加热 1h，并时时振摇。冷后加水至刻度，混匀，静置。吸取 200ml 上清液置另一 250ml 容量瓶中，以下按"1)一般食品"自"加 10ml 碱性酒石酸铜甲液"起依法操作。

④碳酸类饮料：称取约 100g 混匀后的试样，精确至 0.01g，试样置于蒸发皿中，在水浴上除去二氧化碳后，移入 250 容量瓶中，并用水洗涤蒸发皿，洗液并入容量瓶中，再加水至刻度，混匀后，备用。

(2)测定：吸取 50.0ml 处理后的试样溶液，于 400ml 烧杯内，加入 25ml 碱性酒石酸铜甲液及 25ml 乙液，于烧杯上盖一表面皿，加热，控制在 4min 内沸腾，再准确煮沸 2min，趁热用铺好石棉的古氏坩埚或 G4 垂融坩埚抽滤，并用 60℃热水洗涤烧杯及沉淀，至洗液不呈碱性为止。将古氏坩埚或垂融坩埚放回原 400ml 烧杯中，加 25ml 硫酸铁溶液及 25ml 水，用玻璃棒搅拌使氧化亚铜完全溶解，以高锰酸钾标准溶液[$c(1/5KMnO_4)=0.1000mol/L$]滴定至微红色为终点。

同时吸取 50ml 水，加入与测定试样时相同量的碱性酒石酸铜甲液、乙液、硫酸铁溶液及水，按同一方法做空白试验。

(3)结果计算：试样中还原糖质量相当于氧化亚铜的质量，按式(22-28)进行计算。

$$X = (V - V_0) \times c \times 71.54 \quad (22\text{-}28)$$

式中：X—试样中还原糖质量相当于氧化亚铜的质量，mg；

V—测定用试样液消耗高锰酸钾标准溶液的体积，ml；

V_0—试剂空白消耗高锰酸钾标准溶液的体积，ml；

c—高锰酸钾标准溶液的实际浓度，mol/L；

71.54—1ml 1.000mol/L 高锰酸钾溶液相当于氧化亚铜的质量，mg。

根据式中计算所得氧化亚铜质量，查 GB/T 5009.7—2008 中表 1，再计算试样中还原糖含量，按式(22-29)进行计算。

$$X = \frac{m_3}{m_4 \times V/250 \times 1000} \times 100 \quad (22\text{-}29)$$

式中：X—试样中还原糖的含量，g/100g；

m_3—查表得还原糖质量，mg；

m_4—试样质量(体积)，g 或 ml；

V—测定用试样溶液的体积，ml；

250—试样处理后的总体积，ml。

还原糖含量≥10g/100g 时计算结果保留三位有效数字；还原糖含量<10g/100g 时，计算结果保留 2 位有效数字。

5. 精密度

在重复性条件下获得的两次独立测定结果的绝对差值不得超过算术平均值的 10%。

(李迎梅)

第二十三章 食品中的毒素的检验

第一节 细菌毒素及其检测

一、肉毒毒素及其检测

肉毒毒素是由肉毒梭状芽孢杆菌产生的一种毒性强烈的神经毒素,最早发现于1897年。百余年来,肉毒毒素中毒事件在全球各地时有发生,不但威胁人体健康,而且由于其极强的神经毒性,还有可能被用于恐怖袭击和生物战。

(一)肉毒毒素的结构与性质

肉毒毒素是一类毒力极强的嗜神经毒素,是一种蛋白质,根据其抗原特异性可分为A～G七个型,C型中还有C_1、C_{22}两个亚型。其中A型被研究得最多,已被开发并应用于临床。各型毒素的结构基本相同,分子质量约为150ku。有活性的毒素分子包括一条重链(H,约100ku)和一条轻链(L,约50ku),H链包含了N末端(约50ku)和C末端(约50ku),L链通过二硫键与H链的N末端连接。各型毒素的等电点为5.3～6.1,胰酶对肉毒毒素有激活作用,可使其毒性提高几十至几百倍。

肉毒毒素无色无味,耐酸不耐碱,对酸的抵抗力极强,胃液中浸泡24h不被破坏,胃肠中消化酶亦不能破坏该毒素。但其不耐热,40℃以上时容易变性,煮沸10min或80℃30min即可被破坏。在碱性条件下,以及在有氮气和二氧化碳的条件下发生变性,稀释至过低浓度能使神经毒素的稳定性降低。

(二)食品中肉毒毒素的来源与分布

肉毒毒素是肉毒梭状芽孢杆菌在生长繁殖过程中产生的外毒素。肉毒梭状芽孢杆菌厌氧生长,广泛分布于自然界中,能长久在土壤、泥土中生存,也生存于一些草食动物的肠道中。其芽孢对环境的抗性极强,耐热、耐干燥,一般的灭菌方法均不能杀灭。一旦环境适合,特别是食物被芽孢污染后又有厌氧的生活环境,芽孢即转变成繁殖体而大量滋生,并产生毒素。

传播毒素的食品主要是在厌氧条件下生产或贮存的制品,如罐头、香肠、腊肉、火腿、鱼及鱼制品等,发酵的豆制品和面制品如臭豆腐、豆瓣酱、豆豉、甜面酱等。其中以罐头与豆豉的厌氧环境较易生成毒素。我国有不少因食用自制的臭豆腐、水豆豉、豆腐乳、黄豆酱、自制腊肠等食品引起中毒的病例。美国以肉类食品、罐头引发的中毒较多,日本以鱼制品较多,含有肉毒梭状芽孢杆菌芽孢的蜂蜜也是引起肉毒毒素中毒的原因。

(三)肉毒毒素的毒性与危害

肉毒梭状芽孢杆菌分布广泛,主要存在于自然界的土壤及海洋沉淀物中,偶尔存在于动物的粪便中。在厌氧环境中,此菌分泌毒性强烈的肉毒毒素。肉毒毒素是已知的最毒的毒素,毒性比氰化钾强10 000倍。1mg纯化结晶的肉毒毒素能杀死2亿只小鼠,对人的致死剂量为$0.001\mu g/kg$。

肉毒毒素引起人中毒的主要是 A、B、E 三型,在不同的国家及地区中毒的型别有地域性差别,我国以 A 型的发生率居首位,其次是 B 型、C 型。引起畜、禽中毒的主要是 A 型和 C 型毒素,鸡、鸭、雉等主要由 C 型毒素引起中毒。

肉毒毒素是一种强烈的神经毒素,其通过它的重链与神经末梢的受体结合,作用于外周神经肌肉接头、自主神经末梢及颅神经核。毒素进入细胞,可阻碍神经传导递质乙酰胆碱的释放,影响神经冲动的传递,导致肌肉弛缓型麻痹。一般误食后 12～36h 发病,也可短到 2h,长到 8h。与一般食物中毒不同的是消化道症状如恶心、呕吐、腹痛等多不明显,而是以肌无力症状为主。中毒后起初全身软弱、疲乏、头痛、眩晕,眼部症状也很突出,表现为畏光、复视、视力减退。逐渐出现眼外肌瘫痪,表现睑下垂、复视、瞳孔扩大,嗜睡,但容易唤醒,并有吞咽、咀嚼、言语、呼吸困难等。随着病情的发展,逐渐出现抬头困难,呼吸肌及双侧下肢肌力减弱,出现呼吸衰竭及心力衰竭。重症者可于发病后 3～10d 因呼吸衰竭、继发感染或出现难以预测的呼吸骤停而死亡。

(四)预防肉毒毒素中毒的措施

加强食品卫生管理,改进食品的加工、调制及贮存方法,改善饮食习惯,对某些水产品的加工可采取事先取内脏,并通过保持盐水浓度为 10% 的腌制方法,并使水活度低于 0.85 或 pH 为 4.6 以下。对于在常温贮存的真空包装食品采取高压杀菌等措施,以确保抑制肉毒梭状芽孢杆菌产生毒素。若发现罐头鼓起或变质,要煮沸后丢弃。腌制肉制品及家庭自制的瓶装食物要煮沸 10min 后食用。婴儿不要食用污染较为严重的蜂蜜等。自制发酵酱类时,盐量要达到 14% 以上,并提高发酵温度以抑制肉毒梭状芽孢杆菌产生毒素。

(五)食品中肉毒毒素的检测

肉毒梭状芽孢杆菌引起的食物中毒的实验室检验,国内主要以国家标准 GB 4789,12—2 003 为标准,样品经过均质处理后及时接种培养,进行增菌、产毒、毒素检测试验。毒素检测试验主要是利用小鼠进行毒素检出和毒素型别鉴定,通过给小鼠注射梯度含量毒素测定其毒力。另外,对增菌产毒培养物,一方面做一般的生长特性观察,另一方面检测肉毒毒素的产生情况,所得结果可证明样品中有无肉毒梭状芽孢杆菌及是何型肉毒梭状芽孢杆菌。而且也可对增菌产毒培养物进行分离培养,对纯菌株进行形态、培养特性等观察及毒素检测,明确该纯菌株为何型肉毒梭状芽孢杆菌。

1. 肉毒毒素的检测—小鼠腹腔注射法

(1)样品处理:液状的检验样品可直接离心,固体或半流动检样用适量(等量、倍量或 5 倍量、10 倍量)明胶磷酸缓冲液浸泡、研碎,然后离心取上清液进行检测。另取一部分上清液,调 pH 至 6.2,每 9 份加 10% 的胰蛋白酶(活力 1∶250)水溶液 1 份,混匀,不断轻轻搅动,37℃处理 60min 后进行检测。

(2)检出试验:取上述离心上清液和胰酶处理液分别注射小鼠 3 只,每只 0.5ml,观察小鼠 40d。如果有肉毒毒素存在,小鼠一般在注射 24h 内发病、死亡。主要症状为竖毛、四肢瘫软、呼吸困难、腰部塌陷,最终死于呼吸麻痹。

(3)确证试验:不论是离心上清液还是胰酶处理液,凡是能使小鼠发病、死亡的样品,取样分成三份进行试验,一份加等量多型混合肉毒抗毒诊断血清,混匀,37℃作用 30min;一份加等量明胶磷酸缓冲液,混匀,煮沸 10min;一份加等量明胶磷酸缓冲液,混匀即可,不做处理。三份混合液分别注射小鼠各 2 只,每只 0.5ml,观察 4d。如果注射加诊断血清与煮沸加热的 2 份混合液的小鼠均获得保护存活,而只有注射未经过其他处理的混合液的小鼠以特有的症状死亡,就可以判定检验样品中有肉毒毒素存在,必要时进行毒力测定和定型试验。

(4)毒力测定:取已经判定含有肉毒毒素的检样离心上清液,以明胶磷酸缓冲液稀释 50 倍、500 倍和 5000 倍,三种稀释液分别注射小鼠各 2 只,每只 0.5ml,观察 4d。根据动物死亡情况,计算样品中所含肉毒毒素的大体毒力(MLD/ml 或 MLD/g)。如果注射 50 倍、500 倍的稀释液使动物全部死亡,而注射 5000 倍的动物全部存活,则可大体判定上清液中所含毒素的毒力为 1 000~10 000 MLD/ml。

(5)定型试验:根据毒力测定结果,用明胶磷酸缓冲液将检样上清液稀释至所含毒素的毒力大概在 10~1 000MLD/ml 的范围内,分别与各单型肉毒抗毒诊断血清混匀,37℃作用 30min,分别注射小鼠各 2 只,每只 0.5ml,观察 4d。同时以明胶磷酸缓冲液代替诊断血清,与稀释毒素液等量混匀作为对照。能保护动物免于发病、死亡的诊断血清型即为样品中的肉毒毒素的型别。

2. 肉毒梭状芽孢杆菌的检出增菌产毒培养试验

取疱肉培养基三支,煮沸 10~15min,进行如下处理:第一支急速冷却,接种检样均质液 1~2ml;第二支冷却到 60℃,接种检样,继续于 60℃保温 10min,急速冷却;第三支接种检样,继续煮沸加热 10min,急速冷却。上述接种物于 30℃培养 5d,如果无生长,可再培养 10d。培养到期,如果有生长,取培养液离心,将上清液进行毒素检测试验,阳性结果证明样品中有肉毒梭状芽孢杆菌存在。

3. 分离培养

取上述证实含有肉毒梭状芽孢杆菌的增菌产毒培养物接种于卵黄琼脂平板上,35℃厌氧培养 48h。典型菌落及周围培养基表面覆盖着特有的彩虹样(或珍珠层样)薄层,但 G 型菌无此现象。

根据菌落形态和菌体形态,挑取可疑菌落接种疱肉培养基,于 30℃培养 5d,然后进行毒素检测和培养特性检查确证试验。培养特性检查试验为将菌接种于卵黄琼脂平板上,分成两份,分别在 35℃的需氧和厌氧条件下培养 48h,观察生长情况和菌落形态。肉毒梭状芽孢杆菌只有在厌氧条件下才能在卵黄琼脂平板上生长并形成具有上述特征的菌落,而在需氧条件下不能生长。

另外,我国出入境检验检疫行业标准 SN/T 1763.1-2006 中的方法是采用胶体金免疫层析实验和 ELSA 法进行初筛试验,以小鼠腹腔注射法为确认试验。如果两种初筛试验定性结果一致,可不进行确认试验;如果两种初筛试验结果—阴性—阳性,要进行确认试验,以确认试验结果为最终判定结果的依据。

二、金黄色葡萄球菌肠毒素及其检验

金黄色葡萄球菌是革兰阳性球菌,广泛分布于空气、水、土壤、饲料和一些物品上,也存在于人、动物的体表、鼻咽部及肠道。金黄色葡萄球菌致病力强,除了引起皮肤、组织及器官的化脓性炎症外,其产生的肠毒素可污染食物导致食物中毒。肠毒素引起的中毒暴发事件时有发生,是造成食品安全问题的一个重要因素,2000 年日本"雪印奶粉"事件使 14000 多人受到感染。

(一)金黄色葡萄球菌肠毒素的生物学特性

金黄色葡萄球菌能产生数种引起急性胃肠炎的蛋白质类肠毒素,分为 A、B、C、D、E、F、

G、H、I、J、K 血清型。其中 A 型的毒力最强,摄入 1μg 即能引起中毒,是引起食物中毒最多的一种肠毒素。而 C 型又分为 C1、C2 和 C3 三亚型。所有的肠毒素都是由单个无分支的多肽链组成。

肠毒素溶于水和盐溶液,不受胰蛋白酶的影响,对热较稳定,可耐受 100℃ 煮沸 30min 而不被破坏,B 型耐热性强于 D 型和 A 型。

(二)金黄色葡萄球菌肠毒素的产生和分布

金黄色葡萄球菌在自然界中无处不在,空气、水、灰尘及人和动物的排泄物中都可找到。因而,食品受其污染的机会很多。近年来,美国疾病控制中心报告,由金黄色葡萄球菌引起的感染占第二位,仅次于大肠埃希菌。在美国由金黄色葡萄球菌肠毒素引起的食物中毒占整个细菌性食物中毒的 33%,加拿大则更多,占 45%,我国每年发生的此类中毒事件也非常多。

金黄色葡萄球菌中毒多见于春夏季;中毒食品种类多,如奶、肉、蛋、鱼及其制品,以及剩饭、油煎蛋、糯米糕和凉粉等。上呼吸道感染患者鼻腔带菌率达 83%,所以人畜化脓性感染部位常成为污染源。

肠毒素形成条件:在 37℃ 内,温度越高,产毒时间越短;通风不良、氧分压低易形成肠毒素;含蛋白质丰富、水分多且含一定量淀粉的食物上,肠毒素易生成。因此,要防止金黄色葡萄球菌肠毒素的生成,应在低温和通风良好的条件下贮藏食物;在气温高的春夏季,食物置冷藏或通风阴凉地方也不应超过 6h,并且食用前要彻底加热。

(三)金黄色葡萄球菌肠毒素的检测

金黄色葡萄球菌肠毒素的检测方法主要有:

1. 动物学试验

主要用幼猫和猴。但是这种生物学试验,动物来源比较困难,个体差异也比较大,所以受到一定的限制。目前倾向于应用血清学方法检测食品中金黄色葡萄球菌肠毒素。

2. 血清学试验

肠毒素作为抗原,可以和特异性抗体发生结合,产生可见的反应。方法主要有:

(1)免疫琼脂扩散法,常用双向琼脂扩散检测肠毒素。

(2)反向间接红细胞凝集试验,测定原理是致敏红细胞与被检液的相应抗原发生凝集反应,即出现反向间接红细胞凝集现象。

(3)酶联免疫吸附法(ELISA),常用双抗体法,原理是酶标抗体与肠毒素特异结合,加入底物后发生显色反应。此法具有简便、快速、敏感、特异的优点,可直接从中毒体中检测肠毒素,而不必经提取、浓缩等繁杂手段。此外,还有免疫荧光法和放射免疫检测法。

3. 分子生物学方法

主要有核酸分子杂交法、聚合酶链式反应(PCR)。随着 PCR 技术的发展,多重 PCR 法在检测金黄色葡萄球菌肠毒素中得到了应用,可在同一反应体系中用多组引物同时扩增几种肠毒素基因片段。

下面具体介绍双向琼脂扩散法和双抗体 ELISA 法检测金黄色葡萄球菌肠毒素。主要试剂有:A、B、C、D 型金黄色葡萄球菌肠毒素和抗血清,羧甲基纤维素,酶标记 A、B、C、D 型肠毒素抗血清或酶联免疫试剂盒。

4. 肠毒素的提取

(1)直接浓缩法:取食品样品100g,加入0.2mol/LpH7.5无菌磷酸盐缓冲液,均质成匀浆,置4℃浸泡18～24h,用纱布过滤。将滤液8000r/min离心20min,取上清液,放入分液漏斗中,加入10ml三氯甲烷,振摇10min,静置,将底层三氯甲烷弃去(如不分层,可8000r/min离心20min)。加入6mol/L盐酸溶液调pH至4.5,8000r/min离心20min,取上清液,加5mol/L氢氧化钠溶液,调pH至7.5,离心取上清液,装入透析袋或玻璃纸,用电扇吹干,或用聚乙二醇浓缩至1～2ml。

(2)层析法:如需提取较纯肠毒素,可将上述浓缩液用蒸馏水洗下,装入透析袋,以0.008mol/L pH5.6磷酸盐缓冲液平衡,加入CM层析柱内,流速1～2ml/min,用0.008mol/L pH5.6磷酸盐缓冲液洗脱,再用0.2mol/L pH6.8磷酸盐缓冲液洗脱出肠毒素。洗脱液装入透析袋内,用电扇或聚乙二醇浓缩至1ml。

5.肠毒素的检测

(1)双向琼脂扩散法检测肠毒素;①微玻片法:将在95%乙醇中浸泡的载片擦干,吸取溶化的0.2%琼脂糖滴于其上,使剩余的琼脂糖流下,于无尘的环境中干燥,先将一层薄塑料板放在载玻片上,然后将带孔的有机玻璃模板边缘涂一层薄的硅胶或凡士林,放在塑料板上,两边固定,吸取1%琼脂糖,立即从模板中间孔加入载玻片和模板之间,直至充满琼脂糖,凝固后再将孔中琼脂糖挑去,在中间孔滴加抗血清,四周滴加菌株产毒液或食品提取液,放入加有湿棉球的容器内,25～30℃培养18～24h观察结果。可在灯光下,对着暗的背景观察,在抗血清和提取液之间呈现明显沉淀线。若沉淀线只能微弱可见时,可进行染色;②玻片法:吸取溶化的1%琼脂糖2.5ml,铺在洁净载玻片上,凝固后用直径2.5mm的金属打孔器打成辐射形,孔距为2.5mm,中心孔加入肠毒素抗血清,周围6个孔加入菌株或食品的肠毒素提取液,放入有滴加0.02%三氮化钠湿棉球的容器内,以保持湿度。置25～30℃培养18～20h,观察结果,在抗血清与提取物之间有明显沉淀线即为阳性。30染色法。取下微玻片法制备的胶带和有机玻璃模板,玻片法可直接将玻片放入蒸馏水中浸泡4～8h,中间换2～3次水。在下述各液中均浸10min:10%乙酸中1%噻嗪红R(或氨基黑)、1%乙酸、1%乙酸含1%甘油。若脱色不净,可继续浸泡。取出后盖一滤纸,吸去多余液体,在室温或35℃烘干。阳性者沉淀被染料染色,可长期保存。

(2)酶联免疫法检测肠毒素(双抗体法);①包被抗体:用0.1mol/L pH9.5碳酸盐缓冲液稀释肠毒素抗血清,使成5μg/ml,加入洗净的苯乙烯凹孔板内,每孔0.2ml,置(36±1)℃30min,弃去上清液;②洗涤:用含0.05%吐温20 0.2mol/L pH7.2磷酸缓冲液洗涤5次;③封闭:每孔内加入封闭液0.2ml,置(36±1)℃30min,弃封闭液,洗涤;④加入检样:固体样品取100g,加入0.2mol/L pH7.5磷酸盐缓冲液100ml,均质后取过滤液0.2ml作为检样;如为液体样品,可直接加入0.2ml,(36±1)℃温育60min后同上洗漆;⑤每孔内加入酶标抗体0.2ml,置(36±1)℃30min,同时做阳性和阴性对照。弃去上液,洗涤;⑥每孔内加入邻苯二胺酶底物溶液0.2ml,室温放置30min;⑦每孔内加入2mol/L硫酸0.05ml,立即放入酶标仪中比色;⑧结果判定与计算。样品吸光度值比阴性对照,比值大于2为阳性,小于2为阴性。可以标准品的肠毒素含量和对应的吸光度值进行直线回归,得直线回归方程。将样品的吸光度值代入回归方程,得样品中肠毒素的含量。第二节霉菌毒素及其检测

(李迎梅)

第二节　霉菌毒素及其检测

霉菌是一些丝状真菌的统称,在自然界中分布很广,很容易污染各种食品。霉菌污染食品引起的危害主要有两个方面:一方面可引起粮食作物的病害和食品的腐败变质,使食品失去原有的色、香、味,降低食用价值,甚至完全不能食用,造成巨大的经济损失。据统计全世界每年平均有2‰的谷物由于霉变不能食用。另一方面,有些霉菌可产生毒性很强的霉菌毒素,引起食物中毒,对食品的安全性造成很大的威胁,临床表现较为复杂,有急性中毒、慢性中毒以及致癌、致畸和致突变等。

霉菌毒素通常也称为真菌毒素,是霉菌产生的具有生物毒性的次级代谢产物,目前已知的霉菌毒素有200余种。不同的霉菌毒素的毒性作用不同,可分为肝毒、肾毒、神经毒、细胞毒及类似性激素作用。

目前研究得较为深入的霉菌毒素主要是十几种对人类危害大的毒素,它们一般同时具有毒性强和污染频率高的特点,其中包括黄曲霉毒素,主要是黄曲霉毒素 B_1 和 M_1(FB$_1$、FM$_1$)、赭曲霉毒素 A(OTA)、杂色(柄)曲霉毒素、展青霉素(PTL)、玉米赤霉稀酮(ZEN)、串珠镰刀菌素(MF)、三硝基丙酸以及属于单端孢霉烯族化合物的 T-2 毒素(T-2toxin,T-2)、脱氧雪腐镰刀菌烯醇(呕吐毒素)(DON)和二乙酰镳草镰刀菌烯醇(DAS)等。

常见的产生毒素的霉菌主要包括曲霉、青霉、镰刀菌、链格孢菌、棒孢菌和毛壳菌等。不同的霉菌产毒能力不同,有的霉菌产生几种毒素,有的毒素可由数种霉菌产生。常见的产毒霉菌如下:

曲霉属:黄曲霉、寄生曲霉、赭曲霉、杂色曲霉、烟曲霉、构巢曲霉和棒曲霉等。

青霉属:岛青霉、橘青霉、红色青霉、展青霉和黄绿青霉等。

镰刀菌属:禾谷镰刀菌、串珠镰刀菌、木贼镰刀菌和茄病镰刀菌等。

目前霉菌毒素的检测方法已经从传统的薄层色谱法(TLC)发展到免疫分析方法和以色谱、色质联用的方法为主。高效液相色谱法(HPLC)、气相色谱法(GC)和各种色质联用技术如气质联用(GC-MS)、液质联用(HPLC-MS)以及免疫分析方法如酶联免疫吸附法(ELISA)等得到广泛的应用。而且色谱技术前处理方法中,固相萃取和免疫层析逐渐取代传统的液液萃取方法,相关的检测工具有固相萃取柱(SPE)、免疫亲和柱(IAC)、多功能柱(MFC)等。在技术发展的基础上,以国际标准化组织(ISO)、美国官方分析化学师协会(AOAC)、欧盟标准组织(CEN)和我同国家标准(GB)等一些标准组织和机构相继修订了一些常见霉菌毒素的检测标准方法。

一、黄曲霉毒素及其检测

黄曲霉毒素(aflatoxin)是黄曲霉和寄生曲霉等霉菌产生的一组代谢产物,目前已分离到的黄曲霉毒素及其衍生物有 20 多种。黄曲霉毒素具有较强的急性毒性、慢性毒性和致癌性,其中黄曲霉毒素 B_1、M_1 是强致癌物,1988 年,国际肿瘤研究机构(International Agency for Research on Cancer,IARC)将黄曲霉毒素 B_1 列为人类致癌物。1993 年,世界卫生组织(WHO)的癌症研究机构将黄曲霉毒素划定为一类致癌物。

(一)黄曲霉毒素的结构与性质

黄曲霉毒素是一类结构相似的化学物质,都有一个二呋喃环结构和一个氧杂萘邻酮(香豆素)结构;前者与毒性和致癌性有关,后者加强了前者的毒性和致癌性。目前已分离到的黄曲霉毒素及其衍生物有 20 多种,其中 10 余种的化学结构已明确,并给以下命名:黄曲霉毒素 B_1、B_2、G_1、G_2、B_{2a}、M_1、M_2、B_3(寄生曲霉醇)、BM_1、GM_1、GM_2、P_1、Q_1 及黄曲霉毒醇(RO)等,前 4 种是通常共存的,而以黄曲霉毒素 B1 的致癌性最强,其次为黄曲霉毒素 G_1、B_2、M_1。黄曲霉毒素 M_1 及 M_2 是黄曲霉毒素 B_1 及 B_2 的羟基化代谢物。

黄曲霉毒素纯品为无色结晶,无臭、无味。在紫外线下,黄曲霉毒素 B_1、B_2 发蓝紫色荧光,黄曲霉毒素 G_1、G_2 发黄绿色荧光。黄曲霉毒素的相对分子质量为 312～346。难溶于水,易溶于油、甲醇、丙酮和氯仿等有机溶剂,但不溶于石油醚、己烷和乙醚。一般在中性溶液中较稳定,但在强酸性溶液中稍有分解,在 pH9～10 的强酸溶液中分解迅速。耐高温,能抵受一般的烹调过程,不易分解。黄曲霉毒素 B_1 的分解温度为 268℃。紫外线对低浓度黄曲霉毒素有一定的破坏性。

(二)食品中黄曲霉毒素的来源与分布

黄曲霉和寄生曲霉是产生黄曲霉毒素的主要菌种,其他曲霉、毛霉、青霉、根霉等也可产生黄曲霉毒素。并非所有黄曲霉都能产毒,一般认为有毒菌株仅占 20%～30%。黄曲霉的菌丝和孢子都可产毒,一般菌丝产毒多,孢子含毒量较少。

黄曲霉是分布最广的霉菌之一,在温度为 28℃～33℃、水分活度为 0.83～0.97 的范围内繁殖得最好,因此在温度高又非常潮湿的热带和亚热带地区极易生存,在 12℃～42℃ 的范围内均可产生黄曲霉毒素。在我国的华中、华南和华东地区的产毒菌株多,产毒量也高;东北和西北地区较少。黄曲霉较易在果仁和含油种子内生长,花生及花生制品中最常发现含有黄曲霉毒素,在玉米、大豆、无花果、牛奶、奶制品、果仁及多类谷物中也经常发现黄曲霉毒素。

(三)黄曲霉毒素的毒性与危害

黄曲霉毒素的毒性很高,可致动物和人急性及慢性中毒,按毒性级别分类,应列为超剧毒级。它的毒性比氰化钾强 10 倍,比砒霜强 68 倍。它引起人的中毒主要是损害肝,发生肝炎、肝硬化、肝坏死等。临床表现有胃部不适、食欲减退、恶心、呕吐、腹胀及肝区触痛等;严重者出现水肿、昏迷,以至抽搐而死。

黄曲霉毒素能引起多种动物患癌,长期持续摄入较低剂量或短期摄入较大剂量的黄曲霉毒素,可诱发动物的原发性肝癌。流行病学研究表明,黄曲霉毒素与人类肝癌有直接的关系。研究表明,黄曲霉毒素致癌力是奶油黄的 900 倍,比二甲基亚硝胺诱发肝癌的能力强 75 倍,比 3,4-苯并芘强 4000 倍。黄曲霉毒素不仅可诱发肝癌,也能诱发胃癌、肾癌、直肠癌及乳腺、卵巢、小肠等部位的癌症。除此以外,黄曲霉毒素与其他致病因素(如肝炎病毒)等对人类疾病的诱发具有叠加效应。

黄曲霉毒素的危害与其抑制蛋白质的合成有关。其分子中的二呋喃环结构,是产生毒性的重要结构。研究表明,黄曲霉毒素的细胞毒作用,是干扰信息 RNA 和 DNA 的合成,进而干扰细胞蛋白质的合成,导致动物全身性损害。有研究指出,黄曲霉毒素 B_1 能与 tRNA 结合形成加成物,该加成物能抑制 tRNA 与某些必须氨基酸结合的活性,从而在翻译水平上干扰蛋白质生物合成,影响细胞代谢。

(四)食品中黄曲霉毒素的限量标准

国际食品法典委员会(CAC)规定,食品中黄曲霉毒素(B_1+B_2+G_1+G_2)的最大残留限

量标准为 $15\mu g/kg$。2010 年 CAC 做出新规定,要求去壳即食巴西坚果中黄曲霉毒素的最高限量为 $105\mu g/kg$,需进一步加工的巴西坚果中的最高限量为 $155\mu g/kg$。

2010 年欧盟分别规定了 17 类食品中黄曲霉毒素 B_1、M_1 以及黄曲霉毒素($B_1 + B_2 + G_1 + G_2$)的限量标准。其中,黄曲霉毒素 B_1 的限量值为 $0\sim12.0\mu g/kg$,在直接食用的花生中的限量值为 $2.0\mu g/kg$;黄曲霉毒素 M_1 的限量值为 $0\sim0.05\mu g/kg$,在婴幼儿配方奶粉和婴儿特殊医用食品中的限量值为 $0.025\mu g/kg$,在牛奶中的限量值为 $0.05\mu g/kg$;黄曲霉毒素($B_1 + B_2 + G_1 + G_2$)的限量值为 $0\sim15.0\mu g/kg$,在直接食用的花生中的限量值为 $4.0\mu g/kg$。

美国 FDA 规定,食品中黄曲霉毒素($B_1 + B_2 + G_1 + G_2$)的最大残留限量为 $15\mu g/kg$,牛奶中黄曲霉毒素的最大残留限量为 $0.5\mu g/kg$。

我国于 1981 年首次颁布了食品中黄曲霉素 B_1 的最高允许量标准,2011 年发布的《食品安全国家标准 食品中真菌毒素限量》(GB 2761-2011)中规定的黄曲霉素 B_1 的最高允许量见表 5-1,对乳及乳制品、婴儿配方食品、较大婴儿和幼儿配方食品、特殊医学用途婴儿配方食品规定黄曲霉毒素限量指标皆为 $0.5\mu g/kg$。

表 23-1　我国食品中黄曲霉毒素 B_1 限量指标

食品类别(名称)	限量/(μg/kg)
谷物及其制品	
玉米、玉米面(渣、片)及玉米制品	20
稻谷、糙米、大米	10
小麦、大麦、芫他谷物	5.0
小麦粉、麦片、其他去壳谷物	5.0
豆类及其制品	
发酵豆制品	5.0
坚果及籽类	
花生及其制品	20
其他熟制坚果及籽类	5.0
油脂及其制品	
植物油脂(花生油、玉米油除外)	10
花生油、玉米油	20
调味品	
酱油、醋、酿造酱(以粮食为主要原料)	5.0
特殊膳食用食品	
婴幼儿配方食品	
婴儿配方食品	0.5(以粉状产品计)
较大婴儿和幼儿配方食品	0.5(以粉状产品计)
特殊医学用途婴儿配方食品	0.5(以粉状产品计)
婴幼儿辅助食品	
婴幼儿谷类辅助食品	0.5

（五）预防黄曲霉毒素中毒的措施

黄曲霉毒素产生的适宜温度是 $25\sim29℃$，相对湿度是 85% 以上，花生、玉米、花生油、大米、棉籽油等如果贮存不当，最易生长能够产生黄曲霉毒素的黄曲霉、寄生曲霉等；其次是小麦、大麦；家庭自制的面酱等发酵食品有时也会被污染；咸肉、火腿、香肠等肉类食品也可能受到污染。黄曲霉毒素耐热，在一般的烹调加工温度下破坏很少，即使是 $200℃$ 高温加热，也不能完全破坏，在 $280℃$ 时才发生裂解。因此，污染食品仅依靠加热处理仍是不安全的，应根据具体情况进行综合控制与预防。预防办法主要是防止霉变，已发生霉变的食品不要食用，轻度污染的可采取适当方法去毒。

控制粮食的含水量是防止黄曲霉毒素污染的关键性措施。粮食收获时要迅速干燥，贮藏时要注意通风防潮，放置在通风、阴凉、干燥处，并尽可能保持皮壳完整，使霉菌不易侵入。有条件的地方还可以考虑低温贮藏，或在贮藏空间充以惰性气体。

剔除霉变颗粒及皱皮、破损、虫蛀的颗粒。对污染不严重的粮食，用清水反复搓洗 $4\sim6$ 次，可去除 $50\%\sim88\%$ 的毒素。亦可加碱、高压去毒。碱性条件下，黄曲霉毒素被破坏后可溶于水中。反复水洗或加高压，可去除 85.7% 的毒素。对于发霉不重的植物油，可用加碱或加入活性炭等方法，来破坏、吸收植物油中的黄曲霉毒素。

不能用霉变而又未经处理去毒的粮食、饲料饲喂家禽、家畜，否则通过食物链会引起人食物中毒。研究证明，牛奶中含有黄曲霉毒素，往往是奶牛食用了受污染饲料的结果。

（六）食品中黄曲霉毒素的检测

我国传统的黄曲霉毒素分析一般采用薄层色谱法（TLC）、高效液相色谱法（HPLC），以及酶联免疫吸附法（ELISA）。为了减少样品前处理的操作烦琐、复杂和缩短处理时间，目前国际上普遍采用免疫亲和层析法（IAAC）。免疫亲和层析-荧光光度法（IAC-SFB）是以单克隆免疫亲和柱为分离手段，用荧光计等作为检测工具的方法，具有分析快速简便、灵敏度高的特点，一个样品只需 $10\sim15min$，能达到定量准确又快速地要求，但缺点是成本较高。目前该方法已列入美国官方分析化学师协会（AOAC）标准方法，在欧洲也已作为一种常用的净化手段用于各种食品的分析。

1. 食品中黄曲霉毒素 B_1 的酶联免疫吸附法（ELISA）测定

该法是 GB/T 5009.22—2003 中的方法。原理：将已知抗原吸附在固相载体表面上，洗除未吸附抗原，加入一定量抗体与待测样品（含有抗原）提取液的混合液，竞争吸附后，在同相载体表面形成抗原抗体复合物。洗除多余抗体，加入酶标记第二抗体和底物后，发生反应产生有色物质而显色，与标准比较来测定含量。

（1）主要试剂：人工抗原（AFB_1-牛血清清蛋白结合物）、抗黄曲霉毒素 B_1 单克隆抗体、$10\mu g/ml$ 黄曲霉毒素 B_1 标准溶液、牛血清清蛋白（BSA）、辣根过氧化物酶（HRP）标记羊抗鼠 IgG，以及 ELISA 测定的常规试剂如包被缓冲液、抗体稀释液、洗液（PBS-T）和封闭液等。

（2）取样：样品中污染黄曲霉毒素严重的霉粒一粒左右即可以测定结果。由于有毒霉粒的比例小，分布不均匀，为避免取样的误差，必须大量取样，并将该大量样品粉碎，混合均匀，才有可能得到代表一批样品的相对可靠的结果。每份分析样品应从大样经粗碎与连续多次用四分法缩减至 $0.5\sim1kg$，然后全部粉碎，过筛，混匀。或将好、坏分别测定，再计算其含量。花生油和花生酱等样品不需制备，但取样时应搅拌均匀。

（3）测定：①包被微孔板：用 AFB_1-BSA 人工抗原包被酶标板，$150\mu g/孔$，$4℃$ 过夜；②抗体抗原反应:将黄曲霉毒素 B_1 纯化单克隆抗体稀释后分别与等量不同浓度的黄曲霉毒素 B_1 标准溶液用 2ml 试管混合振荡后,4℃静置,此液用于制作黄曲霉毒素 B_1 标准抑制曲线。与等量样品提取液用 2 试管混合振荡后,4℃静置。此液用于测定样品中黄曲霉毒素 B_1 含量;③封闭:已包被的酶标板用洗液洗 3 次,每次 3min 后,加封闭液封闭,250μL/孔,置 37℃下 1h;④测定:酶标板洗 3×3min 后,加抗体抗原反应液(在酶标板的适当孔位加抗体稀释液或 Sp2/0 培养上清液作为阴性对照)130μg/孔,37℃,2h。酶标板洗 3×3min,加酶标二抗[1: 200(体积比)]100μL/孔,1h。酶标板用洗液洗 5×3min。加底物溶液(10mg 邻苯二胺加 25ml 底物缓冲液、37μL 30%过氧化氢)100μL/孔,37℃,15min,然后加 2mol/L 硫酸,40μL/ 孔,以终止显色反应,酶标仪 490nm 测出吸光度。

(4)计算:试样中黄曲霉毒素 B_1 含量 (ng/g)$=C×\dfrac{V_1}{V_2}×D×\dfrac{1}{m}$

式中:C—滴加样液中黄曲霉毒素 B_1 含量,ng,对应标准曲线按数值插入法求得;

V_1—样品提取液的体积 ml;

V_2—滴加样液的体积,ml;

D—稀释倍数;

m—样品质量。

由于按标准曲线直接求得的滴加样液中黄曲霉毒素 B_1 含量(C_1)的单位为 ng/ml,而测孔中加入的样品提取的体积为 0.065ml,所以上式中

$C=0.065ml×C_1$

而 $V_1=2ml$,$V_2=0.065ml$,$0=2$,$D=2$,$m=4g$ 代入公式,则

试样中黄曲霉毒素 B_1 含量(ng/g)$=0.065×C_1×(2/0.065)×2×1/4=C_1$(ng/g)

因此,从标准曲线直接求得的数值 C_1,即为所测样品中黄曲霉毒素 B_1 的含量(ng/g)。

2. 食品中黄曲黄曲霉素 M_1 和 B_1 的薄层色谱法测定

该法是 GB 5000.24—2010 中的方法。原理:样品经甲醇提取,石油醚分配净化、三氯甲烷分配提取与浓缩后定量至 0.4ml,用薄层色谱法测定。黄曲霉毒素 M_1 和 B_1 在紫外光(波长 365nm)下产生蓝紫色荧光,根据其在薄层上显示荧光的最低检出量来测定含量。

(1)点样:取薄层板(5cm×20cm)两块,距板下端 3cm 的基线上各滴加两点,在距第一与第二板的左边缘 0.8~1cm 处各滴加 10μL 黄曲霉毒素 M_1 和 B_1 混合标准使用液,在距各板左边缘 2.8~3cm 处各滴加同一样液点,在第二板的第二点上再滴加 10μg 黄曲霉毒素 M_1 和 B_1 混合标准使用液。一般可将薄层板放在盛有干燥硅胶的层析槽内进行滴加,边加边用冷风机冷风吹干。

(2)展开:①横展:在槽内加入 15ml 预先用无水硫酸钠脱水的无水乙醚(每 500ml 无水乙醚中加 20g 无水硫酸钠)。将薄层板靠近标准点的长边置于槽内,展至板端后,取出挥干,再同上继续展开一次;②纵展:将横展两次挥干后的薄层板再用异丙醇-丙酮-苯-正己烷-石油醚(沸程 60~90℃)-三氯甲烷(5+10+10+10+10+55)混合展开剂纵展至前沿距原点距离为 10~12cm 取出挥干;③横展:将纵展挥干后的板再用乙醚横展 1~2 次。

(3)观察与评定结果:在紫外光灯下将第一、二板相互比较观察,若第二板的第二点在黄曲霉毒素 M_1 和 B_1 标准点的相应处出现最低检出量(黄曲霉毒素 M_1 和 B_1 的比移值依次为 0.25 和 0.43),而在第一板相同位置上未出现荧光点,则样品中黄曲霉毒素 M_1 和 B_1 含量在

其所定的方法灵敏度以下（乳、炼乳、乳粉、干酪、奶油与新鲜猪组织样品的灵敏度依次为 $0.1\mu g/kg$、$0.2\mu g/kg$、$0.5\mu g/kg$、$0.5\mu g/kg$、$0.5\mu g/kg$ 及 $0.2\mu g/kg$）。如果第一板的相同位置上出现黄曲霉毒素 M_1 和 B_1 的荧光点，则观察第二板第二点的样液点是否与滴加的标准点分别重叠，如果重叠，再进行以下的定量与确证试验。

（4）稀释定量：样液中的黄曲霉毒素 M_1 和 B_1 荧光点的荧光强度与黄曲霉毒素与氏的最低检出量（$0.0004\mu g$）的荧光强度一致，则乳、炼乳、乳粉、干酪与奶油样品中黄曲霉毒素 M_1 和 B_1 的含量依次为 $0.1\mu g/kg$、$0.2\mu g/kg$、$0.5\mu g/kg$、$0.5\mu g/kg$、及 $0.5\mu g/kg$；鲜猪组织（肝、肾、血、瘦肉）样品均为 $0.2\mu g/kg$。如样液中黄曲霉毒素 M_1 和 B_1 的荧光强度比最低检出量强，则根据其强度逐一进行测定，估计减少滴加体积（微升）或经稀释后再滴加不同体积（微升）、直至样液点的荧光强度与最低检出量点的荧光强度一致为止。

（5）确证试验：在做完定性或定量的薄层板上，将要确证的黄曲霉毒素 M_1 和 B_1 的点用大头针圈出。喷以硫酸溶液（$1+3$），放置 5min，在紫外光灯下观察，若样液中黄曲霉毒素 M_1 和 B_1 点与标准点一样均变为黄色荧光，则进一步确证检出的荧光点是黄曲霉毒素 M_1 和 B_1。

（6）分析结果的表述：黄曲霉毒素 M_1 或 B_1 的含量按下式进行计算。

$$X = 0.0004 \times \frac{V_1}{V_2} \times D \times \frac{1000}{m}$$

式中：X—试样中黄曲霉毒素 M_1 或 B_1 含量，$\mu g/kg$；

V_1—样液浓缩后体积，ml。

V_2—出现最低荧光样液的滴加体积，ml。

D—浓缩样液的总稀释倍数；

m—浓缩样液中所相当的试样质量，g；

0.0004—黄曲霉毒素 M_1 或 B_1 的最低检出量，吨。

另外，GB/T 5009.23—2006 的方法中也有采用薄层色谱法，测定食品中的黄曲霉毒素 B_1、B_2、G_1、G_2。薄层分离后，在 365nm 紫外光下，黄曲霉毒素 B_1、B_2 产生蓝紫色荧光，黄曲霉毒素 G_1、G_2 产生黄绿色荧光，根据其在薄层板上显示的荧光的最低检出量来定量。

3. 食品中黄曲霉毒素 B_1、B_2、G_1、G_2 的微柱法测定

该法是 GB/T 5009.23—2006 中的方法。原理：样品提取液通过由氧化铝与硅镁吸附剂组成的微柱层析管，杂质被氧化铝吸附，黄曲霉毒素被硅镁吸附剂吸附，在 365nm 紫外线下呈蓝紫色荧光，其荧光强度在一定范围内与黄曲霉毒素的含量成正比。由于在微柱上不能分离黄曲霉毒素 B_1、B_2、G_1、G_2，所以测得结果为总的黄曲霉毒素含量。

（1）主要试剂：黄曲霉毒素 B_1 标准液：用苯-乙腈（$98+2$）配成 $0.4\mu g/ml$ 的贮存液及 $0.1\mu g/ml$ 的使用液，避光冷藏。

（2）分析步骤；①微柱管的制备：以少量脱脂棉作底用粗铁丝砸实，置于微柱管架上，依次加入高为 0.5cm 无水硫酸钠（粒径为 $150\sim180\mu m$）、0.5cm 硅镁型吸附剂（粒径为 $75\sim150\mu m$）、0.5cm 无水硫酸钠（粒径为 $150\sim180\mu m$）、1.5cm 中性氧化铝（粒径为 $75\sim150\mu m$）、1.5cm 酸性氧化铝（粒径为 $75\sim150\mu m$）、3cm 无水硫酸钠（粒径为 $180\sim380\mu m$），顶部以少量脱脂棉堵塞，装试剂时管要垂直，每装一种试剂要适当敲紧，两种试剂之间界面要平齐，柱管要随装随用，以免在空气中吸水活性下降；②微柱层析：在装好的微柱中加入三

氯甲烷提取液 1.0ml。同时做标准管，另取三支微柱管，各加入三氯甲烷 1ml，再分别加入黄曲霉毒素 B_1 标准液 0、50μL、100μL，相当于黄曲霉毒素 B_1 0、5ng、10ng，待加液流至顶层时，加入 1ml 丙酮-三氯甲烷(1+9)展开剂，在加样或展开时，柱管均要保持垂直，待展开剂流完后，即可观察结果；③结果观察与评定：于波长 365nm 紫外光灯下观察，将层析后的样品管依次与 0、5ng、10ng 黄曲霉毒素 B_1 标准管比较。若样品柱管内硅镁型吸附剂层与 0 管一致则为阴性(在 5μg/kg 以下)；如样品管中硅镁吸附剂层呈蓝紫色荧光环，则为阳性，需要按薄层色谱法做进一步的确证测定，但不需重新提取样品。其操作如下：准确吸取原三氯甲烷提取液 4.0ml(相当于 4g 或 8g 样品)于小蒸发皿内挥干，以少量苯-乙腈混合液(98+2)分数次转入刻度小管中，定容至 1.0ml，密塞，混匀，按薄层色谱法确证，并测定黄曲霉毒素 B_1、B_2、G_1、G_2 的含量。

免疫亲和层析净化液相色谱-串联质谱法测定乳和乳制品中黄曲霉毒素 M_1 该方法是 GB 5413.37—2010 中的方法。原理：将液体样品或固体样品提取液经均质、超声提取、离心，取上清液经免疫亲和柱净化，洗脱液经氮气吹干，定容，微孔滤膜过滤，然后再经液相色谱分离，电喷雾离子源离子化，多反应离子监测(MRM)方式检测。基质加标外标法定量。该法的定量限为 0.01μg/kg(以乳计)。

(1)主要溶液：空白基质溶液：分别称取与待测样品基质相同的、不含所测黄曲霉毒素的阴性试样 8 份于 100ml 烧杯中。然后按样品提取和净化步骤进行。合并所得 8 份试样的纯化液，用 0.22μm 微孔滤膜的一次性滤头过滤。弃去前 0.5ml 滤液，接取少量滤液供液相色谱-质谱联用仪检测。获得色谱-质谱图后，在相应的保留时间处，应不含黄曲霉毒素 M_1。剩余滤液转移至棕色瓶中，在-20℃保存，供配制标准系列溶液使用。

黄曲霉毒素 M_1 标准储备溶液：取标准品黄曲霉毒素 M_1 0.1mg，用三氯甲烷溶解定容至 10ml。此标准溶液浓度为 0.01mg/ml。溶液转移至棕色玻璃瓶中，-20℃保存。

黄曲霉毒素 M_1 标准系列溶液：吸取黄曲霉毒素 M_1 标准储备溶液 10μL 于 10ml 容量瓶中，用氮气将三氯甲烷吹至近干，空白基质溶液定容至刻度，所得浓度为 10ng/ml 的黄曲霉毒素 M_1 标准中间溶液。再用空白基质溶液将标准中间溶液稀释成系列标准工作液。

(2)样品提取：不同乳制品的提取方法有所不同，下面介绍三种制品的样品处理方法。

乳：称取 50g 混匀的试样，置于 50ml 具塞离心管中，在水浴中加热到 35~37℃。在 6000r/min 下离心 15min。收集全部上清液。

发酵乳(包括固体状、半固体状和带果肉型)：称取 50g 混匀的试样，用 0.5mol/L 的氢氧化钠溶液调 pH 至 7.4，在 9500r/min 下匀浆 5min，然后按上述乳的提取方法操作。

乳粉和粉状婴幼儿配方食品：称取 10g 试样于烧杯中，加入 50ml 50℃的水，混合均匀。亦可将烧杯置于 50℃的水浴中放置 30min。溶解后冷却至 20℃，移入 100ml 容量瓶中，用少量的水分次洗涤烧杯，洗涤液一并移入容量瓶中，定容至刻度，摇匀后移至两个 50ml 离心管中，6000r/min 离心 15min，混合上清液，用移液管移取 50ml 上清液供净化处理用。

(3)净化：免疫亲和柱的准备：将一次性的 50ml 注射器筒与亲和柱上顶部相串联，再将亲和柱与固相萃取装置连接起来。

试样的纯化：将试液提取液移至 50ml 注射器筒中，调节固相萃取装置的真空系统，控制试样以 2~3ml/min 稳定的流速过柱。取下 50ml 的注射器筒，装上 10ml 注射器筒。注射器筒内加入水，以稳定的流速洗柱，然后，抽干亲和柱。脱开真空系统，在亲和柱下部放入 10ml 刻度试管，上部装上另一个 10ml 注射器筒，加入 4ml 乙腈，洗脱黄曲霉毒素 M_1，洗脱液收集在刻度试管中，洗脱时间不少于 60s 然后用氮气缓缓地在 30℃下将洗脱液蒸发至近干（如果蒸发至干，会损失黄曲霉毒素），用乙腈-水溶液（1+9）稀释至 1ml。

（4）液相色谱参考条件：流动相：A 液，0.1% 甲酸溶液；B 液，乙腈-甲醇溶液（1+1）。梯度洗脱。流动相流动速度：0.3ml/min。柱温：35℃。试液温度：20℃。进样量：10μg。

（5）质谱检测多离子反应监测（MRM）。

（6）定性：试样中黄曲霉毒 M_1 素色谱峰的保留时间与相应标准色谱峰的保留时间相比较，变化范围应在 ±2.5% 之内。黄曲霉毒素 M_1 的定性离子的重构离子色谱峰的信噪比应大于等于 3（S/N≥3），定量离子的重构离子色谱峰的信噪比应大于等于 10（S/N≥10）。每种化合物的质谱定性离子必须出现，至少应包括一个母离子和两个子离子，而且同一检测批次，对同一化合物，样品中目标化合物的两个子离子的相对丰度比与浓度相当的标准溶液相比，其允许偏差不超过规定的范围。

各检测目标化合物以保留时间和两对离子（特征离子对/定量离子对）所对应的 LC-MS/MS 色谱峰面积相对丰度进行定性。要求被测试样中目标化合物的保留时间与标准溶液中目标化合物的保留时间一致（一致的条件是偏差小于 20%），同时要求被测试样中目标化合物的两对离子对应 LC-MS/MS 色谱峰面积比与标准溶液中目标化合物的面积比一致。

（7）试样测定：按照液相色谱和质谱检测确立的条件，测定试液和标准系列溶液中黄曲霉毒素 M_1 的离子强度，外标法定量。黄曲霉毒素 M_1 的色谱参考保留时间为 3.23min。

（8）空白试验：不称取试样，按上述步骤做空白实验。应确认不含有干扰被测组分的物质。

（9）标准曲线绘制：将标准溶液由低到高浓度进样检测，以峰面积-浓度作图，得到标准曲线回归方程。

（10）定量测定：待测样液中被测组分的响应值应在标准曲线线性范围内，超过线性范围时，应将样液用空白基质溶液稀释后重新进样分析或减少取样量。

（11）分析结果的表述：外标法定量，按下式计算黄曲霉毒素 M_1 的残留量。

$$X = \frac{A \times V \times f \times 1}{m}$$

式中：X—试样中黄曲霉毒素的含量，μg/kg；

A—试样中黄曲霉毒素的质量浓度，μg/kg；

V—样品定容体积，ml；

f—样液稀释因子；

m—试样的称样量，g。

以重复性条件下获得的两次独立测定结果的算术平均值表示，结果保留三位有效数字。在重复性条件下获得的两次独立测定结果的绝对差值不得超过算术平均值的 10%。

免疫亲和层析净化高效液相色谱法测定黄曲霉毒素 M_1 该法适用于乳、乳粉，以及低脂乳、脱脂乳、低脂乳粉和脱脂乳粉中黄曲霉毒素 M_1 的测定。原理：抗黄曲霉毒素 M_1 的特异性单克隆抗体交联在亲和柱内的固体支持物上，当样品通过亲和柱时，抗体选择性地与黄曲霉毒素 M_1 结合，形成抗原抗体复合体。用水洗柱除去柱内杂质，然后用洗脱剂洗脱吸附在柱上的黄曲霉毒素 M_1，收集洗脱液。然后用带有荧光检测器的高效液相色谱仪测定洗脱液

中黄曲霉毒素 M_1 含量。该法对乳粉中黄曲霉毒素 M_1 的最低检测限为 $0.08\mu g/kg$，乳中的最低检测限为 $0.008\mu g/L$。

（1）主要材料、试剂：①免疫亲和柱：免疫亲和柱的最大容量不小于 100ng 黄曲霉毒素 M_1，当标准溶液含有 4ng 黄曲霉毒素 M_1 时回收率不低于 80%。应该定期检查亲和柱的柱效和回收率，对于每个批次的亲和柱至少检查一次；②黄曲霉毒素 M_1 标准溶液：要求纯度 $\geqslant 98\%$。对其进行浓度的校正：将 $10\mu g/ml$ 黄曲霉毒素 M_1 三氯甲烷标准溶液在 $340\sim 370nm$ 处测定吸光度，扣除三氯甲烷的空白本底，读取标准溶液的吸光度。在接近 360nm 最大吸收波长处，测得吸光度为 A，根据下式计算浓度值，以确定黄曲霉毒素 M_1 的实际浓度。

$$c_i = \frac{A \times M \times 100}{\varepsilon}$$

式中：c_i—黄曲霉毒素 M_1 实际浓度，$\mu g/ml$；

A—在 λ_{max} 处测得的吸光度值；

M—黄曲霉毒素 M_1 的摩尔质量，$M = 328g/mol$；

ε—19950，溶于三氯甲烷中的黄曲霉毒素 M_1 的吸光系数，m^2/mol。

测得浓度后用三氯甲烷将其稀释成浓度为 $0.1\mu g/ml$ 的储备液。储备液密封后于冰箱中 5℃ 以下避光保存，可稳定 2 个月。

黄曲霉毒素 M_1 标准工作液的配制：取出标准储备液于室温下，稀释制成工作液，临用前配制。准确移取 1.0ml 的储备液到 20ml 的锥形试管中，用和缓的氮气将溶液吹干，然后用 20.0ml 10% 乙腈水溶液将残渣重新溶解，30min 内振摇，混匀，配成浓度为 $0.005\mu g/ml$ 的黄曲霉毒素 M_1 标准工作液。

在制作标准曲线时，黄曲霉毒素 M_1 的进样绝对含量分别是 0.05ng、0.1ng、0.2ng、0.4ng。用工作液配制一系列适当浓度的标准溶液，稀释液用 10% 乙腈水溶液。

（2）分析检测：所有的操作分析均应在避光条件下进行；①免疫亲和柱的准备：将 50ml 注射器筒与亲和柱的顶部相连，再将亲和柱与真空系统连接起来；②样品的免疫亲和纯化：移取 50ml 样品到 50ml 注射器中，调节真空系统，控制试样以 $2\sim 30ml/min$ 稳定的流速过柱。取下 50ml 的注射器，装上 10ml 注射器。注射器内加入 10ml 水，以稳定的流速洗柱，然后，抽干亲和柱。脱开真空系统，装上另一个 10ml 注射器，加入 4ml 乙腈，缓缓推动注射器栓塞，通过柱塞控制流速，洗脱黄曲霉毒素 M_1，收集洗脱液，洗脱时间不少于 60s。然后用和缓的氮气在 30℃ 下将洗脱液蒸发至体积为 $50\sim 50\mu L$（如果蒸发至干，会损失黄曲霉毒素 M_1）。再用水稀释 10 倍至最终体积为 V_f（即 $500\sim 5000\mu L$）。

如果注入高效液相色谱仪含黄曲霉毒素 M_1 的样品，乙腈含量超过 10%，色谱峰变宽。如果水含量超过 90%，则对色谱峰的形状没有影响；③高效液相色谱分析。

色谱柱：C_{18}，长 25cm，内径 4.6mm。

流动相：25% 乙腈水溶液。

流速：1ml/min。

黄曲霉毒素 M_1 的标准曲线的制作：分别注入含有 0.05ng、0.1ng、0.2ng 和 0.4ng 的黄曲霉毒素 M_1 标准溶液。绘制成峰面积或峰高对黄曲霉毒素质量的标准曲线。

样品的色谱分析：根据样品洗脱液色谱图中黄曲霉毒素 M_1 的峰高或峰面积值，从标准曲线上得出样品洗脱液中所含有的黄曲霉毒素 M_1 质量(ng)。如果样品洗脱液的黄曲霉毒素 M_1 的峰面积或峰高值高于标准曲线范围,用水定容稀释样品洗脱液后,重新进样分析。

二、赭曲霉毒素及其检测

赭曲霉毒素是曲霉属和青霉属的某些菌种产生的次级代谢产物,包括 7 种结构类似的化合物,其中毒性最大、与人类健康关系最密切、对农作物的污染最重、分布最广的是赭曲霉毒素 A(ochratoxin A)。OTA 具有很强的肾毒和肝毒,当人畜摄入被这种毒素污染的食品及饲料后,就会发生急性或慢性中毒症;此外,OTA 还具有致癌、致畸和致突变作用,对人体健康和畜牧业发展危害很大。

(一)赭曲霉毒素的结构与性质

赭曲霉毒素 A 是一种无色结晶化合物,溶于极性溶剂和稀碳酸氢钠水溶液中,微溶于水。在紫外光下赭曲霉毒素 A 呈绿色荧光。其性能稳定,在乙醇中置冰箱避光保存一年以上而不被破坏;有较高的耐热性,加热 1h 后,仍残留 56% 的赭曲霉毒素 A。但经紫外线照射后易于分解。

(二)食品中赭曲霉毒素的来源与分布

自然界中产生赭曲霉毒素 A 的真菌种类较多,主要是曲霉属和青霉素的某些菌种,以纯绿青霉、赭曲霉和炭黑曲霉三种霉菌为主。曲霉属中的硫色曲霉、蜂蜜曲霉等以及青霉属中的普通青霉、徘徊青霉等也可产生少量赭曲霉毒素 A。

赭曲霉是最早发现能够产生赭曲霉毒素 A 的真菌,该菌在 8℃～37℃ 内均能生长,最佳生长温度为 24℃～31℃,最适水分活性为 0.95～0.99,在 pH3～10 范围内生长良好,而在 pH 低于 2 时生长缓慢,因此在热带和亚热带地区,农作物在田间或贮存过程中污染的赭曲霉毒素 A 主要是由赭曲霉产生。纯绿青霉也是主要的产生菌,其生长条件为温度 0～30℃ (最适 20℃),水分活度 0.8。因此在加拿大和欧洲等地,粮食及其制品中赭曲霉毒素 A 的产毒真菌主要为纯绿青霉。

由于赭曲霉毒素 A 产生菌广泛分布于自然界,因此包括粮谷类、干果、葡萄及葡萄酒、咖啡、可可和巧克力、中草药、调味料、罐头食品、油、橄榄、豆制品、啤酒、茶叶等多种参农作物和食品均可被赭曲霉毒素 A 污染。动物饲料中赭曲霉毒素 A 的污染也非常严重,动物进食被赭曲霉毒素 A 污染的饲料后导致体内赭曲霉毒素 A 的蓄积,由于其在动物体内非常稳定,不易被代谢降解,因此动物性食品,尤其是猪的肾、肝、肌肉、血液、奶和奶制品等中常有赭曲霉毒素人检出,人通过进食被赭曲霉毒素 A 污染的农作物和动物组织而摄入赭曲霉毒素 A。

(三)赭曲霉毒素的毒性与危害

赭曲霉毒素 A 对动物的毒性主要为肾毒和肝毒。其对实验动物的半数致死剂量 (LD_{50}) 依给药途径、实验动物种类和品系不同而异,经口染毒 OTA 对猪的 LD_{50} 为每千克体重 1mg。犬为每千克体重 0.2mg。大、小鼠依品系不同,分别为每千克体重 20～30mg 和 46～58mg,犬和猪对 OTA 毒性最敏感,大、小鼠最不敏感。

短期试验结果显示,OTA 可引起实验动物肾萎缩或肿大、皮质表面不平、断面可见皮质纤维性变;可见肾小管萎缩、肾小球透明变性、肾小管坏死等,并伴有尿量减少、血尿素氮升高、尿蛋白和尿糖增加等肾功能受损导致的生化指标的改变。

赭曲霉毒素 A 还可引起肝病变,并对免疫系统有毒性,有致畸、致癌和致突变危害。而且赭曲霉毒素 A 具有遗传毒性,引起 DNA 损伤,大鼠和小鼠试验表明其能穿透胎盘引起致突变作用。1993 年,国际癌症研究中心已将赭曲霉毒素 A 列为人类致癌物。

（四）食品中赭曲霉毒素的限量标准

1991 年世界卫生组织建议,每千克谷物及其产品中的一般最高限量是 5μg。有些国家(丹麦和瑞典等)也把这作为法定的最高限量。1995 年,世界粮农组织/卫生组织食品添加剂联合专家委员会确定 OTA 的周摄入量为每千克体重 100ng,相当于每日每千克体重 14ng。2003 年,欧盟委员会发出通报,在婴儿和儿童食品中,OTA 的最大限量为 0.3μg/kg;在生产过程中 OTA 的使用量不得超过 0.5μg/kg。我国制订标准时参照 CAC 的指标值,规定赭曲霉毒素 A 在谷物、谷物碾磨加工品、豆类及其制品的限量为 5.0μg/kg。

（五）预防赭曲霉毒素中毒的措施

谷物中产生赭曲霉毒素 A 主要是在收获后的最初一段时间,水分活性还较高。因此在粮食收获、贮存、加工各个环节需科学作业,注意防霉,阻止真菌生长并产生毒素。而且,要加强对食品、饲料及其原材料的检测监控,及时发现污染并立即剔除,防止赭曲霉毒素 A 超标污染的食品进入人类的食物链。此外,赭曲霉毒素可溶于稀的碳酸氢钠溶液中,可处理后再反复水洗,达到安全要求。

（六）食品中赭曲霉毒素的检测

赭曲霉毒素 A 的检测方法较多,有薄层色谱法(TLC)、高效液相色谱法(HPLC)、酶联免疫吸附法(ELISA)、免疫亲和柱-荧光计快速测定法等。TLC 是赭曲霉毒素 A 早期研究中最常见的检测方法,但这种方法较费时,灵敏度和特异性较差,在赭曲霉毒素 A 的提取过程中所需的有机溶剂品种多且用量大。HPLC 法具有更高的灵敏度,可以精确地对样品中的赭曲霉毒素 A 进行定性和定量分析,但此法不适合于大批量样品的检测。ELISA 法快速、灵敏、可定量、操作简便、无须贵重仪器设备,对样品纯度要求不高,适用于大批量样品的检测。免疫亲和柱-荧光计快速测定法分析速度快,自动化程度高,操作简单,可以在实验室或现场使用。

1. 薄层色谱法

该法是 GB/T 5009.96—2003 中的方法。用三氯甲烷-0.1mol/L 磷酸或石油醚-甲醇/水提取样品中的赭曲霉毒素 A,样品提取液经液-液分配后,根据其在 365nm 紫外灯下产生黄绿色荧光,在薄层色谱板上与标准比较测定含量。在薄层板上赭曲霉毒素 A 的最低检出量为 4ng。本方法的最低检测量为 10μg/kg。

(1)主要试剂:横向展开剂:乙醚或乙醚-甲醇-水(94+5+1)

纵向展开剂:A 液:甲苯-乙酸乙酯-甲酸-水(6+3+1.2+0.06)或甲苯-乙酸乙酯-甲酸(6+3+1.4);B 液:苯-冰乙酸(9+1)。

赭曲霉毒素 A 标准溶液:用苯-冰乙酸(99+1)配成 40μg/ml OTA 贮备液。精密吸取贮备液,用苯稀释成 0.5μg/ml,OTA 标准液应置冰箱中避光保存。

(2)测定方法:①点样:取两块薄层板,在距薄层板下端 2.5cm 的基线上用微量注射器滴加两个点:在距板左边缘 1.7cm 处滴加 OTA 标准溶液 8μL(浓度 0.5μg/ml),在距板左边缘 2.5cm 处滴加样液 25μL,然后在第二块板的样液点上加滴 OTA 标准溶液 8μL(浓度 5μg/ml)。点样时,需边滴加边用电吹风吹干,交替使用冷热风;②展开:横向展开:在展开槽内倒入 10ml 横展剂,先将薄层板纵展离原点 2～3cm,取出通风挥发溶剂 1～2min 后,再将该薄层板靠标准点的长边置于同一展开槽内的溶剂中横展,如横展剂不够,可添加适量,展至板端过 1min,取出通风挥发溶剂 2～3min。纵向展开:在另一展开槽内倒入 10ml 纵展剂,将经横展后的薄层板纵展至前沿距原点 13～15cm。取出通风挥干至板面无酸味(5～10min);③观察与评定:将薄层色谱板置 365nm 波长紫外光灯下观察。在紫外光灯下将两板相互比较,若第二块板的样液点在 OTA 标准点的相应处出现最低检出量,而在第一板相同位置上未出现荧光点,则样品中的 OTA 含量在本测定方法的最低检测量 10μg/kg 以下。如果第一板样液点在与第二板样液点相同位置上出现荧光点则看第二板样液的荧光点是否与滴加的标准荧光点重叠,再进行以下的定量与确证试验;④稀释定量:比较样液中 OTA 与标准 OTA 点的荧光强度,估计稀释倍数。薄层板经双向展开后,当阳性样品中 OTA 含量高时,OTA 的荧光点会被横向拉长,使点变扁,或分成两个黄绿色荧光点,这是因为在横向展开过程中原点上 0TA 的量超过了硅胶的吸附能力,原点上的杂质和残留溶剂在横展中将 OTA 点横向拉长了,这时可根据 OTA 黄绿色荧光的总强度与标准荧光强度比较,估计需减少滴加的体积(微升)或所需稀释倍数。经稀释后测定含量时,可在样液点的左边基线上滴加 2 个标准点,OTA 的量可为 4ng、8ng,比较样液与两个标准 OTA 荧光点的荧光强度,大概定量;⑤确证试验:用碳酸氢钠乙醇溶液(在 100ml 水中溶解 6.0g 碳酸氢钠,加 20ml 乙醇)喷洒薄层板,在室温下干燥,于长波紫外光灯下观察,要利用喷洒前所做的估计。

(3)计算:样品中 OTA 的含量可按下式计算。

$$X = A \times \frac{V_1}{V_2} \times D \times \frac{1000}{m}$$

式中:X—样品中 OTA 的含量,μg/kg;

A—薄层板上测得样液点上 OTA 的量,μg;

D—样液的总稀释倍数;

V_1—苯-乙腈混合液的体积,ml。

V_2—出现最低荧光点时滴加样液的体积,ml;

m—苯-乙腈溶解时相当样品的质量,g。

2. 免疫亲和柱净化高效液相色谱法

该方法是 GB/T 25220—2010 中的方法。原理:将样品提取液用含有赭曲霉毒素 A 专一性抗体的免疫亲和柱净化,样品中的赭曲霉毒素 A 与柱中的抗体结合,淋洗除杂后,以洗脱液进行洗脱,使赭曲霉毒素 A 与抗体分离,然后用配有荧光检测器的高效液相色谱仪进行测定,外标法定量。

(1)主要溶液

①OTA 标准溶液:用甲醇配成 0.1mg/ml 储备液。用前以甲醇稀释成系列标准溶液。

②淋洗缓冲液:25g 氯化钠,5g 碳酸氢钠溶于水中,加入 0.1ml 吐温 20,水稀释至 1L。

③流动相:96ml 乙腈、102ml 水和 2ml 冰乙酸混合,用 0.2μm 的滤膜过滤并抽气。

(2)样品的净化:将免疫亲和柱连接于 10ml 玻璃注射器下。准确移取 10.0ml 样品提取液注入玻璃注射器中,将空气压力泵与注射器连接,调节压力使溶液以 1～2 滴/s 流速缓慢通过免疫亲和柱,直至有空气通过柱体。以 10.0ml 淋洗缓冲液、10.0ml 水先后清洗柱子,弃去全部流出液。加入 1.5ml 甲醇进行洗脱,收集全部甲醇洗脱液于玻璃试管中,在 45℃

下以氮吹仪用氮气吹干,用流动相溶解并定容至 $200\mu L$。

（3）高效液相色谱测定

①色谱条件：C_{18} 色谱柱（150mm×4.6mm），柱温为室温。进样量 $20\mu L$。流动相流速 1.0ml/min。检测器为荧光检测器,激发波长为 333nm,发射波长为 460nm。

②测定：将不同浓度的 OTA 标准溶液分别进样,以峰面积和 OTA 的浓度绘图,制得标准曲线。样品以同样条件进行色谱分析,根据保留时间定性,根据峰面积定置。并同时做空白试验。以重复性条件下获得的两次独立测定结果的算术平均值表示。

3. 离子交换固相萃取柱净化高效液相色谱法

该方法亦是 GB/T 25220—2010 中的方法。样品中的赭曲霉毒素 A 用碱性甲醇加水提取,提取液用离子交换固相萃取柱净化,然后用配有荧光检测器的高效液相色谱仪进行测定,标准曲线法定量。

（1）主要溶液与材料 OTA 标准溶液：用甲醇配成 $40\mu g/ml$ 储备液,以甲醇稀释成 $0.4\mu g/ml$ 工作液。

①提取液：0.1mol/L 氢氧化钾溶液十甲醇十水（2＋60＋38）。

②淋洗液：0.1mol/L 氢氧化钾溶液十乙腈十水（3＋50＋47）。

③洗脱液：甲醇十乙腈十甲酸十水（40＋50＋5＋5）。

④流动相：45ml;乙腈、54ml 水和 1ml 冰乙酸混合,用 $0.45\mu m$ 的滤膜过滤并抽气。

PAX 阴离子交换混合反相固相萃取柱,120mg/3ml。

（2）样品的净化以 50ml 甲醇冲洗固相萃取柱,用 3ml 提取液润洗,然后将 5ml 样品提取液加入柱中,调节流速以 1～2 滴/s 通过柱子,再以同样流速用 3ml 淋洗液洗柱,用 1.2ml 蒸馏水快速冲洗柱子,用空气或氮气吹尽柱子中的液体,再用 4～5ml 洗脱液快速洗脱赭曲霉毒素 A,收集于玻璃试管中,在 45℃ 下以氮吹仪用氮气吹干,用流动相溶解并定容至 1ml。

（3）高效液相色谱测定：色谱条件：C_{18} 色谱柱（155mm×4.6mm）,柱温为 30℃。进样量 $25\mu L$。流动相流速 1.0ml/min。检测器为荧光检测器,激发波长为 333nm,发射波长为 460nm。

测定：将不同浓度的 OTA 标准溶液分别进样,以峰面积和 OTA 的浓度绘图,制得标准曲线。样品以同样条件进行色谱分析,根据保留时间定性,根据峰面积定量。并同时做空白试验。以重复性条件下获得的两次独立测定结果的算术平均值表示。

三、展青霉素及其检测

展青霉素（patulin,PTL）,又称棒曲霉素,是由部分青霉和曲霉所产生的有毒代谢物,对试验动物有较强的毒性,并有致癌、致突变与致畸作用。展青霉素主要污染水果及其制品,由于原料中的展青霉素不能被通常的加工温度所破坏,因而造成苹果汁的普遍污染。多数进口国已有明确的限量要求。

（一）展青霉素的结构与性质

展青霉素分子式为 $C_7H_6O_4$,相对分子质量为 154,其化学结构如图 5-3 所示。展青霉素易溶于水、氯仿、丙酮、乙醇及乙酸乙酯,微溶于乙醚、苯,不溶于石油醚。其晶体呈无色棱形,熔点为 110.5℃～112℃。在酸性条件下较为稳定,在氯仿、苯、二氯甲烷等溶剂中能较长时期稳定,在水中和甲醇中逐渐分解,溶液蒸干后形成薄膜则不稳定。

展青霉素具有强烈的抗菌活性,是一种广谱抗生素,可抑制多种革兰阳性细菌及大肠埃希菌、痢疾杆菌、伤寒、副伤寒杆菌等革兰阴性菌,对某些大型真菌、原生动物等的生长有抑制作用。此外,展青霉素对动物的细胞和组织具有很强的毒性,并具有致癌、致突变与致畸作用。

（二）食品中展青霉素的来源与分布

产生展青霉素的有毒真菌主要是青霉属、曲霉属、裸囊菌属和丝衣霉属中的某些真菌,主要有扩展青霉、圆弧青霉、棒状青霉、棒曲霉、巨大青霉和土曲霉等。

展青霉素主要在苹果及其制品中检出,在梨、桃、山楂、番茄、橙及其制品以及谷物、糕点和香肠等食品中也有检出。展青霉素已作为判断苹果汁质量的一个指标。在苹果制成苹果汁的过程中,展青霉素很少被破坏。

（三）展青霉素的毒性与危害

研究发现,展青霉素对试验动物有较强的毒性,对实验动物的肝、肺、脑等都有毒害作用,其对小鼠的LD_{50}皮下注射为$8\sim15mg/kg$;内服为$17\sim48mg/kg$;对大鼠皮下注射为$15\sim25mg/kg$,内服为$6.8\sim116mg/kg$。%

展青霉素还具有致癌、致突变与致畸作用。雄性大鼠经皮下注射后发生局部肉瘤。其对鸡胚有明显的致畸作用,对Hela细胞、大鼠肺细胞的初级培养物具有细胞毒性作用;还能改变细胞膜的通透性,可抑制细胞中大分子物质合成,导致细胞活性丧失。

（四）食品中展青霉素的限量标准

世界卫生组织（WHO）制订了食品中展青霉素的最高限量为$50\mu g/L$。目前,瑞典、挪威、瑞士等国家规定展青霉素在苹果汁中的最高限量为$50\mu g/L$。我国于2011年制订了水果及其制品（果丹皮除外）、果蔬汁类和酒类中展青霉素的限量标准为$50\mu g/L$。

（五）预防展青霉素中毒的措施

食用外观光亮、无病斑、无腐烂的新鲜水果。食用前洗净或洗后削皮食用。

控制贮存条件。水果贮藏在冰箱中或用纸箱存放于阴凉通风处,发现腐烂、霉变的水果要及时去除,以免污染其他好果。试验表明,将苹果贮存在氧气22%、二氧化碳3%、25℃情况下,有完全抑制所有真菌产生展青霉素的可能。

（六）展青霉素的检测

1. 薄层扫描测定法

该法是GB/T 5009.185—2003的方法,最低检出限为$3\mu g/L$。原理:样品中展青霉素经提取、净化、浓缩、薄层展开后,利用薄层扫描仪进行紫外反射光扫描定量。

(1)主要试剂:①薄层色谱展开剂:横向展开剂为氯仿-丙酮（30＋1.5）;纵向展开剂为甲苯-乙酸乙酯-甲酸（50＋15＋1）;②显示剂:溶解0.1g3-甲基-2-苯并噻唑酮腙水合盐酸盐（MBTH・HCL・H_2O）于20ml蒸馏水中,置于冰箱中保存,保存期3d,过期需重新配制。

(2)样品提取:①果汁、果酒:量取果汁25ml,置于分液漏斗中,加入等体积的乙酸乙酯,振摇2min,静置分层,重复以上步骤两次,合并有机相,加2.5ml1.5%碳酸钠振摇1min,静置分层后,弃去碳酸钠层,同上步骤再用碳酸钠处理一次。将提取液滤入100ml梨形瓶中,于40℃水浴上用真空减压浓缩至近干,用少许氯仿清洗瓶壁,浓缩干,加氯仿0.4ml定容,供薄层色谱测定用;②果酱:称取样品25g置于乳钵中,加适量无水硫酸钠研磨后,转移至三角瓶中,加 80ml 乙酸乙酯浸泡 30min,振荡 30min,过滤,取滤液 50ml,加 2.5ml 1.5％碳酸钠振摇 1min,以下操作同上。

(3)测定:①点样:取一块薄板,在距底边和右边 10cm 处,用微量注射器滴加 1.0μg/ml 的展青霉素标准液 10μL,相距左边 4cm 处滴加 10μL 样液,在样品点同一垂直线上,距顶端 2cm 处点 20ng 的标准液,为位置参考点。②展开:横向展开到顶端后取出挥干,进行纵向展开,至顶端后,取出挥干,在 254nm 紫外灯下观察,出现黑色吸收点则样品为阳性。进行扫描定量测定。③薄层色谱扫描测定:测定波长 270nm,参考波长 310nm,反射光测定;扫描速度 40nm/min,记录仪纸速 20nm/min;测定标准品及样场中的展青霉素的峰面积,计算样品中展青霉素的含量。④阳性样品的确证将阳性样品的薄层色谱板,喷以 MBTH 显色剂,130℃烘烤 15min,冷至室温后,于 365nm 紫外灯下观察,展青霉素应呈橙黄色点。

2. 液相色谱-质谱测定

该方法是 SN/T 2534—2010 中的方法。原理:苹果清汁用乙腈稀释后直接固相萃取净化;苹果浊汁、番茄酱、山楂片样品先用果胶酶水解,再以乙酸乙酯提取,吹干浓缩后固相萃取净化,然后进行液相色谱-谱谱测定,外标法定量。该方法最低检测限为 5μg/kg。

(1)样品提取:①清汁:准确称取 2g 样品于具塞试管中,加入 6.0ml 乙腈,涡旋混匀 2min,于 4000r/min 离心 5min,收集上清液于试管中。②浊汁、番茄酱、山楂片:准确称取 5g 均匀试样于一具塞试管中,加入 20ml 水与 150μL 果胶酶溶液混匀,室温下避光放置过夜,酶解后的溶液加入 20ml 乙酸乙酯,涡旋提取 3min,于 4000r/min 离心 5min,转移上层乙酸乙酯提取液,再用 20ml 乙酸乙酯重复提取一次。合并两次乙酸乙酯提取液,混匀后量取 16ml 乙酸乙酯于 40℃水浴中氮吹浓缩至干,用 2.0ml 1％乙酸溶液溶解残渣,加入 6.0ml 乙腈混匀,转入试管中。

(2)净化:将净化柱放于试管正上方,用手缓慢向下推柱体到试管底部,使样液以 1.0ml/min 的速度通过柱体。准确量取 4.0ml 净化液于 40℃水浴中氮吹浓缩至干,用 1.0ml pH4.0 水溶液溶解残渣,经 0.45μm 滤膜过滤。

(3)测定:①色谱条件:C_{18} 色谱柱,150mm×2.1mm(内径);流动相:乙腈十水(10＋90,体积分数)、流速:0.2ml/min;柱温:30℃;进样量:10μL;②质谱条件;A. 离子化模式:电喷雾电离负离子模式(ESI)B. 质谱扫描方式:多反应监测(MRM);③定量测定:根据样液中展青霉素浓度大小,选定峰面积相近的标准工作溶液,标准工作溶液和样液中展青霉素响应值均应在仪器的检测线性范围内,对标准工作溶液和样液等体积参差进样测定。在上述仪器条件下,展青霉素参考保留时间约为 6.63min;④定性测定:按照上述仪器条件测定样品和标准工作溶液。如果样品的质量色谱峰相对保留时间与标准溶液在 ±2.5％范围内;定性离子对的相对丰度与浓度相当的混合基质标准溶液的相对丰度一致,相对丰度偏差不超过规定,则可判断样品中存在相应的被测物。

同时进行空白试验,除不加试样外,均按上述操作步骤进行。

(4)结果计算和表述:用数据处理软件中的外标法,或按照下式计算样品中展青霉素的含量。

$$X = \frac{A \times C_s \times V}{A_s \times m}$$

式中:X—样品中展青霉素含量,ng/g;

A—样品中展青霉素峰面积，mm^2；

A_s—标准工作液中展青霉素峰面积，mm^2；

C_s—标准工作液中展青霉素的质量浓度，ng/ml；

V—最终样液体积，ml；

m—最终样液所代表的试样量，g。

注意，计算结果须扣除空白值。

3. 液相色谱测定

该方法的样品提取、净化方法同前一方法，进行液相色谱测定时用配有紫外或二极管阵列检测器的高效液相色谱仪，外标法定量。该方法最低检测限为 $5\mu g/kg$。

(1)液相色谱条件：C_{18} 色谱柱，$250\times4.6mm$(内径)；流动相：甲醇十水(10＋90，体积分数)；流速：$1.0ml/min$；柱温：$30℃$；进样量：$20\mu L$；检测波长：$276nm$。

(2)液相色谱测定：根据样液中展青霉素浓度大小，选定峰面积相近的标准工作溶液，标准工作溶液和样液中展青霉素响应值均应在仪器的检测线性范围内。对标准工作溶液和样液等体积参差进样测定，在上述色谱条件下，展青霉素参考保留时间约为 $11.3min$。

同时进行空白试验，除不加试样外，均按上述操作步骤进行。

(3)结果计算和表述：同前一方法。

四、伏马菌素及其检测

伏马菌素(fumonisin，FB)是由串珠镰刀菌产生的水溶性极性代谢产物。1988 年 Gelderblom 等首次从串珠镰刀菌培养液中分离出伏马菌素。目前已知伏马菌素共有 11 种衍生物，主要包括 FB_1、FB_2、FB_3、FB_4、FA_1、FA_2。其中 FB_1($C_{34}H_{59}O_{15}N$，相对分子质量 721)是污染玉米或串珠镰刀菌培养物中伏马菌素的主要成分，也是导致伏马菌素毒性作用的主要原因。伏马菌素可以污染多种粮食及其制品，对人畜健康造成危害。

(一)伏马菌素的结构与性质

伏马菌素是一类由不同的多氢醇和丙三羧酸组成的结构类似的双酯化合物。

食物中的伏马菌素以 FB_1 为主，FB_1 纯品为白色针状结晶，易溶于水，对热稳定，不易被蒸煮破坏，在多数粮食加工处理过程中均比较稳定。

(二)食品中伏马菌素的来源与分布

伏马菌素是串珠镰刀菌在一定温度和湿度条件下繁殖所产生的一类霉菌毒素，多见于粮谷和饲料中。该菌是北温带地区最常见的一种产毒霉菌，易产生于生长期、贮存期的农作物及产品中。

伏马菌素特别是 FB_1 广泛存在于玉米及其制品中；在大米、小麦、大麦、调味品、高粱、啤酒、牛奶等食品和饲料中也有一定的伏马菌素存在。玉米收获前和收获期间的温度、湿度等与其中伏马毒素的含量有关，贮存期水分为 18％～23％时，最适宜串珠镰刀菌的生长和繁殖，导致其中伏马毒素含量增加。

伏马菌素污染的粮食常常伴有黄曲霉毒素的存在，这更增加了对人畜危害的严重性。国外有发现样品中伏马菌素和黄曲霉毒素的共同污染率为 53％；在巴西检出黄曲霉毒素的玉米样品中，FB_1 的检出率为 100％。我国也有黄曲霉毒素和伏马菌素共同存在的报道。

(三)伏马菌素的毒性与危害

FB_1 的促癌性和致癌性已在小鼠和大鼠的实验中得到证实。FB_1 还可诱发马脑白质软化症(ELEM),表现为神经性中毒而呈现意识障碍、失明和运动失调,甚至导致死亡;对猪产生肺水肿综合征(PPE),并能造成肝和食道的损伤;也可导致禽类的生长缓慢和疾病的发生;并可诱发羊的肝病样改变和肾病、大鼠的肝坏死和心室内形成血栓等。另外,FB$_1$对实验仓鼠具有妊娠毒性,对灵长类动物可导致动脉粥样硬化脂肪改变和肝、肾毒性等。流行病学调查发现,串珠镰刀菌和伏马菌素对玉米及玉米制品的污染可能与人类食管癌的高发率有一定相关性。对我国海门地区进行的 3 年的跟踪研究结果表明,伏马菌素还可诱发人类患肝癌。

(四)食品中伏马菌素的限量标准

美国 FDA 规定人类食用脂肪含量小于 2.25％的玉米及其制品中伏马菌素最高限量为 2mg/kg 脂肪含量大于 2.25％的玉米面及其制品、干玉米麸的限量为 4mg/kg。FDA 规定动物饲料中伏马菌素的限量范围为 1～50mg/kg,其中马和兔饲料中的限量为 1mg/kg,猪饲料中限量为 10mg/kg,食用家禽饲料中的限量为 50mg/kg。

(五)食品中伏马菌素的检测

目前已建立了检测伏马菌素的高效液相色谱法(HPLC)、气-质联用法(GC-MS)、液体二次离子探针质谱法(liquid-SIMS)等检测方法,这些方法具有较高的灵敏度和特异性,但均需较复杂的提取净化步骤,且需要较贵重的仪器设备。ELISA 检测方法具有简单、快速、高灵敏度、高特异性、可同时检测大量样品的优点,如 SN/T 1958—2007 中进出口食品中伏马菌素氏残留量检测方法即是 ELISA 检测方法。

1. 直接竞争 ELISA 检测方法

(1)样品提取:采用甲醇-水提取法,称取 10g 粉碎好的样品,加入 75％的甲醇-水溶液,振荡提取 15min,静置后取上清液分装,-20℃保存。

(2)测定方法:①用 1μg/ml 的 BSA-FB$_1$ 包被酶标板微孔,每孔 100μL,4℃过夜;②酶标板用 PBS-T 洗 3min×3 次后,加入封闭液,每孔 200μL,37℃,1h;③酶标板用 PBS-T 洗 3min×3 次后,每孔加入不同浓度的 FB$_1$ 标准溶液(制作标准曲线)或样品提取液(检测样品)各 100μL,以及 100μL 的酶标记 McAB 液,37℃,15min;④酶标板用 PBS-T 洗 3min×3 次后,加入底物溶液,每孔 100μL,37℃,15min;⑤加入终止液,每孔 50μL,用酶标仪测吸光值。

(3)FB$_1$ 含量计算:以抑制率为纵坐标,浓度为横坐标(取对数刻度)绘制标准曲线,计算样品中的 FB$_1$ 含量。

2. 高效液相色谱法

由于伏马菌素是一种水溶性的大分子物质,比较适合于反相 HPLC 测定。大多数实验室是用柱前衍生和 HPLC 分析伏马菌素,同时该方法也是国际权威机构认可的检测玉米中伏马菌素污染的方法。

(1)食品中伏马菌素的提取和纯化:常采用乙腈-水(1＋1)30～60min 振荡提取。对于玉米表皮中的伏马菌素,采用 pH 值 9.2 甲醇-硼酸盐缓冲液(3＋1)。也可采用含 5％乙酸的二氧化碳超临界萃取的方法。纯化主要采用固相萃取柱(SPE C$_{18}$)、强阴离子交换柱(SAX)及免疫亲和柱等。

(2)HPLC 检测中衍生剂的选择:HPLC 检测伏马菌素时,一般需柱前衍生。伏马菌素本身既没有特异的紫外吸收基团,也没有荧光特性,但在一定的条件下伏马菌素可同某些物质反应形成具有荧光的衍生物,因此可采用 HPLC 荧光检测器进行灵敏的定量分析。选择合适的荧光衍生剂和衍生方法是保证 HPLC 检测伏马菌素准确度和灵敏性最重要的因素。大多数衍生方法和伏马菌素中的氨基反应有关。

邻苯二甲醛(OPA)是大多数实验室中进行 HPLC 荧光检测伏马菌素时普遍使用的柱前衍生剂,但衍生产物不稳定,在 8min 后有 5% 的衰减,在 64min 后,减少到 48%。所以样品的衍生时间一定要严格控制好。这种方法可检测到 50ng/g 以下。另外,也有使用 OPA-半胱氨酸柱后衍生的方法,但该方法较烦琐,灵敏度比 OPA 柱前衍生法低,为 80ng/g。

(3)HPLC 检测中流动相的选择:HPLC 进行伏马菌素检测时,常用的流动相主要有两种:甲醇-磷酸盐、乙腈-水-乙酸。多数实验采用甲醇-磷酸盐作为流动相,甲醇-0.1mol/L 磷酸二氢钠(68+32)用磷酸调节 pH 至 3.3～4.0,并用 0.25μm 或 0.45μm 的有机微孔滤膜过滤。调节的目的是为了防止水解现象的发生,同时也能使峰形更为美观。

下面介绍的免疫亲和柱净化高效液相色谱法是 GB/T 25228—2010 中的方法。原理:将样品提取液通过键合有伏马菌素特异性抗体的免疫亲和分离柱,通过洗杂、洗脱,将伏马菌素从抗体上分离下来,然后用邻苯二甲醛柱前衍生伏马菌素为荧光化合物,用反相高效液相色谱法进行测定,外标法测定含量。

亲和柱层析净化时,将免疫亲和柱和玻璃注射器下端连接,取 10ml 样品提取液加入玻璃注射器中,连接空气压力泵,调节流速以 1～2 滴/s 通过柱子,弃掉流出液,以同样方式将 10ml 的 PBS 缓冲溶液淋洗亲和柱,用 1.5ml 的色谱级甲醇洗脱,收集洗脱液于测试管中,在 60℃下以氮吹仪用氮气吹干,用乙腈-水(5+5)400μL 溶解。然后进行衍生化反应以进行 HPLC 分析。

色谱条件:C_{18}8 色谱柱,150mm×4.6mm(内径)。流动相为甲醇+0.1mol/L 磷酸二氢钠(77+23,调节 pH 至 3.3～4.0)。流速为 1ml/min。柱温为室温。荧光检测器的激发波长 33nm,发射波长 440nm。

HPLC 测定:不同浓度的伏马菌素标准溶液分别进样,以峰面积和伏马菌素的浓度绘图,制得标准曲线。样品以同样条件进行色谱分析,根据保留时间定性,根据峰面积定量。并同时做空白试验。以重复性条件下获得的两次独立测定结果的算术平均值表示。

五、杂色曲霉素及其检测

杂色曲霉素(sterigmatocystin,ST)是日本学者初田勇一于 1954 年从杂色曲霉菌丝体中首先分离并命名的,当时未引起人们的重视。1960 年英国暴发"火鸡 X 病",证明是黄曲霉毒素中毒且其有致癌作用,从此结构与其酷似的 ST 才引起人们的关注。

(一)杂色曲霉素的结构与性质

杂色曲霉素及其衍生物是一类化学结构近似的化合物,目前已知有十几种,基本结构是由二呋喃环与氧杂蒽醌连接组成,与黄曲霉毒素结构相似,分子式为 $C_{19}H_{14}O_6$,相对分子质量 324。杂色曲霉素为淡黄色针状结晶,熔点 246～248℃。易溶于氯仿、苯、吡啶和乙腈,微溶于甲醇、乙醇,不溶于水和碱性溶液。以苯为溶剂时,其最大吸收峰波长为 325nm。杂色曲霉素经三氯化铝喷雾后加热,可在 365nm 波长紫外光下呈黄色荧光。在紫外线照射下具有砖红色荧光。

(二)食品中杂色曲霉素的来源与分布

能产生杂色曲霉素的菌种主要是杂色曲霉、构巢曲霉和离蠕孢霉。此外,谢瓦曲霉、赤曲霉、焦曲霉、黄褐曲霉、黄曲霉和寄生曲霉等也可产生杂色曲霉素。这些霉菌广泛存在于自然界中，可污染大麦、小麦、玉米、花生、大豆、咖啡豆、火腿、奶酪等，尤其对小麦、玉米、花生等污染更为严重。

（三）杂色曲霉素的毒性与危害

杂色曲霉素在自然界中广泛存在，是一种很强的肝及肾毒素，可导致胆管癌和肝癌，有致突变性。其结构与 AFTB$_1$ 相似，且可转化为 AFTB$_1$，因此其毒性和致癌性受到世界各国的高度重视。

杂色曲霉素经内服，雄性大鼠 LD$_{50}$ 为 166mg/kg，雌性大鼠 LD$_{50}$ 为 120mg/kg；腹腔注射为 60mg/kg。猴的敏感性比啮齿类高，经腹腔注射 LD$_{50}$ 为 32mg/kg。1 日龄雏鸡内服含 100mg 杂色曲霉素的 1‰明胶溶液，次日即死亡。杂色曲霉素急性中毒的病变特征是肝、肾坏死。

试验证明杂色曲霉素是较强的致癌物。大鼠饲喂杂色曲霉素含量为 100mg/kg 的饲料，42 周后有 78％发生了原发性肝细胞型肝癌；16％发生其他肿瘤，包括肠系膜肉瘤、肝肉瘤、脾血管肉瘤和胃鳞状上皮癌。

对人类胃癌、肝癌不同发病区的粮食进行检测，结果发现，高发区杂色曲霉素污染量高于低发区。有学者认为杂色曲霉素中的二呋喃环末端的双键与致癌性有关，此双键可与 DNA 分子的尿嘧啶形成加合物，使 DNA 结构改变，复制错误。杂色曲霉素可影响一些酶的活力，从而干扰蛋白质、糖和脂肪代谢。

（四）食品中杂色曲霉素的检测

目前对杂色曲霉素的检测方法有 TLC、HPLC、GC、GC-MS、ELISA 和 DOT-ELISA 等。TLC 是最早应用的方法，缺点是操作步骤烦琐，灵敏度较低。HPLC、GC、GC-MS 灵敏度高，可达 1μg/L，但需要较贵重的仪器。ELISA 和 DOT-ELISA 操作简便，灵敏度高，制成诊断试剂盒后易于在生产中推广应用。

检测杂色曲霉素的方法目前是 GB/T 5009.25—2003 中的薄层色谱法。原理：样品中的杂色曲霉素经提取、净化、浓缩、薄层展开后，用三氯化铝显色，再经加热产生一种在紫外光下显示黄色荧光的物质，根据其显示的荧光最低检出量来测定杂色曲霉素的含量。

1. 主要试剂

杂色曲霉素标准使用液：用苯将 10μg/ml 的杂色曲霉素标准溶液稀释为 1.0μg/ml 和 0.40μg/ml 的标准溶液。避光于 4℃保存。

2. 测定方法

（1）点样：取两块 10cm×10cm 薄层板，在距板下端各 0.8～1cm 基线上滴加标准使用液与样液，如下：距左边缘 0.8～1cm 处各滴加 10μL 标准使用液（0.4μg/ml），在距左边缘 4cm 处各滴加 80μL 样液（黄豆、花生样品为 40μL），然后在第二块板的样液点上加滴 10μL 标准使用液（0.4μg/ml），在滴加样液时可用吹风机冷风边吹边加。

（2）展开：①横向展开：展开剂是乙醚-正己烷-苯-三氯甲烷-甲酸（3＋9＋1.5＋1.5＋0.6）15.6ml（由于此混合液不成一相，每一展开槽的用量须单独配制用前充分摇匀，一并倒入槽内使用。将靠近标准点的一边，放入槽内展至 9cm 左右取出挥干；②纵向展开：展开剂为苯-甲醇-冰乙酸（90＋8＋2 或 92.5＋6＋1.5）15ml。将靠近标准点与样液点的一边放入槽内，展开 9cm 左右取出挥干。

（3）显荧光：在薄层板上喷三氯化铝-乙醇溶液（200g/L），置80℃加热10min，立即在波长365nm的紫外光灯下观察结果，待薄层板冷却后再薄薄地喷第二次（不需加热），可直接观察结果。

（4）观察与评定结果：在紫外光灯下观察，若第二板的第二点在标准点的相应处出现最低检出量，而在第一板的相同位置上未出现荧光点，则样品中杂色曲霉素含量在5μg/kg以下（黄豆、花生样品为20μg/kg以下），若出现荧光点的强度与标准点的最低检出量的荧光强度相等，而且此荧光点又同第二板样液的标准点相重叠，则样品中杂色曲霉素含量为5μg/kg（黄豆、花生样品为20μg/kg）；若出现荧光强度比标准点的最低检出量强，则根据其荧光强度估计减少滴加体积（微升），或将样液稀释后再滴加不同体积（微升），直至样液点的荧光强度与最低检出量的荧光强度一致为止。在喷三氯化铝第一、二次后分别进行观察评定，两次结果应一致。若结果为阳性，则将薄层板放暗处10min，再观察一次，如样品仍为阳性，进一步作确证试验，即在距薄层板（10cm×18.5cm）下端3cm的基线上滴加一个点的10μL标准使用液（0.4μg/ml）与3个点的样液，每点样液16μL。在样液的一个点上再加滴10μL标准使用液（0.4μg/ml），另一点上再加滴10μL标准使用液（1μg/ml）。于各点上再加一小滴三氟乙酸，放暗处反应10min，热风吹5min，使薄层板上的温度不高于40℃，用冰乙酸-苯（10+90）展开1～2次，直至杂色曲霉素衍生物与杂质分开为止。展开时要避光，显荧光步骤同前。最后将板在紫外光灯下观察，如样液为阳性，应产生与杂色曲霉素标准重叠的衍生物。确证法的最低检出量：大米、玉米、小麦为25μg/kg，黄豆、花生样品为50μg/kg。

六、单端孢霉烯族化合物及其检测

（一）单端孢霉烯族化合物的结构与性质

单端孢霉烯族化合物是一组由镰刀菌产生的生物活性和化学结构相似的有毒代谢产物。目前从真菌培养物及植物中已分离出单端孢霉烯族化合物148种。基本化学结构为四环的倍半萜，在C9～C10位置上有一双键，在C12～C13位置上有一个环氧基，又称12,13-环氧单端孢霉烯族化合物。单端孢霉烯族化合物按其化学结构分为A、B、C、D四组，其中谷物天然污染物主要是A、B两大组。A组包括T-2毒素、HT-2毒素等，B组包括脱氧雪腐镰刀菌烯醇（DON）和雪腐镰刀菌烯醇等。

单端孢霉烯族化合物为无色针状结晶，难溶于水，溶于极性溶剂。在紫外线下不显荧光。其性能稳定，具有较强的热抵抗力，121℃高压加热25min仅少量破坏，在烘烤和烹饪过程中不被破坏。粮食经多年贮藏后，单端孢霉烯族化合物的毒力依然存在，无论酸或碱都很难使它们失活。

（二）食品中单端孢霉烯族化合物的来源与分布

单端孢霉烯族化合物主要由某些镰刀菌产生，包括禾谷镰刀菌、尖孢镰刀菌、串珠镰刀菌、拟枝孢镰刀菌和雪腐镰刀菌等。镰刀菌属的菌种广泛分布于自然界，污染许多粮谷类，如小麦、大麦、燕麦、玉米等。在我国，禾谷镰刀菌引起的赤霉病流行颇广，人畜中毒事件时有发生。

（三）单端孢霉烯族化合物的毒性与危害

单端孢霉烯族化合物的急性毒性与动物的种属、年龄、性别、染毒途径有关，雄性动物比较敏感。T-2毒素为剧毒，小鸡经口 LD_{50} 为4.0mg/kg，大鼠经口 LD_{50} 为5.2mg/kg，猴肌

内注射 LD_{50} 为 $0.79mg/kg$，猪静脉注射 LD_{50} 为 $1.2mg/kg$。人及动物亚急性中毒时会出现中枢神经系统功能损伤，如反应迟缓、麻木、脑膜充血等。最易受伤害的是消化道、淋巴系统及心血管系统。动物受 T-2 毒素攻击后，出现呕吐、腹泻、致死或出血性病变等。T-2 毒素还抑制红细胞凝集，导致人的红细胞溶血，多形核细胞的吞噬性和趋化性受抑制。

DON 可引起鸭、猪、猫、犬等动物的呕吐反应，又名致呕毒素。DON 急性中毒的动物主要表现为站立不稳、反应迟钝、竖毛、呕吐等，严重者可造成死亡。DON 属于剧毒或中等毒物，小鼠经口 LD_{50} 为 $46.8mg/kg$，大鼠经口 LD_{50} 为 $7.3mg/kg$，北京雏鸭皮下注射 LD_{50} 为 $27mg/kg$。

单端孢霉烯族化合物不仅有很强的皮肤毒性和细胞毒性，而且可造成免疫系统和造血系统的损害，并具有致突变、致畸和致癌作用。流行病学资料表明，在食管癌高发区（如河南林县、南非特兰斯凯）居民粮食中 DON 的污染严重，其浓度与食管癌发生呈正相关。另外还发现，DON 也可能与人类 IgA 肾病有关。而 T-2 毒素与食物中毒性白细胞缺乏症和大骨节病有关，在大骨节病高发区的面粉、玉米中 T-2 毒素含量很高。

（四）食品中单端孢霉烯族化合物的限量标准

联合国粮农组织和世界卫生组织将单端孢霉烯族化合物定为最危险的自然发生食品污染物。美国规定人类食用磨粉用小麦限量标准为 $2000\mu g/kg$，人类食用的小麦最终产品限量标准为 $1000\mu g/kg$，饲料用小麦及制品为 $4000\mu g/kg$。欧盟规定未加工谷物（硬质小麦、燕麦和玉米除外）为 $1250\mu g/kg$，未加工硬质小麦、燕麦为 $1750\mu g/kg$，谷粉、玉米粉为 $750\mu g/kg$，加工谷物为主的婴儿食品为 $200\mu g/kg$。我国已于 2011 年颁布实施了大麦、小麦、麦片、小麦粉、玉米及玉米面中脱氧雪腐镰刀菌烯醇的限量标准，最高允许量为 $1000\mu g/kg$。

（五）预防单端孢霉烯族化合物中毒的措施

谷物收获后要及时晒干脱水，贮存在干燥通风处，定期翻晒以防霉变。对肉眼可见的发霉豆类、谷类等，应挑出霉变颗粒，严重者不能食用。毒素超标的原料不能用于食品加工。此外，培育优良、抗病的谷物品种也可减少农作物病害。

（六）食品中单端孢霉烯族化合物的检测

1. 食品中脱氧雪腐镰刀菌烯醇的测定方法

（1）酶联免疫吸附测定（ELISA）：该方法是 GB/T 5009.111—2003 中的方法。原理：将已知抗原吸附在固相载体表面，洗除未吸附抗原，加入一定量抗体与待检样品（含有抗原）提取液的混合液，竞争温育后，在固相载体表面形成抗原抗体复合物。洗除多余抗体成分，然后加入酶标记的抗免疫球蛋白的第二抗体结合物，加入酶底物。在酶的催化作用下，底物发生降解反应，产生有色产物，通过酶标仪测定，根据标准曲线计算被测样品中的抗原量。该法的最低检出含量为 $0.1ng/kg$。

①主要试剂：抗体：杂交瘤细胞系 3D7 产生的抗呕吐毒素的特异性单克隆抗体。抗原：脱氧雪腐镰刀菌烯醇与牛血清清蛋白（BSA）的结合物（DON-BSA）。脱氧雪腐镰刀菌烯醇标准溶液：用甲醇配成 $1mg/ml$ 脱氧雪腐镰刀菌烯醇贮备液，$-20℃$ 冰箱贮存。于检测当天，精密吸取贮备液，用 20% 甲醇的 PBS 稀释成制备标准曲线所需的浓度。

②ELISA 测定方法

A. 用 DON-BSA（$20\mu g/ml$）包被酶标微孔板，每孔 $100\mu L$，$4℃$ 过夜。

B. 酶标板用 PBS-T 洗 3 次，每次 3min 后，加入不同浓度的 DON 标准溶液（制作标准曲线)或样品提取液与抗体溶液的混合液(1∶1),每孔 100μL,该混合液应于使用的前一天配好,4℃过夜,备用,置 37℃1h。

C. 酶标板洗 3 次,每次 3min 后,加入酶标二抗,每孔 100μL,37℃1.5h。

D. 同上述洗涤后,加入酶底物溶液,每孔 100μL,37℃30min。

E. 用 2mol/L 硫酸溶液终止反应,每孔 50μL,于 450nm 处测定吸光度值。

(2)免疫亲和层析净化高效液相色谱法:该方法是 GB/T 23503—2009 中的方法。原理:样品提取液中的脱氧雪腐镰刀菌烯醇经免疫亲和柱净化后,用高效液相色谱紫外检测器测定,外标法定量。其对粮食和粮食制品的检出限为 0.5mg/kg,对酒类的检出限为 0.1mg/kg,对酱油、醋、酱及酱制品的检出限为 0.1mg/kg。

①样品的提取

a. 粮食和粮食制品:将样品研磨,硬质的粮食等用高速万能粉碎机磨细并通过试验筛,不要磨成粉末。称取 25g 磨碎的试样于 100ml 容量瓶中加入 5g 聚乙二醇,用水定容,混匀,转移至均质杯中,高速搅拌 2min。定量滤纸过滤后,以玻璃纤维滤纸过滤至滤液澄清,收集滤液于干净的容器中。

b. 酒类:取脱气酒类试样(含二氧化碳的酒类样品使用前先置于 4℃冰箱冷藏 30min,过滤或超声脱气)或其他不含二氧化碳的酒类试样 20g 加入 1g 聚乙二醇,用水定容至 25.0ml,混匀,用玻璃纤维滤纸过滤至滤液澄清,收集滤液于干净的容器中。

c. 酱油、醋、酱及酱制品:取样品 25g,加入 5g 聚乙二醇,用水定容至 100.0ml,高速搅拌提取 2min。定量滤纸过滤后,用玻璃纤维滤纸过滤至滤液澄清,收集滤液于干净的容器中。

②净化:将免疫亲和柱连接于玻璃注射器下,准确移取样品滤液 2.0ml,注入玻璃注射器中。将空气压力泵与玻璃注射器相连接,调节压力,使溶液以约 1 滴/s 的流速通过免疫亲和柱,直至空气进入亲和柱中。用 5ml PBS 清洗缓冲液和 5ml 水先后淋洗免疫亲和柱,流速为 1~2 滴/s,直至空气进入亲和柱中,弃去全部流出液,抽干小柱。准确加入 1.0ml 甲醇洗脱,流速约为 1 滴/s,收集全部洗脱液于干净的玻璃试管中,HPLC 测定。

③高效液相色谱测定:色谱柱:C_{18} 柱,150mm×4.6mm 或相当者;流动相:甲醇+水(20+80);流速:0.8ml/min;柱温:35℃;进样量:50μL;检测波长:218nm。

以脱氧雪腐镰刀菌烯醇标准工作液浓度为横坐标,以峰面积积分值为纵坐标,绘制标准工作曲线;用标准工作曲线对试样进行定量,标准工作溶液和试样溶液中脱氧雪腐镰刀菌烯醇的响应值均应在仪器检测线性范围内。在上述色谱条件下,脱氧雪腐镰刀菌烯醇的保留时间为 11.775min。同时进行空白试验,空白试验应与测定平行进行,并采用相同的分析步骤。

检测结果以两次测定值的算术平均值表示。计算结果表示到小数点后 1 位。在重复性条件下,获得的脱氧雪腐镰刀菌烯醇的两次独立测试结果的绝对差值不大于其算术平均值的 10%。

(3)薄层色谱测定法:该方法亦是 GB/T 5009.111—2003 中的方法。原理:样品中的脱氧雪腐镰刀菌烯醇经提取、净化、浓缩和硅胶 G 薄层展开后,加热薄层板。由于在制备薄层板时加入了三氯化铝,使脱氧雪腐镰刀菌烯醇在 365nm 紫外光灯下显蓝色荧光,与标准品比较定量。该法的最低检出浓度为 0.15mg/kg。

2.T-2 毒素的测定方法

（1）酶联免疫吸附测定（ELISA）：该方法是 GB/T 2676—2010 中的方法，是基于竞争性的酶联免疫反应。原理：用甲醇-水溶液振荡提取粉碎样品中的 T-2 毒素，然后样品中的 T-2 毒素与 T-2 毒素酶标志物竞争结合至包被在微孔板上的抗体。通过洗涤除去微孔上未结合的 T-2 毒素与 T-2 毒素酶标志物，然后加入反应底物，用酶标仪测定吸光度，根据吸光度值得出样品中的 T-2 毒素含量。该方法的测定最低检测限为 3.5μg/kg。如被测样品中 T-2 毒素含量大于限量要求时，应用其他方法进行确证。

①样品提取：称取 25g 试样，加入 125ml 甲醇-水提取液（7+3），均质 1～2min，5000r/min 离心 10min。离心后取 50μL 滤液加入 300μL 样品稀释液，混匀。取 50μL 进行酶联免疫测定，最后稀释倍数为 35。高浓度的样品，毒素含量如超出标准曲线范围，可进一步稀释，直至样品中毒素浓度在标准曲线范围以内。

②ELISA 检测：吸取 50μL T-2 毒素标准液（浓度分别为 0、0.1ng/ml、0.2ng/ml、0.4ng/ml、0.8ng/ml、1.6ng/ml）和样液至各微孔。

吸取 50μL T-2 毒素酶标志物至各微孔，均匀混合，依次加入 50μL T-2 毒素抗体，混合，以封口膜将微孔覆盖防止试液挥发，于 22～25℃黑暗避光处孵育 1h。

倒出孔中液体，以 250μL 蒸馏水反复清洗微孔，重复操作 3 次以上，将微孔倒置在吸水纸上拍打数次，以保证完全除去微孔中洗液。

迅速加入 100μL 底物至各微孔，于 22～25℃黑暗避光处孵育 30min。

孵育完毕后加入 100μL 反应停止液至各微孔，充分混匀，以酶标仪测量并记录每个微孔的 450nm 波长处的吸光度值（加入反应终止液后应在 30min 内读取吸光度）。

按以上步骤，对同一标准溶液、同一样品溶液均应进行平行试验测定，并且同时做空白试验。

阳性质控：每次测定均应做一个添加自配 T-2 毒素标准品溶液的监控样品，以确定实验过程的操作准确性。

（2）免疫亲和层析净化高效液相色谱法：该方法是 GB/T 28718—2012 中的方法。原理：用甲醇和水混合溶液提取样品中的 T-2 毒素，经免疫亲和层析净化，1-蒽腈衍生化后，用高效液相色谱荧光检测器测定，外标法定量。该方法的检测限为 10μg/kg，定量限为 30μg/kg。

①样品的提取：称取 50g 样品于烧杯中，加入 100ml 甲醇和水（80+20），高速均质 2min，3000r/min 离心 5min，上清液用定量滤纸过滤后，取 10ml 滤液于 50ml 容量瓶中，加水定容至刻度，混匀，以玻璃纤维滤纸过滤至澄清。

②净化：将免疫亲和柱连接于玻璃注射器下，准确移取样品滤液 10.0ml，注入玻璃注射器中。将空气压力泵与玻璃注射器相连接，调节压力，使溶液以约 1 滴/s 的流速通过免疫亲和柱，直至空气进入亲和柱中。用 10ml 水淋洗免疫亲和柱，流速为 1～2 滴/s，直至空气进入亲和柱中，弃去全部流出液，抽干小柱。准确加入 1.0ml 甲醇洗脱，流速约为 1 滴/s，收集全部洗脱液于干净的玻璃试管中，HPLC 测定。

③衍生化：A. T-2 毒素标准工作液的衍生化：取不同浓度的 T-2 毒素标准工作液各 1.0ml，在 50℃下用氮气吹干，加入 50μL 4-二甲基氨基吡啶和 50μL 1-蒽腈，混匀 1min，50℃水浴 15min，50℃下用氮气吹干，用 1.0ml 流动相溶解。B. 样品的衍生化：将洗脱液在 50℃下用氮气吹干，后续操作同上。

④高效液相色谱测定:A. 色谱柱:C_{18} 柱,150mm×4.6mm 或相当者;流动相:乙腈十水(80＋20);流速:1.0ml/min;柱温:35℃;进样量:20μL;检测波长:激发波长381nm,发射波长470nm。在此条件下,T-2 毒素衍生物的保留时间为 9.031min。B. 以 T-2 毒素标准工作液浓度为横坐标,以峰面积积分值为纵坐标,绘制标准工作曲线,对样品进行定址。检测结果以两次测定值的算术平均值表示。计算结果表示到小数点后 1 位。在重复性条件下,两次独立测试结果的相对偏差不大于 10％。

七、串珠镰刀菌素及其检测

串珠镰刀菌素(moniliformin,MON)是串珠镰刀菌等 20 余种镰刀菌所产生的一种水溶性毒素。该毒素在自然界分布广泛,对玉米的污染严重,其对动物具有强烈的毒性,有报道认为马脑白质软化症、猪肺水肿综合征均可由毒素引起,近年国内认为 MON 毒素与人类食管癌、大骨节病及克山病的发生可能有关。

MON 毒素为水溶性物质,水溶液呈黄色,分子式为 $C_4HO_3R(R＝Na$ 或 K),其自由酸($R＝H$)的化学名称为 3-羟基环丁烯-1,2-二酮(3-hydroxy cyclobutene-1,2-dione)。MON 通常以钠盐或钾盐形式存在于自然界中。

MON 毒素的结构特点决定了其不耐氧化,容易被过氧化氢、臭氧和漂白粉分解脱毒。用臭氧对 MON 毒素进行去毒处理后,MON 毒素双键消失,四元环打开,产物为 2,3-二羟基-2,3-环氧-丁二酸和 2-羰基-3-羟基-丁二酸。MON 毒素结构中 H 对其毒性起关键作用。

(二)食品中串珠镰刀菌素的来源与分布

MON 毒素可由多种镰刀菌产生,这些菌株在自然界分布广泛,目前已发现有 20 余种镰刀菌能产生 MON,产毒量最高的为一株从南非分离到的串珠镰刀菌胶胞变种,产毒量最高达 33.7g/kg。因受温度、湿度、日照、通风等因素影响,各种镰刀菌的产毒能力不一致。

MON 毒素主要污染玉米等粮食作物,在自然界污染严重。据报道波兰 95％～100％的玉米受镰刀菌污染,污染水平达到 4.2～530mg/kg。美国宾夕法尼亚州引起马脑白质软化症的玉米样品中,MON 毒素的污染水平达到 2.8mg/kg。1996 年,中国克山病病区 43 个玉米样品中有 81.4％的污染率,污染水平为 52.3～1116μg/kg。

(三)串珠镰刀菌素的毒性与危害

MON 对试验动物有较强的毒性作用,对 7 日龄北京鸭的 LD_{50} 为 3.68mg/kg,对 7 日龄鸡的 LD_{50} 为 5.4mg/kg,对雌性和雄性大鼠的 LD_{50} 分别为 41.57mg/kg 和 50.0mg/kg。MON 主要危害心肌,动物经不同途径染毒后,主要中毒症状均为进行性肌无力、呼吸抑制、共济失调、发绀、昏迷直到死亡。

毒素主要作用于增生活跃的细胞,如肝、脾、心肌、骨骼肌和软骨细胞等,抑制细胞蛋白质和 DNA 合成,干扰细胞分裂增生,对生物膜通透性及各种酶的活性有明显影响,同时引起机体过氧化损伤。

由 MON 在动物体内引起的心肌病变,与我国特有的克山病患者心肌病变很相似,提示其可能与克山病有关。另外,在食管癌高发地区,玉米等食品受到串珠镰刀菌污染的数量和种类均明显高于低发区。

(四)食品中串珠镰刀菌素的检测

1. 薄层层析法

(1)试剂:展开剂为氯仿-甲醇(3+2)。显色剂为 2g2,4-二硝基苯肼+4ml 硫酸+100ml 甲醇。

(2)样品处理:取样品 50g,用 300ml 氯仿于索氏提取器中在 90~95℃水浴上回流提取 30h 后,弃氯仿层,将样品中氯仿挥干后,用 80%甲醇-水溶液 300ml 在 93~95℃水浴中提取 30h 提取液在 40℃水浴用旋转蒸发器进行减压浓缩至 100ml 内,用正己烷 50ml、20ml 分别进行提取,弃去正己烷层,甲醇-水层再用旋转蒸发器浓缩近干,用热甲醇溶解定容至 10ml,2000r/min 离心 5min,取上清液进行 TLC 分析。

(3)层析:用 0.1g/L 的标准溶液点样 $1\mu L$、$2\mu L$、$4\mu L$、$8\mu L$ 于硅 G 薄板上,样品提取液点 $10\mu L$(间隔 1.5cm),吹风机吹干后用展开剂展开,在 354nm 波长紫外光下观察层析板,然后对层析板喷雾显色剂,在 100~110℃的烤箱中加热 15min,标准点呈棕红色,样液色谱据 R_1 值和颜色深浅进行定性、半定量分析。

2. 高效液相色谱法

(1)样品的提取和纯化:用水-乙腈(5+95)抽取样品,正己烷脱脂后用 PT-C_{18} 色谱预处理柱净化,经 $0.45\mu m$ 滤膜过滤后进行检测。亦可用 1/4 体积三氯甲烷除去色素和脂溶性杂质后,用离子交换柱净化,以 0.2mol/L 氯化钠溶液洗脱,然后在甲醇-水(7+3)中重结晶。

(2)色谱分析:采用 C_{18} 反相柱,流动相为含 10%~15%甲醇或乙腈的离子对溶剂四丁基氢氧化铵(tetrabutylammoniumhydroxode)水溶液,紫外检测波长为 229nm 和 254nm,检出限为 $0.01~0.18\mu g/g$。

3. 紫外吸收光谱法

串珠镰刀菌素的甲醇溶液在 230nm 和 268nm 有吸收峰。

4. 其他方法

红外吸收光谱和核磁共振波谱。

八、玉米赤霉烯酮及其检测

玉米赤霉烯酮(ZEN)又称 F-2 毒素,是禾谷镰刀菌、三线镰刀菌等菌种产生的具有雌性激素作用的真菌毒素,化学名称为 6-(10-羟基-6-氧基碳烯基)-β-雷锁酸-μ-内酯。主要污染小麦、大麦、大米、玉米、荞麦等谷物,是一种生殖系统毒素,有强烈致畸作用。

(一)玉米赤霉烯酮的结构与性质

玉米赤霉烯酮属于雷锁酸内酯,是一种白色结晶化合物,相对分子质量为 318。熔点 161~163℃,不溶于水、二硫化碳和四氯化碳,微溶于石油醚,溶于碱性溶液、苯、乙醚、乙酸乙酯、乙腈、甲醇和乙醇等。在 360nm 紫外光下可发出蓝绿色荧光,在 254nm 短紫外光下蓝绿色荧光更强。玉米赤霉烯酮的耐热性较强,110℃下处理 1h 才能被完全破坏。

(二)食品中玉米赤霉烯酮的来源与分布

玉米赤霉烯酮的产毒菌主要是镰刀菌属的菌株,如禾谷镰刀菌、三线镰刀菌、木贼镰刀菌、尖孢镰刀菌、串珠镰刀菌、粉红镰刀菌等。这些菌株广泛分布于世界各国的泥土、空气和污染的谷物中。

玉米赤霉烯酮主要污染玉米、小麦、大麦、燕麦等农作物及动物饲料。其中,玉米中的阳性检出率可达 45%,最高含毒量可达 2909mg/kg。小麦中的阳性检出率为 20%,含毒量达 0.364~11.05mg/kg。

（三）玉米赤霉烯酮的毒性与危害

玉米赤霉烯酮具有生殖发育毒性，可引起家畜和实验动物外阴肿大、乳房肿胀、子宫增大等激素中毒症状，并有致畸作用，造成流产、畸胎和死胎。猪对玉米赤霉烯酮最敏感。该毒素还具有免疫毒性、肝毒性，对肿瘤的发生也有一定影响。

玉米赤霉烯酮引起人中毒的症状、主要表现为无力、头痛、头晕、呕吐、腹泻和中枢神经系统的紊乱。玉米赤霉烯酮亦可引起幼女性早熟，乳房过早发育。

玉米赤霉烯酮直接污染谷类等作物，从而进入人或动物体内，也可通过被污染的肉、奶等动物性食品进入人体。人体接触玉米赤霉烯酮最危险的来源可能是残留在牛奶中的玉米赤霉烯酮及其代谢产物。每头奶牛每天摄入 500mg 玉米赤霉烯酮，并不会明显地影响牛的健康，但残留在牛奶中的玉米赤霉烯酮及其代谢产物却能对人体构成潜在的危害。

（四）食品中玉米赤霉烯酮的限量标准

对玉米赤霉烯酮的最高允许量标准，巴西规定玉米中不超过 $200\mu g/kg$，罗马尼亚规定所有食品中不超过 $30\mu g/kg$，法国规定谷物中不超过 $200\mu g/kg$。我国国标规定小麦、小麦粉和玉米、玉米面中玉米赤霉烯酮的限量为 $60\mu g/kg$。

（五）食品中玉米赤霉烯酮的检测

目前测定玉米赤霉烯酮的方法有薄层色谱法、气相色谱法、高效液相色谱法、酶联免疫法和毛细管电泳法等。下面介绍的免疫亲和层析净化高效液相色谱法是 GB/T 23504—2009 中的方法。原理：样品提取液中的玉米赤霉烯酮经免疫亲和柱净化后，用高效液相色谱荧光检测器测定，外标法定量。其对粮食和粮食制品的检出限为 $20\mu g/kg$，对酒类的检出限为 $20\mu g/kg$，对酱油、醋、酱及酱制品的检出限为 $50\mu g/kg$。

1. 免疫亲和柱净化

将免疫亲和柱连接于玻璃注射器，准确移取样品滤液 10.0ml，注入玻璃注射器中。将空气压力泵与玻璃注射器相连接，调节压力，使溶液以约 1 滴/s 的流速通过免疫亲和柱，直至空气进入亲和柱中。依次用 10mlPBS 清洗缓冲液和 10ml 水淋洗免疫亲和柱，流速为 1～2 滴/s，直至空气进入亲和柱中，弃去全部流出液，抽干小柱。准确加入 1.0ml 甲醇洗脱，流速约为 1 滴/s，收集全部洗脱液于干净的玻璃试管中，用甲醇定容至 1ml，进行 HPLC 测定。

2. 高效液相色谱测定

色谱柱：C_{18} 柱，150mm×4.6mm 或相当者；流动相：乙腈＋水＋甲醇（46＋46＋8）；流速：1.0ml/min；柱温：35℃；进样量：20～100μL；检测波长：激发波长 274nm，发射波长 440nm。

以玉米赤霉烯酮标准工作溶液浓度为横坐标，以峰面积积分值为纵坐标，绘制标准工作曲线，用标准工作曲线对试样进行定量，标准工作溶液和试样溶液中玉米赤霉烯酮的响应值均应在仪器检测线性范围内。在上述色谱条件下，玉米赤霉烯酮标准品的保留时间为 7.037min。

同时进行平行试验和空白试验，空白试验应与测定平行进行，并采用相同的分析步骤。检测结果以两次测定值的算术平均值表示。计算结果表示到小数点后 1 位。在重复性条件下，获得的玉米赤霉烯酮的两次独立测试结果的绝对差值不大于其算术平均值的 10％。

九、3-硝基丙酸及其检测

（一）3-硝基丙酸的性质

3-硝基丙酸(3-NPA)是一种无色针状晶体,熔点为 $66.7 \sim 67.5$℃,溶于水、乙醇、乙酸乙酯、丙酮、乙醚和热的三氯甲烷,不溶于石油醚和苯。

（二）食品中 3-硝基丙酸的来源与分布

3-硝基丙酸是由曲霉属和青霉属的少数菌种产生的有毒代谢产物。产毒菌有黄曲霉、米曲霉、白曲霉、节菱孢霉、链霉菌等。此外,某些高等植物也含有 3-硝基丙酸。霉变甘蔗中节菱孢霉可产生 3-硝基丙酸,是引起霉变甘蔗中毒的优势毒素。

甘蔗是我国南方的主要农作物,收获后运往北方,经常贮存数月。由于大量甘蔗在缺乏通风条件的场所中堆积发热,使节菱孢霉在适宜的温度和湿度下繁殖、产毒。北方的甘蔗样品中 3-硝基丙酸的含量高于南方样品。

（三）基丙酸的毒性与危害

3-硝基丙酸对大鼠、小鼠、牛、羊、鸡、犬、猪等多种动物有毒性,雄性小鼠经内服 LD_{50} 为 $100mg/kg$,雌性小鼠为 $68.1mg/kg$。中毒症状主要表现为神经系统、肝、肾和肺的损伤。大鼠和小鼠长期内服试验结果表明,3-硝基丙酸无致癌作用。

我国北方变质甘蔗引起的中毒时有发生。中毒主要是对中枢神经系统的损害。急性期表现有呕吐、眩晕、阵发性抽搐、昏迷等,严重者很快死亡。儿童中毒尤为严重,吃后数小时内即可引起急性非炎性脑病,出现抽搐与昏迷,重者还可留有迟发性肌张力不全的后遗症,脑部 CT 检查可见双侧壳核与苍白球软化成腔状。

（四）预防 3-硝基丙酸中毒的措施

3-硝基丙酸中毒主要是由霉变甘蔗引起的,因此,预防措施主要针对甘蔗生产、贮存和销售各环节。收获后的甘蔗应尽快卖出,贮存场所应保证通风换气,尽量缩短贮存期。严禁出售和食用霉变甘蔗。消费者应提高识别变质甘蔗的能力,正常甘蔗的横切面是新鲜、白色、无异味的;变质甘蔗有异味且截面发黄。

（五）食品中 3-硝基丙酸的检测

联合国粮农组织和世界卫生组织关于食品添加剂的联合专家委员会规定,用米曲霉发酵生产的淀粉酶、蛋白酶、葡萄糖化酶、脂肪酶等,都要求检测硝基丙酸。目前,3-硝基丙酸的检测方法主要有薄层色谱法、高效液相色谱法和气相色谱法。

1. 薄层色谱法原理

样品中的 3-硝基丙酸经过提取、净化和浓缩,点样于硅胶 G 薄层板上,展开后喷 MBTH 显色剂,在长波紫外灯下显示出黄色荧光点。利用目视定量或用薄层扫描仪来测定其含量。

（1）3-硝基丙酸的提取和净化

1)甘蔗汁样品:取经去皮后切碎挤压得到的甘蔗汁 10ml,置于 100ml 分液漏斗中,用 6mol/L 盐酸调 pH 为 $2 \sim 3$,用乙酸己酯等体积提取三次,合并乙酸己酯层于另一个 100ml 分液漏斗中,用 2‰碳酸氢钠溶液 30ml 分别提取,振摇 2min,静置分层,将水相置于另一个 100ml 分液漏斗中。弃去乙酸己酯层。用氯仿 20ml 提取碳酸氢钠层,弃去氯仿层,用 6mol/L 盐酸调 pH 为 $2 \sim 3$,用乙酸己酯 40ml 提取,将乙酸己酯吸出于 150ml 梨形瓶中浓缩至干,用少量乙酸己酯洗瓶壁数次,在 $40 \sim 45$℃ 水浴中减压浓缩至干,加 1ml 乙酸己酯定容,待测定。

2)甘蔗样品:将市售经冰冻的样品去皮后切碎,取 20g 置于 200ml. 具塞锥形瓶中,加无水硫酸钠 20g 混匀,加乙酸己酯 60ml、85％磷酸 0.12ml,浸泡 30min 后振荡 30min,以滤纸过滤,取滤液于 100ml 分液漏斗中。再按前述用 2％碳酸氢钠溶液提取及净化。

(2)薄层色谱测定

①点样:以薄层板的短边为底边,距底边 3cm 的基线上用微量注射器滴加 10μL 标准液(20μg/ml)一个点,以及 10μL 样液两个点,在其中一个 10μL 样液点上再滴加 10μL 标准液(20μg/ml)。

②展开:上行展开 16cm,展开剂为苯-冰乙酸(9＋1)。

③显色:展开后的薄层板经挥干后,喷以显色剂至刚呈潮湿状,置于 145～150℃烘箱中烘冷却 15min,在 365nm 紫外灯下目视定量或用薄层扫描仪定量。3-硝基丙酮 R_1 值为 0.39。

④扫描条件:岛津 CS-910 双波长薄层扫描仪,用氙灯光源,在 380nm 激发波长、500nm 发射波长条件下,测量标准与样液斑点的荧光强度。

⑤目测条件:在 365nm 紫外灯下观察,结果判定如下:标准点应出现黄色荧光。如样液点在标准点相应处未出现黄色荧光点,则样品中 3-硝基丙酸的含量在测定方法灵敏度以下。如在相应位置上有黄色荧光点,而另一点中样液与标准点重叠,则为阳性。根据样液点的荧光强度估计减少滴加体积(微升),或稀释后再滴加不同体积(微升),直至样液与标准点的荧光强度一致为止。进行确证试验,即用展开剂石油醚-冰乙酸(9＋1)展开 16cm 后,显色,再测定,R_1 值为 0.23。

(3)计算:3-硝基丙酸的含量(μg/g 或 μg/ml)$= 0.2 \times \dfrac{V_1}{V_2} \times n \times \dfrac{1}{m}$

式中:0.2—3-硝基丙酸的最低检出量,μg;

n—样液的总稀释倍数;

V_1—加入乙酸己酯的体积,ml;

V_2—出现最低检出量时滴加体积,ml;

m—甘蔗取样量或甘蔗汁取样量,g 或 ml。

2. 反相高效液相色谱法

(1)色谱条件:色谱柱为 Hypersil C_{18} ODS_2,5μm,4.6mm×150mm。996 二极管阵列检测器。流动相为 0.02mol/L、pH3.0 的乙腈-磷酸二氢钾(1＋3),流速为 1.0ml/min。紫外检测波长 210nm。

(2)测定:3-硝基丙酸标准品用乙腈溶解,分别配制成不同浓度的标准溶液:0.01μg/ml、0.02μg/ml、0.05μg/ml、0.1μg/ml、0.2μg/ml、0.5μg/ml、1μg/ml、2μg/ml、5μg/ml、10μg/ml、15μg/ml 和 20μg/ml。进样量为 10μL。以峰面积值与标准品浓度作标准曲线。乙腈作为空白对照。同时取 10μL 样品液进样分析,与标准比较进行定性、定量分析。

(侯黎伟)

第三节　鱼类毒素和贝类毒素的检测

一、鱼类毒素及其检测

（一）鱼类毒素的种类

全世界水域的鱼类大部分可以食用，但有 600 余种鱼体内含有毒素不能食用。鱼体内的有毒物质主要包括：

1. 肉毒

肉毒鱼多生活在热带或亚热带海域，这些鱼食了有毒的藻，而引起人类中毒。主要症状为神经系统的运动失调，冷热敏感反应以及腹痛、呕吐、下痢等症状。一般持续几周或半年，偶尔会致死。

2. 血毒

河鳗、黄鳗等的血有毒，加热可使其毒性物质分解，应熟食，加工时要防止皮肤破损，以免血毒进入人体。

3. 刺毒

淡水鱼中的鳜鱼以及海水鱼中的某些鱼类的鳍棘有毒腺，与敌人相遇时可分泌毒液蜇伤对方。

4. 肝毒

鱼类的肝一般无毒性，但过量食用马鲛鱼、鲨鱼等鱼的肝也会引起中毒，因为鱼肝中维生素 A 含量较高。

5. 胆毒

鱼胆中胆汁毒素的毒性很高，耐热、耐酸，不易被酒精破坏。

6. 鲭鱼毒素或组胺中毒

由于鱼体中组氨酸含量较高，由于时间、温度控制不当，某些微生物繁殖产生脱羧酶，将组氨酸变成组胺而引起食物中毒。因为历史上主要发生于鲭鱼，也称鲭鱼中毒。含鲭鱼毒素的主要是金枪鱼、麻哈鱼、青鱼。发病时潜伏期短，病程短，主要症状是皮肤红肿、风疹和水肿，出现神经系统和消化系统症状。

7. 豚毒

河豚中的有毒物质主要为河豚毒素（TTX），是神经毒素，发病急剧，中毒病死率极高。其产生的机制一般认为是鱼本身含有的，也有认为是由于吃了有毒的藻类所致，或者是鱼体中的微生物产生的。

（二）河豚毒素及其检测

1. 河豚毒素的结构与性质

河豚毒素是一种氨基全氢喹唑啉化合物，分子式是 $C_{11}H_{17}N_3O_8$，相对分子质量为 319。河豚毒素的粗制品为棕黄色粉末，纯品为无色柱状结晶，难溶于水，不溶于无水乙醇和其他有机溶剂，易溶于有机酸和无机酸水溶液中。对热稳定，220℃以上分解，盐腌或日晒均不能使其破坏。但对碱不稳定，在 4% 氢氧化钠溶液中处理 20min 可完全破坏成无毒物，降解成为喹唑啉化合物。

2. 河豚毒素的毒性与危害

河豚毒素属于小分子质量、非蛋白质的神经毒素。鱼体中含毒量在不同部位和季节有差异，卵巢含量最多，肝次之，肾、血液、眼睛、鳃和皮肤都含有少许，肌肉中不含，但鱼死后内脏毒素可渗入肌肉，此时鱼肉也含有少量毒素。产卵期卵巢毒性最强。河豚毒素的毒性是剧毒的氰化钠的 1250 多倍，0.5mg 即可致人死亡。河豚毒素对肠道有局部刺激作用，吸收后迅速作用于神经末梢和神经中枢,阻碍神经传导,从而引起知觉神经麻痹→运动神经麻痹→迷走神经麻痹→血管运动神经中枢、横膈膜、呼吸中枢麻痹而致死亡。

中毒症状为食后 0.5～3h 内发生,最初是舌端、口唇、指尖麻木,继而头痛、腹痛、呕吐,然后步行困难、瘫痪、言语不清,最后血压下降,呼吸困难死亡。普通多在中毒 4～6h 内死亡,超过 8h 有望恢复。

3. 食品中河豚毒素的检测

目前 TTX 测定方法主要有小鼠生物试验法、免疫化学测定法、毛细管等速电泳电压检测法、荧光法、高效液相色谱法以及 HPLC-MS 等。其中小鼠生物试验法的方法成熟,但费时费力,对动物要求高,重复性较差。高效液相色谱等精密仪器分析能准确定性与定量,但检测费用较高。酶联免疫反应特异性强,灵敏度高,对仪器设备要求不高。

(1)小鼠生物试验法:该方法是 SN/T 1569.2—2013 中的方法,是基于一定质量的小鼠经腹腔注射河豚毒素后其死亡时间的倒数与河豚毒素剂量之间存在线性关系而建立起来的方法。测得的毒力以鼠单位(mouse unit,MU)表示,并规定使 20g 小鼠皮下注射 TTX 溶液,30min 死亡的剂量为 1 个鼠单位。

①样品提取:根据河豚毒素溶于酸性溶液的特点,经 2 次 0.5％乙酸溶液煮沸提取,离心后合并 2 次上清液,定容至 25ml。

②毒力测定:受试动物是无特定病原体级(SPF)雄性健康小鼠,体重为 19～21g。随机分成试验组和空白对照组,每组 3 只。每只小鼠腹腔注射 1ml 样品液或空白对照液,观察小鼠出现的症状,以呼吸停止判断死亡,记录死亡时间(即从腹腔注射开始到小鼠呼吸停止的时间)。

如果注射样品原液后,小鼠死亡时间小于 7min,则按表 23-2 计算样品原液 1ml 中所含的毒素量,以此值为基准,配制使小鼠在 7～13min 死亡所需的浓度稀释液,再注射至少 3 只小鼠以确定样品的毒力。如果注射样品原液后,小鼠死亡时间大于 13min,就根据中间致死时间确定样品的毒力。

③TTX 含量计算:TTX 含量用鼠单位(MU)表示,1MU 为 30min 内使一只 20g 左右雄性小鼠死亡的毒素量。

TTX 含量(MU/ml)＝M×E×D×W

式中:M—每毫升注射液的鼠单位,MU/ml;

E—提取系数,该方法的提取系数为 3.11;

D—稀释倍数;

W—质量校正系数,％。

(2)竞争 ELISA 方法:该方法是 GB/T 5009.206—2007 中的方法。河豚组织剪碎后用 0.1％乙酸煮沸提取,然后用乙醚振摇脱脂,用 1mol/L 氢氧化钠调 pH 至 6.5～7.0,再以 PBS 定容至 50ml,立即用于检测。

①包被:用 TTX-甲醛-BSA 包被酶标微孔板,每孔 120μL,4℃过夜。

②抗原抗体反应:辣根过氧化物酶标记的 TTX 单克隆抗体稀释后分别与不同浓度的标准溶液(制作标准曲线)或样品提取液(检测样品)在试管中等体积

③封闭:酶标板用 PBS-T 洗 3×3min 后,加封闭液每孔 200μL,37℃温育 2h。

④测定:封闭后的酶标板用 PBS-T 洗 3×3min 后,加抗原抗体反应液,每孔 100μL,同

时做阴性对照。37℃2h后,酶标板用 PBS-T 洗 5×3min,加入底物溶液,每孔 100μL;37℃ 10min。每孔加入 50μL2mol/L 硫酸终止反应,于 450nm 波长处测定吸光度值。

⑤计算

$$TTX \ 含量(\mu g/kg) = \frac{m_1 \times V \times D}{m \times V_1}$$

式中:m_1—酶标板上测得的 TXX 的质量,根据标准曲线求得,ng;

V—样品提取液的体积,ml。

D—样品提取液的稀释倍数;

V_1—酶标板上每孔加入的样液体积,ml;

m—样品质量,g。

表 23-2　河豚毒素致死时间-小鼠单位(MU)换算表

时间/(min;s)	MU	时间/(min;s)	MU	时间/(min;s)	MU
4:00	6.13	7:00	2.48	14:00	1.42
4:05	5.80	7:10	2.42	14:30	1.40
4:10	5.52	7:20	2.36	15:00	1.36
4:15	4.11	7:30	2.31	15:30	1.34
4:20	5.06	7:40	2.26	16:00	1.32
4:25	4.85	7:50	2.21	16:30	1.29
4:30	4.67	8:00	2.18	17:00	1.27
4:35	4.52	8:15	2.11	17:30	1.26
4:40	4.35	8:30	2.06	18:00	1.24
4:45	4.22	8:45	2.00	18:30	1.22
4:50	4.09	9:00	1.95	19:00	1.20
4:55	3.96	9:15	1.92	19:30	1.19
5:00	3.86	9:30	1.87	20:00	1.18
5:05	3.75	9:45	1.84	20:30	1.15
5:10	3.66	10:00	1.80	21:00	1.14
5:15	3.58	10:15	1.76	21:30	1.13
5:20	3.49	10:30	1.73	22:00	1.12
5:25	3.41	10:45	1.71	22:30	1.11
5:30	3.33	11:00	1.67	23:00	1.09
5:35	3.27	11:15	1.65	23:30	1.08
5:40	3.20	11:30	1.62	24:00	1.07
4:45	3.14	11:45	1.60	24:30	1.06
5:50	3.08	12:00	1.58	25:00	1.06

续表

时间/(min:s)	MU	时间/(min:s)	MU	时间/(min:s)	MU
5:55	3.02	12:15	1.55	26:00	1.04
6:00	2.96	12:30	1.53	27:00	1.02
6:10	2.86	12:45	1.52	28:00	1.01
6:20	2.78	13:00	1.49	29:00	1.01
6:30	2.69	13:15	1.48	30:00	1.00
6:40	2.61	13:30	1.46		
6:50	2.55	13:45	1.45		

(3)液相色谱-荧光检测法:该方法是 GB/T 23217—2008 中的方法。原理:样品中的毒素用酸性甲醇提取,浓缩后以 C_{18} 固相萃取小柱净化,进行液相色谱测定,采用柱后衍生荧光法;并串联质谱法确证,外标法定量。

①样品提取:称取 5g 试样,加入 20ml 1%乙酸甲醇溶液,50℃水浴超声提取 20min,4000r/min 离心 5min,取上清液,残渣重复提取一次,合并上清液,过滤后 60℃旋转蒸发浓缩。加入 2ml 1%乙酸溶液溶解,于离心管中 18000r/min 离心 10min,取上清液。

②净化:样液以 1.0ml/min 的速度通过柱体。以 10.0ml 的 1%乙酸洗脱,合并洗脱液 60℃旋转蒸发浓缩,以 1%乙酸定容 1ml,经 0.2μm 滤膜过滤,进行液相色谱分析。进行串联质谱确证时,样液进行离心超滤,13000r/min 离心 15min,取离心过滤液。

③液相色谱测定:色谱条件:C_{18} 色谱柱,250mm×4.6mm(内径);流动相为乙腈+乙酸铵缓冲液(1+19);流速为 1ml/min;柱温 30℃;进样量 40μL;激发波长 385nm,发射波长 505nm。

柱后衍生条件:衍生溶液为 4mol/L 氢氧化钠溶液;流速为 0.5ml/min;衍生管温度 110℃。

在上述条件下,河豚毒素的参考保留时间约为 10.3min。根据标准溶液制订标准曲线,用外标法定量,计算样品中河豚毒素的含量。

40 液相色谱串联质谱确证。流动相为乙腈-0.1%甲酸溶液(17+8);流速为 200μL/min;柱温 30℃;进样量 10μL。

离子化模式:电喷雾电离负离子模式(ESI);质谱扫描方式:多反应监测(MRM);离子源温度:500℃。

如果样品液与标准工作液在相同的保留时间有检测离子峰出现,则对其进行质谱确证。定性测定:样品的色谱峰保留时间与标准溶液相比变化在±2.5%范围内,样品的定性离子的重构离子色谱峰的信噪比应大于等于 3,相对丰度与浓度相当的标准溶液的相对丰度一致,相对丰度偏差不超过规定,则可判断样品中存在相应的被测物。并同时进行平行试验。

(三)鱼体中的生物胺及其检测

1. 生物胺的毒性和限量

鲭鱼、鲱鱼、沙丁鱼、金枪鱼等海洋鱼类体内含有多种生物胺,如组胺、鲱精胺、精胺和亚精胺等。由于鲭科鱼类含有较多游离的组氨酸,在适宜条件下,在微生物的组氨酸脱羧酶作用下生成组胺。因此,组胺是海产鲭科鱼类中含量最多和最主要的生物胺,常被作为检测这类水产品腐烂变质程度的指标。

人体摄入过量的生物胺会导致头痛、恶心、心悸、呼吸紊乱等,严重的危及生命。组胺的生理毒性最强,其次是酪胺。内服 8~40mg 组胺产生轻微中毒症状,超过 40mg 产生中等中毒症状,超过 100mg 产生严重中毒症状。

美国 FDA 确定组胺的危害作用水平为 500mg/kg(食品),要求进口水产品组胺不超过 50mg/kg;欧盟规定鲭科鱼类中组胺含量不超过 1000mg/kg,其他食品中组胺不超过 100mg/kg,酪胺不超过 100~800mg/kg;我国规定鲐鱼中组胺不得超过 1000mg/kg,其他海水鱼不得超过 300mg/kg。

生物胺的检测方法包括分光光度法、氨基酸分析法、毛细管电泳法、生物传感器和色谱法等。随着 HPLC 及填料的发展,HPLC 已成为生物胺分析测定的主要手段。

(1)HPLC 检测

①原理:大多数生物胺无紫外吸收和荧光发射特性,为提高检测灵敏度和分离选择性,将生物胺衍生化,通过色谱柱的分离后,通过检测器鉴定分析。柱前衍生试剂常采用邻苯二甲醛(OPA)、丹磺酰氯(Dns Cl)、二硝基甲酰氯(Dabs Cl)。

邻苯二甲醛的优点在于衍生反应快,耗时少,生物胺衍生物的检测限可以达到飞摩尔水平。缺点是它仅与伯胺反应,衍生物不稳定,必须严格控制反应条件。二硝基甲酰氯的稳定性最好,其生物胺衍生物室温下可稳定 4 周,-20℃下稳定性超过 1 年。

UV 检测器是反相高效液相色谱(RP-HPLC)应用最多的一种检测器,灵敏度较高;二极管阵列检测器也已应用于生物胺的检测;但荧光检测器对于生物胺衍生物具有更高的灵敏度和选择性。食品中生物胺的种类较多,一般选择混合流动相的梯度洗脱,从而达到同时测定多种生物胺的目的。

②样品处理

A. 标准品:取 1.0ml 某一适当中间浓度标准液,加入 300μL 饱和碳酸氢钠溶液和 2ml 10g/L 丹酰氯溶液,在 40℃的条件下避光反应 45min。反应完毕后,加入 100μL 25% 氨水,静置 30min,用乙腈定容到 5.0ml,振荡混匀,取适量过 0.20μm 滤膜的有机相针式滤器后待测。

B. 样品:称取 2.0g 样品于 50ml 离心管中,加入 10ml 0.4mol/L 几高氯酸溶液均质,于 3000r/min 离心 10min,上清液移入 25ml 棕色容量瓶中。再重复提取 1 次,上清液合并于容量瓶中,用 0.4mol/L 高氯酸溶液定容至刻度。取 1.0ml 提取液,依次加入 100μL 2mol/L 氢氧化钠溶液、300μL 饱和碳酸氢钠溶液和 2ml 10g/L 丹酰氯溶液,同上衍生后待测。

③测定:色谱柱:C_{18} 色谱柱。流动相:A 为 0.1mol/L 乙酸铵;B 为乙腈;梯度淋洗:0~7min,45%A→50%A;7~25min,50%A→10%A;25~35min,10%A→45%A;35~45min,45%A。柱温 40℃,流速 1.0ml/min,进样量 10μL,检测波长 254nm。

2. 其他检测方法

(1)毛细管区带电泳技术可直接对生物胺进行分析测定,而不需要衍生化过程。利用毛细管区带电泳分离生物胺,以脉冲安培检测器检测时,腐胺、尸胺、精胺、亚精胺的检测限为 100~400nmol/L。

(2)生物传感器是利用酶、组织、抗原、抗体等生物活性物质作为传感器的探针,与样品中的待测物质发生特异性反应,并将这些反应转换成可以输出检测的信号;通过分析信号对被测物进行定性和定量。生物胺在单胺氧化酶或二胺氧化酶的催化下脱去氨基生成醛、氨和过氧化氢,通过测定反应产生的过氧化氢的量,可以确定样品中生物胺的含量。此方法简便、快速,但目前所用的酶主要是从自然界筛选而来,成本高、难保存、不能反复使用。

(3)薄层色谱法可对食品中生物胺进行定性与半定量测定,较简便、快速,费用较低,可用于鱼类、肉类和奶酪样品中生物胺含量的前期筛选测定。

二、贝类毒素及其检测方法

贝类毒素主要分为麻痹性贝类毒素(PSP)、腹泻性贝类毒素(DSP)、神经性贝类毒素(NSP)、记忆缺损性贝类毒素(ASP)、西加鱼毒素(CTX〕等。贝类毒素不是由贝类自身产生,而是其他海洋微生物在贝类中积存形成,即某些贝类吃了有毒的藻类经过过滤荡积后,贝类肠道中积累了大量毒素。这些毒素经过正常烹调、冷冻、盐渍、酸化和熏制都不能被破坏,因为这些毒素都是非蛋白性,结构简单而稳定。

(一)贝类毒素及其危害

1. 麻痹性贝类毒素

麻痹性贝类毒素(PSP)是世界上分布最广、中毒率最高的一种贝类毒素。PSP 主要产自海洋中的单细胞甲藻,存在于软体贝类中。目前已在鲐鱼内脏中,龙虾及许多蟹类中发现了 PSP。一些经济贝类,如翡翠贻贝、栉孔扇贝、嵌条扇贝、文蛤、近江牡蛎和织纹螺等经过食物链的作用,滤食有毒藻极易在体内积累 PSP。

目前已经分离出 20 种毒素,它们是以石房蛤毒素(STX)为骨架和不同取代基而衍生出的多种化合物(图 5-11),毒性略有差别。人中毒量为 $600 \sim 5000MU$,致死量为 $3000 \sim 30000MU$;,目前没有对症解毒剂。PSP 的 LD_{50} 在 $3 \times 10^{-9} \sim 10 \times 10^{-9} g/kg$,其中石房蛤毒素是眼镜蛇毒素毒性的 80 倍,0.5mg 足以使人致死。PSP 化学性质非常稳定,烹调加热不能破坏其毒性。

PSP 的毒性很强,即使食入少量 PSP 也会引起神经系统症状,如颤抖,兴奋及唇、舌的灼痛和麻木感,严重时会导致呼吸系统麻木以致死亡。是神经肌肉麻痹剂,阻断细胞钠离子通道,造成神经系统传输障碍而产生麻痹作用。

2. 腹泻性贝类毒素

腹泻性贝类毒素(DSP)由一些海洋藻类产生,大量存在于软体贝类中。它是非致命的毒素,通常引起轻微的胃肠疾病,症状会很快消失。

目前发现的腹泻性贝类毒素至少有 12 种,其中 9 种结构已经确定,分为 3 大类:大田软海绵酸(OA)及其衍生物鳍藻毒素(DTX-3),大环内酯贝毒素-1(PTX-1)、PTX-2、PTX-3、PTX-6,磺化毒物、紫夷贝毒素(YTX)及其衍生物。其主要作用于酶系统,为肿瘤促进剂,人食用后可引起多种不适反应,包括腹泻、恶心、呕吐等,目前尚无有效的治疗药物。腹泻性贝类毒素对人的最小中毒量为 $12 \sim 18MU$;(1MU 相当于 $3.2\mu g$ PTX-1),DSP 的半致死量 LD_{50} 为 $192\mu g/kg$。

3. 神经性贝类毒素

神经性贝类毒素(NSP)是一种与赤潮有关的毒素,主要是贝类摄食短裸甲藻后在体内蓄积,人食用后产生以神经麻痹为主要特征的中毒。典型区域为墨西哥湾、美国南大西洋海岸以及新西兰。该毒素会产生肠胃不舒服及神经系统症状如神经麻木、冷热知觉颠倒等。

从短裸甲藻细胞提取液中分离出神经性贝类毒素共计13种，其中11种成分结构已经确定。NSP可以引起鱼类的大量死亡，当吸入含有其毒素的气雾时也会引起咳嗽、呼吸困难等中毒症状。

4. 记忆缺损性贝类毒素

记忆缺损性贝类毒素（ASP）直到1987年才被发现，其引起中毒的成分是软骨藻酸（DA），是一种强烈的神经毒性非蛋白氨基酸，能导致短期记忆功能长久损害。其 LD_{50} 为 $10\mu g/kg$。ASP也是源自一种海洋藻类，在软体贝类的内脏中发现。其引起胃肠系统及神经系统症状，包括短时间失忆，即健忘症。严重时也会引发死亡。

5. 西加鱼毒素

西加鱼毒素是唯一种与赤潮没有关联的海洋贝类毒素。它是深海藻类分泌的毒素，被热带或亚热带食草性鱼类蓄积并在鱼体内被氧化成的一类强毒性毒素。此毒素泛指西加鱼毒素（CTX）、刺尾鱼毒素（MTX）等。主要毒性表现是神经功能失调，最显著的特征是热感颠倒，即当触摸热的东西会感觉凉，把手放入水中会有触电或摸干冰的感觉。CTX病死率较低，但每年中毒者却高达数万人。CTX的 LD_{50} 为 $0.45\mu g/kg$。MTX是水溶性毒素，LD_{50} 为 $0.17\mu g/kg$，是至今发现的分子质量最大、毒性最强的自然产物。

（二）预防贝类毒素中毒的措施

定期对海水进行监测，及时掌握藻类和贝类的活动情况。当海水中大量存在有毒的藻类时，应同时监测当时捕捞的贝类所含的毒素量。制订贝类毒素在食品中的限量标准。

食用贝类时，要反复清洗、浸泡，并采取适当的烹饪方法，以清除或减少其中的毒素。对中毒者应及时给予对症治疗，采取催吐、洗胃、导泻等措施，尽早排除体内的毒素。

（三）食品中贝类毒素的限量标准

对于麻痹性贝类毒素，WHO规定100g贝类可食部分的PSP限量为 $80\mu g/100g$（以STX计），欧盟规定 $PSP \leqslant 800\mu g/kg$，韩国规定贝类中 $PSP \leqslant 400MU/100g$（相当于 $80\mu g/kg$），日本为4MU/g。在现有的一些国家和国际组织的标准中，绝大部分限量值为 $80\mu g/100g$（400MU/100g）。仅有挪威、墨西哥、菲律宾的限量值低于 $80\mu g/100g$。在我国，GB 2733—2005《鲜、冻动物性水产品卫生标准》未对麻痹性贝类毒素提出限量要求。GB 18406—2001《农产品安全质量无公害水产品要求》中规定 $PSP \leqslant 80\mu g/100g$；NY 5073—2006《无公害水产品有毒有害物质限量》规定 $PSP \leqslant 400MU/100g$。

对于腹泻性贝类毒素，欧盟1991年发布法规要求不得检出，日本规定 $DSP \leqslant 0.05MU/g$，韩国规定不得检出（检出限 $20\mu g/g$）。FAO规定每千克贝类组织DSP不超过4000MU；联合国食品卫生组织规定每100g贝类食用肉体DSP含量不超过 $80\mu g$。澳大利亚规定每100g可食肉体含软海绵酸小于 $20\mu g$。我国GB 18406—2001规定 $DSP \leqslant 60\mu g/100g$。NY5073—2006规定DSP不得检出，其检出限为 $\leqslant 0.05MU/g$。

（四）食品中贝类毒素的检测

传统上，半定性分析方法是小鼠生物检测法，这是国际上接受的方法。它可概括样品的实际毒性，但由于样品中游离脂肪酸的存在对实验结果产生错误的影响，它不能确定也不能分别定量分析出样品中的各个毒素。目前HPLC和酶联免疫吸附法被越来越多地应用。

1. 麻痹性贝类毒素的检验方法-小鼠生物试验法

该方法是 GB/T 5009.213—2008 的方法。原理：根据小鼠注射贝类抽取液后的死亡时间，查出鼠单位，并按小鼠体重，校正鼠单位，计算确定每 100g 贝肉内的 PSP 的含量。所测定结果代表存在于贝肉内各种化学结构的麻痹性贝类毒素的总量。鼠单位(mouse unit, MU)定义为：对体重为 20g 左右的小鼠腹腔注射 1ml 麻痹性贝类毒素后，小鼠在 15min 时死亡所需的最低毒素量。

(1)主要试剂和材料：麻痹性贝类毒素 saxitoxin 标准溶液：100μg/ml，经酸化，含有 20% 的乙醇作为保护剂，冷藏保存，无限期稳定。

小鼠：体重为 19～21g 的健康 ICR 系雄性小鼠，若体重<19g 或 >21g，查表 23-3 得到小鼠体重校正系数，体重 > 23g 或已用过的小鼠则不能使用。

表 23-3　小鼠体重校正表

小鼠体重/g	校正系数	小鼠体重/g	校正系数
10.0	0.50	17.0	0.88
10.5	0.53	17.5	0.905
11.0	0.56	18.0	0.93
11.5	0.59	18.5	0.95
12.0	0.62	19.0	0.97
12.5	0.65	19.5	0.985
13.0	0.675	20.0	1.000
13.5	0.70	20.5	1.015
14.0	0.73	21.0	1.03
14.5	0.76	21.5	1.04
15.0	0.785	22.0	1.05
15.5	0.81	22.5	1.06
16.0	0.84	23.0	1.07
16.5	0.86		

(2)ICR 系小鼠毒性单位的确定

①PSP 工作标准溶液：用移液管取 100μg/ml saxitoxin 标准液 1ml 于 100ml 容量瓶中，加入用盐酸酸化至 pH 为 3 的蒸馏水并定容。该液为 1μg/ml saxitoxin 标准液，pH 的在 2.0～4.0，在 3～4℃下能稳定数周。

②测定用标准溶液：分别用 10ml、15ml、20ml、25ml 和 30ml 水稀释 10ml 浓度为 1μg/ml 的 saxitoxin 标准液，稀释液的 pH 应为 2～4。

③中值死亡时间的标准液选择：将配制的各浓度的标准稀释液各 1ml 腹腔注射小鼠数只，选择中值死亡时间为 5～7min 的浓度。如某浓度稀释液已达到要求，还需以 1ml 水的增减量进行补充稀释试验。例如：用 25ml 水稀释的 10ml 标准液在 5～7min 杀死小鼠，还需进行 24ml＋10ml 和 26ml＋10ml 的稀释度的试验。

先将小鼠称重(精确到 0.5g)，以 10 只小鼠为一组。用中值死亡时间在 5～7min 内的各种浓度的标准稀释液两份注射小鼠,测定并记录每只小鼠腹腔注射完毕至停止呼吸所需的死亡时间。记录时间的最短间隔为5s,即7s记为5s,8s记为10s,查麻痹性贝类毒素死亡时间-鼠单位的关系表(表23-4)得出鼠单位数。

表 23-4 麻痹性贝类毒素死亡时间—鼠单位(MU)的关系

时间/ (min:s)	鼠单位 (MU)	时间/ (min:s)	鼠单位 (MU)	时间/ (min:s)	鼠单位 (MU)	时间/ (min:s)	鼠单位 (MU)
1:00	100	3:00	3.70	4:55	1.96	9:30	1.13
1:10	66.2	3:05	3.57	5:00	1.92	10:00	1.11
1:15	38.3	3:10	3.43	5:05	1.89	10:30	1.09
1:20	26.4	3:15	3.31	5:10	1.86	11:00	1.075
1:25	20.7	3:20	3.19	5:15	1.83	11:30	1.06
1:30	16.5	3:25	3.08	5:20	1.80	12:00	1.05
1:35	13.9	3:30	2.98	5:30	1.74	13:00	1.03
1:40	11.9	3:35	2.88	5:40	1.69	14:00	1.015
1:45	10.4	3:40	2.79	5:45	1.67	15:00	1.000
1:50	9.33	3:45	2.71	5:50	1.64	16:00	0.99
1:55	8.42	3:50	2.63	6:00	1.60	17:00	0.98
2:00	7.67	3:55	2.56	6:15	1.54	18:00	0.972
2:05	7.04	4:00	2.50	6:30	1.48	19:00	0.965
2:10	6.52	4:05	2.44	6:45	1.43	20:00	0.96
2:15	6.06	4:10	2.38	7:00	1.39	21:00	0.954
2:20	5.66	4:15	2.32	7:15	1.35	22:00	0.948
2:25	5.32	4:20	2.26	7:30	1.31	23:00	0.942
2:30	5.00	4:25	2.21	7:45	1.28	24:00	0.937
2:35	4.73	4:30	2.16	8:00	1.25	25:00	0.934
2:40	4.48	4:35	2.12	8:15	1.22	30:00	0.917
2:45	4.26	4:40	2.08	8:30	1.20	40:00	0.898
2:50	4.06	4:45	2.04	8:45	1.18	60:00	0.875
2:55	3.88	4:50	2.00	9:00	1.16		

④毒素转换系数(CF)的计算

A. 小鼠中值死亡时间的选择:若注射某浓度标准稀释液的10只小鼠中值死亡时间>5min 或 > 7min 则弃去该组结果;若注射另一浓度标准稀释液的10只小鼠中值死亡时间在5～7min,即使个别小鼠死亡时间<5min 或 > 7min,也应使用该组的数据。但是若注射某浓度标准稀释液后,10只小鼠中有3只以上存活,则要另取10只小鼠进行重复试验。

B. 校正鼠单位根据注射毒素后中值死亡时间为 5～7min 的 10 只小鼠的个别死亡时间,由表23-4查出鼠单位数,再由表23-3查出小鼠体重校正系数,每毫升标准稀释液的校正鼠单位(CMU)为鼠单位与小鼠体重校正系数的乘积。

C. 毒素转换系数(CF):该系数为每毫升实际毒素含量(μg/ml)除以校正鼠单位。

D. 计算每组 10 只小鼠的平均毒素转换系数值,再计算各组间的平均毒素转换系数值,并以此为标准做常规检测。

⑤毒素转换系数(CF)的定期检查

A. 如 PSP 检测间隔时间较长,每次测定时要用适当的标准稀释液注射 5 只小鼠,重新测定值。如果一周有几次检测,则用中值死亡时间 5～7min 的标准稀释液每周检查一次,测得的值应在原测定值的±20%范围内。

B. 若结果不符,用同样的标准稀释液另外注射 5 只小鼠,综合先前注射的 5 只小鼠结果,算出 CF 值。并用同样的标准稀释液注射第二组 10 只小鼠,将第二组求出的 CF 值和第一组的 CF 值进行平均,即为一个新 CF 的值。

C. 重复检查的 CF 值通常在原结果的±20%之内,若经常发现有较大偏差,在进行常规检测前应调查该方法中是否存在未控制或未意识到的可变因素。

(3)样品的测定

①检样的制备

A. 牡蛎、蛤及贻贝:用清水彻底洗净贝类外壳,切断闭壳肌,开壳,用清水淋洗内部去除泥沙及其他外来杂质,仔细取出贝肉,切勿割破肉体。收集贝肉沥水 5min(避免贝肉堆积),捡出碎壳等杂物,将贝肉均质。开壳前不能加热或用麻醉剂。扇贝则取可食部分(闭壳肌)用作检测。冷冻贝类则在室温下使冷冻样品呈半冷冻状态,然后按前面方法操作。

B. 贝类罐头:将罐内所有内容物(贝肉组织及汁液)于均质器中均质。对大容量的罐头,则过滤分离贝肉及汁液,分别称重,将固形物和汤汁按比例混合,充分均质。

②提取:取 100g 样品于烧杯中,加 0.18mol/L 盐酸溶液 100ml 充分搅拌,调 pH 为 2.0～4.0。需要时,可逐滴加入 5mol/L 盐酸溶液或 0.1mol/L 氢氧化钠溶液调整 pH,加碱时速度要慢,不断搅拌,防止局部碱化破坏毒素。将混合物文火煮沸 5min,冷却至室温,将混合物移至量筒中并稀释至 200ml,调节 pH 至 2.0～4.0(勿大于 4.5)。

将混合物倒回烧杯,搅拌至均质状,使其沉降至上清液呈半透明状,不堵塞注射针头即可,必要时将混合物或上清液以 3000r/min 离心 5min,或用滤纸过滤。保留进行小鼠注射用的足量液体。

③小鼠试验

A. 以感量为 0.1g 的天平将小鼠称重并记录质量。每个样品注射 3 只小鼠。

B. 对每只试验小鼠腹腔注射 1ml 提取液。注射时若有一滴以上提取液溢出,须将该只小鼠丢弃,并重新注射一只小鼠。

C. 记录注射完毕时间,仔细观察并用秒表记录小鼠停止呼吸时的死亡时间(到小鼠呼出最后一口气止)。

D. 若注射样品原液后,1 只或 2 只小鼠的死亡时间大于 7min,则需再注射至少 3 只小鼠以确定样品的毒力。

E. 若小鼠的死亡时间小于 5min,则要稀释样品提取液后,再注射另一组小鼠(3 只),得到 5～7min 的死亡时间;稀释提取液时,要逐滴加入 0.18mol/L 盐酸溶液,调节 pH 至 2.0～4.0。

(4)结果的计算与判断

①毒力的计算。

A. 根据小鼠的死亡时间,在表 23-4 中查出鼠单位数。

B. 若试验动物质量<19g 或>21g,则根据表 23-3 查出小鼠体重校正系数 k。

C. 样品中 PSP 的含量按以下公式计算。

$$X = CMU_1 \times CF \times D \times 200$$

式中:X—样品中 PSP 含量,$\mu g/100g$;

CMU_1—检测样品受试组小鼠的中位数校正鼠单位;

CF—毒素转换系数;

D—样品提取液的稀释倍数;

200—样品提取液定容的体积,ml。

②MU 毒力计算。

$$Y = CMU_1 \times D \times 200$$

式中:V—100g 样品的 MU 值(MU/100g)。

2. 麻痹性贝类毒素的检验方法—液相色谱、荧光检测该方法

是 GB/T 23215—2008 中的方法。原理:样品经盐酸提取、离心后,上清液以固相萃取柱净化,然后进行相对分子质量为 10000 的分子筛离心超滤,滤液进行液相色谱测定,在线柱后衍生反应后进行荧光检测,激发波长 330nm,发射波长 390nm。外标法定量。

3. 腹泻性贝类毒素(DSP)的检验方法—小鼠生物试验法

在大多数可疑贝样中 OA 是 DSP 的主要成分,所以检测方法也主要集中在 OA 上。用丙酮提取毒素,减压浓缩后转移至乙醚中,经减压浓缩蒸干后,再以 1% 吐温 60 生理盐水溶解残留物,注射小鼠,观察存活情况,计算其毒力。

4. 其他贝类毒素检测方法

(1)免疫法:利用抗原-抗体反应确定毒素类型及含量,敏感性比小鼠生物试验法高得多。包括 ELISA、RIA 及 EIA 法等,其中 ELISA 法灵敏度可达 $10^{-9} g$。

(2)毛细管电泳法:用毛细管胶束电动色谱(MEKC)检测 OA,检测限达到 $3.25\mu g/ml$。

(3)液质联用(LC-MS)法:液质联用技术几乎可以分析所有的贝类毒素。液质联用依赖于高效液相色谱把贝类毒素成分通过界面装置带到质谱中。常用两种电离技术:电喷雾电离(ESI)和大气压化学电离(APCI)。用 LC-MS 法检测限可达到 10pg。

(李迎梅)

第四节 植物毒素及其检测

很多植物含有天然毒素,包括生物碱、苷类(主要有氰苷、皂苷)、有毒蛋白、酶和肽等。若大量进食这些有毒物质或未经妥善处理便食用这些植物,会引起食物中毒。常见的食用植物天然毒素有:豆类如青豆(四季豆、扁豆、刀豆)、红腰豆和白腰豆中的植物红细胞凝集素,北杏、竹笋、木薯和亚麻籽所含的氰苷,马铃薯中的苷生物碱,以及野生菇类中的毒蕈碱等。

植物毒素的毒性主要导致急性胃肠炎,较严重的是损伤中枢神经系统引致死亡。除引致急性中毒外,一些植物毒素如吡咯联啶生物碱,也会引致慢性疾病或胚胎畸形。

一、常见的植物天然毒素

(一)植物红细胞凝集素

植物红细胞凝集素是非免疫原性蛋白或糖蛋白,具有多个高度特异的与糖类结合的位点。人们最初在蓖麻籽中发现植物红细胞凝集素,现发现普遍存在于植物界,包括谷物制品,其在豆类的种子中含量特别高,如青豆、红腰豆和白腰豆中,可导致胃肠炎、恶心、呕吐和腹泻症状。其能破坏胃肠道的上皮细胞,干扰细胞的有丝分裂,导致局部出血,损害肾、肝和心,以及引起红细胞凝集。

豆类必须以清水浸透和彻底烹煮以除去植物红细胞凝集素,低温烹煮不能破坏毒素。在海拔高的地方,水的沸点会下降,烹煮这些食物时须小心。

(二)蛋白酶抑制剂

蛋白酶抑制剂广泛存在于动植物和微生物中,可抑制蛋白酶的活性,能与相应的蛋白水解酶作用,参与体内许多重要生理过程的调节。已报道的植物蛋白酶抑制剂近 100 种,主要在豆科、茄科、禾本科等植物中。大豆中的蛋白酶抑制剂主要是胰蛋白酶抑制剂,是妨碍营养物质消化、吸收和利用的抗营养因子,限制了大豆的直接食用,其对动物体的抗营养作用主要表现为生长受到抑制、营养物质消化利用率降低和胰腺功能亢进等。

(三)苷生物碱

马铃薯中含有一种称为龙葵素的苷类生物碱,又称为茄碱、龙葵碱或马铃薯毒素,正常情况下马铃薯中含量为 3～6mg/100g,主要存在于马铃薯的表皮层中。但发芽后的马铃薯皮肉变绿,表皮及发芽的芽眼部位龙葵素含量较高。当龙葵素含量积累到 38～45mg/100g 时,食用后会致命。龙葵素是一种胆碱酯酶抑制剂,能溶解红细胞,刺激黏膜,引起中毒。当食人龙葵素达到每千克体重 0.4～0.6mg 就感到头晕和腹泻,其对人的中毒剂量为每千克体重 2～5mg,致死量为每千克体重 3～6mg。中毒症状为恶心、呕吐、头晕、瞳孔散大、耳鸣、腹泻等,重者出现抽风甚至死亡。

(四)氰苷氰苷

是由氨基酸衍生的植物次级代谢物。已知的氰苷约有 25 种。含氰苷的植物至少有2000 种,其中不少品种可以食用。不同含氰苷食用植物所含的氰苷种类不同,例如木薯含亚麻苦苷,竹笋含紫杉氰苷,其他含氰苷的可食用植物包括亚麻籽、核果(例如杏和桃)的种子、豌豆和利马豆的种子,以及黄豆的壳和杏仁粉等。研究发现未经烹煮的北杏的平均游离氰化物含量为 330mg/kg,苦木薯为 120mg/kg,但加工木薯制品中,几乎不含氰化物。

氰苷本身没有毒性,含氰苷的植物会让人中毒,是由于在进食这些植物时产生氰化物。含氰苷的植物品种,通常都含有一种相应的水解酶(β-葡萄糖苷酶),无毒的氰苷遇水会被酶水解,产生氰醇,而氰醇会迅速分解为有毒的氢氰酸。这个过程遇水便会发生。人咀嚼植物时会把有毒的氰化物释出,同样,在配制食物时把植物切成小块,有毒的氰化物亦会释出。由于产生的氢氰酸是易挥发的气体,只要把植物放在水中烹煮,便可把氢氰酸清除。

急性氰化物中毒的临床症状有呼吸急速、血压下降、脉搏急速、晕眩、头痛、胃痛、呕吐、腹泻、精神错乱、神情呆滞,伴有颤搐和间歇性抽搐,继而陷入长期昏迷。人类每千克体重摄入 0.5～3.5mg 氢氰酸足以导致急性中毒死亡。

(五)皂苷

皂苷是植物中的水溶性成分,即使浓度低,也能产生肥皂般的泡沫。皂苷是配糖体,含一个称为皂苷元的非糖苷元部分。根据其化学性质,皂苷可分为两大类:甾体皂苷和三萜皂苷。

很多植物含皂苷,但浓度因品种和生长阶段不同而有差异。黄豆、甜菜、花生、菠菜、芦笋、西兰花、马铃薯、苹果、茄子、苜蓿和人参都含皂苷。

皂苷味苦,可破坏红细胞,引致腹泻和呕吐,其毒性影响与表面张力下降有关。除非大量摄入,否则皂苷一般不会对哺乳动物和其他温血动物造成危害,因为身体有能力降解小量皂苷,即肠道菌群可破坏这些毒素,而血浆亦能起抑制作用。不过,如大量摄入,皂苷会刺激胃肠道,引致呕吐和腹泻。

（六）其他植物毒素

其他植物毒素有蓖麻毒素、新鲜黄花菜中的秋水仙碱、银杏的果实(白果)中的毒素等。白果中的毒素包括氰苷和4′-甲氧基吡哆醇,后者被认为是有问题的主要活性成分。白果中的毒素主要影响神经系统,人通常在进食后1～12h内会出现呕吐、烦躁、持续或阵挛性抽搐等典型症状。严重中毒的人可能会失去知觉,甚至死亡。有报告指出人类一次进食10～50颗煮熟的白果,可引致急性中毒;亦有报道称有人因进食15～574颗白果而死亡。

二、常见的植物天然毒素的检测

（一）龙葵素的检测

1. 龙葵素的定性检测

（1）微量快速法:将马铃薯发芽部分切开,于芽附近滴1滴硝酸或硫酸,呈玫瑰红色表明有龙葵素。

（2）Wotczal 氏法:利用钒酸铵溶液或砸酸钠溶液与龙葵素产生变色反应来判断。

钒酸铵溶液:取 0.1g 钒酸铵溶于 100ml 50%硫酸中。

砸酸钠溶液:取 0.3g 硒酸钠溶于 8ml 水中,然后加入 6ml 浓硫酸,混匀。

取适量样品捣碎后取汁,残渣用水洗涤,将洗液与汁液合并,用氨水调节至碱性,蒸发至干。残渣用 95%热乙醇提取 2 次,过滤,滤液中加入氨水使毒素沉淀,过滤得沉淀。将沉淀进行下述处理,龙葵素会发生变色反应:

①取少量沉淀加入 1ml 钒酸铵溶液,呈现黄色,然后逐渐变为橙红色、紫色、蓝色、绿色,最后颜色消失。

②取少量沉淀加入 1ml 硒酸钠溶液,温热,冷却后呈现紫红色,然后变为橙红色、黄橙色、黄褐色,最后颜色消失。

2. 龙葵素的定量测定

龙葵素的测定方法主要有比色法、高效液相色谱法、酶联免疫法、薄层色谱和气相色谱法等。其中比色法所需仪器简单,有较好的操作性,时间不长,但缺点是精确度不够高;高效液相色谱法准确度高,但仪器贵;酶联免疫法具有较好的敏感性和特异性,但实验操作时间较长。下面具体介绍比色法。

比色法测定的原理是龙葵素在酸性条件下与甲醛形成稳定的紫红色络合物,在一定范围内龙葵素的含量与颜色深浅呈正相关,在 520nm 波长下测定吸光度。

（1）样品处理:用有机溶剂萃取龙葵素,然后利用其溶于酸、在碱中沉淀的性质来分离。称取 40g 鲜样品,加入乙醇-乙酸混合液(体积比 100:30),磁力搅拌 15min,过滤。将滤液和样品于索氏脂肪抽提器中,55~65℃水浴抽提 16h,将滤液减压回收至浸膏状,用 5% 硫酸溶解残留物,过滤。滤液中加入浓氨水调 pH 为 10~11,冷冻离心,沉淀用 1% 氨水洗涤至洗涤液澄清,沉淀用 1% 硫酸定容至 10ml,摇匀,即为样品溶液。

(2)测定:将龙葵素标准品用 1% 硫酸配成标准溶液(1mg/ml),取 0~0.5ml 标准溶液分别稀释为 2ml(含量为 0~0.25mg/ml),稀释后的标准溶液置于冰浴中,3min 内逐滴加入 5ml 浓硫酸,放置 1min 后再在 2min 内逐滴加入 2.5ml 的 1% 甲醛溶液,放置 1.5h 使其显色完全,在 520nm 波长下测定吸光度,绘制标准曲线。毒素含量为 0.4mg/ml 以下时,有较好的线性关系。

取 2ml 的样品液同上操作,首先预测其中的毒素的大致含量,然后用 1% 硫酸调节样品液中的毒素含量在 0.2mg/ml 以下,再进行分析,根据下式计算龙葵素的含量。

$$龙葵素含量(mg/kg) = \frac{c \times V_3 \times 1000}{w \times \frac{V_1}{V_2}}$$

式中:c——根据标准曲线得到的样品稀释液中龙葵素的含量水平,mg/ml;

w——样品质,g;

V_1——样品溶液总体积,ml;

V_2——样品溶液使用量,ml;

V_3——样品稀释液的总体积,ml。

(二)胰蛋白酶抑制剂的检测

胰蛋白酶抑制剂的检测有生物测定法、酶抑制法和免疫测定法。生物测定法时间长,易受环境条件的干扰,对于不同时期的样品很难比较。酶抑制法测定简单,不需要特别的试剂,但其检测限不高,进行定量测定时会受到植物色素及酚类等次生物质的干扰,特别是当其含量非常低时,酶抑制法测定往往不准确。免疫测定法虽然测定简单、准确、快速,但需纯化胰蛋白酶抑制剂,制备特异性的抗体。下面介绍酶抑制法。

1. 胰蛋白酶抑制剂的提取

取 100g 样品研碎,用 400ml 乙醚抽提脱脂 3 次,去乙醚,向残渣中加入 400ml 100mmol/L 硫酸(用氢氧化钠调 pH 至 4.5),抽提过夜,离心,沉淀再抽提一次,合并两次上清液。上清液于 65℃下热变性处理 10min,离心,弃沉淀。调上清液的 pH 至 6.0,以 35% 饱和度的硫酸铵进行盐析,4℃下放置过夜,离心,弃去沉淀。上清液的 pH 调至 6.0,以 75% 饱和度的硫酸铵进行盐析,4℃下放置 120min,离心,沉淀用少量去离子水溶解,对平衡液(0.05mol/L Tris-盐酸,pH8.0)透析过夜,离心所得上清液即为抑制剂粗提物。

将抑制剂粗提物经过预先用 0.05mol/L Tris-盐酸,pH8.0 平衡的 DEAE-52 柱,用含 0~0.4mol/L 氯化钠的线性梯度的相同缓冲液进行洗脱,收集活性峰,以过滤式离心进行除盐和浓缩,得到纯化物。

2. 胰蛋白酶抑制剂活性的测定

取一定量胰蛋白酶分别与不同胰蛋白酶抑制剂样品混合,于 3ml 0.1mol/L Tros-盐酸,pH8.0 溶液(含 0.01mol/L 氯化钙)中 37℃ 保温 5min,加入适量 0.025mol/L Na-苯甲酰-DL-精氨酸对硝基苯胺盐酸盐 BAPAN),37℃温育 10min 后,再加 0.5ml 33% 乙酸终止反应,410nm 波长处测定光吸收度。每降低 0.1 个 OD_{410nm} 为一个抑制活性单位(U)。

（侯黎伟）

第二十四章　消毒与灭菌

在人类生产生活环境中,微生物无处不在。空气、土壤、江河、湖泊、海洋等环境中均存在数量不等,种类不一的微生物。在人类、动物和植物的体表及其与外界相通的腔道中也存在多种微生物。它给人类带来各种益处的同时,也给人类带来了各种危害甚至灾难,微生物可引起传染性疾病,如霍乱、菌痢等,也可导致非传染性疾病的发生,如黄曲霉菌产生黄曲霉素可致癌。在人类与病原微生物斗争过程中,在杀灭和控制外环境中有害微生物过程中,消毒与灭菌是最直接的方法。应用于医院,对医疗环境、医疗器械、医疗用品、医务人员和患者的手等进行消毒与灭菌,是控制医院感染的重要手段。应用于卫生防疫工作,进行公共场所消毒、饮用水消毒、餐具消毒等经常性消毒工作,可预防传染病的发生。在传染病发生后,对传染源排出的病原体污染的环境、物品等进行消毒,可控制传染病的流行。严格的消毒与灭菌是切断传染病流行过程的作用环节之一传播途径的重要手段,是控制医院内感染的有效保障,与人类的生产、生活密不可分。

第一节　消毒与灭菌的基本概念及要求

一、消毒与灭菌

在医疗卫生工作中,消毒与灭菌虽然都是指杀灭或清除传播媒介上的微生物,但却代表两个不同的概念。

消毒是指杀灭或清除传播媒介上的病原微生物,使其达到无害化的处理。传播媒介也称媒介物,指人们生活和工作环境中污染了病原微生物的固体、气体和液体物质,也包括污染的人体体表和表浅体腔。这里所说的"病原微生物"包括除细菌芽孢以外的各种致病微生物,例如细菌繁殖体、真菌、病毒、立克次体、衣原体等。消毒针对的是病原微生物,并不是杀灭或消除所有微生物。杀灭、清除无生命有机物中的微生物,防止其腐败的处理则称为防腐,也有将防腐作为一种消毒措施。杀灭人体组织内的微生物则属于治疗措施,不属消毒范畴。用化学或物理的方法抑制或妨碍细菌生长繁殖及其活性的过程称为抑菌。

各种病原微生物致病性不同,抵抗力不同,各种消毒方法的作用也不同,因此消毒是否合格,需要一定的标准来衡量。目前消毒的合格标准主要根据经验和推理确定,我国消毒技术规范规定:

(1)在实验室试验中,当试验菌量为 $1×10^8 ∼ 5×10^8$ CFU/ml 时,试验重复三次,要求定量杀灭悬液试验中各次的杀灭对数值均≥5.00;当试验菌量为 $1×10^6 ∼ 5×10^6$ CFU/样片时,要求载体定量杀灭试验中各次的杀灭对数值均≥3.00,可判定消毒合格。杀灭对数值是当微生物数量以对数表示时,消毒前后微生物数量减少的对数值。

(2)在现场试验中,以自然污染菌为观察对象,其中有抵抗力较强的非病原菌,对杀灭率的要求较试验菌低,一般应不低于90.00%。同时,不得检出病原微生物,并且残留的细菌数不超过国家卫生标准的规定,如普通手术室空气消毒后,残留菌数应不超过 $200CFU/m^3$,物体表面或医护人员手消毒后,应不超过 5CFU/cm^2。

（3）饮用水消毒的标准是：大肠菌群＜3MPN/L；菌落总数＜100CFU/ml。

消毒是将有害微生物的数量减少到无害的程度,并不是要求把所有的有害微生物全部杀灭。一般来说,在医用器材和医疗环境的消毒中,若能使人工污染的微生物在消毒过程中的存活概率减少到 1×10^{-3},则认为是可靠的,换句话说,通过消毒处理后,杀灭或去除了原有微生物的 99.9%,也就达到了消毒要求。若用消毒对象上污染的自然微生物的杀灭率来评定消毒效果,一般以杀灭或清除率达到 90% 为合格。

灭菌是指杀灭或清除传播媒介上的一切微生物的处理,使其达到无菌状态。这里所说的一切微生物包括一切致病的和非致病的微生物,包括细菌繁殖体、细菌芽孢、真菌及其孢子、病毒、立克次体、衣原体、螺旋体等,甚至也包括原生动物和藻类。灭菌的要求是严格的,灭菌处理后的物品必须是完全无菌,即使有一个菌生长也不算达到灭菌要求。因此,"基本灭菌"或"部分灭菌"的说法不对。灭菌的概念是绝对的,意为完全杀死或除掉传播媒介上的一切微生物,但是实践中要达到这样的要求是不可能的,因此在大量产品的工业化灭菌时,要规定灭菌合格标准。灭菌处理后单位产品上存在活微生物的概率称为无菌保证水平(SAL),SAL 通常表示为 10^{-n}。医学灭菌一般设定 SAL 为 10^{-n},即若对 100 万份物品进行灭菌处理后,最多只允许有一件物品存在活微生物。

灭菌多用于须接触无菌组织的医疗器材,以及工业生产中对一次性使用无菌医疗器材和无菌药品的处理。但传统的灭菌概念不够全面,若物品中含有较大量的微生物,不经彻底清洗就进行灭菌处理,即使达到无菌要求,其物品上仍存在死的微生物及其代谢产物,如热源质、变应原等,这些物质进入人体无菌组织是有害的。因此,灭菌的物品还应是无菌、无毒、无热源质、无变应原等,灭菌处理前应彻底清洗,充分去除有毒有害物质。

无菌是指不存在任何微生物的状况,往往是灭菌处理的结果。无菌操作则是指在无菌状态下的操作,如外科手术或注射用药的生产等,都必须在无菌条件下使用无菌操作技术,无菌条件和无菌操作都需要在灭菌与消毒的基础上才能实现。

在实际应用中,需区别消毒与灭菌的概念,消毒是指杀灭或清除病原微生物,使之减少到不再引起发病即可,其要求的程度可因微生物的种类与防病的需要而异；灭菌是指将所有微生物全部杀灭或清除,概念是绝对的。消毒处理不一定都能达到灭菌要求,而灭菌处理一定能达到消毒的要求。

二、消毒剂与灭菌剂

消毒剂是用于杀灭传播媒介上的微生物使其达到消毒或灭菌要求的制剂。对消毒剂的要求是杀灭细菌繁殖体和病毒,而不一定要求能杀灭所有的微生物。例如苯酚、苯扎溴铵等能杀灭细菌繁殖体但不能杀灭细菌芽孢。消毒剂通常是指用于消毒的化学物质,而将用于消毒的物理因子称为物理消毒法或消毒器。

灭菌剂是指可杀灭一切微生物(包括细菌繁殖体、细菌芽孢、真菌、病毒、立克次体、衣原体、螺旋体等)使其达到灭菌要求的制剂。目前在医学和工农业生产中常用的灭菌剂有醛类化合物、烷基化杂环气体等。一些含氯化合物和含碘化合物在一定的条件下也可用作灭菌剂,但目前国际上仍将其称为消毒剂。在物理方法中,热、电离辐射、紫外线、等离子体等,可用作灭菌。用其制备的灭菌器材称为灭菌器。

消毒剂不一定能作为灭菌剂,但所有灭菌剂都是优良的消毒剂。一般都以能否杀灭芽孢作为灭菌剂的标准。灭菌剂应当具有两方面的要求：

(1)能杀灭和清除一切微生物。

(2)具有使用可行性、对物品无损坏性、对人无伤害作用等要求。

三、抗菌剂、防腐剂与保存剂

用于活组织(如皮肤、黏膜)防治微生物的药物称抗菌剂,有人将这类药物又称为"防腐剂"。这种用法容易和用于防止有机物腐败的防腐剂相混淆。为此,将用于杀灭或抑制活组织上微生物生长繁殖的有关药物称为"抗菌剂",将用于有机物防腐的药物称为"防腐剂"。对抗菌剂或防腐剂的要求是必须能抑制微生物的生长繁殖,而不要求一定能将其杀灭,它们与其他消毒或抑菌药物不同,除抗微生物能力外,还须对人的毒性低,对皮肤黏膜的刺激性小。大多数化学灭菌剂和消毒剂在较低浓度时,可以作为抗菌剂或防腐剂。

采用化学药物或物理的方法防止物质的生物学腐败,称为保藏或保存。保藏涉及的范围很广,在医学上,涉及尸体、组织、器官和药物的保藏;在日常生活中,涉及食物、化妆品的保藏;在工农业生产中,涉及工业产品、农副业产品等的保藏。能起到保存作用的化合物或生物制剂称为保存剂。凡是有抗腐败作用的理化因子均可用于保藏,杀菌剂、消毒剂和防腐剂大多可以用作保存剂,但保存剂并不是都可用作杀菌剂、消毒剂和防腐剂。

四、抑制作用与杀灭作用

通过破坏微生物的生长繁殖,使之彻底死亡,称为杀灭作用,如仅使之停止生长与繁殖,一旦作用因素去除仍可复苏,则称为抑制作用。杀灭作用与抑制作用,统称为抗微生物作用。

消毒剂在浓度较高或作用时间较长时,对微生物也有杀灭作用,而浓度较低或作用时间短暂时,对微生物仅具有抑制作用;有的消毒剂对细菌繁殖体有杀灭作用,而对芽孢却仅起抑制作用。在疾病的诊断与治疗、预防与控制中,根据对病原微生物杀灭或清除的要求选择消毒剂,决定其使用浓度及作用时间。

五、消毒的种类

卫生防疫工作中,消毒依据其目的可分为预防性消毒与疫源地消毒。

(一)预防性消毒

预防性消毒是指在没有明确的传染源存在时,对可能受到病原微生物污染的物品、场所等进行的消毒。如公共场所消毒、交通运输工具消毒、餐具消毒、饮用水消毒等。其中传染源是指体内有病原体生长、繁殖,并能排出病原体的人或动物,主要包括传染病的患者、病原携带者和受感染的动物。预防性消毒的目的是预防传染病发生。需要进行预防性消毒的物品和场所一般都有一定的卫生学指标要求,即必须将其污染的菌数控制在规定的菌数以下。

(二)疫源地消毒

疫源地是在一定条件下,由传染源向外排出的病原体所能波及的范围。疫源地消毒是指对现有或曾有传染源存在的疫源地进行的消毒,目的在于杀灭或清除由传染源排出的病原体。如传染病医院对患者分泌物、排泄物、污染物品和病室等进行的消毒,以及卫生防疫人员对传染病患者家庭(病家)进行的消毒。

(1)根据消毒的组织和技术措施的不同,疫源地消毒分为医院消毒与病家消毒。

医院消毒是指杀灭或清除医院环境中和媒介物上污染的病原微生物的过程。主要指传染病医院与综合医院的传染病区或隔离病房的消毒。

病家消毒是指除医院以外的传染病患者隔离场所的消毒。

(2)根据消毒处理时间的不同,疫源地消毒分为随时消毒与终末消毒。

随时消毒是指有传染源存在时,对其排出的病原体、可能污染的环境和物品进行的及时消毒。

终末消毒是指在传染源离开疫源地(包括传染源转移、痊愈、死亡而离开疫点或终止传染状态)后所进行的彻底消毒,目的是完全杀灭或消除传染源所弥散在外环境中的病原体。

(3)根据消毒范围的不同,疫源地消毒分为疫点消毒与疫区消毒通常把范围较小的疫源地或单个传染源所构成的疫源地称为疫点,如同一门户出入的住户,或患者、疑似患者、病原携带者、在生活上密切相关的若干户。若干疫源地连成片并且范围较大时称疫区。在农村一般指一个村庄、一个乡或毗邻乡,城市以一个或几个居委会或一条街道为范围。

疫点消毒是指对患者、疑似患者或发现病原微生物携带者的地点的消毒处理,其范围一般包括患者、疑似患者或发现病原微生物携带者以及(或)同一门户出入的邻居或生活上密切接触的人员和家庭等。消毒对象主要是患者接触的污染物品和场所。

疫区消毒是指对连接成片的多个疫源地范围内的消毒处理,其范围根据流行病学指征和地理、交通等特点划定,一般由一个或数个行政单元(如区、街道、居委会、村、乡或镇等)组成,实施的措施主要包括环境消毒、饮用水消毒、污水消毒、食品消毒与人员的卫生处理等。

(侯黎伟)

第二节　消毒与灭菌方法

用于消毒、灭菌的方法很多,按照消毒方法本身的性质,主要包括物理法与化学法。根据消毒灭菌工作实际选择合适的方法方能取得较好的效果。

一、消毒与灭菌方法

(一)物理消毒与灭菌方法

这类方法是采用物理因素消除或杀灭病原微生物。

1. 按物理作用因素分类

物理因素按其在消毒、灭菌中的作用效果可分为以下几类:

(1)具有良好灭菌作用的因素:如热力、微波、红外线与电离辐射等。这一类物理因素杀灭微生物的能力很强,应用时较易达到灭菌要求。

(2)具有一定消毒作用的因素:如紫外线、超声波等。利用这些因素,可杀灭大部分微生物,但超声波的杀菌作用较弱。紫外线已广泛用于空气、物体表面与水的消毒。

(3)具有自然净化作用的因素:如日光照射、干燥等。它们杀灭微生物的能力有限,仅在自然净化中发挥作用。

(4)具有除菌作用的因素:如清洗、机械清除、通风与过滤除菌等,虽不能杀灭微生物,但可将它们从传播媒介上去除掉,因此仍不失为消毒措施中的有效方法,在疾病预防控制工作中使用也较为普遍。

(5)具有辅助作用的因素:如真空、磁力、压力、光催化剂等,对微生物的杀灭、抑制或清除创造有利条件。真空能去除容器中的氧气,有利于抑制某些微生物的生长与繁殖;磁水冲洗污垢,效果较好,有利于清除沾染的微生物;加压可促进消毒剂的穿透,有利于缩短消毒时间等。

2. 常用物理消毒与灭菌方法

(1)热力消毒与灭菌:热力消毒与灭菌是通过加热待处理的物体或递质上的微生物,最终杀灭微生物。热力既可消毒也可灭菌,取决于热处理的温度、时间和方式。热力消毒与灭菌的方法分为干热和湿热两类。

1)干热消毒与灭菌法:干热的消毒杀菌机制是使微生物的蛋白质发生氧化、变性、炭化以及使其电解质脱水浓缩,最终导致微生物死亡。一般细菌繁殖体在干燥状态下,$80\sim100℃$经 1 小时可被杀死,芽孢则需要更高温度才可杀死。这种方法适用于耐高温畏湿、湿热不易穿透的物品以及废弃物品的消毒与灭菌。常用的方法有干烤、红外线照射、灼烧、焚烧等。干热对物品的穿透力与杀菌作用不及湿热,所需温度高($>160℃$),时间长($1\sim3h$)。①干烤:将待消毒的物品放入特制的干烤箱中,依靠热空气对物品加热升温,最终达到消毒或灭菌的目的。适用于在高温下不损坏、不变质、不蒸发的物品的消毒灭菌,如玻璃制品、瓷器、金属制品、油脂、甘油、液体石蜡、各种粉剂等;不适用于纤维织物、塑料制品、橡胶制品等的消毒灭菌,对导热性差的物品或放置过密时,应适当延长作用时间;金属、瓷器和玻璃制品可适当提高温度,从而缩短作用时间。但对有机物品,温度不宜过高,因为超过 $170℃$ 时易炭化。干烤常用温度范围为 $160\sim180℃$。一般加热至 $171℃$ 经 1 小时或 $160℃$ 经 2h。②红外线辐射法:红外线是波长为 $0.77\sim1000\mu m$ 的电磁波,有良好的热效应,以 $1\sim10\mu m$ 波长者热效应最强。物体吸收红外线可直接转化为热能,不需经空气传导,加热速度快。通常在特制的红外烤箱中实施消毒与灭菌处理。红外线的杀菌作用与干热相同,多用于医疗器械的灭菌。人在红外线照射环境下停留较久,可使眼睛疲劳、头痛;长期照射眼睛晶体可产生浑浊(热内障),甚至引起视网膜和脉络膜的永久性损伤。因此工作人员应佩戴防红外线的护目镜。③灼烧:灼烧是直接用火焰加热物品以达到消毒或灭菌要求。如将刀具等金属物品于火焰上烧灼消毒后用于急救处理;微生物实验室接种针、接种环、涂菌棒等不怕热、损坏小的器材的灭菌。灼烧适用于金属、陶瓷、玻璃等不可燃物制品的消毒或灭菌。灼烧灭菌温度很高,效果可靠,但对灭菌器械有一定的破坏性,可通过控制火焰的温度和灼烧时间而不损坏被处理物品。④焚烧:焚烧是将污染物品用火焰烧毁,将其变为无害的灰烬,是一种最彻底的消毒灭菌处理方法。可直接点燃或在焚烧炉内焚烧,常用于特殊感染患者所污染敷料、病理标本、尸体、生活垃圾、诊疗废弃物及其他无保留价值的污染物的处理。如破伤风、铜绿假单胞菌、气性坏疽等患者用过的敷料,污染的纸张和动物的尸体的处理。焚烧可造成大气污染,因此焚烧场应远离人口稠密地区,从事焚烧的工作人员应加强防护。

2)湿热消毒与灭菌法:湿热法消毒灭菌的原理为以水或蒸汽作为热的传导递质,使微生物的蛋白质发生变性、凝固,从而使其死亡湿热与干热各有特点,互相很难完全取代,但总的说来,湿热的消毒效果较干热好,所以使用也普遍。湿热消毒与灭菌的优点有:对物品的热穿透力强,传导快;湿热蒸汽存在潜热,当蒸汽与被灭菌的物品接触时,可凝结成水而放出潜热,使湿度迅速升高,加强灭菌效果;蛋白质含水多时易变性,含水量多,越易凝固,对微生物的杀灭效果也越好。常用的方法有:煮沸消毒、流通蒸汽消毒、巴氏消毒、低温蒸汽消毒和压力蒸汽灭菌等。各种方法要求的温度不同,使用的对象也就不同。不耐高热的物品用巴氏消毒或低温蒸汽法,一般物品可用煮沸消毒或流通蒸汽消毒;耐高温者用压力蒸汽法。①煮沸消毒:煮沸消毒是将物品浸入水中加热煮沸的消毒方法,依靠水的对流传导热力。煮沸消毒的杀菌能力比较强,一般水沸腾以后再煮 5～15min 即可达到消毒目的。当水温达到 100t 时,几能立刻杀死细菌繁殖体、真菌、立克次体、螺旋体和病毒,细菌芽孢需要煮沸 1～2h 才被杀灭。水的沸点受气压的影响,不同海拔高度的地区气压不同,水的沸点也不同。因此,地势较高的地区,应适当延长煮沸时间。煮沸消毒是家庭和一些基层医疗卫生单位常用的一种消毒灭菌方法,可用煮锅,也可用煮沸消毒器。方法简单、方便、经济、实用且效果比较可靠。适用于食具、食物、棉织品、金属及玻璃制品的消毒灭菌。塑料、毛发、化学纤维织物等怕热物品则不能用此方法。煮沸可使刀刃等的锋利性受损,使用时应注意。因处理后易再污染,一般多只用于消毒,不用于灭菌处理。必须用于灭菌时应延长煮沸时间。煮沸消毒应注意的问题:必须使用软水;消毒之前物品应清洗干净;待水沸腾开始计时;物品应完全浸没水中,不可露出水面;碗盘类物品不要叠放,物品不要过多。②流通蒸汽消毒:流通蒸汽消毒法又称常压蒸汽消毒,是指在一个大气压下利用 100℃ 的水蒸气进行消毒,细菌繁殖体 15～30min 可被杀灭,常不能杀灭全部细菌芽孢。流通蒸汽消毒设备很多,最简单的工具是蒸笼。流通蒸汽有较强的杀菌作用,它可以使菌体蛋白含水量增加,使其易被热力所凝固,加速微生物的灭活。这种消毒方法常用于食品、餐具和其他一些不耐高热物品的消毒。消毒物品的包装不宜过大、过紧,以利于蒸汽穿透。③巴斯德消毒法:在一定温度范围内,温度越低,细菌繁殖越慢;温度越高,繁殖越快。但温度太高,细菌就会死亡。不同的细菌有不同的最适生长温度和耐热、耐冷能力。巴斯德消毒法简称巴氏消毒法,是利用病原体不是很耐热的特点,用适当的温度和保温时间处理,将其全部杀灭。但经巴氏消毒后,仍保存小部分无害或有益、较耐热的细菌或细菌芽孢。巴氏消毒最初用于酒类消毒处理,随后,广泛应用于牛奶的消毒,目前国际上通用的巴氏消毒法主要有两种:第一种是将牛奶加热到 62.8～65.6,至少保持 30min,然后冷却到 10℃ 以下,第二种方法是将牛奶加热到 71.7℃,保持至少 15 秒,然后冷却到 10℃ 以下。巴氏消毒法也可用于血清的消毒和疫苗的制备。对血清一般加热至 56℃,作用 1 小时,每日 1 次,连续 3 日,可使血清不变质。制备疫苗时一般加热至 60℃,作用 1 小时。④低温蒸汽消毒:低温蒸汽消毒原理是在低于大气压力情况下通入饱和蒸汽,通过控制压力锅的压力来精确地控制压力锅内蒸汽的温度对物品进行消毒,多采用 60～80℃。低温蒸汽对耐受 80T 以下温度的物品无损害,并且蒸汽在相应负压下可冷凝释放潜伏热,比同样温度水的杀菌效果好。主要用于不耐高热的物品,如内镜、塑料制品和麻醉面罩等的消毒。⑤压力蒸汽灭菌:压力蒸汽灭菌是以较高的压力提高蒸汽的温度和穿透力,从而增加杀菌能力和速度,可达到灭菌的要求。压力蒸汽灭菌法是目前使用最普遍、效果最可靠的一种灭菌方法。该方法的主要特点是杀菌谱广、杀菌作用强、效果可靠、作用迅速、无任何残余毒性,适用于包括液体在内的各种耐热物品的灭菌。常用的压力蒸汽灭菌器有下排气式压力蒸汽灭菌器、预真空压力蒸汽灭菌器和脉动真空压力蒸汽灭菌器。

　　压力蒸汽灭菌器是一个密闭、耐高压蒸锅,灭菌的温度取决于蒸汽的压力,在 101.325kPa(1 个大气压)下,蒸汽的温度是 100℃。如果蒸汽被限制在密闭的容器中,随着压力升高,蒸汽的温度也相应升高。在 103.4kPa 蒸汽压下,温度达到 121.3℃,维持 15～20min,可杀灭细菌芽孢在内的所有微生物。虽然具有灭菌速度快、温度高、穿透力强、效果可靠等优点,但如果使用不得当,也会导致灭菌的失败。在消毒灭菌过程中应注意压力灭器内空气的排出、灭菌的时间、消毒物品的包装和容器的选择、消毒物品的合理布放、控制加热速度等,该方法常用于培养基、生理盐水、手术敷料等耐高温、耐湿物品的灭菌。

由于高压蒸汽灭菌所需时间较长,近年来,出现的预真空压力蒸汽灭菌器特别适用于周转快的物品灭菌,先将灭菌器内空气抽出约98%,再送入蒸汽,灭菌时间只需3~4min。

(2)紫外线消毒法:紫外线(UV)属电磁波辐射,为非电离辐射。紫外线指位于紫光和X线之间的光波,波长100~380mn,主要来源于太阳、热物体和激发气体。长波320~400nm,中波290~320nm,短波190~290mn,其中240~280mn的紫外线有杀菌作用,尤其253.7nm的紫外线杀菌能力最强,消毒用紫外灯波长为253.7mn。

一般认为,紫外线可通过以下几方面的作用杀灭微生物:

1)紫外线作用于微生物的核酸,使DNA、RNA的碱基受到破坏,形成嘧啶二聚体、嘧啶水化物、核酸断裂等片段形式,使核酸失去复制、转录等功能,导致微生物死亡。

2)紫外线还可作用于微生物的蛋白质,尤其是蛋白质中的芳香族氨基酸残基,使蛋白质的结构破坏失去应有的生物活性,而导致微生物死亡。微生物细胞膜含有丰富的蛋白质,受到大剂量的紫外线照射,发生细胞膜的损伤,改变膜的通透性,最终影响微生物的生命活动而致死。

紫外线具有广谱的杀微生物作用,可以杀灭各种微生物,包括细菌繁殖体、病毒、真菌、细菌芽孢、立克次体、螺旋体、原虫、藻类等。不同类型的微生物对紫外线的抵抗力不同,每种微生物都有其特定的紫外线死亡剂量阈值。一般来说,G^-菌对紫外线最敏感,其次为G^+菌,细菌芽孢和真菌孢子抵抗力最强。同种微生物不同株对紫外线的抵抗力不相同,不同生长状态的微生物对紫外线的抗力也不相同,对数生长期细菌较静止期的细菌敏感。

紫外线消毒操作方便,杀菌谱广,但穿透性差,反射率低,影响因素多,例如,灯管质量和清洁程度、空气灰尘含量、大气湿度、照射距离、水中溶质等,均可影响其杀菌作用,使其受到一定限制,玻璃中的氧化铁可阻挡紫外线的穿透,无法穿透2mm厚的普通玻璃,有机玻璃或聚氯乙烯可阻挡70%~90%。紫外线一般用于手术室、传染病房、无菌实验室等的空气消毒、平坦光滑物体表面消毒或流动水的消毒,一般不用于灭菌处理。杀菌波长的紫外线对人体皮肤、眼睛有刺激作用,使用时应注意防护。

(3)电离辐射灭菌法:利用放射性核素^{60}钴或^{137}铯产生的γ射线和高能电子加速器产生的电子束或X线穿透物品杀死微生物的低温灭菌方法统称为电离辐射灭菌,是一种适用于忌热物品的常温灭菌方法,又称为"冷"灭菌。

微生物受电离辐射后,吸收能量引起分子或原子电子激发,产生一系列物理、化学和生物学变化而导致微生物死亡。电离辐射杀灭微生物的机制:

1)射线直接破坏微生物的核酸、蛋白质和酶等物质。

2)射线作用于微生物的水分子等产生自由基,自由基间接作用于生命物质而使微生物死亡。电离辐射对各种微生物都有杀灭作用。一般来说,G^-菌对电离辐射较G^+菌敏感,细菌芽孢比繁殖体抵抗力强;病毒对电离辐射的抗力一般比细菌强,尤其是活组织中的病毒。

电离辐射灭菌具有效果可靠、安全无毒、应用范围广等优点,主要用于对医疗卫生用品、食品、化妆品、日常生活用品及动物饲料等的消毒灭菌。尤其适用于一次性应用的医疗卫生用品、密封包装需长期储存的器材、精密器械和仪器以及人工器官的灭菌处理,如高分子聚合物制作的生物医学制品、人造组织、输液器、注射器、缝线、敷料、各种导管以及节育用品等,一些中药材、中成药等也可以采用辐射灭菌处理。

由于电离辐射灭菌是低温灭菌,不发生热的交换,与常用的压力蒸汽灭菌相比,具有如下优点:

1)不使物品升温,特别适用于不耐热物品的消毒。

2)穿透力强,能到达物品的各个部位,不受物品包装形态限制。

3)方法简便,一般不需控制多种因素,可在常温常湿下处理。

4)适用于连续生产线,节省人力,目前,不少国家对大量医疗用品、药品、食品均采用辐射灭菌。

5)节约能源消耗、成本低。电离辐射常用于大量的一次性医用塑料制品的消毒,也可用于食品、药品和生物制品的消毒灭菌,而不破坏其营养成分。

使用电离辐射灭菌时,要考虑电离辐射的损伤,电离辐射中的安全问题,国际上和各国都有不同的法律和规章制度来保证。

(4)微波消毒:微波是一种波长为 $0.001\sim1m$,频率为 $300\sim300000MHz$ 的电磁波,波长短,频率高,故又称为超高频电磁波。微波可使物质中偶极子(如水分子)产生高频运动,从而杀灭微生物。

微波兼有热效应和其他效应:

1)热效应:微波热效应的原理是当微波通过递质时,使极性分子旋转摆动,离子及带电胶体粒子也作来回运动产生热。微波产热均匀,而且里外同时加热。微波的热效应必须在有一定含水量的条件下才能显示出来,在干燥条件下,即使再延长消毒时间也不能达到有效灭菌。

2)非热效应:带电粒子在高频电场作用下,沿电场方向瞬息间排列成串珠状,此现象在不引起产热的低频电场中也可发生。这种变化可以改变物质的理化反应特性。

目前有各种专用或通用型的微波消毒设备用于制药工业、食品生产业等。隧道式微波干燥灭菌机适用于片状、块状、粒状、粉状等各种性状中西药的干燥和灭菌。食品类微波消毒设备主要用于肉类、豆制品、乳制品、膨化食品、辣椒粉等食品的干燥、灭菌、膨化。液体微波灭菌机适用于制药工业和食品工业,如鲜奶加工、饮料以及葡萄酒的生产等。医疗微波消毒装置主要用于牙钻和手术器械包的灭菌。

使用微波时应注意对人体健康的影响,低强度微波照射机体,不会使组织温度上升到能测出的水平,非热效应引起的症状和功能紊乱,主要表现为主观感觉、神经功能、情绪和对完成工作能力的变化,特别是神经、血管和内分泌系统的变化。

(5)等离子体:等离子体是指高度电离的气体云,是气体在加热或强电磁场作用下电离而产生的,是游离于固态、液态和气态以外的一种新的物态体系,通常称为第四态。主要有电子、离子、原子、分子、活性自由基及射线等,其中活性自由基及射线如紫外线对微生物有很强的杀灭作用。

等离子体杀灭微生物的作用机制主要有:

1)高速粒子的穿透效应,等离子体能持续不断地产生极高浓度的正离子,带负电的细菌流经电场时,处于正离子的浸渍包围中,迅速发生电解,细菌的细胞壁受到严重破坏,足够多的正离子穿透多孔的细胞壁,渗透至细胞内部,破坏细胞电解质,损害细胞膜,导致细胞死亡。

2)紫外线的作用。

3)氧化性气体等离子体可直接氧化蛋白质中的氨基酸。

等离子体灭菌技术具有作用迅速、时间短、温度低、效果可靠、清洁而无残留毒性等优点,是一种理想的杀菌消毒方法。目前已应用于医疗卫生领域,特别适用于忌热忌湿医疗器械、医用生物材料的消毒灭菌,如内镜、心脏外科材料、一些人工器官以及某些需植入到体内的医疗用品的消毒灭菌。还用于食品加工、水消毒等领域,进行食品表面消毒、液体食品消毒以及小包装食品的消毒。

等离子体中的 γ 射线、β 粒子、强紫外光子等能引起生物机体损伤,使用时应注意对人体健康的影响。

(6)超声波:超声波是一种特殊声波,频率大于 20kHz,超过正常人听觉的最高限额,人们听不到,当其通过液体时,不断呈疏密相间的波动,稀疏使产生的负压可超过液体分子间的内聚力而形成空穴,密集时产生的正压又使空穴破溃,此种正负相交形成巨大的压力,冲击微生物可使之破碎死亡。冲击水或其他化合物分子可产生电离和自由基,自由基的化学活性较强,作用于微生物也可使之死亡。超声波对杆菌的杀灭作用比球菌强,对细菌繁殖体和病毒的杀灭作用比酵母菌及细菌芽孢强。

(7)过滤除菌:过滤除菌是以物理阻留的原理,用特殊的器具,通过致密的过滤材料,除去递质(液体或空气)中的细菌、真菌,达到除菌的目的,但不能除去病毒和支原体。大多数情况过滤只能除去递质中的微生物,而不能将其杀死。处理时,必须使要消毒的物质通过致密的滤材才能将其中的微生物滤除,因此,只适用于对液体与气体等流体物质的处理。但乳剂、水悬剂过滤后,剂型即被破坏,故不宜使用。

过滤法主要用于一些不耐高温的血清、毒素、抗生素、药液以及空气的除菌。液体除菌所用的器具是滤菌器,只允许液体通过,而大于孔径的细菌、真菌等颗粒不能通过。用过滤除菌的方法消毒室内空气,可以克服使用喷洒化学消毒剂、紫外线照射等方法对空气消毒的缺点,空气除菌采用生物洁净技术,通过初、中、高三级高效分子空气过滤器,除掉空气中 0.5~5μm 的尘埃微粒,并采用合理的气流方式来达到空气洁净的目的。使用高效空气过滤器的过滤效果可达 99.9% 以上,但不足之处是对空气阻力大且需定时更换滤器。层流通风法是使空气经高效滤器过滤后,由房间的一侧均匀缓慢地流向另一侧(或由上往下),将污染空气排出,可达近乎无菌程度。层流通风法或根据此原理制作的空气消毒、除尘设备,在医院、实验室等对空气洁净度要求严格的场所广泛采用。

(8)其他:自然净化自然因素,包括日晒、雨淋,风吹,干燥、高温、湿度等,可用于消毒,称为大自然的净化作用。一般来说,不能用于灭菌。机械除菌利用机械的冲击力和阻留,消除物体表面和水及空气中的微生物,从而达到净化的目的,常用的方法有冲洗、擦抹、刷除、通风、过滤等。

(二)化学消毒与灭菌方法

这类方法是利用化学消毒剂消除或杀灭病原微生物。

1. 按化学消毒与灭菌方法作用分类

按照其对微生物的杀灭效果可分为灭菌剂、高效消毒剂、中效消毒剂和低效消毒剂。

(1)灭菌剂:可以杀灭一切微生物,包括细菌繁殖体、细菌芽孢、真菌、分枝杆菌、病毒等。属于此类的消毒剂有甲醛、戊二醛、环氧乙烷、乙型丙内酯、二氧化氯、过氧乙酸、过氧化氢、过氧戊二酸等。

(2)高效消毒剂:可以杀灭一切致病性微生物的消毒剂。可杀灭一切细菌繁殖体、病毒、真菌及其孢子,对细菌芽孢也有一定的杀灭作用。属于此类的消毒剂有含氯消毒剂、臭氧、双链季铵盐等。

(3)中效消毒剂:可以杀灭除细菌芽孢以外的各种致病性微生物,如细菌繁殖体(包括结核分枝杆菌)、真菌和大多数病毒的消毒剂。此类消毒剂有含碘消毒剂、醇类消毒剂、酚类消毒剂等。

(4)低效消毒剂:可以杀灭细菌繁殖体和亲脂病毒,而不能杀灭细菌芽孢、结核分枝杆菌、某些抵抗力较强的真菌和亲水病毒的消毒剂。此类消毒剂有苯扎溴铵(苯扎溴铵)等季铵盐类、氯己定(洗必泰)等胍类、汞、银、铜等金属离子类等。

一般来说,灭菌剂可用作高效消毒剂,只要减小处理剂量或缩短作用时间即可。一种理想的消毒剂应具备下列条件:

1)杀菌谱广。

2)有效浓度低。

3)作用速度快。

4)性质稳定。

5)易溶于水。

6)可在低温下使用。

7)不易受有机物、酸、碱与其他物理、化学因素的影响。

8)对物品腐蚀性低。

9)无色、无味、无臭,消毒后易于去除残余药物。

10)毒性低,不易燃烧爆炸;还要价格低廉、便于运输,可大量供应。

目前,尚无完全满足上述条件的消毒剂,因此使用时只能根据具体要求选用适宜消毒剂。

2. 常用化学消毒剂与消毒灭菌方法

常用消毒剂按其化学成分分为醛类消毒剂、烷基化气体消毒剂、过氧化物类消毒剂、含氯消毒剂、醇类消毒剂、酚类消毒剂、胍类消毒剂、季铵盐类消毒剂、含碘消毒剂等。常用的化学消毒与灭菌方法简述如下:

(1)醛类消毒剂:醛类消毒剂是使用最早的化学消毒剂,在醛类化合物中,作为消毒剂应用最早的是甲醛,被称为第一代化学灭菌剂的代表,其次是戊二醛,戊二醛是继甲醛(第一代)和环氧乙烷(第二代)之后的被称为第三代化学灭菌剂,近年来邻苯二甲醛应用于消毒。醛类主要通过凝固蛋白质,还原氨基酸,使蛋白质分子烷基化杀灭细菌。

甲醛的气体和液体对各种微生物都有高效杀灭作用,包括细菌繁殖体、芽孢、分枝杆菌、真菌和病毒,但有刺激性,特别对眼睛和鼻黏膜有极强的刺激性。其消毒的速度比较慢,需要较长的消毒时间。

戊二醛比甲醛有更多的优越性,具有广谱、快速、刺激性小和腐蚀性小、低毒安全、水溶液比较稳定等优点,适用于不耐热的医疗器械和精密仪器的消毒与灭菌,特别是各种内镜的消毒与灭菌。灭菌常用 2%戊二醛作用 10 小时,消毒常用 2%戊二醛或 1%增效戊二醛浸泡 10～20min,也有用增效剂配制成中性或酸性复方戊二醛消毒剂产品。戊二醛在碱性条件下

(pH7.6～8.6)杀菌作用较好,但稳定性差。其消毒液的连续使用期限,应随使用情况而定,一般不宜超过14d。戊二醛具有较强刺激性与毒性,接触戊二醛气体,可导致流泪、皮疹、头痛、咳嗽等症状;皮肤、黏膜直接接触可引发接触性皮炎;使用戊二醛浸泡而未冲洗干净的医疗器械,可引发喉炎、角膜水肿、前列腺炎、结肠炎,甚至心跳过速与心悸。因此,配制与使用戊二醛时,应采取保护措施,避免直接接触,使用防护罩使空气中戊二醛浓度减小至安全浓度以下,否则,应佩戴呼吸道防护器。

邻苯二甲醛具有杀菌效果好,腐蚀性低,刺激性轻微,稳定性较好等特点,近几年报道较多,是一种较有应用前景的化学消毒剂。

(2)烷基化气体消毒剂:烷基化气体消毒剂过去称为杂环类气体消毒剂,是一类以甲烷、环氧乙烷为基础的衍生物,在这类化合物中,用作消毒灭菌的主要有环氧乙烷、乙型丙内酯、环氧丙烷等。

环氧乙烷是一种气体灭菌剂,可杀灭各种微生物,其特点是细菌繁殖体和芽孢之间的各种微生物对环氧乙烷的敏感性差异很小。环氧乙烷可与微生物的蛋白质、DNA和RNA发生非特异性烷基化作用,使蛋白质上的羧基、氨基、硫氢基和羟基被烷基化,蛋白质失去了在基本代谢中的反应基,阻碍了细菌蛋白质正常的化学反应和新陈代谢,从而导致微生物的死亡。环氧乙烷气体穿透性强,甚至能穿透玻璃纸、聚乙烯和聚氯乙烯薄膜。而对物品损害轻微,不残留毒性,杀菌谱广,消毒效果可靠,故在医学消毒和工业灭菌方面用途非常广泛,不宜用一般方法灭菌的物品均可用环氧乙烷消毒与灭菌。如电子仪器、医疗器械、精密仪器、生物制品等。在医学消毒中,可用于下述物品的消毒或灭菌,如外科手术器械、眼科、牙科和泌尿科器械、内镜、体温表、橡胶手套、缝线、枕头、麻醉用具、相机等。环氧乙烷易燃易爆,必须在密闭的环氧乙烷灭菌器内进行消毒。环氧乙烷灭菌器种类较多,大型容器有数十立方米(m^3),用于大量物品灭菌,用药量为$0.8～1.2kg/m^3$,$55～60℃$作用6h。中型容器$1～10m^3$,一般用于一次性医疗用品的灭菌,用药量为$800～1000mg/L$,$55～60℃$,相对湿度$60\%～80\%$,作用6h。小型容器不足$1m^3$,多用于医院及实验室处理少量医疗器械和用品。影响环氧乙烷灭菌的因素很多,如环氧乙烷的剂量和作用时间、微生物种类、污染程度、消毒物品的包装、温度、相对湿度等,只有严格控制有关因素,才能达到灭菌效果。环氧乙烷对人有一定毒性,工作场所空气中最高容许浓度为$0.002mg/L$。灭菌后应清除残留在物品上的环氧乙烷方可使用。

乙型丙内酯的杀菌作用比环氧乙烷的更强,但由于在研究初期发现有致癌作用,未能作为一种常规消毒灭菌剂使用,近年来将其用于血清及血清制品的消毒。环氧丙烷挥发性差,穿透性低,生物活性仅相当于环氧乙烷的一半,目前,主要用于粉末食品和食品添加剂的消毒。

(3)过氧化物类消毒剂:过氧化物类消毒剂是一类具有强大氧化能力的消毒剂,是利用其氧化能力破坏蛋白质的分子结构杀灭微生物。包括过氧乙酸、过氧化氢、臭氧、二氧化氯等,具有杀菌谱广、杀菌力强、杀菌时间短、易溶于水、分解后生成无毒成分、无残留毒性等优点。但性质不稳定,易分解,未分解前有刺激性或毒性,对物品有漂白和腐蚀作用。

过氧乙酸以其强大的氧化作用,先破坏芽孢的通透性屏障,进而破坏和溶解芽孢核心,使DNA、RNA、蛋白质等物质破坏漏出,引起芽孢死亡。0.1%过氧乙酸溶液作用$1～10min$可杀灭细菌繁殖体;0.5%溶液作用5min可杀灭结核杆菌,作用30min可杀灭枯草杆菌芽孢。过氧乙酸是一种应用广泛的消毒剂,用于各种物品表面的消毒,除无保护层易腐蚀的金属制品和易褪色的纺织品外,不管耐热或不耐热的,怕湿或不怕湿的物品,如玻璃、塑料、搪瓷、不锈钢、化纤、油漆等,均可用过氧乙酸消毒。过氧乙酸雾化后易于蒸发分解,气雾中过氧乙酸浓度达到 1mg/L 时,可杀灭物体表面的芽孢,其分解产物无毒无害,可用于空气消毒。过氧乙酸杀菌作用强大而迅速,价格低廉,但不稳定,易分解,使用时应现配现用。对物品有腐蚀性,浓度越高,腐蚀性越大。对皮肤、黏膜有强烈的刺激性,甚至引起烧伤。

过氧化氢又名过氧化氢,是一种强氧化剂,可直接氧化细胞外层结构,使细胞的通透性屏障遭到破坏;过氧化氢分解产生的自由基团,可直接破坏微生物的蛋白质和核酸,导致其死亡。过氧化氢消毒剂 3000mg/L 可杀灭细菌繁殖体和亲脂病毒,50000mg/L 可杀灭结核分枝杆菌和真菌,也可杀灭亲水病毒。浓度≥60000mg/L,作用 120min,可杀灭细菌芽孢。复方过氧化氢消毒剂 50000mg/L,作用 60min,可杀灭细菌芽孢。主要用于环境和物品表面消毒、诊疗器材消毒、皮肤黏膜防腐、空气等的消毒。过氧化氢对人体皮肤、黏膜有腐蚀性,吸入过多可使人中毒,长时间接触物品,对金属、织物有腐蚀作用,并有漂白、褪色作用。

臭氧是强氧化剂,可杀灭所有类型的微生物,并可破坏肉毒杆菌毒素。一般来说,臭氧对水和空气中的微生物杀灭作用较强,而对污染在环境和物品表面的微生物杀灭作用缓慢。可用于饮用水消毒、污水处理,物品表面和空气消毒。一般洁净饮用水消毒,臭氧浓度 0.5～1.5mg/L,作用 5～10min。游泳池循环水消毒,臭氧浓度为 2mg/L。臭氧在水中分解快,持续时间短,不能清除持续污染,稳定性极差,常温下可自行分解成氧,只能现用现配。臭氧还被制成各种臭氧消毒器械,如臭氧消毒柜和床单位消毒器。与一般强氧化剂相似,可损坏多种物品,特别是橡胶类制品,并有漂白、褪色作用。

二氧化氯对细菌繁殖体、真菌、分枝杆菌、亲脂和亲水病毒等微生物均有杀灭作用。在消毒、防腐、除臭、保鲜、漂白等方面都得到了广泛应用,普遍用作饮用水、食品加工设备、水产品、空气等的消毒。

(4)含氯消毒剂:含氯消毒剂是指溶于水能产生具有杀菌活性的次氯酸的一类化学消毒剂,对芽孢有杀灭作用,归类为高效消毒剂。其杀灭微生物有效成分以有效氯表示,有效氯是衡量含氯消毒剂氧化能力的标志,是指与含氯消毒剂所含有的与其氧化能力相当的氯量和消毒剂总量的比值,并非指消毒剂所含氯量,一般以百分比或 mg/L 表示。

含氯消毒剂包括无机氯消毒剂(如次氯酸钠、次氯酸钙、氯化磷酸三钠)、有机氯消毒剂(如二氯异氰尿酸钠、三氯异氰尿酸、氯铵 T 等)。含氯消毒剂杀菌谱广,能有效杀死细菌、真菌、病毒、阿米巴包囊和藻类,作用迅速,合成工艺简单,且能大量生产和供应,价格低廉,便于推广使用,在饮用水消毒、预防性消毒、疫源地消毒及医院消毒方面应用广泛。但易受有机物及酸碱度的影响,对物品有漂白、腐蚀作用,有难闻的氯味,无机氯性质不稳定,易受光、热和潮湿的影响而丧失其有效成分。

次氯酸钠是一种无机氯消毒剂,常用于医疗用品的消毒、餐具消毒,依赖次氯酸发生器用于水的消毒,水溶液喷洒可进行疫区预防性消毒。

漂白粉是一种化合物,主要成分为次氯酸钙,漂白粉为白色颗粒状粉末,含有效氯 25%～32%,有氯味,能溶于水,与其他无机氯消毒剂特点与使用方法一致,稳定性差,遇光和热分解速度加快,受酸碱度影响。可用于棉、麻、纸浆、丝纤维织物的漂白,饮用水、游泳池水等的杀菌和消毒。

氯胺 T 又称氯亚明,化学名称为对甲苯磺酰氯胺钠盐,含有效氯 24％～26％,性质较为稳定,是一种广谱消毒剂,对细菌、病毒、真菌、芽孢均有杀灭作用。对皮肤的刺激性小,可用于饮用水消毒、食具和各种器皿的消毒、创面的处理、鼻腔口腔黏膜的冲洗消毒。

二氯异氰尿酸钠俗称优氯净,属于有机含氯消毒剂,具有较强的氧化作用。有效氯含量为 55％～65％,为广谱消毒灭菌剂。杀菌力强,稳定性好,安全低毒,不产生污染。能够迅速杀灭病毒、细菌及其芽孢,广泛用于饮用水消毒、医疗用品消毒、物品表面消毒及各种场所的环境消毒。

(5)酚类消毒剂:酚类消毒剂是一类古老的中效消毒剂,是消毒剂中种类较多的一类化合物,如苯酚(石碳酸)、煤酚皂溶液(来苏水)、卤化酚类等。酚类消毒剂性质稳定,生产简易,腐蚀性轻微,使用浓度对人体基本无害,但有特殊气味,杀菌力有限,只能杀灭细菌繁殖体和亲脂病毒,对皮肤有一定刺激性,长期浸泡可使纺织品染色,并可损坏橡胶物品。

苯酚是酚类化合物中最古老的消毒剂,由于它对组织有腐蚀性和刺激性,其蒸汽对人有毒性,因此目前已很少用苯酚作为消毒剂。

煤酚皂溶液又称来苏水,是以往常用的一种酚类消毒剂,主要用于物体表面,如家具、墙面、地面、器皿、实验室污染物品等的消毒及卫生防疫处理。因酚类可污染水源引起公害,对皮肤有一定刺激和腐蚀作用,因此正逐渐被其他消毒剂所取代。

卤化酚类消毒剂与酚类消毒剂相比杀菌作用明显加强,但仍有酚的特殊气味和毒副反应。适用范围同其他酚类消毒剂,近年来,出现的不少新消毒剂,杀菌效果及毒性等不良反应都优于卤化酚类消毒剂,故其使用逐渐受到限制。

(6)醇类消毒剂:醇类消毒剂具有悠久的历史,在医院消毒中具有重要地位。可以杀灭细菌繁殖体,但不能杀灭细菌芽孢,属于中效消毒剂。主要用于皮肤消毒。常用的有乙醇和异丙醇,作用快速、无色、价格低廉。

乙醇是一种广泛用于临床和家庭的消毒剂,对其他消毒剂如戊二醛、碘、氯己定等有增效和协同杀菌作用。乙醇对细菌繁殖体、病毒、分枝杆菌均有杀灭作用,不能杀灭细菌芽孢,因此,只能用于消毒不能用于灭菌。乙醇对皮肤刺激性小,对其他物品基本无损坏。常用于注射前皮肤消毒、外科洗手、器械浸泡消毒和物品表面消毒。60％～90％的乙醇杀菌效果最强,浓度低于 35％时仅有抑菌作用。

异丙醇为常用的有机溶剂,特性及作用与乙醇相似,但其毒性比乙醇大,价格比乙醇稍贵,国内使用不多。

(7)胍类消毒剂:胍类消毒剂是一类低效消毒剂,不能杀灭细菌芽孢,但对细菌繁殖体杀灭作用强大,一般用于皮肤、黏膜的消毒,也可用于环境表面的消毒。

氯己定为双胍类化合物,系阳离子消毒剂,具有速效、对皮肤、黏膜无刺激、性质稳定、耐贮存、受有机物影响大等特点。主要用于外科洗手消毒,手术部位皮肤、黏膜消毒等,对真菌杀灭效果差。

聚六亚甲基胍是一种新的胍类消毒剂,杀菌力强,作用快速,稳定性好,毒性低。广泛应用于医疗卫生方面的消毒、灭菌,饮料及食品加工作业中管道和容器的消毒,饮水和游泳池的水消毒,也可用于潮水、水塘、冷却塔、喷泉除藻等。

(8)季铵盐类消毒剂:季铵盐类消毒剂是一类阳离子表面活性剂,其中单链季铵盐消毒剂属于低效消毒剂,如苯扎溴铵(苯扎溴铵),易溶于水,振摇可产生大量泡沫。对 G^+ 菌的杀灭作用较 G⁻ 菌强,亲脂病毒较敏感,亲水病毒和抗酸杆菌有较强的抵抗力,对芽孢只有抑制作用,可用于皮肤消毒和黏膜冲洗。其特点是对皮肤、黏膜无刺激,毒性小,稳定性好,对消毒物品无损害等。极易被多种物体吸附,因此浸泡液的浓度随消毒物品数量增多而逐渐降低,应该及时更换。不得与肥皂或其他阴离子洗涤剂合用,不宜用于粪、尿、痰等排泄物的消毒。

近年来发现,双链或双长链季铵盐不仅可以杀灭多种细菌繁殖体而且对芽孢也有一定的杀灭作用,属于高效消毒剂。

(9)含碘消毒剂:含碘消毒剂包括碘及以碘为主要杀菌成分的各种制剂,如碘伏、碘酊,属于中效消毒剂。

碘伏是碘与表面活性剂及助溶剂形成的不定型的络合物。对细菌繁殖体、结核分枝杆菌、噬菌体、真菌、病毒以及原虫等都有良好的杀灭作用,可以杀灭细菌芽孢,但所需时间较长。主要用于皮肤、黏膜消毒、污染创口处理。其他碘消毒剂如碘液、碘酊、碘甘油等广泛应用于临床,碘的醇溶液比水溶液的杀菌效果好,但水溶液的刺激性小,一般情况下,皮肤消毒可用碘酊,而黏膜消毒宜用碘液。碘甘油是复方制剂,由碘、碘化钾及甘油配制而成,具有较强的抗菌抗炎、消肿止血和抗真菌作用。刺激性更小,特别适合于黏膜的消毒。游离碘消毒剂可用于外科器械的消毒。

除了上述消毒剂之外,酸类和酯类消毒剂可用于消毒,属于低效消毒剂,如乳酸、水杨酸等。金属制剂主要用于皮肤、黏膜的防腐,有抑菌作用,但杀菌作用不强。还有其他消毒剂,如高锰酸钾、碱类等,也有杀菌或抑菌作用。

二、消毒与灭菌方法的选择原则

为使得消毒工作能顺利进行并取得较好的效果,必须根据不同情况,选择适宜的方法。在选择方法时应考虑下面几个问题:

(1)使用经卫生行政部门批准的消毒药品和器械,并按照批准的范围和方法在医疗卫生机构和疫源地等消毒中使用。

(2)根据物品污染后的危害程度选择消毒、灭菌的方法:

1)高度危险性物品:必须选用灭菌方法处理。

2)中度危险性物品:一般情况下达到消毒即可,可选用中效或高效消毒法。但中度危险性物品的消毒要求并不相同,有些要求严格,例如内镜,体温表等必须达到高效消毒,需采用高效消毒方法消毒。

3)低度危险性物品:一般可用低效消毒方法,或只作一般的清洁处理即可,仅在特殊情况下,才作特殊的消毒要求。例如,在有病原微生物污染时,必须针对所污染病原微生物的种类选用有效的消毒方法。

(3)根据物品上污染微生物的种类、数量和危害性选择消毒灭菌方法:

1)对受到细菌芽孢、真菌孢子、分枝杆菌和经血传播病原体(乙型肝炎病毒、丙型肝炎病毒、HIV 等)污染的物品,选用高水平消毒法或灭菌法。

2)对受到真菌、亲水病毒、螺旋体、支原体、衣原体和病原微生物污染的物品,选用中水平以上的消毒法。

3)对受到一般细菌和亲脂病毒等污染的物品,可选用中水平或低水平消毒法。

4)对存在较多有机物的物品消毒时,应加大消毒药剂的使用剂量和(或)延长消毒作用时间。

5)消毒物品上微生物污染特别严重时,应加大消毒剂的使用剂量和(或)延长消毒作用时间。

(4)根据消毒物品的性质选择消毒方法:选择消毒方法时需考虑,一是要保护消毒物,品不受损坏,二是使消毒方法易于发挥作用。应遵循以下基本原则:

1)耐高温、耐湿度的物品和器材:应首选压力蒸汽灭菌;耐高温的玻璃器材、油剂类和干粉类等可选用干热灭菌。

2)不耐热、不耐湿以及贵重物品:可选择环氧乙烷或低温蒸汽甲醛气体消毒灭菌。

3)器械的浸泡灭菌:应选择对金属基本无腐蚀性的灭菌剂。

4)选择表面消毒方法:应考虑表面性质,光滑表面可选择紫外线消毒器近距离照射,或液体消毒剂擦拭;多孔材料表面可采用喷雾消毒法。

(5)根据消毒环境的特点选择消毒方法:一方面应考虑当地所具备的条件,另一方面要考虑当地环境对消毒效果的影响。例如,野外地面消毒中,在水源丰富而方便的地区,喷洒消毒药液效果较好;但在缺水地区,则只能选用直接喷洒消毒药粉的方法。室内表面消毒,房屋密闭性好的,可使用熏蒸消毒法;密闭性差的只能使用液体消毒剂处理。对空气的消毒,通风条件较好而外界空气又清洁的地区,可以利用自然换气法;通风不良,污染空气长期滞留的建筑物内,则必须使用药物熏蒸或喷洒方法处理。又如,对空气的消毒,室内无人时,可不考虑消毒剂的刺激性,当室内有人时,可选用空气洁净器一类的消毒器。

(6)根据卫生防疫的要求选择消毒方法:不同情况下,疾病传播的机会不同,在防疫的要求上也不一样。例如,传染病流行严重的疫区应集中使用高效的药物与器械,而对于发病较少,或疫区的外围地区,则可采取较为简易的消毒方法,甚至进行一般的卫生处理即可。在敌人进行生物战,喷洒生物战剂气溶胶,造成大面积污染时,对重要战略地区或人口集中处,应采取迅速有效的方法进行消毒处理;人迹罕至,或可以暂时不进入的地区,可采用封锁的方法留待自净。对于传染病医院,因患者集中,污染严重,消毒量大且次数频繁,宜选用固定的设备与高效的方法;对于病家的随时消毒,因工作量较小,又多是依靠群众自己进行,应选用较为简便并易于推广的方法。日常用水常规氯化法消毒即可,饮用水则在净化处理后还需加以煮沸。一般人的粪便可使用堆肥法处理,而肠道传染病患者的粪便则必须先使用药物消毒后再排到下水道。对大批物品进行灭菌时,应根据污染程度和所要求的灭菌度来选择处理的方法与剂量。

(7)考虑使用消毒剂的安全性:消毒剂的安全问题也是需要考虑的因素之一。例如,在人口稠密的市区内,不宜使用大量具有刺激性的消毒剂,否则对周围居民健康影响大。在距火源很近(50m 以内)的场所,不宜使用大量环氧乙烷气体消毒,否则易引起燃烧爆炸事故。对大量污水、粪便的化学处理,需考虑是否会引起公害。

在确定消毒方法或方案时,除上述几个方面外,还应结合当时当地的人力、物力等问题加以全面考虑,才能作出较好、合理的安排。

(侯黎伟)

第三节　消毒与灭菌效果的影响因素

不论是物理消毒法或是化学消毒法,它们的消毒杀菌效果都受诸多因素的影响。利用或避免了这些因素,可以提高消毒效果;反之,处理不当,则会导致消毒的失败。为此,疾病预防控制过程中必须加以注意。影响消毒效果的主要因素有以下几方面:

一、消毒剂

(一)消毒剂的种类

针对所要杀灭的微生物的特点,选择合适的消毒剂是消毒工作成败的关键。如果要杀灭细菌芽孢,则必须选择灭菌剂或高效消毒剂,也可选用物理灭菌法。季铵盐类是阳离子表面活性剂,有杀菌作用的阳离子具有亲脂性,G^+菌的细胞壁含类脂多于G^-菌,故G^+菌更易被季铵盐类消毒剂灭活。热对结核杆菌有很强的杀灭作用,但一般消毒剂对结核杆菌的作用要比对常见细菌繁殖体的作用差。

(二)消毒剂的配方正确的配方

能更有效地使用消毒剂。氯己定(洗必泰)和季铵盐类消毒剂用70%乙醇配制比用水配制穿透力强,消毒效果也更好。超声波和戊二醛、环氧乙烷等联合应用可提高消毒效力。在戊二醛内加入合适的阳离子表面活性剂,则消毒作用大大加强。用一些有杀菌作用的溶剂,如甲醇、丙二醇等配制成消毒液时,常可提高消毒效果,而用无杀菌作用的甘油、山梨酸等配制成消毒液时,一般无增效作用。

(三)消毒剂的处理剂量

作为消毒处理的剂量,包含有两个因素,强度与时间。在热力消毒中强度是指温度,在紫外线消毒中强度指照射强度,在电离辐射消毒中是指剂量率,在化学消毒中强度是指消毒剂的浓度。时间是指所使用处理方法对微生物作用的时间。一般而言,随着消毒处理强度的增加,消毒作用增强。但各种消毒方法受强度影响的程度不同。消毒时间越长微生物遭到杀灭的概率也越大。

强度与时间之间是有关联的,这种关系可用速度常数或浓度系数来表示。强度的减弱可用延长时间来补偿,但是当强度减到一定限度后,即使再延长时间也无杀灭作用了。例如,热力消毒对于细菌繁殖体,使用的最低限一般为$56\sim60$℃,再低则作用迟缓,失去实用意义,到40℃左右即完全失去杀灭作用。又如,消毒药物的浓度降低至一定程度后,可只有抑制作用或完全失去抗菌作用,即使延长时间也不能再达到杀灭微生物的目的。同样,微生物的死亡和消毒作用的穿透都需要一定时间,任何消毒作用都不是瞬间能完成的。所以,时间的缩短也有一个极限。例如,压力蒸汽灭菌法灭菌,一般需时15min以上(121℃),最快的处理也不得少于4min(预真空或脉动真空式压力蒸汽灭菌,132℃)。化学消毒,长的需要数小时以上(甲醛或环氧乙烷熏蒸),短的也要作用数分钟。消毒处理的剂量是杀灭微生物所需的基本条件。在实际消毒中,必须明确处理所需的强度与时间,并在操作中充分保证,否则难以达到预期效果。

二、环境因素

(一)温度

除热力消毒完全依靠温度作用来杀灭微生物外,其他各种消毒方法也都受温度变化的影响。一般来说,无论在物理消毒或化学消毒中,温度越高,消毒速度随之加快,消毒效果越好,但也有少数例外。如用电离辐射灭菌时,较高温度有时反可加强细菌芽孢的耐受力,但超过80℃后,耐受力又复减弱。臭氧消毒,对无色杆菌所需剂量,在20℃时反较0℃时多一倍以上;对于真菌则要多100倍左右。此外,温度的变化对消毒效果影响的程度,随消毒方法以及微生物种类不同而异。有的情况下,消毒处理本身就需要一定温度才行,因此当温度降到极限以下,即无法进行处理。例如,环氧乙烷气体熏蒸,低于7℃时,消毒剂本身即不能挥发成气体。紫外线照射,灯管本身输出的强度也随温度降低而减弱。有的灯管在4℃时输出的强度只有27℃时的1/5~1/3。

(二)湿度

空气的相对湿度(RH)对使用气体消毒剂的熏蒸消毒影响显著。这种影响来自两方面,一是消毒物品的湿度,它直接影响到微生物的含水量,使用环氧乙烷或甲醛消毒时,若细菌含水量太大,则需要延长消毒时间;细菌含水量太少时,消毒效果也明显降低;完全脱水的细菌则无法被杀灭。二是消毒环境的相对湿度。每种气体消毒剂都有其适宜的相对湿度范围,过高过低都会减低杀灭微生物的效果。用环氧乙烷杀灭污染在布片上的纯培养细菌芽孢,在RH>33%时效果最好;甲醛以>60%为宜;用过氧乙酸气体消毒时,要求RH不低于40%,以60%~80%为宜。直接喷洒消毒剂干粉处理地面时,需要有较高的相对湿度使药物潮解才能充分发挥作用;而紫外线照射,相对湿度增高,影响其穿透,反而不利于消毒处理。

(三)酸碱度(pH)

酸碱度的变化可严重影响消毒剂的稳定性和作用效果,从两个方面影响,一是对消毒剂的作用,可以改变其溶解度、离解程度和分子结构;二是对微生物的影响,微生物生长的pH范围是6~8,pH过高或过低对微生物的生长均有影响。例如,季铵盐类化合物在碱性溶液中作用较大;酚类、酸类消毒剂则在酸性溶液中效果较好。戊二醛在酸性条件下稳定,而在碱性条件下杀菌作用强,2%戊二醛水溶液作用于细菌芽孢,当在pH3.6时杀灭99.99%需35min以上,而在pH7.8时不到15min即可。在碱性pH时,细菌带的负电荷增多,有利于阳离子型消毒剂发挥作用,对于阴离子型消毒剂来说,在酸性环境下效果好,因为此时细菌表面的负电荷减少。

(四)有机物

有机物常以下述形式出现:血清、血液、脓液、痰液、泥土、食物残渣、粪便、培养基成分等,有机物的存在可以干扰消毒剂杀灭微生物的作用。其原因有:

(1)有机物在微生物的表面形成一层保护层,妨碍消毒剂与微生物的接触,或延迟消毒剂的作用。

(2)有机物与消毒剂作用形成溶解度比原来更低或杀菌作用减弱的化合物。

(3)部分消毒剂与有机物发生了作用,对微生物作用的浓度降低。

(4)有机物可中和一部分消毒剂。例如,季铵盐类消毒剂的作用可被肥皂或阴离子洗涤剂所中和,次氯酸盐的作用可被硫代硫酸钠中和,过氧乙酸的作用可被还原剂中和。各种消毒剂受有机物影响的程度不尽相同。有机物存在时,氯消毒剂的消毒作用显著降低;季铵盐类、二胍类、过氧化物类消毒剂的消毒作用也受有机物的影响明显。但环氧乙烷、戊二醛、碘类消毒剂等则受有机物影响较小。在消毒过程中,为减少或避免有机物对消毒效果的影响,应将污染物品清洗后进行消毒灭菌,适当加大消毒处理剂量或延长作用时间。

（五）化学拮抗物

阴离子表面活性剂可以降低季铵盐类消毒灭菌剂的作用，因此不能把苯扎溴铵等消毒灭菌剂与肥皂、阴离子洗涤剂合用。过氧乙酸、次氯酸盐会被硫代硫酸钠中和。金属离子也可能降低消毒作用。

三、微生物

（一）微生物的类型

不同类型的微生物对消毒剂的抵抗力不同，因此进行消毒时必须选择合适的消毒剂。如 G^+ 菌比 G^- 菌对消毒剂更敏感，分枝杆菌对消毒剂的抵抗力是中等的，介于细菌繁殖体和芽孢之间。许多消毒剂具有抗菌和抗真菌作用。大多数消毒剂是不能杀灭细菌芽孢的，例如，酚类、季铵盐类、乙醇等。但浓度较高的酚可以抑制芽孢发芽，季铵盐类可抑制芽孢的生长。目前认为，戊二醛、甲醛、环氧乙烷、乙型丙内酯、过氧乙酸和某些含氯消毒剂等可用于杀灭芽孢。

微生物对消毒灭菌剂的抵抗能力由低到高的大致顺序为：

（1）亲脂病毒（病毒外脂肪包膜的病毒），如乙肝病毒、流感病毒、SARS 病毒及 HIV 等。

（2）细菌繁殖体，如痢疾杆菌、伤寒杆菌、肠炎杆菌、肺炎双球菌等。

（3）真菌，如须发癣菌、白色念珠菌等。

（4）亲水病毒，如甲肝病毒、脊髓灰质炎病毒等。

（5）分枝杆菌，如结核杆菌等。

（6）细菌芽孢，如炭疽杆菌芽孢、枯草杆菌芽孢等。

（7）朊病毒，如疯牛病病毒等。上述排序也不是绝对的，例如，对某一特定的消毒灭菌剂而言，某些细菌繁殖体对它的抵抗力大于某些真菌。

（二）微生物的物理状态

消毒灭菌前微生物的生长情况显著影响它们的抵抗力。在营养缺陷下生长的微生物比在营养丰富的情况下生长的微生物具有更强的抵抗力。细菌繁殖体的抵抗力从开始直到对数期的后期通常较强，自稳定期才开始不规则下降。

（三）微生物污染程度

微生物污染程度越重，消毒越困难，原因是：

（1）需要的作用时间延长。

（2）消耗的药物（或能量）增加。

（3）微生物彼此重叠，加强了机械保护作用。

（4）耐力强的个体随之增多，例如，甲醛（8%）、异丙醇（67%）与六氯酚（0.5%）混合消毒液浸泡有枯草杆菌芽孢的刀片时，当每片刀片染有 10 万个芽孢时需作用 3h，染有 1000 个芽孢时需作用 2h，染有 10 个芽孢时只需作用 30min。对于污染严重的对象，消毒处理的剂量要相应加大。在消毒的实际工作中，规定的剂量一般都能使污染比较重的物品（每毫升洗液含菌量在 10 万个左右）达到消毒要求，并还留有一定的安全系数。除非污染特别严重，否则按规定的剂量处理即可。

（侯黎伟）

第二十五章　消毒学试验技术

消毒学试验的主要目的是检查一种消毒剂或消毒方法是否能达到杀灭或消除病原微生物的要求。消毒学试验的原理是将试验微生物暴露于消毒因子(物理、化学、生物学),作用预定的时间之后,检查试验的微生物是否被杀灭或抑制。由于有许多的生物及理化因素可影响消毒试验的结果,包括试验微生物的选择、微生物悬液或染菌载体的制备、计数,试验中残留消毒剂的中和等。因此,要对一种消毒剂或消毒方法做出合理的微生物学效果评价,必须有周密的实验设计和严格的试验方法。

消毒剂试验有多种分类方法,一般有按试验微生物分类,按作用类型分类,按试验结构分类和按试验目的分类4种方法。现多数国家采用第四种分类方法。该分类方法将试验分为3个阶段,第1阶段为实验室试验,用以测定消毒剂对微生物是否具有杀灭作用、杀灭微生物的有效浓度和作用的时间以及有机物对消毒剂杀灭微生物效果的影响;第2阶段为模拟现场试验,其目的是在实验室试验的基础上,进一步确定不同用途消毒剂的使用剂量;第3阶段为现场试验,用以测定消毒剂在实际使用中的效果。本章主要讨论实验室试验中的悬液定量杀灭试验、载体定量杀灭试验等方法,学习如何确定杀灭微生物的有效剂量,为模拟现场试验和现场试验提供参考依据。

第一节　消毒药械鉴定测试的项目

一、消毒剂鉴定测试的项目

(一)有效成分含量的测定

消毒剂的有效成分系指具有杀菌作用的成分。所有化学消毒剂均应进行本项检测。所测含量在产品有效期内,不得低于企业标准的下限值。复方化学消毒剂测其杀菌主要成分的含量。植物消毒剂和用其提取物配制的消毒剂可不测定有效成分。

(二)pH 的测定

所有消毒剂需测定消毒剂原液的 pH,固体消毒剂应测定最高应用浓度的 pH。对于需调节 pH 后使用的消毒剂则应在 pH 调节剂加入前后分别测定 pH。

(三)稳定性试验

所有消毒剂均应进行稳定性试验,可用加速实验法 37℃,90d 和(或)54℃,14d;也可选用室温留样法。以化学成分为主的消毒剂,用化学法进行稳定性试验;以植物为主要有效成分的消毒剂,用微生物法进行稳定性试验;以化学成分和植物为有效成分的消毒剂,同时用化学法和微生物法进行稳定性试验。

(四)金属腐蚀性试验

用于金属物品消毒的消毒剂应进行本项检测,试验浓度应选择最高使用浓度。

(五)微生物杀灭试验

所有消毒剂均应进行本项检测。试验前,必须先按不同种类的试验微生物分别进行相应的化学中和剂或其他残留消毒剂去除法的鉴定试验,选出适宜的中和剂和残留消毒剂去除法用于各类微生物的杀灭试验。试验微生物以金黄色葡萄球菌 ATCC6538 作为细菌繁殖体中化脓性球菌的代表;大肠埃希菌 8099 作为细菌繁殖体中肠道细菌的代表;铜绿假单胞菌 ATCC15442 作为医院感染中最常分离的细菌繁殖体的代表;白色葡萄球菌 8032 作为空气中细菌的代表;龟分枝杆菌脓肿亚种 ATCC93326 作为人结核分枝杆菌的代表;枯草杆菌黑色变种芽孢 ATCC9372 作为细菌芽孢的代表;白色念珠菌 ATCC10231 和黑曲霉菌 ATCC16404 作为致病性真菌的代表;脊髓灰质炎病毒—Ⅰ型疫苗株作为病毒的代表。在上述规定的菌、毒株的基础上,根据消毒剂特定用途或试验特殊需要,还可增选其他菌、毒株。

不同用途的消毒剂和消毒器械进行实验室杀灭微生物试验时,其所用的代表微生物应从表 25-1 所列者中选择。若特指对某种微生物有效时,则需进行相应微生物的杀灭试验。

对于专用于灭菌,不作他用的消毒剂,只需做枯草杆菌黑色变种芽孢杀灭试验,可不做病毒、真菌、分枝杆菌及细菌繁殖体杀灭试验,但对既用于灭菌,又用于消毒的消毒剂则按上述要求选择相应微生物进行试验。

表 25-1 消毒剂和消毒器械实验室微生物杀灭试验中的指定菌株

消毒对象	金黄色葡萄球菌	铜绿假单胞菌	大肠埃希菌	白色念珠菌	黑曲霉菌	白色葡萄球菌	龟分枝杆菌脓肿亚种	枯草杆菌黑色变种芽孢	脊髓灰质炎病毒
手	+		+	+					
皮肤和黏膜	+	+		+					
足	+			+	+				
空气						+			
医疗器械和用品								+	
(灭菌与高水平消毒)医疗器械和用品	+	+					+		+
(中水平消毒)医疗器械和用品	+	+		+					
(低水平消毒)一般物品表面和织物	+		+						
食(饮)具			+						+
饮水和游泳池水			+						
瓜果、蔬菜			+						

[注]表中"+"为必做试验的微生物,消毒剂特指对某微生物具有杀灭作用者,则除按表中要求外,还需另选做该微生物杀灭试验。

(六)模拟现场试验与现场试验

在微生物杀灭试验的基础上,根据不同消毒对象选择进行模拟现场或现场试验。用于空气消毒的消毒剂须进行现场试验;用于饮用水、手、皮肤、一般物体表面消毒的消毒剂任选模拟现场试验或现场试验;黏膜消毒剂的模拟现场试验或现场试验可用皮肤代替;用于食(饮)具、医疗器械和用品消毒的消毒剂进行模拟现场试验,其中医疗器械的模拟现场试验应区分消毒或灭菌。

二、消毒器械鉴定测试的项目

消毒器械应根据产品功能与用途要求选择以下项目进行检测。对器械、耐压或电气性能及关键部件的使用寿命等的鉴定,由相关行业计量认证考核合格的检验机构按其标准进行检测,提供检验报告。

(一)杀菌因子强度或浓度的测定

杀菌因子指消毒器械所产生的具有杀菌作用的物理或化学因子。物理因子包括热、微波、紫外线等。对物理杀菌因子应测定其规定杀菌条件下的强度,如对热力杀菌器械应测量其温度,对紫外线杀菌器材测定其辐照度值。化学因子则由消毒器械产生具有杀菌作用的化学物质,常见有次氯酸钠、臭氧、土氧化氯等,可测定所产生消毒液中有效成分的浓度或含量。

(二)金属腐蚀性试验

主要检测杀菌器械所产生化学杀菌因子对金属的腐蚀性。其要求与消毒剂的金属腐蚀试验相同。

(三)实验室杀灭微生物试验

用于消毒的器械,应采用定量杀灭试验;用于灭菌的器械应做定性杀灭试验。

(四)安全性试验

包括电器安全试验和消毒器械产生的化学因子的毒理学试验。

(五)模拟现场和现场试验

用于消毒及灭菌的器械均须进行模拟现场试验。消毒器械产生的化学因子按消毒剂的要求进行模拟现场或现场试验。

三、消毒药械鉴定测试的要求

(一)对重复试验的要求

对所要求的重复性试验,并不是只在同次试验中增加菌片数,或多作几份样本,而是应分期分批进行。必要的器材和试剂应重新制备或灭菌,以防产生系统性误差。中和剂鉴定试验,应将各组 3 次重复试验结果平行列出,以便对比分析。

(二)最终评价的要求

由于影响消毒与灭菌鉴定试验结果的因素很多,其中也包括试验的准确性和设计的科学性,所以在根据试验结果进行最终评价时应综合分析,除反复推敲试验过程和结果的准确性外,还应和国内外文献报道该消毒剂(消毒器械)的性能和不同试验方法所得结果进行比较,以判断所下结论有无不妥之处。如有不同于通常规律的结果,应重新考虑实验设计。如试验组距设置,消毒剂(器械)浓度(强度)测定和计算,实验条件(温度、湿度、pH 等)是否符合规定,特别要注意中和剂的选择试验是否符合要求等。必要时,还需要查阅国内外文献,经过多种试验,多个实验室重复验证,才能做出可靠的结论。

(三)试验记录的要求

实验室对所进行的试验,必须按计量认证(或实验室认可)要求认真观察试验结果,作好原始记录。为使记录规范化,须用表格方式记录,表格中应包括样品名称与编号、检验日期、检测项目、检测依据、试验条件、使用仪器编号、观察结果、试验者和校核者签名等栏目。表格中每一栏目应用蓝黑或碳素墨水逐项填写。一次试验填写一份表格。原始记录数据和计算应及时校核，整理装订附于检验报告后，入档保存备查。

（四）检测报告的要求

检测报告是试验情况和结果的书面表达，具有长期保存和法律价值，因此必须逐项填写清楚。因为技术规范或标准等的规定只写出共性部分，即使再详细也难以包括所有情况和要求。各样品检测可能有其特殊性，因其性质、用途与用法不同，其检验条件和检验方法也可随之改变，若检验报告中不说明其改变的情况，将会影响对所得结果做出准确的评价。凡是检验方法与相关技术规范不一致或有更改者，必须详细叙述补充或删改的部分，以便阅读者了解检验工作的全过程，对检验样品的质量作出恰如其分的评价。

检验报告的结果部分，用表格将各试验组、阳性对照，阴性对照及其他对照组的数据列出（定性的对照可用文字加以说明）。试验组应列出其杀灭对数值，杀灭对数值≥5.00时，无须列出具体数值；当杀灭对数值≤5.00时，则应列出具体杀灭对数值，并用文字简要叙述所得的结果。

检验报告的结论部分，应根据试验结果得出明确的结论。此外，对试验中出现某些异常现象也应加以说明。

（五）实用剂量的要求

日常消毒与灭菌中影响杀菌效果的因素较多，而实验室试验所规定的条件，均应控制在一个固定的范围之内，因此，需根据多种试验结果和实践经验确定。

杀菌剂量包含有两个参数，一是杀菌因子的强度，二是作用的时间。在确定实用剂量时需考虑的因素主要有：污染微生物的种类和数量；有机物的含量；杀菌因子的稳定性；环境的温湿度变化；腐蚀性的强弱；酸碱度；消毒对象的性质；允许使用的浓度；允许作用的时间；杀菌因子的穿透能力；对人体和环境的危害等。

实用剂量应符合下列要求：

（1）申请检验单位应根据消毒产品的研制结果，针对不同用途，提出杀灭微生物有效、安全的实用剂量。

（2）实用剂量不低于模拟现场试验或现场试验所测得的结果。

（3）实用剂量应对人体和环境无危害，对物品无损害。

（侯黎伟）

第二节　菌悬液与菌片的制备及活菌计数

一、菌悬液与菌片的制备

为观察消毒剂及消毒方法杀死微生物的效果，消毒试验应尽量采用标准菌株（表 25-1），并在试验前制成菌悬液或菌片。

（一）细菌繁殖体菌悬液的制备

（1）取试验菌株冻干菌种管，在无菌操作下打开，以毛细吸管加入适量营养肉汤，使菌种融化分散。取含营养肉汤培养基试管，滴入菌种悬液，置 37℃ 培养 18～24h（第 1 代）。取第 1 代培养的菌悬液，画线接种于营养琼脂培养基平板上，于 37℃ 培养 18～24h（第 2 代）。挑取上述第 2 代培养物中典型菌落,画线接种于营养琼脂斜面,于 37℃ 培养 18～24h,即为第 3 代培养物。

(2)取菌种第 3～14 代的营养琼脂培养基斜面新鲜培养物(18～24h),用吸管吸取 3.0～5.0ml 稀释液加入斜面试管内,反复吹吸、洗下菌苔。随后,用吸管将此菌悬液移至另一无菌试管中,用电动混合器混合 20 秒,以使细菌悬浮均匀。

(3)初步制成的菌悬液,如含有琼脂成分,应使用灭菌脱脂棉过滤去除。再用电子浊度计,或细菌浓度比浊管,粗测其含菌浓度,然后以稀释液稀释至所需使用的浓度。

(4)细菌繁殖体悬液应保存在 4℃ 冰箱内备用。当天使用不得过夜。

(5)怀疑有污染时,应以菌落形态、革兰染色与生化试验等进行鉴定。

(二)试验菌片的制备

在实验室测定各种消毒剂、消毒器械与方法对不同物品上微生物的杀灭作用,常用有代表性的材料(布片、纸片、线圈等)制备染菌样片。

1. 制备方法

采用布片、纸片、线圈等制备染菌样片的方法如下:

(1)纸片:一般应采用厚的滤纸,如新华一号滤纸,用切纸刀裁成 10mm×10mm 大小的正方形,经压力蒸汽灭菌后备用。

(2)布片:一般选用棉布或亚麻布,并应进行脱脂处理。脱脂方法如下,将布放在含洗涤剂的水中煮沸 30min;自来水洗净;蒸馏水煮沸 10min;用蒸馏水漂洗至 pH 呈中性;晾干(或熨平)备用。布片的大小一般为 10mm×10mm。先按要求大小将经纬纱各抽去一根,然后按照抽纱线剪开。将剪好的布片用纸包好,或放入平皿内,经压力蒸汽灭菌后备用。

(3)其他样片的制备:不锈钢片、玻璃片、铝片、陶瓷片、塑料片等,也应进行脱脂处理,方法同上。因方形金属样片在振敲时可将玻璃试管撞碎,故改用直径 12mm、厚 0.5mm 的圆形金属片。

(4)线圈的制备:选用直径为 8～9mm 的毛笔杆,在其末端刻一个三角形缺口,将外科用的 3 号缝线在笔杆末端绕 3 圈,把线头末端经缺口插入,与另一端打成一死结,在离结约 2mm 处剪断线头,取下线圈,高压灭菌后备用。线的粗细和线圈的大小均对染菌量有影响,制作时务必统一。

2. 染菌方法

常用的染菌方法有 3 种:滴染、浸染和喷染法。每个样片染菌量通常以回收菌数表示,染菌量范围应为 $5×10^5$～$5×10^6$ CFU/片。

(1)滴染法:将灭菌后的样片平放于无菌平皿内,每个样片之间间隔一定距离。用 10～2μl 的移液器吸取稀释至 $1×10^8$ CFU/ml 的菌液,每个样片滴加 10～2μl,用接种环涂匀后,可置 37℃ 温箱内烘干(约 20～30min),或置室温下晾干。制备好的菌片应立即放入冰箱保存,以减少细菌的自然死亡。细菌繁殖体菌片应现用现制备。

(2)浸泡法:用细菌营养肉汤培养物,直接将样片或线圈放于其中,使菌液浸湿全部样片为度。浸泡 5min 后,用无菌镊子取出样片或线圈,移至另一垫有无菌滤纸的平皿内,于 37℃ 温箱烘干(约需半小时)或置室温下晾干、备用。

(3)喷雾染菌法:可在经紫外灯照射灭菌后的喷雾柜或气体消毒实验柜内进行。向柜内均匀喷入定量菌液,以使菌液雾粒在柜内均匀分布,一般用 $1.5kg/cm^2$ 压力,喷雾数分钟。

喷雾完毕后静候 1min(待大粒子沉降),将平放有样片的无菌平皿送入喷雾柜内,染菌 15min,取出后晾干备用。

3. 其他染菌方法

在空气消毒试验中,为了观察消毒剂或消毒方法对空气中微生物的杀灭作用,可用喷雾染菌法将微生物喷入消毒实验柜或试验舱内,使空气染菌。

在物体表面消毒试验中,也可直接将菌液污染物体表面。先在物品上划出 1 个方格,大小为 5cm×5cm 或 10cm×10cm。然后将定量菌液滴在方格内,用无菌玻璃棒涂均匀,待晾干后即可进行消毒试验。

二、活菌培养计数技术

活菌培养计数是消毒学实验中常用的一项基本技术,在测定菌悬液、染菌载体及采样液等样本中的活菌数量,以及消毒效果评价方面,都需使用该技术。消毒试验中最常用的活菌计数方法,主要有比浊管法、电子浊度计法、倾注平板计数法三种。用比浊管法、电子浊度计法测定的菌悬液浓度,只用于在滴染菌片时对菌悬液稀释度的估计;作为菌悬液含菌浓度或染菌样片的正式报告,必须以活菌培养计数(倾注平板计数法)的实测结果为准。

(一)比浊管法

比浊管法是一种简单、方便的常用方法。比浊管有两种:一种是一组逐渐增加浊度的标准管,每管上标有相当的菌液浓度。比浊时将制备的菌液吸入与标准管直径相同的试管内,再与各种浓度的标准管比浊,与菌液管浊度相同的标准管所代表的浓度即为菌液浓度;另一种是只有一种浊度的标准管,它所代表的菌液浓度因菌而异,查表可得。比浊时将菌液稀释至与标准管相同的浊度。以稀释的倍数乘以标准管所代表的该菌浓度,即得制备的菌液每毫升中的菌数。

(二)电子浊度计法

电子浊度计的型号很多,但其工作原理是相似的。先用标准浊度的溶液,对电子浊度计进行校正,然后测定各种试验菌悬液的系列浊度,按活菌计数法测定其实际活菌数量与浓度,得到该菌液的浊度与菌液浓度的对照表。不同的细菌,不同的浊度与菌液浓度对照表。在实际测定时,可按同样的方法,校正仪器,测定浊度,即可-查出相应的菌液浓度。

(三)倾注平板计数法

可测定细菌与真菌悬液(包括菌片或采样棉拭洗液)样本中含有活菌的数量。测定时,以 10 倍递减法稀释菌悬液,定量吸取稀释液,用倾注法接种于营养琼脂平板。经培养后,计数生长的菌落数,乘以稀释倍数,换算成每毫升(每载体)活菌数。

1. 操作步骤

倾注平板计数法的操作步骤如下。

(1)对菌悬液可直接进行培养计数;对菌片、采样棉拭与小型固体样本等,一般以蒸馏水、生理盐水、磷酸盐缓冲液等为洗液或稀释液,将其上附着或黏附的细菌洗下制成为菌悬液后进行培养计数。即取含 5.0ml 稀释液的无菌试管,将菌片或小型固体样本直接投入即可,对棉拭则将其采样端剪入试管内,每管一份样本,用电动混匀器混合 20 秒,将菌吸入稀释液中。

(2)将无菌试管按需要稀释的数量分组排列于试管架上,每管加入 4.5ml 稀释液。逐管

标上 10^{-1}、10^{-2}、10^{-3} 等。

（3）将菌悬液样本用电动混匀器混合 20 秒,随即吸取 0.5ml 加至 10^{-1} 管内。

（4）将 10^{-1} 管依前法混匀,再吸取 0.5ml 加至 10^{-2} 管内。如此类推,直至最后一管。必要时,还可作某稀释度的 1:1 或 1:4 稀释。

（5）选择适宜稀释度试管(以预计生长菌落数为 15～300CFU/营养琼脂平板),吸取其中混合均匀的菌悬液 0.5～1.0ml 加于无菌平皿内,每一稀释度接种 3 个平皿。通常需接种 2～3 个不同稀释度。

（6）将融化并凉至 40～45℃的营养琼脂培养基,倾注于已加入菌悬液的平皿中,每平皿 15～20ml,即刻将平皿盖好,轻轻摇动混匀,平放于试验台上。待琼脂凝固后,将平皿倒置于适宜温度的培养箱内培养。

（7）每日观察细菌生长情况。培养至规定时间(细菌繁殖体为 48h,白色念珠菌与细菌芽孢为 72h),计数最终的菌落数。

（8）对消毒试验的菌片和采样棉拭洗液进行活菌培养计数时,应先按各试验要求处理(如中和或去除残留消毒剂等)后,再取其最终样液按上法进行培养计数。

（9）计数菌落时,一般以肉眼观察,必要时用放大镜检查。选取菌落数约在 15～300CFU 的平板计数菌落,若每个稀释度 3 个平板生长菌落数全合乎上述标准,则以该 3 个平板的菌落数平均值作为结果;若有 2 个平板符合上述标准,则以该两个平板的菌落数平均值为结果。

对估计菌量极少的样本(如消毒处理后样本),在培养计数时可不作稀释,即使平板菌落未达 15CFU 时,也可用其计算最终结果。以平板的菌落数平均值,乘以稀释倍数,即得每毫升原样液中的菌含量,单位为 CFU/ml。

2. 活菌计数中技术操作误差的计算

试验者在活菌计数中因技术操作而引起的菌落数误差率(平板间、稀释度间)不宜超过 10%。误差率可按以下公式计算:

（1）平板间误差率的计算公式:

$$平板间误差率 = \frac{平板间菌落数平均差}{平板间菌落平均数} \times 100\% \quad 式(25\text{-}1)$$

$$平板间菌落数平均差 = \frac{(平板间菌落平均数 - 各平板菌落数)的绝对值之和}{平板数} \times 100\% \quad 式$$

(25-2)

$$平板间菌落平均数 = \frac{各平板菌落数之和}{平板数} \quad 式(25\text{-}3)$$

（2）稀释度间误差率计算公式:

$$稀释度间菌落数误差率 = \frac{稀释度间菌落数平均差}{稀释度间菌落平均数} \times 100\% \quad 式(25\text{-}4)$$

$$稀释度间菌落数平均差 = \frac{(稀释度间菌落平均数 - 各稀释度菌落数)的绝对值之和}{稀释度数} \quad 式$$

(5-5)

$$稀释度间菌落平均数 = \frac{各稀释度平均菌落数之和}{稀释度数} \quad 式(25\text{-}6)$$

3. 注意事项

(1)严格无菌操作,防止污染。

(2)菌悬液或样液应充分均匀分散。

(3)稀释或取液时要准确,每吸取一个稀释度菌悬液或样液,必须更换一支吸管或移液器吸头,以减少误差。

(4)菌悬液或样液加至无菌平皿内后,应尽快倾注营养琼脂培养基,避免菌悬液或样液因水分挥发而干燥,难以与营养琼脂培养基混匀,影响结果的准确性。

(5)营养琼脂培养基倾注时的温度不得超过45℃,以避免损伤试验菌。倾注营养琼脂培养基和摇动平皿时,动作应尽量平稳,使试验菌分散均匀,便于培养后的菌落计数。勿使平皿内的培养基摇至平皿盖上和摇出平皿外,而影响菌落计数结果的准确性。

(李迎梅)

第三节　残留消毒剂的去除方法

一、除药的目的和原则

(一)除药的目的

在化学消毒剂的消毒效果评价试验中,达到规定消毒时间终点时,要求立即终止残留消毒剂的继续作用,以便准确检测出消毒体系中残留存活的微生物及其数量。因为消毒体系中残留的消毒剂可能对微生物的生长繁殖具有一定抑制作用,从而可导致对杀菌效果的错误判断,甚至产生假阴性结果。残留消毒剂的去除(以下简称除药),可排除残留消毒剂对微生物的抑制,从而使消毒试验获得正确结果。

(二)除药的原则

除药应遵循以下原则:

(1)可有效去除残留的消毒剂。

(2)对微生物无害,不减少微生物应有的回收量。

(3)不破坏培养基的营养成分,不影响其透明度。

(4)必须按规定方法进行有关的鉴定试验,合格者方可在相应的消毒试验中使用。

二、除药的方法

除药的方法主要包括化学中和法、过滤冲洗法、稀释法等。

(一)化学中和法

化学中和法又称中和剂法,是指在消毒剂与微生物作用到达规定时间的终点时,取样加至适宜种类和浓度的中和剂中,将残留消毒剂迅速中和,使其不再持续抑制或杀灭微生物的方法。本法同时具有稀释作用的效果(至少1:1稀释,常用1:10稀释),是最为普遍使用的方法。

操作要点:

(1)对接触消毒剂的微生物样本,在达到规定作用时间,即刻取样移入鉴定合格的中和剂溶液中。

(2)所用中和剂的浓度与容量应与鉴定试验结果规定的相同。

(3)即刻混匀,并按规定时间吸取样液进行培养、检测与计数。

(4)在将样本接种培养基以前的操作,应在规定时间内完成,以免微生物与中和剂或中和产物接触过久。

对常用消毒剂,虽有一些已确定了中和剂及其试验条件,但在实际应用中由于影响因素多变,效果不一定都理想。所以,在消毒试验前仍应将拟用中和剂按试验的具体情况,经鉴定合格后再使用。

(二)过滤冲洗法

将经消毒剂作用过的微生物样本,立即加入适量稀释液(通过适量稀释,可减轻消毒剂的持续作用),混匀并倾入装有微孔滤膜的滤器内,接真空泵抽吸过滤(或加压过滤)后,再加适量稀释液冲洗,同时过滤,可去除残留的消毒剂。多用于难以找到适宜中和剂的消毒剂试验中,如以植物提取物制备的消毒剂。

操作要点:

(1)准备好装有相应孔径微孔滤膜的滤器。

(2)滤膜及滤器需先经灭菌处理。

(3)初次过滤后,应使用一定量对微生物无害的稀释液进行冲洗,冲洗次数一般以洗净消毒剂为准。

(4)最后一次冲洗、滤净后,将微孔滤膜以无菌操作法取出,进行随后的培养、检测与计数。本除药方法应按拟进行试验的具体情况,经鉴定合格后再使用。

(三)稀释法

将经消毒剂作用过的微生物样本,用稀释液稀释,降低残留消毒剂浓度,以消除对微生物的抑制作用。但若稀释过多,微生物浓度下降,可出现假阴性结果,本法可单独使用,但更常见的是与其他方法同时使用。单独使用时,一般多用于浓度系数较高的消毒剂(如醇类消毒剂)。

操作要点:

(1)对接触消毒剂的微生物样本,在达到规定作用时间后,立即以对微生物无害的稀释液稀释,稀释比例随试验需要决定。

(2)电动混合或敲打振荡,使之混匀。

(3)吸取稀释样液进行培养、检测与计数。本除药方法应按拟进行试验的具体情况,经鉴定合格后再使用。

(四)注意事项

(1)应严格无菌操作要求,所有试液须无菌,接触样本和试液的器材(如吸管、平皿、试管、滤材等)也均须灭菌,以免污染样本,影响试验结果。

(2)每次吸液,均须更换一支无菌吸管或移液器吸头,以防交叉污染。

(3)为保证试验的准确性,所用吸管的容量应尽量与拟吸取的液体量相近,不要用大吸管吸取少量液体;试验样本的混匀操作,必须认真进行;尽量减少中和剂或中和产物与试验微生物的接触时间。

(4)所用方法是否适宜,与消毒剂性质、复方中的附加成分、试验微生物种类、消毒试验种类等均有关系,试验条件稍有改变就可能影响除药效果。故每进行一种消毒试验(包括消毒剂或微生物的更换),均需按规定对所选方法进行残留消毒剂去除的鉴定试验,合格者方可用于正式试验,此步骤绝不可省略,否则极有可能导致试验产生错误结果。

三、中和剂鉴定试验

在消毒或灭菌试验中,用以中和微生物与测试消毒剂混悬液中或微生物表面吸附的残留消毒剂,使其失去抑制或杀灭作用的试剂称为中和剂。选择适宜的中和剂是消毒或灭菌试验成败的关键。中和剂鉴定试验则在于根据消毒剂的理化性状、特点,拟订相应的中和剂及其使用剂量(浓度和容量),然后通过中和剂鉴定试验确定其中和效果,并确定所选中和剂是否适用于拟进行的细菌和真菌杀灭试验。

(一)理想的中和剂的条件

由于使用消毒剂及消毒方法的不同,还应进行与消毒试验相应的中和剂的鉴定,以确认拟用中和剂是否适宜。目前,虽然可用中和剂的种类很多,有各种复配方法和浓度,但理想的中和剂至少应符合下列要求:

(1)能有效、迅速地中和相应的消毒剂。

(2)中和剂本身及其与消毒剂的中和产物对微生物无不良影响。

(3)中和剂与消毒剂不应有协同杀菌作用。

(4)对培养基中的营养成分无破坏作用,不与培养基形成对微生物有害的产物,不改变培养基的理化性质,如渗透压、透明度、pH 等。

(二)选择中和剂的原则

(1)选择中和剂时的试验方法和条件应与相应的消毒剂杀菌试验的试验方法和条件相同,例如试验中的环境条件、培养条件及所用的试剂。

(2)对不同种类不同抗力的微生物进行杀灭试验时,应选择相应的微生物进行中和剂鉴定试验,但对结构和抗力相近的微生物进行杀灭试验时,可任选其一。

(3)应以杀灭微生物试验所用消毒剂的最高浓度作为中和剂鉴定试验中的试验浓度。

(三)中和剂鉴定试验设计原则

(1)通过所设各组试验结果综合分析,应可确定所用中和剂是否对测试消毒剂有良好的中和作用,对试验用细菌以及其恢复期培养是否有害或不良影响。

(2)在确定用何种中和剂进行鉴定试验有困难时,可对多个中和剂进行初步筛选加以确定。

(3)试验中所用消毒剂的浓度应以杀菌试验中使用的最高浓度为准。浓度过低,则不足以显示能否将高浓度消毒剂全部中和。

(4)鉴定试验中,消毒后去除残留消毒剂组(第 2 组)无菌生长,不能表明中和后受到消毒剂作用后的细菌是否能恢复生长,细菌是否复苏。此时,可适当缩短作用时间重新进行试验,但作用时间最短不得少于 30 秒,否则难以控制试验的准确性。若缩短作用时间后仍无菌生长,在排除其他原因的基础上,可适当下调杀菌试验中消毒剂浓度,再次进行中和剂鉴定试验。

(5)同一消毒剂拟对多种微生物进行杀灭试验时,应按微生物种类分别进行鉴定试验。对细菌繁殖体,在大肠埃希菌(8099)、金黄色葡萄球菌(ATCC6538)、铜绿假单胞菌(ATCC15442)中任选其一进行试验即可;对细菌芽孢,以枯草杆菌黑色变种(ATCC9372、芽孢进行。当用其他特定微生物进行杀灭试验时,均应以该特定微生物进行中和剂的鉴定试验。

(6)鉴定时根据所用杀菌试验方法,使用相应的悬液或载体定量试验。

(四)中和剂鉴定试验分组

第1组:消毒剂+菌悬液→培养,观察消毒剂对试验菌有无杀灭或抑制能力。

第2组:(消毒剂+菌悬液)+中和剂→培养,观察残留消毒剂被中和后受到消毒剂作用后的试验菌是否能恢复生长。

第3组:中和剂+菌悬液→培养,观察中和剂是否抑菌。

第4组:(消毒剂+中和剂)+菌液→培养,观察中和产物,或未被完全中和的残留消毒剂对试验菌的生长繁殖是否有影响。

第5组:稀释液+菌悬液→培养,作为菌数对照。

第6组:稀释液+中和剂+培养基→培养,作为阴性对照。

(五)中和剂悬液定量鉴定试验操作程序

根据试验分组,准备足量无菌试管和平皿,依次进行编号。将消毒剂按所需浓度配制好后,置(20±1)℃水浴(以下水浴均为此温度)中待用。按前述制备试验菌悬液的方法制备菌悬液。取 2ml 试验菌悬液于试管中,加入 2ml 有机干扰物质,制成含有机干扰物质的菌悬液,置水浴中备用。

第1组:吸取1ml含有机干扰物质的试验菌悬液于试管内,置水浴中 5min 后,再吸加 4ml 消毒剂于试管内,混匀。作用至预定时间,吸此样液 0.5ml 加于含有 4.5ml 稀释液的试管中,混匀。吸取该最终样液 1ml,接种于平皿中,做活菌培养计数。

第2组:吸取1ml含有机干扰物质试验菌悬液于试管内,置水浴中 5min 后,再吸加 4ml 消毒剂于试管内,混匀。作用至预定时间,吸此样液 0.5ml 加于含 4.5ml 中和剂溶液管中,混匀,作用 10min。吸取该最终样液 1ml,接种于平皿中,做活菌培养计数。

第3组:吸取 0.1ml 含有机干扰物质的试验菌悬液于试管内,置水浴中 5min 后,加入 0.4ml 硬水,混匀。加入 4.5ml 中和剂,作用 10min。用中和剂做 10 倍系列稀释,选适宜稀释度悬液,各吸取 1ml,分别接种于平皿中,做活菌培养计数。

第4组:吸取 0.1ml 含有机干扰物质的试验菌悬液于试管内,置水浴中 5min 后,吸加 4.9ml 中和产物溶液(以 0.4ml 消毒剂加 4.5ml 中和剂,作用 10min 配制而成)于试管内,混匀。作用 10min,吸取该最终样液 0.5ml,用中和产物溶液做 10 倍系列稀释,选适宜稀释度悬液,各吸取 1ml,分别接种于平皿中,做活菌培养计数。

第5组:吸取 0.1ml 含有机干扰物质的试验菌悬液于试管内,置水浴中 5min 后,吸加 0.4ml 硬水于试管内,混匀。加入 4.5ml 稀释液,作用 10min,用稀释液做 10 倍系列稀释,选适宜稀释度悬液,各吸取 1ml,分别接种于平皿中,做活菌培养计数。

第6组:分别吸取稀释液、中和剂和硬水各 1ml 于同一无菌平皿内,倒入上述试验同批次的培养基 25ml,培养观察。如出现细菌生长,可能提示试验材料或操作过程中有污染。应重新进行试验。

(六)中和剂载体定量鉴定试验操作程序

基本与中和剂悬液定量鉴定试验操作程序相同,所不同的是在有关的试验组中用菌悬液制股的菌片进行试验,待作用至预定的时间后,取出菌片至相应的溶液中,做活菌培养计数。

（七）评价规定

试验结果符合以下全部条件，所测中和剂可判为合格。

（1）第1组无试验菌生长，或仅有极少数试验菌的菌落生长。

（2）第2组有较第1组为多，但较第3、4、5组为少的试验菌菌落生长，并符合表 25-2 要求者。

表 25-2　中和剂鉴定试验合格标准中对第 1 组与第 2 组菌落数的要求

第 1 组平板平均菌落数	第 2 组平板平均菌落数
0	>5
X（1～10）	>（X+5）
Y（>10）	>（Y+0.5Y）

注：对抑菌作用不明显消毒剂（如乙醇）所用中和剂的鉴定试验中，当第 1 组与第 2 组菌落数相近，难以达到本表要求时，可根据具体情况另行作出判断和评价。

（3）第 3、4、5 组有近似量的试验菌生长，悬液试验在 $1\times10^7\sim5\times10^7$ CFU/ml，载体试验在 $5\times10^5\sim5\times10^6$ CFU/片。其组间菌落数误差率应不超过 15%。第 3、4、5 组间菌落数误差率计算公式如下：

$$\text{组菌间菌落数误差率}=\frac{（\text{三组间菌落平均数}-\text{各组菌落平均数}）\text{的绝对值只和}}{3\times\text{三组间菌落平板数}} \quad \text{式（25-7）}$$

（4）第 6 组无菌生长。否则，说明试剂有污染，应更换无污染的试剂重新进行试验。

（5）连续 3 次试验取得合格评价。

（八）注意事项

（1）试验所分各组均有其特定意义，不得任意删减。

（2）严格无菌操作，防止微生物污染影响试验的准确性。

（3）如平板生长菌落数均超过 300CFU，应以稀释液对最终样液作适宜稀释后，再进行活菌培养计数。在计算样液或稀释度悬液中微生物数量时，须考虑其稀释倍数。

（侯黎伟）

第四节　病毒灭活试验

应用具有一定代表性的、活的病毒及其细胞感染技术，评价各种用途的消毒因子对测试病毒的杀灭效果。按此方法进行的试验，只是对消毒因子的灭活病毒能力的重要方面进行验证。主要适用于消毒产品鉴定或日常监测。

一、病毒灭活滴度测定

（一）病毒悬液的制备

（1）从液氮中取出冻存的试验用宿主细胞，在 37℃ 水中迅速融化，用毛细吸管移至于含有细胞维持液的细胞管内，吹吸数次混匀，立即离心（3000r/min，3min），去上清液，再加入适当的细胞维持液，吹吸数次再混匀，再离心（3000r/min，3min）后，转种于加有 10ml 完全培养基的培养瓶中，置 37℃ 温箱，逐日观察细胞生长情况，在细胞长满单层时，用于消毒试验。

（2）取出低温冻存的试验病毒毒种，37℃水浴融化，用细胞维持液作 10 倍稀释，然后接种于已经长满单层细胞的细胞瓶内，置 37℃温箱中，使与细胞吸附、生长，逐日观察病变，待 3/4 细胞出现病变时，收获病毒。

（3）将含有病毒及宿主细胞的培养液，在冰浴条件下，用超声波（或反复冻融）破碎宿主细胞，释放病毒。然后，离心（6000r/min，15min）去除沉淀（主要为细胞碎片），上清液即为所需的病毒悬液。按每管 1.0ml 分装于无菌离心管（1.5ml）中。

（4）取 1 支病毒悬液，按病毒滴度测定法，测定其病毒滴度。其余均 -80℃冷冻保存备用。

（二）病毒灭活滴度计算方法

1. 终点稀释法病毒感染滴度的计算

以 50% 组织培养感染剂量（$TCID_{50}$）表示。TCI_{D50} 的对数值计算公式如下：

$$TCID_{50} \text{对数值} = \text{病变率高于} 50\% \text{组稀释度的对数值} + \text{距离比例} \quad \text{式（5-8）}$$

"病变率高于 50%组"是指病变率超过 50% 的最低组，以下简称"高于 50%组"；"病变率低于 50%组"是指病变率低于 50% 的最高组，以下简称"低于 50%组"。具体计算方法如下：

（1）计算细胞病变率：先计数培养板上不同稀释度样本细胞病变发生与未发生的孔数，然后分别计算"细胞病变（-）"和"细胞病变（+）"的累积总计值。计算"细胞病变（-）"累积值时，由稀释度低样本组向稀释度高样本组累积；"细胞病变（+）"累积值则相反，由稀释度高样本组向稀释度低样本组累积（见表 25-3）。

各稀释度样本组"细胞病变（+）"累积总计值，除以该稀释度样本组"细胞病变（-）"与"细胞病变（+）"累积总计值之和即为其病变比，由之可得病变率（%）（见表 25-3）。

（2）计算距离比例：距离比例可按下式计算：

$$\text{距离比例} = \frac{\text{高于} 50\% \text{组的病变率} -50}{\text{高于} 50\% \text{组的病变率} - \text{低于} 50\% \text{组的病变率}} \quad \text{式（25-9）}$$

表 25-3　某消毒剂对 HIV 灭活作用的测定结果

样本稀释度	接种孔数	细胞病变		累积值		病变比	病变率（%）
		-	+	细胞病变（-）	细胞病变（+）		
10～4	4	0	4	0	12	12/12	100
10～5	4	0	4	0	8	8/8	100
10～6	4	0	3	1	4	4/5	80
10～7	4	3	1	4	1	1/5	20
10～8	4	4	0	8	0	0/8	0

（3）计算举例：设试验数据如表 25-3 所示。

本例，高于 50%组病变率（%）为 80；低于 50%病变率（%）为 20；高于 50%组稀释度对数值为 6。

$$\text{距离比例} = \frac{80-50}{80-20} = 0.5$$

$$TCID_{50} \text{对数值} = 6 + 0.5 = 6.5$$

2. 噬斑法病毒感染滴度的计算

噬斑法病毒感染滴度,以噬斑形成单位数(PFU)表示,简称噬斑数。计数方法同活菌培养计数技术。

每毫升测试样品中的病毒含量(PFU/ml)＝平板平均噬斑数 x 稀释倍数

3. 平均灭活对数值的计算

平均灭活对数值按下式计算:

平均灭活对数值 $=logN_0-logN_x$ 式(25-10)

N_0 为阳性(病毒)对照组平均病毒感染滴度($TCID_{50}$ 或 PFU),N_x 为试验(消毒)组平均病毒感染滴度($TCID_{50}$ 或 PFU)。

二、残留消毒剂化学中和法的鉴定试验

本鉴定试验目的在于确定所选中和剂是否适用于拟进行的细胞感染法病毒灭活试验。

(一)试验设计原则

(1)通过所设各组试验结果综合分析,应可确定所用中和剂是否对测试消毒药物有良好的中和作用,对试验用病毒和细胞株是否有害或不良影响。

(2)根据试验目的,选择适宜的病毒株和细胞株。

(3)中和试验用消毒药物浓度应为正式消毒试验的最高浓度。作用时间最短不得少于30秒。

(二)试验分组

在使用细胞感染法进行病毒灭活试验时,一般先观察中和剂及其与消毒剂的反应产物对细胞的毒性作用,即先进行预备试验,只有在其对细胞无毒性作用时才可进行中和剂中和效果的鉴定试验,即正式试验。

1. 预备试验分组

(1)中和剂＋细胞→培养,观察所用中和剂对细胞的生长有无影响。

(2)(消毒剂＋中和剂)＋细胞→培养,观察中和产物溶液对细胞生长有无影响。

(3)(消毒剂＋细胞)→培养,观察消毒剂对细胞生长有无影响。

2. 正式试验分组

(1)消毒剂＋病毒悬液→接种细胞培养,观察所试消毒剂对病毒有无抑制或灭活作用。

(2)(消毒剂＋病毒悬液)＋中和剂→接种细胞培养,观察残留消毒剂被去除后,病毒是否可恢复对细胞的感染作用。

(3)中和剂＋病毒悬液→接种细胞培养,观察中和剂对病毒有无抑制作用。

(4)(消毒剂＋中和剂)＋病毒悬液→接种细胞培养,观察中和产物或未被完全中和的残留消毒剂对病毒有无抑制作用或对检测方法有无干扰作用。

(5)病毒悬液→接种细胞培养,观察病毒是否可正常生长,并将其结果作为阳性对照值。

(6)未接种病毒的细胞→培养,观察其生长是否正常。

(三)病毒悬液定量法中和剂鉴定试验操作程序

1. 预备试验

第1组:将试验用细胞,分别加入不同稀释度的中和剂溶液,作用3～4h后,吸去液体,另加细胞维持培养液,置37℃二氧化碳培养箱中培养。

第2组:将试验用细胞,分别加入不同稀释度中和产物溶液作用3～4h后,吸去中和产

物溶液,另加细胞基础培养液,置37℃二氧化碳培养箱中培养。

第3组:将试验用细胞,分别加入不同稀释度的消毒剂,作用3~4h后,吸去消毒剂,另加细胞维持培养液,置37℃二氧化碳培养箱中培养。

2. 正式试验

第1组:吸取双倍浓度消毒剂溶液0.5ml于试管内,置(20±1)℃水浴中5min后,再加0.5ml病毒悬液,混匀。作用至试验预定的灭活病毒时间后,加入1.0ml去离子水,根据试验规定量,吸取该最终样液(或以对病毒无害的稀释液作系列稀释),进行随后的病毒滴度测定。

第2组:吸取双倍浓度消毒剂溶液0.5ml于试管内,置(20±1)℃水浴中5min后,再吸加0.5ml病毒悬液,混匀。作用至试验规定的灭活病毒时间后,加入1.0ml中和剂溶液,混匀,作用10min,进行随后的病毒滴度测定。

第3组:吸取0.5ml去离子水于试管内;置(20±1)℃水浴中5min后,再吸加0.5ml病毒悬液,混匀。作用10min后,加入1.0ml中和剂溶液,混匀,进行随后的病毒滴度测定。

第4组:吸取双倍浓度消毒剂0.5ml于试管内,置(20±1)℃水浴中5min后,加入1.0ml中和剂,再吸加0.5ml病毒悬液,混匀,作用10min。进行随后的病毒滴度测定。

第5组:吸取去离子水1.5ml于试管内,置(20±1)℃水浴中5min后,再吸加0.5ml病毒悬液,混匀。进行随后的病毒滴度测定。

第6组:将试验用细胞,加细胞维持培养液后,置37℃二氧化碳培养箱中培养。

以上各试验组中对病毒的接种和检测操作技术,若无特殊要求,按病毒学中各种病毒的常规培养和检测方法进行即可。

(四)评价规定

试验结果符合以下全部条件,所测中和剂可判为合格。

(1)正式试验中第1组无试验病毒,或仅有少量试验病毒生长。

(2)正式试验中第2组有较第1组显著为多,但较第3、5组显著为少的试验病毒生长。

(3)正式试验中第3、4、5组病毒生长与原接种量相近。

(4)正式试验中第6组细胞生长正常。

(5)预备试验结果显示,中和剂及其中和产物,在正式试验的最高浓度下对细胞生长无影响。

(6)连续3次试验取得合格评价。

(五)注意事项

(1)根据试验分组,准备足量有关器材,依次摆放,进行编号。各组分别用适宜大小容量的无菌定量吸管按试验程序吸取或添加试剂和试验样本,各组每吸一次试剂或样本,即应更换一次吸管或微量移液器吸头,以防相互污染。

(2)病毒载体中和试验法可参照上述悬液定量中和试验程序,并按照病毒学原理进行适当修改后使用。

三、脊髓灰质炎病毒灭活试验

该试验的目的在于测定消毒剂灭活脊髓灰质炎病毒(PV)所需的剂量,以验证病毒污染物消毒的实用剂量。

（一）实验原理

用细胞感染法测定消毒剂作用前后（或实验组与对照组）样本中脊髓灰质炎病毒的数量。以细胞病变作为判断指标,确定各组病毒的感染滴度,计算消毒剂对脊髓灰质炎的灭活率。

（二）试验分组

1. 试验组

根据所测消毒剂对其他微生物的杀灭或灭活剂量估计,设定适宜的浓度与作用时间组（不少于 1 个浓度,3 个作用时间）,对作用时间的设计应不短于 30 秒。

2. 阳性对照组

用去离子水代替消毒剂,按试验组规定步骤加入脊髓灰质炎病毒悬液进行试验和培养,观察脊髓灰质炎病毒生长是否良好。

3. 阴性对照组

用不含脊髓灰质炎病毒的完全培养基作为阴性对照,观察所用培养基有无污染,细胞是否生长良好。

（三）脊髓灰质炎悬液定量灭活试验操作程序

（1）从液氮中取出冻存的试验宿主细胞,在 37℃ 温水中迅速融化,并用细胞维持液洗涤两次后,转种于加有 10ml 完全培养基培养瓶中。逐日观察细胞生长情况,在细胞长满单层时,用于消毒试验。

（2）取出低温冻存的脊髓灰质炎-1 毒株,37℃ 水浴融化,用细胞维持液作 10 倍稀释,等后接种于已经长满单层细胞的细胞瓶内,置 37℃ 温箱中,使之与细胞吸附、生长。逐日观察病变,待 3/4 细胞出现病变时,收获病毒。收获时,将培养液取出,用超声波或反复冻融破碎宿主细胞,尽快离心,并将含病毒的上清液按每管 1.0ml 分装于无菌离心管（1.5ml）中,-80℃ 冷冻保存备用。

（3）取待测消毒剂,用灭菌硬水稀释至所需浓度的 1.25 倍,于（20±1）℃ 水浴中备用。

（4）取 100μl 有机干扰物质与 100μl 病毒原液混合,于（20±1）℃ 水浴中作用 5min,加入 0.8ml 待检消毒剂,立即混匀并记时。作用规定时间,立即取出 0.1ml,加入中和剂中混匀;或用其他经鉴定合格的除药方法处理。

（5）同时用无菌去离子水代替消毒剂,进行阳性（病毒）对照组试验。

（6）各组分别进行病毒滴度测定,可采用终点稀释法或噬斑法进行。试验重复 3 次。

（7）终点稀释法操作步骤:先用细胞维持培养液对待滴定样本做 10 倍系列稀释,然后在 96 孔培养板上滴定各稀释度样本中残留的病毒量,每个稀释度做 4 孔（各孔中应该已经长满单层的宿主细胞）,在 37℃,放置 1～2h,以确保残留病毒全部吸附在细胞上。取出培养板,更换细胞维持培养液。继续放入二氧化碳培养箱中（37℃,5% CO_2）培养,逐日在显微镜下观察细胞病变,连续观察 3d,逐孔观察,并记录细胞病变情况。

终点稀释法病毒感染滴度的计算:以 50% 组织培养感染剂量（$TCID_{50}$）表示。

（8）噬斑法操作步骤:先用细胞维持培养液对待滴定样本做 10 倍系列稀释,然后接种于细胞培养瓶中,滴定各稀释度样本中残留的病毒量。

接种细胞前,将生长致密的单层细胞中的培养液倾出,加入 1ml 待测样品,放置 37℃ 吸附 1～2h,倾出样液,加入含 0.8% 琼脂的细胞维持液 3min,冷却后翻转细胞瓶,放置 37℃ 培养48～72h。然后每瓶细胞加入2ml甲醛溶液固定数分钟,用自来水冲洗后加结晶紫溶液染色数分钟,冲洗干净后计数。细胞瓶内圆形不着色的透明区即为一个蚀斑单位。为了便于计数,病毒蚀斑数一般控制在每细胞瓶10～30PFU。

每毫升测试样品中的病毒含量按下式计算:

$$\frac{PFU}{ml} = 平板平均蚀斑数 \times 稀释倍数 \quad 式(25-11)$$

(四)平均灭活对数值的计算

平均灭活对数值按下式计算:平均灭活对数值 $= logN_0 - logN_x$ 式(25-12)

阳性(病毒)对照组平均病毒感染滴度($TCID_{50}$或PFU)为N_0,试验(消毒)组平均病毒感染滴度($TCID_{50}$或PFU)为N_x。

(五)评价规定

脊髓灰质炎病毒灭活试验,可用于评价用于医疗器械、食具、物体表面和皮肤的化学消毒剂对病毒的灭活效果;病毒的灭活滴度,应达到4个对数值;在正常情况下,3次试验的平均灭活对数值≥4.00,可判为对脊髓灰质炎病毒污染物消毒的实验室试验合格。同时,阳性对照组病毒滴度对数值应在5～7。

(六)注意事项

(1)操作人员应具有基本的病毒学实验工作经验,尽量使用移液器与一次性无菌吸头。

(2)在病毒灭活试验中,每次均应设置阳性对照。

(3)如使用病毒载体进行试验,可参照上述悬液定量试验程序,并遵照病毒学原理进行适当修改后使用。

四、噬菌体 f_2 灭活试验

病毒对消毒剂的抗力比肠道细菌强,用大肠菌群或大肠埃希菌作指标,不能指示肠道病毒的存活水平。由于大肠埃希菌噬菌体f_2的生物学特性与甲型肝炎病毒、脊髓灰质炎病毒相似,对消毒剂的抗性与致病性肠道病毒也相近,且检测方法简便,对人无致病性。因此,噬菌体f_2常被用做水中病毒污染和病毒消毒效果的指示生物。大肠埃希菌噬菌体f_2灭活效果检测方法如下:

(一)实验原理

用宿主菌细胞感染法测定消毒剂作用前后(或实验组与对照组)样本中噬菌体f_2的数量。以宿主菌细胞病变作为判断指标,确定各组噬菌体的感染滴度或噬斑形成单位(PFU),计算消毒剂对噬菌体f_2的灭活率。

(二)试验分组

1.试验组

根据所测消毒剂对其他微生物的杀灭或灭活剂量估计,设定适宜的浓度与作用时间组(不少于1个浓度,3个作用时间),对作用时间的设计应不短于30秒。

2.阳性对照组

用去离子水代替消毒剂,按试验组规定步骤加入噬菌体f_2悬液进行试验和培养,观察噬菌体f_2生长是否良好。

3.阴性对照组

用不含噬菌体 f_2 的营养琼脂培养基作为阴性对照,观察所用培养基有无污染,宿主菌细胞是否生长良好。

(三)噬菌体 f_2 悬液定量灭活试验操作程序

1. 噬菌体 f_2 悬液

取 100ml 肉汤,加入噬菌体 f_2 储备液 5ml,加宿主菌 10ml 摇匀,移至 37℃ 培养 24h,此时应是透明或半透明。若不透明,可置 4℃ 冰箱内存放 1 周左右,使其澄清,然后将此液在无菌条件下,经蔡氏滤器(E.K 滤板)或玻璃砂芯漏斗(G5)过滤,除去被 f_2 噬菌体裂解的宿主菌残余碎片。分装于小试管内(5～10ml),经无菌检测后,测定其滴度,一般滴度为 10^9 PFU/ml,于 4℃ 冰箱中保存,储存期 1 年。

2. 宿主菌(E.coli285)

悬液将宿主菌(E.coli285)幼龄菌斜面接种到 50ml 左右无菌肉汤中,37℃ 培养 8h 左右。4℃ 冰箱保存。E.coli285 幼龄菌储存期一周。

3. 稀释噬菌体 f_2 悬液

取噬菌体 f_2 储备液 1ml,用无菌生理盐水按 1:10 稀释到 10^{-6}。取 10^{-6} 稀释度进行噬菌体培养,作为对照组计数用。

4. 试验水样

取 1000ml 水样,根据实验设计加入上述稀释的噬菌体 f_2 悬液。

5. 采样无菌试管

按实验设计,取若干无菌试管,加入 10% 无菌中和剂 1～2 滴,编号备用。

6. 灭活试验

将消毒剂按试验设计的剂量加入到含有噬菌体 f_2 的试验水样中,混匀并立即计时,待作用至试验设计的时间,取样 10ml 置于加有中和剂的采样无菌试管中,混匀后取样测定噬菌体 f_2 的数量。

7. 噬菌体 f_2 培养与计数

取含琼脂 0.8% 的 5ml 半固体营养琼脂管,加热融化,并置于 45～55℃ 水浴箱内保温。临用时取出,每管加入 1ml 待测水样原液或稀释液及 0.1ml 宿主菌 E.coli285 幼龄菌悬液,充分混匀,倾入至已凝固的底层营养琼脂平板上,覆盖其整个表面,在水平台上冷却凝固后,将平板倒置于 37℃ 温箱培养。24h 后在平板反面,可观察到透明的空斑,即噬斑,记录噬斑单位(PFU)并按式(25-11)计算每毫升水样中的噬菌体 f_2 的含量与灭活率。

$$灭活菌(\%) = \frac{阳性对照组噬菌体 f_2 数量(PFU/ml) - 试验组噬菌体 f_2 数量(PFU/ml)}{阳性对照组噬菌体 f_2 数量(PFU/ml)} \times 100\%$$

式(25-13)

8. 注意事项

(1)为了便于计数,每个平板的噬斑数以 30～300PFU 为宜,最好为 50～150PFU。

(2)如平板噬菌体过多,宿主菌可全部被噬菌体"吃光",易被误认为无噬斑。

(3)表层营养琼脂中琼脂含量要合适,如琼脂含量太高则可能导致噬斑小,可适当减少琼脂用量。

(康真)

第二十六章 空气理化检验的样品采集

第一节 概 述

与其他环境要素中的污染物相比,空气中的污染物具有随时间、空间变化大的特点。空气污染物的时空分布及其浓度与污染物排放源的分布、排放量及地形、地貌、气象等条件密切相关。此外,空气样品本身具有流动性,在样品的采集、运输、保存、处理过程中与水质样品、食品样品相比难度更大。所以,空气样品的采集是空气检验工作中一个至关重要的环节。

为确保样品的真实性和可靠性,必须在对采样现场调查研究的基础上,选择好采样点、采样时间、方法仪器并预先计算好采样量,尽量避免采样误差。空气样品的采集要求具有代表性、稳定不变质,在运输、贮存处理和分析等过程中不受污染、不损失,并确保采集样品达到一定数量,以满足分析方法要求。

(谷晓琳)

第二节 采样方法

采集空气样品的方法可以归纳为直接采样法和浓缩(富集)采样法两类。根据被测物质在空气中存在的状态和浓度,以及所用分析方法的灵敏度选用不同的采样方法。

一、直接采样法

直接采样法又称集气法。这种采样方法将空气样品收集在合适的容器内,再带回实验室进行分析,对空气样品未加浓缩,适用于空气污染物浓度较高、分析方法灵敏度较高、现场不适宜使用动力采样的情况。例如,用非色散红外吸收法测定空气中的一氧化碳;用紫外荧光光谱法测定空气中的二氧化硫都可以采用这种方法。

直接采样法常用的采样仪器有注射器、塑料袋、采气管、真空采样瓶等。

(一)注射器采样

一般选用死体积小,气密性好的100ml注射器。抽取现场空气清洗注射器3~5次,然后再采集现场空气,密封进气口,带回实验室分析。注射器常用于气相色谱的采样。样品存放时间不宜太长,一般要当天分析完。

(二)塑料袋采样

选用化学惰性、不吸附和渗透的塑料,如采用聚四氟乙烯塑料、聚酯树脂塑料、聚乙烯塑料和铝复合塑料袋等作为采样容器。为减少对被测组分的吸收,可在袋的内壁衬银、铝等金属膜。采样时,先用双连球打进现场气体冲洗2~3次,再充满气样,夹封进气口,带回实验室尽快分析。

(三)采气管采样

采气管是两段具有旋塞的管式玻璃容器,其容积为100~500ml。采样时,打开两端旋塞,将抽气泵接在管的一端,迅速抽进比采气管容积大 6～10 倍的气体,使采气管中原有气体被完全置换出来,关上两端活塞,采气管体积即为采气管的容积。

（四）真空瓶采样

真空瓶是一种用耐压玻璃制成的固定容器,容积为 500～1000ml。采样前,先用抽真空装置将真空瓶(瓶外套有安全保护套)内抽至剩余压力为 1.33kPa 左右,关紧旋塞。采样时,打开旋塞,被采空气即充入瓶内,关闭旋塞,则采样体积为真空瓶的体积。

二、浓缩采样法

空气中污染物的浓度一般是很低的(10^{-6}～10^{-9} 量级),国家卫生标准规定的最高容许浓度也比较严格。虽然目前的测试技术有很大的进展,出现了许多高灵敏度的测定仪器,但对许多污染物来说,直接取样往往达不到分析方法的检出限,需要采用一定的方法,将大量空气样品中的污染物进行浓缩。浓缩取样法的取样时间一般都较长,所得的分析结果是在浓缩采样时间内的平均浓度,更能反映人体接触污染物的真实情况,所以浓缩采样法在空气理化检验中有重要意义。

浓缩采样法有溶液吸收法、填充柱采样法、低温冷凝法和滤膜采样法等。在实际应用时,可以根据检测目的和要求、污染物的理化性质、在大气中的存在状态,以及所用分析方法进行选择。

（一）溶液吸收法

溶液吸收法是利用空气中被测物质能迅速溶解于吸收液中或能与吸收剂迅速发生化学反应生成稳定化合物而被采集。

用一个气体吸收管,内装吸收液,后面接有抽气装置,以一定的气体流量,通过吸收管抽入空气样品。当空气通过吸收液时,被测组分的分子被吸收在溶液中,取样结束后倒出吸收液,分析吸收液中被测物的含量。根据采样体积和含量,计算大气中污染物的浓度。这种方法是大气污染物分析中最常用的气体样品浓缩方法,它主要用于采集气态和蒸气态的污染物。

空气通过吸收液时,在气泡和液体的界面上,被测组分的分子由于溶解作用或化学反应很快进入吸收液中,同时气液中间的气体分子因存在浓度梯度和运动速度极快,能迅速扩散到气液界面上。因此,整个气泡中被测气体分子很快被溶液吸收。各种气体吸收管就是利用这个原理设计的。

一般伴有化学反应的吸收速度将大于只有溶液作用的吸收速度,所以,除溶解度非常大的气体外,一般都选用伴有化学反应的吸收液。另外,要提高吸收效率,还必须增大接触面积 A。因为空气样品是以气泡状通过吸收液的,所以接触面积就是气泡的总表面积。为使气液接触面积 A 增大,应尽量使气泡直径 r 缩小,液体高度 H 增大,尖嘴部的气泡速度 v 减慢。

对于气溶胶来说,单靠气泡通过液体吸收是不完全的。因为某些气溶胶的小颗粒表面附有一层蒸气,当气泡通过液体时,小颗粒不易被吸收完全,同时气泡中的气溶胶颗粒也不像气体分子那样能很快扩散到气液界面上。所以,用气泡吸收管吸收气溶胶,效率较差。

选择吸收液的原则(溶液吸收法常用水、水溶液和有机溶剂等作为吸收液):

（1）对被采集的空气污染物有较大的溶解度或反应速度快。

(2)被采集的污染物在吸收液中有足够长的稳定时间。

(3)所用吸收液成分对分析测定应无影响。

(4)选用吸收剂价廉、易得,并尽量选用无毒、无害的吸收剂。

(二)固体吸附剂采样法

固体吸附剂采样法是利用空气通过固体吸附剂时,通过固体吸附剂的吸附、阻留或与固体吸附剂上的物质作用,使有害物质浓缩在固体吸附剂上,达到浓缩的目的。采样后,通过解吸或溶剂洗脱,使被测组分从固体吸附剂上释放出来进行测定。

与溶液吸收法相比,固体吸附剂采样具有如下优点:

(1)可长时间采样,适用于大气中微量至痕量组分的日平均浓度测定。

(2)选择适当固体吸附剂,对气体、蒸气、气溶胶都有较高的采率。

(3)待测污染物可存放较长时间,几天甚至几周。

(4)固体吸附剂采样管便于携带。

固体吸附剂包括颗粒状吸附剂、纤维状滤料和筛孔状滤料。

1. 颗粒状吸附剂

理想的颗粒状吸附剂应具有良好的机械强度,稳定的理化性质,强的吸附能力和易于解吸等性能。颗粒状吸附剂的吸附作用有两种:一种是物理吸附,另一种是化学吸附。气体、蒸气和气溶胶状态的污染物均可以用颗粒状吸附剂采样。对气体和蒸气的采样,主要是吸附作用;对气溶胶采样,主要是阻留作用。

颗粒状吸附剂有硅胶、活性炭、分子筛、氧化铅和素陶瓷等。它们是多孔性物质,具有较大的比表面积,对于污染物气体和蒸气有极强的吸附作用;气溶胶颗粒在多孔性的气路中,因惯性碰撞而被阻留。

2. 纤维状滤料

纤维状滤料是指由天然纤维素或合成纤维素制成的各种滤纸和滤膜,主要用于采集气溶胶。阻留气溶胶的机理主要是惯性作用、扩散作用、拦截作用、静电作用和重力沉降作用。常用的纤维状滤料有定量滤纸、玻璃纤维滤纸和聚氯乙烯滤膜。

3. 筛孔状滤料

筛孔状滤料与纤维状滤料的差别在于它是由纤维素基质交联成筛孔,孔径更为均匀。其采集机制与纤维状滤料相似。

当用固体吸附剂采集气体或蒸气态污染物时,可以将固体滤料浸渍一定的化学试剂,来提高采样效率。

(三)低温冷凝法

低温冷凝法适用低沸点气态物质。它利用制冷剂使空气冷凝,有利于空气中低沸点物质被固体吸附剂所吸附,阻留浓缩效果较好。

常用的制冷剂有冰-盐水($-10℃$)、干冰-乙醇($-72℃$)、液氧($-183℃$)、液氮($-196℃$)以及半导体制冷器等。

(四)静电沉降法

静电沉降法主要用于烟尘状有害物质的采样。当空气样品通过 $12000 \sim 20000V$ 的高压电场时,气体分子被电离,吸附在粒子上带电荷,此带电荷的微粒沉降到收集的电极上,进行分析测定。此法的优点是采气速度快、效率高,但不适用于有易爆炸性污染物的现场。

（五）综合采样法

空气中污染物并不以单一状态存在，往往以多种状态（如气态和气溶胶）共存在空气中，情况比较复杂。综合采样法就是针对这种情况提出来的，用一种方法将两种状态的污染物同时采集下来。一种最简单的方法是在滤料采样夹后接上液体吸收管或填充柱采样管，颗粒物收集在滤料上，而气体污染物收集在后面的吸收管或填充柱中。但是这种简单的组合存在的主要问题是，采样流量受到后面的液体吸收管或填充柱的制约，不能太大，并且颗粒物需要一定的速度才能采集下来。又由于流量匹配问题致使颗粒物采样受到限制。以下将重点介绍浸渍试剂滤料、泡沫塑料、多层滤料以及环形扩散管与滤料组合的采样方法。

1. 浸渍试剂滤料采样法

用某种化学试剂浸渍在滤纸（或滤膜）上，作为采样滤料，在采样过程中，空气中污染物与滤料上的试剂迅速起化学反应，将以气态或蒸气态存在的被测物有效地采集下来，这种滤料叫做浸渍试剂滤料，它是有物理和化学两种作用，能同时将气态和颗粒物质一并采集下来。

2. 泡沫塑料采样法

利用聚氨基甲酸酯泡沫塑料比表面积大、通气阻力小的特点，采用较大的流量采样，可采集半挥发性的污染物，如杀虫剂和农药。

3. 多层滤料采样法

用二层三层滤料串联组成一个滤料组合体，第一层滤料可用纤维状滤料，采集颗粒物；第二层或第三层滤料可用浸渍试剂滤纸，采集通过第一层的气体污染物。

4. 环形扩散管与滤料组合采样法

扩散管是用一根或串联数根内壁涂渍有吸收液层的玻璃管，连接在滤料夹的前面。当空气抽人扩散管时，气体污染物由于扩散系数大，很快扩散到管壁上，被管壁上的吸收液层所吸收。颗粒物则由于扩散系数小，受惯性作用随气流穿过扩散管，被采集到后面的滤料上。为了保证满意的采样效率，扩散管的长度 L 和气体流量 Q 要有合适的选择。通常扩散管为玻璃制品，其环缝 0.1～0.15cm，长度 25cm 左右，其中心管为磨砂管，以增大接触面积。

（六）个体监测采样法

个体监测采样法用于采集气态和蒸气态有害物质。采样原理是基于气体分子扩散或渗透达到吸收层（吸收液、吸附剂或反应性材料）被吸收或吸附。由于采样过程不用任何电源和抽气动力，所以又称无泵采样器。其体积小、轻便，如同一支钢笔或一枚徽章，可以佩戴在上衣口袋处，跟踪活动，非常适合人体接触有害物质的监测和目前人们普遍关注的室内空气污染监测。

采样器基本结构由壳体、挡风层、扩散腔和吸收层组成。

（谷晓琳）

第三节　采样仪器

空气污染物的采样多采用动力采样法，一套完整的空气采样装置一般由采集器、气体流量计和采气动力三部分组成。

一、采集器

采集器又称收集器,是收集空气中待测污染物的装置。根据有害物质在空气中的存在状态不同,采样方法不同,应选用不同的采集器采样。

(一)液体吸收管

液体吸收管用于盛装吸收液,主要用于气体和蒸气态污染物的采集。

1. 气泡吸收管

有大、小型气泡吸收管两种(尺寸按国家卫生标准设计),用于采集气体和蒸气状态物质,难以采集气溶胶状的有害物质。实际工作中,一般将气泡吸收管串联采样。

2. 冲击式吸收管

可采集烟、雾、气溶胶状物质,有些很易溶解的气体也可用它来采集。它可将带烟、尘的空气以很快的速度从内管的下口冲向吸收管的底部,烟、尘微粒因惯性作用而被冲击到吸收管的底部,被吸收液吸收。其采样速度为 3L/min。冲击式吸收管中进气玻璃管末端的孔径、大小和瓶底与管口的距离,对其采样效率有很大的影响。

3. 多孔筛板吸收管

有直型和 U 型两种,产生的细小气泡通过吸收液,增加了空气和吸收液的接触面积,对被测物质的吸收比气泡吸收管有显著提高。多孔玻璃板除了采集气体和蒸气状态物质外,还可用于采集雾状和部分烟状物质。

(二)滤料采样器

滤料采样器由塑料、不锈钢制成,用于固定纤维状滤料,一般用于采集粒子状态污染物。

当选用慢速定量滤纸为滤料,采集雾、烟、尘时,其阻留率可达 96%～99%;如用滤膜为滤料,采集烟、尘时,其阻留率更高,但因滤膜为憎水性的,故不适用于采集雾。一般滤料采样器采集样品量较少,只适宜单项组分分析。

(三)填充柱采样器

填充柱采样器一般为内径 3～5mm,长度 6～10cm 的玻璃管,内装颗粒状的或纤维状的固体填充剂,可用于采集气体、蒸气和气溶胶共存的有害物质。

填充剂可以用吸附剂,或在颗粒状的或纤维状的担体上涂以某种化学试剂。当空气样品以一定流速被抽过填充柱时,空气中被测组分因吸附、溶解或化学反应等作用,而被阻留在填充剂上。用填充柱采样后,通常采用两种方式将样品冲洗下来进行分析,一种是加热解吸,用载气吹出来,另一种是选用合适的溶剂和条件,将被测物定量洗脱下来。

(四)集气瓶

集气瓶又称采气管,一般由玻璃制成,容积 100～1000ml,用于直接采用法中现场气体的直接收集。

(五)塑料袋

塑料袋由聚乙烯、聚氯乙烯、聚四氟乙烯和聚酯树脂等材料制成。采样前要对塑料袋进行样品定性试验,观测与待测物有无反应。采样时应用现场气体反复清洗,排尽原有残留气体。

(六)注射器

一般采用容积为 100ml 的注射器。采样前应检查注射器的密闭性能。

用上述六种采集器采样时,前三种对待测物有一个浓缩过程,适用于浓缩法采样;后三种无浓缩过程,适用于直接采样。

二、立体流量计

立体流量计是用来测量采样过程中气体流量的仪器,用于采样体积的准确定量。常用的流量计有皂膜流量计、孔口流量计、转子流量计等。

(一)皂膜流量计

皂膜流量计是一根标有体积刻度的玻璃管,管的下端有一支管和装有肥皂水的橡皮球。当挤压橡皮球时,肥皂水液面上升,由支管口进入的气体吹起肥皂膜,随采气量的增加,肥皂膜在玻璃管中上升。肥皂膜从起始刻度到终止刻度所经过的体积值就是采样气体的体积。准确记录通过一定体积气体所需的时间,即可计算出采样气体的流速。

(二)孔口流量计

孔口流量计有隔板式和毛细管式两种。当气体通过隔板或毛细管时,因阻力而在其两端产生压力差。气体的流量越大,阻力越大,产生的压力差也越大。孔口两端的压力差由U型管的液柱差显示,并可直接读出气体的流量。

(三)转子流量计

转子流量计是由一个上粗下细的锥形玻璃管和一个转子组成。转子为球形或圆柱形,可以用铜、铝等金属或塑料制成。当气体由玻璃管的下端进入时,由于转子下端的环型孔隙截面积大于转子上端的环型孔隙截面积,所以转子下端气体的流速小于上端的流速,下端的压力大于上端的压力,使转子上升,直到上下两端压力差与转子的重量相等时,转子就停止不动。气体流量越大,转子停留的高度越高。

三、采气动力

采气动力为抽气装置,基本原理是形成负压,让现场气体流量稳定、连续地通过收集装置。常用的采气动力有手抽气筒、水抽气瓶、电动抽气机、压缩空气吸引器等。

采样时要根据实际采样需求选择合适的采气动力,一般手抽气筒适用于采样量小、现场无电源供给的情况;水抽气瓶适用于实验室采样操作;对于采样时间较长和采样量要求较大的场合,需要使用电动抽气机。

四、专用采样器

将收集器、流量计、采气动力及气样预处理、流量调节、自动定时控制等部件组装在一起,就组成了专用采样器。根据具体采样对象,可分为空气采样器、颗粒物采样器和个体采样器。

空气采样器用于采集空气中气态和蒸气态物质。颗粒物采样器根据采集颗粒的粒径大小,分为总悬浮颗粒物采样器和可吸入颗粒物采样器。个体采样器体积小、质量轻,由外壳、扩散层(或渗透膜)、收集剂三部分组成,可佩戴在人体上随人的活动连续采样,反映人体实际吸入的污染物量。

(谷晓琳)

第四节　最小采气量和采样效率

一、最小采气量

在空气中,污染物的浓度较低时,如果采集的现场空气体积太少,最终的测试样品中污染物浓度低于检测方法的检出限,会导致测试结果出现假阴性。因此,必须保证一定的采气量,以得出正确的污染物测定结果。最小采气量是指保证能够测出空气中被测有害物质最高容许浓度值所需要采集的最小空气体积。

在实际工作中,如果采样点空气中被测有害物质浓度较高时,则可以不受最小采气量的限制,应相应减少采气量。

二、采样效率及其评价方法

采样效率是指在规定的采样条件(如采样流量、气体浓度、采样时间等)下,所采集到的样品量占总量的百分数。采样效率的评价方法一般与污染物在大气中的存在状态有很大关系,不同的存在状态有不同的评价方法。

(一)气态、蒸气态污染物采样效率的评价方法

1. 绝对比较法

精确配制一个已知浓度的标准气体,然后用所选的采样方法采集标准气体,测定其浓度,比较实测浓度 c_1 和配气浓度 c_2,采样效率 K 为:

$$K = \frac{c_1}{c_2} \times 100\%$$

用这种方法评价采样效率虽然比较理想,但是由于配制已知浓度标准气体有一定困难,往往在实际应用时受到限制。

2. 相对比较法

配制一个恒定浓度的气体,其浓度不一定要求已知,然后将 2～3 个采样管串联起来采样,分别分析各管的含量 c_1,c_2 和 c_3,计算第 1 管的采样效率 K 为:

$$K = \frac{c_1}{c_1 + c_2 + c_3} \times 100\%$$

用此法计算采样效率时,要求第 2 管和第 3 管中的含量与第 1 管比较是极小的,这样 3 个管含量相加之和就近似于所配制的气体浓度。有时还需串联更多的吸收管采样,以期求得的浓度与所配的气体浓度更加接近。

(二)颗粒物采样效率的评价方法

颗粒物采样效率有两种表示方法:一种是颗粒数采样效率表示,即以采集到的气溶胶颗粒占总颗粒数的百分数表示,另一种是质量采样效率,以采集到的颗粒物质量占总质量的百分数表示。评价颗粒物采样效率一般用另一个已知采样效率高的方法同时采样,再进行比较,从而评价其采样效率的高低。

(三)评价气态和颗粒物共存状态物质采样效率的方法

对于气态和气溶胶共存的物质采样更为复杂,评价其采样效率时,这两种状态都应加以考虑,以求其总的采样效率。

三、影响采样效率的主要因素

一般认为采样效率以 90％ 以上为宜,不能选用采样效率太低的方法和仪器。影响采样效率高低的因素有以下几种:

(一)空气中污染物的存在状态和采集器

每种采样方法和仪器都是针对污染物的一个特定的存在状态而选定的,因此,在选择采样方法和仪器之前,首先要对污染物作具体分析,分析它在大气中可能以什么状态存在,根据存在状态选择合适的采样方法和仪器。气态和蒸气态污染物,用气泡吸收管或多孔玻板吸收管采样效率较高;而粒子状态污染物,用滤纸滤膜采集法采样效率高。

(二)空气中污染物和吸收剂的理化特性

所选用的吸附剂对待测定物的应该溶解度大,反应速度快,能生成稳定复合物。采样后所生成的化合物不影响后面的分析测定。如采集 SO_2,若用 NaOH 吸收生成 Na_2SO_3 不稳定,使采样效率降低;若用 $K_2[HgCl_4]$ 生成 $K_2[HgSO_2Cl_2]$ 使 SO_2 稳定,采样效率高。

(三)采样速度

不同的采集器应采用不同的采样速度,如气态污染物的采集,速度太快,采集效率下降,反之效率增加。而滤纸滤膜法采集悬浮颗粒物时,必须采用较大流速,否则不能达到较高的采样效率。

(四)采样量

分析方法的灵敏度高,所需采样量少;灵敏低,则必须采集更多样品,以满足分析方法的需要。但每个采样方法都有一定采样量限制,如果现场浓度高于采样方法和仪器的最大承受量时,采样效率就不理想,如吸收液和填充剂都有饱和吸收量,达到饱和后,吸收效率降低。

(谷晓琳)

第五节　采样点的选择

采集空气样品的地点,称为采样点,采样点选择正确,样品的测定结果才具有代表性和真实性。根据空气检验的目的不同,采样点选择不同。

一、城镇空气污染状况调查

(一)采样前污染状况调查

城镇空气污染是由固定污染源和流动污染源排放的污染物扩散造成的,而污染物的扩散受很多因素的影响,其中最主要的影响因素是风向、风速和污染物的排出高度,在选择采样点时应首先考虑这些因素的影响。

1. 风向和风速的影响

风向通常分为东、南、西、北、东南、东北、西南、西北八个方位。在长期观测风向的记录中,从某个方位吹来的重复次数与各个方位吹来的风的总次数的百分比,称为风向频率。

风向频率最大的风向称为主风向。若各方位的平均风速差异不大,主风向的下风向受污染最严重,上风向较远处为无污染区,常选作无污染的清洁对照采样点。

当各方位的平均风速相差较大时,必须用烟污强度系数来评价污染情况,考虑风向和风速两个因素的综合影响。烟污强度系数按下式计算。

$$烟污强度系数 = \frac{某方位的风向频率(\%)}{该方位的风向频率(m/d)}$$

当综合考虑风向和风速影响时,烟污强度系数是判断污染程度的指标。如烟污强度系数最大的风向是北风,烟污强度系数最小的风向是西北风,则受污染最严重的方位是污染源的南方,受污染最轻的方位是污染源的东南方,离污染源较远的北方是无污染的清洁对照区。

2. 废气排出高度的影响

废气排出高度是指污染源排出口烟囱的有效高度,即烟囱的高度与废气排出后抬升高度的和。在其他条件相同时,废气排出有效高度越高,烟波接触地面前经过的截面越大,废气中的有害物质到达地面时离烟囱距离越远,浓度越低。由于废气烟波被推进一段距离后才接触地面,烟囱附近地面废气浓度反而更低。而当废气由家用炉灶无组织排放时,废气中有害物质沿地面扩散,随着距离的增加,浓度降低。

(二)采样点选择的原则和要求

采样点布设中应涉及整个监测区域高、中、低三种不同污染程度的地方;污染重的地方多设点,污染轻的地方可酌情少布点,无污染的区域作为清洁对照点;采样点周围应开阔;采样高度根据监测目的确定。

(三)采样布点方法

1. 网格布点法

将监测区域划分成若干均匀网状方格,采样点设在两条直线的交点或方格中心。对于有多个污染源,且污染源分布较均匀的地区常用此方法布点。

2. 功能区布点法

将监测区域划分为工业区、商业区、居住区、工业和居住混合区、清洁区等。区域性常规监测多用这种方法。

3. 同心圆布点法

适用于受单一污染源或多个污染源构成的一个污染群所影响的地区布设采样点。即以污染源为中心,在污染源四周不同方位的不同距离地点设置采样点。

4. 扇形布点法

适用于孤立的高架点源,而且主导风向明显的地区。以污染源所在位置为扇形定点,在常年主风向的下风向的扇形区域不同距离布设采样点。扇形角度一般为45%不超过90°。

(四)采样频率和采样时间

采样频率是指在一个时段内的采样次数。采样时间是指每次采样从开始到结束所经历的时间。两者要根据监测目的、污染物分布特征、分析方法灵敏度等因素确定。对城镇空气污染状况调查时,每天都要选择适当时间(包括夜间)多次采样,以便获得日平均浓度和一次浓度。

二、工作环境中空气污染状况调查

(一)劳动现场情况调查

在劳动环境空气质量状况调查中,应首先了解劳动环境和生产工艺,分析污染物种类、排放和逸散情况。根据污染物的存在状态和理化性质,选择合适的采样仪器。

（二）采样点选择

工作环境中采样点应该选择有代表性的工作地点,包括空气中有害物质浓度最高、劳动者接触时间最长的工作地点。在不影响正常工作的情况下,采样点尽可能靠近劳动者,采样高度应尽量接近劳动者工作时的呼吸带。

（三）采样时段的选择

采样必须在正常工作状态和环境下进行,避免人为因素的影响,应将空气中污染物浓度最高的时段作为重点采样时段。

三、室内空气质量评估

（一）采样点的数量

根据室内面积大小和现场情况而确定,以期能正确反映室内空气污染的水平。原则上,小于 $50m^2$ 的房间应设 1～3 个点,50～100m^2 设 3～5 个点,100m^2 以上至少设 5 个点,在对角线上或梅花式均匀分布。

（二）采样点的高度

采样点高度原则上与人的呼吸带高度一致,相对高度在 0.8～1.5m。采样点应避开通风口,离墙壁应大于 0.5m。

（三）采样时间和频率

采样前至少关闭门窗 4h。年平均浓度至少连续或间隔采样 3 个月,日平均至少连续采样 18h,8h 平均浓度至少连续采样 6h,1h 平均浓度至少连续采样 45min。

（谷晓琳）

第六节　采样注意事项

(1)气密性检查:有动力采样器的,在采样前应对采样系统的气密性进行检查,不得漏气。

(2)流量校准:采样系统流量要保持恒定,采样前和采样后要用一级皂膜流量计校准采样系统进气流量,误差不超过 5%。

(3)空白检验:在一批现场采样中,应留有两个采样管不采样,其他操作过程与实际样品管一样,作为采样过程中的空白检验。若空白检验超过控制范围,则这批样品作废。

(4)仪器的检验和标定:使用前,应按仪器说明书对仪器进行检验和标定。

(5)采样体积的标准化。

(6)记录和报告:采样时要对现场情况,各种污染源以及采样表格中采样日期、时间、地点、数量、布点方式、大气压力、气温、相对湿度、风速以及采样者签字等做出详细的记录,随样品一同报送实验室。

（谷晓琳）

第二十七章　空气中颗粒物的测定

第一节　概　述

分散和悬浮在空气中的固态颗粒物和液态颗粒物统称为颗粒物。

空气颗粒物根据其来源和形成方式，可分为烟、雾、尘。烟是指燃烧产物，是碳粒、水汽、灰分等燃烧产物的混合物；尘指由于各种机械作用粉碎而形成的颗粒；雾指空气中细小液体颗粒。通常根据颗粒物在重力作用下的沉降特性将其分为总悬浮颗粒物（TSP）和降尘。降尘粒径一般大于 $100\mu m$，TSP 粒径一般小于 $100\mu m$。TSP 中粒径小于 10pm 的颗粒物用 PM_{10} 表示，由于 PM_{10} 可以通过呼吸进入人体肺部，在肺泡内积累，并可通过血液循环输往全身，对人体健康危害大，因此也称为可吸入颗粒物，是我国大气质量常规监测中的必测项目。其中粒径小于等于的颗粒物用 PM2.5 表示，由于 PM2.5 表面积大，容易吸附许多空气中的有毒物质，因此危害更大，越来越受到人们的重视。

空气中颗粒物的危害除与颗粒物的粒径相关外，还与颗粒物本身的来源、浓度大小、化学及物理性质相关。本章重点讨论生产过程中产生的粉尘及其测定方法。

（谷晓琳）

第二节　生产性粉尘的测定

生产性粉尘是在生产过程中形成，并且能够较长时间悬浮于空气中的固体微粒。在生产过程中长期吸入粉尘会对人体健康造成危害，而长期吸入某些生产性粉尘则会引起以肺组织纤维化为主的全身性疾病——尘肺。

一、粉尘浓度的测定

粉尘浓度是指单位体积空气中所含粉尘的量。粉尘浓度的表示方法有计重法和计数法两种，分别用质量浓度（mg/m^3）和数量浓度（g/cm^3）表示。我国卫生标准采用质量浓度表示。压电晶体法测尘仪、β 射线吸收法测尘仪能自动测定粉尘的质量浓度，操作简便，但仪器设备昂贵。常用的粉尘浓度测定方法为滤膜重量法。

（一）原理

采集一定体积的含尘空气，将粉尘阻留在已知质量的聚氯乙烯纤维滤膜上，由采样前后滤膜的质量之差及采气体积，空气中粉尘浓度 $c(mg/m^3)$ 计算公式：

$$c = \frac{W_2 - W_1}{V_0} \times 1000$$

式中：W_1 为采样前滤膜质量，mg；W_2 为采样后粉尘与滤膜质量，mg；V_0 为采样体积换算成标准状况下的体积值，L。

（二）采样

将聚氯乙烯测尘滤膜置于滤料采样夹上，在呼吸带高度或离地面 1.5m 高处，用滤膜以

15～30L/min 的流速采集空气中的粉尘。

（三）方法说明

（1）采样前必须用同样的未称重滤膜模拟采样，调节好采样流量，检查仪器的密封性能。

（2）粉尘采样量应控制在 1～20mg，10mg 左右最为适宜。采样后滤膜增重小于 1mg 时，称量误差大；若增重大于 20mg，采样时粉尘堵塞滤膜微孔，气阻力增大，尘粒容易脱落，采样误差大。采样量超出 1～20mg 时，应重新采样。

（3）空气湿度大于 90％时，憎水滤膜上出现水雾，影响称重，应先将滤膜放在硅胶干燥器中干燥至恒重；若现场空气中含有油雾，则必须先用石油醚或航空汽油浸洗采样后的滤膜，除油、晾干后再称重。

（4）安装滤膜时，滤膜的受尘面必须向外；滤膜不耐高温，采集现场气温不能高于 55℃。

（5）记录气温、气压、流速、时间、地点。在防爆场所，用防爆采样器。

二、粉尘分散度的测定

分散度是指各粒径区间粉尘数量和质量分布的百分比。我国现行的卫生标准中采用数量分散度表示粉尘分散度。分散度的测定有两种方法：沉降法和滤膜法。

（一）沉降法

沉降法又称自然沉降法或格林氏沉降法。

1. 原理

使被测空气中的粉尘采集到格林氏沉降器的金属圆筒中，密闭静置 3h，尘粒由于本身的重力作用而沉降到圆筒底部的盖玻片上，盖玻片上的尘样在显微镜下，用已标定的目镜测微尺，测量粉尘颗粒的大小，并分组计算其百分率。

2. 测定

（1）采样采用格林氏沉降器采样，将载玻片用洗液、酒精彻底洗涤干净，放入沉降器凹槽，推动滑板与底座平齐，盖上圆筒盖，备用。采样时，推动滑板让圆筒处于凹槽之外，打开圆筒盖，在离地面 1.5m 高处上下移动沉降器数次，使现场空气进入圆筒，然后推动滑板，让金属桶与底座凹槽重合，盖上圆筒盖。水平静置 3h 后用明胶粘在载玻片四角，然后贴上干净的盖玻片，取出盖玻片放入样本盒中备用。

（2）显微镜目镜测微尺的标定显微镜的物镜测微尺是一标准尺度，总长 1mm，100 等分刻度，每一分度的值为 0.01mm，即 10μm。目镜测微尺在目镜内，其刻度间距不变。但是当物镜倍数改变时，粉尘在视野中的大小也随之改变，目镜测微尺的刻度间距不能反映粉尘颗粒的真实粒径，因此必须采用物镜测微尺对目镜测微尺进行标定，确定在所选的光学条件下，目镜测微尺刻度间距所代表的真实长度。标定时，使物镜测微尺的任一刻度线与目镜测微尺的任一刻度线重合，然后找出两尺的另外一条重合线，分别数出重合刻度线间物镜测微尺刻度数 a 和目镜测微尺的刻度数 b，则目镜测微尺每一刻度数间距按以下公式计算。

$$目镜测微尺每一刻度间距 = \frac{a}{b} \times 10\mu m$$

如图 27-1 所示的视野中，目镜测微尺 1 个刻度为：

标定目镜测微尺：43x＝10×10，x＝100/43＝2.3（μm）。

（3）粉尘样品测定：样品放在载物台上，用目镜测微尺测量尘粒大小。遇长径测长径，遇短径测短径，随机测 200 个以上尘粒。

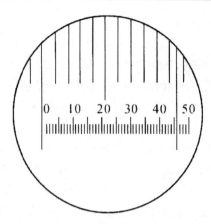

图 27-1　目镜测微尺的标定

3. 方法说明

(1)采样后平放,不要震动。

(2)制样等在清洁场所进行。测量粉尘散度所用的载玻片和盖玻片,必须保持无尘,否则影响结果的准确性。

(二)滤膜法

1. 采样

滤膜法采样同粉尘浓度采样,将采有粉尘的聚氯乙烯纤维滤膜放小烧杯中,滴加乙酸丁酯 1～2ml,用玻璃棒轻轻搅拌制成均匀的粉尘悬液,取悬液一滴置于载玻片上,制成薄片,进行显微镜观测,统计不同大小的尘粒数,并计算其分散度。

2. 方法说明

(1)为避免污染,器材必须擦洗干净,已制好的涂片标本应放在玻璃器皿中保存。

(2)搅拌及其他操作过程动作应轻柔,尽量防止粉尘颗粒样品被破碎。

三、粉尘中游离二氧化硅的测定

(一)概述

没有与金属、金属氧化物结合的二氧化硅称为游离二氧化硅(silica,SiO_2)。天然二氧化硅分为晶态和无定形两大类 r 游离二氧化硅,常以晶态形式存在,化学性质稳定。

在冶金矿山采掘作业,铁路、水利工程的隧道、采石作业中常常产生大量石英岩尘;在石粉、玻璃和耐火材料厂以及机械铸造厂的原料破碎、研磨、筛分和配料等工序,清砂和喷砂等生产过程中都会产生大量粉尘。若通风除尘条件差,在生产过程中人们长期吸入含有游离二氧化硅的粉尘,可引起以肺组织纤维化为主的疾病——矽肺。矽肺是危害大、影响面广的一种职业病,检测和控制含游离二氧化硅粉尘在空中的污染,具有重要的卫生学意义。

粉尘中游离二氧化硅的测定方法有氟硼酸重量法、焦磷酸重量法、碱熔钼蓝比色法、X射线衍射法以及发射光谱法等。其中应用较广的是焦磷酸重量法和碱熔钼蓝比色法,其具有操作简便、精密度及准确度好等优点。

(二)焦磷酸重量法

1. 原理

$$2H_3PO_4 \rightarrow H_4P_2O_7 + H_2O$$

在220～250℃温度条件下，磷酸脱水生成焦磷酸，与粉尘中的硅酸盐、金属氧化物作用，使之转变为可溶性焦磷酸盐。粉尘中的游离二氧化硅难溶于焦磷酸，将用焦磷酸处理过的样品溶液过滤，游离二氧化硅以残渣形式存在，称量残渣，即可计算出粉尘中游离二氧化硅的含量。

2. 样本的采集与处理

在呼吸带高度或离地面1.5m高处，用测尘滤膜以15～30L/min的流速采集空气中的粉尘，或用干净毛笔刷采集积尘用于测定。

将样品于玛瑙研钵中研细至手指捻擦有光滑感，105℃烘烤1h，于干燥器中冷却后，用分析天平称取适量尘样，加入磷酸，迅速加热至245～250℃反应15min；在不断搅拌下，冷却到50～60℃后，用80℃左右蒸馏水稀释，以防生成硅酸胶体沉淀。煮沸稀释溶液，用慢速定量滤纸过滤，再用0.1mol/L盐酸、热水分别洗涤沉淀至滤液呈中性并无PO_4^{2-}、Cl^-。将沉淀连同滤纸于瓷坩埚中低温烘干、炭化，再在850℃温度下灰化30min，除去有机物，放入干燥器中冷却，称量至恒重。

3. 计算

将分析用粉尘样品的重量（W）、瓷坩埚的重量（W_1）及恒重后坩埚与残渣的重量（W_2）代入下式，计算粉尘中游离二氧化硅的含量 c（％）。

$$c = \frac{W_2 - W_1}{V_0} \times 100\%$$

4. 方法说明

(1)用焦磷酸溶解样品时，应严格控制温度、时间，条件分别为245～250℃、15min。温度低、时间短时，硅酸盐等化合物溶解不彻底，可能残留在二氧化硅中，使测定结果偏高；时间过长时，已溶解的硅酸盐可能脱水形成硅酸胶体。

(2)样品经焦磷酸溶解后，必须在缓慢搅拌下，用80℃左右的热水稀释，并充分搅拌，以防可溶性硅酸盐在稀释、过滤时形成硅酸胶体。

(3)若样品中含有硫化物、有机物，则在加入焦磷酸的同时，还应加入氧化剂硝酸铵数毫克将其氧化，以防形成硫化物沉淀、有机物残留。

(4)含碳酸盐的样品与酸作用时产生气泡，碳酸盐含量高时，作用剧烈，操作时应缓慢加热升温，防止样品溅出损失。

(5)本法适用分析硅酸盐类、铝硅酸类尘样。焦磷酸难以溶解绿柱石、黄玉和碳化硅等，不能用本法测定这类粉尘中的游离二氧化硅，否则，测定结果偏高。

(三)碱熔钼蓝光度法

1. 原理

用等量$NaHCO_3$与NaCl(起助熔剂的作用)组合成混合熔剂，将粉尘与混合熔剂混匀，加热至270～300℃时，混合熔剂中生成Na_2CO_3，在800～900℃下，Na_2CO_3与粉尘中的硅酸盐不作用，只选择性地与粉尘中游离SiO_2反应，生成水溶性硅酸钠盐。

$$2NaHCO_3 \rightarrow Na_2CO_3 + H_2O + CO_2$$

$$Na_2CO_3 + SiO_2 \rightarrow Na_2SiO_3 + CO_2$$

在酸性条件下，硅酸钠与钼酸铵作用形成黄色硅钼酸配合物，用抗坏血酸Vc将其还原成钼蓝后,用标准曲线法比色定量。

$$Na_2SiO_3 + 8(NH_4)_2MoO_4 + 7H_2SO_4 \rightarrow$$

$$[(NH_4)_2SiO_3 \cdot 8MoO_3] + 7(NH_4)_2SO_4 + 8H_2O + Na_2SO_4$$

$$[(NH_4)_2SiO_3 \cdot 8MoO_3] + 2H_2SO_4 \rightarrow$$

$$[Mo_2O_5 \cdot 2MoO_3]_2 \cdot H_2SiO_3(钼蓝) + 2NH_4HSO_4 + 2H_2O$$

2. 方法说明

(1)测定中必须选用镍坩埚,因为瓷坩埚含 SiO_2,但用镍坩埚时也有干扰,所以需要同时做滤膜空白。

(2)熔融时间必须严格控制,当熔融物表面光亮如镜时,再保持加热 2min。

(3)熔融物冷却后,必须用 5% Na_2CO_3 溶液浸泡,溶解其中的 Na_2SiO_3,可避免生成不易过滤的 H_2SiO_3 凝胶。

(4)测定时,加酸性钼酸铵后,需放置 5min,使反应完全,生成硅钼黄,且加酸性钼酸铵后,要加入酒石酸,作为金属络合剂,消除金属离子干扰。

(5)加 Vc 进一步还原的原因是因为硅钼酸配合物黄色较淡,摩尔吸光系数小,灵敏度低,加 Vc 后,生成蓝色钼蓝,可提高方法灵敏度。

(谷晓琳)

第三节　大气中 PM_{10} 的测定

一、概述

PM_{10} 是指悬浮在空气中,空气动力学直径小于 $10\mu m$ 的颗粒物,又称为呼吸性颗粒物,对人体健康危害很大,是空气质量监测的必测项目之一。

PM_{10} 的测定首先用切割粒径的切割器将大颗粒物分离,然后用重量法、压电晶体差频法、β 射线吸收法、光散射法测定。本书仅介绍重量法和光散射法。

二、重量法

根据采样流量不同,分为大流量采样-重量法、中流量采样-重量法、小流量采样-重量法。基本分析过程都是将通过安装有大粒子切割器的采样器采样,将 PM_{10} 收集在已恒重的滤膜上,根据采样前后滤膜的质量之差及采样气体体积,计算 PM_{10} 的质量浓度(同粉尘浓度的重量测定法)。采样时,必须将采样头及各人口部件旋紧,防止空气从旁侧进入采样器而导致测定误差。

三、光散射法

光散射法的基本原理是基于悬浮颗粒物对光的散射作用,散射光强度与颗粒物的浓度成正比。让 PM_{10} 进入散射光测定的暗室,在暗室中其与光源作用,产生散射光,散射光信号经光电转换器接收,经积分、放大后,转换成每分钟脉冲数,再用标准方法校正成质量浓度显示和记录。

(谷晓琳)

第四节　灰尘自然沉降量的测定

一、概述

灰尘自然沉降量又称为降尘(dustfall),是尘粒由于自身重力而自然沉降至地面的颗粒物。我国环境空气质量标准中规定以每个月(30 天计)沉降于单位面积上的颗粒物质量即 $t/km^2 \cdot 30d$ 表示。

降尘来源于燃料燃烧产生的烟尘、工农业生产性粉尘和天然尘土。降尘污染空气,降低大气能见度,污染水源、土壤、食品等。因此,降尘也是大气污染监测的主要指标之一。

二、原理

空气中可沉降颗粒物沉降在装有乙二醇水溶液的集尘缸中,样品经蒸发、干燥、称量后,计算空气中灰尘的自然沉降量。

三、测定

将集尘缸放置距地面 5～12m,相对高度 1～1.5m 处采尘(30±2)d,及时转移、收集样品。测定前,100ml 瓷坩埚(105±5)℃恒重,采样后可将集成缸溶液,全部转入 500ml 烧杯中,经蒸发,浓缩至 10～20ml 后转移至上述恒重瓷坩埚中,记录恒重质量。取其与采样同一批号的等量乙二醇做试剂空白实验,蒸发至干后测定,记录恒重后的质量。

$$灰尘自然沉降量(t/km^2 ? 30d) = \frac{W_1 - W_0 - W_e}{s ? n} \times 30 \times 10^4$$

式中:W_1:样品和坩埚恒重后质量(g);

W_0:坩埚恒重后质量(g);

W_e:乙二醇空白溶液恒重后质量(g);

S:集尘缸缸口面积(cm^2);

N:采样天数,准确至 0.1d。

四、方法说明

(1)在三个不同方向测定集尘缸内径,用均值计算缸口面积。

(2)集尘缸放置高度影响集尘效果,为避免地面扬尘影响,集尘缸应离地面 5～15m。

(3)乙二醇的作用是为了防止微生物的滋生。

(谷晓琳)

第二十八章 空气中无机气态污染物的测定

第一节 二氧化硫的测定

一、概述

二氧化硫(SO_2)是主要大气污染物之一,为大气环境污染例行监测的必测项目。它来源于煤和石油等燃料的燃烧、含硫矿石的冶炼、硫酸等化工产品生产排放的废气。SO_2是一种无色、易溶于水、有刺激性气味的气体,能通过呼吸进入气管,对局部组织产生刺激和腐蚀作用,是诱发支气管炎等疾病的原因之一。特别当它与烟尘等气溶胶共存时,可加重对呼吸道黏膜的损害。SO_2的阈值是$0.3\mu g/ml$,达$(30\sim40)\mu g/ml$时,人呼吸感到困难。

测定SO_2常用的方法有分光光度法、紫外荧光法、电导法、库仑滴定法、火焰光度法等。

二、四氯汞钾溶液吸收-盐酸副玫瑰苯胺分光光度法

四氯汞钾溶液吸收-盐酸副玫瑰苯胺分光光度法,是国内外广泛采用的测定环境空气中SO_2的方法,具有灵敏度高、选择性好等优点,但吸收液毒性较大。

(一)原理

用氯化钾和氯化汞配制成四氯汞钾吸收液,气样中的二氧化硫用该溶液吸收,生成稳定的二氯亚硫酸盐络合物,该络合物再与甲醛和盐酸副玫瑰苯胺作用,生成紫色络合物,其颜色深浅与SO_2含量成正比,用分光光度法测定。

(二)测定

用一支内装10.0ml吸收液的U形多孔玻板吸收管,在采样点以0.5L/min流速,采气30L(大气)或10L(车间空气)。记录采样时的气温和气压。

用亚硫酸钠标准溶液配制标准色列,在采样吸收管和标准管中依次加入氨基磺酸、甲醛和副玫瑰苯胺,进行显色反应。在最大吸收波长处以蒸馏水为参比测定吸光度,用经试剂空白修正后的吸光度对SO_2含量绘制标准曲线。然后,以同样方法测定显色后的样品溶液,经试剂空白修正后,计算样气中SO_2的含量。

(三)方法说明

(1)温度、酸度、显色时间等因素影响显色反应;标准溶液和试样溶液操作条件应保持一致。

(2)氮氧化合物,臭氧及锰、铁、铬等离子对测定有干扰。采样后放置片刻,臭氧可自行分解;加入磷酸和乙二胺四乙酸二钠盐可消除或减小某些金属离子的干扰。

(3)亚硝酸对本法显色有干扰。由于空气中存在的氧化氮与水生成亚硝酸,故应加入氨基磺酸以消除氧化氮的干扰。

三、甲醛缓冲溶液吸收-盐酸副玫瑰苯胺分光光度法

(一)原理

用甲醛缓冲溶液吸收-盐酸副玫瑰苯胺分光光度法测定SO_2,避免了使用毒性大的四氯

汞钾吸收液。气样中的SO_2被甲醛缓冲溶液吸收后,生成稳定的羟基甲磺酸加成化合物,碱性条件下,羟基甲磺酸与盐酸副玫瑰苯胺反应,生成紫红色络合物,其最大吸收波长为577nm,用分光光度法测定。

（二）测定

采用甲醛-邻苯二甲酸氢钾缓冲液作为吸收液,采样基本过程同上述四氯汞钾法。用亚硫酸钠标准溶液配制标准色列,在标准管和样品吸收管中依次加入氨基磺酸钠和氢氧化钠溶液,混匀后迅速倒入事先装有盐酸副玫瑰苯胺溶液的比色管中显色。在577nm处测定吸光度,计算样品中SO_2的浓度。

四、钍试剂分光光度法

钍试剂分光光度法所用吸收液无毒,样品采集后相当稳定,但灵敏度较低,所需采样体积大,适合于测定SO_2日平均浓度。它与四氯汞钾溶液吸收-盐酸副玫瑰苯胺分光光度法都被国际标准化组织(ISO)规定为测定SO_2的标准方法。

（一）原理

大气中的SO_2用过氧化氢溶液吸收并氧化为硫酸。硫酸根离子与过量的高氯酸钡反应,生成硫酸钡沉淀,剩余钡离子与钍试剂作用生成钍试剂-钡络合物(紫红色)。根据颜色深浅,间接进行定量测定。其反应如下:

$$SO_2 + H_2O_2 \rightarrow H_2SO_4$$

$$Ba^{2+} + SO_4{}^{2-} \rightarrow BaSO4 \downarrow$$

$$Ba^{2+}(剩余) + 钍试剂 \rightarrow 钍试剂\text{-}钡络合物$$

（二）测定

(1)标准曲线的绘制:吸取不同量硫酸标准溶液,各加入一定量高氯酸钡-乙醇溶液,再加钍试剂溶液显色,得到标准色列。以蒸馏水代替标准溶液,用同法配制试剂空白溶液,于520mn处,以水作参比,测其吸光度并调至0.700。于相同波长处,以试剂空白溶液作参比,测定标准色列的吸光度,以吸光度对SO_2浓度绘制标准曲线。

(2)将采样后的吸收液定容(同标准色列定容体积),按照上述方法测定吸光度,根据标准曲线计算大气中SO_2的浓度。

（三）方法说明

(1)高氯酸钡-乙醇溶液及钍试剂溶液加入量必须准确。

(2)钍试剂能与多种金属离子(如钙、镁、铁、铝等)络合,采样装置前应安装颗粒物过滤器。所用玻璃器皿需用去离子水充分淋洗。

五、紫外荧光法

紫外荧光法测定大气中的SO_2,具有选择性好、不消耗化学试剂、适用于连续自动监测等特点,已被世界卫生组织在全球监测系统中采用。目前其被广泛用于大气环境地面自动监测系统中。

用波长190～230nm紫外光照射大气样品,则SO_2吸收紫外光被激发至激发态,即:

$$SO_2 + hv_1 \rightarrow SO_2{}^*$$

激发态$SO_2{}^*$不稳定,瞬间返回基态,发射出波峰为330nm的荧光,即:

$$SO_2{}^* \rightarrow SO_2 + hv_2$$

发射荧光强度和 SO_2 浓度成正比,用光电倍增管及电子测量系统测量荧光强度,即可得知大气中 SO_2 的浓度。

(谷晓琳)

第二节 复氧化合物(NO_x)的测定

一、概述

氮氧化合物有一氧化氮、二氧化氮、三氧化二氮、四氧化三氮和五氧化二氮等多种形式,因此以 NO_x 表示。大气中的氮氧化合物主要以一氧化氮(NO)和二氧化氮(NO_2)形式存在。它们主要来源于石化燃料的高温燃烧和硝酸、化肥等生产排放的废气,以及汽车排气。

NO 为无色、无臭、微溶于水的气体,在大气中易被氧化为 NO_2。NO_2 为棕红色气体,具有强刺激性臭味,是引起支气管炎等呼吸道疾病的有害物质。大气中的 NO 和 NO_2 可以分别测定,也可以测定两者的总量。常用的测定方法有盐酸萘乙二胺分光光度法、化学发光法及恒电流库仑滴定法等。

二、盐酸萘乙二胺分光光度法

盐酸萘乙二胺分光光度法采样和显色同时进行,操作简便,灵敏度高,是国内外普遍采用的方法。

(一)原理

用冰乙酸、对氨基苯磺酸和盐酸萘乙二胺配成吸收液采样,大气中的 NO_2 被吸收转变成亚硝酸和硝酸,在冰乙酸存在条件下,亚硝酸与对胺基苯磺酸发生重氮化反应,然后再与盐酸萘乙二胺偶合,生成玫瑰红色偶氮染料,其颜色深浅与气样中 NO_2 浓度成正比,因此,可用分光光度法进行测定。

NO 不与吸收液发生反应,测定 NCX 总量时,必须先使气样通过三氧化二铬-砂子氧化管或高锰酸钾溶液氧化管,将 NO 氧化成 NO_2 后,再通入吸收液进行吸收和显色。由此可见,不通过氧化管,测得的是 NO_2 含量;通过氧化管,测得的是 NO_x 总量,两者之差为 NO 的含量。

用吸收液吸收大气中的 NO_2,并不是 100% 地生成亚硝酸,还有一部分生成硝酸,生成硝酸的部分不能参与显色反应。用标准 NO_2 气体实验测知,NO_2(气)→$NO_2{}^-$(液)的转换系数为 0.76,因此在计算结果时需除以该系数。

(二)测定

(1)标准曲线的绘制:用亚硝酸钠标准溶液配制系列标准溶液,各加入等量吸收液显色、定容,制成标准色列,于 540nm 处测其吸光度及试剂空白溶液的吸光度,以经试剂空白修正后的标准色列的吸光度对亚硝酸根含量绘制标准曲线,或计算出单位吸光度相应的 NO_2 微克数(BS)。

(2)试样溶液的测定:按照绘制标准曲线的条件和方法测定采样后的样品溶液吸光度,按下式计算气样中 NCX 的含量。

$$NO_x = (NO_2, mg/m^3) = \frac{(A-A_0)? B_s}{0.76? V_n}$$

式中:A:试样溶液的吸光度;

A_0:试剂空白溶液的吸光度;

V_n:换算至标准状态下的采样体积(L)。

（三）注意事项

(1)吸收液应为无色,若显微红色,说明已被亚硝酸根污染,应检查试剂和蒸馏水的质量。

(2)吸收液长时间暴露在空气中或受日光照射,也会显色,使空白值增高,应密闭避光保存。

(3)氧化管适合在相对湿度30%～70%条件下使用,应经常注意是否吸湿引起板结或变成绿色而失效。

三、化学发光法(自动监测法)

（一）原理

某些化合物分子吸收化学能后,被激发到激发态,再由激发态返回至基态时,以光量子的形式释放出能量,这种化学反应称为化学发光反应。利用测量化学发光强度对物质进行分析测定的方法称为化学发光分析法。

NO_x可利用几种化学发光反应测定,其中最常用的是以臭氧作为反应剂的化学发光反应。

$NO + O_3 \rightarrow NO_2{}^* + O_2$

$NO_2{}^* \rightarrow NO_2 + h\nu$

该反应的发射光谱在600～3200nm范围内,最大发射波长为1200nm。

反应产物的发光强度可用下式表示:

$$I = K? \frac{c(NO)? c(O_3)}{c(M)}$$

式中:I:发光强度;

$c(NO)$、$c(O_3)$:分别为NO和O_3的浓度;

M:参予反应的第三种物质浓度,该反应用空气;

K:与化学发光反应温度有关的常数。

如果O_3是过量的,而M也是恒定的,则发光强度与NO浓度成正比,这是定量分析的依据。但是,测定NO_x总浓度时,需预先将NO_2转换为NO。

（二）NO_x化学发光自动监测仪

化学发光分析法的特点是:灵敏度高,可达10^{-9}级,甚至更低;选择性好,对于多种污染物质共存的大气,通过化学发光反应和发光波长的选择,可不经分离有效地进行测定;线性范围宽,通常可达5～6个数量级。为此,在环境监测、生化分析等领域得到较广泛的应用。根据该方法的原理已经研发了化学发光NO_x自动监测仪,可以测定大气中NO、NO_2及其总浓度。

（谷晓琳）

第三节 一氧化碳的测定

一、概述

一氧化碳(CO)是大气中主要污染物之一,主要来自石油、煤炭燃烧不充分的产物和汽车排气;一些自然灾害如火山爆发、森林火灾等也是来源之一。

CO是一种无色、无味的有毒气体,燃烧时呈淡蓝色火焰。它容易与人体血液中的血红蛋白结合,形成碳氧血红蛋白,使血液输送氧的能力降低,造成缺氧症。中毒较轻时,会出现头痛、疲倦、恶心、头晕等感觉;中毒严重时,则会发生心悸亢进、昏睡、窒息而造成死亡。

测定大气中CO的方法有非分散红外吸收法、气相色谱法、定电位电解法、间接冷原子吸收法等。

二、气相色谱法

(一)原理

大气中的CO、CO_2和CH_4经TDX-01碳分子筛柱分离后,于氢气流中在镍催化剂于(360 ± 10)℃作用下,CO、CO_2皆能转化为CH_4,然后用氢火焰离子化检测器分别测定上述三种物质,其出峰顺序为:CO、CH_4、CO_2。

(二)测定

测定时,先在预定实验条件下用定量管加入各组分的标准气样,测其峰高,按以下公式算定量校正值。

$$K = \frac{c_s}{h_s}$$

式中:K:定量校正值,表示每mm峰高代表的CO(或CH_4、CO_2)浓度(mg/m^3);

C_s:标准气样中CO(或CH_4、CO_2)浓度(mg/m^3);

H_s:标准气样中CO(或CH_4、CO_2)峰高(mm)。

在与测定标准气同样条件下测定气样,测量各组分的峰高(h_x),按下式计算CO(或$CH4$、CO_2)的浓度(c_s)。

$$c_s = h_x \cdot K$$

(三)方法说明

(1)为保证催化剂的活性,在测定之前,转化炉应在360℃下通气8h。

(2)氢气和氮气的纯度应高于99.9%。

三、汞置换法

(一)原理

汞置换法也称间接冷原子吸收法。该方法基于气样中的CO与活性氧化汞在$180\sim200$℃发生反应,置换出汞蒸气,带入冷原子吸收测汞仪测定汞的含量,再换算成CO浓度。置换反应式如下:

$$CO + HgO \xrightarrow{180\sim200℃} Hg + CO_2$$

（二）测定

空气经灰尘过滤器、活性炭管、分子筛管及硫酸亚汞硅胶管等净化装置除去尘埃、水蒸气、二氧化硫、丙酮、甲醛、乙烯、乙炔等干扰物质后，通过流量计、六通阀，由定量管取样送入氧化汞反应室，被 CO 置换出的汞蒸气随气流进入测量室，吸收低压汞灯发射的 253.7nm 紫外光，用光电管、放大器，及显示、记录仪表测量吸光度，以实现对 CO 的定量测定。测量后的气体经碘-活性炭吸附管由抽气泵抽出排放。

先将适宜浓度（c_s）的 CO 标准气由定量管进样，测量吸收峰高（h_x）或吸光度（A_x），再用定量管进入气样，测其峰高（h_x）或吸光度（A_x），按下式计算气样中 CO 的浓度（c_x）。

$$c_x = \frac{c_s}{h_x}? \ h_x$$

（三）方法说明

空气中的 CH_4 和 H_2 在净化过程中不能除去，和 CO 一起进入反应室。其中，CH_4 在测定条件下不与氧化汞发生反应，而 H_2 则与之反应，干扰测定，可在仪器调零时消除。校正零点时，将霍加特氧化管串入气路，将空气中的 CO 氧化为 CO_2 后作为零气。

四、非分散红外吸收法（自动监测法）

非分散红外吸收法被广泛用于 CO、CO_2、CH_4、SO_2、NH_3 等气态污染物质的监测，具有测定简便、快速、不破坏被测物质和能连续自动监测等优点。

（一）原理

当 CO、CO_2 等气态分子受到红外辐射（1～25μm）照射时，将吸收各自特征波长的红外光，引起分子振动能级和转动能级的跃迁，产生振动-转动吸收光谱，即红外吸收光谱。在一定气态物质浓度范围内，吸收光谱的峰值（吸光度）与气态物质浓度之间的关系符合朗伯-比尔定律，因此测其吸光度即可确定气态物质的浓度。

CO 的红外吸收峰在 4.5μm 附近，CO_2 在 4.3μm 附近，水蒸气在 3μm 和 6μm 附近。因为空气中 CO_2 和水蒸气的浓度远大于 CO 的浓度，故干扰 CO 的测定。在测定前用制冷或通过干燥剂的方法可除去水蒸气；用窄带光学滤光片或气体滤波室将红外辐射限制在 CO 吸收的窄带光范围内，可消除 CO_2 的干扰。

测量时，先通入纯氮气进行零点校正，再用标准 CO 气体校正，最后通入气样，便可直接显示、记录气样中 CO 浓度（C），以 ng/ml 计。按下式将其换算成标准状态下的质量浓度（mg/m^3）。

$$CO(mg/m^3) = 1.25c$$

式中：1.25：标准状态下由 μg/ml 换算成 mg/m^3 的换算系数。

（二）非分散红外吸收法 CO 监测仪

非分散红外吸收法 CO 监测仪的工作原理：从红外光源发射出能量相等的两束平行光，被同步电机带动的切光片交替切断。然后，一路通过滤波室（用以消除干扰光）、参比室（内充不吸收红外光的气体，如氮气）射入检测室，这束光称为参比光束。另一束光称为测量光束，通过滤波室、测量室射入检测室。由于测量室内有气样通过，则气样中的 CO 吸收了部分特征波长的红外光，使射入检测室的光束强度减弱，且 CO 含量越高，光强减弱越多。检测室用一金属薄膜（厚 5～10μm）分隔为上、下两室，均充等浓度 CO 气体，在金属薄膜一侧还固定一圆形金属片,距薄膜0.05~0.08mm,两者组成一个电容器,这种检测器称为电容检测器或薄膜微音器。由于射入检测室的参比光束强度大于测量光束强度,使两室中气体的温度产生差异,导致下室中的气体膨胀压力大于上室,使金属薄膜偏向固定金属片一方,从而改变了电容器两极间的距离,也就改变了电容量,由其变化值即可得出气样中CO的浓度值。采用电子技术将电容量变化转变成电流变化,经放大及信号处理后,由指示表和记录仪显示和记录测量结果。

我国生产的非分散红外吸收CO监测仪有多种型号和规格,分别用于大气和废气的监测,最低检出限达$0.1\mu g/ml$。

(谷晓琳)

第四节 臭氧的测定

一、概述

臭氧(O_3)是大气正常组分之一,平流层中的O_3能强烈地吸收紫外线,保护人和其他生态系统免受太阳紫外线的伤害,但对流层中的O_3是大气污染物之一。

O_3具有很强的氧化性和刺激性,能参与NO_x的光化学反应,严重影响大气环境质量。同时O_3浓度增高对人体有多种危害,使眼睛平衡失调,视觉敏感度和暗适应下降;使呼吸道阻力增加、咳嗽、头痛、思维能力下降;可刺激黏膜和损害中枢神经系统,损害免疫系统;加速衰老,诱发癌症。

O_3的自然源主要为太阳辐射和闪电;人为污染源有高压电器放电、紫外灯、电弧、高频无声放电及焊接切割等过程。此外,由于臭氧的氧化性,其已被广泛应用于消毒、灭菌、除臭、脱色等行业,也导致对流层中O_3浓度增高。

O_3的测定方法有分光光度法、化学发光法、库仑原电池法。

二、靛蓝二磺酸钠分光光度法

(一)原理

空气中的臭氧使吸收液中蓝色的靛蓝二磺酸钠褪色,生成靛红二磺酸钠。在610nm处测定吸光度,根据蓝色减退的程度定量空气中臭氧的浓度。

(二)测定

用硅橡胶管连接两个内装吸收液(靛蓝二磺酸钠-磷酸缓冲液)的多孔玻板吸收管,配有黑色避光套,以0.3L/min流量采气5~20L。当第一支管中的吸收液颜色明显减退时立即停止采样。如不褪色,采气量最少不应小于20L。记录采样时的温度和大气压。

采样后,将前后两支吸收管的样品分别移入比色管中,定容到一定体积。以水作参比,在波长610nm下测定吸光度。同时另取未采样的吸收液,作试剂空白测定。以溴酸钾(准确称量)—溴化钾作为O_3标准溶液(以O_3计)配制标准系列。按下式计算O_3的浓度。

$$c = \frac{[(A_0-A_1)+(A_0-A_2)]\times B_s}{V_0}$$

式中:c:空气中臭氧的浓度,mg/m^3;

A_0:试剂空白溶液的吸光度;

A_1:第一支样品管溶液中的吸光度；

A_2:第二支样品管溶液中的吸光度；

B_s:用标准溶液绘制标准曲线得到的计算因子；

V_0:换算成标准状况的采样体积,L

（三）方法说明

(1)空气中二氧化硫、硫化氢、过氧乙酰硝酸酯(PAN)和氟化氢的浓度分别高于 $750\mu g/m^3$、$110\mu g/m^3$、$1800\mu/m^3$ 和 $2.5\mu g/m^3$ 时,干扰臭氧的测定。

(2)采样后的样品应严格避光,于室温暗室存放至少可稳定 3d,20℃以下可以稳定 1 周。

三、化学发光法（自动监测法）

化学发光法灵敏度高、分析速度快、选择性好,WHO 的全球监测系统及许多国家都把化学发光法作为测定空气中臭氧的标准方法。测定 O_3 的化学发光法有乙烯法、罗丹明 B 法和 NO 法。本书仅介绍乙烯法。

（一）原理

乙烯法是基于 O_3 与乙烯发生均相化学发光反应,生成激发态甲醛,当激发态甲醛回到基态时,发射出 $300\sim600nm$ 的光,峰值波长 435nm,发光强度与 O_3 浓度成正比。其反应式如下：

$$2O_3+2C_2H_4 \rightarrow 4HCHO^*$$

$$HCHO^* \rightarrow HCHO+h\nu$$

（二）乙烯法 O_3 监测仪

乙烯法 O_3 监测仪工作原理：

样品通过聚四氟乙烯导管,经粉尘过滤器吸入反应室与乙烯发生化学发光反应,其发射光经滤光片滤光投至光电倍增管上转换成电信号,经阻抗转换和放大后送入显示和记录仪表显示、记录测定结果。

（谷晓琳）

第二十九章　空气中有机污染物的测定

空气中有机污染物种类很多，主要包括甲烷、苯及其同系物、多环芳烃、甲醛、挥发性酚类、有机磷农药等。根据其易挥发、沸点低的特性，大多数空气有机污染物的首选测定方法为气相色谱法。本章重点介绍甲醛、苯及其同系物的测定。

第一节　甲醛的测定

一、概述

甲醛（HCHO）是一种重要的室内空气污染物。近年来室内装修采用的颗粒板、聚合板等常以脲甲醛树脂做黏合剂，当遇热、潮解时会释放出甲醛；化纤地毯、除臭剂和消毒剂的使用也会释放甲醛，引起室内空气污染；香烟烟雾中也含有甲醛，据报道每支过滤嘴香烟的烟气中含甲醛 $20\sim100\mu g$。甲醛对皮肤和黏膜有强烈的刺激作用。甲醛的嗅觉阈为 $CL06\sim1.2mg/m^3$，眼刺激阈为 $0.01\sim1.9mg/m^3$，个体差异较大。长期接触低浓度的甲醛，可致头疼乏力；当甲醛浓度达到 $20\sim70mg/m^3$ 时，可使接触者食欲减退、体重减轻、头疼、心悸和失眠。甲醛还能与空气中的离子性氯化物反应生成致癌物二氯甲基醚，国际癌症研究所已将甲醛列为可疑致癌物。

甲醛的测定方法有酚试剂光度法、乙酰丙酮光度法、变色酸光度法、盐酸副玫瑰苯胺光度法、4-氨基-3-联氨-5-疏基-1,2,4-三氮杂茂（AHMT）光度法等；仪器分析法有示波极谱法、微分脉冲极谱法、气相色谱法和高效液相色谱法等。其中 AHMT 法在室温下就能显色，且 SO_2、NO_2 共存时不干扰测定，灵敏度比上述光度法均好，推荐为室内空气中甲醛卫生检验标准方法。气相色谱法选择性好，干扰因素小，也被推荐为居住区空气和公共场所空气中甲醛的卫生检验标准方法。

二、AHMT 光度法

（一）原理

空气中的甲醛被吸收液吸收后，在碱性溶液中与 4-氨基-3-联氨-5-疏基-1,2,4-三氮杂茂（AHMT）反应，经高碘酸钾氧化生成红色化合物，比色定量。

（二）测定

称取三乙醇胺、偏重亚硫酸钠和 EDTA 溶于水配成吸收液。用内装吸收液的气泡吸收管，以 $0.5L/min$ 流速采气 20L，记录采样时的气温和大气压力。采样结束后，将吸收管溶液转入比色管，并用吸收液定容至一定体积。在样品管和甲醛标准溶液管中分别加入氢氧化钾溶液和 AHMT 溶液，混匀，室温下放置 20min 后加入高碘酸钾溶液，轻轻摇匀 5min 后，在波长 550nm 下测定各管吸光度，绘制标准曲线，根据标准曲线计算甲醛浓度。

（三）方法说明

（1）乙醛、丙醛、丙烯醛等醛类，乙醇、正丙醇等醇类以及大气中共存的 NO_2 和 502 均不干扰测定。

(2)所用试剂需进口,且价格较昂贵,方法成本较高,不适宜在基层单位普及应用。

三、气相色谱法

(一)原理

空气中的甲醛在酸性条件下被吸附在涂有 2,4-二硝基苯肼的 6201 担体上,生成稳定的甲醛腙。用二硫化碳洗脱后,经 OV-1 色谱柱分离,用火焰离子化检测器检测,以保留时间定性,峰高定量。

(二)测定

以涂有 2,4-二硝基苯肼的 6201 担体(60～80 目)为吸附剂,用内装吸附剂的玻璃管采样。采样时,取下采样管两端的塑料密封帽,并将进气口处的玻璃棉取出,加一滴(约 50μl)2mol/L 盐酸于管中的吸附剂上,然后再将玻璃棉填好。

将吸附管的另一端接在空气采样器上,以 0.5L/min 的流速采气 50L。采样后,将吸附管两端的塑料密封帽盖好,记录采样时的气温和大气压力。将采样管中的吸附剂全部转移至具塞试管中,加入二硫化碳,轻轻振摇,浸泡 30min,取一定量洗脱液进行色谱分析。

色谱柱为内装涂渍 OV-1 固定液(聚甲基硅样烷)的 Shimalitew 担体(1.5：100)的不锈钢柱;柱长为 2m,内径为 3mm;柱温为 230℃,气化室温度为 260℃,检测室温度为 260℃,载气(N_2)流量为 70ml/min。

(三)方法说明

(1)空气中的醛类化合物可以分离,本法可以同时测定甲醛、乙醛、丙醛和丙烯醛。

(2)采样时,在采样管中加入少量的 HCl,以催化甲醛与 2,4-二硝基肼发生加成缩合反应生成相应的腙。

（谷晓琳）

第二节 苯、甲苯、二甲苯的测定

一、概述

苯(benzene)、甲苯(toluene)和二甲苯(xylene)主要以蒸气状态存在于空气中,是大气环境和许多污染源中最主要的污染物,一般经呼吸道进入人体。苯及同系物对人体的危害主要表现为对中枢神经和植物神经的麻痹和刺激作用。接触高浓度的苯可引起严重的中枢神经系统损伤,引起虚脱、支气管炎及肺炎,当空气中的苯浓度达到 2％时,吸入 5～10min 即可致死;长时间低浓度接触会对神经系统和造血系统产生不同程度的损害,引起神经衰弱综合征及白细胞、红细胞和血小板的减少,还会引起牙龈出血、黏膜出血并伴有头晕、头痛、乏力、记忆力减退,导致再生障碍性贫血、白血病等。

苯、甲苯、二甲苯三者的蒸气通常同时共存于空气中,因此,一般一次采样,同时分别测定,测定方法为气相色谱法。根据采样过程的差别,又分为直接抽吸法和浓缩吸附法两种。

二、直接抽吸法

(一)原理

当现场空气样品中苯类化合物的浓度含量很高时,可以采用直接抽取法。用注射器或其他气体容器直接抽取现场空气,直接进样,经色谱柱分离,用火焰离子化检测器检测,以保留时间定性,峰高或峰面积定量。

（二）测定

用现场空气抽洗 100ml 注射器 3～4 次，然后抽取 100ml 现场空气，立即密封住注射器进样口，保持垂直放置。取 1ml 样品，直接进样，经色谱柱分离后用火焰离子化检测器检测。色谱条件为柱温 80℃；气化室温度 150℃；检测室温度 150℃；载气为氮气，流量 40ml/min。

取一定量的苯及同系物的色谱纯溶液，注入注射器中，用清洁空气或氮气稀释，于红外烤箱中加热使之完全挥发，混合均匀，配成标准储备气体。用微量注射器取不同量的储备气体，注入容器中，抽取洁净空气或氮气，稀释至所需浓度，配成标准系列气体。

在相同条件下，测定标准气体和样品气体，同时做空白实验。用保留时间定性，样品和空白的峰高（或峰面积）差值定量，根据标准曲线获得苯、甲苯和二甲苯的浓度。

三、浓缩吸附法

当现场样品中苯及同系物的浓度低时，需要用吸附剂采集待测物。用装有多孔聚合物和活性炭等吸附剂的采样管吸附样品中的苯、甲苯和二甲苯，然后将其解析，进行色谱分析。根据解析过程的不同，浓缩吸附法又分为溶剂解析和热解析法两种。

（一）溶剂解析法

1. 原理

用溶剂解析型炭采样管采集样品，活性炭吸附空气中的苯、甲苯和二甲苯，用二硫化碳洗脱后进样，经色谱柱分离后，用火焰离子化检测器检测，以保留时间定性，峰高或峰面积定量。

2. 测定

取下活性炭管两端的塑料密封帽，将出气口一端垂直连接在空气采样器上，采集样品。采样结束后，将采样管两端重新密封，置于洁净容器中运送，样品保存于 4℃ 冰箱中。

将采样管中的活性炭分别放入溶剂解析瓶中，加入二硫化碳，振摇 1min，解析 30min 后，取解析液分析。苯系物的标准溶液可以购买用二硫化碳配制的标准混合物，也可以用色谱纯二硫化碳直接配制。色谱分析条件与直接进样法基本相同。

（二）热解析法

1. 原理

用热解析型活性炭管采样，空气中的苯及同系物吸附在炭管上，加热解析后，进行色谱进样测定。

2. 测定

将采样后的活性炭管放入热解析器中，进气口一端与 100ml 注射器相连，另一端与载气相连。用氮气作为载气，以 50ml/min 流量于 350℃ 条件下解析至 100ml。解析气供测定。色谱条件、标准曲线绘制和样品的测定与直接进样色谱法相同。

四、方法说明

（1）直接进样、溶剂解析、热解析均必须同时作空白样品测定。

（2）直接进样法最低检出浓度：苯为 $0.5mg/m^3$，甲苯为 $1mg/m^3$，二甲苯为 $2mg/m^3$；溶剂解析法最低检出浓度：苯为 $0.05mg/m^3$，甲苯为 $0.05mg/m^3$，二甲苯为 $0.2mg/m^3$；热解析最低检出浓度：苯为 $0.005mg/m^3$，甲苯为 $0.01mg/m^3$，二甲苯为 $0.02mg/m^3$。

（谷晓琳）

第三十章　空气中金属污染物的测定

第一节　汞的测定

一、概述

空气中的汞(mercury)来源于汞矿开采和冶炼,某些仪表制造、有机合成化工等生产过程排放和逸散的废气和粉尘。汞具有较大的挥发性,毒性极大,主要通过呼吸道进入人体,如果皮肤直接接触汞,也可经过皮肤进入人体,易引起头痛、乏力、发热等神经系统及全身症状。目前认为汞的毒性作用机制主要有:汞易与含硫基的蛋白质及酶结合,导致体内数十种酶或膜功能紊乱,从而造成细胞损伤;汞可诱导神经细胞凋亡,诱发脂质过氧化作用,加剧脑组织损伤;Hg^{2+}可以通过与氨基、羟基、磷酸基结合,破坏 DNA 结构的完整性。

大气中汞的测定方法有冷原子吸收分光光度法、冷原子荧光分光光度法、中子活化法等。其中,冷原子吸收分光光度法和冷原子荧光分光光度法应用比较广泛,下面介绍这两种方法。

二、巯基棉富集-冷原子荧光分光光度法

(一)原理

在微酸性介质中,用巯基棉富集大气中的汞及其化合物,反应式如下:

$$Hg^{2+} + 2H-SR \Longrightarrow Hg \begin{matrix} SR \\ \\ SR \end{matrix} + 2H^+$$

$$CH_3HgCl + H-SR \Longrightarrow CH_3Hg-SR + HCl$$

(二)测定

采样后,用 4.0mol/L 盐酸-氯化钠饱和溶液解析汞及其化合物,经氯化亚锡还原为金属汞,用冷原子荧光测汞仪测定总汞的浓度。采样管为一内装巯基棉的石英玻璃管,巯基棉由脱脂棉浸泡于硫代乙醇酸、乙酸酐及硫酸混合液中一定时间,经用水洗至中性、抽滤、烘干制得。

该方法可分别测定无机汞、有机汞及总汞,灵敏度高,但操作较复杂,对试剂纯度要求严格。

三、金膜富集-冷原子吸收分光光度法

(一)原理

采用金膜微粒富集管在常温下富集大气中的微量汞蒸气,生成金汞齐,再加热释放出汞,被载气带入冷原子吸收测汞仪,根据汞蒸气对 253.7nm 光吸收大小,用标准曲线法进行定量。该方法只能测定汞蒸气。

（二）测定

将金膜微粒富集管连接在空气采样器上，使其处于垂直位置（口朝下）采样。用氯化汞标准溶液配制标准系列，依次移如汞蒸气发生瓶内，与汞富集管连接，向汞蒸气发生瓶中加氯化亚锡溶液，产生的汞蒸气随载气进入富集管被富集。取下富集管，插入解析孔内加热解析出汞蒸气，带人测汞仪测定。以系列标准溶液峰高对相应汞含量作图，即得到标准曲线。

将气样富集管插入解析孔内，加热解析汞，随载气进入测汞仪测定，根据峰高从标准曲线上查知汞含量，根据采样体积，计算气样中汞的浓度。

（谷晓琳）

第二节　铅的测定

一、概述

空气中的铅（lead）污染物主要来源于铅矿开采、金属冶炼、印刷业制版、电子工业的焊接、机械工业中电焊等生产过程。铅化合物常用于制造蓄电池、玻璃、搪瓷、油漆、颜料、轴料、防锈剂（铅丹）、橡胶硫化促进剂和塑料稳定剂等。汽油中常加有四乙基铅作为抗爆剂，其燃烧过程生成氧化铅随汽车废气排放到空气中。铅及其化合物主要以粉尘、烟或蒸气形式经呼吸道进入人体，其次是经消化道。铅是一种蓄积性毒物，作用于全身各系统和器官，主要危及神经、造血、消化、心血管系统及肾。目前认为铅中毒机制是引起卟啉代谢紊乱，导致血红蛋白前身血红素合成障碍。

空气中铅的测定方法常用的有二硫腙分光光度法、火焰和石墨炉原子吸收分光光度法、氢化发生原子吸收分光光度法、催化极谱法、电感耦合等离子体发射光谱法等。

原子吸收分光光度法已颁布为居住区空气和作业场所空气中铅的卫生检验标准方法。原子吸收光谱法操作简单，快速而准确。二硫腙分光光度法适用于生产和使用铅的现场空气样品中铅的测定，也是作业场所空气中铅的卫生检验标准方法之一。

二、石墨炉原子吸收光谱法

（一）原理

用微孔滤膜采集已知体积的空气样品，将样品用硝酸-高氯酸消解后，在283.3nm波长下，用石墨炉原子吸收法测定铅含量。

（二）测定

将微孔滤膜安装在采样夹内，采集空气样品。将采样后的微孔滤膜用硝酸-高氯酸消解后，转移至容量瓶内，定容，混匀。同时用未采样的滤膜，作空白对照。配制铅标准系列溶液，将原子吸收分光光度计调至最佳工作状态，测定标准溶液、样品溶液、空白溶液的吸光度值，由标准曲线计算铅含量。

（三）方法说明

(1)样品消解后，应将酸挥干，否则会因样品溶液的酸度过高，影响石墨炉的寿命。

(2)样品溶液中若有白色沉淀物，可以离心除去。

(3)玻璃器皿要经(1+1)硝酸浸泡过夜，然后用去离子水冲洗。

三、二硫腙分光光度法

(一)原理

用微孔滤膜采集空气中的铅尘、铅烟,经硝酸溶解后,在 pH8.5～11.5 溶液中铅离子与二硫腙反应生成二硫腙铅红色配合物。用三氯甲烷提取后,在 520nm 处测定吸光度,标准曲线法定量。

(二)测定

在采样点,用装好微孔滤膜的采样夹采样。同时将装好微孔膜的采样夹带至采样点,除不连接空气采样器采集样品外,其余操作同样品,作为样品的空白对照。将采过样的滤膜放入烧杯中,加入硝酸,在电炉上缓缓煮沸约 30min,将溶液定量转移入具塞比色管中。用少量水洗涤烧杯中的滤膜及烧杯内壁,洗涤液一并转入比色管中。溶液冷却后,再用硝酸稀释至一定体积。摇匀后,取一定量的样品溶液于另一具塞比色管中,供测定。

样品显色过程分为两种,一种是在绿色二硫腙与红色二硫腙铅共存下测定吸光度,称为混色法。将铅样品溶液和标准溶液分别加入不同的分液漏斗,向漏斗中加入柠檬酸铵溶液、盐酸羟胺溶液和酚红溶液,摇匀;用氨水调至溶液呈红色(pH9～10);加入适量氰化钾溶液,摇匀;准确加入一定量的二硫腙三氯甲烷溶液,振摇,静置分层,弃去水层,将三氯甲烷层经脱脂棉过滤到比色皿中,于 520nm 波长下,以三氯甲烷为参比,测定吸光度。另一种是单色法,先用氰化钾-氨溶液洗脱液洗去绿色的二硫腙后,再测定吸光度。具体操作过程是向混色法所得的三氯甲烷层中加入氰化钾-氨溶液洗脱液,振摇,静置分层,弃去水层,必要时可以再洗一次;向三氯甲烷层中加入无水硫酸钠脱水,或经脱脂棉直接将三氯甲烷层过滤到比色皿中,余下过程与混色法相同。

(三)方法说明

(1)本法所适宜的酸度条件为 pH8.5～11.5,必须严格控制溶液酸度在此范围内,否则会影响测定结果的准确性。

(2)本法所用的试剂空白应低,否则必须提纯。二硫腙易氧化,必须置于棕色瓶中低温储存。

(3)单色灵敏度较高,但在洗涤过程中铅可能损失,影响测定结果的准确度;混色法没有经过洗涤操作,没有损失铅,但二硫腙的浓度和用量易影响方法的准确度。

(谷晓琳)

第三节　锰的测定

一、概述

锰是自然界分布较广的元素,存在于各种矿物质中。各种锰矿石的开采、加工、冶炼过程均可产生大量的锰尘和锰烟。锰矿材料被广泛应用于氧气、氯气的制造,锰色素、船舱油漆、玻璃脱色及陶瓷工业,干电池、催干剂、水泥制品等行业,都会产生锰的污染。

锰的低价氧化物比高价氧化物毒性大。空气中的锰及其化合物主要以粉尘及锰烟的形式经呼吸道进入人体肺泡壁,经淋巴管进入血液与蛋白质结合,从血液中转移到富有线粒体的细胞中,并以难溶磷酸盐的形式蓄积在脑、肝、胰、肾、骨骼、淋巴结和毛发中。体内的锰主要经胆汁排人肠道随粪便排出,尿中也排出少量。毛发也可排出锰,但极缓慢。职业性锰中毒主要为慢性,常见表现为神经系统症状,有四肢麻木、疼痛或肌肉痉挛,进一步发展则出现典型的锥体外系统损害的症状。

二、磷酸-高碘酸钾分光光度法

(一)原理

用微孔滤膜采集空气中锰及其化合物,经硝酸-高氯酸消解后,在磷酸溶液中,锰离子被高碘酸钾氧化成紫红色高锰酸盐;在530nm波长下测量吸光度值,标准曲线法定量。反应方程式为:

$$2Mn^{2+} + 5IO_4^- + 3H_2O \rightarrow 2MnO_4^- + 6H^+$$

(二)测定

在采样点,用装好微孔滤膜的采样夹采样。同时将装好微孔膜的采样夹带至采样点,除不连接空气采样器采集样品外,其余操作同样品,作为样品的空白对照。将采过样的滤膜放入烧杯中,加入硝酸—高氯酸消化液,加热消解,待消化液基本挥发干时取下,稍冷后用磷酸溶液溶解残渣,并将其定量转移入具塞比色管中,稀释至刻度,摇匀,备用。

在比色管中分别加入一定量的锰标准溶液和磷酸,配置标准系列。向各标准管、样品管和空白管中加入适量的高碘酸钾,于沸水浴加热一定时间;取出冷却后,在530nm波长下测定各管吸光度。样品管的吸光度数值减去空白管的吸光度数值后,由标准曲线计算样品锰含量。

(三)方法说明

(1)三价铁离子可产生黄色干扰测定,加入磷酸后,可消除干扰。

(2)铬离子也会产生干扰,可以用过氧化氢使高锰酸钾的颜色褪去后,测定铬的吸光度数值,然后从总吸光度中扣除铬的吸光度,消除铬的干扰。

三、石墨炉原子吸收分光光度法

(一)原理

用微孔滤膜采集空气中锰样品,以硝酸-高氯酸消解后,在279.5nm波长下,用石墨炉原子吸收分光光谱法测定。

(二)测定

采样过程同上述磷酸-高碘酸钾分光光度法。将采过样的滤膜用硝酸-高氯酸消解后,转移到具塞刻度比色管中,稀释至刻度,摇匀,供测试用。配制系列标准溶液,备用。

将原子吸收分光光度计调节至最佳测试条件,分别测定标准系列、空白溶液和样品溶液的吸光度,绘制标准曲线。用样品吸光度减去空白对照吸光度值后,根据标准曲线计算锰浓度。

(三)方法说明

若样品中有白色沉淀,可离心除去。

(谷晓琳)

第三十一章　空气中有毒物质快速测定方法简介

第一节　快速测定的目的及特点

快速测定就是使用简便的操作方法或用可携带的仪器在现场及时测定有害物质浓度的方法。在某些情况下,如突然发生泄露故障时,急需判明有害物质的瞬间浓度的高低和危害时,只有采用简便快捷的分析测定方法才能满足现场测定的需要。

同常规监测相比,快速测定的特点为:

(1)快速测定着重于现场分析,速度快,因此它必须具备操作简便、便于携带、反应快速、采样量少等特点,同时具有一定的准确度。

(2)受本身条件的限制,不能完全达到常规测定方法的灵敏度、准确度。因此快速测定通常是定性或半定量测定方法。

(谷晓琳)

第二节　快速测定方法的分类

根据测定原理不同,快速测定方法分为以下四种:

一、检气管法

检气管一般为内装一定量检测剂(压紧)、两端熔封的、内径为 $2\sim4mm$ 的玻璃管。使用时将两端切开,用采样器将一定量的试样空气导入其中,试样空气中的特定气体与检测剂反应使检测剂显色,根据检测剂的显色测定气体浓度。其中检测剂是吸附了显色试剂的精制硅胶、活性氧化铝、玻璃粉等经过干燥处理的细粉,空气中特定成分的气体能与其中的显色试剂发生显色反应。

检气管法适用于测定空气中的气态或蒸气态物质,但不适合测定形成气溶胶的物质。该方法具有现场使用简便、测定快速、便于携带并有一定准确度等优点。每种检气管有一定的测定范围、采气体积、抽气速度和使用期限,需严格按规定操作才能保证测定准确度。

二、试纸法

试纸法是以试纸为反应介质,空气中待测物质与试剂在试纸上发生颜色反应,显色后比色定量。

常用的试纸法有两种,一种是将被测气样作用于被试剂浸泡的滤纸,使试样中的待测物质与试纸上的试剂发生化学反应而产生颜色变化,与标准色列比较定量;另一种方法是先将被测水样或气样通过空白滤纸,使被测物质吸附或阻留在滤纸上,然后在滤纸上滴加或喷洒显色剂,据显色后颜色的深浅与标准色列比较定量。前者适用于能与试剂迅速反应的物质,如大气中硫化氢、汞等气态和蒸气态有害物质及水样的 pH 值等;后者适用于显色反应较慢的物质和大气中的气溶胶。

三、溶液法

溶液法是将一系列不同浓度待测物质的标准溶液分别置于质料相同,高度、直径和壁厚一致的平底比色管(纳氏比色管)中,加入显色剂并稀释至刻度,经混合、显色后制成标准色列(或称标准色阶)。然后取一定体积试样,用与标准色列相同方法和条件显色,再用目视方法与标准色列比较,确定试样中被测物质的浓度。该方法操作和所用仪器简单,并且由于比色管长,液层厚度高,特别适用于浓度很低或颜色很浅的溶液的比色测定。

四、仪器法

仪器法是利用有害物质的热学、光学、电学等特点进行测定,一般灵敏度和准确度都较高,但仪器价格较贵。

(谷晓琳)

第三节 快速测定方法的应用

一、检气管法

常用检气管见表31-1。

表 31-1 常用检气管

检气管	检出限/ $mg \cdot m^{-3}$	抽气量/ ml	抽气速度/ $ml \cdot s^{-1}$	颜色变化	试剂	测定方法
一氧化碳	$10\sim6$	$450\sim500$	$1.5\sim1.7$	黄→绿→蓝	硫酸钯、钼酸铵、硫酸、硅胶	比色
一氧化碳	25	100	1.5	白→绿	发烟硫酸、硅胶、五氧化二碘	比长度
二氧化碳	400	100	0.5	蓝→白	百里酚酞、氢氧化钠、氧化铝	比长度
二氧化碳	10	400	1	棕黄→红	亚硝酸铁氰化钠、氧化锌、乌洛托品、陶瓷	比长度
硫化氢	0.5×10^{-6}	100	1	白→褐	乙酸铅、氯化钡、陶瓷	比长度
氯	0.1×10^{-6}	100	1	灰白→橙黄	光素、碘化钾、碳酸钾	比长度
氢	0.2×10^{-6}	1000	0.8	橘黄→灰蓝→消退	百里酚蓝、乙醇、硫酸、硅胶、氢氧化钾	比长度
氧化氮	10	100	1	白→绿	百里酚蓝、乙醇、硫酸、硅胶	比长度
氰化氢	0.1×10^{-6}	100	2	白蓝绿	联邻甲苯胺、硅胶	比长度
砷化氢	$0.5\mu g$	还原气化后测定		白→黑紫	联邻甲苯胺、硫酸铜、硅胶	比长度
汞	0.1	500	1.7	灰黄→淡橙	三氯化金、硅胶	比长度
乙烯	0.01×10^{-6}	6m	1.7	淡黄→深蓝	硫酸钯、钼酸铵、硅胶	比色
苯	0.1×10^{-6}	5100	1	白→紫褐	发烟硫酸、多聚甲醛、硅胶	比长度

二、试纸法

常用比色试纸见表31-2。

表 31-2　常用比色试纸

被测物质	试纸比色试剂	颜色变化
一氧化碳	氯化钯	白色→黑色
二氧化硫	亚硝基五氰络铁酸钠＋硫酸锌	浅玫瑰色→砖红色
二氧化氮	邻甲联苯胺(或联苯胺)	白色一黄色
光气	(1)二甲基苯胺-＋对二甲氨基苯甲醛＋邻苯二甲酸二乙酯 (2)硝基苯甲吡啶＋苯胺	白色→蓝色白色→砖红色
硫化氢	醋酸铅	白色→褐色
氟化氢	对二甲氨基偶氮苯胂酸	棕色→红色
氯化氢	甲基橙	黄色→红色
臭氧	邻甲联苯胺	白色→蓝色
汞	碘化亚铜	奶黄色→玫瑰红色
铅	玫瑰红酸钠	白色→红色
二氧化锰	p,p 四甲基二胺基二苯甲烷＋过碘酸钾	紫色→蓝色

三、溶液法

常用溶液见表 31-3。

表 31-3　常用溶液

被测物质	所用主要试剂	颜色变化
氮氧化合物	对氨基苯磺酸、盐酸萘乙二胺	无色→玫瑰红色
二氧化硫	品红、甲醛、硫酸	无色→紫色
硫化氢	硝酸盐、淀粉、硫酸	无色→黄褐色
氟化氢	硝酸锆、茜素磺酸钠	紫色一黄色
氨	氯化汞、碘化钾、氢氧化钠	红色→棕色
苯	甲醛、硫酸	无色→橙色

四、仪器法

常用仪器见表 31-4。

表 31-4　常用仪器

仪器种类	检测气体
热学式气体测定器	甲烷、一氧化碳、硫化氢、乙炔、氢气
紫外线气体测定器	一氧化氮、二氧化氮、二氧化硫、臭氧、气态汞
红外线气体测定器	一氧化碳、二氧化碳、一氧化氮、二氧化氮、二氧化硫、氨气、甲烷等
电导式气体测定器	一氧化碳、二氧化碳、二氧化硫等
库仑式气体测定器	氯气、二氧化硫、硫化氢、氧化氮
定电位电解式气体测定器	氟、氯化氢、氨、一氧化碳、硫化氢、二氧化硫、甲醛、乙烯

（谷晓琳）

第三十二章 数字化乳腺 X 线摄影

1980 年后,美国和欧洲国家陆续开始使用乳腺 X 线摄影进行乳腺癌筛查,通过早期发现、早期治疗,病死率下降约 30%。2000 年以来,X 线摄影进入数字化时代。由于成像方法的根本改变,为乳腺 X 线摄影机的发展带来了新的契机。新型 X 线乳腺摄影机具有优质图像、更低的辐射剂量、高效的工作流程等优点,为发展新的技术提供了可能性。

第一节 乳腺的解剖特征

由于人种的差别,我国妇女乳房一般较小,脂肪组织少,因此自然对比较小。对青年妇女而言,因腺体阴影浓密,中间夹杂的微小病灶常不易显示。此外,乳腺随着内分泌的周期性变化,乳房的结构密度也不断改变。因此摄影技术方法(包括器材的选用)与摄影效果密切相关。乳腺内各组织密度对比见表 32-1。

表 32-1 乳腺内各组织密度

		密度(g/cm^3)	吸收系数(cm^{-1})
	腺体	1.035	0.80
乳腺组织	脂肪	0.930	0.45
	皮肤	1.090	0.80
均匀乳腺		0.980	0.62
目标物	乳腺肿瘤	1.045	0.85
	钙化灶	2.200	12.50

乳房主要由腺体和脂肪组织构成,整体组织密度及吸收系数近似,结构纤细,必须获取高对比度图像,才能清晰分辨乳腺各种组织及病变,在影像技术中被公认为显示要求精度最高的技术。

此外,X 线本身具有辐射损害。乳腺作为性腺之一,对辐射损害敏感,在人生整个生命周期中,需要定期检查,因此必须充分考虑辐射损害的累积效应,检查剂量越低越好。

(冯磊)

第二节 乳腺 X 线图像质量的关注要点

一、图像的空间分辨力

乳腺摄影的图像分辨力取决于像素尺寸。乳腺平板探测器的像素尺寸,从最早的 $100\mu m$(700 万像素)逐步缩小到 $85\mu m$(1000 万像素)、$70\mu m$(1200 万像素),以及目前最小的

$50\mu m$(2800 万像素)。由于单纯从无限缩小像素尺寸着手,一定程度上需增加辐射剂量。为了能两者兼顾,目前的 50pm 像素尺寸已是乳腺摄影最合适的像素尺寸。据此,进一步提高图像质量的有效途径应从提高探测器的量子探测效率(QDE)着手。

二、图像的低对比度分辨力

由于乳腺正常解剖结构与病变之间的吸收差异甚小(表 32-1),所以图像的对比度分辨力尤为重要。目前高精度的乳腺 X 线摄影机可达 15bit(32768×32768),使图像显示的精度更高。

三、能量区分能力

用于物质鉴别的能量区分能力,能够在一次扫描内实现双能量成像并进行物质鉴别。目前主要应用于:

(1)基于能量成像的乳腺密度定量分析。

(2)基于能量成像的病灶特征鉴别。

(冯磊)

第三节　乳腺成像链的进展

一、乳腺摄影 X 线管靶材料的发展过程

(一)钼/钨两种靶材料的不同技术条件

早在 1969 年,法国科学家格罗(Gros)首先将钼靶 X 线管应用于乳腺摄影。在钼靶 X 线机问世前,也曾采用常规钨靶 X 线机进行乳腺摄影,但效果不理想。原因在于当时的影像记录递质是 X 线胶片。受制于胶片感光特性,动态范围仅 2 个数量级,无法记录全部信息。1973 年我国试制成功国内第一台钼靶 X 线摄影机。由于传统 X 线摄影技术中,胶片作为载体其动态范围小,对于钨靶 X 线获取的信息不能记录与反映,因此选用低强度的钼靶作为 X 线源是一重大进步。由此,钼靶 X 线摄影在相当长的时期内被公认为检查乳腺癌的有效方法,特别对显示中老年妇女腺体部分退化的乳房对比良好。但钼靶 X 线摄影对密实型乳房的细节显示效果差,且辐射剂量较高。为此,又重新开始研究钨靶 X 线摄影,其首要的基础条件是开始启用数字化成像技术,数字化摄影探测器的动态范围远较钼靶时代的增感屏-胶片系统宽泛,从而为重新采用钨靶提供必要的技术条件。

(二)技术条件改变,新技术的应用成为可能

影像设备的改进使乳腺摄影影像链的构成产生重大变化。

(三)需求变化,促进技术创新

在钼靶乳腺 X 线摄影机的基础上增加钨靶,主要是针对致密型乳腺摄影的要求,在多年的临床实践中,发现钼靶对密实型乳房的检查效果差。尤其是亚洲女性,致密型乳腺的人数较欧美国家女性多,而钨靶射线对致密型乳房及正在进行放射治疗及性激素治疗的妇女及一些典型的硬质乳房,具有良好的穿透力。因为钨靶 X 线能量比钼靶高,穿透力更强,它能在保证图像质量的前提下,减少受检者 40%～60% 的辐射剂量。

(四)钼/钨双靶技术,成为乳腺 X 线摄影的主流

钨靶优势存在的同时,钼靶仍是目前应用最广泛的乳腺摄影 X 线源。对于脂肪较多、组

织较疏松的乳腺而言,钼靶 X 线为检查首选。因此,钼/钨双靶设计的乳腺功能为临床提供全面的应用选择。钼/钨双靶的乳腺机,尤其适用于国内大规模临床筛查的应用需求。加上不同的滤片组合(钼/钼、钼/铑、钨/铑),对于不同受检者,可有不同的选择。

此外,钨靶与非晶硒平板探测器及光子探测器结合应用,在诊断乳腺微小钙化灶方面存在明显优势。相比于钼靶 X 线结合传统胶片,后者由于穿透射线少,信号弱,图像对比度较低,当乳腺组织致密或厚度较大时,很难获得足够灰度信息的图像。而非晶硒平板探测器及光子探测器对于较低管电压值钨靶射线的吸收良好,信号强,能使图像分辨力显著提高,从而显著提高诊断的敏感性。近年来,进入临床应用的各种新型探测器件及优化的图像处理软件有效提高影像的采集速度,从而缩短了检查时间,可较传统器件成像速度提高一倍,同时能减少乳腺压迫造成的不适感觉。

数字乳腺机重新引入钨靶,还具有可扩展数字乳腺断层融合摄影(iDBT)的优越性。这种成像方式使乳腺摄影由单点;静态的二维成像阶段进入多点动态的三维成像阶段。乳腺 X 线三维断层摄影通过对乳腺进行不同角度多次投照,并由系统重建得到三维容积数据,最终克服平面摄影的局限性,传统乳腺摄影所固有的组织重叠效应得以减轻或消除,有利于乳腺癌的早期检测,从而争取最佳治疗时机。

二、探测器的发展

(一)非晶硒材料平板探测器

乳腺平板探测器的材料,采用的是非晶硒材料。在低于 40kV 的低能量 X 线摄影时,非晶硒材料的 X 线转换利用率高于非晶硅材料。由于乳腺摄影通常采用低于 40kV 的低能量摄影,因此目前乳腺平板探测器采用更适合乳腺摄影的非晶硒材料。

(二)光子探测器

具体见本章第六节"光子计数数字化乳腺 X 线摄影"。

三、滤片的发展

在普通 X 线摄影时,滤片的用途是预先吸收对成像无重要影响,但被受检者吸收的 X 线谱中的低能(长波)部分。一般而言,过滤量大,X 线束的平均能量也大,在一定的曝射参数下,受检者的吸收剂量就降低。在乳腺摄影中,不仅需要吸收 X 线谱中无用的低能部分,另外在成像器件能满足应有照射量的前提下,X 线有效波段的平均能量越小越好(即 X 线越软越好)。因此,乳腺摄影应采用吸收限滤片,例如乳腺摄影一般采用吸收限为 0.0619nm 的钼滤片,它能使波长为 0.062~0.075nm 波段以外的 X 线有较大的减弱,而钼的特性谱线所受影响相对较小。另外,0.035~0.075nm 波段的 X 线平均能量较不加滤片时更小,也即射线更软。实践证明,钼靶 X 线管采用钼滤片也非最佳组合,因为大于 0.075nm 的大量 X 线,对成像作用不大,却被受检者的软组织吸收,未起到预先吸收的作用。为此,临床上也有应用 0.025nm 铑作为滤片的。不同的阳极靶与不同的滤片组合应用的 X 线谱。

(冯磊)

第四节 图像后处理技术

图像后处理技术是获取有效诊断信息的重要手段,随着软硬件技术的快速发展,乳腺成像的后处理技术也得到不断改进。

一、钙化点增强

专门针对早期乳腺癌微钙化点的增强,可有效提高对钙化的形态及分布的显示。

二、多目标频率处理

多目标频率处理,通过对不同频率范围的信号分别做增强处理,不破坏组成图像的结构,自然地显示不可视区域,改善诊断图像质量。

三、蒙片功能

传统乳腺摄影片在灯箱观片时必须采用遮幅技术,目前最新的乳腺后处理工作站可采用电子遮幅手段,包括水平蒙片、垂直蒙片及倾斜蒙片等多个方式,减少来自图像周边的负效光,让医师的注意力集中在局部感兴趣区域,从而提升医师对局部细节的解读能力。

四、背景空气抑制功能

在调整窗宽窗位或者图像翻转反黑白相时,只调整乳腺组织图像,背景保持黑色不变,从而增强医师对目标物的视觉敏感度。

五、多种同步处理功能

通过同步缩放、同步移动、同步窗宽窗位、同步放大镜等多种同步处理功能,让左右侧乳腺同步调整,从而方便医师实现左右侧乳腺同步对比诊断。

六、局部对比度改善

通过提高目标区域的局部对比度,让医师注意力集中到感兴趣区域,从而达到清晰显示局部细节的效果。

七、改善图像显示映射曲线表

通过应用不同的 LUT 曲线对图像进行处理,获得不同的图像效果,使之达到图像优化目的。

(冯磊)

第五节 乳腺断层融合技术

近年来应用较广泛的数字化乳腺断层融合摄影是乳腺摄影一种新的技术方法。

一、成像原理及优越性

DBT 最主要的临床优势在于消除二维影像中重叠组织对乳腺疾病诊断的干扰。因为在传统二维乳腺影像中,常由于不同类型和吸收特性的组织重叠在一幅图像中,病变部位被其他结构遮盖而影响辨认。另外,正常乳腺组织也可能由于重叠效应而导致形成类似肿块的假象。通过 DBT 技术获得的断层图像可避免因重叠效应而导致的误诊。

在乳腺三维断层成像过程中,X 线管在一个弧形范围内匀速移动,采集一系列不同角度生成的图像。这些从不同角度获得的原始图像在计算机中重建成断层图像,可供单幅阅读或动态显示。通过观察这些图像可清晰地辨识病灶。

二、DBT 的技术模式及临床应用

(一)双模式断展融合

新型的 DBT 系统具有两种断层采集模式,分别为小角度扫描模式(ST)和大角度扫描模式(HR)。前者受检者乳腺平均腺体剂量更低,同时扫描时间更短,适用于门诊检查或筛查。后者凭借其高 Z 轴分辨力,适用于乳腺检查及鉴别诊断。

(二)双模式图像后处理

新型的 DBT 还提供两种不同图像后处理模式,供临床选用:

(1)高对比度模式:通过高对比度图像,有利于显示隐藏于腺体内的肿块,减低隐匿性癌症的漏诊率。

(2)高分辨力模式:图像处理更偏重于图像细节显示,适用于显示微小病灶,如微钙化和针尖样毛刺。

(冯磊)

第六节　光子计数数字化乳腺 X 线摄影

光子计数数字化乳腺 X 线摄影系统(PDMS)于 2003 年起应用于临床。

一、扫描结构与方式

PDMS 的扫描结构,由 X 线管、前准直器、后准直器和光子计数探测器组成。扫描过程中 X 线管产生的扇形 X 线束在散射线屏障内传输,抵达前准直器后被转换为若干束等距射线,穿透乳腺组织后,由后准直器转换为与探测器相匹配的射线束,最后被探测器接收而完成信号采集。其中,探测器与准直器均为多狭缝结构,且呈平行排列,该结构不仅有利于降低散射辐射和噪声,同时还使得扫描过程中 X 线间断投射于乳腺组织,整个系统的 X 线输出呈脉冲式。这种脉冲式 X 线的发射形式较传统的连续发射方式所产生辐射剂量会大幅降低。

而扫描结构中最关键的组件—光子计数探测器则由等距晶体硅条构成,每一硅条背面均与应用型专用集成电路(ASIC)元件相连。当 X 线抵达探测器后,会激发晶体硅产生电子-空穴对,电子-空穴对在加于硅条的高压电场下形成脉冲信号,最终由 ASIC 元件采集处理。ASIC 元件由前置放大器、整流器、比较器以及计数器构成,通过设置阈值的方式有效过滤噪声,最终获取高低两种不同能级的 X 线脉冲计数,直接应用于数字化处理。因为光子计数探测器在信号处理过程中不涉及累积电荷读出(即 A/D 转换)步骤,故可避免电子噪声干扰,并克服高能级 X 线生成累积电荷权重高于低能级 X 线生成累积电荷而导致的低能级 X 线利用率偏低的问题。此外,光子计数技术还可凭借脉冲高度分析实现能量鉴别。

除光子计数探测器的独特优势,PDMS 的扫描方式也颇具特点。在扫描过程中,X 线管与探测器同步旋转,扇形射线束、前准直器、后准直器以及探测器轨迹均以连续运动的方式构成与 X 线管焦点共轴的弧形。如此,系统能够以类似 CT 的扫描方式获取多次重复成像,有利于解决 X 线使用效率低下、易出现像素缺失等缺陷。

二、自动曝射控制

AEC 技术能自动调控扫描条件以实现最优化辐射剂量。数字化乳腺 X 线摄影系统具有的 AEC 通常：根据乳腺压缩厚度和乳腺组成来估算最优扫描条件，由于乳腺的组成在曝射之前很难预估，因而大部分机器需在正式曝射前经由一个低剂量预曝射来估算最优扫描条件。而 PDMS 的 AEC 技术基于整个；系统的类 CT 扫描方式，采取调节扫描速度以及扫描时间进行辐射剂量和图像质量的实时调整。换言之，当扫描至致密乳腺组织时，AEC 通过增加扫描时间或降低扫描速度的方式实现图像质量的最优化。例如，当扫描至脂肪等疏松组织时，则经由加快扫描速度和减少扫描时间来实现辐射剂量的降低。凭借该技术，PDMS 能够在扫描过程中根据乳腺腺体厚度和密度情况对曝射参数进行实时调整，从而确保曝射准确性以获取最优化的图像质量。

三、临床功能

光子计数探测器的技术特征使系统具有能量区分能力，能够在一次扫描内实现双能量成像并进行物质鉴别。相较于通过两次扫描减影所得的双能量成像技术，前者可以避免由于两次扫描过程中移位导致的伪影配准不良，因此提高扫描精度，并有利于定量分析。

PDMS 乳腺密度定量分析基于双能量分解，通过脂肪和纤维乳腺组织的物质鉴别来测量乳腺密度及厚度，相较于基于像素灰度值的乳腺密度测量方法，克服了依赖乳腺厚度的弊端，能够获取更精确的结果。此外，基于能量成像的病灶特征鉴别则尚处研发过程中，该功能同样基于双能量物质鉴别，旨在乳腺癌筛查项目中自动鉴别囊性和实性病灶，以降低乳腺癌筛查中的漏诊及不必要的重复检查。

综上所述，PDMS 因其独特的扫描结构与扫描方式，可以大幅提高低能级 X 线利用率并降低散射效应，有利于实现低剂量条件下的高质量成像，同时，PDMS 基于能量扫描的方式发展出乳腺密度评估等临床功能。

（冯磊）

第三十三章 乳腺导管造影

第一节 乳腺导管造影检查技术

近年来,随着影像技术的快速发展,疾病的早期检出率和诊断的准确性明显提高。虽然乳腺 X 线检查及 MRI 扫描在乳腺疾病诊治中的应用已非常广泛,且发展迅速,但对乳腺导管内病变的检出,仅凭上述手段有时仍然无能为力。因为导管病变体积甚小,大多触诊阴性,X 线检查很少阳性发现。

1930 年 Riess 及 1937 年 Hicken 利用碘油开始行乳导管造影。到 20 世纪 60 年代初,水溶性造影剂应用后,使乳导管造影方法变得简单、安全、无任何不良反应。导管充盈后能清晰显示导管内细微结构及病变范围,对外科治疗有重要的指导意义。

妇女乳头分泌分为生理性与病理性。前者指妊娠期、哺乳期或青春发育期、妇女月经周期中的短暂乳头分泌;后者常见于非哺乳期的中老年女性,除垂体腺瘤原因导致溢乳外,多提示有乳腺导管病变。病理性乳头溢液为乳腺病变的一种常见症状,约占乳腺疾病的 $5\%\sim10\%$。常见有浆液性、水样、乳汁样或血性。其原因可由于导管扩张,导管内良性、恶性肿瘤,感染或内分泌因素所致。

一、乳导管造影术的器械及物品准备

乳腺导管造影需专用包 1 个,其内有镊子 1 把,4 号半弯钝头鼻泪管冲洗针 2 枚,纱布数块,棉球数个,无菌手套 1 双,一次性 5nL 注射器 1 具,另 75％酒精适量。

二、插管前准备

造影检查时间选择应与乳腺摄影相同,以月经干净后 $3\sim5d$ 最佳,这时乳腺管扩张程度最低。造影前与患者充分沟通,使患者以平静的心理对待检查,消除患者紧张情绪,以保证检查顺利进行。由于乳腺导管造影检查操作多在钼靶 X 线机房内进行,所以检查室应保持卫生清洁,操作空间宽敞,光线充足,造影前最好用紫外线照射消毒 2h。

三、造影剂的选择

造影剂类型:乳腺导管造影所用造影剂与 CT 及肾盂造影相同,有离子型或非离子型。离子型造影剂刺激性大,吸收快,拍第 1 张片时,如果动作不迅速,就可能导致导管树显示不完全,且离子型造影剂性能不稳定,容易出现过敏反应,因此检查前必须做碘过敏试验。非离子型造影剂含碘浓度高,渗透压低,刺激小,乳管较少痉挛,安全性大,一般无过敏反应,而且导管显示清晰。建议尽量选用非离子型造影剂。由于乳管造影所用剂量少,可与 CT 或静脉肾盂造影共用一瓶,但应注意不能使用过期的造影剂,应尽量与 CT 及肾盂造影同时间进行,或间隔短时间内进行。

四、操作方法

患者取仰卧位或坐位,术者戴无菌手套,用 75％酒精棉球常规消毒乳头及其周围乳晕,铺消毒洞巾,轻挤患乳,使乳头有液体流出,识别溢液孔的数量及溢液的性质。若为单侧单

孔或双侧单孔溢液,溢液导管即为造影导管;若为多孔溢液,应分次造影。首次造影选择血性或棕色液体导管为造影导管,其他导管留待 1 周后再行造影检查。若溢液性质相同,则应选择溢液较多的为造影导管。选择好造影导管后,轻轻捏起乳头,将 4 号半钝针头插入溢液的导管口内,用力要轻柔,若插入准确,插入时针头会有空虚突破感,插入深度约 1cm,然后缓慢注入造影剂,一边注入,一边询问患者的感觉,患者有刺痛感时即停止注射,一般注入量小于 1nL。推注完后,立即拍摄乳房 CC 位及 ML 位,必要时加摄 MLO 位,然后挤捏患乳使造影剂排出,并用 75％ 酒精消毒乳头。

五、检查后处理

乳腺导管造影后,嘱患者 2d 内不可洗澡,尽量保持乳头清洁,不要用毛巾擦洗以免发生感染。行乳腺导管造影检查过程中,可能会有小血管损伤,所以检查后几日内,可能出现血性溢液,嘱患者不必紧张,保持清洁,如观察数日仍有溢血,嘱患者入院检查。尽量避免挤压及碰撞乳房,保持心情愉快,避免不良情绪。将针头、器械清洗干净,高压消毒备用。

六、导管造影注意事项及质量控制

(1)乳腺导管造影检查时,患者最大的问题是惧怕疼痛,可恰当地运用心理护理方法,减轻患者心理压力,分散注意力,如采取音乐疗法、自我调节松弛疗法等。

(2)乳头溢液易发生乳腺炎症,检查过程中应严格执行无菌原则,避免发生感染。因患者对疼痛的敏感程度不同,推入造影剂后,有的患者因疼痛紧张出现冷汗、面色苍白、心率加快、甚至休克等不良反应,应注意观察,及时给予适当的处理。如暂停检查、平卧、必要时吸氧,尽量稳定患者情绪,深呼吸、放松心情,不要空腹检查。

(3)入针的手法和深度在检查过程中起着相当重要的作用。不正确的入针方法容易穿破导管壁使造影剂进入导管周围的间隙或间质内,造成造影失败-FFDM 表现为片状及团块状造影剂影,境界欠规整。解决的方法是入针时动作一定要轻柔,顺着溢液孔轻轻插入或滑入,不可用力插入或捻动进入;进针深度应尽量浅,过深可能会刺破导管;另外在注入造影剂前,应尽量嘱患者如果有不适感,用语言告知术者,尽量不要移动乳房以免刺破导管;注射造影剂时,如果有条件尽量由两名术者完成,术者一尽量固定注射针头,术者二推注造影剂,两者协调配合,以免针头移动刺破导管。

(4)造影剂用量是否恰当直接关系到检查的成功与失败。乳腺导管的发育程度、分布走向、分支情况以及各支导管引流的范围有很大的个体差异。因此充盈各支导管对造影剂的量需求也不同。注射时患者的感觉决定造影剂的用量,在和患者交流时,要告知其可能出现的感觉,当患者胀感后,一旦出现刺痛感,立即停止注射造影剂,以免造影剂注射过多进入腺泡内影响观察。一旦造影剂进入腺泡太多,可根据造影剂的多少,延迟 1～3min 再行摄影,由于腺泡内造影剂弥散较导管内快,借以显示导管。遇到肿物堵塞、导管先天短小、或针头抵达导管壁时,可能出现造影剂反流或推动困难现象,此时可适当调整入针深度和方向,并可适当增加注射力度及注入剂量。标准导管造影要求,导管主干及各级分支显影良好,造影剂未进入腺泡内。

(5)造影剂注入前,切记将气体排净,以免气泡进入导管内造成充盈缺损,影响诊断(图 33-1)。

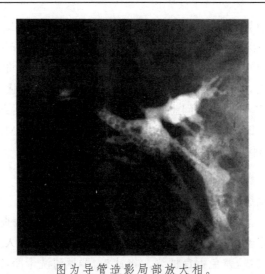

图为导管造影局部放大相。

图33-1 右乳导管内许多气泡影。

（6）部分患者注入造影剂时会有反流，反流的造影剂可能会流到乳腺的其他部位，因此在摄片前一定要将造影剂所接触的乳腺部位皮肤用酒精棉球擦拭干净，以免出现造影剂遗留伪影影响观察，甚至出现类似微钙化的表现，造成误诊。注射器在拔出之前，应尽量一手用酒精棉球堵住乳头，另一手将注射器拔出，以免造影剂由于压力较大喷到术者脸上。

（7）患者进行乳腺导管造影前，应常规摄取乳腺 X 线检查，以免造影剂注入后掩盖微钙化灶，造成病灶的漏诊。

（冯磊）

第二节 正常乳腺导管解剖及造影表现

一、正常乳腺导管解剖

一侧乳腺大致有 15～20 支导管。正常情况，每支主导管有 3～4 支分支导管和若干小分支导管及末支导管构成，管径由 2～3mm 逐级变细。各支导管通畅、舒展，直至末支盲管和小叶。如果将每一次分支导管分别命名，可分成主导管、二级导管、三级导管、四级导管。乳腺导管发育程度、分布走向、分支情况以及各支导管引流腺叶的范围有很大个体差异。

乳腺导管管径变异较大，部分研究者结果可供参考：主导管最大径为 2.5mm，最小径为 0.5mm，平均 1.28mm；二级导管最大径为 2.0mm，最小径为 0.5mm，平均为 0.93mm；三级导管最大径为 1.0mm，最小径 0.2mm，平均为 0.59mm。

二、正常乳腺导管造影表现及分布类型

正常乳腺导管造影的表现：导管自乳头向远端呈由粗变细，束状或树枝样分布，各级导管充盈均匀、边缘清晰、曲度柔软、无压迫、狭窄、僵直、紊乱及中断现象（图33-2），在每一次的分叉处有一短暂的扩大，属正常表现。少数病例，一个乳眼可有两个乳导管，然后再分支。分支多少，个体有所不同。根据造影剂分布可分为下列几个类型：

（1）全支型：从乳头一级导管开始到末支导管止，导管充盈后均匀规则的遍及整个腺体，

此型导管较少见。

（2）多支型：导管充盈后，约占整个腺体面积的四分之三，此型导管最为多见。

（3）少支型：导管充盈后，约占整个腺体面积的一半，此型导管也较为多见。

（4）单支型：导管充盈后，所遍及的面积小于整个乳腺面积的四分之一左右，近乳头的一、二、三级导管较长，多见于乳腺的内侧或外侧，较少见于乳腺的中部，此型最为少见。

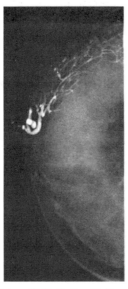

显示导管由乳头向远侧逐渐变细，管壁光整，柔软。且乳腺导管造影单支型分布。CC位显示导管充盈后，所遍及的面积小于整个乳腺面积的四分之一。

图33-2　正常乳腺导管造影表现，单支型分布（患者，女，37岁）

（冯磊）

第三节　乳腺导管扩张症

一、概述

乳腺导管扩张症（MDE）最初由 Bloodgood 于 1923 年提出，文献报道中，MDE 有许多名称，如浆细胞性乳腺炎、粉刺性乳腺炎、导管周围乳腺炎、乳腺分泌性疾病、乳腺静脉曲张瘤等。Dixon 认为，这些命名只是反映了该病不同阶段的表现，将其命名为导管周围乳腺炎/乳管扩张症较为合理。

乳腺导管扩张症是一种良性疾病，表现为乳腺导管扩张，导管周围纤维化及炎症。发病率占乳腺疾病 4.0%～5.0%。其病因尚不清楚，推测认为，多由乳头凹陷畸形，乳腺管上皮不规则增生，分泌功能失常，乳头和乳晕下乳管内有大量脂质的分泌物积聚，引起乳管扩张。乳管内积聚物分解，分解产物刺激乳管周围组织，引起炎症浸润及纤维增生，逐渐扩展累及一部分乳腺组织形成肿块，乳头中可有粉渣样物排出。也有报道本病与细菌感染（尤其是厌氧菌感染）、怀孕及哺乳、吸烟有关。炎症可引起导管弹力支持层的破坏，导致导管扩张。

二、临床表现

乳腺导管扩张症好发于 30～40 岁经产、非哺乳期妇女,另一高发年龄为绝经后的老年女性,也有发生于幼年的个别报道。病变的原因、部位、范围不同,呈现相应不同的临床表现。乳头溢液、乳头内陷、乳晕下肿块、乳晕旁脓肿、乳晕部瘘管等为其主要表现。

乳痛是常见的早期症状,多见于年轻患者,可为唯一症状。据报道乳痛与导管扩张的程度呈正比。

乳头溢液为导管扩张锻常见表现,多为浆液性,有时呈奶油样、绿色或棕色,血性少见。溢液为自发性或多发性,表现为单个或多个乳管溢液。

乳晕下肿块也是导管扩张症的常见表现之一,直径约为 0.6～11cm,常伴有触痛,有时可触及增粗的条索状导管。急性期可有同侧腋窝淋巴结肿大,其特点是质地较软,所痛明显,且随病程缓解而逐渐消退。

乳头凹陷是由于管周的纤维化和收缩所致,常见于老年患者。老年患者也可出现近乳晕区域的乳房橘皮样改变,故临床上可能误诊为乳腺癌。

三、病理表现

(一)肉眼观察

乳头乳晕下方界限不清的肿块,直径 1～5cm,切面灰白相间,可见明显扩张导管,挤压可见棕黄色糊状物溢出。

(二)镜下观察

乳腺导管不同程度的扩张,扩张的导管上皮萎缩变薄,呈单层立方或扁平上皮,有些导管内衬上皮坏死脱落,一些脂类物质充填于管腔内,管周组织坏死及炎症细胞(淋巴细胞、浆细胞、泡沫细胞)浸润,并炎症反应性增生使管壁变厚。

四、影像学表现

(一)FFDM 表现

乳腺导管扩张 X 线检查多数无明显异常发现;或表现为乳晕后边缘欠清的条索状或局灶性非对称影。周围可见增粗血管影或钙化,导管周围的钙化多呈环状,导管内的钙化多呈均匀粗棒状,沿导管走向指向乳头,呈鱼群样分布,少数患者 X 线摄影可见乳头后方导管内气体影。

乳腺导管造影:由于乳腺导管的管径粗细受年龄、月经周期及内分泌影响,且目前导管病理性扩张的数据标准尚未统一,因此很难依据测量宽径作出诊断,而要结合其外形改变来判断。正常导管由乳头向周围逐级变细,各级分支导管发出处略增粗,如果远侧导管比近乳头侧导管变粗,视为导管扩张。导管扩张可以局限或弥散发生。扩张形态呈现不同程度的柱状、囊状、梭形、静脉曲张型或混合型,以柱状扩张为多。导管扩张多见于一、二级导管,扩张的导管可有迂曲,失去正常导管外形,表现为粗细不均匀。若导管被脂膏状分泌物堵塞,可出现导管中断或不显影。

若导管扩张伴导管慢性炎症,表现为导管树不按比例增粗,二级导管显著增宽而末梢导管细若发丝,部分导管树走向紊乱、僵硬或者扭曲。导管内可有炎性分泌物所致的充盈缺损,注意与乳头状瘤鉴别(图 33-3)。

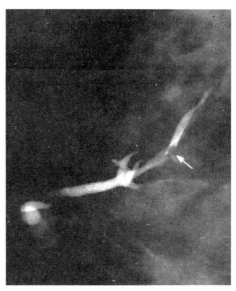

图为导管造影局部放大相,显示导管扩张,管壁僵硬,末梢分支未显示,一分支内见分泌物导致的充盈缺损。术后病理显示导管扩张,管周纤维组织增生及慢性炎性细胞浸润。

图 33-3　右乳导管扩张伴慢性炎症(患者,女,39 岁)

需要注意的是:部分病例由于造影剂太过充盈明显扩张的导管或推注造影剂压力过大导致造影剂弥散于腺泡内等原因,导致导管内微小或贴壁的病灶无法显示而误诊为单纯导管扩张症,因此导管造影联合脱落细胞学及超声检查综合考虑是防止漏诊的关键。

(二)MRI 及超声表现

单纯导管扩张 MRI 显示条状或分支状异常信号影,T_1WI 呈低信号,T_2WI 呈高信号,压脂呈更高信号。扩张导管内无软组织结节信号,增强扩张导管内及周围未见明显强化灶。超声表现为导管保持原走行,呈广泛或局部扩张,管壁回声增强,管腔内全部或部分充满密集点状弱回声或无回声。当导管扩张合并炎症时,管腔内回声强弱不均,部分后壁回声衰减,MRI 显示管壁轻度强化。晚期超声可表现为囊实性肿块样混合回声,边缘欠规则,后方回声不增强,周边可有成角,可能为炎症机化所致。CDFI 显示周边有点状血流信号,内部无血流信号。

五、鉴别诊断

(一)导管内乳头状瘤及导管内乳头状癌

导管内占位常伴导管扩张,需要与导管扩张症鉴别,前者溢液多呈血性或淡黄色,乳晕部有时可触及小结节,后者溢液多清亮。导管造影前者可见杯口样或导管内充盈缺损。导管堵塞时,造影剂无法进入,呈现单个导管截断现象。导管扩张症显示导管连续性好,内无充盈缺损。

(二)乳腺单纯囊肿

乳腺囊性导管扩张症应与单纯囊肿鉴别。囊性导管扩张症可见部分囊壁呈蟹足样,并与扩张的腺管相连,囊壁增厚,回声增粗,囊内见细小光点漂浮。而单纯乳腺囊肿孤立存在,未见明显扩张的腺管与其相连,且囊壁光滑,囊内透声良好。

六、治疗原则与预后

乳腺导管扩张症是良性疾病,可随访观察或手术治疗。手术切除后患者可获得良好效果和预后。乳头溢液为主诉时,应将受累的导管及导管下级病变区做区段切除。

导管扩张伴急性炎症,常为细菌感染,特别是厌氧菌感染。应行抗生素和其他抗感染治疗,甲硝唑类抗厌氧菌药物效果较好。

乳头溢液若为单个乳管,可自乳头扩张之乳管开口处注入美蓝,取放射状切口,将着色之乳管连同其所属的乳腺组织行楔形切除。若为多个乳管溢液或术中发现乳晕下导管普遍扩张,可行乳晕下乳管切除术。乳管纤维内镜对溢液也有一定的治疗作用,对于一些导管扩张合并导管炎患者,经内镜冲洗后,约有 73.3% 的患者停止溢液。

(冯磊)

第四节　以乳头溢液为表现的导管内乳头状瘤

一、概述

导管内乳头状瘤(IDP)是乳腺增生症中多种病理组织学形态中的一种,以导管上皮呈不同形态的导管内增生为主要表现。导管内乳头状瘤虽为良性肿瘤,但癌变率较高,是普通人群的 1.5～2 倍。而且会伴发不典型增生及导管内癌,尤其乳头状瘤病。

二、临床表现

导管内乳头状瘤可见于任何年龄的成年妇女,以 40～50 岁发病者居多,是乳头溢液的最常见原因。以乳头溢液为表现的导管内乳头状瘤多为中心型,常发生于大导管内,单发多见。如病变较大,可在乳晕下扪及肿块,质地较软,挤压时有时可有液体从乳头流出。

乳头溢液可为血性,浆液性或混合性,血性溢液通常为鲜红色。患者一般无乳腺疼痛,当较大肿瘤阻塞乳管时,可导致乳腺疼痛,一旦积液排出,疼痛则明显减轻,甚至消失。

三、病理表现

(1)大体观察:切面灰白、灰黄色,可见导管扩张,腔内可见大小不一的新生物,无包膜,质地不均。

(2)组织及免疫组化:其基本形态是导管上皮和间质增生,并形成较粗的乳头状结构,其中间质较多,表面衬以单层上皮细胞或含有肌上皮的双层细胞,常伴大汗腺化生。免疫组化染色,显示乳头状瘤细胞对 S100、Actin、mysin、GFAP 呈阳性,提示各腺体均有肌上皮细胞。

四、影像学表现

(一)FFDM 表现

乳头溢液的导管内乳头状瘤一般病灶较小,如果没有钙化,FFDM 多数无明显阳性发现,检出率约为 10%～18%。少数表现为乳晕后方小结节影,或迂曲的粗条状扩张导管影(图 33-4)、粗糙不均质钙化、非对称影或结构扭曲。

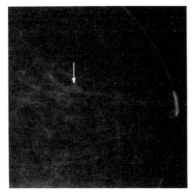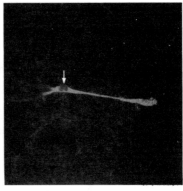

a 为 CC 位 X 线检查,显示左乳后条状导管影,远端局限性增粗;b 为导管造影,显示导管远端腔内充盈缺损。

图 33-4　左乳后下导管内乳头状瘤(患者,女,50 岁)

（二）导管造影表现

导管造影是以乳头溢液为表现的一类病变重要的检查手段,敏感性为 $75\%\sim100\%$,明显高于 X 线摄影,并且为外科手术提供病灶范围及定位,但特异性较低,约为 $6\%\sim49\%$。导管内乳头状瘤可分为管内型和囊内型,以管内型多见,可单发或多发。主要表现为导管内充盈缺损、导管完全梗阻、导管扩张伴扭曲及导管壁不规则。导管内充盈缺损可有以下多种表现:

(1)病变顶端呈杯口状充盈缺损,边缘光整,阻塞近端导管扩张,管壁光整柔软,远端导管阻塞未显影。

(2)病变呈息肉样充盈缺损,边缘可呈分叶或锯齿状,远端导管完全或不完全性阻塞。

(3)病变呈广基局限性生长,附着于导管的一侧壁,远端导管无阻塞现象。

(4)病变呈范围较长的串珠样改变,位于导管内,远端导管完全或不完全阻塞。

(5)病变范围较广,并沿多支导管内连续性蔓延。

(6)多支导管内充盈缺损,病灶相互间不连续,多发充盈缺损以乳头状瘤病多见,部分可伴不典型增生。囊内型乳头状瘤,导管造影显示囊状扩张的导管内圆形、类圆形充盈缺损。

（三）MRI 表现

MRI 对乳头溢液患者是重要的补充检查手段,对乳头状病变的诊断敏感性和特异性,分别为 $60\%\sim95\%$ 和 $44\%\sim85\%$。3.0T 比较 1.5T 具有更高的敏感性及特异性(也有个别文献报道,相比其他影像检查,MRI 对乳头溢液患者不能提供更多信息)。MR1 表现:导管内乳头状瘤 T_1WI 多呈等或低信号,部分由于肿瘤出血而显示高信号。T_2WI 根据出血时间的不同,部分表现为高信号扩张的导管内见低信号结节,这一征象在 T_2 非压脂像更容易显示。增强以乳头后方条或结节强化为主要表现,结节大小约 0.3～7cm,中位 1.57cm。部分呈段样或区域分布不均匀强化,警惕多发或乳头状瘤病可能,动态增强曲线多呈平台或流出型)。MRI 不仅能很好显示病变范围,对鉴别导管内乳头状瘤、血肿及分泌物也较可靠,因为后两者不强化。有时导管扩张是导管内乳头状瘤的 MRI 唯一征象。

（四）超声表现

超声对乳头溢液患者也是重要的诊断手段,明显优于 X 线摄影,敏感性和特异性约为 56%

和75％。IDP的基本声像图表现为导管扩张和导管内结节形成。声像表现分为3种类型：

(1)导管内结节回声伴或不伴导管扩张,伴有导管扩张的病例可显示结节周围新月形液体回声。

(2)囊肿内结节,其囊性部分实为明显扩张的导管,其边缘可见导管状回声与囊肿相连。

(3)实质性回声完全充满管腔,完全实质性回声结节,境界清楚,血流多丰富,周边见细角状或条状回声,与导管走行相同,使结节呈海星征或蝌蚪征。

当乳头状瘤微小时,超声可仅见局部导管扩张而不见结节回声或仅表现为管壁增厚或管腔内透声差。当超声显示导管扩张伴结节时,除了表现为扩张的导管内乳头状结节外,同时可表现为扩张的导管旁见低回声结节,可能为分支内的病变,因此无论导管内或导管旁结节均应高度警惕IDP。超声对病变范围的显示不及MRI。

五、治疗原则

手术是本病唯一有效的治疗方法,手术方式可根据具体情况选择。单发性导管内乳头状瘤,行病变部位导管或区段切除可取得满意效果;对年龄较大、冰冻切片显示上皮增生活跃者,可考虑单纯乳腺切除;对多发性乳管内乳头状瘤,因其常累及多个乳腺导管及小叶,局部切除易致复发,且有恶变倾向,应以单纯乳腺切除为主。对病理证实有癌变者应及时行根治性手术。双侧呈多乳管溢血时,应慎重排除内分泌及血液系统疾病,不宜贸然行双侧乳腺全切除术。随着微创技术的发展,对乳管内乳头状瘤行细胞活检针切割手术,在临床上开始应用,该方法对大导管内微小单发的乳头状瘤较为有效,不适于较大或多发的二级导管以下的乳头状瘤。

(冯磊)

第五节　以乳头溢液为表现的导管内乳头状癌

一、概述

乳腺导管内乳头状癌发病率很低,仅占所有乳腺癌的1％～2％,多见于老年女性,超过50岁的乳头溢液或溢血,恶性风险性大于良性,因此要高度重视。临床血性或浆液性乳头溢液均有恶性病变的可能,其癌变的危险性分别为5～28％和3～35％,也可伴有乳房局部肿块。

二、病理表现

乳腺导管内乳头状癌的病理诊断,需要结合低倍镜和高倍镜下的组织像综合考虑。低倍镜下,肿瘤主要呈现乳头状结构(占90％或以上),乳头轴心大多纤细。而在高倍镜下,乳头被覆上皮为单层腺上皮,腺上皮可以为一层或多层并显著增生;肌上皮细胞层完全消失,即使存在,也应是灶性或不连续。

2003年WHO乳腺癌分类中,把导管内乳头状癌列为乳腺乳头状肿瘤类,按照腺上皮增生排列的方式,可细分为乳头状型、实性型、筛状型及移行细胞型。

免疫表型:肌上皮存在与否以及连续性,是区分良性和恶性乳头状病变或者是原位癌和浸润癌的关键特征。对抗体calponin、SMM、HC和p63进行免疫组化染色,对判断肌上皮细胞是否存在及存在的状况具有决定性的意义。高分子量细胞角蛋白如CK34、CK5/6等在乳腺乳头状癌的表达减少或消失。

三、影像学表现

以乳头溢液为表现的导管内乳头状癌的影像学表现与导管内乳头状瘤或其他恶性肿瘤表现相似,鉴别困难。病变的长径大小、X 线病变密度高低及超声血流情况是良恶性鉴别的主要因素。长径大于 3cm、X 线摄影病变密度较高及超声显示病变伴明显血流等,要更多警惕恶性可能。下列导管造影可提示恶性诊断:

(1)导管内不规则充盈缺损,导管壁失去自然柔软度,变得僵硬,导管膨胀不明显或局部中断造影剂外渗,形成潭湖征。

(2)病变导管突然中断,其断端呈齿状不规则改变,如鼠咬状或刀切样,远端导管不显影,近端导管轻度扩张,有时在病变局部可见钙化、非对称影或小结节。

(3)导管内多发充盈缺损。MRI 不仅对病变的大小或范围显示优于超声或 X 线,结合增强曲线,一定程度上帮助定性诊断。

四、鉴别诊断

(一)乳腺导管内乳头状瘤

乳腺导管内乳头状瘤是乳腺的一种良性肿瘤,可发生于乳腺大导管和终末小导管内,局部完全切除可以治愈。影像表现多数与导管内乳头状癌类似。临床上常表现为乳头血性溢液,也可在乳晕下方触及肿块,但是直径一般不超过 3cm。显微镜下可见两型细胞存在,腺上皮呈错综复杂的树枝状结构,乳头间质发育良好,瘤细胞异型性小,核圆形,少见核分裂,腺上皮增生不形成梁状或筛状结构,无坏死,可见大汗腺化生。免疫组化 SMA、p63 染色,可以明确显示肌上皮细胞层完整存在。临床发病年龄一般小于乳头状癌。

(二)以乳头溢液为表现的导管内癌,导管浸润癌及其他恶性肿瘤

少数乳腺导管内癌及导管浸润性癌也可表现为乳头溢液,溢液多为血性,尤其以导管内癌多见,约占 50 岁以上乳头溢液患者 20% 左右,占年轻患者溢液原因比例较少,约为 7%。影像表现与导管内乳头状癌类似,可表现为导管内局限性不规则充盈缺损、管腔向心性狭窄或偏心性不规则狭窄、管壁僵硬、导管紊乱及结构不清、潭湖征等,局部伴微钙化多提示导管内癌或导管浸润癌(图 33-5)。

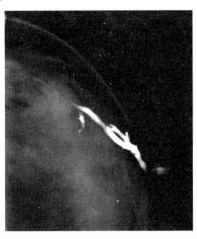

图为导管造影,显示多个导管内充盈缺损,管壁僵硬,局部见微钙化。

图 33-5 左乳外下浸润导管癌(患者,女,44 岁)

五、治疗原则与预后

手术切除为治疗首选。彻底切除肿瘤及其周围部分乳腺组织。通过充分取材,检查病变和周围乳腺组织,以确保导管内乳头状癌被完全切除。不伴有周围乳腺组织 DCIS 或浸润性癌的导管内乳头状癌预后很好,多没有淋巴结转移或由于癌症导致的死亡。若周围乳腺组织有导管内癌或浸润性癌存在,则预后稍差,可发生局部复发或淋巴结转移,需彻底切除肿瘤及其周围部分乳腺组织。

(冯磊)

第三十四章　胃肠道造影检查

医用硫酸钡作胃肠道造影仍是胃肠道疾病理想的初选检查方法,运用数字胃肠机成像系统能连续快速地获取多幅图像,并能进行多种图像后处理,缩短了检查时间,减少了辐射剂量,提高了胃肠造影检查的质量。

第一节　胃肠道基本病变

一、轮廓改变

充满钡剂后的正常消化道轮廓平滑连续,当消化道管壁(特别是黏膜层)发生病变时,即可造成轮廓的改变或管壁改变。常见的轮廓改变有:

(一)隆起

指消化道管壁向管腔内的局限性突起,主要见于肿瘤性病变(如癌、平滑肌源性肿瘤、淋巴瘤、脂肪瘤等),也可见于一些非肿瘤性局限性病变(如炎性息肉、异位胰腺等)。隆起致使消化道局部不能充盈钡剂,这时由钡剂勾画出的消化道轮廓形成局限性的内凹改变,称为充盈缺损。良、恶性隆起各有特点。

(二)凹陷

指消化道管壁的局限或广泛缺损,常见于消化道炎症、肿瘤等。黏膜缺损未累及黏膜肌层时称为糜烂,如缺损延及黏膜下层时则称为溃疡。在钡剂造影检查中,当黏膜面形成的凹陷或溃疡达到一定深度时可被钡剂填充,在切线位 X 线投影时,形成突出于腔外的钡斑影像,称为龛影或壁龛,在正面投影时则表现为类圆形钡斑。

(三)憩室

是消化管壁局部发育不良、肌壁薄弱和内压增高致该处管壁膨出于器官轮廓外,使钡剂充填其内。憩室可发生于消化管任何部位,以食管、十二指肠降部、小肠和结肠多见,X 线上表现为器官轮廓外的囊袋状突起,黏膜可伸入其内,可有收缩,形态可随时间而发生变化,与龛影不同。

(四)管壁增厚及管壁僵硬

多种疾病可引起消化道管壁的增厚,一般炎性疾患如 Crohn 病,可引起肠壁广泛增厚。

管壁僵硬是指消化道壁失去正常的柔软度,形态固定,即使在压迫相中形态也无明显改变,受累段管壁蠕动波消失。

二、黏膜改变

消化道黏膜的异常表现对早期病变的发现及鉴别诊断有重要意义。

(一)黏膜破坏

黏膜皱襞消失,形成杂乱无章的钡影,正常黏膜皱襞的连续性的中断。多由恶性肿瘤侵蚀所致。

（二）黏膜皱襞平坦

条纹状皱襞变得平坦而不明显，甚至完全消失。多为黏膜和黏膜下层水肿或肿瘤浸润所引起。水肿者多为逐渐移行，与正常皱襞无明显分界（良性溃疡）；浸润者多伴有病变形态固定而僵硬，并与正常黏膜有明显界限（恶性肿瘤）。

（三）黏膜纠集

皱襞从四周向病变区集中，呈车辐状或放射状。常因慢性溃疡产生纤维结缔组织增生（瘢痕挛缩）所致，有时浸润型癌也可产生类似改变，但黏膜僵硬而且不规则，并有中断现象。

（四）黏膜皱襞增宽和迂曲

也称黏膜皱襞肥厚，表现为黏膜皱襞的透明条纹影增宽，常伴有皱襞迂曲和紊乱。常为黏膜和黏膜下层的炎症、肿胀及结缔组织增生所致，多见于慢性胃炎和胃底静脉曲张。

（五）微黏膜皱襞改变

炎性疾病时导致小区呈颗粒状增大，大小不均，小沟增宽、模糊，伴有糜烂时小区和小沟结构破坏，呈散在小点状钡影；癌肿浸润时小区和小沟结构可完全破坏。

三、管腔改变

（一）管腔狭窄

指超过正常限度的管腔持久性缩小。病变性质不同引起管腔狭窄的形态也不相同：

(1)炎性狭窄范围较广泛，有时呈分段性，狭窄边缘较光整。

(2)癌性狭窄范围局限，管壁僵硬，边缘不规则。

(3)外压性狭窄多偏于管腔一侧且伴有移位，管腔压迹光整。

(4)痉挛性狭窄具有形态不固定和可消失的特点。

（二）管腔扩张

指超过正常限度的管腔持续性增大。常由消化道梗阻或麻痹引起，均可有积液和积气，常伴有胃肠道蠕动增强或减弱。

四、位置改变

(1)腹腔肿瘤可造成对消化道的压迫移位，局部消化道形成弧形压迹，被推移部分的肠管聚集。如肝左叶肿块可使胃底向下移位，并在该处出现充盈缺损；胰头癌常造成十二指肠曲扩大、固定及肠管浸润等。

(2)肠管粘连、牵拉造成位置改变，移动性受限。

(3)腹腔积液可导致小肠位置、分布异常，肠管活动度增大。

(4)肠管先天性固定不良或先天性位置异常，如移动盲肠、盲肠位置过高或过低，肠旋转异常等，均可引起肠管位置和移动度的改变。

五、功能改变

消化道功能包括张力、蠕动、排空和分泌功能，消化道的各种器质性和功能性改变均可导致胃肠功能的异常。

（一）张力改变

消化道张力受神经控制和调节。

(1)交感神经兴奋和迷走神经麻痹可使张力降低，管腔扩张。迷走神经兴奋使张力增高,管腔缩小,如麻痹性肠梗阻常使肠管张力下降,管腔扩张。溃疡的局部刺激可引起管腔变窄。

(2)痉挛,指胃肠道局部张力增高,暂时性和形态可变性为其特点,用解痉剂可消除。食管痉挛使其轮廓呈波浪状;幽门痉挛使钡剂排空延迟;球部和盲肠痉挛可使其充盈不良;结肠痉挛使肠管变细,袋形增多,肠管呈波浪状。

(二)蠕动改变

蠕动增强表现为蠕动波增多、加深和运行加快,蠕动减弱则反之。逆蠕动与正常运行方向相反,常出现在梗阻部位的上方。肠麻痹表现为全部小肠不见蠕动;肿瘤浸润则使病变处蠕动消失。

(三)排空功能改变

排空功能与张力、蠕动、括约肌功能和病变本身有关。胃的排空时间约为 4h,小肠排空时间约为 9h,超过上述时间而仍有钡剂潴留则称为排空延迟。口服甲氧氯普胺或肌内注射新斯的明常可缩短排空时间。胃肠运动力增强则表现为排空时间缩短,如服钡后 2h 即抵达盲肠则意味着运动力增强。

(四)分泌功能改变

胃肠分泌功能的改变常与疾病有关。

1. 胃溃疡

常引起胃分泌增加,使胃液增多,立位透视可见液平面,服钡后钡不能均匀涂布在胃壁上。

2. 吸收不良综合征

肠腔内分泌物增加,黏膜纹理增粗模糊,钡剂易凝成絮片状。

3. 过敏性结肠炎

肠腔内有大量黏液存在,服钡后表现为细长或柱状影,结肠黏膜面钡剂附着不良,肠管轮廓不清。

(冯磊)

第二节 食管及胃十二指肠检查

食管及胃十二指肠也称之为上消化道,它们的钡剂检查称为上消化道造影。

一、单对比法上消化道造影

(一)适应证与禁忌证

1. 适应证

先天性胃肠道异常;对有上腹部症状如上消化道出血、疼痛、恶心、呕吐等欲明确原因者;上腹部肿块,为确定与胃肠道的关系;胃十二指肠手术后的复查;尤其适合以器官、形态、结构改变为主的疾病(如疝、套叠、慢性不全型扭转、憩室)及功能改变为主的疾病(如吞咽困难、贲门失弛缓症、反流及反流性损害)。

2. 禁忌证

胃肠道穿孔;急性胃肠道出血,一般于出血停止后两周,大便隐血试验阴性后方可进行;

肠梗阻,对于轻度单纯性小肠梗阻和高位梗阻,为明确原因可酌情进行。

(二)造影前准备

1. 受检者准备

造影前 3d 不服用含有铁、铋、钙等不透 X 线的药物,造影前须禁食、禁水至少 6h,对于有幽门梗阻的受检者,应在检查前一天晚上置入胃管给予引流,检查时除去体表异物(金属)。

2. 药品准备

选择钡剂要求颗粒细小(1μm 左右)均匀且具有较高的悬浮稳定性,浓度 50%~100%。应根据不同部位和要求,以及受检者吞咽困难程度进行浓度配比。对于食管检查,钡水比例为 3~4∶1,浓度较高且黏稠,要求能挑起成丝;胃及十二指肠检查,钡水比例为 1∶1.2,或用 150g 钡加 200ml 水;调钡时必须搅拌均匀,避免成块或形成气泡。对怀疑有高位梗阻、食管气管瘘以及呕吐较严重的受检者,可改用稀钡或碘水做上胃肠道检查。

(三)操作技术

检查前常规做胸腹部透视,以除外胃肠道穿孔及肠梗阻等并发症。食管邻近结构的异常及纵隔内病变常可对食管造成推移和压迫,检查时应注意纵隔形态的变化。

受检者立位口服一大口较稠钡剂(钡水比例为 3~4∶1),正位透视观察吞咽动作是否正常,双侧梨状窝是否对称,再迅速转成右前斜位,跟随钡剂走行,逐段观察食管充盈扩张及收缩排空情况。然后辅以左前斜位及正位进行观察 3

再口服适量较稀钡剂(钡水比例为 1∶1.2)100~150ml,重点观察胃黏膜。检查顺序为先胃底,后胃窦和幽门前区。在检查中应不断用手或者压迫器按压腹部作触摸涂布,这有利于胃体和胃窦区黏膜的显示。同时注意观察黏膜的柔软度、粗细形态、有无破坏中断及纠集现象继而再服多量钡剂(200~400ml),重点观察胃充盈相下的形态、轮廓、蠕动、张力、位置等情况,从而可以间接判断胃壁的柔软度和韧度。充盈相的突出优点是可以清晰显示位于切线位上的龛影,所以应在透视中转动受检者,尽可能使病变位于切线位上,但对于胃窦部小弯偏前或后壁的病变,显示较为困难,应予以加压法进行检查。加压可直接用检查医师(带防护手套)的手或 X 线机上的压迫器,在胃中等充盈时最为方便。单对比法进行上胃肠道造影中手法操作极为重要,只有通过熟练而灵巧的手法,才能充分展现单对比法充盈相及加压相的优势,这绝非压迫器所能取代。

通过手法操作可达到以下目的:将钡剂涂布于器官内黏膜表面;转动受检者至合适角度;将与病变重叠脏器(肠道)推开,使病变显露充分、清楚;对被检器官进行扣诊,了解有无压痛,有无肿块,肿块与病变的关系等。胃底因位置较高,不易按压,同时缺乏蠕动,黏膜形态各异,容易漏诊,要采取不同体位进行观察。立位时应利用胃泡内的气体观察有无软组织肿块,钡剂通过食管下段及贲门时有无受阻、绕流、分流及走行位置的改变;右前斜位观察贲门下的连续曲线是否自然;仰卧位时胃底充盈钡剂,可显示其充盈相的轮廓;俯卧位时,胃底充气,可显示胃底黏膜。

在检查胃的过程中,若十二指肠球部充盈,应随时进行十二指肠检查;若胃检查结束后,十二指肠球部仍未充盈,可借助蠕动波到达幽门前区时局部加压把钡剂推入球部,然后按球部、球后、降部、水平部和十二指肠空肠区的顺序逐段检查,同时须用手法加压观察黏膜相。要重点观察十二指肠的形态、轮廓、蠕动和收缩功能及有无龛影和激惹征象。立位时便于将球部的前后壁病变转到切线位上观察;俯卧位胃蠕动活跃,球部和降段易于充盈,可显示其轮廓;仰卧位右侧抬高,易使胃窦内的气体进入十二指肠内,构成双对比相。

(四)常见病变的造影显示

1. 食管异物

钡餐或钡棉检查的表现。

(1)圆钝状异物:因异物表面涂抹钡剂而易于显示,有时见钡棉勾挂征象。较小异物可见钡剂或钡棉偏侧通过或绕流;较大嵌顿异物显示钡剂或钡棉通过受阻。

(2)尖刺状或条状异物:常见钡棉勾挂征象,口服钡剂可见分流若细小尖刺一端刺入食管壁,另一端斜行向下,口服钡剂或钡棉检查可无任何异常表现。

2. 食管静脉扩张

(1)早期表现:食管下段黏膜皱襞增粗或稍显迂曲,管壁柔软,边缘不光整,略呈锯齿状或小凹陷。

(2)中期表现:随着曲张静脉数目的增加和程度加重,食管黏膜皱襞明显增粗、迂曲,呈串珠状或蚯蚓状充盈缺损,管壁边缘凹凸不平呈锯齿状,可波及食管中段。

(3)晚期表现:严重的静脉曲张,透视下食管蠕动减弱,钡剂排空延迟,管径扩大。但管壁仍柔软,伸缩自如,无局部的狭窄和阻塞,一般累及食管上段。

3. 食管癌

(1)早期食管癌

1)食管黏膜皱襞的改变:病变部位黏膜皱襞增粗迂曲,部分黏膜中断,边缘毛糙。

2)小溃疡:增粗的黏膜面上出现大小不等、多少不一的小龛影,一般直径小于 0.5cm,局部管壁出现轻度痉挛。

3)小充盈缺损:为向腔内隆起的小结节,直径 0.5~2.0cm,黏膜毛糙不规则,局部黏膜紊乱。

4)局部功能异常:局部管壁舒张度减低,偏侧性管壁僵硬,蠕动减慢,钡剂滞留等。

(2)中晚期食管癌

1)典型表现为局部黏膜皱襞中断、破坏甚至消失,腔内锥形或半月形龛影和充盈缺损,病变管壁僵硬和蠕动消失。

2)髓质型:管腔内较大的充盈缺损,病变段管腔高度或中度狭窄,壁僵硬,上部食管明显扩张。癌肿向腔外生长,X 线检查可显示局部纵隔增宽。

3)蕈伞型:管腔内较低平的充盈缺损,边缘不整,病变中部常显示表浅溃疡,晚期才出现管腔偏侧性狭窄。

4)溃疡型:显示为大小和形态不同的腔内龛影,边缘不光整,部分龛影底部超出食管轮廓。溃疡沿食管长轴破溃伴边缘隆起时,出现"半月征",周围绕以不规则环堤。

5)缩窄型:病变食管呈环状对称性狭窄或漏斗状梗阻,病变长 2~3cm,管壁僵硬,边缘多较光整,上部食管显著扩张。

二、双对比法上消化道造影

目前,胃肠道疾病主要依靠动态多相造影检查,即把传统单对比法的充盈相,加压相与双对比法的双对比相,黏膜相的优点相结合。在受检者躯体转动时,在充气扩张的胃内钡液流动中,发现和认识胃内所呈现出病变的变动图像。能对病变作出定位(确切部位)、定形(大小和形状)、定质(柔软度、浸润范围)及定性〔炎性、良、恶性〕的四定诊断。是目前最为理想的上胃肠道检查方法。

(一)适应证与禁忌证

1. 适应证

(1)胃肠道起源于黏膜的病变(良、恶性肿瘤、溃疡、炎症)。

(2)起源于黏膜下的病变(主要是间质性良、恶性肿瘤)。

(3)单对比造影发现可疑病变而难以定性者。

(4)临床怀疑有肿瘤而常规造影又无阳性发现者。

(5)胃镜检查发现早期肿瘤病变者。

2. 禁忌证

(1)胃肠道穿孔。

(2)急性胃肠道出血一般于出血停止后两周,大便潜血试验阴性后方可进行。

(3)一周内内镜活检者。

(4)肠梗阻以及低张药物使用禁忌者。

(二)造影前准备

1. 受检者准备

造影前 3d 受检者不服用含有铁、铋、钙等不透 X 线的药物,造影前须禁食、禁水至少6h,并禁烟,对于有幽门梗阻的受检者,应在检查前一天晚上置入胃管给予引流。上机检查前除去体表异物(金属)。

2. 药品准备

山莨宕碱(山良宕碱)针剂 20mg,产气粉 3～5g。应选择颗粒具有高度杂异性(大小不均、形态各异)的胃肠道专用双重对比造影用硫酸钡。

(三)操作技术

1. 操作方法

对没有禁忌证的受检者于检查前 3～5min 给予肌内注射低张药物(山莨宕碱)20mg。检查前常规做胸腹部透视,除外胃肠道穿孔及肠梗阻。受检者用 10ml 温开水口服产气粉 3～5g,吞服后约产气 300ml,可使胃腔充气扩张。透视观察应使胃泡相当于拳头大小。气太多,则不利于黏膜涂钡。随即口服双对比造影专用硫酸钡混悬液 150ml 左右,最后含一满口(40～50ml)于口中,站立于检查床前。

嘱受检者将口含钡剂一次咽下后分别于左右前斜位透视观察食管充盈像及双对比像并摄片。将检查床转至水平位,请受检者在床上由左向右翻滚转动 2～3 周,然后正位仰卧,使钡剂在胃表面形成良好涂布。按照全面无遗漏的原则,在透视下改变受检者体位,使钡液在腔内流动,使器官的各部分依次分别成为双对比区,并适时摄片。

常规检查应包括以下体位:

(1)立位右前斜位及左前斜位,观察食管。

(2)仰卧正位观察胃体胃窦双对比像。

(3)仰卧右前斜位观察胃幽门前区双对比像。

(4)仰卧左前斜位观察胃体上部及胃底双对比像。

（5）仰卧右后斜位观察贲门正面相。

（6）俯卧右后斜位观察胃窦前壁双对比像，必要时可使床面倾斜至头低足高，并借助棉垫垫压，效果更好。

（7）俯卧左后斜位观察胃体与胃窦充盈像和十二指肠充盈像。

（8）仰卧右前斜位观察十二指肠双对比像。

（9）立位观察胃窦及球充盈加压像。受检者恢复立位，使胃体下部胃窦部与十二指肠充盈钡剂。然后依次压迫球部、胃幽门前区及胃窦等处，如近身检查操作时，检查者可用传统手法"推"与"压"同时进行，效果更好。

（10）立位胃充盈像：受检者取立位后，再加服浓度较低（60％～80％）的钡液150ml。此时胃体、胃窦及十二指肠呈充盈相，胃底部呈立位双对比相，部分小肠也可显示，应在透视下转动体位，以充分显示胃角切迹及十二指肠曲。以上步骤大约15次曝光，一般选择12幅图像照片。

检查可根据情况灵活掌握顺序，重点部位可反复观察，随时可吞钡。双对比像必须使各观察部位先由近侧向远侧，而充盈像则相反。胃底贲门区必须有四个体位（俯卧右前斜、右侧位、半立右后斜、直立左后斜），同时应注意观察贲门形态及胃底双对比像。在检查过程中，检查者应熟悉各种体位的显示内容，做到心中有数，当一个体位显示出多个部位时，要全部摄片，不必重复检查。显示全貌以不遗漏病变为原则，尽量减少不必要的曝光。胃肠道双对比造影每次检查持续时间应以10～15min为宜。时间太长可发生钡液沉淀、涂布不佳，时间太短则可能有所遗漏。对于特殊疾病还常需采用特殊体位和方法。如食管静脉曲张受检者，因站立位减少了食管静脉的充盈，可取卧位及头低足高位，同时深吸气、深呼气后作相反的屏气动作可暂停食管蠕动，以增加食管静脉充盈。不合格的双对比像常可导致漏、误诊。

2. 双对比造影的基本质量要求

（1）腔壁应充分而适度扩张，皱襞基本展平，钡液可在充分扩张的囊腔内随体位变化而自由流动是扩张适度的标志。

（2）被检查的器官应有2/3以上面积为双对比区，低洼积钡或钡池不应占有过多的投影面积。

（3）腔壁线应连续、无中断、均匀、清楚、纤细（宽度小于1mm）。如同一器官腔壁线的粗细相差明显，或出现非病理所致的中断，均应视为不合格，不能据此诊断。

（4）双对比区内应无或极少有气泡、钡液凝聚、鞍裂等伪影。

（四）常见病变的造影显示

1. 基本要点

（1）利用角隅积钡现象显示病变为隆起或凹陷。

（2）利用潮礁现象显示近地壁低小隆起。

（3）利用低洼积钡现象显示近地壁浅小凹陷。

（4）利用涂钡表面层数增加（如息肉为4层）显示病变侧面的范围。

（5）利用低垂滞钡现象显示远的壁病变。

（6）利用腔壁多边现象显示侧壁病变。

（7）利用"竖板"现象显示病变的侧壁。

2. 胃溃疡

（1）一般造影表现

1）良性龛影：是胃溃疡的直接征象，龛影位于胃轮廓之外，边界清楚。

2）黏膜水肿带，是龛影口部一圈黏膜水肿造成的透明带，是良性溃疡的重要特征。它有以下三种表现形式：①黏膜线：为龛影口部一宽1～2mm光滑透明线。②项圈征：为龛影口部宽0.5～1.0cm透明带，形如一项圈而得名③狭颈征，为龛影口部上下端明显狭小、对称光滑透明影，形如颈状。

3）黏膜纠集，无中断。

4）其他间接征象：①痉挛切迹：为小弯溃疡在大弯壁上相对应处出现一光滑凹陷；②胃液分泌增多致胃内大量潴留液，钡剂涂布差；③胃蠕增强或减弱致胃排空加快或减慢；④胃变形和狭窄，因瘢痕收缩所致，表现为"蜗牛胃"、"葫芦胃"或"B型胃"和幽门狭窄、梗阻。

（2）胃特殊类型溃疡

1）穿透性溃疡：龛影深而大，深度多超过1.0cm以上，口部有较宽大透亮带。

2）穿孔性溃疡：龛影大，如囊袋状，可见气钡二层或气、液、钡三层现象。

3）胼胝性溃疡：龛影大，但直径不超过2.0cm，而深度不超过1.0cm，有较宽透明带伴黏膜纠集。

4）多发性溃疡：指胃内发生两个以上的溃疡，可在同一部位或相距较远。

5）复合性溃疡：指胃及十二指肠同时发生溃疡。

（3）胃溃疡恶变的X线征象

1）龛影周围出现小结节状充盈缺损，指压征或尖角征。

2）龛影周围黏膜皱襞杵状增粗、中断、破坏。

3）治疗中龛影增大，变为不规则。

4）胃溃疡恶变的后期与溃疡型胃癌X线表现一样，难以鉴别时统称为恶性溃疡。

3. 十二指肠溃疡

（1）良性龛影：是球部溃疡的直接征象，充盈加压像可见龛影周围有一圈光滑的透亮带，或见放射状黏膜纠集。

（2）球部变形：是诊断球部溃疡的重要征象。由瘢痕收缩，黏膜水肿，痉挛引起，表现为山字形、三叶状、花瓣状或葫芦形或假性憩室形成，恒定存在。

4. 胃癌

（1）早期胃癌

1）隆起型（Ⅰ型）：表现为小而不规则的充盈缺损，高度超过5mm，边界清楚。

2）表浅型（Ⅱ型）：表现为胃小沟、胃小区破坏呈不规则颗粒状，轻微凹陷小龛影，僵硬、界限尚清楚：①隆起型（Ⅱa型）：癌肿突出高度不超过5mm。②平坦型（Ⅱb型）：病灶几乎无隆起和凹陷。③凹陷型（Ⅱc型）：病灶轻度凹陷不超过5mm。

3）凹陷型（Ⅲ型）：表现为形态不规整，边界明显的龛影，深度超过5mm，可见黏膜皱襞中断，杵状或融合但早期胃癌的诊断还有赖于胃镜活检。

（2）中晚期胃癌

1）蕈伞型癌：多表现为不规则分叶状的充盈缺损，与正常胃界限清楚也可表现为胃腔狭窄，胃壁僵硬。

2）浸润型癌：多表现为胃腔狭窄，胃壁僵硬。胃广泛受累时形成"皮革袋状胃"。

3)溃疡型癌：多表现为恶性龛影,常有下列征象：①指压征,指因黏膜及黏膜下层癌结节浸润使龛影口部有向龛影隆起的不规则的弧形压迹,如手指压迫样,加压后显示清晰；②裂隙征,指在两指压征之间指向口部的尖角,为溃疡周围的破裂痕迹或两个癌结节间的凹陷；③环堤征,指在正位上环绕龛影的宽窄不一的不规则透明带,切线位呈半弧形,为肿瘤破溃后留下的隆起边缘；④半月综合征：为龛影位于轮廓内、龛影周围环堤及龛影大而浅的综合征象,呈半月形,切线位加压摄影叫显示清晰。

三、数字摄影消化道造影

数字胃肠成像系统由探测器,数字图像处理器和高分辨力监视器组成。目前随着像素和矩阵数目的增加及较小焦点 X 线管的应用,图像质量已获得大幅提高。数字成像胃肠道检查技术同样是运用动态多相对比造影技术,检查方法与胃肠道造影相同。其特点有：

（一）数字成像可以快速获取多幅图像

数字成像速度可达 0.5～15 帧/秒,这对处于运动状态下的胃肠道检查极为有利。在做咽、上段食管检查时,可选用 2～8 帧/秒连续摄取图像,以便清晰显示这些结构及其异常变化。食管双对比造影检查时,0.5～2 帧/秒的连续摄取可获得示指肠球部溃疡常有痉挛激惹征象,连续图像采集与回放方式更有利于发现溃疡龛影,可作为常规使用。

（二）数字成像可以实时采集和显示图像

在数字成像胃肠检查过程中因为可以实时采集和显示图像,便于及时观察病变是否被适当地显示。因此在检查中可以随时采取补救措施,如改变体位、重新涂布、补充图像等。

（三）数字成像可以进行多种图像后处理

对数字成像要进行合理的图像后处理,通过改变图像的亮度、对比度、对图像中的感兴趣区进行放大观察、增强图像的锐利度以及将图像进行正负相对比,可使各种不同类型的病变得以发现和清晰显示。

（四）数字成像可以进行标记说明

为了恰当地突出在胃肠造影图像中的感兴趣表现,可以对数字图像用箭头或圆圈加以标记,对其所作的解释或诊断也可以用文字进行说明也可将检查中含有突出发现和病变的图像,有选择地打印于纸上作为诊断报告。对连续采集的图像全部检查后,挑选满意的图像进行激光打印,以减少信息丢失,保证图像的高清晰度与高分辨力。

（五）数字成像可以进行存储

米用光盘储存数字成像胃肠造影的影像资料,不但经济,而且便于查阅,对重复检查者也很容易与其早前的检查资料进行对比。

（六）数字成像可以进行网络传输

数字胃肠图像资料若与其他数字图像资料（如 CT、MR）统一建立数字图像档案,就能在一个工作站上很容易将受检者的与其他影像学检查进行综合分析,从而提高诊断水平。图像存贮和传输系统（PACS）一旦建立,还可将数字胃肠检查资料经医院的网络,高速地传送至各临床科室,或进行远程会诊。

（冯磊）

第三节　肠系检查

一、口服钡剂小肠造影

(一)适应证与禁忌证

1. 适应证

临床怀疑有小肠病变者;全身情况差,不能耐受插管者;需要了解小肠走行及功能状态者。

2. 禁忌证

急性肠梗阻;急性胃肠道出血;胃肠道穿孔。

(二)造影前准备

1. 受检者准备

检查前日低渣饮食,晚上服用轻泻剂(开水冲服番泻叶 9g,30min 后再冲服一次,或服用 50%硫酸镁 30~50ml),并禁食一夜。

2. 药品准备

钡剂采用 40%~50%浓度的硫酸钡悬浊液。可在检查前 10min 口服 20mg 甲氧氯普胺以加快钡剂通过小肠的时间。

(三)操作技术

造影前常规观察胸腹部。口服钡剂小肠造影检查通常在上胃肠道造影后,立即让受检者口服 300ml 左右 40%~50%浓度稀钡,使小肠完全充盈;单纯口服钡剂小肠造影则直接口服 600ml 稀钡。向右侧卧位可增加胃内张力,使钡剂更容易进入小肠。透视中须用压迫法仔细分开相互重叠的肠袢,并顺序摄取各部位点片,必须观察到钡剂充盈回盲部,在末端回肠、部分盲肠及升结肠显影后,才可结束检查。

(四)常见病变的造影显示

1. 肠管改变

表现为肠腔狭窄或扩张。炎性肠腔狭窄范围多较广泛,边缘较整齐,可呈节段性。肿瘤性肠腔狭窄范围多局限,边缘不整齐,且管壁僵硬,局部可扪及包块。外压性狭窄多在管腔一侧,可见整齐的压迹或伴有移位。先天性狭窄则边缘光滑而局限。肠腔扩张可由远端肠腔狭窄或梗阻所致,肠梗阻引起的管腔扩张常有液体和气体积聚,可形成阶梯状气液面,并有蠕动增强。张力降低如肠麻痹引起的肠管扩大也有液体和气体积聚,但蠕动减弱。

2. 肠腔轮廓和黏膜的改变

肠壁肿瘤突入肠腔可造成局部钡剂充盈缺损,向腔外生长会推移邻近肠管,表现为肠袢间距离增宽。良性肿瘤可使黏膜展平、皱襞消失,表现为表面光滑的充盈缺损;恶性肿瘤则侵蚀破坏黏膜导致充盈缺损局部表面不规则,而且常见管壁僵硬,钡剂通过困难;肠道憩室表现为肠管壁向外囊袋状突出阴影。

3. 位置和功能的改变

肿瘤等占位性病变压迫推移可改变肠道的位置。肠粘连可使肠管移动受限;蠕动增强、运动力增加可致排空过快,口服钡剂不到 2h 就可到达盲肠,超过 6h 为通过缓慢,超过 9h 小肠内钡剂尚未排空为排空延迟;分泌增多会使钡剂分散在分泌液中,呈不定形的片状或线状影,黏膜皱襞则模糊不清。

小肠气钡双重造影检查是目前诊断小肠疾病的主要检查方法,可同时观察整个小肠黏膜形态,明确病变部位,对小肠腔内及管壁受累病变如肿瘤、憩室、狭窄性病变等具有重要诊断价值。

（一）适应证与禁忌证

1. 适应证

反复消化道出血,经其他方法检查除外食管、胃和大肠出血者;原因不明的腹痛、腹泻者;临床怀疑小肠不完全性梗阻;先天性小肠畸形;腹部包块,需除外小肠肿瘤者;原因不明的贫血、低蛋白血症者;原因不明的发热、消瘦者;胃肠道其他部位的病变需要除外小肠受累者

2. 禁忌证

急性胃肠道出血;胃肠道穿孔;小肠坏死;十二指肠活动性溃疡及山莨菪碱禁忌者。

（二）造影前准备

1. 受检者准备

为避免盲肠充盈引起小肠内容物滞留于回肠内,应按结肠双重对比造影要求进行肠道准备。检查前 1d 中午嘱受检者吃少渣饮食,下午口服 50％硫酸镁 50ml 清肠导泻,尽量多饮水,总量应达到 1500～2000ml,可以间断饮用。晚餐进流食,睡前（21：00）服用缓泻剂。检查当日早晨禁食,肛门内注开塞露一支,尽量排净大便。清洁结肠不能采用洗肠法,因为洗肠液可经回盲瓣逆流进入并滞留于回肠,会严重影响末端回肠及回盲部的充盈。造影前行胸腹部透视,排除消化道穿孔及梗阻受检者。

2. 器械准备

插管法可采用 Bilao-Dotter 导管或经胃镜引导下插管,不插管者可选用能释放 CO_2 气体的小肠溶空心胶囊或采用"口服钡剂＋肛门逆行注气法",灌肠桶或压力灌注泵。

3. 药品准备

造影用钡剂为浓度 35％（W/V）硫酸钡悬浊液,山莨菪碱 10～20mg。

（三）操作技术

1. 插管法

（1）插管前用凡士林涂抹导管外壁及导丝,以保持润滑。受检者取卧位或斜立位,经鼻孔插入。随受检者的吞咽动作将导管送过咽部进入食管,然后可较快地下达贲门。导管过贲门后,常自然地形成向胃底部的弧形弯曲。让受检者改取仰卧位,在透视下插入弯头导丝,旋转金属旋钮,将导管末端调节到弯向胃小弯,顺势继续插入导管,直达胃窦部和幽门前区。再让受检者取仰卧右前斜位,甚至近于左侧卧位,使气体充满胃窦部,如胃内气体不多,可用气囊注入适量气体（约 50ml）,并取头稍高位。将导丝换成直头。当导管端送到幽门时,将导丝向后略撤 3～5cm,使导管端部柔软、易弯曲,导丝不得进入十二指肠。将导管慢慢送过幽门,进入十二指肠,这时（仰卧位）在绝大多数受检者导管进入十二指肠后外侧、沿十二指肠降支向下行走,少数受检者向内向下弯转进入十二指肠降支。边慢慢后撤导丝,边向前送入导管,直到导管达 Treitz 韧带为止。

（2）应用胃镜直视下插管,成功率高且操作方便,可使导管快速到位,不需要 X 线定位,

检查时间也明显缩短。胃镜进入十二指肠降部过乳头后,由胃镜活检孔插入交换导丝,沿导丝退出胃镜。在数字胃肠监控机下,沿导丝进入导管,送达至十二指肠水平部以下,撤出导丝。用胶布固定口腔外导管另一端,将导管尾部与灌肠桶或压力灌注泵相连接。

插管成功后沿导管按 100ml/min 的流量注入 35％硫酸混悬液 600～800ml,当钡剂进入小肠后,注入气体约 800ml。在电视监控下连续观察各组小肠,当钡剂至 3～4 组小肠时,再次注入气体 200ml,直至整个小肠呈气钡双重对比像。同时,转动受检者体位,在电视监控下摄片,直至钡剂到达回盲瓣。在灌注过程中应透视下密切观察钡剂走行,及时对可疑区进行加压检查,观察其充盈缺损、龛影、憩室、扩张及狭窄等。

2. 无管法

(1)使用小肠溶空心胶囊,在 PH≥6 的环境中即可溶解释放 CO_2 气体,结合口服钡剂即可在小肠内形成与插管法相媲美的小肠气钡双对比像。操作简便易行,安全有效。

(2)使用"口服钡剂＋肛门逆行注气法",重点观察末端回肠病变。具体做法是口服 80％硫酸钡混悬液 150ml,分两次服用,待钡头到达盲肠时,肌内注射低张药物(山莨菪碱),然后肛门插管,注入空气 800～1000ml,使气体逆行进入小肠,形成回肠末端低张双对比相。此方法因直肠和乙状结肠充气扩张,使盆腔内回肠上抬,易于病变显示。

(四)常见病变的造影显示

要根据小肠的环状皱襞、管腔大小、肠壁厚度及绒毛形态等表现作出诊断。钡剂涂布并被气体充分扩张的正常小肠表现为均匀连续、肠袢走行弯曲自然、肠管粗细均匀。空肠宽度为 4cm(充气后为 4.5cm),回肠管径稍细,为 3.5cm(充气后为 4cm),若肠腔宽度超出范围,应仔细检查是否存在病变。两个相互平行的肠管即相邻两肠壁间的距离,代表了肠壁的厚度。正常不应大于 3mm。小肠绒毛是小肠黏膜表面肉眼可见最小的解剖结构,造影常常不显示,若出现充盈缺损,应警惕有病变存在。小肠气钡双重造影对显示黏膜较小隆起性和凹陷性病变,尤其对直径＜1cm 的小肠肿瘤常能显示满意的形态学表现,但对壁内和向腔外生长的肿瘤鉴别尚有困难。

(冯磊)

第四节 钡剂灌肠检查

一、结肠气钡低张双重对比造影

(一)适应证与禁忌证

1. 适应证

怀疑有结肠息肉或肿瘤者;慢性溃疡性结肠炎或肉芽肿性结肠炎者;鉴别肠管局限性狭窄的性质;结肠高度过敏或肛门失禁的受检者。

2. 禁忌证

结肠穿孔或坏死;急性溃疡性结肠炎;中毒性巨结肠;肠镜活检一周以内;危重受检者或虚弱受检者忌用抗胆碱药物时可改用胰高血糖素。

(二)造影前准备

1. 受检者准备

检查前 1d 中午嘱受检者吃少渣饮食,下午口服 50％硫酸镁 50ml 清肠导泻,尽量多饮水,总量应达到 1500～2000ml,可间断饮用。晚餐进流食,睡前(21：00)服用缓泻剂(酚酞或果导 2 片)。检查当日早晨禁食,肛门内注开塞露一支,尽量排净大便。

2. 器械准备

带气囊的双腔导管,灌肠桶或压力灌注泵。

3. 药品准备

造影用钡剂:结肠双对比造影应采用细而颗粒均匀的钡剂。浓度为 70％～80％为好,太浓易引起龟裂,太低不易显示结肠细微结构以及使腔壁线勾画不清、调钡时钡剂温度应控制在 40℃左右,温度太低易使肠管痉挛收缩,导致钡剂絮凝龟裂。山莨菪碱 10～20mg。

(三)操作技术

肌内注射山莨菪碱 10～20mg。受检者取俯卧头低位(倾斜检查床,使头低 10°～15°)或左侧卧位,肛门插入带有气囊的双腔导管,在透视下经灌肠桶或压力灌注泵注入钡剂,在透视中密切观察,待钡头到达横结肠中段时立即停止注钡。换上注气囊,经导管缓慢向内注入空气,通过气体压力驱使钡剂进入结肠肝曲、升结肠并达盲肠。注气量一般为 800～1000ml,见右半结肠直径扩张至 5mm 为适度,然后拔出导管。嘱受检者顺时针方向翻身 4～5 次,观察钡剂均匀涂布于肠壁上时,即可进行结肠各段点片。

一般在俯卧头低足高 15°前后正位,显示直肠、乙状结肠和降结肠下端,以显示前壁为主;仰卧前后位,显示直肠、乙状结肠和降结肠下端,以显示后壁为主;仰卧左右前斜位,显示直肠、乙状结肠和降结肠下端,其目的是为了减少肠曲间影像重叠;左侧和右侧卧位摄取直肠、乙状结肠侧位片;半立位左前斜位,显示结肠脾曲、降结肠上中部和横结肠左半部;半立位右前斜位,显示结肠肝曲、升结肠近肝曲部和横结肠右半部;卧位或半立位,显示横结肠;仰卧头低 15°,显示盲肠、升结肠近端和回盲部;最后摄取全结肠仰卧前后位、俯卧前后位、左侧水平侧卧位、右侧水平侧卧位及全结肠立位前后位。造影检查时间不宜过长,一般应控制在 15～20min,否则钡液中的水分被肠道吸收后可出现龟裂和钡剂絮凝,容易产生伪影,影响小病灶的显示。检查中应多体位、多角度进行观察。

(四)常见病变的造影显示

1. 肠腔轮廓改变

气钡双重对比造影可直接显示肿块。恶性肿瘤常边缘不规则,且伴有黏膜破坏、局部管壁僵硬。溃疡型结肠癌可见大而不规则的龛影,其周围有僵硬、边缘呈毛刺状的环堤所致充盈缺损。溃疡型结肠炎可见小而密集的龛影以致结肠袋消失,肠管边缘呈锯齿状。

2. 管腔大小改变

由恶性肿瘤所致的管腔狭窄较局限,边缘多不整齐,且管壁僵硬,局部常触及包块。炎症所致的狭窄范围多较广泛。狭窄或梗阻的近端结肠常扩张。

二、结肠稀钡钡灌肠造影

(一)适应证与禁忌证

1. 适应证

结肠梗阻;乙状结肠扭转及观察结肠的功能性改变;年老体弱和不适宜多翻动的受检者。

2. 禁忌证

结肠穿孔或坏死;急性阑尾炎;肛裂疼痛不能插管者。

(二)造影前准备

1. 受检者准备

与结肠气钡低张双重对比造影准备相同。

2. 器械准备

肛管,灌肠桶或压力灌注泵。

3. 药品准备

造影用钡剂浓度为 15％～20％硫酸钡悬浊液

(三)操作技术

受检者取屈膝左侧卧位,将肛管缓慢插入直肠,后取仰卧位,行胸腹常规透视,以了解胸腹部一般情况。再将右侧略抬高,透视下经灌肠桶或压力灌注泵将浓度为 15％～20％的稀钡 800～1000ml,经导管注入全部结肠直至盲肠充盈,在灌肠过程中,密切注意钡头有无受阻、分流及狭窄,发现异常,立即停止注钡,用手或压迫器在患处按压,观察肠管轮廓、宽窄、移动度及有无压痛与激惹征象,必要时进行点片。最后摄取全结肠片和结肠各段压迫点片,一般不需要摄取黏膜像。

(四)常见病变的造影显示

结肠稀钡钡灌肠因不使用低张药物,可以观察结肠的张力、运动及分泌等功能异常。张力异常可表现为肠道痉挛、不规则收缩、张力增高或减低;运动功能异常可表现为肠管蠕动加快或减慢;分泌增加时,可见肠腔内大量黏液存在,成细长的条状或柱状,其外涂以薄钡层,或呈现双层肠壁样表现

(冯磊)

第五节　肝脏 DSA 检查技术

一、血管系统解剖

肝的血管可分为入肝血管和出肝血管。入肝血管为肝固有动脉和门静脉。出肝血管为肝静脉。

(一)动脉系统

1. 肝总动脉

一般起源于腹腔动脉右侧,沿胰头上缘右前行,分出胃十二指肠动脉后改名为肝固有动脉。肝固有动脉是肝营养性血管,在肝门处分左、右肝动脉和胃右动脉。胃右动脉沿胃小弯左行与胃左动脉吻合,供应幽门、胃小弯及十二指肠,有时肝右动脉起源于肠系膜上动脉,肝左动脉起源于胃左动脉。

2. 肝右动脉

入肝前发出一支胆囊动脉,入肝后分为右前叶动脉、右后叶动脉和右尾状叶动脉。前后叶动脉又各分出上段和下段动脉。

3. 肝左动脉

较肝右动脉稍细,末端分出左内叶动脉、左外叶动脉和左尾状叶动脉。外叶动脉又分出上段和下段动脉。有时还有肝中动脉,主要供应肝方叶,或肝尾叶和胆囊。

（二）静脉系统

肝脏静脉系统包括肝静脉和门静脉系统。

1. 肝静脉系统

包括肝左静脉、肝中静脉和肝右静脉,分别接受肝左、中、右叶的血液。肝左静脉与肝中静脉通常汇合成干,肝静脉在肝脏后部斜向下腔静脉方向走行,在下腔静脉窝上端注入下腔静脉,此处为第二肝门。在下腔静脉窝下端,有来自肝右叶的副肝静脉和尾状叶的几支小静脉注入下腔静脉,此处为第三肝门。

2. 门静脉系统

由肝内和肝外两大部分组成。肝外门静脉称门静脉主干。门静脉由肠系膜上静脉和脾静脉在腰 1～2 平面汇合而成。主干向右上走行入肝门,门静脉主干分左、右支,再经 5～6 级分支终于肝窦。门静脉主干长约 6cm,近肝端宽度约 1.9cm,远肝端宽约 2.3cm。

二、术前准备

（一）受检者准备

（1）做碘对比剂及麻醉剂过敏试验。

（2）术前 4h 禁饮食。

（3）术前检查心、肝、肾功能,血常规和出凝血时间检查。

（4）必要的影像学检查,如 B 超、CT 等。

（5）向受检者解释造影的过程和注意事项,以消除顾虑,争取术中配合,必要时给予镇静剂。

（6）上台前排空大小便,训练受检者屏气。

（7）建立静脉通道,便于术中加入药物及抢救。

（二）器械准备

（1）X 线机、DSA 装置、高压注射器、导管床、监视器等运行正常,以免术中出错。

（2）手术器械消毒包。

（3）穿刺插管器材如穿刺针、相应导管导丝等。

（4）高压注射器针筒,连接管。

（三）药品准备

应准备对比剂、麻醉剂、抗凝剂、栓塞剂或溶栓剂、化疗药物,以及各种抢救药物等。

三、适应证与禁忌证

（一）适应证

（1）肝脏肿瘤:下列情况应作肝脏血管造影:

1）临床疑似有肝脏肿瘤,特别是甲胎球蛋白试验为阳性或可疑阳性,而 B 超和 CT 等不能确定诊断时。

2）协助鉴别肝癌、肝血管瘤和肝结节状增生等肝脏占位病变。

3）肝脏肿瘤手术前,了解手术切除的可能性,切除范围和有否血管变异。

4）肝脏恶性肿瘤行栓塞疗法和局部灌注化疗之前、后的诊断及介入治疗。

（2）肝脏肿瘤的术前栓塞，便于切除。

（3）肝内占位性病变的鉴别诊断。

（4）肝脏血管性病变：如动静脉血管畸形和血管发育不良等。肝内巨大血管瘤的介入治疗。

（5）肝脏外伤性出血：对肝破裂、出血、血肿、外伤性动脉瘤或动-静脉瘘等，血管造影均能做出明确的诊断。有时还可通过导管作栓塞治疗。

（6）上消化道出血：上消化道出血的诊断及栓塞治疗。怀疑出血来自肝、胆系统或肝硬化继发食管、胃底静脉曲张时，可行腹腔动脉造影，以协助确定出血病灶的部位和性质。

（7）Tipss 治疗门脉性高压：门静脉高压或阻塞作选择性腹腔动脉造影或肠系膜上动脉造影，可能明确诊断。

（8）间接性门静脉造影，以了解门脉阻塞情况。

（9）肝脓肿和肝囊肿等非肿瘤性占位病变 B 超和 CT 不能确定诊断时，可进一步作肝脏血管造影。

（10）其他病变：红斑性狼疮等全身性疾病涉及肝脏时，在特定情况下可作肝血管造影。

（二）禁忌证

（1）碘过敏者。

（2）严重心、肝、肾功能不全者。

（3）极度衰弱和严重凝血功能障碍者。

（4）穿刺局部感染及全身高热。

四、造影技术

（一）手术操作

首先应根据受检者的具体情况，选择穿刺和插管的部位和途径。最常用者为经股动脉穿刺和插管。当股动脉或髂动脉阻塞或过度迂曲而不能插管时，则采用经腋动脉穿刺和插管的途径。

（1）采用 Seldinger 穿刺技术，行股动脉或肱动脉穿刺插管。

（2）先行选择性腹腔动脉造影，再行超选择性肝动脉造影。

（3）应备用猪尾状导管先行腹主动脉造影，了解肝脏供血来源后，再作选择性或超选择性肝脏供血动脉造影。

（4）肝脏供血动脉仅源于腹腔动脉者，可单作腹腔动脉造影，必要时可进一步作超选择性肝总或肝固有动脉造影。

（5）肝左动脉源于胃左动脉时，应加作超选择性胃左动脉造影。

（6）肝脏右叶血供的全部或一部分来源于肠系膜上动脉时，还应作肠系膜上动脉造影，所需导管与腹腔动脉造影相同。

（7）必要时还可用特殊形态的导管行超选择性代替肝右动脉或副肝右动脉造影。

（8）行肝内动脉的超选择性插管，便于病变的介入治疗，以免损伤健康的肝组织或邻近脏器。

（二）造影参数选择

对比剂浓度选用 300～350 非离子型对比剂。腹腔动脉造影时，对比剂每次 30～35ml，注射流率 6～7ml/s,压限 150 磅;肝总动脉造影时,对比剂每次 20～25ml,注射流率 5～7ml/s;超选择性肝内动脉造影时,对比剂每次 12～15ml,注射流率 4～6ml/s,肝右动脉比肝左动脉对比剂量和流率略高;栓塞后复查造影。对比剂每次 4～8ml,注射流率 1～3ml/s。

（三）造影体位及程序

腹腔动脉和肝动脉造影均采用正位,对于动脉瘤或血管主干相互重叠者,可选用不同角度的左或右前斜位,以使病变暴露清晰。

肝脏血管造影的 DSA 程序,一般选用脉冲方式,每秒 2～4 帧,采用先曝光后注射对比剂,即注射延迟。mask 像采集时间为 1～2 秒,腹腔动脉造影观察门静脉者,曝光时间达 15～20 秒,直至门静脉显示满意。肝动脉造影时,应曝光至肝内毛细血管期显示,mask 成像时间为 2 秒。

（四）并发症的预防及处理

（1）穿刺插管引起的并发症:如局部血肿、暂时性动脉痉挛、假性动脉瘤和动-静脉瘘、动脉切割、血栓形成、粥样硬化斑块脱落、血管穿孔或破裂、气栓等。对上述可能发生的并发症,应尽量给予避免,操作时应动作轻柔,按正常程序进行,导管导丝遇阻力时不要强行前进,注射造影时导管端不要抵住血管壁,或放在动脉瘤体和动脉粥样硬化的薄弱处,导管拔出后压迫点正确,压迫时间 15～30min。

（2）对比剂可引起休克、惊厥、喉头水肿、肺水肿等过敏反应,也可引起急性肾衰竭竭、横断性脊髓炎等。对于这些并发症都是对症处理。

五、常见病变的造影显示

（一）肿瘤性病变

1. 原发性肝癌

肿瘤血管和肿瘤染色;动脉拉直和推移;血管包绕;静脉早显示和血管湖;动-静脉瘘和门脉瘤栓形成;供血动脉增粗等。

2. 肝脏转移癌

血供丰富的转移癌其征象类似于原发肝癌,但具有多发性;血供与肝实质相似的转移癌主要征象为血管包绕,肝动脉分支推移,一般无肿瘤血管和肿瘤染色;血供稀少的转移癌,一般不见肿瘤血管,可见肝实质显影的背景上出现大小不一的充盈缺损。

3. 肝囊肿

造影可见血管移位,充盈缺损,毛细血管期的血管环。

（二）血管性病变

1. 肝脏血管瘤

主要征象是显影来得快,去得慢,显影处呈"爆米花"样。海绵状血管瘤可见供养动脉扩张,瘤区有许多血管湖并位于肿瘤周围,典型者呈半弧形或马蹄形分布,对比剂滞留时间长,可达 20 秒,在静脉期可见广泛散在的血管湖阴影。

孤立的毛细血管瘤很少长大,多散发在肝内,应与转移瘤鉴别。

2. 动脉瘤

造影具有特征性,肝外型动脉瘤典型呈梭形动脉扩张,范围不定,轮廓光滑;肝内型动脉瘤多呈圆形,多发者散在肝内多个圆形阴影。瘤体内对比剂排空延迟。

（三）其他病变

（1）肝脏破裂：常外伤所致，造影后便于及时介入治疗，造影时可见对比剂外溢。

（2）肝动脉闭塞和推移，为血管损伤所致和血肿的推移。

（3）动-静脉瘘和假性动脉瘤形成。

（4）血肿形成，包膜下者表现为半月形凸面向外的缺损区，边界十分清楚。

（5）肝内血肿者表现为无血管的充盈缺损。

六、肝脏病变的介入治疗

（一）肝动脉栓塞化疗术

肝癌受检者多伴有多发性转移及高度肝硬化，外科根治疗法的切除术不适合，应施行经导管动脉栓塞术（TAE）。

肝的血流受门脉和肝动脉的双重支配，正常肝脏其比率 3：1（门脉：肝动脉），而相对肝细胞癌几乎 100％只有肝动脉营养，这是向肿瘤的营养血管中注入栓塞物质，利用阻断血流，使肿瘤的供血阻断，使肿瘤组织发生坏死。若门静主干有肿瘤浸润闭塞时，栓塞肝动脉，使肝内的动脉的门静脉血流阻断，受检者的肝实质无血液供养，此时属 TAE 的禁忌证，栓塞物质以混合抗癌药和油性对比剂的碘油为首。肝动脉灌注化疗法对转移性肝癌及 TAE 不适用的肝细胞癌，使用抗癌剂持续动脉注入疗法。它是用导管将前端留在肝动脉，因其末端连接贮存器，埋锁骨下动脉及股动脉近侧皮下，便于随时注入抗癌剂。

2. 经皮肝内门静脉短路术（TIPSS）

当肝硬化的门静脉高压症时，出现胃底、食管静脉严重曲张及顽固性肝腹腔积液，临床内外科治疗中效果较差。介入放射学的 TIPSS 手术可以收到一定的疗效，穿刺针和导管从颈静脉进行穿刺和插管，再从肝右静脉向门脉用金属针穿通，建立肝静脉和门静脉的通道，其后用球囊导管扩张通道处，在通道处留置支架支撑，以使肝硬化时门静脉回流受阻的体液通过通道回流到上腔静脉。

（冯磊）

第六节　胃肠道 DSA 检查技术

一、血管系统解剖

（一）腹主动脉

腹主动脉起始于第 12 胸椎前方横膈的主动脉裂孔，在脊柱的前方略偏左向下走行，至第 4 腰椎平面分支为两髂总动脉。腹主动脉的分支包括脏支和壁支。脏支有腹腔动脉、肠系膜上动脉、肠系膜下动脉、肾动脉、肾上腺动脉和精索内（或卵巢动脉）。壁支有膈下动脉、腰动脉和骶中动脉。

（二）腹腔动脉

腹腔动脉在胸 12 椎体下部或胸 12～腰 1 椎体间起自腹主动脉的腹侧。其主干向右、前、下方走行，末端发出分支供应上腹部脏器。腹腔动脉通常分为 3 支：胃左动脉、脾动脉和肝总动脉。胃左动脉较细，在胃小弯的幽门处与胃右动脉吻合，沿途分支至胃小弯附近的前后面。

（三）肠系膜上动脉

肠系膜上动脉自腹腔动脉的开口下方 0.5～2.0cm 处,自腹主动脉的侧壁发出,开口处相当于胸 12～腰 1 椎间隙或腰 1 椎体的上部平面。其主干向右下方斜行,并呈凸向左侧的弓形,末端至右髂窝。

肠系膜上动脉向右侧发出胰十二指肠下动脉,末端分为前后两支,前支与胰十二指肠前上动脉吻合成胰十二指肠前弓,后支与胰十二指肠后上动脉指肠。空肠动脉和回肠动脉起自肠系膜上动脉的左侧,其数目为 6～20 支,上部为空肠动脉,下部为回肠动脉,分别分布空肠和回肠。每支动脉先分为两支,各与相邻动脉的分支吻合成第一级动脉弓,第一级动脉弓的分支再互相吻合成第二级动脉弓。最后一级动脉弓沿小肠系膜的边缘走行,称为边缘动脉,它发出直血管进入小肠的终末支。每支直血管分前后两支进入小肠壁。

中结肠动脉起自肠系膜上动脉的右前缘,开口位胰上二指肠下动脉下方约 1cm。其主干向上走行,分左右两支。左支向结肠脾曲,与右结肠动脉吻合。右支向肝区,与右结肠动脉吻合。右结肠动脉起自肠系膜上动脉的右侧缘,开口在中结肠动脉的下方。末端分为升支和降支。升支上行到肝曲,与中结肠动脉的右支吻合,降支沿升结肠上行,与回结肠动脉吻合。回肠动脉是肠系膜上动脉的终支,斜向右下走行,发出结肠支、盲肠支和阑尾动脉。

（三）肠系膜下动脉

肠系膜下动脉在腰 3 椎体或腰 3～4 椎间隙平面起自腹主动脉的左前缘,开口距肠系膜上动脉约 5.3cm。发出后向左下行,再分支。

左结肠动脉为其第一分支,发出后向左横行,末端分为升支、水平支和降支。升支向结肠脾曲上行,与横结肠动脉的左支吻合;水平支和降支与乙状结肠动脉吻合,供应降结肠。乙状结肠动脉有 2～3 支,向左下方斜行,各分支互相吻合成动脉弓,并向上发出分支与左结肠动脉吻合,供应乙状结肠。直肠上动脉是肠系膜下动脉的终支,在第 3 骶椎平面分为两支,走行于直肠两侧,供应直肠的乙状线以上部分。

（五）门静脉

门静脉由肠系膜上静脉和脾静脉在腰 1～2 平面汇合而成,主干向右上走行。门静脉进入肝门后分左、右肝支。

门静脉收集脾静脉,胃冠状静脉,肠系膜上静脉和肠系膜下静脉的血液。脾静脉在脾门处由 3～5 支小静脉汇合而成,沿途收集胰静脉,胃短静脉,胃网膜左静脉;胃冠状动脉引流食管下部胃体小弯及贲门附近的静脉血,汇入脾静脉或门静脉。胃冠状静脉的食管支与奇静脉的食管支吻合,形成食管静脉丛;肠系膜上静脉由来自升结肠、横结肠和小肠的静脉血汇合而成,由下向上走行,与脾静脉汇合成门静脉;肠系膜下静脉由直肠、乙状结肠和左侧结肠的小静脉汇合而成,向上行在脾静脉与肠系膜上静脉汇处的左侧注入脾静脉。

二、术前准备

（一）受检者准备

（1）做碘对比剂及麻醉剂过敏试验。

（2）心、肝、肾功能检查,及出凝血时间测定,血常规。

（3）向受检者说明造影的目的和过程,训练受检者屏气,以取得术中的配合。

（4）术前 4h 禁饮食,上台前排空小便。

（5）清除肠道积便：肠内过多粪便存在时，重叠在细小血管影像上，影响观察。

（6）排除肠道内容物。

（7）注射抑制肠道蠕动药物，给予镇静剂。

（8）建立静脉通道，便于术中给药及抢救。

（二）器械准备

基本上同肝脏 DSA。

（三）药品准备

（1）对比剂：行腹主动脉造影、腹腔动脉造影、肠系膜上动脉造影和肠系膜下动脉造影时，备用高浓度对比剂，如76％复方泛影葡胺或相当浓度的非离子型对比剂等。行超选择性动脉造影情况下，对肝总动脉、肝固有动脉和脾动脉等较大动脉做造影，特别拟显示肿瘤染色和静脉期时，应备用高浓度对比剂；对胃十二指肠动脉、胃左动脉和胰背动脉等较小动脉造影时，应备用中浓度对比剂。

（2）抗凝剂：生理盐水和肝素。

（3）局麻药：1％普鲁卡因。小孩和不合作受检者，应准备全麻用药。

（4）扩血管和缩血管药：应根据不同情况备用药物。

（5）栓塞剂、化疗药物，以及各种抢救药品等。

三、适应证与禁忌证

（一）适应证

（1）消化道大出血和原因不明的胃肠道出血的诊断及介入治疗。

（2）消化道肿瘤的诊断及介入治疗。

（3）胃肠道的血管病变如动脉瘤、动静脉畸形、血管瘤、血管发育不良和动脉阻塞等。

（4）门脉高压或阻塞。

（5）胃肠道炎症。

（二）禁忌证

（1）碘过敏：对各种对比剂均过敏。

（2）败血症或其他全身性感染，以及其他原因所致一般情况衰弱。

（3）出血和凝血功能障碍性疾病：属相对禁忌证，能用输血等方法纠正者，仍可作血管造影。但病情严重者、凝血时间不能纠正者，不宜行血管造影。

（4）可能发生血栓脱落的疾病：如风湿性心脏病等，属相对禁忌证，慎重操作，加强预防血栓脱落措施的情况下，仍能作血管造影。

（5）穿刺部位局部皮肤感染：感染痊愈后仍可作血管造影。

四、造影技术

（一）手术操作

经股动脉穿刺插管，采用 Seldinger 技术。首先行腹腔动脉造影，了解腹腔动脉的分支情况，其次做肠系膜上动脉造影，再做肠系膜下动脉造影。有时也需要作腹主动脉造影，以了解腹部血管的全貌，一般上消化道出血，作腹腔动脉和肠系膜上动脉造影；下消化道出血时，作肠系膜上、下动脉造影。这种造影不仅能确定出血的部位，而且还有助于病变的定性诊断。

下列情况应作选择性或超选择动脉造影：

（1）临床或实验室已确定或高度怀疑肿瘤，而B超和CT不能证实者。

（2）临床、B超或CT检查已发现肿块，拟进一步明确其性质和范围。

（3）手术前明确肿瘤的供血动脉。

（4）区域化疗和栓塞疗法前确定病灶的供血动脉。

造影中首选动脉造影无阳性发现时，可进一步作其他动脉的选择性造影，如消化道大出血，做了腹腔动脉造影，可能还要作肠系膜上或下动脉造影；造影提示可能存在其他动脉供血脏器的病灶时，应作相应的动脉造影，如肠系膜上动脉造影发现肠道恶性肿瘤，疑为肝转移，可进一步作肝动脉造影；造影发现血管解剖变异并影响诊断时，如腹腔动脉造影肝左动脉不显影时，应再作肠系膜上动脉造影，以显示替代肝动脉。

（二）造影参数选择

对比剂浓度为300～350非离子型对比剂，腹主动脉造影的对比剂量每次35～40ml，注射流率15～20ml/s，压限450～600磅；腹腔动脉造影的对比剂量每次25～30ml，注射流率6～8ml/s，压限150～300磅；肠系膜上动脉造影的对比剂量每次15～20ml，注射流率5～7ml/S；肠系膜下动脉造影的对比剂量每次12～16ml，注射流率4～6ml/S；胃十二指肠动脉造影的对比剂量每次8～10ml，注射流率3～5ml/s；胃左或右动脉、胰十二指肠动脉及肠系膜上、下动脉分支的造影，对比剂量每次6～8ml，注射流率2～4ml/s。

（三）造影的体位及程序

腹主动脉造影一般正位，对于动脉瘤蒂显示或分支血管的重叠，常常加摄左或右不同角度的斜位，必要时摄侧位；腹腔动脉造影一般正位，必要时加摄一定角度的斜位，了解动脉瘤的全貌；肠系膜上动脉和肠系膜下动脉造影正位摄影即可。肠系膜上动脉动脉瘤是加照不同角度左前斜位，但肠系膜下动脉造影，为了避免膀胱充盈的对比剂与直肠乙状结肠区域重叠，可采用轻度的左后斜位采像，使乙状结肠曲充分展开。对肠系膜动脉闭塞症者，且病变在动脉起始处或距血管开口3cm以内时，应摄侧位。

在腹主动脉造影、腹腔动脉造影、肠系膜上、下动脉造影，一般选用脉冲方式采像，帧率为2～4f/s，先曝光后注药，即注射延迟。曝光至毛细血管期显示满意为止。mask的成像时间为2秒。

对于昏迷及不易配合的受检者，DSA曝光采像期间不能屏气，腹式呼吸和肠蠕动明显，不能保证清晰成像。此时应选用DSA的超脉冲方式，或DCM减影方式采集成像，它们的采像帧率为25～50f/s。或者选用TID采像方式，该方式对运动相对不敏感。

（四）并发症的预防及处理

基本上同肝脏DSA。

五、常见病变的造影显示

（一）血管性病变

（1）腹主动脉及主要分支动脉粥样硬化造影可见动脉管壁不规则，管腔狭窄和闭塞；动脉血管延长，迂曲和扩张；动脉瘤形成。

（2）动脉瘤：多发生在腹腔动脉的分支，造影多表现圆形、边缘光滑高密度影突出血管之外常有动脉瘤蒂。

（3）肠系膜动脉闭塞症：少见，为肠系膜动脉及其分支痉挛，栓塞或血栓形成所致。选择性肠系膜上、下动脉造影可见，血管狭窄及梗阻，呈节段性及对称性，多位于距动脉开口 1～2cm 处；侧支循环形成，造影可经中结肠动脉与左结肠动脉形成侧支通路，使病变远端血管显影。

（4）结肠血管扩张症：又称结肠血管发育不良，动静脉畸形、血管瘤等好发盲肠及升结肠的近段，主要病理改变是黏膜和黏膜下层有扩张的异常血管。肠系膜上、下动脉造影可见：

1）供血动脉扩张。

2）异常的血管丛。

3）静脉早期显影。

4）肠壁染色密度增高及小静脉扩张。

5）急性出血时可见对比剂外溢。

（5）先天性毛细血管扩张症：少见，为全身性和家族性疾病。肠系膜上下动脉造影可见细小的血管扩张和静脉早显。

（二）肿瘤性病变

1. 胃肿瘤

一般很少行血管造影诊断。可施行选择性腹腔动脉、肠系膜上动脉或胃左动脉造影，且曝光采像延长到静脉后期。

恶性肿瘤造影可见：

（1）血管包绕。

（2）肿瘤血管及肿瘤染色。

（3）静脉早显。

（4）血管湖。

良性肿瘤造影可见：

（1）血管受压移位。

（2）平滑肌瘤也可见肿瘤血管、肿瘤染色和静脉早显。

2. 肠道肿瘤

行选择性肠系膜上动脉和肠系膜下动脉造影，且曝光采集直至静脉期。

（1）恶性肿瘤造影可见：

1）血管包绕或血管移位。

2）肿瘤血管和肿瘤染色。

3）静脉早期显影。

4）血管湖。

（2）良性肿瘤造影可见：

1）血管弧形移位。

2）血管病供血动脉增粗，血管分支扩张、静脉早显。

3）平滑肌瘤和神经性肿瘤有肿瘤血管和肿瘤染色。

（三）出血性病变

胃肠道出血，出血活动期，每分钟超过 0.5ml 者，造影可见对比剂直接外溢的征象，即对比剂通过破裂的血管溢出到胃肠道内，产生清楚的密度增高阴影，常常显示该处的黏膜。对于慢性少量出血,或出血间歇期,或已用止血剂,行造影时有时难以发现出血灶。但是,造影可发现出血的病因,如肿瘤、动静脉畸形血管发育不良、动脉瘤及炎性溃疡等。

选择性腹腔动脉造影和肠系膜上动脉造影,通常可满足上消化道出血的诊断。超选择性胃左动脉造影和胃十二指肠造影分别用于胃窦及十二指肠的出血灶。下消化道出血可采用肠系膜上动脉及肠系膜下动脉造影,超选择性动脉造影适用于活动性出血,并同时进行栓塞治疗者。

(四)其他病变

外伤损伤腹腔血管时,造影可见:

(1)对比剂外溢。

(2)血管阻塞为形成的血栓阻塞血管所致。

(3)血管移位,为外伤性血肿的推压所致。

(4)无血管区或充盈缺损。

(5)外伤性动-静脉瘘。

(6)外伤性的动脉瘤,真性者为动脉壁受损,但未穿破而形成瘤状突出,假性者为动脉穿破后在比较坚固的组织内形成的血肿。

(7)脏器破裂,在毛细血管期可见实质脏器的边缘失去连续性。

(8)动脉狭窄和血管壁剥离,非穿通性动脉损伤时,局部的血栓形成使管腔变窄,血液经损伤处溢入血管壁内,使管壁剥离,形成夹层血肿,造影可见对比剂柱内有代表管壁内层的纤细的透明线。

六、图像质量控制与相关病变的介入治疗

(一)图像的优化措施

1. 补偿过滤器(密度补偿器)

腹部在侧腹部及肝的横膈膜处,以及消化道内的气体过多容易产生饱和状态伪影,应作对应的密度补偿过滤,可用铅、含铅丙烯、增感纸、黏土、树脂等各种材料。

2. 呼吸性移动对策

腹部由于腹式呼吸及肠管的蠕动,容易产生运动性伪影,使得减影图像模糊。此时可以训练受检者屏气,或注入抑制肠蠕动运动的药物。

3. 药理学的血管造影法

利用血管收缩剂及血管扩张剂,提高成像区域的动脉像,静脉像的质量,增强病变部位的显示效果。常见的药物造影有:

(1)血管收缩剂:利用肿瘤血管对血管收缩剂无反应的特性,使用肾上腺素等药物,使肿瘤血管成像更加清晰。

(2)血管扩张剂:经肠系膜上动脉门静脉造影时,为得到良好的门静脉图像,注入罂粟碱可以一次性地增加血流,与其相对应地注入大量对比剂,以此增加血管的显像效果。在血管收缩剂注入后 1min 以内和血管扩张剂 1～3min 以内曝光采集成像效果较好。

(二)消化道出血的介入治疗

胃肠道出血活动期,每分钟超过 0.5ml,造影时可见对比剂直接外溢的征象,即对比剂通过破裂的血管溢出到胃肠道内,产生清楚的密度增高阴影,常常显示该处的黏膜。对于慢

性少量出血,或出血间歇期,或已用止血剂进行造影时,有时难以发现出血灶。胃肠道出血活动期造影可以发现出血的原因,如肿瘤、动静脉畸形血管发育不良、动脉瘤及炎性溃疡等。

选择件腹腔动脉造影和肠系膜上动脉造影,通常可满足上消化道出血的诊断,超选择性胃左动脉和胃十二指肠动脉造影分别用于胃窦及十二指肠的出血。下消化道出血,可采用肠系膜上动脉及肠系膜下动脉造影,超选择动脉造影适用于活动性出血,并同时进行栓塞治疗。

外伤损伤腹部血管时,造影可见:

(1)对比剂外溢。

(2)血管阻塞为形成的血栓阻塞血管所致。

(3)血管移位,外伤性血肿的推压所致。

(4)无血管区域充盈缺损。

(5)外伤性动-静脉瘘。

(6)外伤性动脉瘘。

(7)脏器破裂,在毛细血管期可见实质脏器的边缘失去连续性。

对于上述外伤性出血可采取 DSA 检查寻找出血灶后,再进行栓塞疗法止血。

(冯磊)

第七节　胰、胆、脾 DSA 检查技术

一、血管系统解剖

胰腺的供养动脉来源于多个动脉的分支。胰腺供血来自:

(1)腹腔动脉→胃十二指肠动脉→胰十二指肠上后动脉和胰十二指肠上前动脉。

(2)肠系膜上动脉→胰十二指肠下后动脉。

(3)脾动脉→膜腺分支,数目多而小,最大的为胰大动脉,恒定的为胰尾动脉。

(一)胰腺血管

胰腺的供养动脉来源于多个动脉的分支。胰头的动脉来自胰十二指肠上、下动脉在胰头处形成的动脉弓;胰体和胰尾的动脉来自脾动脉的胰背动脉、胰横动脉、胰大动脉(最大)和胰尾动脉(恒定)。胰腺的静脉血经胰十二指肠上、下静脉和脾静脉注入门静脉。

(二)胆系血管

胆道血供来自肝动脉的分支,胆囊动脉来自肝固有动脉或肝右动脉。胆囊的静脉与同名动脉伴行,直接注入门静脉。

(三)脾脏供养血管

脾脏的主要血供来源于脾动脉,它是腹腔动脉的最大分支。脾静脉起自脾门处,系门脉分支。脾静脉有 1～5 支,以 2 支为最多。

二、术前准备

(一)受检者准备

与肝脏血管造影应准备相仿,但由于胰腺血供部分来自脾动脉和胃十二指肠动脉,以及胰背动脉起源复杂,故还需备用脾动脉造影、胃十二指肠动脉造影和胰背动脉造影一般行腹

腔动脉造影即可比较清楚地显示脾血管和脾脏本身。

（二）器械准备

基本上同肝脏 DSA。

（三）药品准备

对比剂浓度为 50％～60％的离子型对比剂,或相应浓度的非离子型对比剂。所需用的局麻药和抗凝药与其他血管造影所需者相仿。

三、适应证与禁忌证

（一）适应证

（1）胰腺癌:往往在其他影像方法明确或提示胰腺癌之后,有下列需要时才行胰腺血管造影:

1）进一步了解胰腺癌的大小、范围和是否涉及其他器官,以推测癌肿切除之可能性。

2）ERCP 发现胰管小段狭窄,而超声和 CT 不能发现癌肿时,超选择性动脉造影加放大摄影有助于证实或除外较小癌肿。

3）了解胰腺血管之解剖和有否变异,供手术者参考。

（2）胰岛细胞瘤:许多功能性胰岛细胞瘤体积都较小,且多发的机会不少,在 CT 等其他非损伤性放射技术不能明确肿瘤的存在、大小和数量时,可行胰腺血管造影。

（3）胰腺囊腺瘤或囊腺癌:这种疾病往往有丰富的血供,血管造影有助于做出定性诊断

（4）胰腺血管性疾病:胰腺血管本身的疾病,如动脉瘤和动脉血管畸形等,行血管造影往往能明确诊断,不过这种情况往往为其他原因行血管造影而偶然发现。

（5）其他:胰腺炎和胰腺囊肿等疾病虽血管造影时有阳性发现,但目前对它们几乎不用血管造影的方法去协助诊断。

（6）脾脏检查的方法虽甚多,脾动脉造影仍有一定重要性。急症病例,诸如脾脏破裂或血肿,动脉造影常常是首选方法。疑为脾动脉本身的病变,如动脉硬化和动脉瘤及动-静脉瘘等。

（7）腹块:在左上腹部未能确定位置的肿瘤,动脉造影可清楚地显示脾脏的大小、位置和形状。

（8）原因不明的脾脏增大:如肿瘤、囊肿、脾静脉血栓形成等。某些系统性疾病,如霍奇金病和白血病等,已为血液学检查和淋巴结活检所证实,虽然曾证明脾霍奇金病的确可在血管造影中出现充盈缺损,大多认为已不必再行此项检查

（9）脾脏的外伤。

（10）副脾和脾脏移位（膈疝）。

（11）脾动脉栓塞疗法前脾动脉造影:脾功能亢进等疾病,在行脾动脉栓塞疗法前均应行脾动脉造影,以根据所显示脾动脉和脾脏情况,确定栓塞的范围和部位等。

（二）禁忌证

（1）碘过敏者。

（2）严重心、肝、肾功能不全者。

（3）极度衰弱和严重凝血功能障碍者。

（4）穿刺局部感染及全身高热。

四、造影技术

（一）手术操作

同肝脏动脉造影。

（二）造影参数选择

对比剂浓度用 300～350 非离子型对比剂。腹腔动脉造影，每次对比剂的量为 25～30ml，注射流率 6～8ml/s，压限 150～300 磅；肠系膜上动脉造影，每次对比剂的量为 15～20ml，注射流率 5～7ml/S，压限 150～300 磅；脾动脉造影，每次对比剂的量为 20～25ml，注射流率 5～7ml/s，压限 150～300 磅；胃十二指肠动脉造影，每次对比剂的量为 10～12ml，注射流率 4～5ml/S，压限 150 磅；胰十二指肠下动脉、胰背动脉及胆囊动脉造影，每次对比剂的量为 8～10ml，注射流率 2～5ml/s，压限 150 磅。

（三）造影体位及程序

胰腺供养动脉造影、脾动脉造影及胆系供养动脉造影一般用正位。对于血管性病变，如动脉瘤、动-静脉瘘、动静脉畸形，需要显示病变全貌，则加摄不同角度的斜位。

对于胰、脾、胆的供养血管造影，一般选用 DSA 的脉冲方式，每秒 4～6 帧。采用先曝光后注药，即注射延迟，曝光采像至实质期及静脉期显示满意。mask 像采集时间为 2 秒。对于不易配合，肠蠕动明显，腹式呼吸幅度大者，可采用 DSA 的超脉冲方式或电影减影方式成像，可避免运动性伪影的产生，以此获得清晰的图像，便于观察细小血管。

（四）并发症的预防及处理

基本上同肝脏 DSA。

五、常见病变的造影显示

（一）肿瘤性病变

1. 胰腺癌

其供养血管造影可见：

（1）血管包绕：表现为血管壁不规则，呈锯齿状，受侵血管走行迂曲。

（2）肿瘤血管：无肿瘤染色。

（3）动脉移位：静脉早显。

2. 胰岛细胞瘤

其供养血管造影可见：

（1）肿瘤血管。

（2）供血动脉增宽。

（3）肿瘤染色。

（4）包裹征，表现受侵犯动脉局限性变细，边缘不整齐和闭塞。

3. 胆管癌

其供养动脉造影可见：

（1）血管包绕，表现受侵动脉血管壁不规则，狭窄或梗阻。

（2）肿瘤血管及肿瘤染色。

（3）静脉受侵。

（4）胆道梗阻

4. 胆囊癌

胆囊动脉造影可见:

(1)动脉期显示肿瘤血管和动脉受累。

(2)毛细血管期显示胆囊壁染色。静脉正常。

5. 脾脏恶性肿瘤

脾动脉造影可见:

(1)脾动脉分支伸直、变细,邻近动脉移位,有血管包绕征象。

(2)肿瘤血管。

(3)实质期出现密度不均匀的增高,肿瘤染色。

(4)静脉早显。

6. 脾脏增大

脾动脉造影可见,脾动脉扩张迂曲,分支伸直。毛细血管期脾增大。

(二)血管性病变

1. 脾动脉动脉瘤

脾动脉造影可见圆形与脾动脉相连,可伴有脾动脉的走行迂曲及管腔粗细不均等表现。

2. 脾梗死

脾动脉造影可见,脾动脉的分支截断,其远端可见无血管区。

3. 脾动脉硬化

脾动脉造影可见,动脉扩张迂曲,管壁不规则,血管腔内有局限性充盈缺损。

(三)其他病变

脾脏破裂常发生在外伤,可作腹主动脉、选择性腹腔动脉或选择性脾动脉造影,其表现为:

(1)血管破裂:表现为对比剂外溢。

(2)外伤性动-静脉瘘:表现为动脉期静脉早显。

(3)脾内血肿:表现为近邻动脉移位,实质期为一外形光滑的密度减低区。

(4)包膜下血肿表现为动脉期脾脏边缘出现半圆形充盈缺损,附近血管受推压。

(5)包膜周围血肿:表现为脾动脉受压似螺旋形压迹。

(6)血管梗阻:表现为动脉腔内有密度减低的充盈缺损或血管中断。

(7)广泛性撕裂:表现为血管断离,实质期部分脏器分离。

六、相关病变的介入治疗

部分脾栓塞术(PSE)脾脏是与红细胞、血小板破坏及铁代谢、淋巴球的产生、免疫功能相关的脏器。由于肝硬化及胆道闭锁症等门脉压亢进,出现脾大或脾功能亢进症,血小板减少而引起出血的倾向。

利用栓塞部分脾动脉既可以减轻脾功能亢进,又可以抑制由于免疫功能低下所引起的感染发生。栓塞剂使用明胶海绵片,可以栓塞到脾容量 $50\%\sim60\%$ 程度。进行选择性分支栓塞,若栓塞率少则得不到治疗效果,若过多则发生严重的不良反应。

(冯磊)

第三十五章　泌尿系统疾病普通放射影像学

第一节　泌尿生殖系统的 X 线检查方法

一、肾部 X 线检查

前后位片上,于脊柱两侧常能显示密度略高的肾影,边缘光滑,其位置、大小和形态能大致得到体现,但有时会受到邻近肠管内气体或其他内容物的影响而显示不清,故在行腹 X 线检查检查前,肠道的清洁准备是很有必要的。侧位片上,肾影与腰椎重叠,不易分辨。正常输尿管由于和其他组织缺乏对比,故而不能显示。

二、尿路造影

尿路造影主要用于观察肾盂、肾盏和输尿管,若对比剂在膀胱内充分沉积则有助于对膀胱形态和内腔情况的显示。

(一)静脉肾盂造影(IVP)

静脉肾盂造影又称排泄性尿路造影,其应用原理是有机碘化物的水溶液如泛影葡胺或碘海醇于静脉注入后,几乎全部由肾小球滤过而排入肾盏和肾盂内,在注药后不同时段对双肾区及全腹部进行摄片和透视观察,不但能显示肾盂、肾盏、输尿管及膀胱内腔,且可大致了解两肾的排泄功能。

正常静脉肾盂造影时,注药后 $1\sim2min$,肾实质显影,密度均匀;$2\sim3min$ 后,肾盏和肾盂开始显影;$15\sim30min$ 时,肾盏和肾盂显影最浓,此时,两者大小和形态能得到最佳体现。正常输尿管在除去压迫带后显影,全程约 $25cm$,上端与肾盂相连,在腹膜后沿脊柱旁向前下行,入盆腔后在骶髂关节内侧走行,越过骶骨水平后再弯向外,最后斜行入膀胱。输尿管的 3 个生理狭窄区在 X 线片上通常能观察到,其节律性蠕动波则只有在透视下才能直观看到,输尿管腔的宽度会因蠕动而有较大变化,尤其在生理性狭窄近段,可出现暂时性的扩张,但边缘光滑,走行柔和,偶尔可有折曲征象。

(二)逆行性尿路造影

逆行性尿路造影包括逆行性膀胱造影和逆行性肾盂造影等,适用于静脉肾盂造影显影不佳或肾功能不良者。具体方法是经尿管注入对比剂,或借助膀胱镜将导管插入输尿管内并注入对比剂。正常肾盏、肾盂和输尿管的表现同于静脉肾盂造影。然而,若注射压力过高会造成对比剂的肾脏回流,需要认识,以免误诊。目前,逆行性膀胱造影除用于检查膀胱瘘以外,已很少应用。

三、膀胱 X 线检查

X 线检查检查时,正常膀胱呈软组织密度,但由于与盆腔其他结构缺乏对比,不能清晰分辨,故在充盈状态下显影效果略好于排空状态。膀胱造影能够显示膀胱腔,其大小、形态取决于充盈程度。充盈较满的膀胱呈椭圆形,横置在耻骨联合上方,边缘光滑整齐,密度均一。膀胱顶部可略凹,为乙状结肠或子宫压迹。若膀胱未充满,其粗大的黏膜皱襞致边缘不整齐而呈锯齿状,此时,须与慢性炎症或结核所致的病理性改变相鉴别。

四、女性生殖系统疾病 X 线检查方法

由于影像学的发展,常规 X 线检查逐渐被取代,但因子宫输卵管造影术价廉且对某些病变如子宫输卵管内膜结核、输卵管是否通畅等显示清晰,故子宫输卵管造影术临床仍常用。

(一)X 线检查摄影

女性生殖器官位于盆腔内,因周围有肠管,其内有粪便及气体影,故应清洁肠道后进行拍摄,拍片时,患者仰卧,球管向足侧倾斜 10°,中心线对准脐与耻骨联合的中点。骨盆 X 线检查虽已少用,但仍有一定的价值:

(1)了解骨盆的形状、大小、有无畸形及骨质病变,进行准确的骨盆 X 线测量和产前骨性产道的评估。

(2)了解女性盆腔内有无肿块、高密度影和盆壁脂线改变。

(3)观察金属避孕环的位置。

(4)发现生殖器官病变的异常钙化,如结核、卵巢肿瘤和子宫肌瘤的钙化等。

(二)子宫输卵管造影

子宫输卵管造影是经宫颈口注入 40％碘化油、碘苯脂或有机碘水剂以显示子宫和输卵管内腔的一种检查方法。因输卵管较细,CT、B 超较难显示清晰,故目前临床仍常用。

1. 适应证

(1)观察输卵管是否通畅。

(2)子宫、卵巢有无畸形和宫内有无病变等。

(3)寻找不孕症的原因。

(4)用于各种绝育措施后观察输卵管情况。如需要将输卵管再接通,术前需要做造影,个别患者造影后可变通畅。

(5)对于多次刮宫后引起的宫腔内粘连,造影还有分离粘连的作用。

(6)寻找子宫出血原因。

(7)利用子宫输卵管造影后 24h 碘油在盆腔分布情况诊断小骨盆内炎症。

2. 禁忌证

心肺肾严重疾病和甲亢患者,全身高热、感染及生殖器官急性炎症、月经期、子宫出血、刮宫术后或子宫手术后内膜未修复,以及妊娠期均禁用。

检查方法:宫颈插入 Foley 导尿管并于球囊注气约 5ml 用于固定并可防止对比剂流出,此法不易观察宫颈,对比剂用国产 40％碘油或 60％泛影葡胺。碘油优点是推注时油的压力较大,能使输卵管的扭折挺直,使轻微的狭窄阻塞畅通。拍片时间:碘油注射完后拍 1 张片,5min 后再拍 1 张片,24h 后再拍 1 张片,若使用水性对比剂时,边注药边拍摄,连拍 2 张片,10min 后再拍 1 张片。

3. 子宫输卵管造影的正常表现

(1)子宫颈子宫颈管长 3～4cm,成人宫体占 2/3,宫颈占 1/3,子宫颈的形态分为 3 种:纺锤形、长圆筒形及球状,长圆筒形较多见,子宫内膜增生期宫颈变宽,分泌期宫颈变窄。

(2)子宫宫腔边缘光滑整齐,子宫两侧上方为子宫角,两侧连接输卵管,两子宫角间的上部为宫底,下为宫腔,向下逐渐过渡成子宫颈。宫腔容量一般为 5～7ml,小于 3ml 为子宫过

小,多不能生育。子宫形态分 3 型:

1)宫腔上壁及两侧壁平直,似等腰三角形。

2)两侧对称向腔内凹陷。

3)宫腔上壁及两侧壁均向内凹陷,似三叉形。子宫收缩分为 3 部分:①先为子宫角收缩,输卵管显影;②子宫底及两侧壁向内凹陷收缩;③宫底向下至宫颈收缩。

(3)输卵管输卵管开口于宫底两角,左右各一,为长 8~14cm 的细而弯曲的管,分为:

1)间质部(在子宫角壁内,多不能见到)。

2)峡部(从子宫尖端开始如喇叭状细长弯曲)。

3)壶腹部(峡部延续的膨大部分)。

4)伞部(壶腹部远端呈漏斗样扩大)。

造影常只能显示峡部及壶腹部,伞部较少显示,输卵管形态分为 3 种:

1)两侧平伸或向上行走。

2)在子宫两侧弯曲绕行。

3)在子宫角形成一小弧形向下到壶腹部。

(三)节育器的 X 线检查

常规采用 X 线立位透视,也可摄片,可观察节育器的类型,节育器在子宫内的形态,判断是否正常,有无环断裂、受挤压等,观察节育器的位置是否异常,正常节育器的位置一般在耻骨联合上 2~6cm 和中线两旁 3cm 范围内,若不在此范围内,应考虑有无脱落入输卵管、腹腔或发生穿孔等。

(四)乳腺疾病的 X 线检查方法及正常 X 线表现

乳腺疾病是女性常见病及多发病,乳腺纤维囊性改变、乳腺炎、纤维腺瘤及乳腺癌等,其中半数以上为肿瘤,目前乳腺数字 X 线摄影具有照片图像清晰、对比度适宜等优点,可清楚地显示乳房内小于 1cm 的结节状病灶,并可准确定性、定位,且辐射剂量很低(<0.003Gy),所以乳腺数字 X 线摄影已成为公认的乳腺临床检查和普查的最好方法。

1.X 线检查方法

(1)钼靶 X 线乳腺摄影:乳腺投照的原则是使可触到的病变尽可能完全地包括在胶片内又使病变尽可能贴近胶片。常规投照体位包括头尾位和内外斜位,并视病变位置而加摄内外侧位或其他特殊体位。由于两侧乳房基本对称,双侧对比有助于发现病变,故常规投照应包括双侧乳房。对于有细微可疑病变处应加做点压放大摄影,有些乳腺密度较高,钼靶产生侧 X 线难以穿透,可应用钼靶产生较高能量 X 线,提高穿透力,提供更多诊断信息。

(2)乳腺导管造影:适应证为乳头异常溢液,禁忌证为碘过敏或急性乳腺炎患者,方法为经乳腺导管注入对比剂使乳腺导管显影,正常乳腺导管壁光滑、均匀,分支走行自然,管内不应看到残缺现象。若注射压力过高,对比剂可进入腺泡内形成斑点状致密影。通过造影可发现乳腺导管病变。

(3)乳腺充气摄影:适应证为乳腺囊性病变,方法为经皮穿刺入囊肿,尽量抽吸囊内液体,然后向囊内注入空气,做乳腺钼靶摄影,若照片显示囊壁不光整,有结节,则考虑囊壁上有恶性病变,若囊壁光整,注气同时已达治疗目的,不必再手术。此法现已少用。

(4)术前导丝定位术乳腺 X 线检查:可以发现临床不可触及的微小病变,若选择手术切除,常规定位困难。可以在手术前行 X 线引导下经皮穿刺导丝定位术。选择有孔压迫板压迫患侧乳房后摄片,确定穿刺点。常规皮肤消毒,垂直进穿刺针,再拍摄图像,确认针尖正对病灶,松开压迫板。改为垂直于上次投照位置压迫乳房,投照,核定穿刺针针尖位置,使针尖在病灶内。释放导丝,摄片确认。将露出皮肤部分导丝固定,送外科行乳腺手术。

2. 正常 X 线表现

成年女性乳腺位于前胸锁骨中线第 2～6 肋间,内缘至胸骨侧缘,外缘达腋前线,覆盖胸大肌,呈左右对称的圆锥形,正常乳腺由乳导管、腺叶、腺小叶及间质(纤维、脂肪、血管、淋巴组织)组成,每侧乳腺由 15～20 个辐射状排列的乳导管组成,乳腺组织被大量纤维结缔组织包绕,乳腺腺体之间有纤维束发自浅筋膜深层,与真皮相连,称为乳房悬韧带,浅筋膜深层位于乳腺深面,与胸大肌筋膜浅层之间有疏松结缔组织相连,称为乳房后间隙。

乳腺的淋巴管丰富,但仅有流出道,而无流入道,乳腺淋巴常引流至腋下、锁骨上下及胸廓的内淋巴结,乳腺癌常按淋巴引流的途径转移。

乳腺是一终身变化的器官,年龄及生理周期对乳腺有较大影响,观察乳腺片时应考虑这些因素。

(1)乳头:可勃起也可平坦,一般不回缩,乳头显影的密度较高,它的大小随年龄、乳房发育及经产情况而异。一般两侧大小相等。

(2)乳晕:在 X 线片上,乳晕区的皮肤厚度 1～5mm,比乳房其他部分的皮肤稍厚。

(3)皮肤:皮肤呈线样阴影,厚度均匀一致,但在下后方邻近胸壁反褶处的皮肤可略厚于其他部位。皮肤的厚度因人而异,在 0.5～1.5mm 之间。在 X 线诊断中,确定皮肤有无病理性增厚或萎缩,最好是以同侧乳晕或乳腺下方反折处皮肤为基准,或与对侧同部位作比较。即乳晕与下方反褶处的皮肤应是最厚的。

(4)脂肪层:皮下脂肪层介于皮肤与浅筋膜浅层之间,此层宽度随年龄及胖瘦而异。皮下脂肪层于 X 线片上表现为高度透亮带,透亮带内有交错的纤细而密度较淡的线样影,为脂肪组织间的纤维间隔、血管及悬吊韧带。位于乳腺后方和胸壁肌层间的脂肪称为乳房后间隙,乳房后间隙显示表示乳腺组织已完全包括在片内。

(5)悬吊韧带:悬吊韧带的发育因人而异,发育差的在 X 线片上看不到悬吊韧带影,或在皮下脂肪层中见到纤细的线条状阴影,前端指向乳头方向;发育良好的悬吊韧带则表现为狭长的三角形影。三角形的基底坐落在浅筋膜的浅层上,尖指向乳头方向。

(6)腺体组织:X 线上的所谓腺体影像,实质上是由许多小叶及其周围纤维组织间质融合而成的片状致密影,其边缘多较模糊,呈小片状和羽毛状,密度中等或略低。随着年龄的变化,腺体组织在 X 线上表现变化也较大。年轻女性或中年未生育过的妇女,因腺体及结缔组织多较丰富,而脂肪组织较少,故多数表现为整个乳腺呈致密影,缺乏层次对比,也称致密型乳腺,X 线对此型乳腺中的病变诊断最为困难,良性肿瘤或小的癌灶多被掩盖,误诊或漏诊率较高,此时,CT、MRI 检查有很大的优势。中年女性随着年龄增加,腺体组织逐渐萎缩,脂肪组织相对增加,X 线上表现为散在片状致密影,致密影内见散在的脂肪透亮区,也称中间混合型乳腺。有生育史的老年女性,整个乳腺大部或几乎全部由脂肪组织、"小梁"(残留的纤维结缔组织与乳导管)及血管所构成,X 线片上显示较为透亮,也称脂肪型乳腺,此型乳腺中的病变 X 线诊断正确性最高,漏诊率最低。

关于乳腺的 X 线分型,多年来并未取得一致意见。美国放射学会提出的乳腺影像报告和数据系统(BI-RADS)将乳腺分为 4 型:脂肪型(乳腺内几乎全部为脂肪组织,腺体组织占

25%以下);少量腺体型(乳腺内散在腺体组织,腺体组织占 25%～50%);多量腺体型(乳腺呈不均匀致密表现,腺体组织占 51%～75%);致密型(乳腺组织非常致密,腺体组织占 75%以上)。使用简单,具有一定的实际应用价值。

(7)乳导管:正常人有 15～20 支乳导管,在 X 线片上偶尔能见到大乳导管影,它起自乳头下方,呈 3～5 条线样影,放射状向乳腺深部走行,经 2～3cm 后,因分支及变细,不再能见到。它也可表现为均匀密度的扇形阴影而无法辨认出各支导管影。X 线上可见到的乳导管数目、粗细等与年龄有关,中年以后可显影,在脂肪型乳腺中显影最为清晰,数目也最多。乳导管正常为纤细而密度均匀的线样阴影,若出现密度增高、增宽、粗糙等改变,应视为有病理意义,常见于导管扩张症、大导管乳头状瘤病或为乳腺癌的一个间接征象(导管征)。

(8)血管:X 线片上在乳腺上部的皮下脂肪层中多能见到静脉阴影,静脉的粗细因人而异,但一般两侧大致等粗。未婚妇女静脉多较细小,生育及哺乳后静脉增粗。乳腺动脉在 X 线片上多不易见到,特别是在致密型乳腺。在老年脂肪型乳腺中,血管影显示最为清晰,有时可见到迂曲走行的动脉阴影,当动脉壁发生钙化时,呈双轨样或柱状表现。阅片时,应注意两侧乳腺血运的比较,若一侧有血运增加,应仔细观察是否有病变存在。

(9)淋巴结:腋前淋巴结和乳内淋巴结均可显示,正常影像是侧位呈肾形,轴向呈环形,中空的是淋巴结门,为脂肪充填呈低密度,其实体部分呈中等密度。乳腺内淋巴结常较小,大多出现在乳腺外上象限。腋前淋巴结有时较大,甚至直径大于 2cm,但是,只要只要能观察到透明中空的淋巴结门,通常应考虑为正常淋巴结表现。

五、男性生殖系统疾病 X 线检查方法

(一)X 线检查

X 线检查主要检查精囊和输精管有无钙化,方法为:患者仰卧,X 线球管向足侧倾斜约 20°,中心射线从耻骨上缘投入,以避开耻骨影,精囊结石表现为颗粒状小斑点状钙化影,呈弯曲蜿蜒状排列,输精管结石为细线状排列的小颗粒状。

(二)输精管精囊造影

输精管精囊造影是从输精管或射精管注入对比剂,以显示精囊和输精管是否正常,主要用于寻找不孕症原因。

正常精囊蜿蜒弯曲,在耻骨联合上方两侧,向两侧外上方连接输精管的壶腹部,输精管向两侧闭孔行走至阴囊部。两侧射精管在两侧精囊内下方,相当于耻骨联合处,对比剂有时可进入膀胱。

(三)膀胱造影

经尿道插管至膀胱,注入对比剂,使膀胱显影,此法用于间接显示前列腺肥大,现已少用,正常前列腺对膀胱没有压迹,膀胱下缘光滑整齐。

(冯磊)

第二节　泌尿系统常见疾病的 X 线表现

一、肾先天性畸形

肾先天畸形包括肾脏位置、大小、形态和数目的异常。

（一）异位肾

1. 概述

肾脏位置异常,多出现在下腹部、盆腔,极少数位于胸腔。主要是胚胎发育过程中,肾胚芽上升时发生障碍或过度上升所致。异位肾常伴有肾发育不全或旋转不良。单纯异位肾常无临床症状,也可因结石、感染而出现相应症状,偶尔可在盆腔和下腹部触及异位肾,易被误认为肿块性病变。

2. X线特征

平面示异位侧肾区无肾影,而于盆腔、下腹部、膈上或膈下可见软组织肿块影。排泄性尿路造影,可见异位肾的肾盂、肾盏及输尿管显影,由于多同时伴有肾旋转异常,因而其肾盂、肾盏的形态有别于正常。低位的异位肾显示同侧输尿管较短,且无明显折曲。

3. 诊断与鉴别诊断

低位的异位肾应与肾下垂和游走肾鉴别。肾下垂是由于肾脏支持结构松弛所致。影像学特征是排泄性尿路造影检查在立、卧位变换体位时,肾盂位置变化超过一个椎体高度,而异位肾无明显活动度且输尿管短小。游走肾常位于中上腹部,输尿管长度正常,变换体位时,常有明显的活动度。此外,对于形态和旋转异常的异位肾还应注意与其所在部位肿瘤鉴别。

（二）马蹄肾

1. 概述

马蹄肾是融合肾中最常见的一种,多见于男性,大多在双肾下极融合,位置较低,多位于第5腰椎或盆腔平面。融合部位称为峡部,为肾组织或结缔组织。临床一般无症状,腹部可及包块,部分病例可有尿路梗阻、感染表现。

2. X线特征

X线检查示肾影位置较低且肾脊角发生改变。尿路造影显示两侧肾下盏距离缩短,而上肾盏相距较远。

3. 诊断与鉴别诊断

马蹄肾的特征是两侧肾上极或下极相连,且多为下极相连,尿路造影可发现肾盂的异常表现,而CT能进一步显示这种特征,易于明确诊断。

（三）单肾

1. 概述

单肾又称孤立肾,一侧肾不发育,发病率0.1%左右,男性略多见,临床上无明显症状。肾阙如多发生在左侧,阙如侧的输尿管未发育或下端呈盲端,膀胱三角区也未发育或伴对侧输尿管开口异位。10%伴同侧肾上腺阙如,有些可合并生殖器的异常。

2. X线特征

X线检查可见一侧肾影阙如,对侧肾影相对增大;排泄性尿路造影示阙如侧无肾影和肾盂显示;逆行性尿路造影,阙如侧的输尿管呈盲端且管径较正常为细;腹主动脉造影示阙如侧无肾动脉发出。

3. 诊断与鉴别诊断

对单肾的诊断要结合临床病史,排除一侧肾切除的可能性,此外还要注意有无游走肾和异位肾。

（四）双肾和双输尿管畸形

1. 概述

双肾和双输尿管畸形又称肾盂输尿管重复畸形,即一侧肾组织分裂成上下两个,并有两个输尿管分别与两个肾的肾盂相连,每个肾外有完全分离的肾包膜包绕,两肾间表面有一浅沟。上、下两肾体常不等大,上位肾体多较小,而下位者一般较大。重复的输尿管可相互汇合,也可分别汇入膀胱,其中与下肾盂相连者在膀胱开口位置正常,而上肾盂的输尿管为移位开口。移位输尿管开口处可发生狭窄,导致上肾盂、输尿管积水。

2. X 线特征

X 线检查无特殊发现,排泄性尿路造影可显示同一侧肾区有两套肾盂、肾盏及输尿管,并可见两支输尿管汇合或分别进入膀胱及其相应位置。若上方输尿管扩张积水,则排泄性尿路造影可不显示。

3. 诊断与鉴别诊断

以往尿路造影是诊断肾盂输尿管重复畸形的首选方法,征象明确,但当上肾盂输尿管积水时,IVP 难以显示其畸形,而 CT 检查,特别是 CT 尿路造影(CTU)则可明确诊断,目前已逐步取代 IVP,被临床广泛应用。

（五）肾发育不全

1. 概述

肾发育不全又称侏儒肾,较为少见,多由胚胎发育过程中肾发育障碍或血供异常引起,肾实质总量减少值肾体积缩小,而组织结构正常。本病一般为单侧性,女性多于男性。临床上可无症状,或有高血压、结石或感染症状。

2. X 线特征

X 线检查示一侧肾影小,对侧肾影增大,尿路造影检查,患侧肾盂、肾盏及输尿管均显示细小。

3. 诊断与鉴别诊断

先天肾发育不全要注意与慢性肾盂肾炎和肾血管病变所致的后天性肾萎缩鉴别,后者主要是肾实质萎缩而肾盂肾盏无明显变小,且慢性肾盂肾炎所致的肾萎缩形态不规则,有瘢痕性切迹,肾血管病变造成的肾萎缩在血管造影上可显示肾动脉的不同程度的肾动脉狭窄,而是很发育不全时肾动脉仅显示细小。

二、输尿管先天畸形

（一）腔静脉后输尿管

1. 概述

正常输尿管位于腰大肌前方,沿下腔静脉外后走行。胚胎时期由于血管发育异常,故输尿管向正中走行至腔静脉内侧,然后在下腔静脉和主动脉之间穿出,再下行人膀胱。因输尿管位于腔静脉和脊柱之间易受挤压,发生梗阻引起输尿管积水、结石。腔静脉后输尿管发生率大约为 0.1%,男性为女性的 2~3 倍。

2. X 线特征

尿路造影仅能显示输尿管的走行,不能明确其与下腔静脉的位置关系,所以诊断价值有限。

3. 诊断与鉴别诊断

对腔静脉后输尿管的诊断应结合 CT 检查,CT 有助于确定输尿管移位或异常的原因。输尿管位置异常除先天变异外,还可见于腰大肌肿胀、肿瘤、主动脉瘤、腹膜后淋巴结肿大、腹膜后脂肪变和腹膜后纤维变等疾病,CT 扫描能够予以正确诊断。

（二）输尿管囊肿

1. 概述

输尿管囊肿为输尿管末端在膀胱内形成的囊状膨出,原因不明,多认为输尿管口先天性狭窄致膀胱壁内段扩张并突入膀胱所致,约 50% 病例上段尿路发生扩张、积水。本病多见于成年女性。临床上,可无症状或有梗阻、结石、感染等表现。

2. X 线特征

X 线检查无诊断价值。排泄性尿路造影可显示患侧肾盂、肾盏和输尿管不同程度扩张、积水,特征性表现是输尿管膀胱入口处有一囊肿形成,囊肿与扩张的输尿管相连,犹如伸入膀胱的蛇影,囊肿即蛇头,称之为"蛇头征"。当囊肿与膀胱内均有对比剂充盈时,囊壁为一环状透亮影;囊内无对比剂时,表现为圆形光滑的充盈缺损。

3. 诊断与鉴别诊断

输尿管囊肿影像学表现具有特征性,诊断一般不难,但若一种诊断有困难,如 IVP 难与膀胱肿瘤、前列腺肥大相鉴别时,可结合其他影像检查方法,多能明确诊断。

三、泌尿系结石

泌尿系结石也称尿路结石,是泌尿系常见病。结石可位于肾盂、肾盏直至尿道的任何部位。本病多见于青壮年,其中 20～50 岁发病率最高,约占 90%,男性多于女性。

泌尿系结石往往由多种成分组成,包括草酸钙、磷酸钙、胱氨酸盐、尿酸钙和碳酸钙等,但多以某一成分为主,在我国以草酸钙、磷酸钙或其混合物为主的结石最为常见。不同成分组成的结石的发生率不同,其密度和形态也各不相同:以草酸钙为主的结石最常见,占全部结石的 70%～80%,密度高,多为类圆形、椭圆形或形状,表面可光滑或有棘状突起而呈桑葚状;磷酸盐为主的结石也较常见,密度高,常较大,发生在肾盂肾盏时可呈鹿角状,小的结石则为圆形或沙粒状;尿酸盐为主的结石常较小,呈圆形或椭圆形,单纯尿酸盐结石密度较低,若为混合型结石,则密度常高低相间,切面上呈分层表现;胱氨酸为主的结石,少见,常为小圆形,可多发,密度低。

由于结石的成分有所差异,含钙量各不相同,故在 X 线检查时,其密度也存在差异。能够显影的尿路结石称为阳性结石,不能显示者称之为阴性结石,但此概念只适于 X 线检查,不包括 CT 和超声。以往认为阳性结石所占比例为 90%,而近期报告显示阴性结石比例上升,由原来的 10% 上升至 40% 左右,这可能与超声、CT 的在临床的广泛应用有关,有相当高比例的 X 线检查难以发现的阴性结石,平扫 CT 或超声能做出诊断。

泌尿系结石依其发生部位,分为肾结石、输尿管结石、膀胱结石和尿道结石。各部位结石均以 X 线检查作为初查手段,当难以确诊或临床怀疑为尿路结石而 X 线检查无异常时,须行尿路造影、CT 或超声检查。

（一）肾结石

1. 概述

肾结石在泌尿系结石中居首位,20～50岁为多发年龄,男多于女。通常为单侧,约10%为双侧性。结石可为单发或多发。肾结石引起的病理性改变为梗阻、积水、感染和黏膜损伤。

临床上,肾结石的典型症状为疼痛、血尿。其疼痛可表现为绞痛和钝痛,常向下腹部和会阴部放射。血尿多为镜下血尿,少数可见肉眼血尿。如并发感染,则出现尿频、尿急、尿痛和脓尿。

2. X线特征

腹X线检查检查,肾结石多可显示,表现为肾窦区或其邻近部位的高密度影,可为单个或多个,单侧或双侧。结石的密度可均匀一致、分层或浓淡相间;形态可为类圆形、类方形、三角形、鹿角状或珊瑚状、桑葚状及不规则形;大小不定,大者可充满全部肾盂和肾盏,小者仅为点状或结节状。分层、桑葚及鹿角状高密度影为肾结石的典型表现。侧位片上,肾结石的高密度影与脊柱重叠,借此可与胆囊结石、淋巴结钙化及腹内容物鉴别。尿路造影主要用于检查阴性结石,表现为肾盂肾盏内充盈缺损。阴性结石所致的充盈缺损应与肾盂肿瘤、血块或气泡鉴别。

3. 诊断与鉴别诊断

肾结石主要应与髓质海绵肾(双侧集合系统扩张并细小钙化)和肾钙质沉着症(双侧性,见于高钙血症和肾血管酸中毒)鉴别,后两者钙化均位于肾锥体处,且为双侧多发性,尿路造影和CT检查均可显示这些特征,通常鉴别不难。

(二)输尿管结石

1. 概述

输尿管结石也是泌尿系常见结石,多为小的肾结石下移所致,易停留在3个生理性狭窄处。输尿管结石易发年龄为20～50岁,男性多见。临床上,输尿管结石除可造成黏膜刺激和引起出血外,还使其上方尿路不同程度扩张积水。主要症状为突发性肋腹部绞痛并向会阴部放射,同时伴有血尿。继发感染时,出现尿频、尿急和尿痛等膀胱刺激症状。当引起肾明显积水时,腹部可触及包块。

2. X线特征

X线检查可发现输尿管阳性结石,典型结石呈卵圆形致密影,边缘多毛糙不整,其长轴与输尿管走行一致,易见于输尿管3个生理狭窄处。IVP检查的价值在于:可进一步证实X线检查结石影位于输尿管内,并能显示阴性结石,表现为输尿管内充盈缺损;同时可发现结石上方输尿管及肾盂肾盏不同程度扩张、积水(图35-1)。

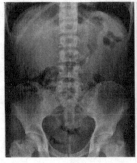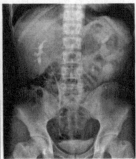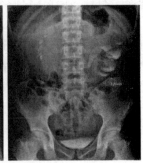

图35-1　左侧输尿管近段结石并左肾积水

3.诊断与鉴别诊断

当临床疑为肾和输尿管结石时,常以 X 线检查作为初查方法,表现典型的阳性结石诊断不难。若 X 线检查检查由于受肠气影响图像质量不佳,或难与其他钙化如静脉石、腹腔淋巴结钙化等鉴别,以及怀疑为阴性结石时,则应行尿路造影、超声或 CT 检查。

(三)膀胱结石

1.概述

膀胱结石主要见于男性,多为老年人和 10 岁以下儿童。

结石分原发和继发两种,前者形成于膀胱,后者有肾结石或输尿管结石下降而成。临床上主要表现为排尿疼痛、尿流中断、尿频、尿急和血尿等。当结石阻塞膀胱出口时,可致上方尿路扩张积水,膀胱壁增厚,也可发生假性憩室。

2.X 线特征

膀胱结石多为阳性结石,X 线检查即可显示,表现为耻骨联合上方圆形、横直椭圆或形状高致密影,单发或多发,大小不等、边缘光滑或毛糙,密度均匀、不均或呈分层状。结石常随体位改变有一定活动度,而膀胱憩室内结石则偏于一侧且位置固定。膀胱造影可进一步确定膀胱和膀胱憩室内结石,并可发现阴性结石,后者表现为可随体位变化而移动的充盈缺损(图 35-2)。

3.诊断与鉴别诊断

X 线检查表现不典型的阳性结石须与其他盆腔钙化相鉴别,如前列腺钙化、子宫肌瘤钙化及静脉石等,膀胱造影、CT 和超声均能明确诊断。阴性结石在膀胱造影时,表现为充盈缺损,应与血块、气泡和肿瘤鉴别,超声和 CT 检查均有助于其鉴别。

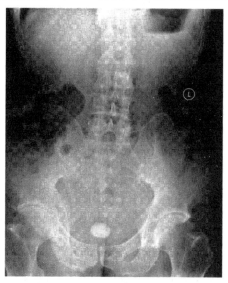

图 35-2　膀胱结石

四、泌尿系感染性疾病

(一)泌尿系结核

泌尿系结核多为继发性,来源于身体其他部位结核灶。泌尿系结核中最重要的是肾结核,而输尿管和膀胱结核多继发于肾结核。

1. 肾结核

(1)概述:肾结核常继发于身体其他部位的结核,肺结核是主要的原发灶,其次是骨关节结核。发病年龄多在中、青年,以往有结核病史。临床上,早期多无明显症状,当感染波及肾盂、肾盏或输尿管、膀胱后,则出现尿频、尿痛、脓尿或血尿,并有消瘦、乏力和低热等全身症状及血沉加快、肾功能受损等实验室改变。

肾结核初期为皮质感染,进展后蔓延至髓质,并形成干酪性坏死灶。肾乳头受累则发生溃疡,继而造成肾盏和肾盂破坏。病变向下蔓延则引起输尿管结核,致管壁增厚、僵直和管腔狭窄、闭塞。肾结核灶可发生钙化,甚至全肾钙化,称为肾自截。

(2)X线特征:X线检查检查可无异常发现,有时可见肾区内云絮状或环状钙化,甚至全肾钙化。尿路造影:早期病变局限在肾实质时,可表现正常;当病变累及肾小盏时,则显示肾小盏边缘不整如虫蚀状;当肾实质干酪性坏死灶与肾小盏相通时,可见其外侧有一团对比剂与之相连;病变进展而造成肾盏、肾盂广泛破坏或形成肾盂积脓时,排泄性造影常不显影,逆行性造影则显示肾盏和肾盂共同形成一大而不规则的囊腔。

(3)诊断与鉴别诊断:肾结核的诊断主要依赖于尿中检出结核分枝杆菌和相应的临床及影像学表现,后者多以尿路造影和CT检查为主,可显示病变范围、程度和病期,特别是尿路造影能显示早期肾盏改变,CT则能敏感地发现病灶钙化,均有助于正确诊断。

2. 输尿管结核

(1)概述:输尿管结核多由同侧肾结核向下蔓延所致,也可为膀胱结核随尿液反流而发生的逆行感染。病变早期,输尿管黏膜破坏,溃疡形成,管径扩大;后期因结核性肉芽肿形成,管壁增厚、僵直,管腔狭窄甚至闭塞。病变的输尿管也可多发生部分乃至全部钙化。临床上,输尿管结核同肾结核。

(2)X线特征:X线检查检查多无价值,偶尔可发现输尿管钙化。尿路造影具有较大诊断价值,病变早期输尿管全程扩张,管壁轻微不规则;病变进展,管壁增厚,蠕动消失,出现多发不规则狭窄与扩张而呈串珠状改变;输尿管整体形态也极不规则,呈扭曲状。严重者输尿管壁硬化、短缩和管腔狭窄,形似笔杆。串珠状和笔杆状是输尿管的特征性表现。

(3)诊断与鉴别诊断:输尿管结核须与其他非特异性炎症所致的输尿管形态改变相鉴别,前者在尿路造影和CT检查时,输尿管呈串珠状、笔杆状等特征性表现,并存的肾结核也为诊断的可靠依据,结合临床典型表现,不难做出诊断。

3. 膀胱结核

(1)概述:膀胱结核多由肾、输尿管结核蔓延而致。初期膀胱黏膜充血、水肿,形成不规则溃疡和(或)肉芽肿,始于患侧输尿管入口处,其后蔓延至三角区乃至全部膀胱。病变晚期,肌层广泛受累,膀胱壁增厚并发生挛缩。

临床上,膀胱结核的典型表现为尿频、尿急、脓尿和血尿。

(2)X线特征:X线检查诊断价值有限,偶尔可发现膀胱壁不规则线状钙化。尿路造影检查:病变仅累及输尿管口部时,可见膀胱局部不规则及变形,甚至形成充盈缺损,此时应与肿瘤性病变相鉴别。病变累及全部膀胱时,由于水肿、溃疡和肉芽肿形成,致膀胱壁内缘不规则。晚期,膀胱发生挛缩,体积变小,边缘不规整而呈锯齿状改变。逆行性尿路造影还可发现膀胱输尿管反流。

(3)诊断与鉴别诊断:膀胱结核晚期须与慢性膀胱炎鉴别。后者虽也有膀胱壁的增厚与体积变小,但多合并假性憩室,并无输尿管相应改变,两者的临床表现也不相同,一般不难鉴别。

(二)泌尿系炎症

泌尿系炎症在临床上较常见,按病程可分为急性和慢性两种。对于泌尿系的某些炎性病变,影像学检查具有较高的诊断价值,如肾脓肿、慢性肾盂肾炎、黄色肉芽肿性肾盂肾炎等,不但能明确病变大小和范围,且多可判断性质和病期,从而为临床治疗提供帮助。然而对于某些炎症如急性肾小球肾炎、畸形膀胱炎等,影像学常无异常发现或缺乏特征性表现。

1. 肾盂肾炎

(1)概述:肾盂肾炎主要见于女性,大多是由于下尿路感染逆行累及肾脏所致,也可由血行感染引起,依病程和病理变化不同分为急性和慢性肾盂肾炎。

急性肾盂肾炎起病急,表现为寒战、高热、尿频、尿急、尿痛,尿中有大量白细胞和白细胞管型。主要病理改变为间质水肿、炎细胞浸润及微小脓肿形成。慢性肾盂肾炎为尿路长期反复感染所致,临床表现复杂,在炎症静止期,患者无明显尿路感染症状,尿液检查可正常;反复出现炎症时,则可表现为肾区疼痛、间断发热、畏寒、尿频、尿急直至严重感染表现,晚期可因肾组织广泛破坏而导致慢性肾衰竭,出现恶心、呕吐及贫血等尿毒症症状。按病程情况,肾可正常大小或萎缩变小,其表面以瘢痕收缩而凸凹不平为特征。

(2)X线特征:影像学检查对急性肾盂肾炎的诊断价值有限,而慢性肾盂肾炎则可有较为特异的表现。

急性肾盂肾炎在X线检查上不易发现。慢性肾盂肾炎在X线检查上可显示肾影变小,表面呈波浪状,多累及双肾,但程度可不同。尿路造影同样可显示X线检查所见,并且由于是其内瘢痕形成致肾小盏变形而成为杵状,严重者,肾盂肾盏广泛变形而扩张。

(3)诊断与鉴别诊断:急性肾盂肾炎的X线检查诊断价值有限,其诊断主要依据临床表现和实验室检查。慢性肾盂肾炎需要和胎儿性分叶肾、先天性肾发育不良和缺血性肾萎缩相鉴别。胎儿性分叶肾属正常变异,增强CT示肾凹陷处恰与强化的肾柱相连;先天性肾发育不良时,肾外缘光滑,且肾实质与肾盂肾盏成比例;缺血性肾萎缩在血管造影上或多层螺旋CT(MSCT)重建像上可明确显示肾动脉狭窄性改变。

2. 肾脓肿

(1)概述:肾脓肿多由血源性感染所致,也可由尿路逆行性感染引起。肾皮质内形成数个小脓肿,也可侵入肾髓质,小脓肿逐渐融合为较大脓肿及肾脓肿。约一半肾脓肿的感染蔓延至肾被膜并侵入肾周间隙,而形成肾周脓肿。

临床上,表现为突然起病,发热、肾区叩痛和肌紧张,尿中白细胞增多,尿培养可有致病菌生长。

(2)X线特征:X线检查见肾影增大,轮廓可模糊不清。排泄性尿路造影,患肾显影不良或不显影。若脓肿局限,肾盂肾盏可显影并呈受压改变。血管造影,脓腔呈少血管或无血管区,而周边有大量细小的新生血管。

(3)诊断与鉴别诊断:肾脓肿早期的影像学表现缺乏特异性,诊断较困难,难以与肾肿瘤性病变特别是常见的肾癌相鉴别,此时应结合临床资料和其他相关检查。

3. 膀胱炎

(1)概述:膀胱炎可为结核性和细菌性,前者已讲述。细菌性膀胱炎好发于女性,常见诱因为异物、结石、肿瘤和尿路梗阻,按病程分为急性期和慢性期。临床上,急性期表现为尿频、尿急、尿痛等膀胱刺激症状,慢性期症状较轻,但可反复急性发作。病理上,急性期膀胱黏膜有浅表溃疡形成,易出血,肌层因水肿而增厚,慢性期发生纤维化并可形成假性憩室。

(2)X线特征:膀胱造影检查,急性期膀胱大小无变化,边缘显示较为模糊;慢性期,膀胱体积可变小,边缘不规整而呈锯齿状改变,有时可见膀胱输尿管反流和膀胱憩室。

(3)诊断与鉴别诊断:急性膀胱炎很少行影像学检查,临床即可确诊;慢性膀胱炎根据上述影像学表现,结合临床资料,也不难做出诊断。鉴别诊断包括结核性膀胱炎和下尿路梗阻所致的膀胱壁增厚。

五、泌尿系统肿瘤与囊肿

(一)肾囊肿

肾囊性病变有多种类型,包括单纯性肾囊肿、肾盂旁囊肿、多囊肾、髓质海绵肾、多房囊性肾瘤等,本节仅介绍较常见的单纯性肾囊肿和多囊肾。

1. 单纯性肾囊肿

(1)概述:单纯性肾囊肿是肾脏极常见的病变。50岁以上的人约50%有肾囊肿,无性别差异。本病可能与肾小管梗阻或血管损害有关。肾囊肿数量、大小和部位各不相同。病理上囊肿可单发或多发,多位于肾皮质,常向肾外突出。大小可自数毫米至数厘米。囊内为浆液,囊壁薄而呈半透明状,内衬不连续上皮,囊内偶尔有分隔而呈多房状。囊壁偶尔可发生钙化。

单纯性肾囊肿临床多无症状,常属意外发现。较大的肾囊肿可有季肋部不适或可触及的包块。

(2)X线特征:X线检查对单纯性肾囊肿的诊断价值很有限,其表现不具特征性,故一般不作为常规检查。X线检查上,较大囊肿可使肾轮廓发生改变,囊肿壁偶尔可发生弧线状钙化。尿路造影检查,单纯性囊肿的表现与囊肿大小及位置有关:较小的或主要向肾外方向生长的囊肿不造成肾盂肾盏的改变;若囊肿位置较深,可使相邻肾盏肾盂明显变形,如拉长、缩短、扩大和压扁等,但不造成肾盂肾盏破坏。

(3)诊断与鉴别诊断:肾囊肿的诊断主要借助CT检查,CT平扫加增强检查,单纯性肾囊肿一般表现较典型,易于诊断。但复杂性囊肿缺乏特异性表现,有时甚至难以与囊性肾癌相鉴别,此时,须结合其他检查手段,常可做出准确诊断。

2. 多囊肾

(1)概述:多囊肾是一种遗传性疾病,分成人型和婴儿型两种。成人型是常染色体显性遗传病,常合并多囊肝,少数还伴有多囊性的胰、脾和肺病变。在此仅介绍成人型多囊肾。病理上,成人型多囊肾表现双肾有多发大小不等的囊肿,早期囊肿之间尚有正常肾组织,晚期全部肾实质几乎完全为大小不等的囊肿所取代,囊内容物为尿液及浆液,可伴有出血。本病虽为遗传性疾病,但通常在30~50岁出现症状,表现为高血压、血尿和腹部包块等,晚期可死于肾衰竭。

(2)X线特征:X线检查可显示双肾呈分叶状增大。尿路造影检查:双侧肾盏肾盂普遍受压、拉长、变形和分离,呈"蜘蛛足"状改变。

(3)诊断与鉴别诊断:多囊肾主要与双侧多发单纯性肾囊肿鉴别,后者肾脏体积增大和形态改变往往不明显,仅在囊肿较大或有外生性囊肿时,显示肾脏外形有不同程度异常,但囊肿数目一般较少,肾实质大部分仍存在,且很少合并有肝囊肿,无阳性家族史。

(二)肾脏肿瘤

肾脏肿瘤以恶性者居多,常见类型依次为肾细胞癌、肾盂癌和肾母细胞瘤,少见者为转移瘤和淋巴瘤。肾脏良性肿瘤发生率相对较低,较为常见者为肾血管平滑肌脂肪瘤,少见的有肾腺瘤、纤维瘤等。

1. 肾细胞癌

(1)概述:肾细胞癌即通常所说的肾癌,为肾最常见的原发恶性肿瘤,占肾恶性肿瘤的80%～83%。常见于40～60岁,男性为女性的3倍。最常见的临床症状为无痛性血尿、腰痛和包块。偶尔引起高血压或甲状旁腺功能亢进。少数患者可无明显症状,或有发热、乏力、贫血等。也有些患者首先出现的临床症状就是肾癌转移产生的症状,如咯血、骨痛、黄疸、头痛、恶心、呕吐等。

病理上,肾细胞癌来源于肾小管上皮细胞,易发生在肾的上极或下极,上极略多于肾下极。肿块大小不一,小者直径可为1～2cm,大者可达20～30cm。肿块外有假包膜,因而与正常肾实质分界清楚。肿瘤形态可为圆形、卵圆形、轻度分叶状。实性肿块内可有出血、液化坏死、囊变和斑片状钙化。肾实质肿瘤突向肾盏、肾盂,可使部分肾盏破坏,肾盏肾盂变形、闭塞,肿瘤压迫肾盂肾盏及上段输尿管可产生肾盂积水。肿块增大可穿破肾包膜,侵及邻近组织。肾癌组织侵及肾静脉和下腔静脉造成癌栓。肾癌除直接蔓延侵蚀外,常通过淋巴路转移至肾门、下腔静脉和主动脉旁淋巴结。肾癌血行转移最常见部位为肺、骨、肝、脑组织等。

(2)X线特征

1)X线检查上较大肾癌可致肾轮廓局限性外突,偶尔可发现肿瘤钙化,呈细点状或弧线状致密影。

2)尿路造影检查由于肿瘤的压迫、包绕,故可使肾盏伸长、狭窄和受压变形;也可使肾盏封闭或扩张;若肿瘤较大而影响多个肾盏,可使各肾盏聚集或分离;由于肿瘤的侵蚀,可使肾盏边缘不整或出现充盈缺损,故可形成所谓"手握球征"、"蜘蛛足征"等较具特异性的表现;肿瘤邻近肾盂时,也可造成肾盂受压、变形、破坏及充盈缺损。

3)肾动脉造影检查肿瘤使邻近血管发生移位,病变区出现网状或杂乱的肿瘤血管,并有对比剂池状充盈;若出现动静脉瘘则可使静脉早期显影。

(3)诊断与鉴别诊断:对于表现典型的肾癌,尿路造影结核肾动脉造影检查即可基本确诊;但对于表现不典型的肾癌,比如少血供肾癌、囊性肾癌等,则难与其他肾占位病变鉴别,此时须结合CT检查。

2. 肾盂癌

(1)概述:肾盂癌占肾恶性肿瘤的8%～12%,好发于40岁以上男性。典型临床表现为无痛性全程血尿,瘤体较大或并发肾积水时可触及肿物。病理上,80%～90%为移行细胞癌,常呈乳头状生长,又称乳头状癌。肿瘤可顺行种植在输尿管和膀胱壁上。

(2)X线特征:尿路造影显示肾盂肾盏内有固定不变的充盈缺损,形态不规则,肾盂和肾盏可有不同程度的扩张。当肿瘤侵犯肾实质,可致肾盏移位、变形。

(3)诊断与鉴别诊断:肾盂肾盏内肿块是肾盂癌的直接征象,也是影像学诊断的主要依据,其中尿路造影有利于较小肾盂癌的发现,而 CT 检查则能发现较大的肿瘤,并可确定其范围及是否有输尿管和膀胱的种植性转移。肾盂癌应与肾盂内阴性结石及血块鉴别:阴性结石在 CT 上呈较高密度,无强化;血块在超声检查时,内部呈细光点,短期复查有明显变化。

(三)输尿管移行细胞癌

1. 概述

输尿管移行细胞癌是输尿管最常见的一种恶性肿瘤,具有不同的生长方式,其中 80% 左右肿瘤呈乳头状生长,突入腔内,即乳头状癌,1/3 为多发性;其余肿瘤呈浸润性生长,造成输尿管管壁增厚,为非乳头状瘤。输尿管癌晚期可侵犯周围组织,转移至周围淋巴结,也可通过血行或淋巴发生远隔性转移。

输尿管癌多见于男性,平均发病年龄为 60 岁,常见症状是血尿和肋腹部疼痛。肿瘤多引起输尿管梗阻,常可造成肾重度积水,此时腹部可触及包块。

2. X 线特征

尿路造影可显示输尿管内的中心或偏心性充盈缺损,表面凸凹不平,形态不规则。若肿瘤呈浸润性生长,则病变处管壁僵硬、不规则。肿瘤的间接征象是输尿管梗阻,病变上方输尿管及肾盂肾盏扩张积水,下方输尿管也可有不同程度扩张。

3. 诊断与鉴别诊断

输尿管移行细胞癌须与输尿管结石及血块鉴别,后两者同样可引起输尿管的充盈缺损和梗阻,此时单靠尿路造影难以鉴别,须借助 CT 检查。CT 具有较高的鉴别诊断价值:输尿管结石(包括阴性结石),密度也显著高于肿瘤;输尿管内血块的密度和形态于短期内复查可发生改变,且增强检查不发生强化。

(四)膀胱癌

1. 概述

膀胱癌是膀胱肿瘤中最常见的类型,主要为移行细胞癌,少数为鳞癌和腺癌。移行细胞癌多呈乳头状向腔内生长,故称乳头状癌,其还可向外侵犯肌层,进而延伸至周围组织和器官。部分移行细胞癌及鳞癌和腺癌呈浸润性生长,造成膀胱壁局限性增厚。膀胱癌易发生在膀胱三角区和两侧壁,表面常凸凹不平,可有溃疡,晚期形成较大肿块,内可有坏死,并可突破膀胱壁侵犯周围组织,常发生局域淋巴结和远隔性转移。

膀胱癌常见于 40 岁以上男性,临床主要表现为无痛性肉眼血尿,可伴有尿频、尿急和尿痛等膀胱刺激症状。

2. X 线特征

X 线检查诊断价值不大,仅偶尔可发现肿瘤钙化,呈细小斑点状,结节状或菜花状。膀胱造影:肿瘤通常单发,也可多发。乳头状癌表现为自膀胱壁突向腔内的结节状或菜花状充盈缺损,表面多凹凸不平,基底部常较宽;非乳头状癌时,充盈缺损可不明显,仅显示局部膀胱壁僵硬。

3. 诊断与鉴别诊断

膀胱癌须与膀胱结石或血块鉴别,根据病变的密度及其可移动性,一般不难与膀胱癌鉴别。膀胱癌与少见的非上皮性肿瘤(如平滑肌瘤、淋巴瘤),以及非肿瘤性腺性膀胱炎有时不易鉴别,此时,膀胱镜检查并活检可明确诊断。

六、泌尿系统其他疾病

神经源性膀胱

（一）概述

神经源性膀胱，也称为神经源性排尿功能障碍，由多种原因引起，也可表现为不同症状。从病理看此类障碍可以是中枢性或周围性的，也可以是完全性、不完全性或混合性的。在儿童，神经源性膀胱经常伴有脊髓或神经根的发育异常，其最常见的单独病因是脊髓脊膜膨出，较不常见的病因包括：隐性脊柱闭合不全、骶骨发育不全或阙如、脊髓纵裂、骶前脊膜膨出，以及椎管内肿瘤或囊肿。各种病因所引起的各种类型的神经源性膀胱都产生排尿障碍，并由此引起一系列相应功能和结构方面的改变，出现相应的临床表现，常见症状如排尿感觉的改变、排尿控制的失常、膀胱感觉消失、尿失禁和尿潴留等。因尿潴留产生的泌尿道结石并不罕见。

（二）X线特征

主要表现为膀胱形态的改变，膀胱有两个基本类型：一类是由于膀胱张力低下（或无张力）或逼尿肌无力所形成的张力缺乏性膀胱，表现为膀胱重度扩张，膀胱边缘光滑，排尿后有大量残余尿；另一类是由于长期膀胱内压增高所形成的张力增高性膀胱，表现为膀胱肌肉不规则增粗肥大，形成大小不等的肌肉束，向膀胱内突出，使膀胱壁非常粗糙，通常称之为膀胱小梁，较重的病例可见膀胱壁形成大小不等的憩室。整个膀胱往往底部宽，上部尖，即所谓的圣诞树样膀胱或塔形膀胱，有时也可有其他各种各样的不规则形态。此外还看见膀胱输尿管反流，大多为双侧性，往往伴有不同程度的输尿管扩张。

（三）诊断与鉴别诊断

有时须与膀胱炎鉴别。

（冯磊）

第三十六章　心脏 CT 扫描原理

第一节　心脏生理特点

心血管系统由心脏、血管和存在于心腔与血管内的血液组成,血管部分又由动脉、毛细血管和静脉组成:在整个生命活动过程中,心脏不停地跳动,推动血液在心血管系统内循环流动,称为血液循环,血液循环的主要功能是完成体内的物质运输:运送细胞新陈代谢所需的营养物质和氧到全身,以及运送代谢产物和二氧化碳到排泄器官。人的一生,心脏每时每刻都在不停地跳动,以完成泵血功能。

一、心动周期

心脏的一次收缩和舒张构成的一个机械活动周期,称为心动周期(cardiac cycle)。在一个心动周期中,心房和心室的机械活动都可分为收缩期(systole)和舒张期(diastole)。即心房收缩期、心房舒张期、心室收缩期、心室舒张期。由于心室在心脏泵血活动中起主要作用,心动周期通常是指心室的活动周期。但在心脏 CT 检查中,还要必须掌握心房收缩期、心房舒张期、心室收缩期、心室舒张期等期相规律以避开房室搏动对图像的干扰。

心动周期的长度与心率成反变关系。如果正常成年人的心率为 75 次/分,则每个心动周期持续 0.8 秒。

在心房的活动周期中,先是左、右心房收缩,持续约 0.1 秒,约占心动周期的 12.5%,继而心房舒张,持续约 0.7 秒,约占心动周期的 87.5%。

在心室的活动周期中,先是左、右心室收缩,持续约 0.3 秒,约占心动周期的 37.5%,随后心室舒张,持续约 0.5 秒,约占心动周期的 62.5%。

当心房收缩时,心室仍处于舒张状态;心房收缩结束后不久,心室开始收缩。心室舒张期的前 0.3 秒期间,心房也处于舒张状态,这一时期称为全心舒张期,约占心动周期的 50%左右。

在一个心动周期中,心房和心室的活动按一定的次序和时程先后进行,左、右两个心房的活动是同步进行的,左、右两个心室的活动也是同步进行的,心房和心室的收缩期都短于各自的舒张期。心率加快时,心动周期缩短,收缩期和舒张期都相应缩短,但舒张期缩短的程度更大,这对心脏的持久活动是不利的。

(一)心室收缩期

心室收缩期可分为等容收缩期和射血期,而射血期又可分为快速射血期和减慢射血期。

1. 等容收缩

心室开始收缩后,心室内的压力立即升高,当室内压升高到超过房内压时,即推动房室瓣使之关闭,因而血液不会倒流入心房。但此时室内压尚低于主动脉压,因此半月瓣仍处于关闭状态,心室暂时成为一个封闭的腔。从房室瓣关闭到主动脉瓣开启前的这段时期,心室的收缩不能改变心室的容积,故称为等容收缩期。此期持续约 0.05 秒;由于此时心室继续收缩,因而室内压急剧升高。在主动脉压升高或心肌收缩力减弱时,等容收缩期将延长。

2. 射血期

当心室收缩使室内压升高至超过主动脉压时半月瓣开放:这标志着等容收缩期结束,进入射血期。射血期又可因为射血速度的快慢而分为两期。

(1)快速射血期:在射血的早期,由于心室射入主动脉的血液量较多,血液流速也很快,故称为快速射血期。此期持续约 0.1 秒。在快速射血期内,心室射出的血液量约占总射血量的 2/3。由于心室内的血液很快进入主动脉,心室容积迅速缩小,但由于心室肌强烈收缩,室内压仍继续上升,并达到峰值,主动脉压也随之进一步升高。

(2)减慢射血期:在射血的后期,由于心室收缩强度减弱,射血的速度逐渐减慢,故称为减慢射血期。此期持续约 0.15 秒。在减慢射血期内,室内压和主动脉压都由峰值逐渐下降。须指出的是,在快速射血期的中期或稍后,乃至整个减慢射血期,室内压已略低于主动脉压,但此时心室内的血液因具有较高的动能,故仍可逆压力梯度继续进入主动脉。

(二)心室舒张期

心室舒张期可分为等容舒张期和心室充盈期,心室充盈期又可分为快速充盈期和减慢充盈期,也包括心房收缩期在内。

1. 等容舒张期

射血后,心室开始舒张,室内压下降,主动脉内的血液向心室方向反流,推动半月瓣使之关闭;但此时室内压仍高于房内压,房室瓣仍处于关闭状态,心室又暂时成为一个封闭的腔。从半月瓣关闭至房室瓣开启前的这一段时间内,心室舒张而心室的容积并不改变,故称为等容舒张期。此期持续 0.06-0.08 秒。由于此时心室肌继续舒张,因而室内压急剧下降。

2. 心室充盈期

随着心室肌的舒张,室内压进一步下降,当室内压下降到低于房内压时,心房内的血液冲开房室瓣进入心室,进入心室充盈期。

(1)快速充盈期:房室瓣开启初期,由于心室肌很快舒张,室内压明显降低,甚至成为负压,心房和心室之间形成很大的压力差,因此心室对心房和大静脉内的血液可产生"抽吸"作用,血液快速流入心室,使心室容积迅速增大,故这一时期称为快速充盈期,持续约 0.11 秒。在快速充盈期内,进入心室的血液量约为心室总充盈量的 2/3。

(2)减慢充盈期:随着心室内血液充盈量的增加,房、室间的压力梯度逐渐减小,血液进入心室的速度也就减慢,心室舒张期的这段时间称为减慢充盈期,持续 0.22 秒。在心室舒张期的最后 0.1 秒,心房收缩期开始,使心室进一步充盈。此后心室活动周期便进入新一轮周期。

心房在心动周期的大部分时间里都处于舒张状态,其主要作用是接纳、储存从静脉不断回流的血液,在心室收缩和射血期间,这一作用的重要性尤为突出,在心室舒张的大部分时间里,心房也处于舒张状态(全心舒张期),这时心房只是静脉血液反流回心室的一个通道,只有在心室舒张期的后期心房才收缩。由于心房壁薄,收缩力量不强,收缩时间短,其收缩对心室的充盈起辅助作用。心房收缩期间,进入心室的血量约占每个心动周期的心室总回流量的 25%。然而,心房的收缩可使心室舒张末期容积进一步增大,也即心室肌收缩前的初长度增加,从而使心肌的收缩力加大,提高心室的泵血功能。如果心房不能有效地收缩,房内压将增高,不利于静脉回流,间接影响心室射血功能。因此,心房的收缩起着初级泵的作用,有利于心脏射血和静脉回流。

对心室活动周期而言,心房收缩期实际上是前一周期的舒张末期:心房收缩前,心脏处于全心舒张期,此时半月瓣关闭,房室瓣开启,血液从静脉经心房流入心室,使心脏不断充盈,在全心舒张期内,回流入心室的血液量占心室总充盈量的约75%。全心舒张期之后是心房收缩期,历时0.1秒,心房壁较薄、收缩力不强,由心房收缩推动进入心室的血液通常只占心室总充盈量的25%左右。心房收缩时,心房内压和心室内压都轻度升高,但由于大静脉进入心房的入口处的环形肌也收缩,再加上血液向前的惯性,所以虽然静脉和心房交接处没有瓣膜,心房内的血液很少会反流入大静脉。

二、正常心电图各波和间期的意义

正常体表心电图是一组波形构成。用不同导联记录到的心电图都包含几个基本波形,即心脏每次兴奋过程中都会相继出现一个P波,一个QRS波群和一个T波,有时在T波后还可出现一个小的U波。心电图的各段波形反映心脏不同部的去极化或复极化过程。

(一)P波

在一个心动周期中,心电图记录首先出现的一个小而圆钝的波称为P波,它反映的是左、右两心房的去极化过程。P波正常时程为0.08~0.11秒,幅度不超过0.25mV。虽然窦房结的去极化发生在心房去极化之前,但由于窦房结体积小,P胞数量少,兴奋时产生的综合电位也很小,因此在常规体表心电图上上记录不到窦房结电位:心房颤动时,P波消失,取而代之的是细小杂乱心房颤动波形。

(二)PQ间期

PR间期是从P波起点到QRS波起点之间的时程,一般为0.12~0.20秒。PR间期代表由窦房结产生的兴奋经由心房、房室交界和房室束到达心室并引起心室肌开始兴奋所需要的时间,故也称为房室传导时间。当发生房室传导阻滞时,PR间期延长。

(三)PR段

PR段是指从P波终点到QRS波起点之间的时段,心电图中所描记到的PR段通常出现在基线水平上。反映兴奋通过心房后在向心室传导过程中的电位变化,由于兴奋在通过房室交界区时的传导非常慢,形成的综合电位很小,故在P波之后曲线便回到基线水平,从而形成PR段。由于心房复极向量及房室交界区传导向量很小,心电图一般记录不到电位的改变,P-R段常描记成水平线(等电位线)。

从P波开始至Q波开始,代表心房收缩。

(四)QRS波群

继P波之后间隔一小段时间(P-R段),出现的一个时程较短、幅度较高、形状尖锐的波群,称为QRS波群,QRS波群反映左、右两心室的去极化过程。典型的QRS波群包括三个紧密相连的电位波动,一个向下的波称为Q波;一个向上的波称为R波;R波之后出现的向下的波称为S波。在不同导联的记录中,这三个波不一定都出现。正常的QRS波群历时0.06~0.10秒,代表兴奋在心室内传播所需的时间。QRS波是心室肌快速同步兴奋的结果。正常的传导途径是经过左右束支、浦肯野纤维网再到心室肌,这是最快速和有效的动作电位传导路径。发生期前收缩时,QRS波群出现宽大畸形。QRS波群出现时代表心室收缩。

（五）QT 间期

QT 间期是指从 QRS 波起点到 T 波终点的时程,代表心室开始去极化到完全复极化所经历的时间。QT 间期的长短与心率成反变关系,心率越快,QT 间期越短。

（六）ST 段

ST 段是指从 QRS 波群终点到 T 波起点之间的线段。由于 ST 段代表心室各部分细胞均处于去极化状态(相当于动作电位的平台期),各部分之间的电位差很小。正常时 ST 段应与基线平齐,常描记为一段水平线(等电位线)。

从 Q 波出现到 T 波开始(即 QT 间期),代表心室处于收缩期。

（七）T 波

QRS 波群之后间隔一段时间(S-T 段)出现的一个持续时间较长、波幅较低的向上的波,T 波反映的是心室复极化过程,历时 0.05~0.25 秒,波幅为 0.1~0.8mV,T 波的方向与 QRS 波群的主波方向相同。T 波通常升支和降支不对称,升支缓慢,起点小明确,降支陡直,终点明确。如果出现 T 波低平、双向或倒置,则称为 T 波改变。T 波改变可见于多种生理、病理或药物作用下,临床意义需要仔细确定。

T 波结束,代表心室收缩结束,心室舒张开始。

（八）U 波

在 T 波后 0.02-0.04 秒可能出现的一个低而宽的波,称为 U 波。U 波方向一般与 T 波一致,波宽 0.1-0.3 秒,波幅一般小于 0.05mV。U 波的意义和成因尚不十分清楚,一般推测 U 波可能与浦肯野纤维网的复极化有关。

（何翔）

第二节　心脏 CT 扫描原理

第二代 CT 及以前,CT 扫描都离不开平移-旋转扫描方式,由于频繁在平移和旋转之间切换,取得一幅图像数据耗费时间很长,所以扫描速度很慢,CT 只能应用于头颅等容易固定的部位,第三代 CT 及以后,由于不需要在平移-旋转切换,采用旋转-旋转扫描模式,滑环装置出现前,已经能在普通人的屏气时长内完成一幅 CT 图像的采集,所以 CT 能够用于胸腹部的单层采集,勉强可用于受到呼吸影响部位的扫描,第三代 CT 出现以后,ＣＴ 机才称为全身 CT 机。特别是螺旋 CT 的出现以后,更能够以更短的时间内完成容积扫描,CT 能够在全身范围内得到广泛应用。随着多排螺旋 CT 的发明,CT 技术更是以日新月异的形势得到快速发展。但是,CT 应用心脏扫描之前,"全身 CT"总有点名不符实的遗憾。

前面说过,在人的一生中,心脏每时每刻都在跳动,CT 扫描却要求被检部位在扫描过程中不能有任何的运动。否则,运动伪影足于一票否决 CT 在该部位的应用。从螺旋 CT 出现以后,CT 能否用于心脏扫描是横在螺旋 CT 技术发展道路上的一道"坎"。直至 64 排螺旋 CT 出现以后,CT 在心脏检查的成功率大幅度提高,螺旋 CT 才可以在心脏方面应用,所以 64 排以上的螺旋 CT 才是名副其实的全身 CT。

一、扫描（采集）时间窗

CT 扫描只允许在扫描部位相对静止时才能进行扫描。所谓扫描时间窗,是针对运动器官而言,比如肺部 CT,如果普通人的屏气时间为 20 秒,那么在屏气时长内,可以对肺部进行 CT 扫描,这个 20 秒时间称为扫描时间窗。

那么,每时每刻都在不停跳动的心脏,是否也存在允许 CT 扫描的窗口时间呢。通过前面一节的学习,结合图 5-1 和图 5-3 对心动周期中心脏各期相的心理特点进行分析如下。

（一）PR 间期

包含 P 波和 PR 段,此时程内,心房收缩（见图 5-5）,运动激烈,不能用于 CT 扫描。

（二）QT 间期

包含 QRS 波群、ST 段、T 波,属于心室收缩阶段（图 5-7）,其中 QRS 波群处于心室等容收缩期（图 5-3）,心室收缩但容积不变,属于相对"静止"期,但持续时间仅 0.06～0.08 秒,同时落在有 R 波内,很难从技术上进行捕捉,作为窗口时间意义不大;ST 段属于快速射血期,此时心室收缩最强烈,不能作为窗口时间;T 波:属于减慢射血期,也不能作为时间窗考虑。

（三）T 波结束以后至 P 波开始时段

此阶段分三个阶段,一是等容舒张期,此时心脏舒张容积不变,也属于相对"静止"期,但时长仅 0.06～0.08 秒,马上转入快速充盈期,作为窗口时间意义不大;二是快速充盈期,此时段心脏体积变化剧烈,不宜用于 CT 扫描;三是减慢充盈期,时长 0.22 秒（按心率为 75 次/分估算）,此期心室体积变化最小,特别是后半段,心室几乎处于相对"静止"状态,同时处于全心舒张期,心室心房均舒张,可以作为窗口时间用于 CT 扫描,此时间窗占心动周期的 10%-20%,心率慢的,占比就大,心率快的占比就小（心率加快时,收缩期和舒张期都相应缩短,但舒张期缩短的程度更大）。

CT 扫描时间窗可以定义为运动器官中,可能存在运动相对静止的时程（或瞬间）,这个时段如果进行 CT 扫描,就可避免运动伪影,适合用于数据采集的时间窗口,称为扫描时间窗。心脏的扫描时间窗口宜选择在舒张期末期,心房收缩期之前,即减慢充盈期的后半段,时长约占心动周期（R-R 间隔）的 20%。例如,心率为 60 次/分,一个心动周期为 1 秒（1000 毫秒）,那么扫描时间窗时长约为 200 毫秒。具体位置在 R-R 间隔的 60%～80%;若心率约为 75 次/分左右,一个心动周期为 0.8 秒,扫描时间窗为 160 毫秒;如果心率达到 90 次/分,那么扫描时间窗只有 133 毫秒;特殊情况下,心率达到 120 次/分,扫描时间窗口不到 100 毫秒。

二、时间分辨率

指 CT 设备对运动部位成像的瞬间显示能力。时间分辨率越高,对运动部位的显示能力越强。对于静态图像来说,时间分辨率就是获得一幅图像所花费的时间,时间越短,时间分辨率越高;对于动态图像来说,时间分辨分辨是单位时间内能够采集的图像帧数,帧数越多,时间分辨率越高。如 30 帧/秒动脉图像要比 15 帧/秒的动态图像时间分辨率高。

众所周知,一幅 CT 图像数据的取得,至少需要扫描架旋转 180° 才能获得完整重建数据,所以,时间分辨率与扫描架转速有关。例如,某品牌 CT 的机架旋转速度为 2.5 周/秒,旋转一周需要 0.4 秒,那么采集一幅图像数据就是 0.2 秒（半周）,此品牌的 CT 机时间分辨率就是 0.2 秒（200 毫秒）。故,时间分辨率=扫描架旋转半周时间。当然,有的 CT 重建一幅图像需要 240° 扫描数据,就不能以半周计算。如果患者心率不高,且 CT 的扫描架转速也够快,可以实现在一个心动周期内冻结心脏成像。以心律 60 次/分为例计算,这时的 R-R 间期为 1 秒,200% 的采集窗口为 200ms,以 180 度扫描为成像最低要求,CT 的旋转速度只要达到一周小于 400ms,就可以在一个心动周期内完成重建所需要的数据扫描;如果心律超过 60 次/分,在同样的限制条件下,旋转速度为 400ms/周的 CT 机在 1 个心动周期采集时间窗内无法采集到重建所需要的数据(扫描扇区角度小于 180 度),我们就需要采用一种技术,称为多扇区重建技术和多扇区扫描技术。

三、多扇区重建

从前面的扫描时间窗和时间分辨率的概念可知,时间窗是运动器官允许 CT 扫描的窗口时间,时间分辨率是一幅 CT 图像采集的必要时间,时间分辨率≤扫描时间窗,主有可能瞬间采集动态器官的 CT 图像。在心率较快的情况下,扫描时间窗的时长不一定能满足一幅 CT 图像 180° 扫描数据采集。鉴于心脏跳动是有规律的周期性运动,如果第一个心动周期采集不够 180° 扫描数据,能否在下一个运动周期再补充采集,然后将两次采集的扫描数据"拼接"起来合成 180° 数据重建一幅 CT 图像呢?这就是多扇区重建的技术设想,答案是肯定的,现实中有的 CT 机可以做到 3 扇区或者 5 扇区重建。

在心脏 CT 扫描中,要提高扫描的成功率,一是要降低心率,以延长扫描时间窗的时长;二是要提高扫描加转速,以提高 CT 的时间分辨率,用更短的采集时间取得 CT 图像扫描数据。但是,降心率是有限度的,扫描架的转速也是有限度的,不能在一个心动周期窗口时间内采集到一幅图像的扫描数据,多扇区重建技术不失为一个解决问题的途径,也是在 CT 时间分辨不够高的情况下,没有办法的办法。使用多扇区重建技术需要注意如下问题。

(一)无效扇区

在理想情况的双扇区重建,理论上只需要 2 个扇区就可以满足一幅图像重建要求:即第 1 个心动周期采集 0°~90° 扇区数据,第 2 个心动周期采集 90°~180° 扇区数据,前提是相邻的两次心搏周期完全一样,并且 2 次心搏周期的窗口时间间隔内,扫描机架的旋转也恰好错开 90°,两次心搏采集到的数据是对称的。但是现实扫描中上述理想状态很难碰到,扫描架的周期未必与运动周期完全准确匹配,通常情况下两次心搏所采集的数据是不对称的,比如第 1 个心动周期采集到 0°~90° 扇区数据,第 2 个心动周期却采集到 60°~150° 扇区数据,其中 60°~90° 扇区数据与第 1 周期的数据是重复的,没有利用价值,在 2 个心动周期下来,反而有 30° 的数据缺口,需要在第 3 个心动周期再补充采集一个扇区的数据用于图像重建。这种重叠的扇区数据称为无效扇区

(二)完全无效扇区

在进行多扇区扫描时,在不同心搏周期的扫描时间窗内,CT 必须扫描不同角度的扇区,否则无法得到重建所需的足够数据,如果 CT 扫描机架的转速恰好与心率产生同步现象,也就第 1 个心动周期扫描的扇区角度与第 2 个心动周期扫描的扇区角度完全一样,那么第 2 个心动周期的扇区完全无效,这虽然在情况下发生,发生概率接近于零,但不等于完全没有,这种情况可以调整扫描架转速可以避完全无效扇区现象发生。

(三)扇区数量的选择

如果心率比较慢,能用一个扇扫描最好,如果心率比较快,能用使用两扇区扫描的尽量不使用三个扇区扫描,如果两个扇区的扫描数据仍无法满足重建所需的最低 180° 要求,可以使用 3 扇区或 4 扇区扫描。根据心率的快慢和 CT 机的扫描机架最快转速而定,如心搏 90

次/分,R-R 间期才为 0.67 秒,20% 的采集窗口时长只有 133ms,如要进行单扇区扫描,扫描架的转速至少 266ms/周或更快,扫描架旋转速度在 266ms/周或更已是的 CT 机,必须使用 2 扇区重建,如扫描速度为 0.5 秒/周,133ms 时间窗口只能扫描 90° 左右,考虑到扫描架旋转与扫描时间窗匹配与无效扇区问题,一般需要三扇区扫描。

四、心电门控技术

心脏扫描重建数据必须采集心脏搏动的同一期相,而这个期相如果没有心电图指引,几乎无法准确定位。心电触发同步扫描成为心脏 CT 成像的关键技术。为了准确地在扫描时间窗口中截取数据进行重建,必须根据心电图作为引导,才能准确触发扫描或者准确剪辑数据,得到没有运动伪影的心脏图像。心脏跳动是具有周期规律性的生理运动,心动周期内各个时期运动变化是与心电图波形同步的,可以通过以心电图波形为"路标"寻找心动周期中的扫描时间窗口。这种利用心电图引导准确采集或者准确剪辑数据节段的技术叫心电门控技术。心电门控有两种技术,预触发序列扫描和心电门控螺旋扫描。

(一)预触发序列扫描

又称心电触发序列扫描、前瞻性心电门控触发序列扫描、前瞻性触发扫描、前门控技术等。技术特点是 R 波预触发、R-R 间期内扫描、非螺旋序列方式。就是利用患者心电的 R 波预触发,扫描窗口时间处于在 R-R 间期的位置是可以预知的,与 R 波的时间关系是可以估算的,那么在时间窗到来之前,用 R 波进行触发启动 CT,延时一定时间就可以准确捕捉到时间窗进行采集,在设置的时间窗内曝光,时间窗外的不曝光,患者接受的辐射剂量较低。预置延时时间可以选择 R-R 间期百分比,也可以选择绝对毫秒值。见图 5-11。

(二)心电门控螺旋扫描

又称回顾性心电门控螺旋扫描、回顾性门控技术、后门控技术等。技术特点是心电图波不是用来触发的,只是在扫描时进行心电图同步描记,将扫描数据与心电进行绑定,扫描方式是心动周期全部进行螺旋方式连续扫描,然后采用回顾性方法,剪辑时间窗口内数据进行图像重建。可以采用单个扇区或者多个扇区进行重建。缺点是全周期扫描,只剪取一部分数据,其余数据浪费,患者辐射剂量较大,优点是如果自动重建图像质量不满意,可以事后进行心电编辑再重建,成功率高。

五、数据拼接与心脏容积采集时间

(一)扇区间数据拼接

心脏 CT 扫描时间窗能否满足一个心动周期内采集 180° 扫描数据,毫无疑问受到 CT 扫描架旋转速度的限制,目前 CT 机采用磁悬浮技术或者气垫轴承技术,扫描架转速最快可达到 0.25 秒(250ms),旋转 180°(半周)可以采集一幅图像所需数据,耗时 125 秒。90 次/分心率,扫描时间窗 = 133 毫秒。心率在 90 次/分以下,完全可以实现单扇区重建。如果心率大于 90 次/分,市面上扫描架转速最快的 CT 机,也无法进行单扇区重建,必须以多扇区扫描技术与多扇区重建技术加以解决。多扇区重建技术最大的问题是扇区间的数据拼接问题。考虑到无效扇区的存在,理论上二扇区重建的,实际还要三扇区重建。至于使用二扇区或者三扇区,有的 CT 机在前门控模式下能够自动识别,如果扇区数据不能满足重建要求的,自动增加一个心动周期的扇区扫描。在螺旋扫描模式下,扇区数量与螺距密切相关,必须预先设置,根据扫描前的心率,确定拼接扇区数量人工预置螺距。

（二）多扇区重建的时间分辨率

单扇区重建，时间分辨率由扫描架转速决定，多扇区重建，时间分辨率由扇区数和心动周期共同决定，比如心率为 90 次/秒，心动周期时长 667 毫秒，三扇区重建需要 3 个心动周期扫描数据，耗时 2 秒。那么它的时间分辨率就是 2 秒。就是说获得一幅图像耗时 3 个心动周期，只能以花费 3 个心动周期总时间进行计算，而不是以扫描架半周时间计算，此时，扫描架转速快的 CT 机比扫描机架转速慢的 CT 机并没有任何优势。

（三）节段间的数据拼接

心脏从心底至心尖，其纵向长度为 14cm，留出 1～2cm 的冗余，CT 扫描合理范围为 15～16cm。

目前市面上流行的 64 排 CT 机，每排探测器厚度为 0.5mm、0.6mm、0.625mm 三种规格，这三种规格的探测器总宽度为 3.2cm、3.84cm 和 4cm，覆盖范围为 3.2cm、3.84cm 和 4cm，所以 64 排螺旋 CT 最大的问题是分节扫描和节段间的拼接问题。宽度为 3.2cm 探测器需要扫描 5 个节段，3.84cm 和 4cm 探测器至少扫描 4 个节段才能完成整个心脏的扫描。

（四）心脏容积扫描时间

指完成整个心脏 CT 容积采集所花费的时间。影响因素有扇区数量、心动周期、节段数量。以心率为 75 次/分、前门控三扇区重建为例，心动周期为 0.8 秒，若探测器总宽度为 4cm，需要扫描 4 个节段，中间移床 3 次，每次 1 秒共 3 秒。那么，心脏容积扫描时间＝心动周期时长×扇区数×节段数＋移床时间＝0.8×3×4＋3＝12.6 秒，如果改用 2 扇区重建技术，容积扫描时间为 0.8×2×4＋3＝9.4 秒。

六、多扇区扫描技术

多扇区重建必须用多扇区扫描技术采集到的数据，没有多扇区扫描技术，就谈不上多扇区重建技术。所谓的多扇区扫描技术，就是在多个心动周期的扫描时间窗口内，同一平面多个扇区采集方法。分前门控多扇区扫描技术和后门控多扇区扫描技术两种。

（一）前门控多扇区扫描技术

前门控扫描的特点是 R 波触发、延时、序列扫描。根据心率确定扇区数，在同一层面采用：第 1 个心动周期 R 波预触发→延时→采集第 1 个扇区→第 2 个心动周期 R 波预触发→延时→采集第 2 个扇区……直至完成第一个节段扫描；移床至第二个节段，重复第一节段的步骤，再移床至下一个节段，最后完成整个心脏的扫描（图 5-11 所示）。

（二）后门控多扇区扫描技术

后门控扫描的特点是不需要 R 波触发，螺旋扫描的同时，同步心电图描记即可。根据螺旋扫描时螺距＜1 时层面被重复扫描的原理，如螺距为 0.2，每个层面被扫描 5 次，螺距取 0.25，每个层面重复扫描 4 次，螺距等于 0.33，每个层面扫描 3 次。以此达到多扇区扫描目的。如果扫描架转速足够快，可以采用单扇区重建，大螺距扫描。

（何翔）

第三节　心电编辑原理

心律不齐患者冠状动脉CT造影,往往扫描时机没有落在扫描时间窗口内,而是落在心脏运动剧烈的快速射血期或快速充盈期内,出现图像严重的运动伪影,容易造成造影失败,面临重新检查的后果。

碰上这种情况,可以运用人工方法从原始容积数据中重新选取处于相对静止期的扇区数据进行图像重建,获得理想的图像质量,达到避免重新检查的效果,这种方法叫心电编辑,在心律不齐患者冠状动脉CTA中很常见,心电编辑技术在此情况下非常有用。

一、心电编辑的条件

(1)后门控多扇区扫描的原始数据。因为心电编辑是重新剪辑原始数据时段,要求原始数据连续完整,数据覆盖扫描时间窗口。而前门控多扇区扫描技术得到的原始数据不连续,触发扫描时机落在扫描时间窗口外,扫描时间窗口期内的原始数据是阙如的,所以无法进行重建,心电编辑技术也无从谈起。

(2)重新选择的窗口期原始数据必须累计覆盖$180°$,以满足一幅图像的重建要求。

(3)心律变异较轻。严重的心律不齐,往往影响到几个扇区,导致所有扇区的数据不完整,原始数据不足,难于重建一幅图像。

(4)不能有呼吸运动错层伪影,呼吸运动导致的错层伪影为整个节段整体偏移,心电编辑方法是无法对呼吸运动进行纠正。

二、心电编辑的基本方法

心电编辑的基本方法有最佳时相法和R波编辑,最佳时相法又可分为相对时相法和绝对时相法两种;R波编辑法又可分为R波删除、R波植入、R波忽略和R波偏移。

(一)最佳时相法

在进行后门控多扇区扫描技术时,一般预置重建时相为R-R间隔的$60\%\sim80\%$,由于心律变异,这个时相的扇区不一定与时间窗重合,在心电编辑时可以重新选择重建时相,比如重新选择R-R间隔的$55\%\sim75\%$等,以达到图像质量最佳效果,这个按百分比重新选择扇区位置的叫相对时相法。如果以R波为标志,选择R波后ms值作为扇区重新选择的依据,那就是绝对时相法。

(二)R波编辑法

如果心律变异较轻,可以用最佳时相法进行调整;对于心律不齐较为严重的病例,最佳时相法可能无法奏效,可以选择R波编辑法进行心电编辑,图像重建时相处于R-R间隔的相对位置不变,采用R波的删除(严重期前收缩者的R波)、R波植入(R波阙如者)、R波偏移(R波位置不佳者)。可以得到满意效果。

(何翔)

第四节　后 64 排螺旋 CT 的技术进展

在 64 排发明之前,16 排螺旋也被用于心脏扫描,应用多扇区扫描技术和多扇区重建技术,可以获得心脏 CT 图像,但是由于探测器宽度小,覆盖范围有限造成心脏容积扫描时间拉长,心脏 CT 扫描成功率不高,不能在临床作为常规技术应用。例如,16 排螺旋 CT 螺旋 CT 每排探测器厚度 0.625,探测器总宽度才 1cm,而心脏 CT 扫描范围要求至少 15cm,需要分 15 个节段进行扫描,按前面章节心脏容积扫描时间计算方法,单扇区重建耗时 26 秒,三扇区重建需要耗时 50 秒,超出一次屏气时长,低心率受检者还可以试一试之外,正常心率的患者,基本无法进行扫描。因此,只有 64 排 CT 出现之后,心脏 CT 检查才能作为常规项目得到广泛应用。然而,64 排螺旋 CT 在心脏 CT 检查也存在两个致命的技术瓶颈:第一个技术瓶颈是扫描架转速不够快,还不能在任何心率下在一个心动周期内单扇区数据采集,对于高心率者,还依赖多扇区扫描技术和多扇区重建技术,耗时随扇区数的增加而延长,辐射剂量也随之增加。第二个技术瓶颈是探测器宽度不够宽,覆盖范围小,要完成整个心脏 16cm 范围的扫描,还依赖分节段扫描方法,要完成整个心脏容积扫描,耗时也相当长。

应对后 64 排螺旋 CT 的技术瓶颈,目前已经有相关的 CT 设备应用于临床,它们是双源 CT 和宽探测器 CT。

一、双源 CT

双源 CT 是 2005 年在北美放射学会上推出的,它改变了常规 CT 技术使用一个 X 线源和一套探测器的 CT 成像采集系统,通过两个 X 线源和两套探测器同时采集数据,全面拓展了 CT 的临床应用。双源 CT 的两套采集系统在 X-Y 平面上间隔 90°。

两套采集系统之间有 90°角度差距,机架旋转 90°时,两者各司其职,即采集系统 A 负责采集 0°-90°的数据,采集系统 B 负责采集 90°-180°数据,两者拼接后即可获得 180°数据,意味着扫描架旋转 90°(1/4 周)就完成一幅图像 180°数据的获取,比单源 CT(只有一套采集系统)扫描速度提高一倍! 2005 年推出的机型,扫描架转速为 0.33 秒/周,旋转 1/4 周的时间为 330ms/4=82.5ms≈83ms,这就是文献上所说单扇区采集时间分辨率达到 83ms 的由来。实际上,双源 CT 也不是真正意义上的单扇区采集,只是双源 CT 两套采集系统从物理上固定了 90°的相位差,两系统各采集的 1 个 90°共两扇区扇区数据,虽然是双扇区数据,但与传统意义上的双扇区数据有着本质的区别:第一是双扇区数据非常精准,能做到精确配准精确拼接,不存在无效扇区,第二是两个扇区是在同一心动周期内同时采集,相当于单周期内单扇区采集。所以说双源 CT 单扇区时间分辨率达到 83ms 是有根据的,这还是第一代双源 CT 参数。西门子第二代双源 CT(SOMATOM Definition Flash)扫描架转速达到 0.28 秒,单扇区时间分辨率为 70ms。第三代双源 CT(SOMATOM Force)扫描架转速更是达到 0.25 秒,单扇区时间分辨率为 62.5ms,可以在任何心率下"冻结"心脏。基本上抛弃了多扇区重建技术,也无须使用降心率药物,彻底解决第一个技术瓶颈问题,对高心率的心脏 CT 具有极大的优势。但是,探测器宽度无法覆盖整个心脏,节段间拼接瓶颈问题并没有解决。

二、宽探测器 CT

从心脏 CT 角度看问题,如果说双源 CT 是在图像平面上解决扇区拼接问题,那么,宽探测器 CT 是在 z 轴方向上解决节段间的拼接问题。宽探测器 CT 简单粗暴地直接将探测器设计为 16cm,完全覆盖心脏的扫描范围。代表机型有 GE 公司生产的 Revolution256 排螺旋 CT、佳能公司(原东芝公司)生产的 Aquilion One320 排螺旋 CT。Revolution256 排螺旋 CT 每排探测器厚度 0.625mm,256 排总宽度为 16cm;Aquilion One320 排螺旋 CT 每排探测器厚度 0.5mm,320 排总宽度也是 16cm。具备 16cm 宽体探测器的 CT 可以做到整个心脏全覆盖,一次旋转即可完成对心脏的扫描,无须螺旋扫描也无须分节段拼接。Revolution256 排螺旋 CT 机最快扫描架转速为 0.28 秒/周,时间分辨率为 140 毫秒,Aquilion One320 排螺旋 CT 最快扫描架转速为 0.275 秒/周,时间分辨率为 137.5 毫秒,两款机器性能在伯仲之间。正常心率(75 次/分左右),一般都能用单扇区重建,多数情况下都能在一个心动周期就可以完成心脏扫描,成功率高。对于 90 次以上心率,还需要 2 扇区重建,也就是多加一个心动周期扫描而已,特别指出的是,在扫描过程中,如果出现期前收缩等心律变异,机器能自动识别,自动增加一个心动周期的补充扫描以保证扫描成功,所以宽体探测器 CT 对心律失常患者具有优势。但是,由于扫描架转速的限制,时间分辨率不如双源 CT。高心率情况下多扇区的扇区拼接问题瓶颈也没有解决。

　　64 排 CT 螺旋存在的两大技术瓶颈,分别由双源 CT 和宽探测器 CT 各解决一个:双源 CT 技术以单周期单扇区扫描为目标,解决了其中一个技术瓶颈;宽探测器 CT 技术以大范围覆盖为目标,也解决了另外一个技术瓶颈。以后是否会有双源 CT 技术和宽探测器 CT 技术两个技术路线的融合呢,作为 CT 技术的使用者,我们拭目以待也非常期待!但是,因为专利技术壁垒的障碍,双源 CT 技术与宽探测器 CT 技术还得并存一段相当长时间。

(何翔)

第三十七章　心脏CT检查及后处理技术方法

第一节　心脏瓣膜及心功能检查技术方法

一、扫描前准备

(1)检查前12h禁服含咖啡因饮料及酒精饮料。

(2)检查前4h内不吃固体食物并鼓励多饮热水。

(3)测量受检者心率及心律,如心率>70次/分钟,无药物禁忌者,可口服倍他乐克25～50mg,力求将心率控制在50～70次/分钟,心律失常者,可请临床医师加以控制后才进行检查。

(4)扫描前应详细向受检者介绍检查的全过程及注意事项,解除受检者的紧张情绪,并对其进行呼吸训练,使之能充分配合检查。

(5)建立静脉通道。

二、受检者体位及心电电极放置

受检者仰卧,双手上举抱头,身体长轴稍左偏,使心脏置于扫描区域中心。心电极分别放置于左锁骨和右锁骨中线下1cm处及左腋中线6～7肋间。确认心电图基线平稳,无干扰,导线不影响检查床移动。

三、扫描范围及参数

扫描范围覆盖气管隆嵴下至膈肌下约1cm处。扫描在患者平静吸气后屏气中完成。

(1)扫描参数:管电压120kV,管电流根据检查部位确定心瓣膜450mA,心功能200mA,容积数据采集范围320排×0.5mm,机架转速0.35秒。

(2)增强扫描:采用Sure start软件智能触发扫描,触发点定于扫描野中央层面降主动脉,触发阈值180Hu。扫描在患者平静吸气后屏气中完成,行全心动周期扫描。

(3)造影剂注射方法:应用双筒高压注射器经右侧肘正中静脉以5.01ml/s流率注射65ml造影剂(370mgI/ml)继以相同流率注射生理盐水30ml。

四、图像后处理与分析

采用回顾性心电门控技术重建,包括0、10%、20%、30%、40%、50%、60%、70%、80%和90%等10个时相的容积数据,将10个时相CT图像导入Vitrea工作站。应用心功能分析软件,选定舒张末期和收缩末期,将定位线放于二尖瓣环与心尖,软件将自遭勾画出左心室腔内膜面与外膜面,乳头肌包含于血池内,经人工修正后,将获得心功能数据:舒张末期容积(EDV)、收缩末期容积(ESV)、每搏输出量(stroke volume,SV;SV＝EDV-ESV)、左心射血分数[Ejection-fraction,EF;EF＝(EDV-ESV)/EDV]等。可观察心瓣膜在心动周期各时相的形态结构,并可将多期相的图像制作成电影,观察心瓣膜的运动情况。

(付兰)

第二节 心肌灌注检查技术方法

扫描前需进行以下准备。

(1)检查前 12h 禁服含咖啡因饮料及酒精饮料。

(2)检查前 4h 内不吃固体食物并鼓励多饮热水。

(3)测量受检者心率及心律,如心率>70 次/分钟,无药物禁忌者,可口服倍他乐克 25～50mg,力求将心率控制在 50～70 次/分钟,心律失常者,可请临床医师加以控制后才进行检查。虽然 320 排 CT 已能瞬时冻结心搏,理论上已无须控制心率和心律,但为使图像质量达到更高水平,扫描剂量降到更低,控制两率仍具有重要意义。

(4)扫描前应详细向受检者介绍检查的全过程及注意事项,解除受检者的紧张情绪,并对其进行呼吸训练,使之能充分配合检查。

(5)使用 18～22G 套管留置针穿刺右肘正中静脉,建立静脉通道。受检者采取仰卧位,双手举过头顶,常规扫描平面采用心脏短轴面。

(6)连接心电门控装置,心电图电极接胸胃导联。心脏扫描采用前瞻性心电门控技术,智能软件跟踪扫描确定扫描的启动及延迟时间。扫描层厚 3mm,层距 3mm,重建层厚 0.5mm,扫描条件:120kV,500mAs,0.35s/rot;矩阵 512×512,扫描视野(FOV)180～200mm。

(7)平扫后通过高压注射器经肘前静脉团注非离子型对比剂,对比剂总量 60～80ml,注射速率为 3.5～4ml/s,生理盐水 20ml,注射速率为 4.5ml/s。

(8)经智能跟踪软件 Bolus tracking 触发扫描,首次灌注扫描后,延迟 3min、5min、7min、10min 分别做延迟增强扫描,扫描参数与前相同。

(付兰)

第三节 心脏 CT 后处理技术方法

一、多平面重建

多平面重建(MPR)是利用一系列横断面图像数据在任意平面上重建,获得冠状面、矢状面、斜面等任意平面的两维图像,也包括曲面重建(CPR)。CPR 为多层面重建的一种特殊形式,可将扭曲、缩短和重叠的血管伸展、拉直,显示在同一个平面上,观察血管的全程。临床上用于补充横断面观察角度的不足,提供冠状动脉纵向形态。

二、最大密度投影

最大密度投影(MIP)。成像能真实反映实际组织的 CT 值,冠状动脉血管 MIP 成像能与数字血管减影(DSA)造影类似,能反映冠状动脉血管密度值的微小改变,区分血管壁的钙化与管腔内的造影剂密度。在 CT 血管成像中应用较多,但具有数据缺失、图像易受背景平均密度强度影像及重组伪影影响等缺点。

三、表面成像

表面成像(SSD)常用于骨、关节创伤,全面了解骨折、脱位情况;也可用于冠状动脉 CT

血管成像。冠状动脉 SSD 图像立体感非常强，但其图像上的物体界面并不代表物体本身真正的界面，而是阈值内和阈值外像素接触面的模拟界面，具夸大效应，对冠状动脉较细小血管分支 SSD 显示较差。

四、容积重建

容积重建(VR)包括黑白和伪彩色图像。VR 图像给人以较强的三维立体感。VR 图像考虑到了容积数据内所有的像素，可获得真实的冠状动脉血管三维图像。通过切割功能可将影响观察的其他组织切割，并可进行任意角度旋转，可更清楚、直观地显示冠状动脉血管形态及毗邻关系。VR 技术重组速度快，是真正的血管三维实时重组技术。VR 技术优于其他(MPR、CPR、MIP、SSD)三维后处理技术，且可进行多种模式成像，如仿 DSA 血管造影模式等，是 320 排螺旋 CT 冠状动脉血管三维成像最常用的方法。

五、CT 仿真内镜技术

CT 仿真内镜技术(CTVE)成像基础主要是在螺旋 CT 连续扫描获得的容积数据基础上通过软件功能调整 CT 域值及组织透明度，使不需要观察的组织透明度为 100%，从而消除其影像；而需要观察的组织透明度为 0，从而保留其影像，显示出空腔器官的内壁，再利用计算机模拟导航技术进行腔内观察，并加以人工伪彩及不同的光照亮度，获得类似纤维内镜在空腔脏器所见效果的冠状动脉血管内腔图像。

六、钙化积分分析软件

多层螺旋 CT 可利用其工作站中 CaScoring 软件对冠状动脉钙化斑块进行钙化积分定量分析。钙化积分的定量分析方法包括 3 种：Agatston 积分法、容积积分法、质量积分法。通过测量钙化斑块的体积、质量和 Agatston 积分预测钙化斑块性质、未来发生冠心病的风险。此项检查仅需 CT 平扫，不需要注入造影剂。

七、心肌灌注成像及计算

通过对冠心病研究组进行连续动态全心扫描采集实时心脏信息，并自动后处理获得的包括心脏冠状动脉形态、管腔、狭窄度及心肌活性、心肌强化(TAC)等信息。技术方法如下。

(1)应用 320 排螺旋 CT 具备的心肌灌注软件进行心肌灌注评价，选择缺血心肌显示最大层面作为参考图，在同一层面选择感兴趣区，分别计算缺血心肌中央部分、边缘部分及邻近正常心肌的时间-密度曲线，并分别做出心肌灌注、峰值时间的伪彩图，在图像上计算曲线下面积(AUC)、最大峰值时间(TTP)以及平均通过时间(MTT)和心肌灌注量(MBV)、相对血流量(rMBF)等数值进行定量评价。

(2)应用 320 排螺旋 CT 具备的冠状动脉重建软件对冠状动脉进行重建成像。采用常规冠状动脉成像重建技术包括。

1)表面成像(SSD)。

2)容积重建(VR)。

3)最大密度投影(MIP)。

4)多平面重建(MPR)等。再加上东芝公司独有的"冠状动脉探针"技术，能全方位显示冠状动脉情况，并由计算机自动血管分析软件(QCT)进行狭窄程度定量分析。

(付兰)

第三十八章　冠心病CT影像

第一节　冠心病诊断与评价

一、冠心病概述

冠心病又称为冠状动脉粥样硬化性心脏病,是一种最常见的心脏病,是指因冠状动脉狭窄、供血不足而引起的心肌功能障碍和(或)器质性病变,故又称缺血性心肌病。本病病因至今尚未完全清楚,但认为可能与年龄、性别、高血压、高脂血症、肥胖、糖尿病、吸烟、饮食、寒冷刺激、内分泌功能低下及遗传等因素有关。在单个或多个危险因素作用的情况下,冠状动脉血管内膜增生、管壁变硬、管腔变小狭窄,同时由于动脉弹性减弱,脆性增加,易于破裂。病理上冠状动脉粥样硬化的形成是一个复杂的过程,细胞分子生物学研究显示,动脉粥样硬化病变具有平滑肌细胞增生,大量胶原纤维、弹力纤维和蛋白多糖等结缔组织基质形成以及细胞内外脂质积聚的特点。冠状动脉粥样硬化的斑块好发于前降支上、中1/3和右冠状动脉中1/3,其次为旋支。左冠状动脉主干常在病理晚期出现较严重的粥样硬化性狭窄。冠状动脉粥样硬化可发生于单支冠状动脉血管,也可发生于多支,多数呈节段性分布,局限性狭窄,也可广泛分布于一个或多个分支。

二、冠心病的320排CT表现

320排CT具有160mm宽探测器,能够实现宽探测器平台下非螺旋单次全器官容积扫描,通过对比剂增强扫描及三维重建可以清楚地显示冠状动脉管腔的大小、形态改变及直接评价冠状动脉有无明显的狭窄。其主要表现:

(1)管壁不规则,欠光滑或呈"虫咬状"。

(2)管壁单发或多发不规则钙化。

(3)管壁不规则软组织软斑块影或不伴有钙化。

(4)管腔局限性对称或偏心狭窄,多节段狭窄。

(5)冠状动脉管腔完全闭塞及侧支开放。

目前国际上统一采用血管直径法来评估冠状动脉狭窄程度及其分级。血管狭窄的程度=(狭窄端近或远心段正常血管直径-狭窄处直径)÷(狭窄端近或远心段正常血管直径)×100%。

冠状动脉狭窄按其狭窄程度分为4级:Ⅰ级:轻度,冠状动脉狭窄<50%;Ⅱ级:中度,冠状动脉狭窄≤50%~75%;Ⅲ级:重度,冠状动脉狭窄>75%;Ⅳ级:完全闭塞,冠状动脉狭窄=100%。一般认为冠状动脉狭窄程度>50%时才有临床意义。

320排CT拥有亚毫米级的高分辨率,可很清楚地显示冠状动脉斑块,并可根据CT值来测定斑块的类型。冠状动脉斑块分为软斑块(平均CT值20Hu)、纤维斑块(平均CT值84Hu)、钙化斑块(平均CT值>130Hu)。可较好地显示斑块的形态和密度以及与血管壁的关系

三、320 排 CT 诊断冠心病优点

　　320 排 CT 一次扫描即可获得心脏容积图像,同时因为是在非螺旋平台下扫描,无须移动扫描床,避免了螺旋扫描带来的阶梯伪影,明显提高了时间分辨率和空间分辨率,使冠状动脉的 CT 图像质量和狭窄诊断准确率明显提高(图 38-1a 至图 38-1c)。可以清晰显示冠状动脉主干与 2～3 级分支、管腔通畅程度及壁外的情况,还可以直接观察测量冠状动脉直径大小,判断狭窄的程度、性质及形态特征。与冠状动脉造影比较,具有无创、价廉、对比剂用量少,而且操作简便等优势,同时也可保持较高的敏感性、特异性、阳性一预测价值、阴性预测价值,有助于避免冠状动脉正常或不需要介入治疗(冠状动脉狭窄≤50%)的患者做有创的冠状动脉造影检查,基本能够满足冠状动脉狭窄介入治疗的筛选需要。特别是可同时进行心功能及心肌灌注诊断与评价,一次扫描实现形态影像学与功能影像学的诊断与评价。

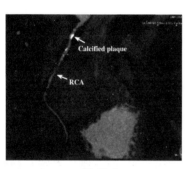 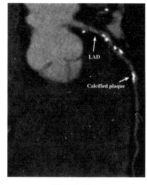 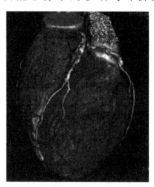

|图 38-1a|图 38-1b|图 38-1c|

　　图 38-1a　冠心病并心律不齐,心率为 60～160 次/分钟,320 排 CT 右冠状动脉 CPR 成像较好显示右冠状动脉并见血管壁软斑块和钙化

　　图 38-1b　冠心病并心律不齐,心率为 60～160 次/分钟,320 排 CT 左冠状动脉 CPR 成像较好显示左冠状动脉前降支并见血管壁软斑块和钙化

　　图 38-1c　冠心病并心律不齐,心率为 60～160 次/分钟,VR 成像较好显示左冠状动脉前降支、旋支并见管壁不规则狭窄

(付兰)

第二节　冠心病冠状动脉搭桥术后诊断与评价

一、冠状动脉搭桥的概述

　　冠状动脉搭桥术是冠心病冠状动脉狭窄患者血流再建的一种有效的治疗方法,是取患者自身的血管(如胸廓内动脉、胃网膜右动脉、下肢的大隐静脉等)或者血管替代品,在升主动脉或胸廓内动脉、锁骨下动脉等部位,建立体循环系统与冠状动脉狭窄病变远端血管之间的旁路供血通路。冠状动脉搭桥术使主动脉血液通过桥血管绕过狭窄的部分,到达缺血的部位,以改善或恢复相应心肌的血液供应,进而达到改善心肌缺血、缺氧状态,缓解心绞痛症状,改善心脏功能,提高患者生活质量及延长寿命的目的。冠状动脉搭桥术是目前冠心病最常用的血管再通技术之一,随着冠状动脉搭桥术的成熟,越来越多的冠心病患者接受了外科

手术治疗。但术后狭窄和闭塞率较高,狭窄和闭塞可发生于桥血管或吻合口。因此,如何观察和评价术后桥血管的状况正日益受到重视。

二、320 排 CT 冠状动脉搭桥的诊断与评价

根据不同位置的血管可将搭桥血管分为左冠状动脉前降支桥(LAD 桥)、左冠状动脉旋支桥(LCX 桥)、右冠状动脉桥(RCA 桥)等。每组桥血管又可分为近端吻合口、桥血管本身及远端吻合口。320 排 CT 冠状动脉血管成像可以很好地显示搭桥血管及其连接关系,能很好地显示搭桥血管的来源、吻合口情况、行程、狭窄或阻塞及与心脏空间关系,图像直观,较之选择性冠状动脉造影或 DSA 更具立体形象。桥血管受心脏搏动的影响较自身的冠状动脉小,对桥血管的显示优于与其相连接的自身冠状动脉,但冠状动脉搭桥术所采用的金属夹等可造成桥血管评价困难。血管狭窄分类方法。

(1)正常。

(2)轻度狭窄 25%~50%。

(3)中度狭窄 50%~75%。

(4)重度狭窄或闭塞≥75%。

320 排 CT 血管成像图像的评价分以下两个方面。

(一)图像质量评价

包括桥血管近远端吻合口、桥血管本身、桥血管远端吻合血管以及除吻合血管以外冠状动脉的评价。桥血管不同部分受心脏搏动伪影影响大小不同,可将桥血管分为近、中、远 3 段评价图像质量。除与桥血管吻合分支以外,根据美国心脏协会 15 段分段法对冠状动脉进行分段,评价每段冠状动脉图像质量能否用于诊断。

(二)血管狭窄评价分析

包括桥血管近远端吻合口、桥血管本身(分 3 段)、桥血管远端吻合血管以及除吻合血管以外冠状动脉狭窄的评价。桥血管在横轴位图像和 VR 图像上未显影者为闭塞。于桥血管横断面测量其管径,以狭窄处两侧无扩张段桥血管的管径的平均值为参考,当管径的平均值缩小≥25%,诊断为狭窄。以近吻合口处桥血管无明显狭窄或扩张处的管径做参考,判断吻合口有无狭窄。

三、320 排 CT 诊断与评价冠状动脉搭桥的优点

冠状动脉造影术是诊断和评价冠状动脉搭桥术后疗效的"金标准",但因其有创伤、费用相对较高,不易为患者普遍接受。虽然电子束 CT 已较早应用于桥血管的显示,其诊断通畅的敏感性为 80%~98%,特异性为 82%~91%,但其空间分辨率不足,对桥血管的狭窄显示不清。磁共振(MR)评价桥血管的敏感度为 88%~98%,特异度为 72%~100%,但由于邻近金属伪影(止血夹和胸骨金属线)、钙化、心包增厚和少量积液以及移植桥血管血流速度减慢等的影响,磁共振对桥血管远端吻合口和桥血管狭窄的评价仍有困难。320 排 CT 在时间分辨率及空间分辨率方面都有了明显的飞跃,在图像数据的处理方法上也有了较大的改进,对桥血管的显示更加准确。同时由于采用的是宽探测器平台下非螺旋单次全器官容积扫描,完全消除了阶梯伪影,心率要求也相对宽松,使得桥血管的诊断与评价更加准确,且费用相对较低,可作为评价显示冠状动脉搭桥术后桥血管狭窄病变和吻合口情况的一种简便的复查手段。

(付兰)

第三节　冠心病冠状动脉支架诊断与评价

一、320 排 CT 对冠状动脉支架的诊断与评价

冠状动脉支架植入术是临床较常采用的治疗冠心病的方法之一,手术成功较高。但近20%～30%的患者会出现支架内再狭窄,因此及时正确评价术后是否发生支架再狭窄有重要的临床意义。320 排 CT 冠状动脉血管成像可以用不同的成像方式很好地显示冠状动脉支架的位置、长度,有无血栓形成和内膜增生、再狭窄和闭塞,支架边缘夹层,冠状动脉瘤等虽然有时由于支架的高密度伪影和部分容积效应而不能很好地显示支架处的管腔,但依其远端血管显影可间接判断支架的通畅性。VR 图像能立体直观地显示冠状动脉支架的位置、长度及其全貌。最大密度投影(MIP)图像可显示支架的形态、位置,薄层 MIP 图像能显示支架腔内的情况,同时可清晰地显示支架近端和远端的情况,判断其狭窄程度,在评价支架腔内的情况具有明显的优势。CPR 在冠状动脉支架术后的评价中具有独特的优越性,其能清晰地显示支架腔内的情况,判断其内有无斑块再形成,评价管腔有无再狭窄(图 38-2)。

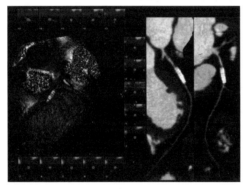

图 38-2

左冠状动脉前降支近段支架植入术后,后处理工作站可进行多种成像对支架进行评价。显示左冠状动脉前降支近段支架形态正常、管腔通畅

二、320 排容积 CT 评价冠状动脉支架的影响因素

(1)受空间分辨率的限制和支架金属伪影的干扰,320 排容积 CT 图像质量与支架直径密切相关。虽然 320 排螺旋 CT 对直径 3.0mm 以下的冠状动脉支架也能有效分析,但支架直径仍然是图像质量的制约因素。

(2)320 排容积 CT 对钙化的敏感度极高,钙化伪影仍是 320 排 CT 成像的重要干扰因素之一。当显著的钙化伪影使 320 排 CT 无法判断管腔内情况时,只能借助支架远端冠状动脉充盈情况来间接提示支架内是否通畅。

(3)支架金属伪影。金属支架产生 CT 伪影可影响支架评价。

(4)心律不齐及心率较快的支架植入术后患者行此方法检查效果不理想。

三、320 排 CT 评价冠状动脉支架的优点

320 排 CT 采用 160mm 大面积量子探测器,时间分辨率为 0.35 秒,只需一圈不动床扫

描即可完整覆盖心脏,获得整个心动周期的体积数据,可使图像采集与心搏同步进行,避免了心脏搏动伪影,从而得到心脏和周围结构更清晰的图像。320 排 CT 可通过多种图像后处理技术更好地显示冠状动脉支架的位置和形态结构,可评价支架有无明显变形及再狭窄。可作为冠心病冠状动脉支架植入术后评价主要手段。

(付兰)

第四节　心肌桥血管诊断与评价

一、心肌桥的概述

冠状动脉及其分支一般行走于心脏表面心外膜下的脂肪中或心外膜深面,若冠状动脉主干或其分支的一段走行于心肌内则称为壁冠状动脉(MCA),覆 MCA 的心肌组织称为心肌桥(MB)。心肌桥可引起心肌缺血、室间隔破裂、急性冠状动脉综合征、心律失常、心绞痛、心肌梗死、左心功能不全、变异性房室传导阻滞,甚至可引起心搏骤停造成猝死。

二、320 排 CT 心肌桥的诊断与评价

心肌桥好发于前降支中、远段,其次为对角支、右冠状动脉及左冠状动脉旋支。心肌桥多位于由心底走向前室间沟中远 1/3 处,长度为 0.2~2.0cm,管腔形态可为圆形、椭圆形、心形、不规则形或线性,厚度为 2~4mm。可单发、多发,多个心肌桥有时可累及心脏的一条血管,也可累及不同血管或其分支。心肌桥 320 排 CT 表现。

(1)"台阶"征,肌桥血管在心肌内走行一段距离后又浅露于心肌表面。

(2)肌桥血管略细于邻近两端正常走行的血管,边缘稍模糊。

(3)心肌桥覆盖于肌桥血管上,与心肌呈等密度。以壁冠状动脉位于浅表的心肌中的厚度为界,可将心肌桥分为浅表型和纵深型,浅表型较常见,约占 75%,是指壁冠状动脉位于浅表的心肌中,厚度不超过 2mm;纵深型是指壁冠状动脉位于较深的心肌之中,厚度在 2mm 以上(图 38-3a、b)。

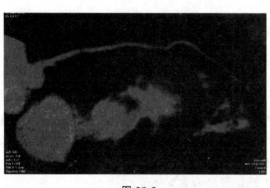
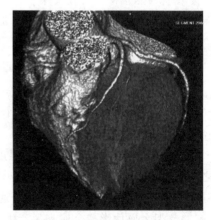

图 38-3a　　　　　　　　　　　　　　　图 38-3b

图 38-3a　CPR 成像显示左冠状动脉前降支心肌桥(浅表型)

图 38-3b　VR 成像显示左冠状动脉前降支心肌桥(浅表型)

三、320 排 CT 诊断心肌桥的优点

以往介入冠状动脉造影被认为是诊断心肌桥的"金标准"，血管内超声也应用于心肌桥的检查，但这些检查都为有创检查。320 排 CT 冠状动脉成像是一种有效且无创地显示心肌桥的手段，可对心脏进行精细成像，提高心肌桥检出率，4D 电影模式还可观察到类似 DSA 造影效果。可直观、清晰显示冠状动脉与心肌的解剖关系，提示心肌桥的发生部位、宽度、厚度、长度，并可显示肌桥血管的长度、管腔形态、管腔有无狭窄及狭窄程度、有无血管的动脉粥样硬化改变，以及心腔、瓣膜情况。随着 320 排 CT 冠状动脉成像的应用，心肌桥的检出率明显提高，特别是对显示长段和较深的心肌桥有重要的临床意义。

（付兰）

第五节　冠心病钙化积分临床应用

一、冠状动脉斑块

冠状动脉斑块包括钙化斑块和非钙化斑块，钙化斑块通常是稳定斑块，易破裂斑块通常是非钙化斑块。非钙化斑块又称为软斑块，病理学特征是含有软的脂质内核、薄的纤维帽，在血管造影时仅引起冠状动脉轻到中度狭窄。现已证实，尚未完全钙化的斑块易引发急性冠状动脉综合征，因此对未钙化斑块的及早检出受到人们的重视。冠状动脉钙化斑块的检出意味着更不稳定、富含脂质的非钙化斑块同时存在，而且易于破裂。有人认为若年龄＜50 岁，一旦出现冠状动脉钙化，冠心病的可能性较大；对于＞60 岁者，若无冠状动脉钙化，则患冠心病的可能性很小。可根据钙化积分的高低预测患者冠状动脉粥样硬化的程度和发生冠心病的风险级别。因此，冠状动脉钙化斑块是否存在以及积分的高低将影响患者的诊断及风险级别的确定。

二、冠心病钙化积分应用价值

320 排 CT 采用钙化积分计算方法对钙化斑块进行量化分析。钙化积分计算由钙化积分软件直接计算，积分值由钙化面积、体积、血管分布等因素决定。钙化积分值 0 为无钙化，提示没有明显粥样硬化斑块，没有冠心病的可能性非常大；钙化积分值在 1～10 为少量钙化，提示有极少量粥样硬化斑块，冠心病可能性非常小，冠心病危险性低；钙化积分值在 11～100 为轻度钙化，提示有轻度粥样硬化斑块，极轻度的冠状动脉狭窄可能，冠心病危险性中等；钙化积分值在 101～400 为中度钙化，提示有中等粥样硬化斑块，中度的冠状动脉狭窄可能，冠心病危险性高；钙化积分值在 400 以上为重度钙化，提示有广泛粥样硬化斑块，有明显的冠状动脉狭窄，冠心病危险性极高。

目前普遍接受的观点认为：

(1)冠状动脉钙化越广泛，其患冠心病的可能性越大。

(2)钙化斑块的存在并不意味着此处冠状动脉管腔一定发生狭窄。

(3)钙化斑块本身很少发生破裂，它的存在标志着其他不稳定的、富含脂质的非钙化斑块同时存在，而且易于破裂。

(4)冠状动脉钙化与冠状动脉病变的严重程度显著相关，但两者不一定呈平行关系。

（付兰）

第六节　冠心病 320 排 CT 仿真内镜诊断与评价

　　CT 仿真内镜技术可得到类似纤维内镜在空腔脏器所见效果的冠状动脉血管内腔图像。自从多层螺旋 CT 应用以来,CT 仿真内镜技术已渐趋成熟,CT 仿真内镜冠状动脉成像已受到影像工作者的重视。CT 仿真内镜能显示冠心病冠状动脉及其搭桥血管、支架等管腔形态、管壁钙化、粥样硬化斑块、狭窄程度等情况。CT 仿真内镜对冠状动脉钙化引起的狭窄有比较准确的判断,有时尽管某处冠状动脉管壁有严重钙化,但该处不一定出现有血流动力学意义的狭窄。冠状动脉大量的条状钙化 CT 仿真内镜常提示无显著狭窄存在,此时的钙化斑块往往外凸生长,其功能类似于"支架"的作用。所以 CT 仿真内镜成像观察有助于对钙化处的血管通畅程度及有无血流动力学意义狭窄做出正确判断。应用 CT 仿真内镜成像可明显弥补 VR、MPR、MIP 及 CPR 等后处理方法对支架内腔显示不足的缺陷。CT 仿真内镜可通过对支架内壁和腔内结构进行观察,有助于对腔内狭窄和支架通畅情况做出正确诊断和客观评价。冠状动脉 CT 仿真内镜成像也有一定局限性,如不能显示组织表面颜色的变化,组织特异性差;不能进行组织活检与治疗;受检者的心率和呼吸、扫描参数、对比剂剂量与扫描延迟时间选择、重建时相、运动伪影以及操作者熟练程度等,均可出现假阳性、假阴性结果。

(付兰)

第三十九章　心脏其他疾病 CT 影像

第一节　扩张型心肌病

一、临床及病理

扩张型心肌病又称充血性心肌病,是心肌病中最常见的类型。好发年龄在 20～50 岁,男性多发。该病与家族遗传、病毒性心肌炎以及免疫异常有关。心室重构是该病发病和发展的病理形态表现,心肌重构必然导致严重的不可逆心力衰竭。可见四心腔明显扩大,以左心室扩张为主。部分患者心肌厚度增加,但由于心腔已经明显扩张,故心室肌肉肥厚的程度较预期低。由于心室收缩力差,心腔内壁有血栓形成。血栓可发生于心脏的任何部位,以心尖部最为常见,其次多见于左心耳。部分血栓可以发生机化。患者冠状动脉一般无异常。最早期临床表现是活动后倦怠无力,缺乏特异性。此后病情发展,可出现左心衰竭及右心衰竭的一系列临床表现。由于心脏内血栓形成,患者可出现肺动脉、肾动脉及双下肢动脉等动脉栓塞症状。扩张型心肌病晚期可出现各种心律失常。

二、320 排 CT 表现

心脏腔明显扩大,以左心室扩张为主,少数可表现为右心型扩张型心肌病。由于左心室明显扩大以及左右心室压力差,室间隔突向右心室,形成右心室流出道梗阻,即 Bemheim 综合征。心脏内壁可出现附壁血栓,尤其是在对比剂衬托下更为明显,肺动脉可有血栓栓塞。心包积液及胸腔积液。瓣膜开放角度变小,二尖瓣瓣环面积增大及收缩期二尖瓣关闭不全。动态心脏电影可见室壁运动减弱。射血分数(EF)明显下降,心肌重量及心脏指数增高(图39-1a 至图 39-1b)。

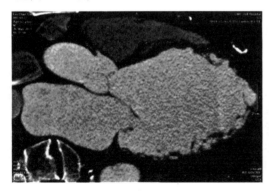 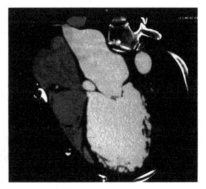

图 39-1a　　　　　　　　　　　　　　　图 39-1b

图 39-1a　扩张型心肌病,左心室长轴切面显示左心室扩大,左心室室壁均匀变薄

图 39-1b　四腔心切面显示左心室、右心室及左心房扩大,以左心室明显增大为主,左心室室壁均匀变薄

(付兰)

第二节　肥厚型心肌病

一、临床及病理

肥厚型心肌病是病因不明的右心室或者左心室非对称、非均匀肥厚,心室舒张期顺应性下降。肥厚型心肌病多侵犯左心室壁,典型表现为左心室各壁增厚;非对称性室间隔肥厚多见,部分病例引起肥厚性主动脉瓣下狭窄;通常左心室壁前侧部游离壁以及室间隔均匀肥厚,左心室游离壁后部肥厚最轻。此病还有一特殊类型为心尖部肥厚型,典型表现是左心室腔呈铲刀样。心肌肥厚程度与年龄之间呈相反关系。年轻患者左心室肥厚程度比年龄较大者重,室壁明显增厚。起病多缓慢,症状大多开始于 30 岁以前,表现为活动后心悸、胸痛及呼吸困难;晚期患者可出现心力衰竭、心律失常及心肌广泛纤维化。以 V_3、V_4 为中心的巨大倒置 T 波为肥厚型心肌病患者较为特征的心电图表现。室上性心律失常是最常见的心律失常类型。

二、320 排 CT 表现

肥厚型心肌病 CT 检查有以下表现。

(1)室间隔增厚多>15mm,室间隔与左心室后壁厚度比值>1.5,当室间隔与左心室后壁厚度比值>1.3 时,可认为室间隔非对称性肥厚。

(2)左心室流出道<20mm 可认为合并流出道狭窄。

(3)心尖部肥厚型心肌病可见左心室心腔舒张呈"核桃样"改变(图 39-2a、b)。

根据心肌肥厚部位不同影像学上分为 4 型。

(1)前室间隔肥厚。

(2)前室间隔及后室间隔肥厚。

(3)前室间隔及侧壁肥厚。

(4)后室间隔及侧壁肥厚。

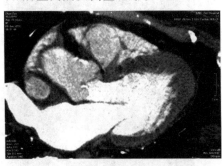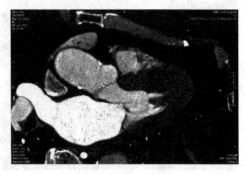

图 39-2a　　　　　　　　　　　　　　图 39-2b

图 39-2a　肥厚型心肌病,左心室长轴切面舒张末期可见心尖部心肌明显增厚,左心室心腔呈"核桃样"改变

图 39-2b　左心室长轴切面收缩末期图像,心尖部心肌明显增厚

(郝永)

第三节　缩窄性心包炎

一、临床与病理

缩窄性心包炎为急性心包炎后遗症,由于心包膜上有不同程度与范围的瘢痕和粘连,是形成粘连性心包炎和缩窄性心包炎的结果。由于粘连程度不同,造成对心脏功能的障碍也不同。结核性心包炎因纤维组织增生显著,心包膜两层发生严重的增厚与粘连,因而形成坚厚的瘢痕。增厚的心包膜可局限性或弥散性,严重的甚至可以完全闭塞心包腔,使心脏的收缩和舒张功能完全丧失,从而影响了静脉血回流到右心房,致使静脉压增高,颈静脉怒张,增厚的心包膜可产生多量钙化,呈一个围绕整个心脏边缘的"盔甲"心包。

二、320 排 CT 表现

CT 平扫可显示心包弥散性或局限性增厚>10mm。常见心包钙化,呈斑片状或蛋壳状,钙化分布在房室沟或右心房周围为多,也见于心包前及左侧方。钙化呈高密度,CT 值在100Hu 或 100Hu 以上。CT 增强扫描见左心房和右心房均扩大,左心室和右心室呈管状畸形及室间隔扭曲(图 39-3a 至 c)。上腔静脉和下腔静脉及肺静脉扩张,下腔静脉与降主动脉大小不成比例也是一个特征。

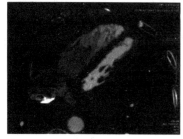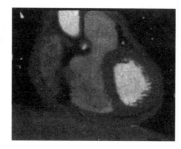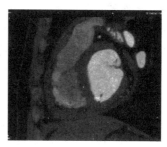

图 39-3a　　　　　　　　图 39-3b　　　　　　　　图 39-3c

图 39-3a　缩窄性心包炎 CT 增强横断位示心包弥散性增厚,左心室和右心室呈管状畸形

图 39-3b　缩窄性心包炎 CT 增强多平面重建(MPR)冠状位示心包弥散性增厚

图 39-3c　缩窄性心包炎 CT 增强 MPR 矢状位示心包弥散性增厚

(郝永)

第四节　心包膜肿瘤

一、临床与病理

心包肿瘤非常罕见,分原发性和继发性。心包原发性肿瘤可能从胚胎残余发展而来,包括畸胎瘤(最常见)、心包囊肿、脂肪瘤、血管瘤、平滑肌纤维瘤等良性肿瘤。心包继发性肿瘤远较原发性肿瘤多见,其中以体内诸器官恶性肿瘤转移到心包为常见,如乳腺癌、霍奇金病、白血病和恶性黑色素瘤等;或恶性肿瘤直接蔓延到心包,常见为支气管肺癌、乳腺癌、纵隔恶

性肿瘤(精源细胞瘤、胚胎原性癌、嗜铬细胞瘤等)。

临床表现:早期无症状,晚期症状有胸部疼痛、发热、干咳和气急。体征上,较早期有心包摩擦音,以后心包渗液,出现心脏填塞。症状有颈静脉怒张、脉压差减小、心音减弱、肝大,病情迅速加重。

二、320 排 CT 表现

心包膜处肿瘤呈圆形或半圆形突出,肿瘤较小时,表现为心脏边缘的局部突出,肿瘤较大时可占据心脏边缘的大部或全部。增强扫描一般多轻到中度强化,肿块与增强的大血管对比更明显。心包囊肿最多见于右心膈角前方,其次为左心膈角区。囊肿为一圆形、半圆形或卵圆形液性肿块,边缘光整,可有分叶,CT 值均在 0Hu 左右。合并感染时,可见囊壁钙化或囊腔突然增大现象。

(郝永)

第五节　先天性心包膜缺损

一、临床与病理

先天性心包膜缺损是由于心包膜胚胎发育异常造成心包膜完全阙如,或一侧心包膜阙如,后者多见于左侧。也可形成左侧和右侧心包膜或隔面心包膜的部分缺损。本病较为罕见,在 10000~13000 万例尸检病例中仅有 1~2 例,但在各类先天性心脏疾病中,心包膜缺损可占 15%~30%。局部心包膜发育菲薄致使局部心肌膨突,其外形可为圆形或椭圆形似样,临床通常无任何症状及体征,偶尔在体检中发现。

二、320 排 CT 表现

心脏任何部位的包膜缺损均可呈肿瘤样突出,CT 平扫或增强扫描均在外缘见不到线状的心包影,或线状的心包影不连续,肺组织与心脏大血管直接接触。心脏和大血管可见轴位改变。如肺动脉轴向改变伴主动脉、肺动脉向外突出,心脏左位等。肺血管本身无多大变化。本病与室壁瘤相鉴别之点为 CT 透视下无"反向"搏动性扩张,CT 增强扫描可见碘对比剂进入心脏的 4 个腔室,无室壁瘤的典型 CT 征象。

(郝永)

第六节　心包积液

一、临床与病理

心包积液的病因

(1)感染性心包炎:有结核性、化脓性、病毒性、寄生虫性、真菌性等。

(2)非感染性心包炎:有结缔组织性(胶原性)疾病、变态反应性疾病,如风湿性包炎、红斑狼疮、硬皮病、多发性结节性动脉炎并发心包炎、类风湿性关节炎、心包术后综合征、心肌梗死后综合征。

(3)代谢障碍性心包炎:有尿毒症性、黏液性水肿并发心包积液。

(4)肿瘤性心包炎。

（5）其他原因所致的心包积液：特发性、放射性、外伤性、胆固醇性等。

临床共同特征：主要为气短与胸部郁闷感，大量心包积液可出现心前区持久性压迫性疼痛，严重的呼吸困难。心尖搏动微弱或不能触及，心浊音界向两侧扩大，脉搏细速，动脉压下降，静脉压上升，脉压差缩小。并可出现奇脉，有心脏填塞征。颈静脉怒张，进行性肝大，心动过速。动脉压如持续下降，可引起休克。

二、320 排 CT 表现

心包积液可均匀围绕心脏或局部分布不均，液体最初积聚在心包腔最低处，如斜窦或左、右、上、下肺静脉根部外侧的左、右肺静脉隐窝处。大量积液时则围绕心脏包括由横窦延伸的主动脉上、下隐窝。心包积液常为水样密度，CT 值在-10～＋10Hu，均匀围绕心脏及大血管的周围，两肺内有肺淤血。根据 CT 值的差异可以粗略提示积液的性质，如积液含蛋白量高或为血性则 CT 值超过 25Hu，甚至接近心脏平扫密度。CT 增强时的心包积液与增强的大血管有鲜明的对比。

（郝永）

第七节　心脏瓣膜钙化

一、心脏瓣膜钙化概述

心脏瓣膜钙化多发生于老年性退行性变导致的心脏瓣膜病。心脏瓣膜钙化以主动脉瓣钙化最多见，其次是二尖瓣钙化，其他瓣膜钙化相对较少。引起钙化的危险因素包括年龄、性别、吸烟、高血压、糖尿病、血脂异常等。心脏瓣膜钙化发病机制目前还不清楚，推测该病的机制主要有以下四方面。

（一）压力负荷机制

心脏负荷增大，容易引起胶原纤维断裂，暴露的位点可以和钙结合而引起钙盐沉积，造成瓣膜钙化。

（二）钙质的异常沉积

组织学发现该病累及的瓣膜可见明显的纤维组织的变性和钙质的沉积。由于钙质的流失，性激素的缺乏、维生素 D 的缺乏等因素所导致的继发性甲状旁腺功能亢进可造成或加速骨盐向软组织迁移，沉积于瓣膜，从而引起钙化。

（三）脂质异常沉积

该病可能与脂质的异常沉积后引起瓣膜组织的变性，进一步导致钙盐沉积有关。

（四）衰老变性

随着年龄的增加，不仅是心脏瓣膜，其他器官组织也逐渐出现钙盐的沉积和纤维组织的变性。

心脏瓣膜钙化多从瓣尖开始，最终致瓣叶活动受限，有效瓣口面积缩小，但无粘连、融合。

二、心脏瓣膜钙化的 320 排 CT 表现

（一）定性分析

320 排 CT 对钙化非常敏感，可分辨瓣膜、瓣环钙化及主动脉窦的钙化，优于磁共振成像

（MRI）、血管造影及 X 线片。心脏瓣膜钙化在 CT 上表现为瓣膜区点状、条片状或不规则形高密度影。瓣膜钙化的图像质量分成以下 5 个等级。

（1）1 级：瓣膜的钙化具有锐利的边缘，轮廓清晰。

（2）2 级：具有轻微运动伪影（图 39-4）。

（3）3 级：运动伪影显著增加。

（4）4 级：范围较大的严重模糊的运动伪影，导致不能确定诊断。

（5）5 级：不能诊断。

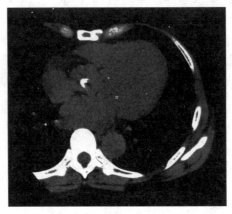

图 39-4　主动脉瓣不规则钙化（2 级）

（二）定量分析

在钙化积分计算软件中，心脏瓣膜钙化的阈值设定为≥130Hu，320 排 CT 提供自动及手动测量钙化积分的功能，两种测量方法一致性良好。质量积分是根据钙化斑块 CT 值进行校正并换算出等效钙浓度，质量积分变异性最小。

三、320 排 CT 诊断心脏瓣膜钙化临床应用

320 排 CT 测量心脏瓣膜钙化积分，能够对无症状的心脏瓣膜狭窄短期内出现不良临床症状的危险性进行预测。心脏瓣膜钙化与冠心病间的关系十分密切，二尖瓣钙化患者更易发生新的冠状动脉病变。320 排 CT 诊断心脏瓣膜钙化有助于预测发生早期冠心病危险性的可能，临床上可以进行一定的干预，降低冠心病的发生率及病死率。

（郝永）

第八节　二尖瓣病变

一、二尖瓣狭窄

（一）临床及病理

二尖瓣狭窄是心脏瓣膜病变中最常见的疾病，主要见于风湿性心脏病、先天性畸形患者和老年人。二尖瓣钙化引起者少见。风湿性心脏病侵犯二尖瓣瓣叶及腱索，导致前后叶交界处粘连、纤维化、瓣叶增厚，瓣下腱索融合、缩短，瓣叶组织钙化。按瓣膜病变程度及病变瓣膜形态，可将二尖瓣狭窄分成 2 种类型。

(1)隔膜型:瓣叶交界处相互粘连,呈隔膜状,残留瓣口变窄,瓣体病变较轻。

(2)漏斗型:瓣叶交界处相互粘连,瓣体、腱索、乳头肌均有明显粘连、增厚、纤维化,且有腱索、乳头肌缩短、变硬,牵拉瓣膜,使整个瓣膜形成漏斗状。

二尖瓣狭窄可使左心房血液滞留,血量增多,左心房压力升高,肺循环阻力增高,引起肺动脉高压。右心室代偿性心肌肥厚,心腔扩大,三尖瓣相对关闭不全,血液反流,右心房压力增高扩张,导致右心衰竭。而左心室长期血液量充盈不足,负荷减轻,左心室可发生萎缩、变小或正常。正常二尖瓣口面积 $4\sim6cm^2$,瓣口面积缩小到 $1.5\sim2.0cm^2$ 为轻度狭窄,$1.0\sim1.5cm^2$ 为中度狭窄,$1.0cm^2$ 以下为重度狭窄。

二尖瓣狭窄最早出现劳力性呼吸困难伴咳嗽、咯血,随着病情加重,出现休息时呼吸困难,甚至急性肺水肿。重度二尖瓣狭窄典型者在心尖区可闻及舒张中晚期低调、隆隆样,先递减后递增型杂音,常伴舒张期震颤。

(二)320排CT表现

(1)瓣膜的形态、大小、瓣叶厚度、赘生物及活动度:垂直于室间隔和平行于室间隔的左心室长轴位、四腔心及平行于二尖瓣的平面,可测量瓣膜的厚度、大小,观察收缩期及舒张期瓣膜形态,主要表现为瓣膜增厚、卷缩,甚至可见赘生物形成,瓣口活动度变小、僵硬,与B超相似。

(2)320排CT可以直接测量瓣膜的瓣口面积:二尖瓣狭窄是表现为面积缩小,与B超相似。

(3)320排CT可测量瓣膜开放的直径及瓣环的大小:显示瓣膜开放的程度,可以测量瓣膜开放及瓣环的直径,从而估测瓣膜狭窄的程度。

(4)瓣膜开放受限:重建电影CT血管造影可显示瓣膜开放的程度、形态,瓣膜交界处融合,可见瓣膜开放受限,呈"圆顶征"。

(5)左心房扩大及左心房血栓:二尖瓣狭窄时,舒张期血流通过瓣口的阻力增加,左心房压力升高,中晚期导致左心房扩大,320排CT血管造影可以测量左心房各个径线。左心房血栓好发于左心耳或左心房外侧壁,增强扫描血栓无明显强化。

(6)右心室肥厚、扩张:心脏长短轴位断面像或电影可见右心室增大的程度及室壁厚度。

二、二尖瓣关闭不全

(一)临床及病理

二尖瓣关闭不全可由多种原因引起,常见为风湿性心脏病,约占所有风湿性瓣膜疾患的34%,且多合并二尖瓣狭窄。另外,有二尖瓣脱垂、腱索断裂、乳头肌功能不全、二尖瓣瓣环和环下部钙化、感染性心内膜炎、左心室显著扩大、心肌病变及先天性畸形等。二尖瓣关闭不全根据心脏基础病变分为病理性二尖瓣关闭不全和生理性二尖瓣关闭不全。轻度二尖瓣关闭不全可无症状。严重反流由于有效心搏量减少,首先出现软弱、乏力,晚期出现呼吸困难。主要体征是心尖区出现全收缩期吹风样、音调高或粗糙的杂音,强度在Ⅲ级以上。杂音一般向左腋下或左肩胛下区传导,吸气期增强。二尖瓣脱垂可闻及喀嚓音后的收缩晚期杂音。

(二)320排CT的表现

(1)瓣膜的形态、大小、瓣叶厚度:二尖瓣关闭不全常可见瓣叶增厚或见赘生物形成,瓣膜交界处粘连、卷缩(图39-5)。

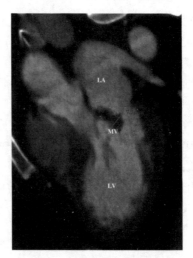

图 39-5

二尖瓣关闭不全,垂直于室间隔的左心室长轴位,二尖瓣前瓣明显增厚约 7.3mm

（2）二尖瓣关闭不全:于心脏收缩期左心室流出道层面的二尖瓣轴位可见瓣膜不完全闭合,左心室造影剂反流入左心房内,与 B 超表现类似。

（3）二尖瓣脱垂:于心脏收缩期双口位、四腔心位及二腔心位可见瓣叶运动幅度明显增大并脱入左心房。

（4）320 排 CT 可以直接测量二尖瓣关闭不全漏口的面积:利用心功能软件定位可以得到二尖瓣关闭不全漏口面积,并进行定量测量。但对于瓣膜反流量的测量方法及准确性尚需进一步研究。

（5）左心室形态及功能异常:左心室功能损伤的程度是判断术后效果的重要指标,包括左心室收缩末期直径、收缩末期容积指数和射血分数（EF）。心脏长轴位、短轴位电影可以测量左心室收缩末期直径及收缩期和舒张期室壁的厚度,测量收缩末期容积指数和射血分数以及心肌重量。

（6）左心房扩大:测量左心房各个径线,也是衡量二尖瓣关闭不全程度的重要指标。

（7）显示部分二尖瓣关闭不全的病因:可显示如马凡（Marfan）综合征、升主动脉瘤、判断冠心病导致的二尖瓣关闭不全等。梗死面积＞20％可以产生急性二尖瓣关闭不全,心肌梗死多位于后壁、下壁,其他部位心肌梗死引起的缺血性二尖瓣关闭不全较少见。

（郝永）

第九节　主动脉瓣病变

一、主动脉瓣狭窄

（一）临床及病理

主动脉瓣狭窄由先天性和后天性引起。后天性主动脉瓣狭窄常见,多为风湿性主动脉瓣病变和退行性主动脉瓣钙化,前者多合并二尖瓣狭窄,后者一般由老年退行性病变引起。先天性主动脉瓣狭窄占先天性心脏病的 3％～6％,可为主动脉瓣、瓣上及瓣下狭窄。风湿性主动脉瓣狭窄由于瓣膜交界处粘连、增厚，瓣口变小，开放受限。老年性主动脉瓣狭窄常见于高脂血症、糖尿病及动脉粥样硬化患者，退行性病变及钙化常见于瓣膜根部，然后逐渐向瓣尖扩展，并向二尖瓣环延续。先天性主动脉瓣狭窄常见于瓣膜发育畸形。正常人主动脉瓣口面积为 $3.0cm^2$。主动脉瓣狭窄分成4级。

（1）轻度：瓣口面积 $150\sim200mm^2$。

（2）中度：瓣口面积 $100\sim150mm^2$。

（3）重度：$75\sim100mm^2$。

（4）危重：瓣口面积 $<75mm^2$。主动脉瓣狭窄可逐渐出现左心室代偿性肥厚，导致左心室舒张期顺应性下降，早期可因左心房收缩代偿性增强，保证左心室舒张期充盈量，以维持正常心搏量。当出现严重主动脉瓣狭窄时，正常静息状态下心脏不能排出足够血量，产生心脏缺氧，脉压差下降，脑组织缺氧，左心室压力升高，左心房、肺静脉淤血，出现呼吸困难。一般当主动脉瓣口面积缩小至正常的1/4以下可出现临床症状。主要表现为呼吸困难、昏厥、心绞痛。典型体征为在胸骨左缘听到喷射性粗糙而响亮的收缩期杂音，一般在Ⅲ级以上，可伴收缩期震颤。杂音向左颈动脉及胸骨上切迹传导。

（二）320排CT表现

1. 主动脉瓣变性钙化

平扫可以观察瓣环的位置，也可以三维立体图像观察瓣膜钙化灶，同时还可以通过钙化积分定量钙化程度。

2. 观察主动脉瓣形态、瓣口

主动脉瓣狭窄时可以表现为瓣叶增厚、卷缩，瓣膜交界处粘连，主动脉瓣口开放时失去三角形的形态。

3. 直接测量主动脉瓣瓣口面积

320排CT因其时间分辨率和空间分辨率高，可以在图像上直接测量主动脉瓣瓣口面积。通过全心动周期采集容积数据，能够利用心脏收缩中后期 $20\%\sim40\%$ R-R间期的容积数据进行重建，此时相心脏运动相对小，瓣膜开放最大，显示清晰。320排CT定量评价主动脉瓣瓣口面积优于超声心电图及心脏MRI。

4. 评价主动脉瓣瓣环的大小

主动脉瓣瓣环为主动脉瓣置换术重要的解剖结构，是主动脉与左心室流出道的分界的组织解剖学标志。置换主动脉瓣时/缝线必须缝在瓣环上，否则，将使瓣膜固定不可靠，容易并发术后瓣周漏。320排CT可测量收缩期及舒张期主动脉瓣环的直径，有助于指导临床手术中人工瓣膜的选择。

5. 观察主动脉瓣膜运动

在双口位及主动脉短轴位，320排CT重建电影CT血管造影显示瓣膜开放的程度、形态，瓣膜交界处融合，开放受限，可见"圆顶征"。

6. 左心室继发改变

左心室室壁普遍增厚，室壁运动增强，晚期出现左心室扩大，心脏长轴位、短轴位像或电影可测量左心室各节段室壁的厚度，晚期左心室增大，可以测量心腔各个径线的大小，计算左心室重量，判断左心室损害程度，也可间、接判断主动脉瓣狭窄的程度。

7. 测量心脏的射血分数及每搏输出量

利用320排CT工作站的心功能分析软件测量心脏的舒张末期容积、收缩末期容积〔射血分数、每搏输出量及心肌重量等心功能指标。

二、主动脉瓣关闭不全

(一)临床及病理

主动脉瓣关闭不全可由主动脉瓣和主动脉根部疾病或主动脉瓣瓣环扩张所致。常见的有风湿性心脏病、先天性畸形、感染性心内膜炎、马凡综合征、严重高血压或升主动脉粥样硬化和主动脉夹层分离等。风湿性心脏病是引起主动脉瓣病变的最常见原因,在所有风湿性心脏病中,伴主动脉瓣关闭不全者占15%。风湿性心脏病可产生主动脉瓣瓣叶的纤维化、增厚、缩短和变形,舒张期瓣叶不能充分闭合,升主动脉的血液反流左心室,使左心室前负荷增加,左心室扩张,早期左心室代偿性收缩力增强;长期的容量负荷过重,导致左心室的收缩功能降低,心搏量减少,收缩末期和舒张末期容量增加,左心室舒张末压力升高,发生左心室衰竭。严重的主动脉瓣关闭不全使主动脉舒张压下降,冠状动脉血流减少,引起心肌缺血,促进左心室功能恶化。主动脉瓣关闭不全患者多年无症状,早期症状多为心悸、心前区不适、头部强烈搏动感,严重者出现心绞痛、头晕、左心功能不全表现。主动脉瓣关闭不全主要体征为主动脉瓣区舒张期高调哈气样递减型杂音。杂音可传导至心尖区,瓣膜活动差或反流严重者主动脉瓣第二心音减弱或消失。由于动脉收缩压升高,舒张压降低,脉压增大,常出现周围血管征,如水冲脉、枪击音,毛细血管搏动及股动脉双重杂音,随心脏搏动的点头征。

(二)320排CT表现

1. 瓣膜的形态、大小、瓣叶厚度

主动脉瓣关闭不全常可见瓣叶增厚、瓣膜交界处粘连、卷缩(图39-6)。

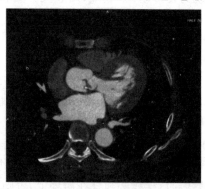

图39-6 主动脉瓣关闭不全,左心室短轴位显示部分主动脉瓣增厚及钙化

2. 直接显示主动脉瓣关闭不全

心脏舒张期垂直于主动脉瓣瓣环的轴位像及左心室长轴位可见主动脉瓣关闭不全及漏口,与超声表现相似。

3. 320排CT直接测量主动脉瓣关闭不全漏口的面积

利用心功能软件定位可以得到主动脉瓣关闭不全漏口面积,并进行定量测量。但对于瓣膜反流量的测量方法及准确性尚需进一步研究。

4. 左心室扩大

测量左心室各个径线,反映主动脉瓣关闭不全的程度。

5. 左心室形态及功能异常

　　左心室功能损伤的程度是判断术后效果的重要指标,包括左心室收缩末期直径、收缩末期容积指数和射血分数(EF)。美国心脏协会《心脏瓣膜疾病治疗指南》建议将左心室收缩末期直径及左心室EF值作为判断手术效果的标准。如果左心室收缩末期直径<45mm、EF值>60%、无症状、没有心房颤动或心内膜赘生物,可以临床观察;对于有症状,心功能在Ⅱ级以上,不管心脏是否扩大,EF值是否降低均应手术;建议中认为EF值<30%的二尖瓣关闭不全患者外科治疗效果不好。心脏长轴位、短轴位电影可以测量左心室收缩末期直径及收缩期、舒张期室壁的厚度,测量收缩末期容积指数和射血分数以及心肌重量。

　　6. 二尖瓣相对性狭窄

　　严重主动脉瓣关闭不全可导致二尖瓣相对性狭窄,舒张期主动脉瓣反流血液可冲击二尖瓣前瓣叶,导致二尖瓣前瓣叶开放受限,开口呈半月形改变。

　　7. 升主动脉增宽

　　主动脉瓣关闭不全,左心室搏出量增加主动脉受到的压力增大,导致升主动脉扩张,主动脉比减小,主动脉比=窦管脊直径/近段主动脉直径(正常:0.90±0.08)。

　　8. 能显示部分主动脉瓣关闭不全的病因

　　如马凡综合征、升主动脉瘤、判断缺血性心脏病导致的主动脉瓣关闭不全等。

三、心脏瓣膜病变术后评价

　　(一)心脏瓣膜置换术的概述

　　心脏瓣膜置换术是指用人工机械瓣或生物瓣替换人心脏瓣膜。瓣膜置换术主要用于严重的心脏瓣膜病变,特别是风湿性心脏瓣膜病。机械瓣寿命长,但需要终身抗凝,容易产生并发症,而生物瓣不需终身抗凝,却寿命短,人工瓣膜置换术约占全部瓣膜手术的90%,其中机械瓣膜置换占90%,生物瓣膜置换占10%。

　　(二)320排CT表现

　　320排CT可进行人工机械瓣膜开放及关闭角度的测量。对于双叶瓣来说,瓣膜开放或关闭角度是指瓣膜完全开放或关闭时两瓣膜形成的角度;而对于单叶瓣是指瓣膜完全开放或关闭时瓣膜与底盘之间形成的锐角测量值。评价人工机械瓣膜可使用320排CT冠状动脉成像相同的原始数据,无须额外的造影剂和电离辐射,具有良好的时间分辨率和空间分辨率,它可以克服超声及核医学显像的限制,使人工机械瓣膜的显示最优化,能同时显示血管、心脏及纵隔的情况。

(郝永)

第十节　心脏原发性良性肿瘤

一、黏液瘤

　　(一)临床及病理

　　黏液瘤是最常见的心脏原发性良性肿瘤,可发生于任何年龄,以40岁以上女性多见。75%的黏液瘤位于左心房,20%位于右心房,极少数发生于心脏其他部位。肿瘤大部分是单发,少数是多发;绝大多数附着于卵圆窝区域,心房内黏液瘤通常为球形,大部分伴有长短不一的蒂与心内膜相连,部分肿瘤可随心动周期在心腔内运动。肿瘤较大时可完全填充整个心腔,并压迫房间隔,堵塞房室瓣口,甚至可以通过开放的卵圆孔或房室瓣延伸至对侧心房,形成"哑铃状"外观,引起体循环、肺循环淤血或瓣膜狭窄、关闭不全等症状。病理学上肿瘤质软,外形呈半透明冻胶状,其内含有大量富含水的黏液基质及血管、纤维组织,肿瘤内可有出血、钙化,外观呈略带淡黄色或夹带紫褐色出血斑。电镜下肿瘤细胞内充满细纤维是其超微结构最显著的特征之一。肿瘤形态、大小变异较大,并伴随心腔运动而发生形态改变。当肿瘤表面上皮碎片、血栓组织脱落时可引起体循环或肺循环血管的堵塞。

(二)320排CT表现

平扫示左心房内等或稍高密度肿块,形态不规则,肿块内可见钙化或小片状出血稍高密度影,边界显示欠清楚。增强扫描肿瘤表现为左心房腔内充盈缺损影,肿块呈均匀轻度强化,边缘清晰,邻近房间隔、房室瓣可受压变形移位(图39-7)。

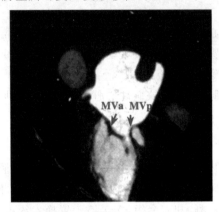

图 39-7

左心房黏液瘤,CT增强多平面重建(MPR)成像显示左心房内约1.7cm×2.4cm大小软组织样占位病灶影,密度均匀,边界较清,CT值44Hu,轻度强化

二、脂肪瘤

(一)临床及病理

脂肪瘤占成人心脏原发性良性肿瘤第2位,可见于任何年龄段,以中老年人最常见。多为单发,主要由分化成熟的具有包膜的脂肪细胞和胎儿脂肪细胞组成。肿瘤质地较软,多位于右心房的心外膜下并向心包腔生长,肿瘤可以长得很大,且不引起任何症状。

(二)320排CT表现

平扫示右心房心壁局限性凸起肿块,边界清楚,密度均匀,CT值测量为负值,有时肿瘤内有较细条索状分隔影。增强后,肿瘤病灶无强化;肿瘤占位效应一般,较大时邻近右心房可受压稍变形。脂肪瘤需要与心外膜下脂肪浸润鉴别,后者非真正意义上的肿瘤,而且临床上更为常见,病灶内脂肪细胞无包膜,并可浸润房间隔,进入双侧心房。

三、横纹肌瘤

(一)临床及病理

横纹肌瘤是婴幼儿最常见的心脏原发肿瘤,占所有儿童心脏肿瘤的40%。大约90%的横纹肌瘤发生于1岁以内婴儿,约50%的患者伴有结节硬化症。肿瘤组织具有自愈退化的特点,横纹肌瘤合并结节硬化症的发生比例会随年龄逐步降低。横纹肌瘤通常发生于心室壁内,多见于室间隔。

(二)320 排 CT 表现

平扫时呈单发或多发结节病灶,分叶状,直径约 2cm 以内。肿瘤与心肌密度接近,当瘤体较小时,可完全位于心肌壁,难以显示;当瘤体较大时,可改变心肌壁的轮廓,或呈一侧突向心腔内。增强后瘤体明显均匀强化。

(郝永)

第十一节 心脏原发恶性肿瘤

一、临床及病理

约 25% 的心脏原发肿瘤为恶性,大多数为肉瘤。心脏原发恶性肿瘤好发于成年人,婴幼儿少见;成年人以血管肉瘤为常见,儿童则以横纹肌肉瘤和平滑肌肉瘤多见。血管肉瘤以男性多见,发病年龄多见于 20~50 岁,60% 血管肉瘤发生于右心房。心脏恶性肿瘤可同时侵犯心腔和心壁,也容易累及多个腔室及邻近大血管、心包。肿瘤内多见坏死,并常伴有血性心包渗液。肿瘤侵及纵隔和远处转移也是心脏原发恶性肿瘤的特点,最常见的转移器官包括肺、胸膜、纵隔淋巴结和肝脏。血管肉瘤容易发生肺部转移,预后较差。肿瘤病理学分 2 型。

(1)局限发生于右心房内,边界清楚,向腔内生长。

(2)向心包弥散浸润,此类肿瘤病灶一般体积较大,多分叶,中心易出血坏死,沿房间隔浸润至心内膜、心外膜、胸膜,引起心包、胸膜积液、增厚。临床上以呼吸困难、气促为主要表现,其他症状还包括心脏填塞、栓塞、胸痛、昏厥、发热、肺炎、心律失常、胸腔积液和猝死等。

二、320 排 CT 表现

(1)右心房内单发或多发团块状软组织密度肿块影,边界清楚,呈宽基底与房间隔相联系,向腔内生长,肿瘤表面常分叶;肿瘤体积增大时可引起心腔阻塞,肿块密度不均匀,有不规则坏死区。

(2)肿瘤向心包浸润,引起心包增厚、积液并挤压右心房、右心室。增强后肿瘤呈显著不均匀强化,以肿块周边为明显,肿块内坏死区无强化(图 39-8)。

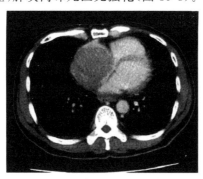

图 39-8

右心房内血管肉瘤,CT 平扫横断位显示右心房内见一较大稍软组织密度充填影

(郝永)

第四十章　胸部疾病的征象和类型

　　胸部放射学的征象是指胸片和(或)CT扫描的表现,其意味着特定的病理过程。理解了一个征象的意义表明全面理解了与放射学征象相关的一个重要的概念。知道征象的名字不像知道并理解放射学征象的意义那样重要,但却有助于和使用这一"征象"术语的临床医师和放射学专家交流。CT表现"类型"指的是一种非特异的影像学表现或意味着一种或多种特异性疾病过程的多种影像表现的集合。下面的资料虽然不是一个包罗万象的列表,但却是代表了局灶性或弥散性肺部疾病的较多常见且有用的征象和类型的集合。

第一节　征　象

一、空气支气管征

　　这一征象是指支气管或细支气管的分支呈线状、管状影穿过不含气的肺实质。此征象不能鉴别非梗阻性肺不张与其他肺实质异常密度影,如肺炎。空气支气管征表明潜在的不透光影一定位于肺实质而不是胸腔或纵隔。尽管癌倾向于实性肿块,但是空气支气管征仍然是淋巴瘤和原位腺癌[曾称细支气管肺泡癌(BAC)]的典型特征。

二、空气新月征

　　在已经存在的空腔或者发生坏死和空洞形成的炎性病变内长出的肿块,可能会在空洞内肿块和空洞壁之间形成偏心性新月形气体,导致了空气新月征,空洞内肿块大多由足菌引起。患侵袭性曲霉病的免疫功能减退的患者,空气新月征的出现代表坏死和空洞形成,表明免疫系统功能恢复,以及白细胞对感染的反应。

三、叶间裂膨出征

　　从病史来看,叶间裂膨出征被看作是由肺炎克雷伯菌导致的肺炎累及右肺上叶所致,该病往往局限于一个肺叶,随着实变迅速蔓延,会造成肺叶膨胀和下方邻近裂隙增宽。其他感染和肺肿瘤也可能与这一征象相关。由于及时抗生素治疗,肺炎很少进展到这种状态。

四、膈肌连续征

　　这一征象可以看作是心底连续的透光轮廓,代表了纵隔气肿(图40-1)。空气在纵隔内沿胸膜分布,位于心脏和膈肌之间。心包积气有类似的表现,但是会表现出气体位于心脏轮廓周围。

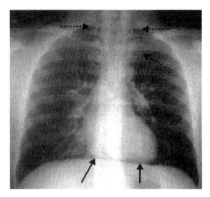

图 40-1

膈肌连续征纵隔气肿的患者,往心脏和膈肌(实箭)之间可以看到连线的透亮影;沿着颈部双侧也可以看到纵隔内气体(虚箭)

五、CT 血管造影征

这一征象是指在增强 CT 上肺部充气不足的部分识别出血管(图 40-2)。血管主要能够在低密度背景的反衬下能够看到。该征象与原位腺癌(曾称细支气管肺泡癌)和淋巴瘤相关,但是也与包括许多感染性肺炎在内的其他疾病过程相关。

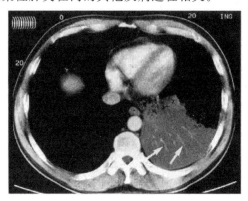

图 40-2　CT 血管造影征

静脉注入造影剂的 CT 显示因原位腺癌(曾称细支气管肺泡癌)所致的左肺下叶不透光影;静脉注入造影剂的肺血管(箭)主要在与肿瘤内低密度黏液作景的反衬下可见显示;其他疾病过程在肺内的低密度区内也可以出现此征象,包括淋巴瘤、类脂性肺炎和细菌性肺炎

六、彗星尾征

彗星尾征是指扭曲的支气管血管束向圆形肺不张区域走行。不张的肺与增厚的胸膜相连,常常与石棉相关的胸膜病变相关。圆形肺不张最常见于下叶后方,可能表现为增强扫描强化和空气支气管征。

七、深沟征

深沟征是指仰卧位胸片上肋膈沟深在的、有时看起来手指样的胸腔内气体聚积(气胸)。在仰卧位患者,空气上升至游离的胸腔前内侧基底部区域且可能不导致直立位胸片上所见的肺尖或侧方脏层胸膜线移位。这一征象的出现可以代表气胸比最初预期的严重。

八、落肺征

这一征象是指随着支气管的破裂和较大气胸发生的肺部塌陷的表现。在直立位的患者,支气管破裂导致肺塌陷从肺门向下或向后"坠落"。典型的气胸,与支气管撕裂无关,会导致肺组织向肺门塌陷。

九、平腰征

这一征象是指主动脉结和邻近的主肺动脉的轮廓变平。可以看到由于心脏向左移位、偏转所致的左肺下叶不张。

十、指套征

变应性支气管肺曲霉病是一种继发于曲霉菌过敏的临床疾病,该病中支气管受黏液、细胞碎片、嗜酸性粒细胞和 K 菌菌丝影响。受累支气管影像学上表现为多种特征性形状,被描述为"指套""Y""V""倒 V""牙膏"状等。与这一征象相关的其他疾病包括哮喘、囊性纤维化、梗阻性气道肿瘤和支气管闭锁。

十一、反 S 征

右肺上叶支气管因支气管内肿物梗阻导致右肺上叶塌陷时,小裂隙外周区上升,而不是中央区,会悬垂在肿块周围。裂隙的凹陷区朝向肺外周,凸出区朝向肺中央,形成了 S 或反这一征象很重要,因为该征象意味着中央梗阻性肿块的存在,在成年人可能是支气管痛。

十二、晕轮征

这一征象是指 CT 扫描时一个高密度结节或实性区域周围环绕磨玻璃密度或形成晕环。尽管大多数肺结节出血也会出现此征象,但是在急性白血病的患者看到此征象,还是提示肺曲霉病的侵袭。

十二、Hampton 驼峰征

肺血栓继发的肺梗死产生的胸片上不透光的异常区域,常与胸膜相连。这不透光区可以呈现多种形状。当其中央边界为圆形时,则会出现由 Hampton 和 Castleman 描述的"驼峰"状。

十三、肺门重叠征

最初由 Benjamin Felson 描述肺门重叠征是指后前位(PA)胸片上投射到肺门的密度增高。如果模糊不透光影没有遮挡住潜在的肺门血管影,那么可以认为肿块位于中央血管结构前方或后方,并且这种影响使得充气的肺血管显示更加清楚。相反,当肿块与肺门血管难以分离时,则结构之间彼此紧邻。

十四、膈上尖峰征

这一征象是指一个小的三角形阴影模糊了膈顶,继发了上叶肺不张。该阴影主要由主裂的下端、副裂的下部或肺动脉韧带的下部向下牵拉所致。

十五、指节征

在大面积急性肺栓塞的背景下,右和左肺动脉由于管腔内斑块的存在可能扩张。沿着梗阻的肺动脉远端突然变细则出现了"指节征"。

十六、空气镰刀征

左肺下叶不张时,左肺下叶背段位于主动脉弓与塌陷的左肺上叶之间过度膨胀。左肺下叶充气的肺段透过度增高,呈镰刀形,在前位胸片上勾勒出了主动脉弓的轮廓。主动脉弓旁透过增高被称作空气镰刀征,源自德国词语"luft"(空气)和"sickle"(镰刀)。尽管这一征象在右侧也可看到,因为解剖结构的不同和右侧小裂隙的存在,所以更常见于左侧。这一征象和相关的上叶塌陷的表现可能提示成年人支气管癌的诊断。

十七、冰块融化征

这一征象是指胸片上或 CT 扫描时肺梗死周围的分辨率类似于融化冰块的外周。这可以用来区别于溶解期肺炎,其不透光影在中央区和外周区均以斑片状影溶解。

十八、动脉旁环征

这一征象是指在前位或侧位胸片上看到的边界清晰的透亮影环绕肺动脉,代表纵隔气肿。

十九、弯刀征

在肺叶静脉综合征和部分肺静脉异常回流至膈下下腔静脉的患者,可见类似土耳其剑或弯刀的弯曲的影像沿着心脏右缘向下延伸到膈面。

二十、印戒征

当正常大小的肺动脉与扩张的支气管相邻,横断面上看起来类似印戒。

二十一、边缘遮盖征

Felson B. 和 Felson H. 推广的术语边缘遮盖征是指心缘、其他纵隔结构或膈肌由于邻近密度相似的不透光影而消失。胸内病变在解剖学上与这些结构的边缘不相邻,不会使任一边缘消失。右肺中叶内侧段的实变会使右心缘消失。如果舌叶受累,则左心缘会消失。累及一个或多个基底段的下叶实变会导致膈的全部或一部分消失。

二十二、胸膜分裂征

正常情况下,在 CT 扫描时薄薄的脏胸膜和壁胸膜不能被区分为两个独立的结构。随着渗出性胸腔积液的出现,例如脓胸(图 40-3),液体会将增厚并增强的胸膜层分离或"分裂"开。

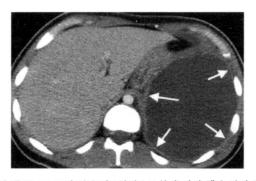

图 40-3　胸膜分裂征静脉增强 CT 示胸腔积液(脓胸)且伴发脏胸膜和壁胸膜(箭)增权、增强且分离

二十三、Westermark 征

这一征象是指肺栓塞患者肺动脉梗阻远端的肺血减少。

二十四、椎体征

下叶肺炎在后前位胸部 X 线检查很难看到。对于这些患者，侧位胸部 X 线检查显示出的椎体征常常是有帮助的，表现为从上到下椎体的透亮度增加突然中断。

二十五、烧瓶征

大量心包积液会导致随着横径而不是高径的增大，心脏纵隔轮廓球形增大。上纵隔的边界变直，导致心脏纵隔的轮廓呈烧瓶的形态。

（何翔）

第二节　其他影像学征象

以下影像征象在胸片或 CT 扫描时不是总是单独出现的。它们常常与其他类型和表现同时发生，可能代表或不代表主要的影像学特征。

一、蜂窝征

蜂窝征是以由细支气管上皮细胞排列构成的厚壁、边界清晰的纤维壁的存在为特征。它可以由肺泡破坏和肺泡结构损失导致，与肺纤维化相关。囊性结构通常沿着胸膜表面层状排列，有助于将其与纵隔旁气肿的胸膜下非层状排列的透亮影进行鉴别。

CT 上蜂窝征的特征性表现可以很有信心地得出肺纤维化的诊断。在 CT 上，囊腔通常平均直径 1cm，尽管其大小在几毫米到几厘米之间变动。其边界清晰，壁厚 1～3mm，被空气填充，与正常肺实质相比呈透亮区。蜂窝化通常与肺纤维化的其他表现相关，例如结构扭曲、小叶内间质增厚、牵拉性支气管扩张和不规则线状影。蜂窝化在 CT 上通常代表了特发性肺纤维化、胶原血管病、石棉肺、慢性过敏性肺炎或药物相关性肺炎（表 40-1）。

表 40-1　肺部 CT 不同征象的鉴别诊断

蜂窝	淋巴管平滑肌瘤病	（Wegener 肉芽肿性病变）
特发性肺纤维化	淋巴细胞性间质性肺炎	脓毒性栓子
胶原血管病	胶原血管病	分枝杆菌或真菌感染
石棉沉着病	卡氏肺孢子虫肺炎	磨玻璃密度影
慢性过敏性肺炎	蜂窝化	感染性肺炎肺水肿
药物相关性纤维化	小叶中央型肺气肿	
小叶间隔增厚	结节	肺出血
平滑的	淋巴管周围	急性或亚急蚀过敏性肺炎
肺水肿	结节病	脱屑性间质性肺炎
肺出血	随机	肺泡蛋白沉着症
癌性淋巴管炎	矽肺和煤工尘肺	不经意的呼气相扫描

续表

感染性肺炎	分枝杆菌和真菌感染	马赛克样肺部密度
淋巴瘤和白血病	转移瘤	渗出性肺疾病
淀粉样变性	朗格汉斯细胞组织细胞增多症	小气道病变
串珠样	小叶中心	肺血管性病变
癌性淋巴管炎	亚急性过敏性肺炎	
淋巴瘤	呼吸性细支气管炎	树芽征
结节病	支气管血管束	感染
矽肺和煤工尘肺	淋巴组织增生性疾病	吸入性肺炎
淋巴细胞性间质性肺炎	白血病	过敏性支气管肺曲霉病
淀粉样变性	卡波西肉瘤	囊性纤维化
囊	空洞	弥散性泛细支气管炎
朗格汉斯细胞组织细胞增多症	转移瘤	闭塞性细支气管炎
	肉芽肿性血管炎	哮喘

二、间隔增厚

小叶间隔包含了肺静脉和淋巴管,为一个次级肺小叶壁的一部分。这些间隔约厚0.1mm,偶尔可见于正常薄层横断面CT。小叶间隔异常增厚由纤维化、水肿或细胞或其他成分浸润所致。在肺外周,增厚的间隔长1~2cm,可以勾勒出一个次级肺小叶的部分或全部轮廓,垂直于胸膜表面,它们代表了CT上相当于X线片上见到的KerteyB线的表现。

小叶间隔增厚可以是光滑的或结节样的(表40-1)。光滑的小叶间隔增厚可见于肺水肿或出血、癌性淋巴管炎、淋巴瘤、白血病、淀粉样变相关的间质浸润和一些肺炎患者。结节样增厚或"串珠样"增厚可发生在癌性淋巴管炎或淋巴瘤、结节病、矽肺或煤工尘肺、淋巴细胞性间质性肺炎和淀粉样变性。

三、囊型表现

这一术语"囊"是非特异性的并且指的是薄壁(通常厚度<3mm)、边界明确清晰、含气或含液的病灶,直径≥1cm,有上皮或纤维性壁。囊型由一组不均质病变导致,它与单发、多灶或弥散性实性薄壁透亮区肺组织破坏有共同点(表40-1)。肺朗格汉斯细胞组织细胞增多症、淋巴管平滑肌瘤病、结节病、淋巴细胞性间质性肺炎、胶原血管病、肺孢子菌性肺炎和蜂窝化在CT上都能表现为囊型。尽管小叶中央型肺气肿和囊性支气管扩张不代表真正的囊性疾病,但是它们在CT扫描时仍然类似囊性疾病。

在朗格汉斯细胞组织细胞增多症的患者,囊常常融合、通常为薄壁,并且常与直径1~5mm的肺结节相关,结节可以有空洞,也可以没有。介于囊中间的肺实质通常是正常的,没有纤维化或间隔增厚的证据。囊通常分布于上肺,不累及肋膈角。相反,淋巴管平滑肌瘤病患者的囊弥散分布于肺内,并且结节不是两者的共同特征。小叶中央型肺气肿所见的"囊"常常包含一个小结节影,其代表了小叶中央动脉。这一表现有助于鉴别肺气肿与淋巴管平滑肌瘤病和朗格汉斯细胞组织细胞增多症。

四、结节

结节是指多发圆形影,直径通常在 1mm～1cm,在胸片上因为影像叠加,很难将一个结节与其他结节分开,但是在 CT 上就能准确诊断。结节影可以随着直径的增加被描述为粟粒样结节(1～2mm,小米粒大小)、小结节、中等结节或大结节。可以根据结节的边界(例如光滑或不规则)、有或无空洞、密度特点[例如磨玻璃密度影(GGO)或钙化]和分布(例如小叶中央、淋巴管周围或随机),更进一步特征性描述(表 40-1)。

淋巴管周围分布的边界光滑或不规则的多发小结节是结节病的特征。结节代表了显微镜下非干酪性肉芽肿的聚集沿支气管血管束、小叶间隔和胸膜下区分布(图 40-4)。类似的表现在矽肺和煤工尘肺也可见,但是后者结节的分布是随机的,主要上肺受累。在受累的区域内,硅肺结节主要表现为背侧分布。随着病变进展,矽肺结节的融合会导致进展性肿块样纤维化。无数小叶中央分布的磨玻璃密度小结节是外源性过敏性肺泡炎急性或亚急性期或呼吸性细支气管炎的特征性表现。结节边界不清,通常直径<3mm。粟粒样结节的随机分布可见于结核血行弥散、真菌感染或多种原发肿瘤的转移。与形状不规则、薄壁囊样结构相关、随机分布的结节提示朗格汉斯细胞组织细胞增多症。多发空腔结节可见于转移瘤(通常组织学为鳞状细胞)、肉芽肿性血管炎(韦格纳肉芽肿病)、类风湿肺疾病、脓毒栓子和多灶性感染(病因主要为真菌或结核分枝杆菌)。沿支气管血管束分布的多发不规则结节是良性淋巴组织增生性疾病、淋巴瘤、白血病和卡波西肉瘤的特征。

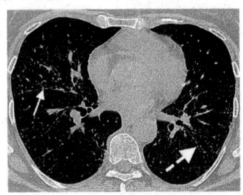

图 40-4　淋巴管周围结节型

61 岁,男性,结节病患者 CT 扫描示无数小结节沿支气管血管束(虚箭)和胸膜(实箭)、淋巴管周围分布

五、磨玻璃密度型

磨玻璃密度影定义为"肺密度模糊样增高,且保留支气管血管束边界:通常由含气腔隙被部分填充、间质增厚、部分肺泡塌陷、呼气正常或毛细血管血容量增加导致;与实变不同的是,实变内支气管血管束边界模糊不清:可能与空气支气管征相关"。磨玻璃密度影是 CT 上常见但不特异的表现,反映了低于 CT 分辨率上限的异常。在一项慢性浸润性肺疾病患者磨玻璃密度区域肺活检后的调查中得出,磨玻璃密度型表现中 54% 的病例主要由肺间质性疾病导致,肺间质和肺泡腔共同受累的病例占 32%,主要由肺泡腔导致的病例为 14%。

磨玻璃密度影是重要的影像表现。在特定的临床背景下，能够提示特异的诊断，表明其为潜在可治愈的疾病，并且能够明确恰当的穿刺位置。

急性肺部病变与弥散性磨玻璃密度影特征性相关的包括肺炎（图40-5）、肺出血和肺水肿。在获得性免疫缺陷综合征的患者，CT上出现局灶或弥散性磨玻璃影则高度提示肺孢子虫肺炎的存在。肺移植的患者，磨玻璃影高度提示巨细胞病毒性肺炎或急性排斥反应。骨髓移植后第1个月出现弥散性磨玻璃密度影，感染和弥散性肺泡出血都应该考虑。

弥散性或斑片状磨玻璃密度彩常常是外源性过敏性肺泡炎急性或亚急性期最主要的异常表现。磨玻璃密度影也是脱屑性间质性肺炎患者主要的表现，它反映了轻度间质增厚和肺泡内被巨噬细胞填充。在肺泡蛋白沉着症中，磨玻璃密度影通常呈斑片状或地图样分布。虽然异常表现主要由肺泡腔内填充蛋白类物质构成，但是在CT上的磨玻璃密度区也常能看到小叶间隔增厚，构成"铺路石"样改变。单发的小片状磨玻璃应可以是原位腺癌早期（曾称细支气管肺泡癌）或非典型腺瘤样增生（AAH）。

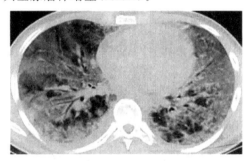

图 40-5　磨玻璃密度型

弥散性肺炎患者的CT扫描表现为双肺弥散性磨玻璃密度影；需注意肺血管和支气管仍然是可见的；这是在肺出血和肺水肿也可见到的非特异类型表现

六、肺部密度呈马赛克型

正常情况下在呼气时肺部密度增加。在气道梗阻和空气潴留时，呼气时肺部透过度保持不变，在横轴位图像上几乎无明显变化，当病变呈斑片状且与正常肺部比较时最易观察。空气潴留的区域在呼气相CT上呈相对低密度。空气潴留区域可以为斑片状或无解剖学特点，可以为单个次级肺小叶、单个肺段或肺叶，也可累及全肺。一个肺叶或全肺的空气潴留通常与大气道或弥散性小气道异常相关，然而单个肺叶或肺段的空气潴留与累及小气道的病变相关。细支气管扩张症是常见的相关影像学表现。空气潴留的低密度区内的肺血管与正常肺部密度稍高区域的血管相比常常比较细小。这种影像学表现在血管性病变中也可见，例如慢性肺栓塞，其为肺部受累区域内灌注减低的结果。

吸气相扫描时密度不均匀的表现，所谓的马赛克型肺部密度，可由渗出性病变、气道梗阻和反射性血管收缩导致，马赛克样灌注由血管梗阻（例如，慢性肺栓塞）或这些疾病的联合发生导致。在渗出性疾病导致磨玻璃密度影的患者中，呼气相CT扫描出现了原密度增高和减低区成比例的密度增高。在气道病变导致的马赛克样密度区，例如限制性细支气管炎或哮喘，呼气相时密度减低会更加明显或只能在呼气相看到密度减低。在由血管性病变导致的马赛克样灌注的患者，呼气相可见到空气潴留，但并不是主要的影像学特征。

七、树芽征

CT 上结节和线样分支状影与发芽的树的外观可相关联。许多疾病可以导致这种类型，最常见的是支气管内弥散的感染性病变(图 40-6)。所有导致树芽征的疾病在 CT 上共同特征是细支气管扩张和因黏液、脓或其他物质所致支气管阻塞。CT 的表现是非特异性的，但是偶尔当某个疾病的表现与患者的病史、临床表现和相关 CT 表现相关，并且为慢性疾病时，则可以提示特异性诊断。

术语树芽征可以追溯到气管造影时 Twining 和 Kerley 对正常呼吸性细支气管的描述，但是近年来被 Im 等广泛用于结核分枝杆菌沿气管内弥散的 CT 表现。

大量的非感染性疾病与树芽征相关。在过敏性支气管肺曲霉病中，对支气管内曲霉菌生长的免疫反应会导致支气管壁损伤、中央支气管扩张并形成含有真菌和炎性细胞的黏液栓。当病变进展到细支气管时则可见到树芽型改变。在囊性纤维化中，气道黏液中的异常低含水量至少部分程度导致了黏液清除率的下降、大小气道黏液栓塞和气道细菌感染情况的增加。支气管壁炎症进展为支气管扩张和细支气管分泌物会导致树芽征改变。吸入感染性口腔分泌物或其他刺激性物质、弥散性泛细支气管炎、限制性细支气管炎和哮喘都可见到树芽征表现。

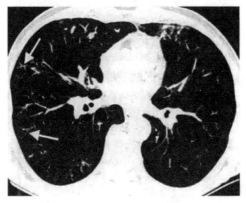

图 40-6 树芽征

细菌性细支气管炎患者的横轴位 CT 的最大密度投影显示为小结节型和线状分支影像，主要分布在肺外周(箭)：主要沿支气管分布：此表现最常见的病因是感染和吸入性肺炎

(何翔)

第四十一章　微小肺癌 CT 影像诊断

以对肺腺癌多角度、多层次的研究共识为基础,制订一个对多学科联合诊治及预后更有价值的、统一的分类及分型,将开创多学科联合诊治肺癌的新局面。磨玻璃病灶可见于多种病理改变,包括肿瘤、感染、局部出血和局灶性间质纤维化,单纯根据 CT 上的表现通常难以对磨玻璃病灶做出定性诊断,而密切随访并结合临床情况有助于病变的鉴别。肿瘤外带存在丰富的微血管分支结构,增强 CT 扫描时在肺癌结节的内外形成特有的肿瘤微血管 CT 成像征。这是原位癌(AIS)与非典型腺瘤样增生结节(AAH)最为关键的不同之处,是重要的鉴别要点,也是本章介绍的重点内容。

第一节　纯磨玻璃结节

一、偶发性肺结节的影像学命名及处理指南

（一）偶发性肺结节的影像学命名

Fleisehner 学会(弗莱施纳学会)是国际上著名的放射学者为纪念 Felix Fleisehner 于 1969 年成立的,旨在促进胸部疾病的基础科学和临床研究者之间的信息交流。时至今日,该学会以定期发布胸部疾病的有关专题讨论而闻名。1971 年,学会首次提出编制胸部放射学术语,认为将描述放射学表现的术语标准化将更有利于信息的交流。在以后的数年中,许多会员为此做出了贡献。1983 年 5 月,学会授权术语命名委员会就此做出专门报告,并于 1984 年出版了由术语命名委员会编制的《胸部放射学术语汇编》,其中包括了主要针对胸部 X 线检查中的术语及其解释。学会重申该汇编将有助于统一对胸部疾病的描述。随着 CT 的广泛应用,Webb 等在 1991 年出版了《肺部高分辨率 CT》一书,首次汇编了薄层 CT 术语。该书于 1993 年加以更新,至 2015 年已为第 5 版。与此同时,学会术语命名委员会对 1983 年版的术语汇编进行了扩充,包括用于胸部 CT,特别是肺部 CT 的主要术语及其详细解释,于 1996 年出版了《肺部 CT 术语汇编》。随着新技术的不断涌现,出现了许多新的成像词语,Fleisehner 学会于 2008 年出版了《胸部影像学术语汇编》,此次修订取代了 1984 年和 1996 年出版的《胸部 X 线》和《CT 术语汇编》。新版汇编包括了胸部影像学中用于胸部 X 片和 CT 表现的术语。最新的术语汇编不在于详尽无遗,而是着重于对之前版本内意义含糊的术语给予阐明,且将范畴限于胸部影像学的技术和特征描述术语。

依据 2008 年 Fleisehner 学会胸部影像学词汇与国际早期肺癌行动计划提出的结节分类法,对偶发性肺结节的命名已达成共识。对单发结节进一步细分为:磨玻璃密度影(GGO),指在薄层 CT 上病变边界清楚或不清的肺内密度增高影,但病变密度又不足以掩盖其中的细小血管和细支气管影,如果病变局限,则称为局灶性磨玻璃密度影(fGGO)。磨玻璃影的成因多样,包括液体、细胞和(或)纤维化所致的间质增厚,部分肺泡萎陷,毛细血管容量增加或上述诸因素的综合作用,造成气腔的空气部分被置换。磨玻璃影较实变密度低,后

者内部的支气管血管边缘往往被掩盖。根据磨玻璃影的内部密度,如磨玻璃密度病灶内不含有实性成分,称为纯磨玻璃密度影(pGGO),如含有实性成分,则称为混合性磨玻璃密度影(mGGO),如果病灶边界清楚,形态类圆形,表现为结节状,则称为磨玻璃密度结节(GGN);根据结节内有无实性成分再分为纯磨玻璃密度结节(pGGN)和部分实性结节(psGGN);后者又称混合性磨玻璃密度结节(mGGN)、亚实性结节、半实性结节。肺非实性结节包括上述两大类结节。

至于对结节直径的大小也做了相应的规定:微结节是指散在的、微小的、圆形局限性致密影。对于微结节,过去曾使用过多种大小阈值,如5mm、7mm等,现认为将最大径在5～10mm的结节定义为微结节较为合适。对于直径＜5mm的结节则通称为粟粒型结节;小结节的大小则介于11～20mm。

(二)弗莱施纳学会2013版肺非实性结节处置原则

2011年,由国际肺癌研究会(IASLC)、美国胸科学会(ATS),欧洲呼吸学会(ERS),包括肿瘤科、胸外科、影像科、病理及分子生物学科等在内的多个学组的专家共同制订了肺腺癌的国际多学科病理诊断分类标准。此新标准、新分类集中体现了近10余年来多学科、多角度、多层次对肺腺癌研究的结果和共识,对肺癌的多学科联合治疗及预后非常有价值。随着越来越多的肺非实性结节经病理证实为周围型肺癌,临床上迫切需要一套规范化的关于肺非实性结节的定义和处理策略。2013年,弗莱施纳学会针对肺非实性结节提出了新的推荐指南,对2005年公布的关于偶发性肺结节的处置原则进行了更新和补充。新的指南结合近年来的有关文献,制订了6条推荐意见,其中3条是关于孤立性肺非实性结节的,另外3条是有关多发肺非实性结节的。每一条指南后都附加了理由和特定的补充说明。由于肺腺癌病变的高度异质性(即指基因、蛋白等分子靶点的多样性表达现象)、肺癌微环境的复杂性和临床最佳处理策略的争议性,2013年版的弗莱施纳学会的新指南仍需进一步完善。

随着CT越来越多的用于肺部肿瘤的早期筛查,在常规胸部X线检查上不能发现的模糊结节检出率逐步增加。文献报道表明,CT上显示的GGN中恶性病变所占的比例可能比实性结节更高,因此对CT上所发现的GGN应引起重视。在CT上呈单纯磨玻璃影(pGGO)时,肺窗表现为云雾状密度影,CT值-450～-650HU。病灶内有时偶见清晰的细小血管与数量不等空泡或支气管充气影。纵隔窗病灶多不能显示。凡是肺泡内气体减少、细胞数量相对增多、肺泡上皮细胞增生、肺泡间隔增厚及终末支气管部分填充者均可在影像上表现为pGGN,所以pGGN是一种非特异性的影像学表现。大多数肺微小腺癌表现为无明显实性成分的结节状磨玻璃影,呈孤立的pGGN,约占43%,术后患者的7年生存率为100%,另有30%的肺微小腺癌影像上表现为单发的磨玻璃影内存在数量不等的实性成分,称为混合性结节或混合性磨玻璃密度结节(mGGN),术后患者的7年生存率超过60%,表现为多发性结节的肺微小腺癌约占27%,其7年生存率则相对较低。因此,体检时发现的磨玻璃结节(即"偶发性磨玻璃结节"),如果经过抗感染或较长时期的观察不消失(即"持续性磨玻璃结节"),应高度警惕,如果同时发现存在"肿瘤微血管CT成像征"时,须考虑肺原位癌的可能。所谓"肿瘤微血管CT成像征"是指在增强薄层扫描CT影像上观察到异常增生血管移动进入肿瘤内且与瘤体内的微血管互相联通的现象(血管"移动＋联通")。因此,肺原位腺癌的影像诊断即可以简化为:肺原位腺癌＝持续性磨玻璃结节＋肿瘤微血管CT成像征。肺原位腺癌在肺癌TNM分期中归为0期,是病理学诊断肺腺癌的重要基石,是临床上实现肺癌"三早"处理,即早发现、早诊断、早治疗的起点,也是提高肺癌 5 年生存率的关键。基于上述原因,在影像及病理诊断的实际工作中,把握好肺原位腺癌的诊断至关重要。

在 X 线检查上,肺原位腺癌常因病灶较小而被遗漏,或表现为边界不清的模糊淡薄的磨玻璃影,而被误诊为浸润型肺结核或炎症。由于磨玻璃密度影可见于多种肺实质和肺间质性病变,如过敏性肺泡炎、间质性肺炎、肺泡蛋白沉着症、类脂质肺炎、结节病、卡氏囊虫性肺炎、特发性肺间质纤维化、闭塞性毛细支气管炎伴机化性肺炎等,所以需要认真加以鉴别。

表 41-1　国际分类与病理学及相应 CT 特征

1995 版野口病理分类	2011 版国际新分类 IASLC/ATS/ERS	CT 特征
	非典型腺瘤样增生(AAH)	磨玻璃结节(GGN)(少血管期)
A 型:局限性肺泡癌(BAC),非黏液型	原位腺癌(AIS)	GGN(外源性血管生成期)
B 型:BAC 伴有灶性肺泡结构塌陷	原位腺癌(AIS)	GGN(内源性血管生成期)
C 型:BAC 伴弹性纤维重度增生、网状结构	微浸润腺癌(MIA)	GGN/PSN(内源性血管生成期)
	浸润性腺癌(IAC)	PSN/SN,实性＋＋＋
D 型:分化差的腺癌,黏液型 BAC	浸润性腺癌变异型(VIA)	PSN/SN,实性＋＋＋＋
E 型:管状腺癌		
F 型:乳头状腺癌伴有侵袭性生长		

(三)2011 版肺腺癌病理分类开创了多学科联合诊治肺癌的新局面

根据 2011 版的肺腺癌的国际多学科分类新标准,肺腺癌大致可分为 4 类:原位腺癌(AIS),微浸润腺癌(MIA),浸润癌(IAC),浸润癌变异型(VIA)。更为详细的肺腺癌新分类请参见第一篇第 1 章微小肺癌的病理学进展。

在新分类标准中,不再使用细支气管肺泡癌(BAC)和混合型肺腺癌的名称,而代之以原位癌(AIS)和微浸润腺癌(MIA)。据此,大多数以前诊断的含有细支气管肺泡癌成分的肺腺癌,现在应划归为微浸润腺癌,故而肺微小腺癌的影像诊断亦应同步更新以契合现行的国际标准。鉴于影像学在早期肺癌诊断中发挥的作用日益增大,新分类标准中特别强调了影像学的应用和整合。表 41-1 为 2011 版国际分类与 1995 版野口病理分类的对照及对应的典型 CT 特征。

对于 CT 影像上发现的各种结节,包括纯磨玻璃结节、部分实性结节、亚实性结节、半实性结节和混合性结节,应结合临床及病理标准尽可能做出"五定"的影像学评估,即定位、定量、定形、定性、定级。非典型腺瘤样增生(AAH)是最早期的浸润前病变,CT 上表现为≤5mm 的 pGGN,而原位腺癌病变通常＞5mm,癌细胞单纯地沿肺泡壁呈伏壁式生长,密集排列,形态多样,可呈柱立方状、钉状、圆顶状,而无间质、血管或胸膜受累,但可见肿瘤血管移动进入纯磨玻璃结节。

肺微浸润腺癌通常表现为以磨玻璃样成分为主伴部分实性的结节,其实性部分直径通常不超过 5mm,可见肿瘤血管移动进入瘤体,且其内还可见血管互相联通(图 41-1),浸润性腺癌通常为实性结节,也可以是部分实性结节,偶为纯磨玻璃结节,病变边缘常有典型的深分叶和短毛刺表现。CT影像的优势在于可以全局性地观察肿瘤,能够分辨出病灶内的实性成分和磨玻璃成分并计算各自所占的比例,这一点恰恰弥补了病理学仅依赖局部取样的不足。影像学能观察到肿瘤组织的全貌和内部密度的高低变化,可以指导病理医师在取材时有的放矢地抓到肿瘤最具特征性的部分,因此业内有语云:"影像学看的是森林,组织病理学看到的是树干和枝叶"。总之,对于肺内的微小结节须从多学科、多角度进行综合分析,才能做出更加全面和准确的影像与病理诊断。

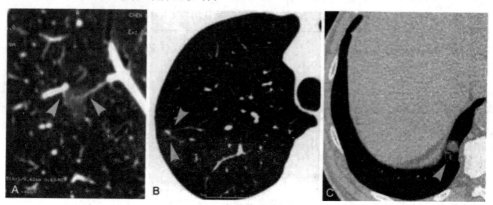

图 41-1 微浸润腺癌肿瘤血管移动进入瘤体

A. 发自两支肺内血管的细小血管(箭头)移动进入病灶("移动"),分支增生形成瘤内血管系统("联通"),B. 与 A 类似,该病灶内可见明显的实性成分核心,C. 该病灶(箭头)位于椎旁肋膈脚,受呼吸影响较大,肿瘤血管的观察需仔细,可多方位图像重组进行评估

二、肺纯磨玻璃结节的 CT 影像特征及病理基础

（一）CT 检查要求和纯磨玻璃结节的临床意义

由于纯磨玻璃结节密度比正常肺的密度略高,特别是当扫描时患者呼吸控制不佳时,结节与周围肺组织的密度差更小,容易造成遗漏。因此在进行 CT 检查时,执行严格的扫描流程,包括患者呼吸控制和设置合适的扫描参数,才能可靠地检出纯磨玻璃样病变并保证检查的可重复性。管电流应当在 100~300mA。低剂量 CT 扫描虽也能显示纯磨玻璃样结节的特征,但对于采用低剂量筛查发现的 5~9mm 纯磨玻璃结节应当采用标准扫描条件重雕增强薄层扫描,以进一步显示纯磨玻璃结节的特征及性质。图像重组层厚应≤1.0mm。层厚过大可能导致纯磨玻璃样病变漏诊或因部分容积效应导致实性结节类似纯磨玻璃样结节。

纯磨玻璃结节的检出具有重要的临床价值。在肺癌的筛查中,约 70％X 线检查漏诊的肺癌结节在 CT 上显示为纯磨玻璃样病灶。病变≤5.0mm 的粟粒性结节在 CT 筛查中也常易漏诊,须采用 1mm 薄层的横断面图像在监视器上连续地层层堆塑动态观察,才不至于遗漏此类病灶。虽然薄层 CT 检查能更好地显示纯磨玻玻病灶的特征,但病灶良性、恶性的鉴别仍然很困难。此时,可以告知患者该类病灶目前尚处于良性阶段,必须经过 3 年以上的 CT 随访动态观察,并结合临床等情况才有助于病变的鉴别。大多数的良性粟粒结节可能在随访期内或经过合适治疗后缩小或吸收,或其大小也可以维持不变。与之相反,恶性粟粒结节在随访月或数年后常有增大、增密、增强和(或)血管增粗的改变,据此才能判断其为恶性可能。

（二）纯磨玻璃结节

在肺薄层 CT 影像上表现为局灶性的密度增高影。磨玻璃结节（GGN）可进一步细分为纯磨玻璃结节（pGGN）和伴有部分实性结节的混合性磨玻璃结节（mGGN）两类。多种原因造成肺泡含气量下降或肺泡未被完全充填，均可形成 GGN，所以它是一种非特异性影像学表现，可见于多种性质的病变，如炎性病变（包括一般非特异性、结核及真菌性）、局灶性纤维化、非典型腺瘤样增生和肺原位腺癌。在 CT 诊断中对以上多种异病同影的磨玻璃结节做出鉴别有时非常困难。典型的 pGGNCT 影像特征为局灶性云雾状结节影，结节内的血管和支气管纹理清晰可辨，CT 值为 −600HU 左右。

（三）非典型腺瘤样增生

在正常人群中非典型腺瘤样增生（AAH）的发病率为 2.8%，在 60 岁以上人群中的发病率为 6.6%。在肺腺癌患者中的检出频率更高，有报道其发病率为 10%～23.2%。在 2011 版肺腺癌的病理新分类中 AAH 属于癌前病变。AAH 在薄层 CT 上呈典型纯磨玻璃结节，可为圆形或类圆形，不含实性成分，边缘无毛刺及胸膜牵拉，周围无微小血管进入，内部也无微小血管互相联通。在病理上是肺末梢组织的局灶性增生，不典型的立方形或柱状上皮细胞代替原来的正常肺上皮细胞，沿着肺泡壁或呼吸末细支气管呈排列疏散的伏壁式生长。

非典型腺瘤样增生（AAH）最初在切除的肺癌手术标本中偶然发现，后来在肺癌的早期筛查人群中也观察到了它的存在。由于与早期肺癌的形态学特征及分子生物学检测结果具有某些相似性，因此 AAH 被认为是一种癌前病变或分化良好的腺癌。由于 AAH 病灶较小且密度低，以往的普通放射学检查并不易检出这种早期病变。Kawakami 等报道了对 17919 例肺部结节性病灶的回顾性分析，其中确诊 9 例 AAH，共 10 个病灶。病理上病变局限，边界清楚，增厚的肺泡壁或呼吸性细支气管内衬有不典型的立方或低柱状上皮细胞，排列疏散，细胞核浓染，核仁不清，细胞质少，通常无核分裂象，可见较大的残留气腔（图 41-2）。Nakata 等报道 305 例肺结节病灶资料，属 GGN 者达 7%（22/305），其中肺原位腺癌（AIS）占 22.7%（5/22）。因此，在临床上对 GGN 病灶定期行 CT 随访非常必要。经规范的长期观察后仍长期持续存在的肺小结节是 AAH 或肺原位腺癌的可能性甚高。

目前的部分研究推测 AAH 病变是在细支气管肺泡干细胞（BASCs）发展成肿瘤干细胞后的基础上，进而分化增生形成的。在切除的肺标本中可以偶然发现 AAH，也可在行肺癌早期筛查的人群中观察到它的存在。因为与早期肺癌的形态学特征及分子生物学检测结果具有某些相似性，AAH 被认为是一种癌前病变。由于 AAH 病灶很小且密度低，采用普通胸部 X 片检查不易检出这种早期病变。AAH 有时随访 3、4 年都可稳定不变，可经一段相当长的时间，甚至 8～10 年才会发展至 AIS。所以当 AAH 多发时，在同一肺叶或不同肺叶可以出现 AAH 与肺原位腺癌或微浸润腺癌同时存在或先后出现、不同时存在的现象，称为同时性多原发肺癌（SMPLC）或异时性多原发肺癌 MMPLC），更为详细的内容可参见本书第 10 章。

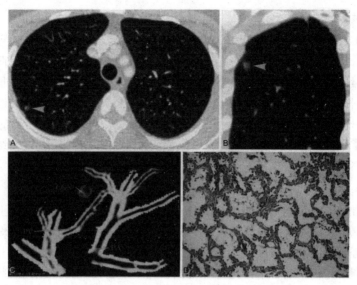

图 41-2　肺非典型腺瘤样增生的 CT 与病理

A. 横断面图像，右上肺尖后段胸膜旁见一直径约 4.3mm 纯磨玻璃结节（箭头），B. 冠状面图像，病灶（箭头）较为孤立，无血管进入，C. VR 图像，此病灶结节与周围的肺血管无关联，D. 手术病理证实为非典型腺瘤样增生，镜下示：肺泡结构存在，被覆较一致的立方状非黏液性上皮，上皮细胞之间有间隔（HE×100 倍），PV. 肺静脉；PA. 肺动脉；GGN. 磨玻璃结节

三、肺原位腺癌的 CT 影像特征、病理基础及鉴别诊断

肺原位腺癌（AIS）的发生、发展是一个多基因参与、多步骤渐进的过程。由于细支气管肺泡干细胞位于细支气管和肺泡交界处，有修复细支气管和肺泡损伤、自我更新和分化的能力，可传代分化出 Ⅰ 型和 Ⅱ 型肺泡细胞与细支气管细胞，细支气管肺泡干细胞在细支气管和肺泡损伤修复和内环境稳定中起重要作用。在外环境诱导及某些特定基因突变（如 K-ras 突变）的内外因素作用下，易发生转化、扩增或增生成为肿瘤干细胞，进而发展成 AAH、AIS 和腺癌。这一系列过程（BASCs→AAH→AIS→Adenocarcinoma）是在基因与微环境的调控下逐步演进的。由于在这个发生、发展过程中，不同阶段相互关联，相互交错，导致了 AIS 在影像学与形态学上的多样化表现，但在主体上仍呈现为纯磨玻璃样结节。

目前，AIS 在肺癌中所占的比例逐年升高，由 20 世纪 80 年代占非小细胞肺癌的 5% 升至现在的 30%，且 50% 以上的患者为女性，62% 的患者无吸烟史。局灶性 AIS 最常见，约占 50%。患者通常无临床症状，仅在 CT 查体时偶然发现，与其他类型的肺腺癌相比预后较好，术后的 7 年生存率达 100%。临床上对 AIS 的诊断和治疗常常存在极大的差异，而诊断错误和治疗不当是造成患者预后不良的主要原因。鉴于对 AIS 的临床-影像-病理等综合诊断的逻辑思维、诊断要点尚缺乏一致、完整、全面的认识，尽快提高业界的认知能力和诊断水平至关重要。

影像学上，AIS 与 AAH 相似，绝大多数的 AIS 在 CT 影像上同样表现为局灶性纯磨玻璃结节，云雾状，边缘光整，直径≤3cm，较具特征性的表现是在云雾状磨玻璃结节周边常见横径≤2mm 微细血管移动进入病灶,同时在其内部还可有横径≤2mm 的微血管分支出现,形成"肿瘤微血管 CT 成像征"。这是它与非典型腺瘤样增生最为关键的不同之处。

从 GGN 的大小、密度方面分析,AAH 一般小于 5mm,密度很低,绝对 CT 值在-600HU 左右,可以保持数年不变,其边缘较 AIS 模糊,增强扫描无肿瘤微血管 CT 成像征。AIS 一般>5mm,多数在 5～30mm。但需要注意的是,也有部分 AIS 病例≤5mm,此时仔细观察有无血管移动进入病变显得尤其重要。AIS 密度稍高于 AAH,若以 CT 密度值的量化标准计算,通常认为在动态随访期间,GGN 病灶的 CT 值前后相差超过 100HU 有临床指导意义,提示已出现 AIS 的特征,即 AAH 在向 AIS 转化和演变。此为鉴别要点之二。

最后,在病理上 AIS 病灶内的肿瘤细胞单纯地沿肺泡壁呈伏壁式生长,形态多样,可呈柱立方状、钉状、圆顶状,而无间质、血管或胸膜的侵袭,可出现大量残存气腔,但无肺泡塌陷。癌细胞紧密、连续、叠层排列,与 AAH 病灶内的细胞呈不连续、疏散的排列不同,此为鉴别要点之三。AIS 既无肺泡塌陷,也无间质、血管或胸膜的侵袭,属于非浸润性的腺癌。由于 AAH 与 AIS 两者是一个替代、演变、转化的连续过程,所以在同一侧患者或同一(不同)肺叶上可以先后出现或同时存在。根据 2011 版病理分类,AIS 与非典型腺瘤样增生(AAH)同被列入浸润前病变。因此,对 CT 常规查体中发现的、无任何症状的 5～9mm 的 pGGN 应引起重视。由于肺内发生 AIS 后往往可以持续一段很长的时间,手术切除后的病理证实肿瘤并未发生浸润性改变,术后也无须任何后续治疗,在 TNM 分期上它属于 $TisN_0M_0$,stage 0。根据第 7 版 TNM 病理分期标准ⅠA、ⅠB、ⅡA、ⅡB、Ⅲ和Ⅳ期肺癌的 5 年生存率分别为 73%、58%、46%、36%、20% 和 13%,而 0 期(原位癌 Tis)的 5 年,甚至 10 年生存率是 100% 或接近 100%。因此把握好 AIS 的诊断,提高 0 期肺腺癌检出率,影像诊断是关键,这对于肺癌的早发现、早诊断、早治疗及预后都有着很重要临床价值和现实意义。当前全球肺癌的 5 年总体生存率仅为 16% 左右,在中国情况更差,主要原因在于 66% 的肺癌在发现时已为晚期。因此,须把握好对 AIS 的诊断,提高 0 期肺腺癌的检出率,及早启动干预,以改善肺癌患者的生存率,从而保证患者的生活质量和预期寿命,必将产生极高的社会和经济效益。

根据 2011 版肺腺癌的 IASLC/ATS/ERS 新的病理分类,肺黏液性腺癌(MPA)可见于各期腺癌之中,不再将其单列一类。MPA 是一组临床上少见的肺部原发性恶性肿瘤,属于肺腺癌的一种特殊类型,其组织学特点是肿瘤内含有丰富的黏液,具有独特的临床病理特征和免疫表型。MPA 的临床症状和影像学表现与肺腺癌的其他亚型相似,缺乏特异性表现。总体预后也较普通型肺腺癌差。MPA 多见于中老年患者,早期无特异症状和体征,容易误诊,患者确诊时大多已属中晚期,其中一部分患者已错过手术治疗最佳时机。MPA 主要的 CT 影像学表现有磨玻璃结节、肺实变、多囊腔、空洞、空泡样透亮影、支气管充气征、小叶间隙增宽等多种形态表现,其中约 75.0% 的病灶中心区域内可见低密度影,内含有丰富的胶质黏液物质,形成独特的"中央空泡征"CT 征象。MPA 的确诊主要依靠病理学检查,争取手术完全切除是关键。

由于正常细胞向肿瘤细胞转化时可以不依赖于直接的血供,所以当癌前期的非典型结节样增生出现后,首先要经历一个少(乏)血管生长期,这是肿瘤细胞无血管的缓慢克隆性增生阶段,这个时期很长,可达数年之久。非典型腺瘤样增生具有惰性,生长十分缓慢,其代谢所需要的养分主要由细胞外基质通过简单扩散方式提供,其供应范围也十分有限。但若肿瘤继续生长则必须形成专门的血供系统。所以,当非典型腺瘤样增生从癌前期向恶性转化的过程中,也就是从少(乏)血管生长状态向多(富)血管生成状态过渡、转化的过程,即转变为有血管生成的肿瘤持续性生长阶段,以利于肿瘤的生长。所以血管生成是促成上述转变的关键环节。

在早期的研究中,人们已发现肿瘤新血管的生成影响患者的愈后,猜测血管生成可能是重要的预后因素。20世纪90年代初期,Weidner报道乳腺癌中每高倍视野下的血管数与转移有明确的相关性,首次提出肿瘤组织中微血管密度(MVD)这一概念及测定方法。随后,不同的研究者对不同的实体瘤进行的研究进一步证实:MVD的增高预示着瘤体增长速度加快,转移可能性增大和患者生存期缩短,MVD可作为独立的预后判断因素。肺癌组织中的微血管密度与肺癌患者术后生存时间呈非常显著负相关。肿瘤组织中的平均微血管密度可从一个侧面反映出肿瘤组织和肿瘤细胞的微环境状态,对肿瘤细胞的增生、生长、侵袭及转移均起重要作用,并将影响肿瘤的病理生理特点和患者预后。

肿瘤血管生成的来源之一是由于肺癌细胞会释放血管生成因子,特别是其中的血管内皮生长因子(VEGF),刺激肿瘤周围附近的微细血管及其分支,长出毛细血管芽后形成迁移性的、新生的微血管,逐渐移动进入肿瘤,可直接供应肿瘤细胞所需要的营养物质,使肿瘤内的代谢得以进行,即外源性肿瘤血管生成学说。肿瘤的血管生成的来源之二是血管内皮生长因子进一步促使病灶区原有宿主血管加快增生,形成并建立肿瘤内部的新生微血管,逐渐互相联通成网,从而促使肿瘤进一步生长,即内源性肿瘤血管生长学说。肺癌的肿瘤血管形成过程极为复杂,肺癌组织不仅通过微血管的外部移动和内部联通获得丰富的营养,而且也可以通过肺泡间质的这些微血管输出癌细胞,导致肿瘤不断生长和转移。这就是肿瘤供血系统由少血管生成状态—外源性血管生成状态—内源性血管生成状态发展的全过程。

按照肿瘤血管结构特征及分布,可将肺腺癌的结节病灶分为3个区带:

(1)外带,即肿瘤的边缘,是癌细胞增生、活跃生长的区域,也是肿瘤微血管主要分布区域。其血管形态和数目与肿瘤的转移有很大关系。

(2)间带,或称过渡带,即肿瘤边缘和中心之间的区域。

(3)中心带,是肺组织被破坏、再重建的区域,可以再产生新生血管和基质。由于AIS/MIA肿瘤外带有丰富的微血管分支结构,在CT增强扫描时可以见到瘤外带边缘有微血管移动进入其内,同时在瘤内还有少许的微血管互相联通强化,形成有特征性的肿瘤微血管CT成像征,根据这一特点可以与非典型腺瘤样增生进行鉴别;而原位癌与微浸润癌鉴别时则以"移动"血管的粗细、"联通"血管的多寡来判定,微浸润癌的外部移动血管比AIS更粗(横径≥2mm)、内部联通血管比AIS更密、更丰富。

以往要研究肺癌组织内的微血管密度,在体观察非常困难,只能在术后的标本组织切片上利用免疫组化的方法进行。常用的免疫组化血管染色方法有Ⅷ因子法,生物素-抗生物素复合物(ABC法),抗CD_{34}单克隆抗体法及LSAB法等较为烦琐。目前已经可以在治疗前通过无创的CT增强来评价肿瘤的微血管密度,从而对肿瘤的恶性度和预后进行评估,并且通过对比肿瘤治疗前后的微血管密度的改变评估治疗的效果。需要强调的是,正确和合理应用CT血管成像及图像后处理(MIP,CPR,MPR)的重要性,以有效地显示肿瘤周边部丰富的微血管密度和与其密切相关的、增强前后相对CT值的变化以及完整的肿瘤微血管CT成像征,这些特征是影像诊断肺原位腺癌的关键依据。相对于肿瘤发展至微浸润或浸润甚至更后期才会出现的征象,如深分叶征、棘突征、毛刺征、胸膜凹陷征、胸膜切迹征、支气管充气征、空泡征而言,认识和熟练掌握上述特征将有助于在疾病的更早期(AAH、AIS 或 MIA)明确肺癌的诊断。

　　支气管、肺血管与肺癌结节的关系对 CT 影像作出正确诊断非常重要。无论是支气管动脉的分支还是肺动脉的分支在解剖结构上都与相对应的支气管伴行,沿途分支形成毛细血管网,分布于肺泡壁,营养肺泡壁、肺内支气管壁和脏层胸膜。在显示 AIS 病灶与支气管、肺动脉、支气管动脉之间的形态关系上,运用 CT 多平面重组(MPR)、最大密度投影(MIP)、曲面图像重组(CPR)等图像后处理方法观察 GGN 与肺动脉/支气管动脉间关系及进行形态学分型,对 GGN 的定性有很大的实用价值(详见第一篇第 5 章第二节肺内磨玻璃结节的微血管影像研究)。

　　肺癌的强化程度并不与外源性血管的大小成正相关性,肺癌的强化程度及峰值与内源性新生的肿瘤小血管(0.02～0.10mm)是具有一定相关性的。肿瘤强化程度低,提示肿瘤内的新生血管密度较小,强化程度高,则提示新生血管密度较大。定量上分析,强化净增值或绝对增加值(=增强后 CT 值-增强前 CT 值)≤20HU 时,表示肿瘤强化程度低,手术残留肿瘤血管的概率亦较低,术后肿瘤复发的概率较小,患者生存时间长。有研究认为肺静脉受累时,应该高度提示肺癌,这是因为肿瘤呈膨胀性生长,常侵及相邻的肺段和亚肺段,肺静脉位于肺小叶的周边部位,肺静脉受累对于判断肿瘤的侵袭性更具指标意义。此外,肺静脉也可能一定程度地参与肿瘤供血。因此,肺血管与 GGN 的关系对病灶的定性诊断有肯定的实用价值。

　　再次强调,肿瘤微血管 CT 成像征是指在云雾状磨玻璃结节周边有直径 2mm 左右的微细血管移动迁入其内部,同时在其结节内部还可有直径 2mm 左右的微血管相互联通的 CT 征象。肿瘤微血管 CT 成像征是周围型微小肺癌与其他单发肺结节鉴别的一个重要依据。它与周围型肺癌的 CT 影像上所观察到的血管集束征不同。后者是由增粗的血管(扩张的小动静脉)、相应的支气管及部分纤维成分组成。血管集束征一般认为是从肺门侧走向肿瘤的多条血管因反应性纤维结缔组织增生显著聚拢,同时邻近血管被牵引拉向结节或被卷入结节所形成的。它并非是真正的肿瘤供血血管,也不能显示出肿瘤内的血管联通征象,而是肿瘤体内纤维化和肿瘤增生、破坏造成肺支架结构塌陷、皱缩对周围血管的牵拉或肿瘤对经过血管的包绕所致。比肿瘤微血管 CT 成像征的肿瘤供血血管粗大得多。血管集束征既可以是动脉也可是静脉,或两者兼有,所以良性病变也可见到血管集束征。此外,肿瘤微血管 CT 成像征必须经过图像后处理的方法才能满意显示,而血管集束征不必经过图像后处理即能较清晰地显示。

　　磨玻璃密度影亦可见于肺实质和肺间质性病变,可以是肺泡腔或腔壁的炎性细胞浸润,本身无特异性。过敏性肺泡炎和间质性肺炎可表现为小叶中心磨玻璃密度影;肺泡蛋白沉着症,类脂质肺炎,结节病,卡氏囊虫性肺炎表现为全小叶分布的磨玻璃密度影;特发性肺间质纤维化,闭塞性毛细支气管炎伴机化性肺炎表现为边缘分布的磨玻璃密度影。凡是正常人体检发现的长期存在的偶发性磨玻璃结节,经过抗感染或较长时期的观察不消失,且具有"肿瘤微血管 CT 成像征"时,要考虑肺原位癌的诊断。由于"肿瘤微血管 CT 成像征"的含义是:肿瘤血管移动进入瘤体+瘤体内微血管的互相联通,因此对于肺原位腺癌的 CT 诊断也可以简化为如下公式:

肺原位腺癌＝体检发现的长期存在的、偶发性纯磨玻璃结节＋肿瘤微血管 CT 成像征

尽管肿瘤微血管 CT 成像征在周围型肺微小腺癌的鉴别诊断中有很高的特异性，但是这一公式的应用前提仍然是建立在既往病史、体检和基本的影像形态特征评价基础上，既不可偏废，也不能误解。在此必须强调指出这只是一个共性规律的表现，特殊的个性（个案）表现不能包括在内，但也不必对所有结节全都套用此一共性规律，譬如对 6～10mm 的、有血管移动和强化的实性/半实性结节，可以是炎性肉芽肿，并非是腺癌。所以对每一个病例都应该是具体情况，具体分析。在解读这些多元性影像（CT、MRI、DSA、PET/CT）发现的变化多端的征象时，要注意由表及里、去粗取精、去伪存真、细致分析、审慎鉴别、结合临床、找出规律、扬长避短、互相验证、互相补充、做出判断、完善结论。而绝不能采取仅凭一种征象或特征对病灶做出定性诊断。医学影像的诊断思维属逻辑推理学范畴，所获得的影像学信息和临床资料越多，平时掌握的病种越多，对解剖知识及正常变异了解越多，推理就越符合逻辑，诊断就越完善、准确。

（何翔）

第二节　肺部分实性结节

肺部分实性结节是指结节呈不均匀的磨玻璃密度，部分表现为软组织密度。中心/边缘可有少许高密度实性影，恶性者常可伴有毛刺、分叶、胸膜凹陷及周围血管受侵犯的边缘征象。在磨玻璃结节中出现的高密度实变影的病理基础为肿瘤细胞的浸润性生长，其成分还包括纤维化及肺泡塌陷。若实变部分的最大直径≤5mm 时，则表示原位癌（AIS）已移行、演变为微浸润腺癌。当原位癌一旦发生微浸润，其病程将明显加快进展。

一、肺部分实性结节 CT 影像特征及病理基础

在肺腺癌发生、发展的早期阶段，其发生的部位可以是在肺泡、肺泡管，也可以是在呼吸性细支气管、肺小叶支气管等部位，从而造成了肿瘤有各不相同的影像形态。此外，由于肿瘤在不同区域的发展往往是不同步的，即使在同一肿瘤内也存在生长的异质性，某些区域的生长处于停滞不前的状态，某些区域则表现出退缩；另外，有些区域则生长活跃，这也是肿瘤影像学形态复杂性的原因。上述病理基础导致了肺腺癌在形态学上的多态性。根据对 GGN 定性评估的经验总结，提出以下 4 个 CT 评估指标，以供诊断时参考。

（一）外形

肺部分实性结节和实性结节可呈现出棉球、果实、颗粒、树叶、串珠、树枝、空腔、蜂窝、瘢痕、桑葚状 10 种外观形状。小于 10mm 的棉球状纯磨玻璃密度结节，大多数为非浸润性病变；而非棉球状的肺部分实性结节和实性结节内存在浸润性病变的可能性很大。在经手术证实的恶性磨玻璃病灶中，密度增加的实变部分在病理上对应肿瘤的浸润性生长区域。结节大小对 GGN 的定性诊断价值有限，甚至在某些时候存在误导性：有些大至 20mm 的 GGN可以是良性病变；相反，临床上手术切除证实的恶性 GGN 可以小至 4mm。所以，传统上认为小于 5mm 或小于 8mm 的肺内结节可视为良性的观点已经过时，故此大小已经无法作为评估病灶良性、恶性的指标，只有密切结合病灶形态、密度、内部增强的改变，甚至穿刺活检才能定性。

（二）密度

通常可以认为，持续存在的 GGN 病灶其内密度若较均匀，则提示良性病变或良性阶段病变可能；若密度不均匀且有实性成分，则需警惕良性病变向恶性转化的可能。GGN 病灶的绝对平均 CT 值对良性、恶性的判断有一定的参考价值：动态随访过程中，若病灶密度大于−600HU 且有进行性增高的趋势，恶性概率逐渐加大；若小于-600HU，病灶的恶性概率较低。研究显示，GGN 病灶的 CT 值的增加与体积存在相关性，即每增加 100HU 时，肿瘤的体积增加 10％。结合这些信息，可以判断由 AAH 转化为 AIS，或进而发展到 MIA 的可能性。当然还须结合其他形态学变化做综合判断。

须要指出的是，对于病灶增强前后的 CT 值测量一定要保持 4 个一致：

（1）增强前后所有的扫描技术参数一致。

（2）增强前后扫描选择的测量层面一致。

（3）增强前后扫描 ROI 测量的部位、方向一致。

（4）增强前后扫描所选 ROI 的面积大小一致。只有保持 4 个一致才能将绝对/相对 CT 值测量准确。

（三）内部

若存在较高密度的小结节堆聚，肿瘤微血管 CT 成像征，细支气管充气的小管、小泡、小洞等含气腔隙，或出现局部蜂窝样改变提示恶性的可能性大。因此，在 CT 影像上主要表现以混合型磨玻璃结节即肺部分实性结节，其内部有细支气管充气征及空泡征，外缘有分叶征和（或）毛刺征和（或）棘突征，且存在"肿瘤微血管 CT 成像征"时，须高度警惕为微浸润腺癌。

CT 增强扫描有助于结节的定性。对于大多数≤5mm 的 pGGN 病灶，尚处在肿瘤细胞无血管的缓慢克隆性增生阶段，其肿瘤的血供系统尚未完全成型，如果周围又无明确的微小血管结构围绕时，一般不需要做 CT 增强扫描的。对于 5～10mm 的部分实性结节和实性结节，通常病变已经从无血管的阶段转变为有血管生

成的肿瘤持续性生长阶段，病灶内已经构建了有效的肿瘤血管，此时必须行 CT 增强扫描观察评估病灶的血管情况。除了观察结节内部实性成分的强化程度外，还可以借助图像后处理用 MIP 及 CPR 来观察结节与血管的关系，即观察有无"肿瘤微血管 CT 成像征"，这是非常关键的一个征象。在肺癌边缘的区域可有血管移动入内，在肿瘤内部还有丰富的微血管分支联通，形成具有特征性的肿瘤微血管 CT 成像征。这是直径 5～10mm 微小肺癌与其他单发结节的鉴别要点。应用这一要点可以提高 5～10mm 微小肺癌的术前正确诊断率。

CT 增强扫描与 CT 灌注成像都可用于观察肿瘤病灶的血管和血供情况，但前者易于普及、易于统一、易于推广，而后者较为复杂且较常规 CT 增强扫描对患者形成的 X 线辐射量高出许多。在当前公众越来越关注 CT 辐射剂量的形势下，在检查扫描过程中更应该严格遵循本书第一篇第 3 章内所提到的 ALARA、AHARA 和 ASARA 三原则。在能够明确GGN 的定性诊断后，不主张做过多的、过度的、不必要的 CT 灌注成像检查。

（四）周围

肺部分实性结节和全实性结节的周边如果存在密集的短毛刺、肿瘤微血管 CT 成像征、胸膜皱缩或凹陷，提示恶性可能。在边缘形态上，恶性病变多呈分叶状，或有棘状突起等征象，而良性 GGN 多数无分叶，边缘可有由于纤维条索牵拉形成的尖角，与恶性病变的短毛刺

和分叶等不同。恶性 GGN 的边缘清楚但不整齐,炎性 GGN 的边缘模糊,良性非炎症类 GGN 的边缘清楚整齐,甚至光整。

部分恶性混合密度 GGN 病变的侵袭性弱于实性结节,所以毛刺的出现率相对较低。但是一旦出现密集毛刺征(多发细短的、无分支的、小于 2mm 的放射状线条影),90%以上为恶性病变,以腺癌为主。影像上所见毛刺状边缘的病理基础可以概括为 3 点:

(1)肿瘤细胞向各个方向放射状蔓延。

(2)病灶外围的毛细血管、淋巴管和末梢支气管的周围存在癌性/炎性浸润或伴阻塞后扩张。

(3)肿瘤刺激引起结缔组织增生、纤维索条形成。

必须指出,以上所述是所有肺癌的共同影像特征,无论是腺癌、鳞癌,还是小细胞肺癌或大细胞肺癌均有这些共性表现。对于 GGN 决不能凭单一的 CT 诊断指标来肯定或否定周围型肺癌或肺良性结节的诊断。需要强调的是,有 3～4 个相关的 CT 特征并存,同时密切结合临床资料,将有助于提高诊断的准确性。

二、肺微浸润腺癌的 CT 影像特征、病理基础及鉴别诊断

微浸润腺癌(MIA)的定义为孤立性、以鳞屑样生长方式为主且浸润灶≤5mm 的小腺癌。对于这种混合密度结节,磨玻璃密度中的实变影在病理上是肿瘤细胞的浸润性生长。在最大径≤3cm 的 AIS 病变内若出现实变灶,且实变范围的最大直径≤5mm 时,提示 AIS 已移行演变为 MIA。

在原位癌生长、演变、转化成微浸润腺癌的过程中,除了有来自肺/支气管动脉细小分支的肿瘤供血血管移动进入病灶外,在病灶内肿瘤血管增生,互相联通,形成肿瘤内部的血管系统。这些肿瘤内部新生的微血管主要分布在癌结节外带区域,此处是癌细胞增生和生长最为活跃的区域,肿瘤内部微血管的互相联通在增强 CT 扫描时将造成肿瘤的明显强化,与移动进入病灶的肿瘤供血血管一并构成"肿瘤微血管 CT 成像征"。微浸润癌与原位癌鉴别时,要以移动的血管粗细、联通的血管多寡来判定,微浸润癌的移动血管比原位癌更粗(横径≥2mm)、血管互相联通比原位癌更丰富,甚至形成血管湖。

由于存在相当数量的经病理证实的微浸润癌病灶大小仅约 5mm,在 CT 上很难发现在 5mm 实变灶,因此只能凭借 CT 增强扫描观察"肿瘤微血管 CT 成像征"来评估和诊断病变。增强前后病灶区域的 CT 差值(净增值)一般都大于 30HU。这是微浸润腺癌与其他单发良性肺结节鉴别的重要 CT 特征之一。

微浸润癌的病理特征为肿瘤细胞沿肺泡壁伏壁生长伴有肺泡塌陷、弹性纤维中/重度增生和网状结构断裂,癌组织可在纤维瘢痕化区域内开始侵犯周围间质,形成早期微浸润性病灶;影像学上则表现为部分实性即混合密度的磨玻璃样病灶(mGGN)。1995 年,野口将其划分到 Noguchi C 型,即微浸润腺癌(MIA)。在 CT 影像上,除了在磨玻璃结节中存在＜5mm 的较高密度的实性浸润灶及肿瘤微血管 CT 成像征外,其外缘还可有细小毛刺,但是尚未出现胸膜牵拉或凹陷征,受累的肺泡框架基本完整(内部亦可见空泡征及细支气管充气征,这些征象发生的概率高于实性肺癌结节。临床上经抗感染或抗结核治疗后,病变往往无缩小,甚至继续增大。所以当原位癌一旦发生微浸润,其病程将明显加快,浸润性肿瘤组织将逐步蚕食纤维瘢痕,最终纤维瘢痕会被浸润性腺癌完全取代,进一步发展成为伏壁式生长为主的浸润腺癌,后者将进一步发展为各类型浸润性腺癌(AIS→MIA→IAC)。因此,实性

成分对于判断病情预后有着重要作用。实性成分所占比例越多,病变的恶性程度相对更高,局部切除术后的复发率亦更高,预后较差。在微浸润腺癌的磨玻璃区域内的空泡和细

支气管充气征,具有很高的诊断价值。空泡征及细支气管充气征的病理基础包括:

(1)未被肿瘤组织占据的含气肺泡腔。

(2)未闭合的或扩张的细支气管。

(3)融合、破坏与扩大的肺泡腔。它们与空洞征不同,后者是肿瘤坏死物经支气管排出后形成,或肿瘤压迫、阻塞邻近支气管致肺气肿、肺大疱形成以后肿瘤向肺大疱壁靠近生长而成,或与终末支气管的活瓣阻塞有关。癌灶内空泡的大小可从 5mm 至数厘米不等,有时称为肺癌假性空洞征或称"气泡样征",这是肺腺癌的一个重要的 CT 征象(图 41-3)。在鉴别诊断上要详细观察空洞的部位、大小、数量,空洞壁厚度;空洞的内壁、外壁、周围结构,是否增强;有无空洞内容物;有无引流支气管;有无胸膜凹陷征、晕征等,区分是真性空洞还是假性空洞。只有掌握好这些要点才能与肺结核空洞、肺真菌感染空洞、肉芽肿性空洞等加以鉴别。

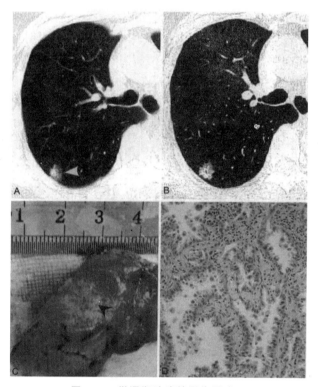

图 41-3　微浸润腺癌的影像及病理

A. 右下肺背段胸膜下见一直径约 12mm 半实性磨玻璃结节(箭头),其内可见≤5mm 的较高密度实性浸润灶;B. 在紧邻的下一个层面影像上,病灶内可见空泡征、毛刺征、棘突征及浅分叶征;C. 手术大体标本(箭头);D. 病理证实为 MIA,镜下可见肿瘤细胞在间质内呈浸润性生长

AIS 和 MIA 通常表现为非黏液型或罕见的黏液型亚型,这两类患者若接受根治性手术,疾病特异性生存率分别为 100% 或接近 100%。绝大多数患者术后无须辅助化疗或放

疗。因此,把握好 AIS 的 CT 影像诊断,及时进行胸腔镜手术或其他有效的治疗,将可以显著提高肺癌的 5 年生存率。根据第 7 版 TNM 病理分期标准,ⅠA、ⅠB、ⅡA、ⅡB、Ⅲ和Ⅳ期肺癌的 5 年生存率分别为 73%、58%、46%、36%、20% 和 13%,而 0 期(原位癌 Tis)的 5 年生存率是 100%。由此可见,肺癌的早期发现、早期诊断和早期治疗至关重要。所以在偶发性 GGN 的定期随访时,一旦出现病灶增大、增密、增强、增粗(肿瘤血管,图 41-4)的征象,应停止随访,给予多学科会诊,尽可能手术切除,以免贻误早期肺癌(AIS 或 MIA)的诊治。

鉴于此,针对"第一杀手"肿瘤——肺癌的策略可以归纳为如下"四抓"。

抓早:即抓住 0 期肺癌。

抓小:即在病灶较小的时候,特别是≤10mm 时给予明确诊断,降低时间延误导致远处转移的风险。

抓准:即在术前进行准确的影像诊断和病灶定位。

抓好:即通过临床、影像、病理多科互相协作,在确保有效地切除病灶后,准确地进行病理取材,防止出现病理科取材不准或无法发现病灶的局面。

Hasegawa 采用高分辨率 CT 对单纯 GGN、伴有中心实性的 GGN 和实性结节的倍增时间进行了研究,三者的平均倍增时间分别为 813d、457d 和 149d。说明对于肿瘤性病变而言,单纯性 GGN 的倍增时间明显长于混合性 GGN 和实性结节。这进一步证明了当原位癌发生微浸润演化后,其病程将明显加快,因此抓早和抓小具有非常现实的临床意义。

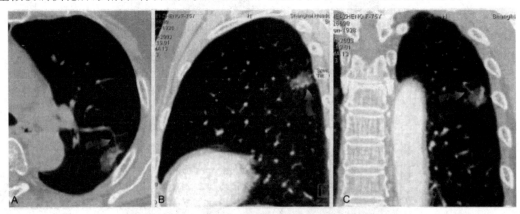

图 41-4　肺微浸润腺癌的肿瘤微血管 CT 成像征

A. 男,70 岁,横断位图像示左肺上叶后段混合密度结节灶,边界清楚,边缘可见横径约 2mm 的细小血管(箭)移动进入病灶内,B. 矢状位图像示左上肺后段癌结节强化明显,内部有新生成的微血管强化影(箭),C. 冠状位图像示左上肺后段癌结节有血管进入(箭)

(何翔)

第三节　肺实性结节

肺实性结节是指结节内已没有磨玻璃密度,全部为软组织密度或更高实性灶替代。CT 值为 20~60HU 或更高,恶性者常伴有深分叶、毛刺、棘突、胸膜凹陷及周围血管包绕、移入等清楚的边缘征象。若浸润性高密度实变灶的最大直径已超过 5mm,且存在继续增大的趋势,则提示肺微浸润性腺癌(MIA)已移行、演变为浸润性腺癌(IAC)。肺浸润性腺癌变异型的 CT 影像特征呈多灶性、多形性和多变性。这类腺癌的 TNM 分期高,对 EGFR 靶向治疗药物不敏感,治疗预后和生存率较差。

一、肺实性结节 CT 影像特征及病理基础

(一)肺实性结节的周围 CT 特征及病理基础

1. 病灶整体形态为非圆形、不规则形、多角形、深分叶形提示恶性可能性大

分叶征是由于肿瘤各部分非均匀生长而使肿瘤边缘形成凹凸不平的分叶状,其次是由于瘤体向肺小叶生长时受到血管和支气管的阻碍,结节向周围组织内伸展不均一所致。主要见于以膨胀性或填充性(肺泡腔被肿瘤细胞填满)方式生长的恶性肿瘤,凹凸不平的边缘可能是肿瘤切迹或分叶的一部分。恶性肿瘤的毛刺征多细短僵直,也无分支,呈细线状。其病理基础是癌组织沿血管、支气管向外浸润;肿瘤纤维化成分收缩牵拉周围的小叶间隔,或者是周围边缘有炎性反应及结缔组织增生所致。棘突征是指瘤块边缘出现一条或数条小圆顶状棘状突起,常为 1~2mm 大小,其病理基础是腺泡间隔局限性纤维增生所致,多见于恶性肿瘤。毛刺和棘突征在肺癌中的出现频率较高,以往被认为是肺癌的特征性表现。但是在良性结节,如结核球中亦可出现,是这部分结节被误诊为肺癌的原因之一。因此,对这些征象应加以仔细分析和慎重对待。结核球有时可见边缘毛刺征,多分布在部分边缘上,呈梳齿状向一个方向排列,而肺癌的短细毛刺多呈放射状排列。相对非实性结节而言,空泡征和支气管充气征在恶性的实性结节中出现较少,分叶征、毛刺征、棘突征出现较多,这与肿瘤的病理类型及生物学行为有关。

2. 胸膜凹陷征在文献上又有胸膜尾征、兔耳征等名称

形成胸膜凹陷征的主要病理基础是肿瘤方向的牵拉和局部胸膜无粘连或仅有点、条状较松散粘连。关于这一征象也可见于一些良性肿瘤与炎性肉芽肿等。胸膜凹陷征的 CT 表现为肿瘤通过线条影牵拉相邻的脏层胸膜面,使之向内凹入形成喇叭口状,这是由于增厚的小叶间隔、肿瘤内纤维增生、纤维瘢痕组织收缩所致脏层胸膜受牵拉而内陷。这些征象多见于周围型肺癌,出现率较高,可见于 50%~80% 的病例内。该征象以往亦曾被认为是肺癌的独有表现,但在 10%~30% 的良性结节中也可观察到此征象,因此亦须针对具体病例,具体分析和综合判断。

3. 增强 CT 薄层扫描有助肺结节的定性诊断

在增强扫描中,由于恶性结节的血管外间隙扩大,微血管床增加,内皮细胞的基膜不完整,导致对比剂容易透过血管壁,弥散至肿瘤细胞间隙内,因而在肿瘤内滞留的时间较长,因此其强化程度明显高于良性结节。美国学者 Swensen 曾把增强前后 CT 值相差 20HU 作为良性、恶性结节鉴别的临界值。此后,又调整至 15HU。日本学者 Yamashita 等则认为增强值介于 20~60HU 的结节高度提示恶性。急性炎症导致肺循环细小动脉弥散性血栓形成,使其接受的肺动脉供血明显减少,而由支气管动脉代替,小动脉扩张,微循环加速,造成单位组织血流量增加,故其强化远高于良性结节,也高于恶性结节。炎性肉芽肿的强化程度高于恶性结节,往往呈周围强化型,中心为坏死的无强化区,借此可与恶性结节鉴别。结核球由于中央干酪样坏死,血供很少,非活动性炎性假瘤因发生机化,病灶周围纤维增生包裹,血供也很少,强化都不明显。活动性结核或增生结节,中央有较多血管,增强峰值可以增高。肺

血管性肿瘤,如海绵状血管瘤和动静脉畸形多显著均匀强化且强化高峰与肺内正常血管一致。

恶性结节血供系统的形成可分为两个步骤:第一步,由促血管生成因子参与的诱导肿瘤附近正常血管通过发芽的方式形成分支移动迁入肿瘤内;第二步,长入肿瘤内的血管在瘤体内部再形成新生的、互相联通的、有动静脉短路的微小血管。当肿瘤体积达到 $2\sim3mm^3$ 时,其体积的继续扩大需要有效的肿瘤血供来维持,否则肿瘤将进入休眠或惰性生长状态。

(二)肺实性结节的内部 CT 特征及病理基础

CT 薄层扫描能更好的观察病灶内密度是否均匀、有无钙化或脂肪成分;良性病变通常密度均匀,或有脂肪成分($-40\sim-90HU$ 为脂肪成分依据);恶性病变内部通常密度不均匀,可见空泡征、空洞、细支气管充气征、细沙砾钙化、磨玻璃征等。空泡征为结节内的小灶性透亮影,小空洞、细支气管充气征等为空泡征的不典型改变:空泡征为病灶内直径≤5mm的中、低密度透亮影,而直径大于 5mm 的则称之为小空洞,细支气管充气征指相邻两个以上层面的低密度影或同层面内长管形透亮影,为肿瘤内尚未被侵及的细支气管和肺组织。细支气管充气征、空泡征很少见于良性结节,其存在多提示为恶性肿瘤,尤其是腺癌,因而此征的出现对早期肿瘤的定性诊断有重要意义。需特别强调的是,空泡征对早期肺癌的诊断有重要价值,尤以空泡征透亮影内缘有结节状或不规则突起,更提示为恶性可能。

空泡征表现为病灶内单个或多个直径小于5mm(有别于小空洞直径大于5mm)的小类圆形透亮区。病理基础为病灶内癌细胞沿肺泡壁伏壁生长,肺泡中尚存少许含气空隙,结节内未受肿瘤累及的肺支架结构,如细支气管、肺泡及含黏液的腺腔形成囊状扩张,空泡征以腺癌较为多见。若病灶内原有的支气管充气征及空泡征消失,代之以实性成分,提示肿瘤增长迅速,需及早给予治疗。

裂隙样或新月形空洞多见于结核;而恶性肿瘤形成的空洞多不规则、壁厚薄不均,常见壁结节。钙化均可见于良性、恶性结节。恶性结节中的钙化常呈无定形细沙砾状分布,或偏在一侧,不超过结节 10% 的面积,而良性结节的钙化多呈中心性、片层状、爆米花样及弥散型。空气支气管征一般认为是病变内尚未破坏的肺支架结构。脂肪见于良性结节。

(三)肺实性结节的大小、位置、倍增时间

通常而言,结节越大,恶性的概率越高。结节直径<5mm(结节体积<100mm³)与无结节患者的肺癌发病率无显著差异,均约 0.6%;结节直径 $5\sim10mm$(结节体积 $100\sim300mm^3$),肺癌概率 $0.9\%\sim5.8\%$,需要随访 CT;结节直径≥10mm(结节体积≥300mm³),肺癌概率 $11.1\%\sim26.2\%$,须即刻采取进一步措施,对结节进行定性分析。有研究认为,计算结节的体积倍增时间较单纯计算结节的体积对于判断结节的性质更具特异性:体积倍增时间(VDT)>600d,肺癌概率为 $0\sim0.9\%$,VDT400～600d,肺癌概率为 4.0%,VDT<400d,肺癌的概率为 $6.7\%\sim25.0\%$。

部分结节有好发部位。结核球多位于上叶尖、后段和下叶背段。肺隔离症好发于下肺叶。结节的倍增时间应以体积计算为准,如结节在 5 年内体积保持不变,一般认为是良性结节,但测定结节的体积,特别是小于 1cm 的结节体积有难度,计算机辅助三维体积测量方法或有帮助。

随访观察病变的发展变化对于肺癌的早期诊断有重要作用。对于初诊时不能确定的小病变,应定期 CT 薄层扫描随访复查,动态观察其变化,以利于早期做出诊断。由于磨玻璃结节具有惰性生长的生物学行为特点,90％的 GGN 在长期随访中未见明显动态变化,因此对于 GGN 的影像随访时间不应低于 3 年,最好能够连续随访 5 年或以上,才不至于遗漏早期肺癌的诊断。总之,GGN 病变的正确诊断和鉴别诊断依赖于详细观察各种影像学表现和对上述表现的综合分析,对于不典型病例,还需要随访观察 10 年以上,甚至只有通过有创检查才能最终确定病灶性质。

二、肺浸润性腺癌的 CT 影像特征、病理基础及鉴别诊断

MIA 病灶内的实性成分继续增多,范围扩大,可致肺泡塌陷,形成不规则的巢状结构,并浸润间质,当实性范围超过 5mm 时,病灶则进展到浸润性腺癌(IAC)阶段。IAC 内实性成分的病理基础与 MIA 内的实性成分并无不同,主要还是肿瘤细胞的增生堆叠和纤维组织(成纤维细胞的增生)及塌陷的肺泡,在肺 CT 影像上呈相对较高密度影。实性成分的体积取决于病变进展的程度和速度。进展期病变的实性成分明显多于早期的病变,最后可以形成一个完全是软组织密度的实性局灶性结节。此时,CT 增强扫描可发现分叶状强化实性结节或在结节边缘部分出现肿瘤微血管 CT 成像征。由于具有侵袭性倾向,病灶常向胸膜侧浸润,出现胸膜凹陷征。此外,在结节的周边还可出现小棘状突起或细毛刺征。这些都是浸润性腺癌的典型 CT 征象(图 41-5)。

IAC 伴有淋巴结转移和血管侵犯的可能性很大,癌性淋巴管炎症显示为结节向肺门侧的数条细线样淋巴管引流。病理为肺癌渗透淋巴管进入间质,刺激其增生,造成小叶间隔和血管支气管束的间质不同程度增厚。因此,对肿瘤性 GGN 病灶的 CT 特征进行细致分析有助于肿瘤的预后评估。病灶中磨玻璃样成分多的患者预后明显比病灶内存在较大实性结节患者的预后好,浸润性腺癌在病理上可表现为细支型、腺泡型、乳头型和实变型等病变特征的不同程度的混合,与磨玻璃结节型 AIS 截然不同。虽然理想的情况是在术前能够明确病变的性质,以避免不必要的手术,但对于微小肺癌,穿刺活检非常具有挑战性,而且根据有限的活检标本(穿刺或纤维支气镜)要做出一个非常准确的腺癌病理分型也很困难,因此结合影像特征就显得非常重要。在对偶发性 GGN 随访期间,病变一旦出现增大、增密、增强、增粗(肿瘤血管)时,应停止随访,建议 VATS 手术切除,以免延误早期肺癌(AIS 或 MIA)的诊治。

在 CT 随访检查中,如果 GGN 经过抗感染等各种内科处理后,GGN 没有缩小,甚至增大,须要考虑到癌前病变,如非典型腺瘤样增生(AAH)、原位癌(AIS)和肿瘤性病变,如MIA、IAC 等浸润性腺癌。这些病变均具有互相替代、移行、演变、转化的生长过程。许多研究报道表明,长期持续存在的 GGN 可以是癌前病变或早期腺癌的征象。在 Nakata 等的病例研究中,所有持续存在的 GGN 均为肿瘤性病变,其中 AIS 占 53.5％,MIA 占 25.6％,AAH 占 20.9％,在含有实性成分的 GGN 病变中,恶性比率达 93％。Kim 等报道了 49 例53 个持续存在的 GGN 病灶,75％为 AIS 或 MIA,6％为 AAH,仅有 19％为非特异性纤维化或机化性肺炎。

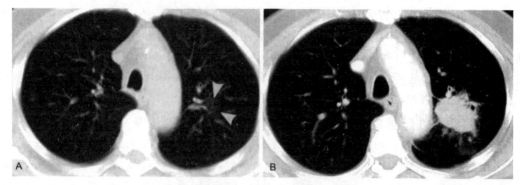

图 41-5　肺浸润性腺癌(IAC)的典型 CT 征象

A. 体检发现左上肺尖后段 5mm GGN(箭头),建议定期随访,B. 该患者未能遵医嘱按时定期随访,4 年后出现胸痛,行胸部 CT 检查,发现原 GGN 病灶增大实变形成肿块,其周边见小棘状突起、细毛刺及晕征。手术证实为浸润性肺癌

　　再次指出和强调的是,由肿瘤干细胞发展成 AAH、AIS 至腺癌的一系列事件是在肿瘤细胞的内在基因与外部微环境内的诸多因子共同参与和调控下逐步演进的,AAH、AIS、MIA 与 IAC 相互之间是一个替代、演变、转化的连续过程,因此,在同一例患者或同一/不同肺叶上可以同时存在不同的疾病发展阶段,最终导致影像学与形态学的多样化表现。如果同时存在多个病灶,则称为同时性多原发肺癌(SMPLC),如果多个病灶间隔一定的时间先后出现,则成为异时性多原发肺癌(MMPLC)。

三、浸润性腺癌变异型的 CT 影像特征及病理基础

　　非黏液性 AIS 继续发展将成为具有侵袭能周围间质、血管、淋巴组织侵犯或转移,也可力的含腺泡型、乳头型和实变型等混合性成分以在肺内沿小叶中心发生无规律转移,的肺腺癌(MIA→IAC),而黏液性腺癌则向从而发展成多结节或弥散型变异型肺浸润性腺癌(IMA),此即肺腺癌的发生和发展的全过程。黏液型肺腺癌与非黏液型肺腺癌相比,其病变范围更广泛,并且大都是多灶性的,即呈多发结节或肺炎样实变,常累及整个肺叶。特殊情况下,甚至表现为两肺广泛弥散弥散的结节,类似于粟粒性肺结核、肺转移瘤或间质性肺炎的 CT 表现。这些弥散性多发结节和实变均属于肺浸润性腺癌变异型的 CT 影像学表现。黏液型 IAC 患者 TNM 分期较高,突变率较低,对 EGFR 靶向治疗药物不敏感,患者预后和生存均较相对差。

　　(一)多发结节型

　　当结节病灶继续生长,阻塞了段/亚段支气管,可引起肺段的阻塞性肺炎和肺不张;病灶也可呈一侧或双侧肺内弥散性结节状或斑点状分布,呈多中心发展。诸结节大小不等,每个结节形态与单发结节型相同,也可以互不相同。结节边缘可具深分叶征、毛刺征和棘突征(图 41-6)。深分叶征是指肿瘤边缘凹凸不平,呈花瓣样突出,弧距与弧长之比≥0.4,系肿瘤各个方向生长速度不同或生长过程中受到血供及支气管阻碍造成,毛刺征表现为自肿瘤边缘向周围肺组织内呈放射状伸展的无分支细短线条影,这是瘤组织向肺间质浸润并牵拉周围小叶间隔的结果;棘突征表现为自肿瘤边缘突向肺组织的形态介于分叶与毛刺之间呈尖角样的棘状突起,通常被认为是分叶征的一部分,是肿瘤浸润的先端部位,提示肿瘤细胞在

血管周围的结缔组织内浸润和沿淋巴管蔓延。深分叶征、毛刺征和棘突征的存在提示肺腺癌的生物学行为恶性程度可能更高,因此准确识别这些征象对小肺癌的诊断非常重要。

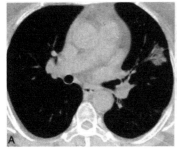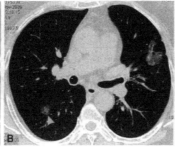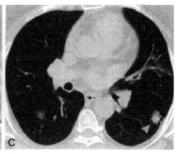

图 41-6 多发结节型肺浸润性腺癌(变异型)CT 表现

A. 女,61 岁,体检发现两肺多发结节,左上肺 GGN 较大,边缘呈深分叶征,B. 在相邻的下一个 5mm 层面,在右下肺另见 1 枚混合密度 GGN 病灶(箭头),形态上似 AIS,C. 再向下一个 5mm 层面,左下肺胸膜缘见第 3 枚 GGN 病灶(箭头),有胸膜凹陷,影像学诊断为 IAC,经肺穿刺病理证实

(二)实变弥散型

当原位癌一旦发生微浸润,其病程将明显加快,浸润性肿瘤组织将逐步蚕食纤维瘢痕,最终纤维瘢痕会被浸润性腺癌完全取代,进一步发展成为伏壁状为主型的浸润腺癌,后者将进一步发展为各类型浸润性腺癌。

肿瘤持续生长导致整个受累支气管腔内无气体充填时,病变区呈一团状或大片实变影,密度较高且均匀一致,易与炎症混淆。偶尔在实变影中也可见较大的充气支气管,而较小的支气管多不能显示,呈"枯树枝"征;也可形成楔形肺段致密影,病变尖端直向肺门,外围与胸膜相连,密度均匀一致,边缘平直,也可稍外凸或内凹,无支气管充气征,很易误诊为节段性肺炎,另外,在实变型的肺腺癌周围或对侧肺内常合并存在一些小斑片状或腺泡样结节影,这也是一个重要的佐证;如能仔细地观察,还可在节段性肺不张的均匀影中见密度更高的肿块影,增强扫描时强化明显,也可在均匀一致的低密度区内见树枝状的血管影,从而与炎症及肺不张相鉴别。弥散性的变异型肺浸润腺癌可表现为弥散分布于两肺的小斑片影或小结节影,部分结节内或可见小空洞或小囊影,其成因可能与终末细支气管的活瓣阻塞有关。

大多数浸润性腺癌为混合型,存在不同程度的细支气管肺泡、腺泡、乳头和实变成分,具有较强的侵袭性生物学行为。

(何翔)

第四节 十类肺腺癌的 CT 形态学分型及鉴别诊断

由于微小肺癌的病理分类、生长部位、生长方式、生长速度的各不相同,根据微小肺癌的 CT 特征,归纳总结了 10 种类型以有助于诊断和理解其影像病理机制。在单发/多发肺结节的 CT 诊断与鉴别诊断上,对 CT 表现的"同病异影"及"异病同影"要进行由表及里,审慎鉴别,去粗取精,去伪存真地进行逻辑推理,细致分析,结合临床,完善结论。

一、十类肺腺癌的 CT 形态学分型

在肺腺癌发生、发展过程的早期阶段,病变可以出现在肺泡或肺泡管,也可以位于呼吸性细支气管、肺小叶支气管等各种不同的部位,从而造成了肿瘤复杂多变的影像形态。此外肿瘤的不同区域的发展往往亦不同步,某些区域可以表现出停滞不前的状态,有些区域则表现出退缩状态,在另外的区域还可表现出很活跃的状态,这也是肿瘤各不相同影像形态的原因。上述病理基础导致了肺腺癌在形态学上的多态性,归纳起来大致可以将肺腺癌病灶的 CT 影像学特征分为以下 10 种类型。

(一)棉球型磨玻璃结节

肿瘤细胞密集排列于肺泡腔内,单纯地沿肺泡壁呈伏壁式生长,肺泡腔内含有黏蛋白及渗出液,与残余的气体混合形成磨玻璃密度。密度较低的磨玻璃结节边缘可以凹凸不齐,犹如细齿轮状的小球。在 CT 影像上,肺原位腺癌表现为局灶性磨玻璃结节,形如小棉球,边缘与正常肺组织有分界,直径≤3cm。在云雾状密度影的周边可见微细血管进入内部,位于肿瘤外带边缘的微血管分支结构非常丰富,增强扫描时可被强化形成肿瘤微血管 CT 成像征。这是原位癌与非典型腺瘤样增生结节最为关键的不同之处,可据此加以鉴别。此外,原位癌一般均>5mm,而非典型腺瘤样增生结节≤5mm,亦是鉴别的要点之一。

由于这种棉球型的肺原位腺癌的密度都很低,CT 值在-600HU 左右,所以对这种类型的病灶需要进行多种图像后处理,才能更清晰、更全面地观察和分析病灶的形态和肿瘤血管。"肿瘤微血管 CT 成像征"是肿瘤细胞内部分泌的血管生成因子刺激周围毛细血管产生毛细血管芽后,新生血管移动进入瘤体及在肿瘤内部形成微血管互相联通的影像表现,与"血管集束征"不同,它是评价周围型小肺癌的一个较特异的 CT 征象。

(二)充实型

肺腺癌一般具有替代、移行、演变、转化的生长过程,即 GGN→AAH→AIS→MIA→IAC。但是部分肺腺癌在其发生的早期阶段,由于产生原位癌的基底细胞不经过黏膜的上皮化生或不典型增生再发展成 AIS 的这一常规的转化过程及演变模式,而是直接集合呈一小乳头状或小息肉状,发展成为实体结构,其密度增高,一般 CT 值可在-400HU 上下,在 CT 影像上就表现为充实型小肺癌。

这种充实型的微小结节外周缺乏明显的磨玻璃样特征,有时在实变病灶中央见小圆形的低密度气肿区,即"中心空泡征",使得病灶看似部分实性,但其与混杂磨玻璃影的部分实性结节不同。具有"中心空泡征"的微小原位癌,发展也较缓慢,具有一定的惰性,可以在 5 年,甚至更长的时间内维持不变,缺乏动态变化(图 41-7)。但是对完全充实型并伴有分叶、毛刺等周围征象者则完全不同,它在发生的早期阶段,就可以直接发展成侵袭能力极强的浸润性腺癌,这类腺癌通常肿瘤体积小于 20mm,但发现时常已经有纵隔或肺内淋巴结转移,这类腺癌组织学类型多数为微乳头型或实体伴黏液分泌型。因此,一旦发现这种完全充实型并伴有分叶、毛刺等周围征象者,再具有肿瘤微血管 CT 成像征时,不必随访观察一段时间,应及时手术作为上策。

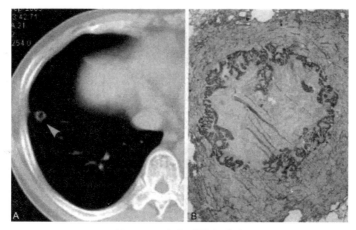

图 41-7　充实型微小肺癌

A. 于右肺下叶前基底段见一环形病灶,在实变灶中央有小圆形的低密度气肿区出现,称"中心空泡征"(箭头),B. 手术病理示:原发性黏液腺癌,大片黏液内见腺样及乳头状结构的异型黏液性上皮,破坏肺泡原有结构(HE×20 倍)

（三）颗粒型

肺腺癌可以累及多个肺泡或肺泡囊(由相邻的多个肺泡围成的囊腔),形成多个细颗粒状的微小圆球状或成串珠样排列的多颗粒形态的 CT 影像特征。解剖学上,肺泡囊是由许多肺泡共同开口而成的囊腔,并与肺泡管连续,每个肺泡管分支形成 2～3 个肺泡囊,具有输送营养物质的作用。肺泡与肺泡间以肺泡小孔(Kohn 孔)相互沟通,肺泡与末梢细支气管以 Lambert 孔沟通。癌细胞可沿着此两个小孔呈连续性浸润、蔓延性生长,充满多个肺小叶内的肺泡囊,在影像学检查时即形成微小圆球状或成串珠样排列的多发颗粒形态的表现。

（四）堆聚型

在 CT 影像上呈现为由数个类圆形磨玻璃结节互相堆聚形成的病灶;病灶边缘可以凹凸不齐,也可以分叶形成花瓣状。病理基础为癌细胞累及多个肺泡或肺泡囊,其颗粒状的病灶互相堆聚,互相凑合,呈簇状增生或小乳头状结构。<3cm 的磨玻璃结节可继续长大,侵犯周围间质,形成早期微浸润性病灶。分叶增大时,在 GGN 周围常有薄层肺萎陷圈,形成 CT 影像上所见的晕征(halo sign)。晕征可以是瘤体增大推压周围肺组织所致,也可以是肿瘤的浸润或小动脉栓塞后所致出血的结果,因此并非是恶性病变所特有的影像特点。

（五）管壁型

在解剖学上,肺泡管是人体肺呼吸系统的重要组成结构,是从肺泡囊到呼吸性细支气管的通道,由肺泡围成。有小团状的平滑肌断面和单层扁平上皮。癌细胞可以沿肺泡管长轴方向浸润伸展,局限于管腔内生长,表现为管壁黏膜的增厚或呈隆起的结节状增生,在 CT 上则表现为细小串珠状的管型磨玻璃病灶。

根据病变生长的长度和深度的不一,CT 可以见到 2 种形态:

(1)单纯管壁型,表现为长、短不一的管状分支状磨玻璃影。

(2)树枝型,呈细分支状。可以呈细条状的磨玻璃密度影,见于连续数个相邻的层面上或在 1 个层面上相互紧挨排列。

(六)树枝型

肿瘤进一步沿肺泡管向呼吸细支气管、末梢细支气管、肺小叶支气管范围延伸,渐由管壁浅层浸润向周围深层结构发展,CT 就可表现出树枝状的外观,见于连续数个相邻的层面上。所以当原位癌一旦发生微浸润,其病程将明显加快,浸润性肿瘤组织将逐步蚕食纤维瘢痕,最终纤维瘢痕会被浸润性腺癌完全取代,进一步发展成为伏壁状为主型的浸润腺癌,后者将进一步发展为各类型浸润性腺癌。

(七)空腔型

空腔型病变,即含有假空洞征的病变。CT 影像上表现为结节内存在圆形或卵圆形低密度影,直径通常在 5~10mm。与 1~3mm 的空泡征(裂隙征、小泡征或肺泡气像征)不同,其病理基础是扩张的细小支气管、局限性的小泡性肺气肿,甚至是相对尚属正常的肺组织,并非是真性空洞(真性空洞是由于肿瘤快速生长,血供不足,导致肿瘤中心坏死经支气管排出所形成的)。假空洞内部的分隔为增厚的细支气管壁。假空洞征形成的原因包括:

(1)当终末细支气管被肿瘤长入浸润后产生狭窄,发生活瓣样阻塞,单向阀门效应使肺泡腔过度充气,管腔及肺泡不规则扩大,从而形成假性空洞。

(2)肿瘤内小灶性坏死排出后形成融解、破坏与扩大的肺泡腔。

(3)未被肿瘤组织占据的含气肺组织,包括未闭合或扩张的细支气管。小肺癌的假空洞征也可以称"气泡样征",这是早期肺腺癌的重要 CT 征象之一。随着肿瘤的生长,在其周围常可见晕征。该征象可能是瘤体增大推压周围肺组织所致,亦可由于肿瘤浸润或小动脉栓塞后出血引起。

(八)蜂窝型

蜂窝征在 CT 影像上表现为多发的、散在的或成簇的囊样含气间隙,直径 3~8mm,壁厚 1~3mm,形似蜂窝。病理上可能是癌细胞沿肺泡壁生长,但尚未封闭肺泡腔,即在肿瘤区内残存有正常含气的肺组织,也可能是肺组织被破坏从而失去了腺泡的正常解剖结构,肺泡腔内遗留黏液使其扩张而成。多个小泡聚集,其大小比较一致,形如蜂窝。在肺窗上均具有清晰的壁,乃是肺纤维化所致。

(九)瘢痕型

尽管瘢痕属陈旧性纤维组织,本身无恶性变的可能,通常亦无定期随访的必要。但在瘢痕的周围,有时存在持续性慢性炎性反应,慢性炎症刺激已经被证实与肿瘤的发生存在一定关系,因此不能完全忽视对于 CT 影像中所见瘢痕的观察与评估。在原有的纤维硬结灶边缘周围如果出现软性的、比较模糊的小点状、小条片病灶或新出现胸膜皱缩、凹陷征时,需警惕早期瘢痕癌可能性。由于初期尚未形成明显的软组织结节,诊断较为困难,更应特别谨慎,仔细对比多次影像资料,评估瘢痕的形态、密度、大小是否发生变化。在瘢痕癌中,原有瘢痕往往被肿瘤组织包裹于瘤体中心,病理上常见多量炭末沉着,绝大多数肿瘤为腺癌。肺瘢痕癌的生长速度缓慢,倍增时间长,可达多年之久。因此,肺瘢痕癌的诊断要点在于对比定期随访影像资料,观察 CT 影像上病变形态的变化甚为重要。在随访中病灶逐渐增大,在原有的纤维灶边缘周围出现软组织影,经抗感染治疗无效,则符合肺纤维瘢痕灶并发瘢痕癌的诊断,具有肯定的手术指征。

(十)脐凹型

肺腺癌的瘤体如果靠近叶间胸膜,可侵犯累及牵拉胸膜,形成脐样凹陷,其病理基础是癌结节内纤维瘢痕收缩牵拉,致胸膜有增厚和粘连,在 CT 影像上表现为结节牵拉叶间胸膜的线条影,向肿瘤侧倾斜,形成诸如项链垂形、Y 字形、V 字形等不同形态的胸膜脐样凹陷。

二、肺微小结节腺癌的鉴别诊断

(一)肺原位腺癌与浸润性腺癌、鳞状细胞癌、大/小细胞癌、类癌、转移瘤在临床、影像、病理、免疫组化上的鉴别要点

详见表 41-2。

表 41-2 肺原位腺癌与其他各类肺癌的临床、影像、病理、免疫组化鉴别要点

分类	临床	影像		病理	免疫组化(IHC)
		CT	PET		
原位腺癌 AIS	占肺癌20%,女性约占1/2,62%患者不吸烟。患者可有黏液痰	孤立或多发SPN 由 GGO 渐有实变	大多数 AIS 低代谢,少数病例可有升高	生长缓慢,单纯型不累及基质也无血管及胸膜受累	非黏液型 TTF-1/CK7(+),CK20(-);黏液型 TTF-i(±),CK20,CKX-2(±)
浸润性腺癌	占肺癌30%,60%NSCLC,多数不吸烟。症状依病灶大小、位置而定	周围型结节可有增强、分叶、毛刺,还可有胸膜及斜裂牵拉	周围型结节及胸膜均有高代谢表现	伴有毛刺的界限明确的肿块可有胸膜皱缩,通常中央有瘢痕,组织类型有腺泡乳头、混合型,后者可含有细支气管肺泡成分	85% TTF-1/CK7(+),CK20(-),MUC-1(+),KRAS,EGFR,AJK(±),TTF-1 核染(+)
鳞状细胞癌	占肺癌20%,占NSCLC30%,大多数吸烟。晚期症状与COPD相似	中央型周围型均有。1/3 肺,纵隔有转移。10%有厚壁空洞,洞内壁可有癌结节	周围空洞结节,有明显高代谢表现	灰褐色的实性肿块,中央有坏死性空洞。组织学有清晰的细胞间桥和角化珠形成	TTF-1/CK7/CK20(-),CK5,6(+),CKAE1,3(+),P63(+)
大细胞癌	占肺癌5%,吸烟。其中10%NSCLC,症状咳嗽,体重下降	周围型大肿块,边缘光整,生长快,早转移	周围巨大结节,有明显高代谢表现	巨大肿块,边缘光整,周围坏死,空洞少见	TTF-1(+)-50%,Pan-cytok-eratins(+),包括34Be12,神经内分泌 m(-)
小细胞癌	占肺癌20%,吸烟。2/3 发现时即有瘤旁压迫症状:SVCS	小病灶大转移:纵隔,肺门,包绕大血管,气管	周围结节有明显高代谢表现	肿块常有坏死,纵隔周围组织结构常可有转移,镜下小圆细胞	TTF-1(+),Ki-67(+),CK(Epithelial-marker)(+),CD56(神经内分泌)(+)

续表

分类	临床	影像		病理	免疫组化（IHC）
		CT	PET		
类癌	占肺癌 2%，45～55 岁，多不吸烟，多无症状。可有类癌综合征出现	气管/支气管内病灶可有明显增强	病灶可有不同程度 FDG 的摄取	典型类癌（TC）核分裂数＜2 个/sqmm 无坏死，不典型类癌（AC）核分裂数 2 ～ 10 个/sqmm 有坏死	TTF-1（＋），Ki-67 低增生率，CK（＋），神经内分泌标志物 CD56，NSE，Syna-ptophysin（＋）
转移瘤	来自原发的乳腺，结肠，肾，头颈部肿瘤，多为多发灶	单发或多发的边缘光滑的圆形病灶，GGN（±），也可沿淋巴系弥散	FDG 摄取值取决于原发恶性肿瘤，如平滑肌肉瘤是高代谢	转移瘤的组织学类型与原发性肿瘤一致或类似	TTF-1（－），甲状腺肿瘤除外。与原发肿瘤一致或类似

（二）局灶性肺间质纤维化

磨玻璃影是一种非特异性表现，可以有多种原因造成，如炎性病变（包括一般非特异性、结核及真菌性）、局灶性纤维化、非典型腺瘤样增生等均可形成肺内磨玻璃结节（GGN）。磨玻璃结节可以见于很多不同的病理组织改变，包括肿瘤、感染、局部出血和局灶性间质纤维化，仅根据 CT 上的表现通常难以对磨玻璃结节做出定性诊断，初诊时可称为不确定性磨玻璃结节，而经过密切的较长期的随访并结合临床治疗才有助于病变的鉴别。局灶性肺泡间质纤维化是近年来随着对大量病灶的活检才被人们所认识的。在薄层 CT 上局灶性间质纤维化表现为多边锐利状的磨玻璃影，其最大直径小于 2cm，当有纤维化结节和肺泡塌陷存在时，其内可见实性成分。在一定的时间内其 CT 表现不会出现显著变化，是良性病变中表现为持续存在的磨玻璃结节的一个主要的类型。局灶性纤维化的影像也可以表现为持续存在的磨玻璃结节，其病理学基础为成纤维细胞增生引起肺泡间隔增厚的纤维化并伴有成纤维细胞的增生。磨玻璃结节中的实性成分则与纤维化及肺泡壁塌陷有关。局灶性纤维化周围正常的肺组织受牵拉边缘凹陷而形成多角形或多边形有助于与非典型腺瘤样增生（AAH）的边缘光滑的磨玻璃结节相鉴别。这是与恶性病灶重要的鉴别特征，另外，有些病例表现为无实性结节的圆形或卵圆形的磨玻璃结节与肿瘤性病灶的 CT 特征有很多相似之处，因此与肿瘤的鉴别有时会极其困难。

（三）肺结核

Ⅰ型原发性肺结核为初次结核感染包括原发复合征和胸内淋巴结核，通过肺动脉弥散至两肺即为血行弥散型肺结核（Ⅱ型），在儿童期原发性肺结核痊愈后，成年期再次感染结核杆菌而发生的为继发性肺结核（Ⅲ型），结核性胸膜炎及肺外结核分属Ⅳ型及Ⅴ型。虽然各型结核均有不同的 CT 表现，但其病理基础都是相同的。当以过敏占优势而形成的结核炎性渗出病变时，则称渗出性病灶，CT 表现呈现磨玻璃影像。当以免疫占优势而形成的结核性结节时，则称增生性病变，CT 表现呈现实性或部分实性结节影像。当以变质占优势而形成的凝固性干酪样坏死病变时，则称干酪坏死灶，CT 表现呈现实性结节影像。而干酪坏死灶液化后排出体外的过程则形成空洞性病灶。若干酪灶/增生灶/渗出灶周围有一层纤维包围则称结核球。若病灶内蛋白质变性,磷酸盐增高,钙质沉积出现钙化,这是结核病理演变过程中常见的结局之一。因此,各型肺结核都是以干酪坏死、纤维化和钙化为特征的慢性肉芽肿样的演变过程。病理上分为渗出、增生、干酪、空洞四个时期。因此,CT 影像特征与这四个不同时期的病理基础有关。而后者又可在一次 CT 检查过程中全部或部分显示,由此形成了肺结核“三多”“三少”的特征,即结核的多灶性、多态性、多钙化、少肿块、少堆聚、少增强。

CT 表现:

1. 多灶性

肺结核的 CT 征象往往是除了其孤立性结节病灶周围可见卫星灶外,在其余肺叶、肺段也出现类似的病灶。这是因为干酪性病灶通过支气管可引起其他肺段或对侧肺的弥散,也有称之为肺门流沙样弥散或火焰样弥散。甚至结核病灶向胸膜浸润,形成胸腔积液、胸膜增厚、粘连或向纵隔淋巴结发展(图 41-8)。

2. 多态性

是指肺结核病灶的 CT 表现可以呈多种形态出现。即所谓“同病异影”。因为肺结核的病理演变可随机体免疫功能的变化及抗结核药物治疗而发生改变。当机体和药物不能控制结核菌生长,则结核菌可沿淋巴管、血管或支气管蔓延弥散。局部病灶可以溶解液化,形成空洞,再向邻近弥散。一旦邻近组织受侵、蔓延,可使病理演变更加复杂化。在 CT 影像上就出现多种形态:浸润渗出、增生结节、干酪坏死、薄壁空洞、纤维粘连、支扩瘢痕、肉芽钙化、粟粒弥散、网状结构及磨玻璃样变。

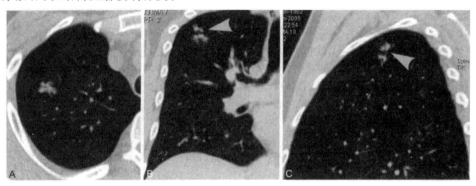

图 41-8 肺结核多病灶性的 CT 表现

A. 横断面:右上肺结核硬结灶;B. 冠状面:硬结灶呈多灶性(箭头),C. 矢状面:硬结灶呈分离状(箭头)

3. 多钙化

钙化是结核病理演变过程中常见的结局之一。无论经过治疗或未经治疗的结核病灶在浸润渗出向吸收好转的发展过程中首先可出现小颗粒状钙化,继而渐渐增多,往往由中央延向周围,钙化总容积应>20%。由于 CT 的密度分辨率高出胸部 X 片 20 倍,因此一旦出现极细小的钙化点,CT 即能发现。在我们工作中常遇到胸部 X 片上有一个直径<2cm 的 SPN 病例。常常为了要做 CT 引导下穿刺明确病灶性质或疑为肺癌须明确 TNM 分期者,

在做 CT 检查时即发现 SPN 有＞50％容积的钙化。从而放弃了 CT 引导下肺穿刺及避免了一次开胸手术。而肺癌的钙化则呈细沙状,量少,常分布在肿瘤边缘。

4. 少肿块

肺结核病灶以渗出为主时则影像以云雾状、斑片状、磨玻璃状为 CT 特征,呈非肿块性表现;以空洞为主时则可呈无壁空洞、薄壁空洞、张力性空洞、干酪空洞、厚壁空洞等形态,也属非肿块性;以结核球为主时则呈一圆球形,由于球形干酪灶的周围有一层纤维包膜,所以特别光整,很容易与土豆状或生姜状生长的肺癌灶做出鉴别。

5. 少堆聚

肺结核病灶以增生—干酪—坏死为主时,是指在增生灶中心坏死并且相互融合成小块干酪灶,干酪是一种以渗出或增生病灶变质占优势的凝固性干酪样坏死病变。成为一种均匀的物质充入肺泡。当未发生液化时,CT 显示密度均匀,而较少有小结节堆聚的那种癌灶表现。

6. 少增强

用自动压力 CT 专用注射器做静脉团注法 CT 增强扫描的时间必须掌握在注射后 30～40s 内的肺静脉灌注期。这样测出在同一层面、同一部位病灶增强前后的 CT 变化值,才有肯定价值与意义。结核干酪灶由于血管分布少或无血供,因而对比剂随血流进入病灶中心的数量也少。故强化不明显。一般增强前后的 CT 差值＜30HU 范围。肺癌的血供相对较丰富。对比剂随血流进入病灶量大,因此强化较明显,一般 CT 差值＞30HU。但须强调的是这仅指结核干酪性病灶与周围型小肺癌的鉴别。如果是结核增生性病灶或形成增生性肉芽肿,由于其血供较丰富,也可以明显强化,其增强前后的 CT 差值可达 50HU 以上。此时结核结节与小肺癌的鉴别相当困难。但肺结核病的 CT 影像往往不是单一的,多种形态、多种病灶的影像常同时存在是肺结核病的 CT 表现重要特征。因此在诊断中决不能凭单一的征象去肯定或否定单发肺结节的性质,往往需要相关征象组合在一起,才有可靠的诊断价值。

有少数病例肺结核与肺癌可以共存,此时常出现恶性结节的良性 CT 征象,或良性结节的恶性 CT 征象。因此对老年肺结核患者,如有大片干酪坏死灶在治疗吸收过程中出现不规则肿块,或在增生硬结灶的周边出现软组织密度病灶的改变时,或在另一处又新出现生姜状结节时,要反复进行多次痰癌细胞检查及结合血肿瘤标志物、纤维支气管镜等检查,以警惕与肺癌共存的可能。

(四)肺转移瘤

恶性肿瘤在晚期多可转移到肺部,可以是血行弥散、淋巴系统转移或邻近器官的直接侵犯。以血道转移较为多见。因为全身的血液都必须经过肺循环毛细血管的过滤,再经过肺静脉系统的回流,形成肺部的转移性病灶。在此类血道转移瘤中,以绒毛膜癌、乳腺癌、肠癌多见,肝癌、肾癌、甲状腺癌次之,还有骨肉瘤、胰腺癌、前列腺癌和间叶组织来源的恶性肿瘤等。肺淋巴性转移病变的转移方式一般是先有肺内血道转移病灶,然后经肺的淋巴管引流到肺门淋巴结或者是先转移到纵隔淋巴结,以后再逆行至肺门淋巴结,最后发展到肺内淋巴管。当纵隔淋巴结发生转移后,由于淋巴引流的障碍,可以产生浆液性胸腔积液。若是胸膜上直接的转移,则通常表现为血性胸腔积液。

肺转移瘤(癌)与其他病变的主要鉴别点是:变化快,短期内可见肿瘤增大、增多,有的在原发肿瘤切除后或放疗、化疗后。甚至在没有经过治疗的情况下,转移瘤灶有时可自行消失,此称为"肿瘤善化"。但毕竟极为少见,这种情况见于来自肾癌和绒毛膜癌转移者。

肺部转移瘤少而小时,可无临床症状。当大量转移时可出现气急、咳嗽及痰血不多见。特别是淋巴系统转移者,进展较快,数周内迅速加重。胸膜转移者还可伴有胸痛或胸闷等症状。

CT表现:

CT对病灶的发现、病灶内外的细微结构,以及纵隔/胸内淋巴结增大、胸膜结节、肋骨、椎体等有无破坏的显示均优于胸部X线片,应作首选,是必不可少的检查步骤。

血行转移瘤可以是单发灶,多见于肉瘤、肾癌、胃癌、结肠癌、卵巢癌、恶性畸胎瘤、小儿的肾胚胎瘤(Wilm's瘤)。在CT上,可表现为单一圆形的致密结节/肿块影,密度均匀,大小直径为2～10cm,一般在3～5cm。常呈分叶状,边缘光整,周缘无刺。诊断多依据原发肿瘤(癌)的病史而确立。有时原发肿瘤的病史可远在30年前。若是弥散性粟粒性转移灶时,应与急性/亚急性血行弥散型肺结核(粟粒型肺结核)做鉴别。若在转移灶内出现钙化或骨化结构,多为脂肪肉瘤或骨肉瘤转移。

乳腺癌、胃癌发生的淋巴系统转移则表现与血行性有所不同:除有纵隔、肺门淋巴结增大外,可沿着肺纹理走向有异常条状和小结节影,是淤积扩大的肺内淋巴小管或毛细淋巴管及在管内的癌结节。当肺小叶间隔的淋巴管淤积、水肿和增厚时,则可在肺外带近胸膜缘出现Kerley氏A、B、C间隔线。间隔线的分布部位如下:A线系自肺野的外周引向肺门,长2～6cm,不与支气管和血管的走向一致,亦没有分支,多见于上肺野,在CT断面图像中,其走行与扫描中心线平行时,一般常能见到;B线又称膈上横线,长1～3cm,宽1～2mm的水平横线,多见于膈面上方近胸膜缘,CT容易发现,C线见于中下肺野,呈网格状交织的短线影。这些均反映间隔的淋巴淤积、水肿和增厚。

(五)肺淋巴瘤

肺的原发性恶性非上皮肿瘤远比恶性上皮性肿瘤——肺癌少见,可分为两类:

(1)恶性间叶性肿瘤。

(2)恶性淋巴瘤,但其中也有的是瘤样病变或淋巴增生性病变。瘤样病变或淋巴增生性病变与恶性淋巴瘤之间存在谱族关系,即从良性淋巴增生性肉芽肿病变可以发展为恶性的淋巴细胞性淋巴瘤或淋巴瘤样肉芽肿病。根据组化免疫学资料,提示这些病变的大多数是属于胸腺后T细胞或B细胞增生性疾病。

在原发性肺淋巴瘤中最常见的类型是淋巴细胞性淋巴瘤。肺内的实性肿块,可扩展至胸膜下,甚至还可达一整叶肺生长。在临床上通常可无症状,仅体检发现。发展缓慢,可持续数年仍无转移。此瘤预后较其他类型淋巴瘤为好,5年存活率为70%。继发性胸部淋巴瘤则与原发性者不同,除了有原发性肺淋巴瘤的特征外,还可以出现肋骨的破坏、心包受累、胸膜转移等。

肺原发淋巴细胞性淋巴瘤与淋巴瘤样肉芽肿病两者在影像学上是无法做出明确的鉴别诊断的。通过CT引导下行肺肿块穿刺活检,镜下显示弥散性不典型淋巴细胞浸润,才做出明确诊断的。由于临床上70%肺恶性上皮性肿瘤或非上皮肿瘤发现时已为晚期,其病理诊断都是通过活检或细胞学标本中获得。可是还有10%～30%的肺恶性肿瘤,不能明确组织类型,此时借助影像学推断或评估出组织学类型就有相当大的临床价值及参考意义。

CT 表现：

可分成实变型、结节型、支气管血管淋巴管型、血管弥散型、心包胸膜型等。往往可伴有纵隔淋巴结增大。实变型可达整个肺段或肺叶，类似肺炎的实变影，密度高而均匀，边缘毛糙。有时实变影中可出现坏死性空洞影。结节型则是在支气管周围有单/多发小结节伴支气管充气征，这是肺淋巴瘤的特征性表现之一。此因淋巴瘤侵犯肺间质和支气管黏膜下组织，病灶沿支气管、血管周围的间质蔓延，表现为结节型或支气管血管型淋巴瘤。但须与结核、炎症、浸润型肺癌等病变鉴别，并进行较长时间的随访，观察其动态变化，必要时可行肺穿刺检查加以明确。

（六）肺错构瘤

错构瘤是一种正常组织的异常组合，主要是软骨、脂肪、血管组织构成，是最常见的肺良性肿瘤。在肺孤立性结节病变中占 5.7%，好发于 40～60 岁，小于 30 岁者占 6%，男：女 = 3：1。

90% 错构瘤为周围型，10% 为中央型长在气管支气管内。肺实质内的错构瘤多无临床症状，而在常规胸透或胸片中发现。

CT 表现为一圆形球状病灶，直径 2～3cm，边缘清楚，可有浅分叶，肿物多呈软组织密度，由于主要由软骨构成，形如珊瑚堆聚，其脂肪成分有时范围较大，容易发现，范围较小呈小圆点时往往在肿瘤边缘，必须用窄窗宽技术或图像后处理技术才能发现。所谓爆米花样钙化并不多见，在肿瘤中央/边缘常可有点/块状钙化。在一般情况下错构瘤不增强，但有一部分肿瘤内部血管成分较多时可出现强化，CT 增强前后的差值可＞50HU 或更高。错构瘤多系单发，长期观察其大小改变甚微或极缓慢地增长。

（七）局灶性机化性肺炎

局灶性机化性肺炎是由于肺泡腔内渗出物因某些原因，如患者年龄、糖尿病、慢性支气管炎、不同病原及质量不适当、吸收障碍等，使肺泡壁成纤维细胞增生，侵入肺泡腔内进而发展为纤维化，并见慢性炎性细胞浸润（淋巴细胞、浆细胞等）。急性肺炎因上述某种原因可演变成机化性肺炎，区分急性肺炎和机化性肺炎对于治疗有重要意义。机化性肺炎是不可逆的，若对机化性肺炎不适当地使用抗生素治疗，可导致真菌等机遇性感染。一般机化性肺炎均有急性肺炎病史，可有咳嗽、低热、咳痰伴血痰等。仅根据一次胸部 X 线检查和（或）胸部 CT 诊断局灶性机化性肺炎比较困难。周围型小肺癌有的经 1～2 年，甚至更长时间无慢性变化。当病灶与肺癌无法鉴别时，应行纤维支气管镜活检或 CT 引导下穿刺活检，及时获取组织学依据。患者拒绝活检时，应做 3～4 周随访，比较病灶形态、大小的变化来帮助诊断。由于病灶过小，发生部位不适于穿刺活检时，胸腔镜检查或开胸探查有时还是必要的。因为无论何种方法，有时对鉴别局灶性机化性肺炎与周围型肺癌还是相当困难的。

CT 表现：

（1）类圆形病灶呈类圆形，其边缘一部分向病灶内侧凹陷，邻近肺野可有卫星灶，并可伴有支气管壁增厚及支气管扩张征象。

（2）浸润型病灶可呈多角形、不规则形，沿支气管血管束分布，边缘向病灶中心收缩，并伴有锯齿状改变。

（3）胸膜型沿胸膜呈三角形或带状阴影，尖端指向肺门，基底贴近胸膜面，可伴有大叶性肺炎的基础。

局灶性机化性肺炎的 CT 表现是以小叶间隔为界,病灶边缘一部分向病灶内侧凹陷,可见胸膜凹陷征及支气管充气征,由于表现可以多种多样,因而有时与周围型肺癌很难鉴别,使患者接受不必要的手术。

另外是一种特发性炎症,即阻塞性细支气管炎伴机化性肺炎时,在细支气管和肺泡管内产生息肉样肉芽组织,伴有不同程度的间质和肺泡内的单核细胞和泡沫状巨噬细胞的浸润。

最常见的 CT 表现为双侧沿周围支气管血管分布的磨玻璃样改变或结节,其特征表现为一个或多个结节或肿块,其内可见支气管影。Kim 等报道 31 例阻塞性细支气管炎伴机化性肺炎患者中 4 例变现为 NGGO,反晕征(中心为磨玻璃样改变,周围环以环形的高密度灶)可能为此病的特异性变化。

（八）非结核分枝杆菌肺炎

非结核分枝杆菌肺炎系由人、牛结核分枝杆菌和麻风分枝杆菌以外的非结核分枝杆菌(NTM)引起的疾病。目前非结核分枝杆菌病有日渐增多趋势,其病理及临床与肺结核十分相似。非结核分枝杆菌肺炎的 CT 影像学表现多种多样,与肺结核相似,NTM 是一种普遍存在的微生物,是正常环境菌丛的一部分,可见于土壤、湖泊、河流、各种食物及家畜中。它不像结核病那样是由个人之间接触染病,而是暴露于环境内而感染。NTM 的肺感染主要是吸入尘土及雾化水滴中的病菌而致,在艾滋病患者中则可通过胃肠道获得病菌后,再累及肺部。NTM 有多种菌种,迄今已知有 20 种可使人类致病。NTM 分为光产色菌、暗产色菌、不产色菌及快速长菌 4 型,但引起人肺部病变者大多为光产色菌型中的堪萨斯枝杆菌(M. Kansiasii)和不产色菌型中的鸟复合分枝杆菌(MAC)或鸟-胞内分枝杆菌(MAI),较少见的有蟾枝杆菌(M. Xenopi)、偶发枝杆(M. Forraitum)、玛尔摩分枝杆菌(M. Malmoense)、猿分枝杆菌(M. Simae)。确诊须痰抗酸染色涂片为阳性,痰改良罗氏法培养非结核分枝杆菌阳性。该病多发生于中老年男性,临床表现差异很大,有的无症状体检发现,有的已进展到空洞,情况严重。部分患者肺部已患有基础病变为诱因,如肺尘埃沉着病、陈旧性肺结核、慢性支气管炎、慢性阻塞性肺疾病、支气管扩张等。症状与体征基本与肺结核相同。NTM 肺炎肺部表现多样,有结节、磨玻璃样片样影、实变、空洞、支扩、树芽征等,多种病变经常合并出现,主要与多发结节型肺浸润性腺癌(变异型)和多灶性肺结核鉴别。肺内病变表现为支扩,主要发生在右肺中叶、左肺上叶舌段,并且合并其他病变,如空洞、结节等,应考虑NTM 肺炎。肺内病变为多发薄壁空洞,并且干酪坏死少,亦要考虑 NTM 肺炎。树芽征表现需与弥散性泛细支气管炎鉴别,NTM 肺炎一般合并结节、空洞等,而弥散性泛细支气管炎很少见空洞,鉴别不难。

（九）慢性肺炎

慢性肺炎系指慢性非特异性炎症。慢性肺炎可分为原发性慢性肺炎与由急性肺炎演变而来的慢性肺炎。前者无急性发病过程,后者有急性肺炎转为慢性肺炎的病史。

慢性肺炎的基本病理变化包括变质、增生和渗出。一般渗出性病变较轻微,以纤维组织增生硬化为主。血管内皮细胞和组织细胞增生,并有支气管肺泡上皮增生。化脓性慢性肺炎可见大小不同脓腔。慢性肺炎在大体形态上可分为弥散性与局限性两种。前者病变弥散分布于两肺各叶,常为支气管炎或支气管扩张伴发病变。后者病变局限于肺叶、肺段或部分肺段。呈肺叶、段实变或球形、不规则形肿块,慢性肺炎以 50 岁以上男性较多见,尤以老年人常见。局限性的慢性肺炎以咳嗽、咯血及胸痛为主要症状。弥散性以咳、喘及咳痰为主要症状。来诊患者中诊断不明确者居多，多以不能除外肺癌前来就诊。慢性肺炎须与肺癌、肺结核鉴别，应采用 CT 检查。呈肺段、肺叶型的慢性肺炎，CT 可见支气管扩张优于胸片，多无支气管狭窄或梗阻，有时支气管轻度狭窄较难与正常支气管鉴别。因此在怀疑肺癌产生的支气管狭窄时应做纤维支气管镜检查，这是必不可少的步骤。呈肿块型的慢性肺炎用 CT 检查也不能与周围型肺癌区分时，还应采用在 CT 引导下细针胸部穿刺活检术。一般来说，慢性肺炎在 CT 上缺少周围型肺癌的典型征象（分叶征，毛刺征）。但肿块的增强有时却很明显。因此除了 CT 细针胸穿外，必要时还要做胸腔镜来获取可靠的病理资料。

（十）炎性假瘤

炎性假瘤与机化性肺炎和慢性肺炎在概念上不同之处在于：炎性假瘤在大体标本上呈肿瘤样外观，是慢性肺炎的一种特殊大体形态。机化性肺炎是指炎症区域的增生被纤维结缔组织所取代，是炎症的一种转归，在大体标本上是不规则的实变区，而慢性肺炎是以增生为主的炎症。因此，肺炎性假瘤一般认为是多种细胞成分形成的炎性增生性肿块。WHO肿瘤国际组织将它归在良性肿瘤中，称类肿瘤样病变。抗生素的大量应用，在抑制病原菌的同时也削弱了人体对病原菌的炎性反应，降低了体内的纤溶酶的作用，使大量纤维蛋白沉淀，肉芽及纤维包膜形成后即发展成肺炎性假瘤。

肺炎性假瘤的临床症状和影像学表现易与肺癌、肺结核等混淆，在诊断上确实存在一定困难。特别是多个病灶或单个病灶与错构瘤或结核瘤并存时，误诊更为多见。

其误诊率较高的原因主要有以下 5 点：

（1）临床表现不典型，起病缓慢，症状轻微，无高热史。

（2）患者未提供确切的呼吸道感染病史。

（3）与周围型肺癌 CT 征象相似，为异病同影。

（4）检查技术不当，未做薄层及增强扫描。

（5）对具有特征性的征象认识不足。

CT 表现：

典型的炎性假瘤与其他肺内良性肿瘤相似：一个或多个病灶，边缘光整，无分叶，无毛刺，其内密度均匀，包膜强化，其环形强化边缘呈连续性，无中断，此为特征性表现，可以与肺癌鉴别。肺炎性假瘤的不典型性 CT 征象可多样化：多灶性、多态性，有的可有空洞和钙化，边缘不规则，有毛刺，内部密度不均匀，可有强化。肿块可呈分叶状与周围型肺癌非常相似。但是胸膜边缘的炎性假瘤 CT 表现有其特征：软组织肿块中偶可见偏心性空洞，病灶经多方位图像重组（MPR）可呈长条样改变，边缘有收缩、牵拉现象。由于胸膜因炎症刺激部分有增厚与假瘤合成软组织肿块，其边缘也可被牵拉撑起围成一个透亮区，所谓"偏心空洞"。

（十一）肺真菌病

肺真菌病也称肺真菌感染。是指真菌对气管支气管和肺的侵犯，引起呼吸道黏膜炎症和不同程度的肺部炎症、肉芽肿，严重者有坏死性肺炎、甚至血行弥散到其他部位。致病真菌以念珠菌、曲菌最为常见，其次为新型隐球菌、放线菌、奴卡菌、毛霉菌等。近年来广泛使用广谱抗生素、肾上腺皮质激素、细胞毒性药物等，致使正常菌群紊乱、人体免疫功能下降、引起某些致病菌的感染，其中以真菌感染最为常见。

肺真菌病在肺内的病理改变主要有变态反应、急性炎症、化脓性病变，以至慢性肉芽肿形成。扩散的方式有直接侵犯、淋巴和血行弥散。曲菌可侵犯肺血管，发生出血梗死，早期病灶中心坏死结节被出血区围绕,可以表现为结节伴有晕环征,其病理学基础为与梗死相关的局灶性出血。CT 上的晕环征的出现频率从第 1d 的 96％到第 14d 的 19％。75％以上的初次晕环征可在 1 周内消失。晕环征可帮助对肺真菌感染做出早期诊断的可能性。单纯的局灶出血可表现为小斑片状磨玻璃影,病理基础为肺泡毛细血管小动脉瘤破裂引起血液在肺泡内聚集。短期复查这类出血导致的磨玻璃影均可吸收消失。晚期坏死溶解形成含气的新月形空洞。因周围坏死组织被粒细胞搬运而吸收,进而中心坏死组织及含气空洞围绕曲菌球形成特征性变化。

CT 表现:

肺真菌病引起的肺部病变主要有曲菌/隐球菌球、肿块、空洞、支气管扩张和肺段炎症。

(1)曲菌球表现为薄壁空洞中出现菌球且与周围有一定的间隙,并可随体位移动而变动,球与薄壁空洞间见新月征,其病理基础为曲菌丝、纤维、黏液混合成团,寄生在肺部的空洞病变肿形成后可以液化再形成空洞,厚壁或薄壁均可。此时若仅从影像上观察与癌性或结核空洞鉴别颇难。穿刺或手术方可做出病理定性。

(2)肺段性炎变可以单发,也可多发。常并发薄壁空洞、支气管扩张、结节灶。

(3)肺棘蚴虫现已证实属真菌,非原虫。侵入人体后定居于肺泡,形成炎性反应。大量虫体和渗出物可阻塞肺泡及细支气管,出现呼吸困难。卡氏肺囊虫肺炎也称吉氏肺孢子菌肺炎早期 CT 表现为磨玻璃样密度病灶(均匀分布在两侧,这是虫体定居于肺泡后,黏附于肺泡上皮细胞并增生形成炎性反应)。

(4)引起肺内外的扩散:两肺弥散性结节灶、小片灶并伴有曲菌球、小空洞及支气管扩张,肺间质改变少。而肺结核肺内弥散,除了渗出、增生病灶外,还有钙化及支气管狭窄改变,可与真菌感染鉴别。真菌沿淋巴道弥散时,可见肺门淋巴结、纵隔淋巴结大。也可侵犯胸膜引起胸腔积液,甚至弥散到脑部引起真菌性脑炎,此时以大脑皮质粟粒性结节为主要表现。必须做增强 CT 或 MRI 扫描与结核性脑炎、病毒性脑炎等鉴别。真菌侵犯骨可以引起溶骨性破坏,干骺端有穿凿样缺损,伴有骨膜反应及软组织肿胀。最后确诊须结合临床资料、真菌培养或病理组织检查。

(十二)肺棘蚴虫病

由犬绦虫蚴寄居于肺内所致的包虫囊肿,多见于牧区。与肝、肌肉等部位的包虫病同时存在。约占棘蚴虫病的 15％。患者一般无症状,血常规中嗜酸性粒细胞增高,如囊肿大者伴感染时可有发热、咳嗽、咳痰、胸痛。囊肿穿破支气管,可咳出大量含囊膜带咸味痰液。Casoni 皮内试验和补体结合试验阳性。

CT 表现:

(1)肺棘蚴虫囊肿以单发多见,亦可多发,圆/类圆形,1～10cm 大小,密度均匀,边缘整齐,周边可有钙化。囊肿位于右下肺后部多见。

(2)深吸气及深呼气扫描时可有大小改变。

(3)囊肿破裂与支气管相通时,腔内有气-液面,液面漂浮着部分脱落的囊膜组织,呈波浪状突起影称"水上浮莲"征。

(4)有时少量气体进入囊肿壁的内外层间隙中,在囊肿上缘可见一狭细的新月状透亮带。

(5)囊肿破入胸腔时则出现液-气胸。

(6)囊肿伴感染时,周边模糊,边缘不整,形成肺脓肿。

（十三）Wegener 肉芽肿

Wegener 肉芽肿是一种原因不明的坏死性肉芽肿性血管炎。主要累及上呼吸道、下呼吸道、肾和皮肤等脏器。无肾病变者为局限型,多数患者有鼻咽部症状和肺部感染症状:鼻咽喉腔、鼻旁窦、声带发生溃疡和肉芽肿,胸痛、咳血痰和气急等。肾功能差,皮肤损害时可表现为紫癜、水疱、结节、溃疡和肿块等。

本病应与肺炎、肺结核、真菌感染、周围型肺癌、转移瘤和艾滋病的肺并发症鉴别。多形核细胞(PMN)抗胞质抗体(ACPA)对本病有较高的特异性,其敏感性与病变范围和活动性呈正相关。鼻咽部和肺活体组织检查可确诊。

CT 表现:

肺内有多发球形病灶,大小 1～10cm,边缘锐利,易伴有空洞,急性期为厚壁空洞,慢性期可呈薄壁空洞,内壁不规则,少数可见液平面。少数病例可呈单发结节病灶和多发粟粒性结节病灶。Wegener 肉芽肿有一重要征象是结节周围可有针刺状线形瘢痕影,以及从结节放射到邻近胸膜面的索条影,这是其他,如脓毒栓子和血道转移灶所缺少的征象。同时肺内还有小叶性或节段性浸润病灶,为肺部坏死性血管炎引起的肺出血或肺梗死所致,支气管受累时也可导致肺不张。上述肺内病变常以动态变化快为特点,用激素治疗后,病灶短期内缩小、消退,又可增大或出现新病灶,呈游走性、此起彼伏的波浪形的表现。纵隔淋巴结可稍增大,可有少量胸腔积液和胸膜增厚。鼻咽、喉腔内可有多发性软组织肿块,呼吸道或大支气管有不规则狭窄。常规胸片对直径小于 0.5cm 的空洞、结节及结节的营养血管不能显示。作为首选检查手段,CT 的优越性在于它能发现供养血管,小的空洞及小结节影并有易变性,在抗结核治疗无效时应考虑到本病,但耳鼻喉科的临床检查也是必不可少的。

（十四）肺动静脉瘘

肺动静脉瘘是指肺部的动脉和静脉直接相通而引起的肺血管畸形。大多数为先天性显性遗传,故可有家族病史,但常常至青、中年以后才出现临床症状和肺部改变。Goldman 认为,本病常与先天性遗传性出血性毛细血管扩张症合并存在,毛细血管扩张症表现为口腔、鼻、唇黏膜出血和皮肤小毛细血管瘤。两者关系密切。据有关文献报道,单发性肺动静脉瘘患者 36% 合并有毛细血管扩张症,多发性肺动静脉瘘 57% 合并有此症。所以有的作者认为,肺动静脉瘘是毛细血管扩张症的肺内表现。

主要病理改变为一个或多个扩大的肺动脉分支,不经毛细血管网直接流入较大的肺静脉,瘘处血管扩张形成单个或多个瘤样囊腔。主要的病理类型有两种:

(1)肺动脉与肺静脉之间的直接交通,此型较为多见。

(2)主动脉分支(如支气管动脉、肋间动脉或胸主动脉的异常分支)与肺静脉发生直接交通,此型较为少见。

多在青中年以后出现症状,且逐渐明显。临床表现轻重不一,取决于分流量的大小。肺动静脉之间直接交通的患者,从右到左分流量超过整个循环的 25% 时将出现发绀、槌状指、气短、乏力、咯血、继发性贫血或继发性红细胞增多,多数患者局部可听到血管性杂音("心外"杂音)。动脉血气分析:氧分压降低。部分患者往往伴有皮肤或黏膜的毛细血管扩张。

CT 表现:

肺动静脉瘘病灶在 CT 上主要表现为一个或多个圆形或椭圆形结节,略呈分叶状,密度均匀,轮廓清晰。CT 值测定与血管密度相似。约 2/3 为单发。直径从 1cm 至数厘米大小,多数呈中等大小。局部可见扩大的肺血管影,通常有 2~3 条,分别代表供血的肺动脉和引流的肺静脉。采用静脉团注法做螺旋 CT 薄层增强扫描,可见瘤样囊腔呈明显强化,局部引流血管亦更为清晰。将原始资料经 MIP 及三维成像显示,可以更有质感和动感地显示肺动静脉瘘引流血管及瘤样囊腔的全貌,以及对比剂经过供血动脉逐渐进入瘤样囊腔、静脉汇入肺静脉的全过程。

（十五）肺梗死

肺梗死是肺栓塞后因血流阻断而引起的肺组织坏死。有 10%~15% 的肺栓塞病例发生肺梗死。而肺栓塞则是来源于肺动脉分支的栓塞,常继发于下肢静脉血栓脱落或充血性心力衰竭时右心血栓的脱落。此外,大手术后、久病卧床、妊娠、风湿性心脏病、肥胖或静脉曲张等情况均可引起肺栓塞,年老者尤其易产生。除了远处栓子脱落外,少数肺栓塞原发于肺动脉内,由于肺循环缓慢、肺动脉壁病变,以及肺实质病变压迫侵及肺动脉也可形成肺梗死。它是一种致命的疾病,而抗凝治疗可改善其预后。

在无明显心肺疾病的患者中,一个肺段动脉栓塞后并不产生肺栓塞,因为完善的支气管动脉血液循环通过侧支供血足以维持该区的血供。所以大多数的肺栓塞患者并不产生临床症状,或者仅产生轻微的不适。有时在肺栓塞区可因血液外渗和水肿液充填周围肺泡而产生实变,但一般并不引起肺实变的坏死,可在 1 周左右完全吸收,而不遗留任何纤维化改变。当肺栓塞并发有肺梗死时,临床上有突发的胸痛、气急、呼吸困难、咳嗽伴痰中带血等症状。在大的肺动脉栓塞而不导致死亡的患者中,典型的征象为休克,如脉搏快而弱、脸色苍白或有青紫、呼吸困难及大量流冷汗,与冠状动脉栓塞时的症状相似。有时肺栓塞的症状与急腹症或急性大脑病变相似,这是由于大脑缺氧所致。

CT 扫描方法:近几年应用多层螺旋 CT 开展的 CT 血管造影(CTA)扫描技术使肺栓塞及肺梗死的正确诊断率有了很明显的提高。这种无创伤性的检查方法的临床实用价值甚为满意,有替代诊断肺栓塞的“金标准”—有创性肺动脉造影之趋势。螺旋 CT 扫描成功的关键是要严格掌握准确的扫描时间,以及对比剂的用量及注射部位。一般成年人采用 100ml 含碘量 30g 的非离子型对比剂(1.5~2ml/kg 体重),也可以优化对比剂的用量,即采用 80ml 对比剂后加用 30ml 生理盐水,可获得相同的显影效果。如果从足背静脉注射,则扫描开始时间是在注射对比剂后 40~45s,若从肘前静脉注射,则扫描开始时间应在 15~20s。这是因为肺循环的时间一般均在 10s 以下,要使左右肺动脉腔内充满对比剂,就必须严格掌握此时间。使用自动加压注射器的速率在 3~4ml/s。在一次屏气的时间里从主动脉弓到心室中部或膈肌水平扫描的长度范围至少 12cm,以包括主肺动脉、上中下叶和段的肺动脉,所选扫描层厚为 3mm,层隔为 3~5mm,螺距 pitch 以 1 或 1.5 为宜。必要时还应将获得的原始资料进行三维图像重组,借以立体地显示左、右肺动脉及其分支,一般可达到 4 级肺动脉分支水平。

CT 表现:

肺栓塞在胸部 X 线片及 CT 上多显示为肺内血管纹理的异常和缺血、少血区,好发于肺下叶,上叶较少见。肺梗死范围多侵及一个肺段,直径 3~5cm,少数可侵及一肺叶,在 10cm 以上。密度均匀,呈单个或多个楔状影——基底向外,尖端指向肺门的病灶,有时也呈单发的圆形或椭圆形的均匀致密影,边缘清晰。虽具有一定的特异性,但胸部 X 线检查无法显示肺动脉腔内的栓塞及肺动脉管壁改变,给确诊造成困难。螺旋 CT 及 3D-CTA 可以显示肺段动脉及其近心侧血管内的小血栓,因此可有效地诊断肺动脉栓塞。一般肺梗死病灶吸收缓慢,需 1 个月始见消散,可遗留纤维粗索条影。

CT 诊断肺栓塞始于 1978 年,常规 CT 扫描时间长,有呼吸及心血管搏动伪影,加上部分容积效应,显示小血管不够准确,而且难于区分叶级肺动脉的腔内充盈缺损和图像伪影。螺旋 CT 可更好地显示主肺动脉及其分支,可靠地显示 2～4 级肺动脉的栓塞。有人比较过螺旋 CT 和肺动脉造影,一组 42 例分析表明,18 例肺动脉造影有栓塞者 CT 都有异常发现(敏感性 100％)《所有肺动脉造影正常,CT 也表现正常(阴性预测值 100％):仅 1 例假阳性(特异度 96％),原因是将肺段淋巴结误认为是血管充盈缺损。在右肺动脉层面上出现的右肺门软组织集束征容易误认为是血管内的充盈缺损,前者实际上是纵隔胸膜的脂肪间隙及部分正常肺门淋巴结(10R 组)形成的正常结构。此外,由于一条增强的血管所产生的部分容积效应可导致假性充盈缺损,误为肺栓塞。呼吸及心搏所产生的伪影也可造成对 CT 扫描所见的错误解释。一般情况下,CTA 对主肺动脉、段肺动脉腔内有单个/多发充盈缺损的发现是无可争议的。但要做出对亚段肺动脉的血管内充盈缺损——肺栓塞的诊断可能会引起争议。应当牢记与血流和运动有关的伪影和假像,以免做出错误的判断。

CTA 检查肺栓塞安全、可靠,简单易行,是一种能提供详细信息或修改明确肺栓塞诊断的好方法,可替代肺动脉造影和核素通气灌注扫描。对伴有右侧心力衰竭的重度肺动脉高压的危重患者和行抗凝治疗的复发肺栓塞患者,观察血栓溶解情况则更有重要的应用价值。

(十六)支气管囊肿继发感染

由于胚胎期肺支气管的发育异常,停滞发育的小支气管盲端,积聚多量的分泌黏液而逐渐膨大,形成薄壁圆形囊肿。可分纵隔型及肺内型二类。肺内型支气管囊肿来自周围小支气管。发病年龄在 30 岁左右,一般无症状,如一旦与支气管相通即可有咯血和继发感染症状,可误诊为肺脓肿,肺结核空洞甚至小肺癌。

CT 表现:

肺内有单发、圆形、密度均匀、液性的囊肿影。边缘光滑,直径＜3cm,无钙化。如囊肿与支气管相通,则囊肿含液平(液气囊肿)或呈全部充气的薄壁环影(含气囊肿),囊壁菲薄,1～2mm。单发者需与周围型肺癌及肺结核球鉴别。虽然 CT 值测量±10HU 为诊断支气管囊肿的重要依据,但是往往在支气管囊肿合并有继发感染时常可以在薄层 CT 上产生磨玻璃结节表现,组织学上,磨玻璃结节代表肺泡内渗出和间质内的纤维化改变伴有炎性细胞的浸润。在有实性成分的病灶出现时,在组织学上则是小脓肿,此时极难与小肺癌鉴别。有厚壁空洞时又与急性肺脓肿不易区分。抗感染治疗后做动态观察囊肿周围炎症吸收情况及显示出囊壁可有助于鉴别。

(十七)肺隔离症

本症是一种肺的先天性发育畸形。即一部分肺组织与正常肺组织分离,不接受肺动脉的供血,只接受主动脉发出的异常血管供血。可分为肺叶内和肺叶外两型。以前者多见,左下肺多见。肺叶内型与正常肺叶同一脏层胸膜,肺叶外型有独立的脏层胸膜。常在体检时偶现。合并感染时,有发热、胸痛、脓痰或咯血。

CT 的诊断依据为肺内囊状、囊实相间或实性单发病灶。常位于左下纵隔旁左肺下叶与膈肌之间,圆形、椭圆或三角形,亦可有分叶,边缘可强化,囊变区不强化,CT 鉴别诊断中应与肺炎、肺不张、肺癌相区别。采用螺旋 CT 血管造影(CTA)能显示供血动脉及引流静脉,这是一个重要的鉴别关键点:肺叶内型者供血动脉 70% 来自胸主动脉,30% 来自腹主动脉。而肺叶外型的供血动脉均来自腹主动脉或其分支,引流静脉则回流到下腔静脉、奇静脉、门静脉。

(十八)肺硬化性血管瘤

1999 年世界卫生组织(WHO)与国际肺癌研究协会(IASLC)肺肿瘤分类中硬化性血管瘤(PSH)归为混和细胞肿瘤。组织学分为 4 种类型,即上皮型、乳头型、硬化型和出血型。可多发,大多生长缓慢,10 年后仍可无明显变化。在组织病理学上无法界定病变是多中心原发还是肺内转移。多见于中年女性,常无临床症状。有研究表明女性发病率高可能与性激素有关,多数患者的雌激素受体与黄体酮。受体均为阳性。CT 典型表现包括小球灶可单发也可多发、囊性变、增强扫描可见病灶明显强化,CT 值可升高达 100HU 以上。

肺硬化性血管瘤(PSH)的发病部位无明显特征性,可以出现在肺门周围,亦可出现在外周肺野。CT 平扫表现为圆形或卵圆形结节,密度均匀,边界清楚。CT 增强表现为肿瘤多呈中度至明显均匀强化。肺硬化性血管瘤的强化与它的组织成分有关。瘤体是由血管瘤样区、乳头区、实性区及硬化区按不同比例所构成,一般以 2～3 种成分混合为主。血管瘤样区和乳头区由于其内的微血管密度较高而表现为明显强化。肿瘤以实性区及硬化区构成为主,瘤内微血管密度较低则表现为轻度强化。对 PSH 行动态增强扫描,可以发现 PSH 随时间延长强化程度增加,为渐进式强化。钙化、晕征和毛刺较少出现,贴边血管征对肿瘤的诊断意义较大,表现为动脉期肿瘤边缘粗大扭曲的血管影,聚拢、包绕在肿瘤的边缘,是肿瘤对周围血管的良性推压造成,可与肺恶性肿瘤鉴别诊断价值。另有文献报道,PSH 部分可有恶性变,可出现肺门及纵隔淋巴结转移、胸膜转移及胸腔积液。

总之,肺硬化性血管瘤(PSH)是一种多发生于中年女性的良性肿瘤,CT 检查主要表现为单发密度均匀的类圆形结节,边界清楚,呈均匀或不均匀明显强化,瘤周可伴有晕征、空气新月征和贴边血管征等特征性表现,并且病灶无毛刺征。准确地掌握这些征象,可以为临床诊疗提供极大的帮助,同时也为患者减轻心理压力及减少不必要的手术风险。

(十九)肺微小类癌

类癌(神经内分泌型 tumorlet)是一种少见的低度恶性神经内分泌肿瘤,是细支气管上皮内分泌细胞过度增生所致。起源于细支气管肺黏膜及黏膜下腺体的嗜银细胞,即 Kulchi-tsky 细胞,这些细胞质内有神经内分泌颗粒,具有分泌功能,因而部分病例可诱发类癌综合征(表现为阵发性皮肤潮红、腹泻、哮喘、心动过速等)或异位 ACTH 综合征(表现为中心性肥胖、高血压、色素沉着等)。类癌可发生于全身各个部位,90% 以上发生于消化道,又以阑尾炎类癌多见,肺类癌属于少见肿瘤,近年来的研究发现它可能来源于内胚层或多潜能分化特征的支气管上皮干细胞,因其具有浸润性生长,以及淋巴道血行转移的特点,WHO 分类中将其归入肺恶性肿瘤,但该病病程缓慢,预后良好,生存期长,属于低度恶性。

中央型肺类癌的临床症状主要表现为咳嗽、痰中带血、胸痛,这可能与肺类癌细胞间质血管丰富有关,周围型者多无临床症状,偶尔查体发现。类癌发病年龄以成年人多见,90%见于 50 岁以下,平均年龄多在 40 岁左右。类癌发展缓慢,转移率低且与病理类型有关,而病理类型和有无淋巴结转移是影响预后的两个重要因素。类癌在电镜观察下可见大小不等的神经内分泌颗粒存在。分为典型类癌(TC)和非典型类癌(AC)。典型类癌(TC)在电镜下表现为癌细胞形态一致,分化好,核分裂无或极少,无坏死,该型预后较好;非典型类癌(AC)电镜观察下表现为癌细胞呈多角形或梭形,分化差,核异型较明显,核分裂象易见,常伴灶性坏死,该型侵袭性较大,预后较差。文献中 TC 占大多数,AC 占 11.4%,前者转移只占 5.6%,后者可达 70%,但是转移范围通常较局限,常为 N1 或 N2 期,很少出现 N3 期淋巴结转移,而且远处转移也很少见。

在 CT 检查方法上特别强调要做≤1mm 的薄层图像重建及多方位的图像重组(MIP、MPR 等),因为冠状、矢状面的信息量更大,结节的内部结构能观察得更清晰;结节的外形能显示的更完整,胸膜、血管等结构与病灶的关联也能显示的更清楚。此外,增强扫描也是必不可少的区分低血供与富血供一个检查步骤,它同时能清楚显示动脉期、静脉期、延迟期的增强曲线及结节的微血管,以作为鉴别诊断中的一个重要的判断指标。

中央型肺类癌多见于周围型,这与 K 细胞的分布有关,越靠近中心支气管,其黏膜内的 K 细胞分布越多,发生类癌的机会就越高。中央型肺类癌多累及段,以及段以上支气管,CT 可清楚显示肿瘤的大小、位置和形态,表现为向腔内生长的息肉样肿物,边界清晰,局部气管壁增厚。

周围型肺类癌 CT 表现为肺内单发/多发的圆形或椭圆形结节影,可见浅分叶,边界多较清晰光整,密度多较均匀,很少有囊变、液化、坏死,也很少出现空洞和钙化,但是在结节边缘可有毛刺出现。类癌增强后多呈明显均匀强化,少数病灶可表现为不均匀强化或不强化。类癌的临床症状和影像学表现缺乏特异性,诊断上必须要与肺微小腺癌、硬化性血管瘤、肺假性淋巴瘤、肺结核瘤、肺炎性假瘤等做鉴别。

无论是中央型,还是周围型肺类癌,均可诱发类癌综合征或异位 ACTH 综合征,异位 ACTH 综合征是由于垂体以外的肿瘤细胞分泌大量 ACTH 所致。临床上出现类似库欣综合征的表现。主要表现为满月脸、中心性肥胖、紫纹、痤疮、急进性高血压、脆性糖尿病、肌无力、进行性肌营养不良、水肿及精神失常等。血浆 ACTH 和皮质醇显著增高,前者多高于 200ng/L,后者多高于 360μg/L。17-羟皮质类固醇也明显升高。

(二十)其他少见疾病

子宫内膜异位在薄层 CT 上可以产生肺内磨玻璃结节,此病包括 4 种容易识别的临床表现,月经性气胸、血胸、咯血和肺内结节。由于在肺内存在子宫内膜组织,绝大多数患者出现周期性(每月月经期间)发作的气胸、血胸或咯血,并且多数有妊娠或妇科手术病史。

局灶性外伤性肺损伤在 CT 随访检查的过程中可以表现为肺内磨玻璃结节,在经胸肺活检的患者也可以看到类似的结果。Kazerooni 对经支气管活检的 40 个病例 1 个月内共进行了 141 次 CT 中,9 例患者出现实性结节伴有磨玻璃结节样区域,这些假性结节被认为是局灶性出血和肺实质挫伤的结果。实性高密度结节的中心可见局灶性的磨玻璃结节改变。

另外,过敏性紫癜及其他血管炎性病变引起的病变出血性成分可以表现为肺内磨玻璃结节,可结合病史做出诊断。

当前,通过影像学手段对肺腺癌进行全面组织学分类判断是一个新的课题。影像学征象与病理的组织学改变还存在一定差距,要做到完全相符合也并不现实。但是腺癌新分类对影像学的最大挑战是要求影像学的诊断尽可能做到向腺癌的组织病理分类靠拢或接近。

有研究显示,经外科手术切除的肺癌患者中有超过 70%者为浸润性腺癌,此类腺癌由复杂异质性组织学亚型混合而成,即使是通过显微镜观察,要对这些复杂的组织学亚型混合体进行分类也相当不容易。因此,仅有小的活检标本(穿刺或纤维支气管光镜)要做出一个非常准确的腺癌的病理分型几乎是不可能的。此时借助影像学推断或评估出组织学类型就有相当大的临床价值及参考意义。

肺癌病死率一直居高不下,这与患者发现时大部分已是晚期有很大关系。如何以最小的代价来提高早期肺癌的检出率仍为肺癌研究的重点。低剂量 CT 检查对肺癌的筛查能发现更多早期肺癌患者,无疑可提高肺癌的手术切除率,减少细胞学和小标本活检不能对肺腺癌进行组织分类的情况。但同时,低剂量 CT 筛查可发现更多小结节,通常是数量较多、大小不一、新旧交替、种类复杂、多无特征。这就给诊断带来新的问题。在这个精准及循证医学的时代,要求明确地将现有的可靠证据应用于诊断决策中,然后对患者的权益、价值、期望三结合以制订出最佳的治疗方案。因此,在单发/多发肺结节的 CT 诊断与鉴别诊断实践中,都应以客观的科学依据、结果作为证据,特别是对 CT 表现上同病异影或异病同影要进行由表及里、审慎鉴别、去粗取精、去伪存真地进行逻辑推理,细致分析,结合临床,完善结论。所以,提高早期肺微小腺癌的诊断和鉴别诊断水平始终是影像学研究的重要课题。因此,在对付肺癌这第一杀手的对策应该是"四抓",即抓早(0 期 $TisN_0M_0$)、抓小($\leqslant$ 10mmAIS)、抓准(术前正确诊断)、抓好(临床、影像、病理互相协作配合好)。

(付兰)

第五节　多原发性肺癌的影像学特点

无论是同时性还是异时性多原发性肺癌(MPLC),其影像学特点为其内各个独立病灶的影像学特征的集合。而各个原发病灶的影像学表现可以有很大差异,这也符合各癌灶独立起源、动态发展的过程。在熟悉各种不同发展阶段肺癌影像学特征的基础上,严格把握MPLC 的定义,MPLC 诊断并不困难。真正复杂的是治疗,MPLC 患者的预后较同期的单发性肺癌差,但好于多发性的肺内转移。

多原发性肺癌(MPLC)是指在同一个体,同时或先后发生 2 个或 2 个以上的原发性肺癌。1924 年 Beyreuther 首先在尸检中发现双侧原发性肺癌。自 1953 年以来临床报道日益多见,早期的大样本回顾性病例分析数据显示,MPLC 的发生率为 3.8%。随着多排薄层螺旋 CT 出现后,MPLC 的发现率上升迅速,最新的数据为 5%～6%,主要原因在于相较于传统胸片,薄层 CT 影像一方面改善了肺癌患者的生存期,另一方面有助于及早发现微小肺癌病灶,指导临床及时给予治疗。第二原发肿瘤与转移病灶的分期和预后完全不同,因此MPLC 诊断标准的确立和原发性与转移性的鉴别对后续的治疗决策影响意义重大。

MPLC 的病因学基础目前尚不完全清楚,现有的研究证据大致可归结于四点:

(1)区域性癌化假说:该假说将肺癌视为一种潜在的具备空间异质性和时间异质性的多灶性疾病,认为香烟等肺癌高危因素对呼吸道的刺激范围广泛,因此所致细胞畸变和新生物的发生不可能是孤立局限性的,病理上可表现为区域性癌化。随着患者生存期延长,必然会在不同区域出现癌化,导致多发性肿瘤。

(2)老龄化:人口的老龄化与 MPLC 的不断增加亦有相关性。统计数据显示,在 54～64 岁的肺癌患者中,MPLC 的比例为 5%～12%,而在 80 岁以上的肺癌患者中,MPLC 的比例则高达 12%～26%。

（3）家族性遗传倾向：越来越多的证据表明，MPLC 的发生存在明显的家族遗传特性，具有肿瘤家族史的肺癌患者发生第二肺癌甚至第三肺癌的概率明显高于没有肿瘤家族史的患者，此概率在某些人群中可达 9 倍之高。

（4）医源性因素：与第一原发肿瘤相关的治疗，如化疗或放疗，都存在一定程度的诱发第二肿瘤的风险；此外，治疗后的定期 CT 复查随访和同位素检查等医源性辐射暴露也会增加肿瘤发生的风险。

一、MPLC 的临床诊断和处理原则

根据 2003 年美国胸科医师协会（ACCP）的推荐，MPLC 的诊断标准包括：同时发现的 2 个癌灶病理类型不同或分子基因特点不同，或分别起源于不同的原位癌，或同时发现的 2 个癌灶病理类型相同但位于不同肺叶并且没有 N_1 或 N_2 淋巴结转移和全身转移。将位于同一肺叶但不同肺段的 2 个病理类型相同的癌灶定义为同一肺叶卫星结节，将伴有全身多发转移或位于不同肺叶有 N_1 或 N_2 淋巴结转移的 2 个组织学类型相同的癌灶定义为血行肺转移。表 41-3 简要地列出了 MPLC、肺内多发转移与多发结节形式的 T3 和 T4 肿瘤的鉴别点。

表 41-3　多发结节的 T_3 肺癌、T_4 肺癌，肺内转移和多原发性肺癌的区别

项目	特　　点
T_3（多发结节）	原发肿瘤与其他结节组织学一致，位于同一肺叶
T_4（多发结节）	原发肿瘤与其他结节组织学一致，位于同侧肺的不同肺叶
肺内转移	原发肿瘤与其他结节组织学一致，伴存在多发肺外转移灶，或各病灶位于不同肺叶，同时存在 N_2 和 N_3 淋巴结受累
多原发性肺癌	组织学相同，与原发病灶位于不同肺叶，无 N_2 和 N_3 淋巴结侵犯，无肺外转移；或与原发灶间隔时间超过 4 年，无肺外转移组织学不同，基因分子学特征不同，或源于不同的原位癌病灶

根据多发病灶出现的时间先后关系和组织学相关性，MPLC 通常分为同时性 MPLC 和异时性 MPLC。最新的数据显示，随着低剂量 CT 筛查的应用，肿瘤的检出率越来越高，MPLC 的组织学类型发布发生变化，多原发腺癌所占比率已经超过鳞状细胞癌，3 个以上原发性肺腺癌合并非典型性腺瘤样增生的病例在临床上已经屡见不鲜。有研究表明，肺腺癌的表皮生长因子（EGFR）突变率较高，具有多克隆起源、独立生长的特性，这可能是多原发性肺腺癌发病率较高的主要原因。Martini 等于 1975 年最早拟订了多原发性肺癌的诊断标准，此后随着研究的深入，国内外学者在此基础上进行了补充和完善，特别是 ACCP 在概念的统一和标准化方面发布了相关的指南性意见。

所谓同时性 MPLC 是指同时（或前后相差不超过 6 个月）发现或切除 2 个或以上的原发性肺癌，病灶之间在位置上各自独立，无相关性，组织学类型可以相同，亦可不同。对于病理类型相同的同时性 MPLC 须与肺内转移相鉴别，因为两者的治疗方案和预后完全不同。若组织学类型相同，病灶须位于不同的肺段、肺叶或肺，源于不同的原位癌，且确诊时无肺外转移或淋巴转移证据。

约 60% 的同时性 MPLC 病例中病灶具有相同的组织学类型，约 90% 的患者接受了手术

治疗。手术患者的总体 5 年生存率平均仅为 25%，在 pI 期患者中为 40%。临床处理上需根据不同的情况，采取不同的对策：

（1）对于同叶双原发或多原发病灶，同期手术多采用肺叶切除。

（2）对于位于同侧不同肺叶的单发病灶，若患者肺功能许可，可采取同期手术，一般较大病灶所在的肺叶行肺叶切除术，小病灶采取肺楔切；若两病灶较小，可采用不同肺叶楔切。

（3）对于双侧同时性 MPLC，手术原则上是分期行肿瘤切除术，二次手术的间隔时间为 1 个月左右，先切除中央型肺癌或进展较快的病灶，后切除周围型肺癌，先切除体积大者，后切除体积小者，先切除临床诊断有纵隔或肺门淋巴结转移的肿瘤，后切除无淋巴结转移的肿瘤，并遵循"2 个最大限度"，即最大限度地保存正常肺组织和最大限度地切除肿瘤。

（4）对于双肺多发病灶，则以内科治疗为主，先开胸探查获取病理及基因检测结果，根据 EGFR 突变状态选取治疗措施，如 EGFR 敏感突变，则选择靶向治疗或化疗，若为 EGFR 野生型则以化疗为主。

与同时性 MPLC 相对应的是异时性 MPLC，其诊断相对较为困难，须与肺内转移相鉴别。目前认为诊断异时性 MPLC 需符合以下要件：

（1）首发癌与再发癌必须有病理或细胞学诊断。

（2）两者病理类型不同。

（3）若两者病理类型相同时则应同时满足以下 4 个条件，即第一原发癌根治切除，无淋巴结转移，首发癌与再发癌位于不同肺叶，再发癌发现时距首发癌手术时间至少 4 年，再发癌发现时无肺外转移。对于第一原发肿瘤与再发肿瘤之间的时间间隔问题，存在不同的看法。通常认为，第一原发肿瘤治疗 2 年内出现的肿瘤，须首先考虑转移，除非病理证实新发病灶与原发肿瘤具有不同的组织学来源。而 2～4 年为相对灰色地带，此期间出现的肿瘤需结合临床、影像（包括 PET 资料）和穿刺病理等审慎鉴别新原发抑或转移。4 年后转移发生的概率显著下降，因此新发的病灶为第二原发的可能性大大增加。

针对异时性 MPLC 的第二原发肿瘤，应对策略原则上是对无绝对手术禁忌证的患者行第 2 次手术，术后给予放疗、化疗。手术方式的选择原则基本同第一原发病灶。约 75% 的异时性 MPLC 病变为 I 期，约 80% 的病例在常规胸片上即可发现，而且超过 80% 的病例可经手术切除。对于年龄较轻、心肺功能良好、局部估计可根治切除、影像学上有典型原发癌特点的病例，即使首发癌为 N_1，甚至 N_2 期，亦可考虑手术治疗。若拟行再次手术，尤其是同侧再次手术的患者，需谨慎制订手术方案。根据 ACCP 的数据，异时性 MPLC 患者的 5 年总体生存率约为 30%，经手术治疗者的 5 年生存率为 40%。由于患者已经接受过针对第一原发肿瘤的手术治疗（和辅助治疗），因此再次手术面临较高的术后并发症发生率及病死率，对于不能耐受手术的患者，可采取非手术根治性治疗方式，如立体定向放疗或消融治疗。

二、MPLC 的影像学特点

无论是同时性还是异时性 MPLC，其影像学特点为其内各个独立病灶的影像学特征的集合。而各个原发病灶的影像学表现可以有很大差异，这也符合各癌灶独立起源、动态发展的过程。AAH、AIS、MIA、LPA 和 IAC 可以同时，或以不同组合出现在同一个患者。当然，根据 MPLC 的定义，各个病灶间在来源上无相关性。因此，见于上述病灶的各种影像学特征，也会出现在 MPLC 的病例中。

由于低剂量 CT 筛查的普及，多发磨玻璃结节的病例越来越多，MPLC 具有家族性发病的特点(图 41-9,图 41-10),对于诊断和筛查随访有指导意义:如果有亲属确诊或可疑 MPLC,相关的直系亲属应提高警惕,定期随访,如果患者检查发现肺内存在多发性磨玻璃结节灶,直系亲属内有 MPLC 的患者,则需高度怀疑 MPLC。

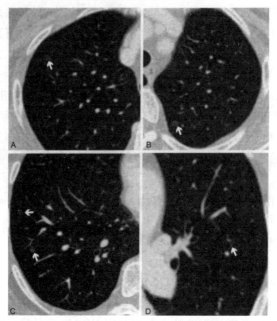

图 41-9 (家族性)同时性 MPLC

女性,58 岁,2012 年体检肺部 CT,肺内见多发磨玻璃结节灶(箭)。部分病灶(C)可见血管进入病灶,且病灶内有实性成分。分别给予抗感染治疗,病灶无吸收。随访 2 年,各病灶亦未见缩小和明显增大。结合病史,需考虑同时性 MPLC 可能。根据影像诊断:A-D. AAH,B-C. AIS

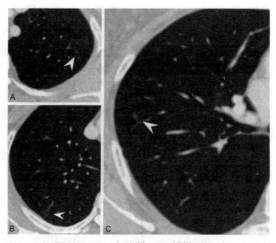

图 41-10 (家族性)同时性 MPLC

女性,61 岁,2012 年体检肺部 CT,肺内见多发磨玻璃结节灶(箭头)。部分病灶(A)可见血管进入病灶,且病灶内有实性成分。分别给予抗感染治疗,病灶无吸收。随访 2 年,各病灶亦未见缩小和明显增大。结合病史,需考虑同时性 MPLC 可能。根据影像诊断:A-C. AIS,B. AAH

MPLC 可以视作多个单独发生的肺癌的集合,具有一定的生物学特征性,即肿瘤细胞存在突变的概率较高,但突变的位点具有高度的异质性,进一步加剧了治疗的复杂性,在肿瘤的影像学表现与突变位点间是否存在相关性目前尚不明确。最近的一项研究显示,缺乏驱动基因的四阴性(EGFR、ALK、KRAS、HER2)磨玻璃结节在长期随访中生长缓慢或大小基本维持不变,与 AAH 和 AIS 高度相关;而 EGFR 突变与结节的生长速度和浸润性生长特征(微浸润腺癌和浸润性腺癌)有关。

在鉴别诊断方面,如何在肺内同时或异时发生的多个恶性病变中确定各自系原发而非转移癌,根据 ACCP 标准,当组织学类型不同时各自系原发,但是当组织类型相同时鉴别较困难。胸部 CT 检查有助于鉴别:

(1)MPLC 的结节影像多具有原发性肺癌的特点,大多呈孤立圆形或类圆形结节影,单发,可有分叶和毛刺征,边缘不光整、密度不均匀,常伴支气管狭窄或肺不张,转移癌和复发癌常为多发球形影,无分叶及毛刺征,边缘光滑,密度均匀,很少产生肺叶或肺段不张。

(2)原发癌进展较缓慢(瘤倍增时间长),患者体质好,而转移癌及复发癌进展较快,患者一般情况较差。

(3)两肺同时出现孤立性结节/块影,且无淋巴结转移和远处转移,应考虑有 MPLC 的可能性,因肺癌发现时极少有对侧转移。

(4)病灶位于肺外周的浅表层,临床症状少,纤维支气管镜、痰脱落细胞学检查阴性,应多考虑转移性肺癌。

(5)MPLC 共同引流部位无癌浸润,而转移性肺癌多有共同引流部位的癌浸润。

(6)肺癌患者术后 2 年肺内再度出现的孤立性结节块影和肺不张,几乎都是恶性病变,应高度怀疑 MPLC。除影像技术的间接证据外,分子遗传学技术能够提供直接的鉴别依据。既往多根据 DNA 倍体类型差异和 p53 基因突变的同源性进行原发癌和转移癌、重复癌和复发癌的鉴别诊断。现在实行的鉴别方式大多是对病灶组织的 P53 和 EGFR 进行基因检测,用免疫组化法检测 p53 外显子 5-8 及 EGFR 外显子 18-22 是否发生突变? 突变状态是否一致? 检测来源是否一致? MPLC 的预后与肿瘤的组织类型、生物学特性、原发癌数目多少、淋巴结转移程度、无瘤间期长短、手术切除彻底性及手术切除次数等诸多因素密切相关。如前所述,MPLC 患者的 5 年生存率明显低于单一原发肺癌患者,但明显高于肺转移癌,可能与多原发肺癌的生物学行为与单发肺癌有所不同有关。

总之,在熟悉各种不同发展阶段肺癌影像学特征的基础上,严格把握 MPLC 的定义,MPLC 诊断并不困难。真正复杂的是治疗,MPLC 患者的预后较同期的单发性肺癌差,但好于多发性的肺内转移。

(何翔)

第四十二章　肺结核影像诊断

第一节　原发性肺结核

一、相关解剖

（一）肺叶

肺被纵隔分隔成左右两个孤立的不太对称的肺,右肺由水平裂胸膜(简称水平裂)和斜裂胸膜(简称斜裂)分为上、中、下三叶,左肺由斜裂胸膜分为上、下两叶。

（二）肺门

(1)肺门影主要由肺动脉、肺叶动脉、肺段动脉、伴行支气管及肺静脉构成。后前位上,肺门位于两肺中野内带第 2～4 前肋间处,左侧比右侧高 1～2cm。

(2)右肺门分上、下两部。上部由上肺静脉、上肺动脉及下肺动脉干后回归支组成,其外缘由上肺静脉的下后静脉干形成;下部由右下肺动脉干构成,正常成人宽度不超过 15mm。上、下部相交形成一较钝的夹角,称肺门角。

(3)左肺门主要由左肺动脉及上肺静脉的分支构成。上部由左肺动脉弓形成,为边缘光滑的半圆形影,易被误认为肿块;下部由左下肺动脉及其分支构成,由于左心影的掩盖,只能见到一部分。

（三）肺泡

(1)肺泡是肺实质组织的最末一级分支,是肺部气体交换的主要部位,也是肺的功能单位。

(2)肺泡内中空,为含气的囊腔,肺泡壁为单层扁平上皮细胞。肺泡上可有 1～6 个小孔(称为肺泡间小孔),此孔连接相邻肺泡,为沟通相邻肺泡内气体的孔道。

(3)相邻两肺泡间的薄层结缔组织称为肺泡隔,由结缔组织(弹性纤维、网状纤维)和丰富的毛细血管组成,具有输送营养物质的作用。

（四）肺腺泡

(1)肺腺泡又称初级肺小叶,大小为 6～10mm,它是最大的气体交换单位,它的所有结构均参与气体交换。其内的支气管及其伴行支气管动脉直径约 0.5mm。

(2)肺腺泡由Ⅰ级呼吸细支气管及其分支组成,包含数支肺泡管及其远端的肺泡囊。

(3)肺泡囊是由相邻的多个肺泡共同开口围成的不规则结构,它是连接肺泡与肺泡管的结构。

(4)肺泡管直径为 6～10mm,是从肺泡囊到呼吸性细支气管的通道。肺泡管的壁上有小团状的平滑肌断面和单层扁平上皮,故在病理切片中,其末端结节状膨大。

注:肺泡也可以直接开口于肺泡管,而不经过肺泡囊。

(5)由于初级肺小叶的间隔很薄,正常情况下在 HRCT(高分辨率 CT)上不能显示,但是其内的小动脉偶可显示。

（五）淋巴管

（1）肺内毛细淋巴管和淋巴管起始于呼吸性细支气管区,呈网状围绕于支气管树、肺动脉及肺静脉周围的结缔组织内。淋巴管不延伸至肺泡区,肺泡壁及肺泡间隔内无淋巴管分布。

（2）肺组织产生的淋巴液先回流至段支气管周围淋巴结,后沿段间回流至叶门淋巴结,再经叶间回流到肺门淋巴结。

（3）右肺上叶淋巴液主要经气管旁及上腔静脉间隙内的淋巴管上行,注入右侧颈静脉角,一部分回流到隆突下淋巴结。

（4）左上叶淋巴液主要经胸主动脉间隙和气管旁的淋巴管上行,注入左侧颈静脉角,一部分回流到隆突下淋巴结。

（5）左肺上叶舌段淋巴液回流到食管旁淋巴结和下肺韧带淋巴结。

（6）右肺中叶及双下叶淋巴液回流至隆突下淋巴结。

（7）隆突下淋巴结沿右侧的气管旁及上腔静脉间隙及左侧的胸主动脉间隙和气管旁的淋巴管上行,注入颈静脉角。

二、定义

原发性肺结核是指结核杆菌第一次进入人体,着床之后开始自由繁殖,这种感染称为第一次感染,又称为结核菌原发感染、初染结核。

三、诊断依据

（1）易患人群有结核病密切接触史。

（2）经肺结核筛查列为疑似或确诊的肺结核的患者(详见本单元第一章)。

（3）有典型原发性肺结核临床症状和胸部影像学表现。

四、分类

原发性肺结核包括原发综合征、胸内淋巴结结核(儿童尚包括干酪性肺炎和气管、支气管结核)。

五、病理改变

（1）在2周内结核分枝杆菌进入肺内,机体产生非特异性异物反应,出现浆液性渗出,中性粒细胞、单核细胞、单核上皮样细胞向种植部位聚集,并逐渐增多,出现炎性反应。

（2）结核杆菌进入体内后是否发病,由结核分枝杆菌与巨噬细胞的相互斗争所决定。

（3）当结核分枝杆菌的数量少,毒性低时,结核分枝杆菌被巨噬细胞杀灭、消化,同时加工并提呈结核抗原。

（4）当结核分枝杆菌的数量大、毒性高时,结核分枝杆菌可启动自身机制,对抗巨噬细胞的抗菌作用,并在巨噬细胞内发生对数增生,最后杀死巨噬细胞,并被释放出细胞外。

（5）巨噬细胞死亡时释放趋化因子并导致干酪性坏死,趋化因子吸引更多的巨噬细胞聚集;结核杆菌在干酪坏死物内不能繁殖。

（6）被释放的结核分枝杆菌被其他巨噬细胞再吞噬,又在巨噬细胞内自由繁殖,如此反复,结核灶逐渐增大,形成非活化的原发肉芽肿。

（7）3～7周,由于细菌的繁殖和死亡,机体开始产生过敏反应,过敏反应使结核结节坏死并增大,但尚未包膜化,其大小在影像学上得以显示。

（8）8周后,获得性免疫建立,使吞噬细胞活化,并可融合成巨大细胞和朗格汉斯细胞,结核分枝杆菌在这些细胞内活性丧失,停止繁殖。

(9)如果病变衰退,结核分枝杆菌被吞噬、摧毁,干酪物渐渐干涸,结核分枝杆菌的蜡质使纤维细胞增生,细菌的脂质导致局部组织增生,逐渐出现钙盐沉积。

(10)如果细菌量大,迟发型过敏反应(DTH)过于强烈,大量巨噬细胞被 DTH 反应杀死,干酪样病变扩大。

(11)在 DTH 及水解酶的作用下,干酪物质液化,结核分枝杆菌在液化的组织内进行细胞外繁殖,数量巨大。大量的结核分枝杆菌抗原对组织产生毒性作用,使其坏死破裂,空洞形成。

(12)空洞内的结核分枝杆菌随着液化组织经管道排出体外,并向其他肺野弥散。

六、临床特点

(一)易患人群

(1)儿童。

(2)接受过卡介苗的易患成人(如糖尿病、肾上腺皮质功能低下、免疫缺陷患者)。

(3)非疫区人群首次进入疫区者。

(二)症状

(1)原发感染初期,结核分枝杆菌在巨噬细胞内自由繁殖,此时不产生症状,结核菌素试验阴性。

(2)约 6 周后,机体对结核蛋白产生变态反应,种植部位淋巴细胞急剧增多,此时可出现一过性流感样症状(称为 primaryillness,即原发不适),如发热、干咳,结核菌素试验转为阳性。

(3)慢性中毒症状,如低热、盗汗、食欲缺乏、发育不良、消瘦、反复感冒样症状及慢性咳嗽等。

(4)儿童原发性肺结核可因气管或支气管旁淋巴结肿大压迫气管或支气管,或发生淋巴结-支气管瘘,常出现喘息症状。

(5)当原发灶恶化并发干酪性肺炎或血行弥散性结核时,出现急性中毒症状,如高热、咳嗽、咳痰、呼吸困难、胸痛。

(6)并发症症状,部分小儿合并疱疹性结膜炎、皮肤结节性红斑、多发一过性关节炎,在临床诊断上有一定意义。合并胸膜炎时可出现胸痛。

(7)儿童肺结核还可表现发育迟缓。

七、影像学表现

(1)原发性肺结核主要表现为肺内原发病灶及胸内淋巴结肿大,或单纯胸内淋巴结肿大。每一例原发性肺结核都会在肺实质内引起原发感染灶(简称原发灶),并在原发病灶形成的同时,结核分枝杆菌会沿肺泡间小孔及肺内淋巴管弥散,引起周围肺泡感染和同侧肺门、纵隔淋巴结感染。由于原发灶多位于胸膜下,它常诱发过敏性胸膜炎—即原发性胸膜炎,导致胸腔积液。

(2)由于原发灶、淋巴管炎、淋巴结炎、胸膜炎及原发灶周围弥散灶的严重程度、吸收速度不同,它们在影像学上可单独出现,也可以联合出现。通常人们将原发病灶、引流淋巴管炎、淋巴结炎三者同时显示的情况称为原发综合征(即 Ranke 复合征)。将单独出现的淋巴结炎的情况称为胸内淋巴结结核。

(一)原发病灶

原发病灶又称 Ghon 灶,位于肺实质内,为肺内原发性肺结核的典型表现。病变好发于上肺的下部,下肺的上部。在肺内呈圆形、椭圆形、云絮状、斑片状或不规则形。

根据其病理学改变分为四期:

(1)渗出前期:主要为肺泡毛细血管扩张,肺泡上皮脱落肿胀,在 X 线片上不能显示,在 HRCT 上不能显示或呈磨玻璃密度影。

(2)渗出期:以浆液性渗出,中性粒细胞、巨噬细胞聚集为主的肺泡炎;在 X 线片上不能显示或呈淡薄的磨玻璃密度影,在 HRCT 上呈磨玻璃密度影或边缘模糊的渗出影。

(3)干酪样变期:干酪样坏死形成,包膜形成,在 X 线片上不能显示或呈渗出实变,边缘模糊或清晰,中心密度略高于周边,在 HRCT 上呈渗出实变影,边缘清楚,内部偶见细小空洞,增强扫描中心不强化。

(4)增生期:干酪物渐渐干涸,结核分枝杆菌的蜡质使纤维细胞增生,细菌的脂质导致局部组织增生,在 X 线片及 HRCT 上呈边缘清楚、锐利的致密软组织密度影,增强扫描延迟强化。

(二)淋巴管炎

原发灶与肺门之间的一条或多条线状或粗条索状阴影,边缘模糊。常发生于淋巴管引流不畅时,多数情况下可自行愈合,故常呈一过性显示。当原发病灶较大,或位置靠近纵隔时,在 X 线片上常被遮盖,此时 CT 有助于其显示。

(三)胸内淋巴结肿大

原发性肺结核肺内病灶多为一过性的,吸收较快,持续时间短,且常出现在无症状期。淋巴结内病变发生于肺内病变之后,一旦发病,吸收较慢,在因患病检查的患者中检出率较高。肺门、纵隔及气管旁淋巴结均可受累,且以多部位同时受累较为多见。

1. 直接征象

(1)肺门淋巴结受累时,表现为肺门局部或整体肿大、增浓,突向肺野,正常肺门阴影消失或隐匿其中。当肿块致密,边缘清楚时,称肿块型,或肿瘤型淋巴结结核(图 42-1);当肿块边缘模糊不清时,称炎症型,又称浸润型淋巴结结核。

(2)段支气管或叶支气管淋巴结单独受累时,表现为肺门局部增大,根据其所在部位,可为右肺门角消失或肺门结构扭曲,肺门局部结节状隆起。

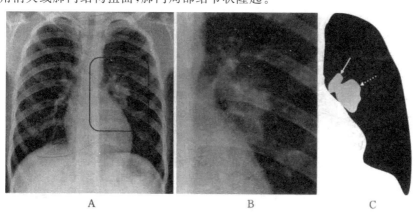

A　　　　　　　　　　B　　　　　　　　　　C

图 42-1　女性,10 岁,胸内淋巴结结核,肿块型

胸部正位片(图 A)局部放大片(图 B)及示意图(图 C)显示左肺门结节状增大,正常肺门(实箭)位于肺门肿块(虚箭)上缘,二者分界不清,易误认为一个分叶状肿块。肿块边缘清楚,突向肺野

（3）当纵隔淋巴结受累时，表现为纵隔增宽或局限性外突，边缘光滑整齐或呈分叶状，密度均匀或密度不均。

（4）当肺门与纵隔淋巴结均增大时，二者相互重叠，连成一串。

2. 间接征象

（1）淋巴结压迫支气管，引起阻塞性肺炎、阻塞性肺气肿及阻塞性肺不张。

（2）过敏反应导致胸腔积液，早期通常是游离性胸腔积液，慢性期常引起包裹性积液。游离性胸腔积液在站立位胸部 X 线片上表现为肋膈角变钝或消失，上缘呈反抛物线状，内部密度均匀。包裹性胸腔积液表现为胸壁半圆形肿块。

（3）原发灶邻近胸膜增厚、粘连，在胸部 X 线片上表现为局限性胸膜增厚显影，呈线状或带状致密影，与胸壁平行，有粘连时，该线影凹凸不平呈锯齿状。膈肌胸膜粘连，可见膈肌平直或三角形幕状阴影。

（4）胸膜腔有广泛的纤维蛋白渗出物沉着时，则表现为患侧肺野透亮度普遍减低，此时肋间隙无明显缩小。

1）与 X 线片相比，CT 对胸内淋巴结受累的检出率明显提高，且可对淋巴结进行准确分组。在此基础上，结合增强扫描表现，可以对淋巴结结核进行病理学分期。

2）与 X 线片相比，CT 对肺内病灶的显示率高，对肺内病变的活动性辨识准确，对淋巴结结核引起的并发症，如肺不张、肺炎、肺气肿等判断准确。

3. 淋巴结结核分期

根据病理学特点将淋巴结结核分为淋巴组织样增生期、干酪样坏死期、淋巴结融合期、瘘管及窦道形成期、钙化期。

（1）淋巴组织样增生期：形成结节或肉芽肿，平扫呈软组织密度，肿大淋巴结边缘较模糊，密度较均匀，增强扫描呈均匀强化。此种强化淋巴结直径一般在 2.0cm 以下，淋巴结独立存在；呈卵圆形或圆形，不发生融合。

（2）干酪样坏死期：坏死初期，坏死灶呈多发散在的细点状，平扫呈均匀软组织密度，边缘清晰。增强扫描淋巴结强化不均匀，内可见多个细点状低密度影。干酪样坏死进一步发展，坏死灶逐渐增大、融合，平扫呈均匀或不甚均匀软组织密度，边缘大多清晰。增强扫描由于干酪坏死区不强化，淋巴结呈不均质强化，随干酪区的大小和多少不同，强化表现多样，可以呈环形、分隔样或不规则环形强化。最后形成结核球时，平扫呈均匀的稍低或等密度结节，增强呈薄壁环形强化甚至无强化，中央局限性密度减低区，此为淋巴结结核特征性表现。

（3）淋巴结融合期：干酪样坏死突破淋巴包膜，造成多个淋巴结粘连，平扫淋巴结呈分叶状肿块，内部密度不均，可见液化坏死区，边缘清晰或模糊。由于融合的淋巴结并非齐步走，所以肿块的各个部分强化程度及形态并非完全一致，可呈分隔样环形强化、环形强化、或均匀强化、不均匀强化等多种强化形式并存的情况。肿大淋巴结直径一般在 3cm～5cm。此种表现也为淋巴结结核的特征性表现（图 42-2）。

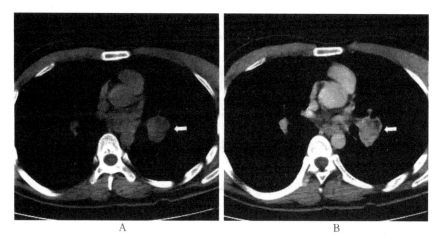

图 42-2　男性,31 岁,胸内淋巴结结核

CT 平扫纵隔窗(图 A)显示左肺门密度不均匀结节(箭),结节前缘边缘模糊稍低密度影,同层增强(图 B)扫描显示结节强化不均匀,平扫低密度区无强化,边界虽较平扫清晰,但部分边缘仍模糊不清

(4)瘘管及窦道形成期:干酪样物质突破邻近器官,如食管、气管、血管等,将坏死物经这些器官排出,使淋巴结与相邻器官相通,导致受累脏器官壁增厚、狭窄,甚至闭塞。此期较少见,肿大淋巴结直径可达 5cm 以上。

(5)钙化期:淋巴结周边弧形或整个淋巴结的结节状钙化。

八、转归

(一)好转及痊愈

(1)肺内原发灶边缘逐渐清晰,密度增高,甚至钙化。

(2)肺内原发灶缩小,消失。

(3)淋巴管炎条索影吸收,消失。

(4)淋巴结边缘逐渐清晰,外形缩小,密度增高,出现钙化。

(二)恶化及进展

(1)肺内原发灶边缘变模糊,或增大,或出现空洞。

(2)肺内或肺外出现新的结核病灶。

(3)肺门、纵隔淋巴结内的病变侵蚀支气管、血管,引起支气管弥散、血行弥散。

九、鉴别诊断

(一)大叶性肺炎

(1)肺内原发病灶较大,并靠近纵隔时,常掩盖引流淋巴管、肺门淋巴结易与大叶性肺炎混淆,大叶性肺炎起病急,高热明显,白细胞升高明显,抗生素治疗有效。

(2)影像学上,除分支状的支气管外,大叶性肺炎密度较均匀,支气管走行自然,一般不发生支扩及空洞。

(二)中央型肺癌

(1)发病以 40 岁以上中老年多见。

(2)临床表现患者早期有刺激性干咳、血痰、胸痛、气短等,多无结核中毒症状。

(3)实验室检查、血肿瘤标志物可阳性。

(4)影像学上,肺门肿块的形态不整,常有分叶、毛刺征、棘状突起。支气管壁的增厚、管腔狭窄的范围较局限,管腔呈截断状或鼠尾状,主要见于管径较大的主支气管和叶支气管,狭窄形状呈偏心性。增强后肿块有轻到中度强化,其内液化坏死区无明显强化。

(三)结节病

(1)原因不明的全身性肉芽肿性疾病。临床表现症状较轻微,可有低热、乏力及浅表淋巴结肿大。

(2)结核菌素试验多为阴性,Kveim 试验阳性,血管紧张素转化酶升高。

(3)影像学表现双侧肺门淋巴结对称性肿大或纵隔淋巴结肿大。

(4)肿大淋巴结,其内无钙化,很少融合,增强扫描肿大淋巴结强化明显。

(5)浅表淋巴结活检、纤维支气管镜检查可明确诊断。

(四)淋巴瘤

(1)淋巴系统的恶性肿瘤,临床表现不规则或周期性发热(Pel-Ebstein 热)、皮肤瘙痒、出汗、消瘦、贫血等。

(2)浅表部位淋巴结肿大,肿大淋巴结质韧,无压痛,常伴肝、脾大及淋巴结外表现(如胃肠道、骨骼、肾、皮肤等)。影像学上,单侧或双侧淋巴结肿大,肿大淋巴结密度均匀,无钙化,很少有坏死,增强扫描轻中度强化。

(3)淋巴结活检及骨髓活检有助于鉴别诊断。

(五)巨淋巴结增生症

(1)一般无明显临床症状或仅因肿块较大压迫邻近器官出现相应压迫症状。

(2)CT 表现为纵隔内孤立软组织肿块影,病变边缘清楚,病变内密度常不均匀,部分中央可见裂隙状低密度影,增强扫描呈明显重度强化,其内及边缘可见较多增粗迂曲血管影。

(六)胸腺肥大

(1)多见于年幼儿童。

(2)上纵隔一侧或两侧增宽,边缘整齐锐利,呈弧形或直线形,下界与心缘相交呈直角,称"帆状"阴影。

(何翔)

第二节　血行弥散性肺结核

一、相关解剖

肺的血管根据功能和来源分为组成肺循环的肺动、静脉以及体循环的支气管动、静脉。前者为肺的功能血管,后者为肺的营养血管。

(一)肺动脉与肺静脉

肺动脉主干由右心室发出,在左侧支气管前分为左肺动脉、右肺动脉两支。

(1)左肺动脉跨越左主支气管向后,行于上叶支气管的后方,该段称为左肺动脉弓。左肺动脉弓分出尖后支和前支,而后垂直下降,移行为舌段动脉和下叶动脉,并与同名支气管伴行、分支,直至肺泡。

(2)右肺动脉在主支气管前方水平向右行走,行至肺门后分为右上肺动脉和右下肺动脉,与同名支气管伴行,并逐级分支,直至肺泡。

两肺各有一对静脉(即上肺静脉干、下静脉干)肺根部从两侧穿过心包引流入左心房。

(3)右肺上叶和中叶的血液回流汇聚形成右上肺静脉干,右肺下叶的血液回流汇聚形成右下静脉干。

(4)左上肺静脉干由左肺上叶各段的回流静脉汇合而成,左肺下叶的血液回流汇聚形成。

(二)支气管动脉与支气管静脉

支气管动脉是肺支架组织的营养血管,主要供应各级支气管,也供应部分气管和食管、纵隔淋巴结、肺动脉和主动脉弓动脉壁等。在毛细血管前和毛细血管水平与肺动脉小分支有潜在交通,此交通在局部炎症、缺氧等多种原因的诱导下可以重新开放。

(1)右侧支气管动脉多为一支,直径≤2mm,常呈直角开口于降主动脉右侧壁,且多与右侧第3或第4肋间动脉共干。

(2)左侧支气管动脉多为两支,直径小于右支气管动脉,直径≤1.5mm,常呈锐角开口于降主动脉前壁或左前壁。

(3)支气管动脉的起始部位变异很大,被分为九个类型,最常见的H类类型分别为右侧一支左侧两支、左右各一支、左右各两支。绝大多数支气管动脉发自降主动脉,开口通常位于左主支气管和气管隆突水平,第5胸椎体上缘到第6胸椎体下缘范围内。

(4)5%左右的人脊髓动脉与肋间动脉、肋间-支气管动脉干或支气管动脉存在交通,甚至直接开口于肋间动脉。

(5)正常支气管动脉常规CT较难显示,CTA可显示肺动脉的主干及1～2级分支,远端血管难以显示。DSA是目前显示支气管动脉的最佳方法,是诊断支气管动脉疾病的金标准。DSA可以超选择对目标支气管动脉进行造影,其显示的肺动脉至少在5级分支以上。

(三)支气管动脉分布区域的静脉血主要经两个途径回流

(1)肺外围的支气管壁内的静脉丛收集血液汇集成较大的静脉干,再进入肺静脉或直接回流入左心房。

(2)肺内侧中央部分的少量血液经较细小的支气管静脉回流到奇静脉、上腔静脉或半奇静脉、最上肋间静脉等部位。

(四)肺小叶

肺小叶,是由3～25个终末细支气管及其附属结构(即初级肺小叶)构成,是目前肉眼可见的最小解剖学单位,也是由结缔组织分隔围绕的最小肺单位。

(1)肺小叶在上、中(舌)叶胸膜下区和纵隔面发育较好,在肺下叶和各叶中心区发育较差。正常情况下,发育较好的肺小叶在HRCT上可以观察到。

(2)在HRCT上,肺小叶呈不规则多边形或截头锥体形,底朝向胸膜,尖指向肺门的多边形结构,直径在1.0～2.5cm,大小迥异。

(3)肺小叶由小叶核心、小叶间隔和小叶实质构成:

1)小叶核心为小叶的中央结构,由细支气管、伴行的肺小动脉及其周围的结缔组织形成。距小叶间隔3～5mm,距胸膜面5～10mm,呈圆点状或星芒状或分支状高密度,直径约1mm,系小动脉构成,伴行的小叶内细支气管通常不能显示。

2)小叶间隔由来自胸膜的结缔组织构成,构成了肺小叶的边,它内含小静脉和淋巴管。在 HRCT 上呈厚约 0.1mm、长 10～25mm 的均匀细线状或弧线状致密影,在肺外周,该线多垂直于胸膜,并与胸膜相连或有伸向胸膜的倾向,密度略低于血管。

3)小叶间隔内的小静脉和淋巴管呈点状或线状高密度,直径约 0.5mm。这些间隔也可以通过小叶中央结构来辨认,正常肺的小叶间隔在 X 线片及常规 CT 上通常显示不清,增厚时,可清晰辨认。

4)小叶实质,是位于小叶间隔与小叶核心之间的结构,主要包括肺泡管、肺泡囊、肺泡及其毛细血管床等结构。在 HRCT 上呈均匀低密度区,其内偶见小点状高密度影(初级肺小叶内的血管),小叶实质密度略高于气管腔内空气的密度。

二、定义

(1)血行弥散性肺结核是指结核杆菌一次或反复多次进入血液循环,广泛弥散到肺部各处,造成肺部弥散性病变以及相应的病理生理改变和临床表现。

(2)如若血行弥散性肺结核同时伴有全身多脏器病变时,称为血行弥散性结核病。

(3)血行弥散性肺结核的预盾在各型肺结核中最差,是继发性肺结核病死率的 2.8 倍。

三、诊断依据

(一)菌血症表现

根据结核杆菌进入血液的多少和持续时间分为两类。

(1)一次或短时间内多次大量结核分枝杆菌侵入血流时,患者有明显的中毒症状,如高热呈弛张热或稽留热,可伴有寒战。患者呈急性病容,可有浅表淋巴结肿大,肝、脾大。其特点是发热症状持续时间长,常伴有乏力、食欲缺乏、消瘦等全身症状。

(2)在较长时间内多次小量结核分枝杆菌侵入血流时,患者常表现为长期低热或阶段性低热。

(二)呼吸系统症状

咳嗽、气急、胸闷。

(三)肺外结核症状

由于结核病累及的部位不同而有相应的如下症状:

(1)腹部症状包括:腹胀、腹痛、腹泻等胃肠道症状。

(2)神经系统症状包括:头痛、呕吐等。

(3)泌尿系症状包括:尿急、尿频、血尿等。

(4)妇科症状包括:下腹不适、不孕等。

(5)血液系统症状包括:贫血、类白血病反应、粒细胞减少等骨髓受侵改变。

(6)眼科症状包括:眼睛红肿、视力下降等。

(四)影像表现

影像表现分为两类:

(1)典型的"三均匀"性粟粒状结节,非典型的则表现为"三不均匀"。

(2)另一类表现为大小不等和密度木均,病灶新旧不一的粟粒状结节,病灶多见于两上中肺野。

（五）实验室检查

（1）痰，或支气管镜下刷片，或支气管肺泡灌洗液（BALF），或脑脊液、眼内液内检出抗酸杆菌或结核分枝杆菌培养阳性；肺部组织、肿大淋巴络、骨髓等穿刺活检，病理证实为结核病变，均可确诊。

（2）结核菌素试验：阳性或假阴性。

（3）血常规：白细胞可降低或升高，伴粒细胞增多及核左移，少数患儿有类白血病反应。其他检查同"原发性肺结核"。

（4）眼底检查：脉络膜炎、脉络膜结节等改变。

四、分类

根据结核分枝杆菌侵入血流中的数量、毒力、次数、间隔时间和机体免疫状态的不同，分为急性、亚急性及慢性血行弥散性肺结核三种类型。

五、病理改变

（1）属于原发后结核病。既可以发生于原发性肺结核的早期，也可以在数十年后发病。

（2）结核分枝杆菌随血液循环进入肺动脉，在肺内分布于肺泡间隔、小叶间隔、血管与支气管周围，很少进入肺泡内。

（3）为渗出性、增生性、坏死性结节，其中坏死性结节是以干酪坏死为主，巨噬细胞很少或阙如，是一种无反应性结核病。

（4）结核分枝杆菌着床发展到肉眼可见的大小，大概耗时 3 周。

六、临床特点

（一）好发人群—免疫力低下人群

（1）小儿患病期间，如百日咳、麻疹等感染后。

（2）糖尿病长期控制不佳。

（3）药物源性：激素、免疫抑制剂长期服用者，抗肿瘤药物服用者。

（4）妊娠、分娩、人工流产、白血病。

（二）全身症状

（1）大量结核分枝杆菌进入血液循环时，引起菌血症，表现为急性全身中毒症状，如高热，呈稽留热或弛张热（39～40℃），常伴有寒战、盗汗、全身不适等。

（2）少量结核分枝杆菌多次进入血液循环时，呈规律或不规律低热，以午后为主，持续数周或数月，常伴有食欲缺乏、消瘦、乏力、失眠、全身不适等表现。

（3）微量结核分枝杆菌进入血液循环时，只有轻度或无任何症状，偶在体格检查时被发现。

（4）血行弥散性肺结核可伴肝、脾大，眼底脉络膜结节。

（三）呼吸道症状

呼吸道症状常有咳嗽、咳少量痰或痰中带血、气短、呼吸困难、发绀、胸痛等。

（四）体征

急性病容，呼吸频率快，呼吸音低、粗糙。

七、影像学表现

（1）早期发生于肺间质，表现为肺泡间隔增厚，充血，此时 X 线表现阴性，HRCT 仅表现为肺透光度下降。

(2)当肺泡间隔、小叶间隔、脏层胸膜及支气管血管束周围形成肉眼不可见的结节时,X线表现为肺透光度下降。HRCT多表现为肺纹理增多、模糊或形成网状影。

(3)在肺泡间隔、小叶间隔、脏层胸膜及支气管血管束周围形成肉眼可见结节的初期,X线表现为肺纹理增多、紊乱。

(4)HRCT多表现为两肺弥散分布的粟粒状结节,结节呈圆形或椭圆形,沿血管支气管鞘、小叶间隔、叶间裂及脏层胸膜随机分布,早期病变首先停留并在血管末梢繁殖,形成小叶中心结核结节(图42-3),此时病变与支气管分支无关,也不合并小气道损坏。

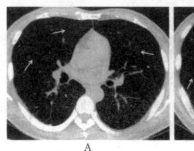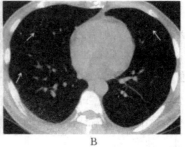

图42-3 男性,37岁,急性血行弥散性肺结核

胸部CT平扫显示双肺可见弥散分布粟粒结节影(白箭),大小、密度、分布尚均匀,双肺纹理可见

(5)当肺内结节继续增大,X线及CT均显示两肺弥散分布的粟粒状结节,由于密集的粟粒样病灶的遮盖,正常肺纹理不易辨认。若病变以结核性肉芽组织为主,则结节边界清楚;若病变以渗出性改变为主,则结节边缘模糊;上述两种病灶可混合出现。与X线片相比,CT,尤其是HRCT对病变的密度、范围判断更准确,有助于病变的分类、分型和疗效观察。

(6)急性血行弥散性肺结核的影像学特点是"三个均匀",即粟粒状病灶大小均匀,各病灶密度相仿,病灶在肺内分布均匀。非典型的急性血行弥散性肺结核可以表现为"三个不均匀"。

(7)亚急性及慢性血行弥散性肺结核的影像学特点是"三个不均匀",即粟粒状病灶大小差异悬殊,两肺上中肺野病灶数量明显多于下肺野,病灶密度不尽相同,存在新老病灶并存现象。病变大小、数量及陈旧状态自上向下逐渐递减(图42-4),通过图像分割自动测量含气的肺体积及其分布特点,客观评价肺结核的严重程度。

(8)所谓新老病灶并存,是指肺内同时存在以下病变中的两种及两种以上的情况:

1)肺实变。

2)边界清楚的增生病灶。

3)边缘模糊的渗出性病灶。

4)空洞性病变。

5)致密的纤维化条索病灶。

6)钙化。

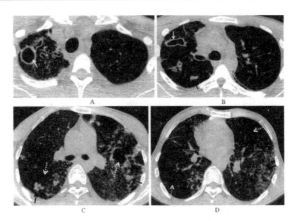

图 42-4　男性,25 岁,亚急性血行弥散性肺结核

胸部 CT 平扫肺尖平面(图 A)及主动脉窗平面(图 B)显示右肺上叶见多发空洞影,空洞形态不一(白实箭),气管分叉平面(图 C)及下叶支气管分叉平面(图 D)示双肺弥散分布的粟粒结节影、大结节影(黑实箭),局部肺透光度增强(白虚箭)

八、转归

(一)好转及痊愈

(1)病灶边缘逐渐清晰、密度逐渐增高,甚至出现钙化。

(2)病灶缩小,数量减少。

(二)恶化及进展

(1)肺内病灶边缘逐渐模糊,多个病灶融合、增大,可形成浸润型肺结核。

(2)病变内出现空洞,可引起支气管弥散。

(3)肺外出现新病灶。

九、鉴别诊断

(一)浸润性黏液腺癌

(1)临床表现多无结核中毒症状,以咳嗽、咳痰、胸闷、进行性加重的呼吸困难为主要症状。

(2)胸片及胸 CT 显示肺部结节大小不一,分布不均,双肺中下肺野显著,有从下向上,从肺门向外围逐渐递减的趋势,结节密度较高,境界较清晰,结节间可有网状结构,有时 Kerley'B 线(+)。

(3)实验室检查血 CEA(癌胚抗原)等肿瘤标志物水平增高,PPD(-)或一般阳性,痰癌细胞阳性率高,经皮肺活检、经支气管肺活检常能确诊。

(二)转移性肺癌

(1)患者有恶性肿瘤病史。

(2)临床表现早期可无明显症状,继而出现进行性加重的咳嗽、咳痰、呼吸困难,发病早期缺乏发热等全身中毒症状。

(3)影像学表现为肺部转移灶大小不一,病变在中下肺野分布有自下而上发展的趋势(血行弥散),或自肺门放射状向外延伸的索条、网状伴串株样的小结节影(淋巴管转移)。

(4)短期(几周)内复查,转移灶可进行性增多、增大。

(三)卡氏肺孢子虫肺炎

(1)多发生于原发或继发免疫缺陷患者。

(2)临床症状有不规则发热、干咳、气短乃至严重呼吸困难、呼吸衰竭。

(3)胸部 X 线表现可呈粟粒状或网状、小结节状间质性炎症,病变分布以肺门周围为主向肺外周弥散,肺尖和肺底较少累及,继而可出现肺实质浸润。

(4)实验室检查痰、气管内分泌物或 BAL(支气管肺泡灌洗术)肺活检可找到卡氏肺孢子虫包囊或滋养体。PCR 可(+)(卡氏肺孢子虫的线粒体 5srDNA 和 16srDNA)。肺功能为限制性通气障碍。

(四)尘肺

(1)患者有硅尘接触史。

(2)临床表现为咳嗽、咳痰及渐进性呼吸困难,但缺乏全身中毒症状。

(3)双肺小结节属于淋巴管周围结节,更趋于沿支气管走行区分布,肺门及肺中、下野分布较多,肺尖及肋膈角分布较少,病变密度较高,常并有胸膜增厚,可合并肺间质纤维化。

(五)特发性肺含铁血黄素沉着症

(1)有长期肺淤血基础病,如风湿性二尖瓣膜病、肺出血-肾炎综合征等病史。

(2)临床上有反复咯血、呼吸困难和不明原因的缺铁性贫血,无明显中毒症状。

(3)影像学表现为两肺弥散性小结节、小片状实变影及磨玻璃影,以肺门区及中下肺野分布为主。结节直径多在 2～3mm,边缘模糊;病灶可融合成大片状实变影,内可见支气管充气征,无钙化;同时肺内可出现细线状、网格状影等提示肺间质纤维化。

(4)痰和肺泡灌洗液可查见含铁血黄素巨噬细胞。

(5)确诊通常依靠经皮肺组织活检或经支气管肺活检病理检查。

(六)肺内结节病

(1)症状与体征不符为其特点,临床症状轻微,影像学表现严重。

(2)起病缓慢,呼吸道症状较轻,干咳多见,通常缺乏体征。

(3)影像学上,两肺散在粟粒状结节,以中、下肺野和肺门处密集,直径约 1mm,如果此时发现肺门及纵隔淋巴结的对称性肿大,对结节病的诊断有帮助,另外,肺内病灶趋于多种形式;如磨玻璃样变、小结节、不规则线和增厚的小叶间隔。其中叶间裂增厚较小叶间隔增厚明显。

(七)弥散性泛细支气管炎

(1)多合并慢性鼻窦炎或有既往史。

(2)通常缓慢起病,主要表现为慢性咳嗽、咳痰及活动时气短。

(3)影像学表现为弥散性弥散性小结节影,边缘不清,主要分布于双肺底部,以支气管走行区分布为主。

(郝永)

第三节　气管、支气管肺结核

一、相关解剖

(1)气管起于环状软骨下缘,约平第 6 颈椎水平,长 11～13cm,宽 1.5～2cm。

(2)以胸骨柄水平为界分为胸外气管和胸内气管两部分;胸腔外部分长 2～4cm,胸腔内部分长 6～9cm。

(3)气管的前壁和侧壁由 16～22 个马蹄形的透明软骨环支撑,后壁则由平滑肌和纤维组织构成的气管后纤维膜围成。

1)胸部正位片上,气管为管状低密度影,边缘光滑,随年龄增加,气管软骨钙化,可呈锯齿状。气管居中,有时在主动脉弓层面,气管左侧壁可见到轻微狭窄,气管轻度右偏,系主动脉压迹所致。

2)CT 层面上气管常呈圆形或椭圆形或马蹄形,甚至有些患者呈三角形或者倒置的梨形。气管腔内充填的空气和管腔外包绕的纵隔脂肪衬托出气管壁,其通常显示为厚度 1～2mm 的条形软组织影。气管后壁的纤维薄膜较气管前壁及侧壁薄,因为缺乏软骨而形态各异,可以表现为凹、凸或平坦。气管软骨表现为稍高于邻近软组织密度或高密度的钙化影。气管软骨的钙化最常见于老年人,其中又以女性居多。软骨钙化的患者,其气管壁几乎看不到软组织影。

(4)气管于胸部中段大约主动脉弓下水平分为左右两支,分别称为左主支气管、右主支气管(一级支气管)。二者分叉夹角为 60°～85°。右侧主支气管比左侧更加陡直,两侧主支气管与气管长轴的角度不同,右侧为 20°～30°,左侧为 30°～45°。

左、右侧主支气管在高电压摄影的胸部正位片上常都可见到,在 CT 除了可以显示叶支气管、段支气管外,还可以显示亚段支气管。两侧主支气管再逐级分叉,形成 S 个肺叶支气管(二级支气管)、18 个肺段支气管(三级支气管),而后又分为亚段支气管,经多级分支后,最终与肺泡相连。

二、定义

(1)气管、支气管结核(TBTB)曾经被称为支气管黏膜结核,是指发生在气管、支气管的黏膜、黏膜下层的结核病,是肺结核的一种特殊类型,属于下呼吸道结核。

(2)支气管结核常与肺结核或支气管旁淋巴结结核并发,多数继发于肺结核,少数继发于支气管淋巴结结核,经淋巴和血型弥散引起支气管结核者极少见。

(3)支气管结核患者的涂菌阳性率高,为 60%～70%。涂菌阴性患者中有部分为单纯性TBTB,占全部 TBTB 患者的 5%～10%。

(4)对于支气管结核患者,如果早期处理不当,会遗留严重的气道狭窄,易引起通气障碍,此外,会导致相应肺段肺的反复感染,甚至肺不张、肺损毁等,严重危害患者的健康。如果早期给予合理的治疗,可能预防上述并发症的发生,达到治愈的效果,因此,TBTB 重在早期诊断和早期治疗。

三、诊断依据

（一）确诊依据

支气管镜检查可直接观察气管和支气管病变，也可以抽吸分泌物、刷检及活检。气管镜检查发现气管和支气管病变，同时满足以下任何一条，即可确诊。

（1）病理检查支持结核。

（2）气管、支气管分泌物抗酸杆菌阳性两次。

（3）气管、支气管分泌物抗酸杆菌阳性一次，结核分枝杆菌培养阳性一次。

（4）气管、支气管分泌物结核分枝杆菌抗酸检测阳性。

注：除获得金标准证据可以作为确诊标准外，上述其他各项仅作为支气管结核的疑似诊断，多项并存时，为高度疑诊标准。

（二）临床诊断

支气管镜检查镜下改变符合结核病改变的患者，痰涂片及痰培养阴性，病理学检查阴性，胸部影像学检查显示支气管结核特点，经鉴别诊断排出其他肺部疾病，临床上可诊断为气管、支气管结核。

四、分类

气管、支气管结核包括气管、支气管黏膜及黏膜下层的结核病。

五、病理改变

（一）炎症浸润

支气管黏膜充血、水肿伴黏膜淋巴细胞、中性粒细胞、巨噬细胞浸润。此型刷检涂片抗酸杆菌检出率较高，属早期组织学改变。

（二）溃疡坏死

溃疡坏死常为单发。黏膜表面溃疡、糜烂。溃疡面覆盖一层灰白色干酪样坏死物，周围充血、水肿。轻者病变仅局限于黏膜层，重者溃疡可达黏膜下层，并可导致气管、支气管软骨的破坏，病变区域触之易出血。这期大部分患者排菌较多。

（三）肉芽组织增生

肉芽组织从溃疡的基底层长出，肉芽组织内有较典型的类上皮细胞、多核巨细胞及朗格汉斯巨细胞。支气管管腔可被部分阻塞，引起肺不张。此期，活检阳性率高。

（四）纤维瘢痕挛缩

支气管壁的组织被纤维组织所代替，纤维组织收缩，管腔不同程度狭窄或阻塞，甚至完全闭锁。这一表现是支气管结核稳定或愈合表现，此型刷检涂片抗酸杆菌检出率很低，组织活检也多无异常发现。

（五）管壁软化

气管、支气管软骨环因破坏而缺失或断裂，导致气管、支气管管腔塌陷，导致气道不同程度的阻塞，尤以呼气相及胸内压增高时明显。此时病变多已稳定或痊愈。抗酸杆菌检出率、活检阳性率很低。

（六）淋巴管瘘形成

支气管管腔与纵隔内干酪性病灶相通。

注：支气管结核的上述病理表现很少单独存在，在一个病历上常同时存在上述诸种表现的两种及两种以上的病理改变。

六、临床特点

（一）症状与体征

（1）青年女性为本病的易患人群。女性与男性的患病率通常为 2∶1～3∶1。

（2）常伴有结核中毒症状，如发热、乏力、消瘦、盗汗等。

（3）常伴有支气管黏膜炎症导致的刺激症状，如咳嗽、咳痰、咯血等。痰液多呈白色黏液泡沫状，黏稠不易咳出。

（4）部分患者有变态反应性关节炎、结膜炎等变态反应表现。

（二）支气管阻塞症状的主要表现

（1）刺激性咳嗽：气管及中心气道狭窄时咳嗽声如犬吠，痰少。

（2）胸闷、喘鸣：喘鸣音位置固定，应用支气管扩张剂无效。

（3）当痰液阻塞气道时，引起呼吸困难，排痰后可缓解。当支气管-淋巴瘘形成时，干酪坏死物突然破溃进入支气管内，可造成肺不张，甚至可致窒息。

七、影像学表现

主支气管，两肺上叶、中叶、舌叶支气管是支气管结核的好发部位。气管、支气管结核的影像学表现包括直接征象和间接征象。

（一）直接征象

直接征象包括支气管结核病变、肺实质结核病变及纵隔结核病变。

1. 支气管结核病变

支气管的结核病变主要包括炎性渗出、炎性增生、纤维化及钙化。这些改变的综合作用导致支气管的管壁增厚，管腔狭窄、阻塞。支气管的这些表现在胸部 X 片上很难显示，目前主要采用 CT，尤其是 CT 的后处理技术进行展示。

2. 支气管结核病变分型

根据管腔的狭窄形态和梗阻程度将其分为管腔浸润型狭窄、管腔不规则狭窄、腔内结节型狭窄、管腔梗阻型、混合型五型。

（1）管腔浸润型狭窄是指狭窄段的气管内壁光滑整齐，管腔呈向心性狭窄，软骨环以内的软组织影明显增厚。此型多见于病变初期的炎性水肿，在 CT 上表现为支气管内缘光滑整齐，无显著的异常凸起或凹陷。以纤维化为主的气管结核、治愈有效的气管结核也可表现为内壁光滑的气管狭窄，但其特点是黏膜增厚不明显，原肺内的阻塞性改变有缓解。

（2）管腔不规则狭窄是指狭窄段的气管内壁凹凸不平，呈锯齿状或浅波浪状，管腔扭曲变形（图 42-5），是由黏膜溃疡糜烂、肉芽组织增生及纤维组织挛缩等多种病理改变共同作用的结果。这种类型的支气管黏膜厚度不均，密度增高，可伴有钙化。这一类型常见于病变的活动期，是支气管结核最常见的类型。

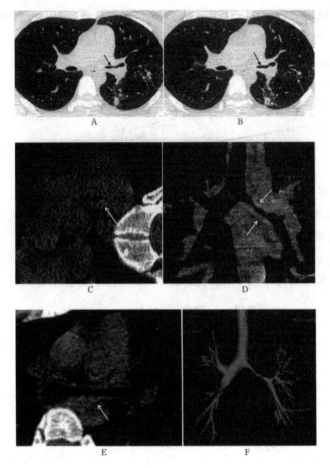

图 42-5 女性,24 岁,支气管结核

CT 肺窗连续断面(图 A、B)显示左主支气管轻度扭曲,管腔不均匀狭窄(黑实箭),左肺上叶尖后段、下叶背段可见形状各异卫星灶(白虚箭)。多平面重建支气管轴位(图 C)显示支气管腔呈不规则状,管壁厚薄不均(白实箭)。多平面重建支气管冠状位(图 D)及矢状位(图 E)纵隔窗显示左主支气管明显狭窄,内壁不规则,腔内见小结节样凸起,增厚的管壁密度略不均匀(白实箭)。表面重建(图 F)显示管腔狭长,管壁凹凸不平,未被完全阻塞

(3)腔内结节型狭窄是指支气管的管腔内存在单发或多发软组织密度结节,结节呈宽基底连于气管壁,形态规则或不规则,轮廓光滑,邻近管壁增厚,气管偏在性狭窄。增强扫描,结节呈渐进型持续性轻至中度增强,结节非坏死部分均匀强化,坏死部分不强化。此型常见于增生型气管结核。

(4)多发性腔内结节造成的支气管内腔凹凸不平,与管腔不规则狭窄造成的管腔内壁不平整的区别在于下面两项。

1)结节型狭窄的突起较大,连续多个结节造成支气管内壁大波浪状改变;而管腔不规则狭窄的突起及凹陷较小,呈锯齿状或浅波浪状。

2)结节型狭窄的支气管壁增厚程度更明显,常表现为增厚的管壁由多发结节组成,各结节的密度及强化更趋于不一致。管腔不规则型狭窄的管壁也表现为厚薄不一,但缺乏大

结节。

(5)管腔梗阻是指气管、支气管管腔完全闭塞，其特点为气道闭塞尖端呈尖角状或平直状，外形僵硬。管壁显著增厚，软骨可增厚、变形、破坏，常伴有气管缩短、扭曲变形。此型可见于肉芽增生到纤维挛缩的各个时段。

(6)混合型是指多段受累支气管，其表现不尽相同，出现两种或两种以上形态学改变。增厚的气管、支气管壁钙化多见。有学者认为，较长线状钙化是气管、支气管结核的特征性改变，具有重要的诊断价值。

(二)肺内结核病变

(1)肺内结核灶最常出现在病变支气管远端的肺组织，也可出现在双肺的任何部位。

(2)肺内结核灶的影像学表现与继发性肺结核表现相似，具有"三多"征象，即病灶多发散在、形式多样、新老程度多样。这是因为支气管内膜病灶呈长期持续排菌的状态。

(3)肺内结核的支气管弥散灶具有以下影像学特点。

1)肺内结核灶常沿支气管树、肺段分布，形成多发病灶。

2)段性分布的小叶中心结节(即位于次级肺小叶内的结节，不累及小叶间隔和胸膜面)、小叶中心磨玻璃影或小叶中心实变影，有时小片状渗出灶内还可形成空洞。

3)沿支气管树分布的小叶中心分支线影，即位于次级肺小叶内的分支状细线状影。

4)树芽征(即位于次级肺小叶内的线状影＋结节影)。

5)支气管扩张，管壁增厚的支气管炎征象。

(三)纵隔结核

(1)主要表现为纵隔、肺门淋巴结肿大、钙化。

(2)CT平扫，肿大的淋巴结多呈软组织密度，多数密度较均匀，边缘可清晰，可模糊，少数密度不均。

(3)增强扫描后，增大淋巴结有多种强化方式，包括不强化、均匀强化、环形强化或多环状强化等。其中以渐进性环形强化最为有特色，环壁厚薄均匀。

(四)间接征象

间接征象为支气管狭窄与并发症。支气管管腔狭窄早期常表现为阻塞性肺气肿，继而随病变加重而出现阻塞性肺炎，一旦发生病变支气管闭塞，或因分泌物、干酪物质阻塞气道时，则引起阻塞性肺不张。

支气管结核导致相应肺组织通气障碍时，在狭窄支气管周围及肺不张近端无明显软组织肿块，但可伴有多发肿大淋巴结。

(1)支气管结核导致的肺气肿。结核导致的阻塞性肺气肿常具有如下特点：气肿区肺纹理增粗、紊乱，常伴有分支条状，或指套样高密度灶，系阻塞远端支气管黏液与干酪性物质嵌塞所改，此类患者多为大支气管结核与其远方小支气管结核同时存在。

(2)支气管结核导致的阻塞性炎症。肺内渗出实变影密度不均，渗出实变影内伴多发无壁空洞及支气管扩张，甚至可见钙化，多发空洞可形成蜂窝状改变。

(3)支气管结核导致的阻塞性肺不张。不张肺组织内密度不均，常可见钙化、干酪性肺炎、支气管扩张。增强扫描对诊断有帮助，单纯肺不张，肺实质强化均匀，而结核性肺不张强化不均匀，其内散在的干酪性肺炎不强化，呈低密度区(图42-6)。

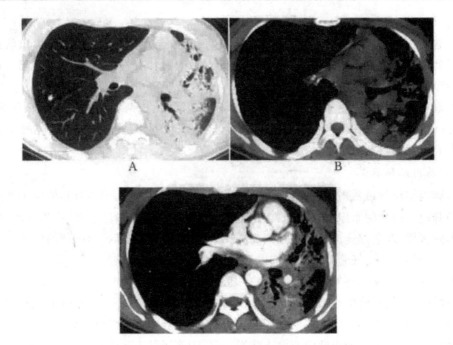

图 42-6　女性,16 岁,支气管结核、肺继发性肺结核

CT 肺窗(A)示左胸廓缩小,左肺内片状渗出实变影,内支气管扩张,纵隔窗(B)示高密度影内有充气知支气管,增强扫描(C)示实变影内血管走行自然,实变肺组织内斑点状低强化区,胸膜肥厚粘连

附:支气管显示的后处理技术

多层螺旋 CT(MSCT)具备快速扫播、薄层扫描和强大的图像后处理功能,可对气道及其周围组织进行多平面、多角度、多方式的观察。

MSCT 后处理技术不会增加患者的辐射剂量,无痛、操作简单,不仅能观察支气管狭窄远端的情况及支气管壁和管外的表现,还能观察到支气管狭窄的全长、远端的再狭窄及伴发的支气管扩张、管壁增厚等表现,它可以与纤维支气管镜互为补充,并为纤维支气管镜的操作提供准确的导航。

多层螺旋 CT 的后处理技术用于气道显影的主要有:多平面重建技术(MPR)、曲面重建(CPR)、最小密度投影(Min-IP)、CT 仿真内镜(CTVE)、容积重建(VR)等。

(1)MPR 图像是以支气管病变为中心逐层进行横轴面、冠状面、矢状面和斜面重建组成的二维图像,其密度分辨率高,能够清晰的显示气管、支气管的腔内、外软组织的毗邻关系,对病变段支气管壁的增厚、管腔狭窄的程度和累及范围显示良好,且可准确测量气道受累的范围及管壁侵犯的深度。

(2)CPR 是将不在一个层面内的结构经过变形构建在一个平面内,用于展现弯曲结构的全貌,在肺结核的应用中,主要用于观察走行路径长而扭曲的支气管管腔结构,这种图像可以准确显示管腔狭窄、扩张的程度、管壁的厚度,也可以观察管状结构与周围组织的关系。但应该强调的是,这种重建图像的组织结构变形,与正常解剖图像可以相去甚远。

(3)Min-IP 主要显示低密度结构,特别适用于显示支气管的连续性好,也可以显示肺气肿的范围及程度。与上述两种技术相比,本技术获得的图像可多角度旋转观察,避免重叠,但它不能显示支气管周围的情况。

(4)容积重建 VR 能三维立体显示支气管管腔狭窄的程度及病变累及范围。图像可以旋转而从任意角度对支气管树形态进行观察,但不能显示管腔外的病变。

(5)CTVE 提供了气管、支气管腔内的图像,能连续观察管腔内表面,更好地反映腔内解剖结构,并能观察闭塞远侧气管、支气管实情况,越过支气管镜不能通过的狭窄部位观察支气管内部及远端的改变,弥补支气管检查的不足,并且为支气管镜检查提供重要参考。

(6)数字肺测量软件可以通过计算机自动分割并提取支气管,测量病变支气管的最大壁厚、最大密度、平均密度,当前位置支管的内直径、外直径、内周长、外周长、壁厚等指标,为判断支气管病变提供了可测量的工具。

八、转归

(一)好转

(1)肺内病灶边逐渐缩小、减少,肺内出现钙化,钙化面积增大。

(2)肺内原有空洞缩小,壁变薄,空洞腔逐渐光滑,干净。

(3)引流支气管壁逐渐变薄,管腔逐渐恢复光滑。

(二)恶化及进展

(1)肺内病灶增多、增大。

(2)肺内出现新空洞,或原有空洞增大。

(3)支气管壁增厚加重,肺内阻塞性病变逐渐加重,范围扩大。

(4)肺内外出现新病灶。

九、鉴别诊断

(一)中央性肺癌

(1)中心性肺癌多见于中老年人。

(2)可有肿瘤标志物增高。

(3)支气管壁增厚、管腔狭窄、管腔阻塞的范围较短。

(4)阻塞性肺不张肺叶内部密度较均匀,一般无空洞、支气管扩张及钙化。

(5)病变支气管的周围及邻近肺门可见软组织肿块,呈典型表现为反"S"征。

(6)增强后肿块常有中度强化,淋巴结强化密度较均匀。

(二)支气管哮喘

(1)两者可均有喘鸣、呼吸困难,但支气管哮喘患者在使用支气管扩张剂后可缓解。

(2)支气管哮喘发作时多有明确诱因,呈阵发性,肺野内无结核病变。

(三)支气管淀粉样变性

(1)为气管黏膜下层的不均匀增厚。

(2)主要表现为支气管壁弥散性结节状或不规则增厚,且两侧支气管均受累。

(3)结节也可突至管腔引起不同程度狭窄,但常伴肺内淀粉样变性表现。

(4)支气管镜活检组织学检查可以鉴别二者。

(郝永)

第四节 结核性胸膜炎

相关解剖

(1)胸膜、胸膜腔:胸膜是一层薄而光滑的半透明浆膜,有内、外两层,外层靠近胸壁,称为壁胸膜;内侧紧贴肺表面,称为脏胸膜。二者在肺根处相互反折延续,围成完全封闭的腔隙,称为胸膜腔。正常生理状态下,胸膜腔为负压,宽度为 $18\sim20\mu m$,内有少量浆液(约 $0.3ml/kg$),以减少呼吸时两层胸膜间的摩擦。左右胸膜腔相互独立,并不贯通。

1)根据脏层胸膜邻近组织,将它分为胸膜顶、肋胸膜、膈胸膜、纵隔胸膜四个部分,其中胸膜顶距离体表最浅,且没有骨性结构遮盖。脏胸膜被覆于肺的表面,与肺紧密结合而不能分离,并伸入肺叶间裂内。

2)壁层胸膜的供血来自肋间后动脉、胸廓内动脉和心包膈动脉等体循环的分支。脏层胸膜的供血来自肺循环。

3)壁胸膜的淋巴管注入胸骨旁淋巴结、肋间淋巴结、腋淋巴结、膈淋巴结和纵隔淋巴结。脏层胸膜的淋巴管与肺的淋巴管吻合,注入支气管淋巴结。

4)壁胸膜富含感觉神经纤维,受肋间神经和膈神经的支配。脏层胸膜受内脏感觉神经支配。

5)胸膜面积约 $2000cm^2$,其表面为形态各异、大小不一的单层间皮细胞,具有分泌大分子化合物和中性粒细胞趋化因子,产生巨噬细胞颗粒、纤维蛋白溶解物,对胸腔内白细胞的募集具有重要作用。在间皮细胞上可见微绒毛突出于胸膜表面,具有扩增胸膜表面积,促进胸腔积液运输与代谢活动,间皮细胞下方为基底层,为富含胶原和弹性蛋白的结缔组织,壁层胸膜的基底层下方为胸膜外壁层间质;脏层胸膜的基底层下方为肺间质。

6)正常情况下,胸膜及胸膜腔在 X 线片及 CT 上不能显示,但当发生气胸、液胸等异常情况时可以观察到。气胸时,壁胸膜与脏胸膜分离,胸膜腔扩大,由于脏胸膜与肺不能分离,故所显示的线状高密度影是脏胸膜与压缩肺组织的融合图像。

(2)胸膜腔积液

1)胸膜腔生理性液体由壁胸膜顶的毛细血管渗出,向胸腔底部流动,经脏层胸膜的毛细血管和壁层内淋巴管重吸收,24h 的循环量为 $500\sim1000ml$。壁层胸膜淋巴管内淋巴液的流速会随胸膜腔内液体量的变化而变化,有控制胸腔液体量的功能。任何因素导致液体产生速度大于吸收速度时,均会呈现胸腔积液。

2)根据积液的内容物将胸腔积液分为漏出液和渗出液两大类。漏出液是非炎性积液,稀薄,蛋白及细胞数量少。渗出液又称炎性积液,黏稠,混浊,其内蛋白及细胞含量高。①体循环和(或)肺循环的静水压增加,使得胸膜毛细血管静水压增高,胸腔液体渗出增多,形成胸腔积液。单纯体循环静脉压增高,如上腔静脉或奇静脉阻塞时,壁层胸膜液体渗出量超过脏层胸膜回吸收的能力,可产生胸腔积液,此类胸腔积液多属漏出液,如充血性心力衰竭、缩窄性心包炎、上腔静脉阻塞等。②血浆清蛋白减少,血浆肢体渗透压降低,壁层胸膜毛细血管液体渗出增加,与此同时,由于脏层胸膜毛细血管液体肢体渗透压同样下降导致其再吸收减少,产生胸腔积液,此类胸腔积液为漏出液,如肝硬化、肾病综合征、急性肾小球肾炎、低蛋白血症等。③各类炎症、肿瘤累及胸膜时,均可导致胸膜毛细血管通透性增加,毛细血管内细胞、蛋白及液体等大量渗入胸膜腔；胸液中蛋白质含量升高、胸液肢体渗透压升高，进一步促进胸腔液增多，此类胸腔积液为渗出液，如结核、细菌、转移瘤、间皮瘤等。④各种原因导致的淋巴管引流障碍，导致蛋白质再吸收障碍，胸腔积液中富含蛋白，此为胸腔渗出液，如淋巴管癌转移、丝虫病等。⑤脏器损伤，导致其内液体进入胸腔，此为渗出液，如食管穿孔、主动脉夹层、胸部手术后等。

一、胸膜炎

（一）定义

（1）结核性胸膜炎被认为属于肺结核的第Ⅴ型，常与肺内结核伴发。

（2）结核性胸膜炎是由于结核分枝杆菌直接感染，和（或）机体处于高敏状态下，结核分枝杆菌及其代谢产物进入胸膜腔后，胸膜对之产生高度变态反应而发生炎症。

（3）肺结核在任何时期均可以发生胸膜炎，肺门或纵隔淋巴结结核时，淋巴回流受阻，导致淋巴液回流，结核分枝杆菌直接到达胸膜。结核杆菌进入血液，经过血行弥散到达胸膜。邻近胸膜的结核病灶直接蔓延至胸膜。

（4）结核性胸膜炎是胸膜炎最常见的类型，也是全身结核病最容易累及的部位，据报道，对结核病死亡患者进行尸解，有92％伴发结核性胸膜病变。

（二）诊断依据

1. 确诊依据

影像学提示胸腔积液（干性胸膜炎可无异常），同时满足以下任何一条即可确诊。

（1）胸膜病理检查支持结核。

（2）胸腔积液抗酸杆菌阳性两次。

（3）胸腔积液抗酸杆菌阳性一次，结核分枝杆菌培养阳性一次。

（4）胸腔积液结核分枝杆菌抗酸检测阳性。

2. 临床诊断依据

影像学提示胸腔积液，在痰涂片及痰培养阴性，或病理学检查阴性，经鉴别诊断排除其他肺部疾病，胸腔积液为渗出液、腺苷脱氨酶升高，同时具备结核菌素试验中度以上阳性或干扰素释放试验阳性或结核分枝杆菌抗体检查阳性任一条者，临床可诊断为结核性胸膜炎。

（三）分类

胸膜炎包括干性结核性胸膜炎和渗出性结核性胸膜炎两种。

（四）病理改变

1. 急性渗出性表现

胸膜血管模糊不清，充血水肿，散在糜烂出血，此时患者超敏反应强，中毒症状重，有大量炎性渗出物进入胸膜腔，胸膜腔积液量大。

2. 增生样表现

患者胸膜分布有粟粒状黄色或灰白色结节，亦可表现为瘤样增生结节，病灶中含有干酪坏死组织，治疗不当可转变为脓胸。

3. 胸膜增厚粘连

患者有纤维条素沉积在胸膜表面，呈乳白色或淡黄色，脏层与壁层胸膜之间有大量粘连带，呈片状、网状、条状，可形成多房包裹性积液。

4. 脓性分泌物附着

早期脓胸患者脓性分泌物比较均匀地附着在脏壁层胸膜表面,较容易分离脱落;晚期脓胸患者表面产生很厚的纤维板,脏壁层胸膜广泛粘连,脓性分泌物附着分布。

(五)临床特点

1. 干性胸膜炎

(1)可无明显的临床症状,或仅有微热和轻度胸痛。部分患者可表现高热和剧烈胸痛。

(2)局限性针刺样胸痛、深呼吸及咳嗽时更甚,故患者呼吸急促而表浅。

(3)当胸膜迷走神经受累时,可呈现顽固性咳嗽。

(4)体格检查,呼吸运动受限,局部压痛,呼吸音减低,闻及胸膜摩擦音为较特异的体征。

2. 渗出性胸膜炎

(1)发病急剧,中度至高度发热,体温大都在 38~40℃ 不等,可持续数日甚至数周,体温与积液量往往成正比。

(2)可伴有全身不适,乏力、盗汗、食欲减退等结核中毒症状。

(3)发病初期多有刺激性干咳,伴刺激性剧烈胸痛;随胸腔积液的增多,胸痛减弱或消失。

(4)大量积液时,可压迫症状,如呼吸困难、端坐呼吸、心悸、发绀等症状。

(5)体格检查,患侧胸廓饱满、肋间隙增宽、呼吸运动减弱、气管纵隔向对侧移位,语颤减弱。

(六)影像学表现

1. 干性胸膜炎

(1)指不产生明显渗液或仅有少量纤维素渗出的胸膜炎。

(2)好发于肺尖部或胸下部。

(3)胸膜显影、增厚,在胸部 X 线片上表现为局部肺透光度下降,肺外围肋骨内缘线状或带状密度增高影,边缘模糊,使肋骨内缘显示不清。CT 图片上呈肺外围的线状、弧线状、梭形较高密度影,相邻胸膜较大范围反应性增厚,由于此时胸膜正处于炎性水肿期,在 CT 肺窗上,增厚胸膜的肺缘通常模糊不清,肺内有炎性渗出。

(4)结核性胸膜炎的胸膜厚度很少超过 1cm。

(5)CT 对胸膜增厚的敏感性高于 X 线片,可以显示不足 1mm 的胸膜。而胸膜厚度只有达到 2~3mm 时,X 线片才能显示。

2. 渗出性胸膜炎

渗出性胸膜炎发生于初次感染的后期,多为单侧,液体一般为浆液性,偶为血性。根据胸腔积液的位置及活动程度将其分为游离性胸腔积液和局限性胸腔积液。

(1)游离性胸腔积液:以液体为主,胸膜无明显增厚、粘连时,胸腔积液多呈游离状态存在于胸膜腔,其聚集部位并不固定,会因体位不同而异,此类液体称为游离性胸腔积液。根据投照体位及液体量的多少,其影像学表现各异。

1)立位时,游离性胸腔积液位于胸腔的下部,当积液少于 200ml 时,X 线正位片难以发现,侧位片或可见到患侧肋膈角或后肋膈角变钝。当积液量大于 200ml 时,积液在胸腔表现为均匀密度影,其上缘呈外高内低凹面向上的弧形影。以第 2、第 4 前肋为界,将胸膜腔分为上、中、下三分,据此将胸腔积液分为少量、中量和大量(图 42-7)。

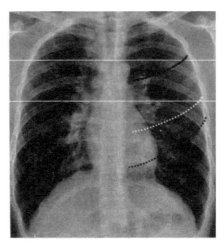

图 42-7　游离性胸腔积液在胸部 X 片上的分型示意图

两条白线分别是经第 2、4 前肋的连线。三条曲线代表胸腔积液的上缘。黑色实线最上缘位于第 2 前肋连线以上,属于大量胸腔积液;白色虚线最上缘位于第 2～4 前肋连线之间,属于中量胸腔积液;黑色虚线最上缘位于第 4 前肋连线以下,属于少量胸腔积液

2)少量积液是指积液上缘的最高点不超过第 4 前肋,可以表现为肋膈角略变浅、变钝,也可表现为膈肌和肋膈角被液体掩盖、"消失"。

3)中等量积液是指积液上缘的最高点在第 2、第 4 前肋之间,膈肌和肋膈角及部分左心缘"消失",纵隔及心影向健侧移位。

4)大量积液是指积液上缘的最高点超过第 2 前肋,患侧大部分胸腔呈均匀致密影,纵隔及心影向健侧移位,患侧肋间隙增宽。

5)仰卧位时,游离性胸腔积液位于距地最近的背侧胸腔,最深液面位于后胸壁。X 线卧位片表现为患侧肺的透光度下降,其下降程度与液体量呈正相关。少量时双肺透光度差异不显著;中量以上时,患侧透光度下降,肺外带肋骨内侧可见细线状、细带状致密影,严重者患侧肺呈均匀一致高密度影。CT 可以检出 15～20ml 的液体。游离性胸腔积液在 CT 图片上表现为沿后胸壁的弧形,或新月形、半月形均匀致密影。根据液面的最大深度将胸膜腔积液分为少量、中量和大量。①少量积液是指积液的液面深度小于 3cm,表现肺外缘与胸壁接近平行的窄带状月牙状、弧形影,内为均匀液体密度。液面的内缘略高于外缘,液面最深位置在最低点的内侧。②中等量积液是指积液的液面深在 3～5cm,表现为肺外缘与胸壁之间的新月形均匀密度影,边缘整齐,相邻肺组织受压萎陷。③大量积液是指积液的液面深度大于 5cm,表现为肺外缘与胸壁之间的均匀致密影,上缘平直,纵隔及心影向健侧移位,患侧肋间隙增宽,上凸的膈顶变为下凹。

(2)局限性胸腔积液:胸腔积液积存于胸腔某一个局部称为局限性胸腔积液,可分为肺底积液、叶间积液、包裹性积液、纵隔积液,其中以包裹性积液较多见。

1)肺底积液肺底与膈面之间的胸膜腔。其诊断依据 X 线立卧位,或立位＋侧弯立位液体位置的移动特点进行诊断的,CT 不易发现这一类型的积液。具体表现如下:①立位胸部 X 线片,"横膈"(实际上是液体的上缘)抬高,"横膈"运动减弱,"横膈"最高点向外侧移至是指液体积聚于中外 1/3 处,若发生在左侧可见胃泡与假横膈之间的距离增大。②仰卧胸部

X线片显示患侧肺野密度均匀增高,横膈位置恢复正常,由于液体的遮盖,其形状可以显示不清。③站立位向患侧倾斜时透视或摄片,肋膈角变钝,出现游离积液表现。

2)叶间积液是指液体积聚于叶间胸膜内。叶间积液可单独存在,也可与胸腔游离积液并存。①少量叶间积液,当X线与积液的叶间裂平行时,胸部X线检查仅显示叶间裂增厚或粗线条影。在CT片上表现为叶间裂增宽呈条带状,粗细均匀或不均,边缘锐利,内部呈液体密度;当X线与叶间裂走行垂直时或成角时,其形状多姿多彩,边缘清楚或模糊,密度均匀或不均,易误诊为炎症或肿瘤。②积液量较多完全位于叶裂内,两端封闭时,典型的表现为椭圆形软组织密度影,密度均匀,边缘光滑锐利,内外侧缘分别以细线与侧胸壁、肺门相连。当叶间裂有粘连时,可表现为多个大小不等的类圆形结节。当X线与叶间裂走行垂直时或成角时,其密度较低,边缘也较模糊,有时候识别困难。③当水平裂和斜裂同时存在较多的积液时,如果两处积液不相连,则影像学保持各自的特点。如果二者相连,则在连接处,积液的轮廓会出现局限性凹陷,类似一个分叶状肿块。这种情况在影像学上一般不会漏诊,但如果不从多角度观察则容易误诊。④当叶间裂积液与胸腔积液相通,且叶间裂无粘连时,可见基底位于胸膜腔的三角形影,三角形的顶角逐渐变细,并与肺裂融合形成的"鸟嘴征",基底与胸膜腔交角圆钝。⑤由于结核性胸膜炎常存在胸膜腔积液和胸膜肥厚、粘连并存,导致其影像学表现复杂,尤其是在X线片上有些征象不易解释,常需要借助CT来进行分析。

3)包裹性积液是指胸膜腔粘连导致积液被包裹,其位置、形态固定,不能随体位变动而流动。如果粘连广泛,就会给留置管引流治疗带来困难。①包裹性积液多见于下部胸腔的侧壁和后壁,单发或多发。②典型表现为密度均匀的半月形结节或肿块,基底位于胸壁,向肺内突起,状如"D"字形,与相邻胸壁夹角呈钝角。如果液体较多,有时有轻度的下垂。③失去游离性积液的自然弧线和低垂部位分布的特点。④不典型表现发生在X线与包裹性积液垂直时(即包裹性积液的正位),表现为片状密度增高影,边界不清。⑤由于结核性胸腔积液的细胞含量高于漏出液,其密度值较高,与肥厚的胸膜常不易区分,增强扫描有助于判定胸膜状态。此外,增强扫描还有助于受压肺组织与异常增厚胸膜的鉴别。

(3)预后:治疗及时,胸腔积液可完全吸收,不残留痕迹。当治疗不及时或治疗不当,导致积液中的纤维蛋白不断沉着在胸膜上,或者胸膜腔内有肉芽组织增生,导致胸膜增厚,相对的两层胸膜逐渐粘着,钙盐沉积形成钙化,即使结核治愈,这些胸膜肥厚、粘连及钙化往往不能恢复正常。胸膜肥厚、粘连的同时,常伴有组织的纤维收缩,导致如下CT征象。

1)胸腔积液未完全吸收时,粘连导致液体局限,形成单房或多房包裹性积液。

2)积液吸收,胸膜肥厚粘连会导致患侧肺透光度下降,和(或)胸廓内缘和肺野之间有一层边缘清晰锐利的阴影。治愈后残余的胸膜肥厚粘连与干性胸膜炎的区别要点是前者胸膜边缘清晰锐利,增强扫描强化程度弱。

3)胸膜向肺内伸出的粗线状影,纤直,僵硬。

4)胸膜肺面不光,见多角状突起,似锯齿状或波浪状(图42-8)。

5)膈肌平直,肋膈角变钝,膈肌活动度下降;或膈肌表面不光、毛糙,幕状粘连。相邻肺纹理扭曲、变形。

6)游离胸腔积液的多少可以由数字肺软件测量获得。

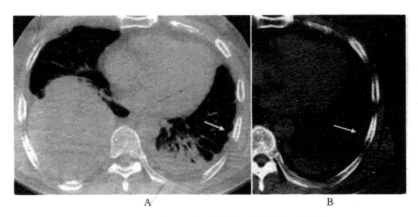

图 42-8　男性,63 岁,肺结核致胸膜肥厚粘连

CT 肺窗(图 A)及同层纵隔窗(图 B)示左侧胸廓内缘胸膜呈波浪状向肺内突起(箭)

(七)转归

1. 好转及痊愈

(1)胸腔积液逐渐减少,消失。

(2)胸膜肥厚、粘连减轻。

(3)肺复张。

(4)肺内结核病变吸收、消失。

2. 恶化及进展

(1)胸膜逐渐增厚,粘连带逐渐增多、模糊。

(2)胸腔积液增多。

(3)在非穿刺的胸腔操作时,胸腔内出现液平或气泡,病变向肺内友远处弥散。

(八)鉴别诊断

1. 肝性胸腔积液和肾性胸腔积液

(1)临床上积液多为双侧。

(2)有肝、肾等原发病的病史,无结核中毒症状。

(3)胸腔积液为漏出液,其密度 1.016,蛋白含量<30g/L。

(4)胸腔积液的量与原发病的状态相关,如果原发病好转,则胸腔积液很快吸收,否则,迅速增多。

2. 肺炎旁胸腔积液

(1)患者有感染史。

(2)抗感染治疗后胸腔积液很快吸收。

3. 充血性心力衰竭

(1)胸腔积液细胞学检查多为阴性。

(2)两侧胸腔积液,两侧积液量相当,或右侧略多。

(3)心脏肥大。

(4)肺充血、肺水肿常见。

4. 病毒性胸膜炎

(1)常急性起病,有咽痛等前驱症状。

(2)发热伴有明显的胸痛,胸腔积液增多时胸痛不减轻。

(3)胸腔积液形成较快,且短期内易形成胸膜粘连、积液分房和包裹,但治疗后胸腔积液吸收也比较迅速。

(4)病程有自限性,两周左右症状缓解。

5.癌性胸腔积液

(1)发病年龄偏大,多在 40 岁以上。

(2)实验室检查铁蛋白>500μg/L,CEA>5ng/ml,胸腔积液细胞学(＋)。

(3)一般无发热,呈持续性、进行性加重的胸痛。

(4)胸腔积液进展快,不易控制,50％以上为血性。

(5)胸膜结节状改变明显。

(6)胸膜活检特别是胸腔镜下直视活检病理检查可助诊断。

二、脓胸

(一)定义

(1)结核性脓胸是指结核分枝菌侵入胸膜腔引起感染和积脓状态,它是胸腔一种特异性化脓性炎症。

(2)结核性脓胸如同时存在化脓菌感染则成为混合性脓胸。

(3)其细菌来源主要包括:邻近组织或器官结核的直接蔓延,血行或淋巴道弥散等。

(二)诊断依据

(1)有肺结核或结核性胸膜炎的病史及相应的体征。

(2)胸腔穿刺液含有干酪样物质,涂片及普通培养无普通细菌,可能找到抗酸分枝杆菌。

(3)胸腔穿刺液为渗出性,无普通菌生长,比重>1.020,脓液细胞总数>$10×10^9$/L,以淋巴细胞为主,蛋白质 40g/L 以上,糖和氯化物降低,化脓性细菌培养阴性。

(4)胸膜组织活检具有典型的结核病理改变。

(5)胸腔积液特征性的影像学表现。

(三)分类

(1)结核性脓胸因发生经过和病程不同,可以分为急性脓胸和慢性脓胸。

(2)根据胸膜受累范围,又可分为全脓胸、局限性脓胸及多房性脓胸。

(四)病理改变

1.炎性渗出期

初期,胸膜充血、水肿,毛细血管扩张,渗透性增强,渗液开始为少量稀薄黄色液体,渗液逐渐增多、混浊,有时混有干酪物质及大量蛋白质、淋巴细胞、单核细胞及结核分枝杆菌。

2.成纤维期

成纤维细胞增生,纤维素积聚使壁层和脏层胸膜变成结缔组织。纤维结缔组织逐渐增厚,壁层胸膜比脏层胸膜增厚更快,表面出现干酪样物质及钙盐沉着。

(五)临床特点

(1)单纯结核性脓胸一般起病缓慢,有慢性结核中毒症状,长期发热、盗汗、胸痛、胸闷、乏力、消瘦等。

1)有不同程度的胸痛。早期呈针刺样,呼吸、咳嗽时加重,慢性脓胸胸痛不明显。

2)大量积液(脓)时,出现限制性通气障碍,常感胸闷、呼吸困难、心悸等。

3)若伴有支气管胸膜瘘时呈刺激性咳嗽、咳大量脓痰(痰液与胸液相同),有时还伴有咯血。其特点是脓量与体位有关,健侧卧位咳嗽加重,体位改变脓痰增多。

(2)混合性脓胸起病急、全身中毒症状严重,出现高热、剧烈胸痛等。

(3)体格检查,患侧胸部饱满,呼吸运动减弱,叩诊呈浊音,纵隔向对侧移位,呼吸音减弱或消失,语颤减弱。疾病晚期,患侧胸廓塌陷,纵隔向患侧移位。

(六)影像学表现

1. 脓胸早期

脓胸早期以充血、水肿及淡薄液体为主时,其 X 线片和 CT 的表现与一般游离性胸腔积液表现相似,单纯从影像学上很难鉴别二者。

2. 脓胸进展期

当脓胸内出现成纤维成分后,其脏层胸膜与壁层胸膜粘连,状如包裹性积液。但脓胸的脏层胸膜与周围肺组织交界面常模糊不清,伴有粘连带。此期,脓胸常伴有胸膜的增厚、粘连。

(1)早期胸膜增厚与胸腔积液的密度不易区别,常与软组织不易分辨。此时增强扫描有助于显示炎性胸膜增厚的特点,即壁层及脏层胸膜均呈表面光滑,厚薄较为均匀的持续性强化,内部积液不强化。

(2)进展期,增厚的胸膜密度逐渐增高,此时,胸膜的密度高于脓液的密度,平扫即能显示典型的胸膜分离征,但对压缩的肺带及脏层胸膜不能区分,增强扫描虽然有助于胸膜与肺组织的鉴别,但当脏层胸膜很薄时,并不能分辨二者。脓胸导致的胸膜厚度可不一样,但它们的内缘均应光滑整齐。

注:胸膜分离征是指胸膜脏层和壁层胸膜增厚,并被其间的胸腔积液分开的 CT 征象。

3. 纤维化期

纤维化期是脏层胸膜致密纤维化,引起脏层胸膜与壁层胸膜相互融合。胸膜纤维化期是胸膜结核性胸膜炎最严重的表现。

(1)表现为胸膜广泛增厚,常伴有胸膜的粘连、钙化。胸膜纤维化挛缩,导致患侧胸廓缩小,肋间隙的变窄,纵隔、心影向患侧移位,膈肌升高等胸膜牵拉性改变,严重时可导致脊柱弯曲。

注:胸廓缩小与纵隔移位不匹配是慢性脓胸的一个特点,即纵隔移位轻微而胸廓缩小显著(图 42-9)。

(2)增厚的胸膜肥厚、钙化,壁层胸膜与胸壁之间距离增大,其内脂肪密度增高,其内可见斑点状短条状密度增高影,这种现象称为胸膜下脂肪增生。

(3)当大量的纤维组织沉积在脏壁层胸膜上后,胸膜很厚,且失去弹性,当呼吸时,患处胸廓及膈肌不运动或仅有轻微的运动,当这种情况广泛存在时,会导致限制性通气障碍,称为纤维胸。在影像上除胸膜明显增厚外,常可见到广泛的板层样钙化。

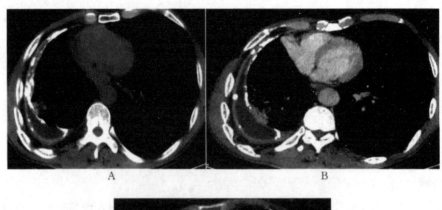

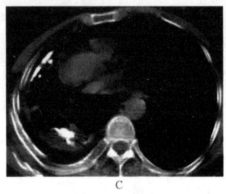

图 42-9　结核性脓胸

CT 平扫(图 A)及增强扫描(图 B)右侧胸廓明显缩小,肋间隙变窄,心影稍向右移位,胸膜腔新月形包裹性积液,胸膜明显增厚,伴广泛性斑点状钙化(虚箭)

4. 结核性支气管胸膜瘘

结核性脓胸向内破溃,与支气管相通时,称为支气管胸膜瘘。表现为胸膜腔内出现气-液平面的"空腔",有时在空腔的肺面可以见到瘘口。瘘管可以较大,也可以很小,甚至呈筛孔状。瘘管行径经常弯曲,甚至找寻不到,需要造影来显示。

5. 自溃性脓胸

结核性脓胸向外破溃,穿透胸壁时称为自溃性脓胸。表现为胸壁肿块与胸膜腔相通。

(七)转归

1. 好转及痊愈

(1)脓腔周围肺实质渗出逐渐吸收,胸膜边界逐渐清晰。

(2)脓腔内液体逐渐减少,胸膜逐渐变薄,可出现钙化。

(3)脓腔逐渐缩小,消失。

(4)肺复张。

2. 恶化及进展

(1)脓腔内液体逐渐增多,体积逐渐增大。

(2)脓腔壁—胸膜逐渐增厚,边缘越发模糊。

(3)脓腔与支气管相通,引起支气管胸膜瘘,病变支气管弥散。

(4)脓腔穿破脏层胸膜达胸膜以外组织引起自发性破溃。

(5)肺内外出现新发结核病灶。

（八）鉴别诊断

1. 化脓性胸膜炎

(1)起病急,感染中毒症状重,高热、胸痛、呼吸困难。

(2)白细胞总数及中性粒细胞比例升高,胸腔积液为脓性,胸腔积液内白细胞计数明显增多,以中性粒细胞为主,胸腔积液普通细菌培养阳性。

(3)此类胸液因大多数为胸膜反应性渗出,且液量较少,随肺炎好转而吸收。

(4)抗感染治疗及排液后病情迅速好转,必要时胸膜活检病理确诊。

2. 胸膜间皮瘤

(1)是胸膜的原发性肿瘤。

(2)胸痛为逐渐加重,随液体增多胸痛并不能缓解。

(3)胸腔积液多为血性,且抽液后胸腔积液还会迅速增长。

(4)抽液后的胸部 X 线片、CT 可发现胸膜上类圆形的肿块影。

(5)胸腔积液经抗感染、抗结核治疗无明显好转。

(6)胸腔积液或胸膜活检查到癌细胞可明确诊断。

（郝永）

第五节　继发性肺结核

一、概述

（一）相关解剖

肺组织分为肺实质和肺间质两部分。

1. 肺实质

肺实质是指承担气体交换功能组织,即肺内支气管的各级分支的气腔及肺泡结构,包括肺泡上皮细胞、血管内皮细胞;换句话说,肺实质就是指肺内结构中气腔＋肺泡上皮细胞＋血管内皮细胞。

2. 肺间质

肺间质是支撑肺实质,完成其功能的组织,即肺泡间、终末气道上皮以外的支持组织,包括结缔组织及血管、淋巴管、神经等,即肺内除了气腔,肺泡上皮和血管内皮外,所有结构均属于肺间质。根据其解剖位置将肺间质分为中轴间质、间隔间质和胸膜下间质三大类。

3. 中轴间质

中轴间质又称轴心间质,是指从肺门开始到终末细支气管的结缔组织,它们包绕气道、血管和淋巴管树,支撑支气管动、静脉和淋巴管系统,并随其不断分成各级分支,直至呼吸性细支气管的分支-小叶中心核。

(1)在 X 线片上中轴间质表现为自肺门向外周的放射状分布的肺纹理。

(2)CT 的分辨率远高于 X 线检查,它能清晰分辨肺门周围的支气管及血管,且能分辨次级肺小叶的小叶间隔、中心核和二者之间的肺实质,故在 CT 上肺间质有两种表现,一是肺门周围的中轴间质,是指除外气腔外的肺纹理树,包括支气管壁、血管及其附属结构。二是肺外带的中轴性间质——即小叶核。

4. 胸膜下间质

胸膜下间质又称外围间质,是指胸膜下的结缔组织,与脏层胸膜有关,自胸膜向肺内延伸构成小叶间隔及叶间裂。它包括小叶间隔,叶间裂(包括水平裂、斜裂)和脏层胸膜。

(1)小叶间隔正常厚约 0.1mm,在肺外周与胸膜相连或有伸向胸膜的倾向,正常情况下在 HRCT 上偶可显示。当其增厚时,CT 可清晰显示,表现为胸膜下 1~2.5cm 长的细线,伸向胸膜面,勾画出全部或部分肺小叶的多边形轮廓。间隔的形态可表现为光滑整齐、结节状及不规则形。

(2)正常情况下,叶间裂在优质 X 线片上可以显示,在 X 线片上表现为粗细均匀的细线状致密影,边缘光滑锐利。水平裂在正位胸部 X 线片上始于右肺门的中点,水平走行至侧胸壁,侧位则始于斜裂的中间部,向前稍向下达前胸壁。在侧位胸部 X 线片上斜裂后部始于主动脉弓下方水平,约第 4、5 胸椎平面,斜向前下,几乎平行于第 6 肋,止于前肋膈角后 2~3cm 的膈面。在 CT 肺窗中无论水平裂还是斜裂均表现为无血管透明区或边缘光滑锐利的细线状影。

(3)正常情况下,脏层胸膜在胸部 X 线片及 CT 图像上不显示。如果肉眼观察到胸膜就表示胸膜有增厚,增厚的胸膜在影像上表现为沿胸壁内缘的带状软组织影,或与肺的交界面多可见小的幕状掀起。

5. 间隔间质

间隔间质又称肺泡间质,位于肺泡和毛细血管基膜之间,包括小叶内实质间隔及肺泡隔。正常情况下无论 HRCT 还是胸部 X 片都不能显示间隔间质。增厚时表现为小叶间隔内间隔线,在 HRCT 上表现为位于小叶间隔与小叶核心之间的细线状致密影,呈细网状、席纹状、铺路石状改变。当其数目众多时,小叶间隔常常被掩盖。

凡是能引起血管、淋巴、结缔组织异常的病变都可导致肺间质异常。引起肺间质改变的常见病理改变:肺间质水肿、纤维组织增生、纤维化。

(二)定义

(1)曾经有过结核分枝杆菌的侵入,病变已静止,或痊愈一个时期后,结核分枝杆菌再次袭击肺组织而发病,称为继发性肺结核。

(2)继发性肺结核与原发性肺结核的根本不同点:在结核分枝杆菌侵袭之前,机体对其抗原已有标记,因此当细菌一旦开始出现,机体的获得性免疫立即发挥作用。

(3)引起继发性肺结核的细菌来源有两类:一是结核分枝杆菌初次感染机体后,潜伏在机体内的细菌,当人体抵抗力及免疫功能降低时,这些潜伏下来的结核分枝杆菌重新活跃、繁殖、生长引起疾病,称为复燃,或称内源性复发;第二类是首次接触结核后完全康复,患者再次吸入结核分枝杆菌,在肺内形成新的感染灶,称为外源性再感染。

(三)诊断依据

肺结核的诊断是以病原学检查为主,结合流行病史、临床表现、胸部影像、相关的辅助检查及鉴别诊断等,进行综合分析做出诊断。

(2)痰检找到结核菌或痰培养阳性及纤维支气管发现结核性病变是诊断肺结核的可靠根据。其他实验室检查方法可作为肺结核诊断的参考指标。

（3）患者的病史和临床表现仍然是结核病诊断的基础。胸部影像学检查是肺结核诊断的必要手段。

（4）继发性肺结核的影像特征与渗出、干酪坏死、纤维化和钙化的病理基础有关。影像检查可以帮助临床分期，动态观察，判定疗效。

（四）分类

继发性肺结核包括浸润型肺结核、结核球、干酪性肺炎、慢性纤维空洞性肺结核和损毁肺等。

（五）病理改变

结核分枝杆菌在机体内引起的病理改变取决于机体细胞免疫状态（w 型变态反应）的强度、局部组织特性和病菌毒力大小。受侵犯组织的病理改变分为渗出性病变、增生性病变和干酪样坏死，此三种病理改变不能截然分割，只是在某一阶段以某种病理改变为主。

病变通常先从渗出开始，逐渐发展为炎症浸润和纤维结节的混合性病灶。这时，如果患者抵抗力强，侵犯的结核分枝杆菌数量少、毒力低，病变就会向好的方面转化，出现渗出性病灶吸收、炎症消退，也可发生纤维化、钙化等。

如患者抵抗力低，侵入的菌量多、毒力强，病变就会出现干酪坏死、液化，形成空洞。有的患者也常常是病变好转与发展同时存在，在炎症渗出吸收的同时，出现新的炎症渗出病灶。

1. 渗出性病变

（1）主要表现为在结核病变的早期，病变组织呈炎性水肿，组织血管通透性增加，组织间液体增多，炎性细胞及蛋白质向血管外渗出。

（2）当病变组织内的细菌量多、毒力大，或机体变态反应强烈时，病灶内就不仅仅有中性粒细胞浸润，而是由大量的巨噬细胞、淋巴细胞、单核细胞、少量类上皮细胞和纤维蛋白等混合构成所取代，如果病变不能得到有效控制，就会有更多的炎性细胞聚集和死亡，导致病灶扩大，病变内出现坏死。

2. 增生性病变

增生性病变是一种慢性炎性病变，出现在组织内的细菌量少，而致敏的 T 淋巴细胞增多。

（1）结核结节，是一种慢性肉芽肿病变，属于增生性病灶。病变的中央由 1～2 个朗格汉斯巨细胞构成，周围由放射状排列的类上皮细胞包绕，最外层由淋巴细胞、浆细胞以及成纤维细胞构成。

（2）单个结核结节的直径约为 0.1mm，肉眼无法辨识。当多发的结核结节发生融合，病灶被胶原、结缔组织包裹时，就会形成肉眼可见的结节，由于病灶边缘的纤维化成分，导致增生性病灶边界清晰。

（3）增生性病灶的中心可以发生干酪样变，也可以无干酪样变。

3. 干酪样坏死

干酪样坏死归属于一种凝固性坏死，是结核病组织坏死的特征表现形式，它属于组织变性性病变。

（1）干酪样坏死内含大量的脂质、乳酸，呈黄色的半固体或固体。镜下组织混浊肿胀，胞质发生脂肪样变，细胞核破碎溶解，呈嗜酸性染色的特点。

（2）在结核分枝杆菌量多、毒力强、机体免疫力低下或变态反应强烈的情况下，渗出性和增生性病变均可继发干酪样坏死。

（3）坏死组织大都含有一定数量的结核分枝杆菌。其中,未完全坏死的外围区细菌量更多,而完全坏死的区域里细菌反而减少,甚至消失。这与坏死区内缺氧和由于组织的自溶释放出脂肪酸、乳酸等物质而不利于细菌繁殖有关。

（4）当干酪样坏死组织发生软化或液化后,结核杆菌会迅速繁殖,干酪物质可经支气管、气管排出,空气进入而形成空洞,结核杆菌接触氧气后再次继发繁殖能力,因此空洞的形成,意味着患者成为一个传染源。结核杆菌还可沿气道在体内形成气管弥散。

（5）当干酪样坏死组织多年不吸收、不发生液化时,就会被纤维组织包裹,形成结核球。

二、以浸润为主的继发性肺结核

（一）临床特点

（1）常见于青年人及部分免疫力低下的老年人。

（2）起病缓慢。

（3）早期,无症状或有轻咳,少量黏痰。

（4）随着病变进展,可出现轻重不一的发热(一般为午后低热)、盗汗、乏力、食欲缺乏、消瘦、失眠、心悸、月经不调等全身症状,或咳嗽、咳痰、咯血、胸痛等呼吸道症状。

（三）影像学表现

继发性肺结核中是最常见的一种类型,好发于两肺上叶尖段、后段,两肺下叶背段。其中病灶位于两肺锁骨上、下区是继发性肺结核的典型表现。以病变表现形式多样、多种性质病灶及多部位病灶同时存在为特征("三多"征象),其中渗出实变性病灶占主导地位。

1. 浸润性病变

（1）胸部 X 片及 CT 上表现为磨玻璃密度影、渗出影和实变影。

（2）其形态多呈斑点状、斑片状、云絮状及小结节状阴影。病灶常为多发,散在分布或沿肺段、肺叶分布(图 42-10)。

（3）病灶中心密度偏高,边缘密度略低,境界模糊不清,常难以确定边界,病灶内常有空气支气管征或不规则低密度影,提示肺通气不均匀,当病程迁延时,病灶边缘趋向清晰,常伴有肺容积的缩小,其内支气管形态不自然,走行扭曲,粗细不均。

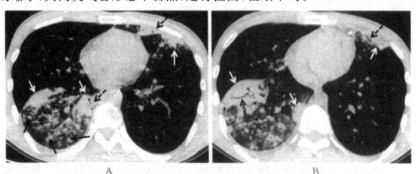

图 42-10　男性,30 岁,继发性肺结核(浸润型)

胸部 CT 连续断面(图 A、B)平扫显示右肺下叶及左肺上叶下舌段透光度下降,其内可见多发片状(白实箭)、斑片状及结节状密度增高影(黑实箭),非胸膜缘边缘不清,病灶内可见低密度类圆形、长条形含气支气管影(黑虚箭)

（4）树芽征是肺结核处于活动期的一种 CT 征象，是干酪样物质充填细支气管后，细支气管及其附属结构（肺腺泡）被结核菌、代谢产物、机体分泌物充填的一种表现，CT 表现为距胸膜或小叶间隔 3～5mm 的小叶中心分支状结节影，结节平均大小为 2～4mm，个别也可达 1cm 左右。该征象在胸部 X 片上不能显示。

2. 其他性质病变

在渗出性病灶的周围或其他部位，常可见单发或多发结节，结节边缘模糊或清晰。

小叶中心结节影是肺结核处于活动期的又一种 CT 征象，在 CT 上表现为位于小叶中心小动脉或其分支周围的小结节或微结节，可以单发，也可以多发，多分布于肺周围部，距胸膜面 5～10mm，不累及小叶间隔和胸膜面。它是病变位于肺泡囊或肺腺泡的一种 CT 征象，该征象在胸部 X 片上通常不能显示。

小叶中心分支线影是肺结核沿支气管弥散的一种 CT 征象，它是干酪样物质充填细支气管的征象，在 CT 上表现为粗细不均、边缘模糊的分支线状影。该线状影并不直达小叶间隔。

病灶内密度减低区为病灶溶解的表现。溶解物经支气管排出，气体进入后形成空洞。病灶内支气管受累后表现为管腔扩张或粗细不均，管壁增厚，走行迂曲或僵硬。浸润病灶还可与血行弥散的肺内结节状病灶并存。通过数字肺测量软件可以直观地显示病变的平均肺密度、肺体积、气肿定量、病变多少等定量指标，共同评价结核病变的严重程度。

（四）转归

1. 好转

（1）肺内结核病灶缩小、减少，甚至完全吸收。

（2）渗出性病灶边缘逐渐清晰，密度逐渐升高，甚至钙化。

（3）片状影消失，残留边缘锐利条索状纤维化灶。

（4）空洞壁逐渐变薄，空洞腔内容物逐渐减少、消失，洞腔缩小甚至闭合。

2. 恶化及进展

（1）肺内结核病灶逐渐增大、融合，甚至形成大叶性实变。

（2）病灶内出现新发空洞，空洞扩大，壁逐渐增厚。

（3）肺内其他部位出现新病灶。

（4）肺外出现新病灶。

（五）鉴别诊断

1. 大叶性肺炎

（1）大叶性肺炎起病急，高热、寒战、气急、胸痛等症状较结核明显。咳铁锈色痰为典型表现。

（2）白细胞计数可高达（15～20）$\times 10^9$/L 以上，中性粒细胞升高，而结核多数血常规正常或稍高。

（3）X 线表现为整个肺叶、大部分肺叶或肺段呈高密度阴影，阴影密度均匀，内可见走行、形态自然的支气管充气征，肺叶实变以叶间裂为界，边缘清楚。

2. 肺部真菌性感染

（1）常见于糖尿病、血液病等免疫力低下的患者，应用抗生素和激素等是主要诱因。具有支气管肺炎的各种症状和体征。

(2)起病缓慢,可有发热、咳嗽剧烈。

(3)血常规白细胞减少。痰涂片或痰真菌培养可获得诊断。

(4)真菌感染的影像表现多种多样,常为多发病灶,表现为结节、团块、实变、磨玻璃样改变、晕征、胸腔积液或多种表现的结合。

(5)使用抗生素病变恶化,用抗真菌药物治疗显效。

3. 肺脓肿

(1)急性发病,高热,咳大量脓臭痰。

(2)脓肿急性期白细胞总数及中性粒细胞明显增高,痰中可找到致病菌。

(3)肺脓肿早期影像表现为密度增高阴影,边缘模糊,病灶的一边常紧贴胸膜、纵隔或叶间裂;坏死物排出形成脓肿空洞周围常有浓密的炎性渗出,腔内常有液平面,脓腔扩大时可穿透叶间。

(4)肺脓肿应用敏感抗生素治疗有效。

4. 过敏性肺炎

(1)临床症状轻,偶有咳嗽、低热或哮喘。

(2)实验室检查外周血嗜酸细胞增高。

(3)X线片及CT上,病变密度较淡,呈一过性,1～2周可自行消失而不留痕迹,部位不定,呈游走性。

三、以干酪性肺炎为主的继发性肺结核

(一)临床特点

(1)干酪性肺炎又称结核性大叶性肺炎,是继发性肺结核中最为急重的一型结核,多见于机体抵抗力差,对结核菌高度过敏的患者。

(2)干酪性肺炎发病急剧,表现为寒战、高热(体温可达39～40℃),剧烈咳嗽,咳大量脓痰,有时咳出干酪样物质,也可有咯血、发绀、呼吸困难等。

(二)影像学表现

当组织发生凝固性坏死时,可导致肺内出现干酪性肺炎,坏死物被纤维包裹后形成结核球。干酪型肺炎可分为大叶性和小叶性两种,以其内常伴有空洞,其他部位肺野常见支气管弥散为特点。

1. 大叶性干酪性肺炎

(1)渗出期:X线片及CT片表现为大片状致密的实变影,常累及1～2个肺段,或整个肺叶,轮廓较为模糊,由于叶间裂的阻挡,其边缘可光滑锐利。其内密度均匀或不均匀,表现与大叶性肺炎非常相似,不同之处在于,渗出灶内支气管形态、走行常发生改变,状如枯树枝。

(2)干酪样坏死期:干酪样坏死的密度高于渗出性病变,在肺窗及纵隔窗上,干酪样坏死的形态、大小变化不大。

(3)病情进展期:

1)干酪样病变很快发生溶解而形成单个或多个散在或蜂窝状的无壁空洞。空洞形状可以规则,可以奇形怪状,内缘通常光滑,肺门端有时可看到引流支气管。空洞一旦形成,常在干酪性病变的周围和(或)其他肺野见到弥散病灶。

2)干酪性肺炎常伴有肺实变病灶的机化,导致病灶内的含气支气管扭曲、管腔粗细不

均,患侧肺体积缩小,严重时,肺叶变形,胸廓有不同程度的塌陷。

2. 小叶性干酪性肺炎

(1)两肺多发、散在的片状高密度影,边缘较模糊,其密度较浸润性病变密度高,在胸部X片上阴影内常出现蜂窝状,或不规则形透亮区;在 CT 上则表现为小的无壁空洞,系干酪物溶解所致。小叶性干酪性肺炎内可见含气的支气管影,支气管走行僵硬、扭曲或扩张,这一征象仅在 CT 上显示。

(2)干酪性肺炎虽可以与增生性病灶一样表现为密度较高的结节,但其边缘多不光整,中央常有透亮影是较为特征的表现。

(三)转归

1. 好转

(1)肺内结核病灶逐渐吸收,病变范围缩小。

(2)病灶内空洞逐渐缩小、减少,洞壁逐渐光滑。

(3)增厚的支气管壁变薄,边缘逐渐锐利。

2. 恶化及进展

(1)肺内结核病灶融合,病灶增大,边缘模糊。

(2)空洞增多、增大。

(3)肺内、肺外出现新发结核病灶。

(三)鉴别诊断

1. 大叶性肺炎

(1)大叶性肺炎高热、寒战、气急、胸痛等症状较结核明显,咳铁锈色痰,起病更急。

(2)大叶性肺炎白细胞计数可高达$(15\sim20)\times10^9/L$以上,中性粒细胞升高,而结核多数血常规正常或稍高。

(3)大叶性肺炎影像表现为整个肺叶、大部分肺叶或肺段呈高密度阴影,阴影密度均匀,内可见支气管充气征,肺叶实变以叶间裂为界,边缘清楚。干酪性肺炎中心密度高,内有不规则透亮浓密阴影,且早期易出现浸润空洞及支气管弥散。

2. 浸润性黏液腺癌

(1)浸润性黏液腺癌又称肺炎型肺癌,主要好发于老年男性群体,多数患者有吸烟史,主要表现为咳嗽、咳痰,伴发热。

(2)在疾病早期实验室多无特征性表现。

(3)影像学表现为肺周边局限性分布的斑片状或大片状斑片状模糊阴影,多为淡薄片状磨玻璃影,伴结节灶或实变区的支气管僵直等特点,但很少出现牵拉性支气管扩张、无壁空洞等改变,当抗感染治疗无效或病变持续性恶化进展时,应高度怀疑浸润性黏液腺癌。

3. 肺癌引起的阻塞性肺炎

(1)患者有肿瘤相应症状,病变迅速恶化,恶液质明显。

(2)纤维支气管镜活检及痰细胞学检查可确诊。

(3)CT 见支气管或支气管旁肿块,支气管受累范围局限,阻塞性肺炎的肺实变内常缺乏含气的支气管。

四、以球形结节为主的继发性肺结核

在影像上表现为类圆形或近似球形的结核病灶,根据其病理组成分为球形干酪性肺炎——即传统意义上的结核球、结核结节(又称结核性肉芽肿)、纤维干酪结节、球形空洞四类。结核球是一种特殊形态的继发性结核。它具有典型的病理学特征,即核心为干酪样坏死物质,周围是由上皮组织细胞、多核巨细胞和不等量的胶原组成的纤维组织包膜。

结核性肉芽肿是结核的增生性病灶,其内以慢性肉芽肿病变为主。

纤维干酪结节的病灶中心也为酪组织,周围包绕较多的纤维及肉芽组织。

球形空洞,为结核球与支气管相通,球内干酪组织全部或部分经支气管引流,气体进入形成。

(一)临床特点

(1)好发于青壮年,20～30岁多见。

(2)起病缓慢,病程长。临床上结核中毒症状少见,多为体检发现。

(3)当患者肺部有其他性质结核病灶时,可伴或不伴有咳嗽、咯血。

(二)影像学表现

病变好发于上叶尖后段及下叶背段。多数为单发,少数为多发的圆形或卵圆形结节。病灶以圆形及椭圆形多见,少数可呈切迹样,或很浅的分叶状。病灶邻近的肺野可见散在的结节、条索、钙化性病灶,称之为卫星病灶。如果病灶贴近胸膜时,在病灶与胸膜间有时可见线状粘连带,相邻胸膜增厚,但无胸膜凹陷。

其他肺野内存在的结核病灶对球形结核结节的诊断很有帮助。

病灶内部密度特点因结节类型不同各异:

(1)结核瘤呈中等密度,密度均匀或内有钙化,增强扫描无强化。其中,大量钙化、层状钙化或结节状钙化属于良性钙化模式,它的出现对结核球的诊断有重要价值。

(2)结核性肉芽肿,密度均匀,边缘锐利,增强扫描呈均匀或略不均匀的轻度至中度强化。

(3)纤维干酪结节,平扫密度均匀或不均匀,内可有钙化,增强扫描呈环形延迟性强化。由于纤维成分的皱缩,病灶形状可不规则或导致胸膜凹陷。

(4)球形空洞结节的空洞多偏向于肺门侧,形态不一,可以呈月牙形、裂隙状、球形,也可呈不规则形。形成初期,洞壁较厚,空洞偏在,内壁不规则,容易与癌性空洞混淆,如果能看到引流支气管,则对结核诊断很有帮助。

(5)当合并感染时,空洞边缘模糊,洞内呈现液平时,容易与肺脓肿混淆。这一类型的病灶周围多伴有形状各异的卫星灶。

(6)对于结核球的容积大小,则通过数字肺自动测量软件可以对病变的体积进行计算。

注1:CT对钙化、空洞的检出率明显高于X线片,且CT还可观察病变的强化特点,为病变的诊断和鉴别诊断提供更多的信息。

注2:所谓引流支气管,在影像学上表现为与空洞相通,管壁不规则增厚,和(或)管腔扩张的支气管。

(三)转归

1. 好转

(1)病灶边缘逐渐清晰,周围卫星灶减少。

(2)病灶密度增高,逐渐出现钙化,钙化面积增大。

(3)空洞缩小,壁变薄,空洞腔逐渐光滑、干净。

（4）引流支气管壁逐渐变薄,管腔逐渐恢复光滑。

2. 恶化及进展

（1）病灶增大,边缘逐渐模糊。

（2）出现空洞,或原有空洞增大。

（3）病灶周围出现新发卫星灶。

（4）肺内外出现新病灶。

（四）鉴别诊断

1. 周围型肺癌

（1）肺癌的球形病灶多发生于 40 岁以上患者,常有咳嗽、胸痛等。而结核发病年龄较轻,可仅有轻度结核中毒症状。

（2）肺癌发生于各个肺叶或肺段,特别是上叶前段、下叶前基底段、外基底段及中叶、舌叶。结核好发于上叶尖段、后段或下叶背段。

（3）肺癌形态多不规则,肿瘤阴影密度较高,边缘多有毛刺、切迹征。肿瘤超过 2cm 后可有小泡征,与肿瘤接近的血管及支气管可被肿瘤侵犯形成血管包埋或血管、支气管聚拢征。邻近胸膜常见角形胸膜皱缩征,周围肺野可见斑片状炎症阴影,肿块短期内进行性增大,肺癌病灶一般无钙化。

（4）结核边缘清晰,多数密度不均匀,可见点状或环状钙化点,并有卫星病灶,部分病灶积极抗结核治疗后可缩小。

2. 错构瘤

（1）球形结核与错构瘤均可含有钙化,但前者多发生于上叶尖后段和下叶背段,而错构瘤以上叶前段、舌叶和中叶多见。

（2）80％以上肺错构瘤单发,位于肺周边脏层胸膜下,直径 2～3cm,呈类圆形或卵圆形,边缘光滑无毛刺,可浅分叶,无胸膜凹陷征及卫星灶。球形结核,尤其是伴发空洞的球形结核周围可有散在卫星病灶。

（3）肿块内脂肪及爆米花样钙化为本病影像特征,通常无空洞。球形结核内无脂肪成分,可见细小空洞。

3. 硬化性血管瘤

（1）肺硬化性血管瘤好发于中青年女性,是一种罕见的肺神经内分泌瘤。

（2）为周围肺组织内孤立性圆形或类圆形肿块或结节,直径 1.5～7.0cm 不等,密度尚均匀致密,边缘光整锐利。

（3）硬化型血管瘤呈明显均一强化或明显花斑状强化是与肺结核球鉴别的重要特征。

4. 肺炎性假瘤

（1）好发于 30～40 岁。

（2）病变可发生于肺野任何部位,大部分在肺叶边缘不靠近斜裂或横裂。

（3）病灶部分边缘平坦如刀切—称为"刀切征",或略呈两侧缘平行垂直于胸膜—称为"方形征"。

（4）其他肺野少有多种性质病灶并存的现象。

（5）炎性假瘤 CT 增强扫描多呈中度至显著强化,非钙化及空洞部分为均匀强化,而球形结核的强化为轻度至中度强化,干酪坏死部分不强化。

五、以空洞为主的继发性肺结核

以空洞为主的继发性肺结核指以单发或多发的各种形态的空洞性病变为主要表现形式的继发性肺结核。空洞即可出现于急性期,也可出现在慢性期。

肺内多种性质的病变同时存在,如渗出、增生、干酪样坏死、厚壁空洞、胸膜增厚、纤维化、支气管弥散病灶等。

(一)临床特点

(1)临床症状随病变范围、病程长短及代偿功能等情况不同而异。

(2)病变静止时,可无明显症状。

(3)病情的进展时,可反复出现咳嗽、咳痰、咯血、胸痛、发热、盗汗、消瘦等。其中咯血既是本型结核的一个常见症状,也是引起病灶弥散、病情恶化,甚至致死的一个重要原因。

(4)当并发感染时,上述症状可明显加重,且出现痰量增加,咳黄脓痰。

(二)影像学表现

(1)与其他类型的继发性结核相似,本病的肺内也常与渗出、干酪、纤维化、空洞、钙化、胸膜增厚等多种病理改变多同时存在,因此影像表现复杂多样。

(2)病变也好发于双肺上叶锁骨上、下区。与干酪性肺炎内的空洞相比,本型空洞较大,占病变的比例大,在 X 线检查上容易显示。由于空洞内的干酪样物质为固体样的物质,液化是逐步形成并不断经支气管排出的,故空洞内部少见液平。但当合并感染时,空洞内可出现液平。

1. 根据空洞壁的厚度将空洞分为无壁、薄壁和厚壁空洞

(1)无壁空洞存在于干酪性肺炎内,呈虫蚀样,无论是否增强扫描,均无法显示洞壁。

(2)薄壁空洞是指洞壁的最大厚度小于 3mm 的空洞。

(3)厚壁空洞是指洞壁的最大厚度大于 3mm 的空洞。

2. 空洞外壁的情况

根据空洞外壁的情况,人为地将空洞分为两类:急性渗出性空洞和慢性纤维化空洞。急性渗出性空洞是指空洞性病变的外周组织以渗出、实变为主,在影像上表现为空洞外壁模糊(图 42-11)。此类病变还常伴有以下特点:

(1)空洞偏在,致壁厚薄不均,厚壁处内壁多不平整,常见结节样或丘状突起突向空洞内;空洞在干酪性肺炎中多呈类圆形;在包裹性或结核结节内,空洞初始为肺门侧的裂隙状,而后逐渐呈类圆形或不规则状。

(2)空洞近心端常见引流支气管影,引流支气管走行不自然,分支减少,管壁增厚,胸部 X 片及常规 CT 对引流支气管的全面展示有限,多平面重建、曲面重建有助于引流支气管的整体显示。

病灶周围的卫星灶多为渗出、干酪及增生性病变,肺内常有沿支气管分布的弥散灶。常伴有邻近胸膜的增厚,严重时合并胸腔积液。

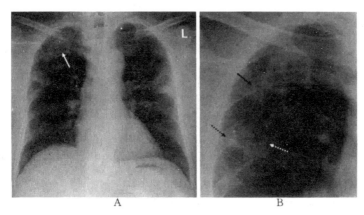

图 42-11　男性,56 岁,继发性肺结核(空洞性)

胸部正位片显示右肺上野中带可见圆形空洞影(白实箭),局部放大片(图 B)示空洞外上方壁厚 Ⅰ 腔内突,周围见云絮状淡薄渗出影(黑实箭);右肺中野中、外带可见边缘模糊的斑片状实变影(黑虚箭);粒状结节(白虚箭)

3. 慢性纤维化空洞

慢性纤维化空洞是指空洞性病变外周以增生、纤维化为主要表现,在影像上表现为空洞外壁清楚,锐利。此类病变还常伴有以下特点:

(1)空洞的形状怪异,可见三角形、方形、多角状。空洞内壁较光滑,外壁可见结节状突起。

(2)病灶周围的卫星灶多为增生、索条、钙化性病变,常伴有牵拉性支气管扩张。

(3)病变周围伴有较广泛纤维化时,导致肺叶变形,即病变部肺体积缩小,引起肺门、纵隔、膈肌向患侧移位,病变范围广泛时,可导致胸廓塌陷。

(4)肺结核的大小可以通过数字肺测量软件来判定肺内密度分布,病变总体积和空洞体积。

(5)除了胸膜肥厚,常呈现胸膜的粘连、钙化,导致肋膈角变钝或消失,膈面平直或见幕状粘连。

(三)转归

1. 好转

(1)空洞缩小、闭合。

(2)空洞壁变薄,变光滑。

(3)洞腔内容物排空、消失。

(4)肺内病变减小。

2. 恶化及进展

(1)空洞增大、数量增多。

(2)肺内、肺外出现新发病灶。

(四)鉴别诊断

1. 薄壁空洞

(1)韦格纳肉芽肿病

1)韦格纳肉芽肿病(WG)是一种具有三联征的血管炎病,包括上呼吸道和(或)下呼吸道坏死性肉芽肿、肾小球局灶或弥散性肾炎、广泛性坏死性血管炎。

2)任何年龄均可发病,平均诊断年龄一般为40岁。发现多系统多器官损害时,应考虑到本病。

3)抗中性粒细胞胞浆抗体(ANCA)具有较高的特异性和敏感性。由于出血是WG常见的临床表现,故实验室检查常有贫血改变。

4)WG患者的肺部影像学表现多样,也表现为多种形态病灶共存。其中肺部结节、肿块及空洞最常见,空洞多为不规则的厚壁空洞,内壁不规则,洞内有结节状或花瓣样或"丝瓜瓤"样阴影。

5)抗感染及抗结核治疗无效且病变进展较快。

(2)肺脓肿

1)本病发病比继发性肺结核急,发热等中毒症状更严重,咳大量脓臭痰。结核多为慢性疾病,患者有长期结核中毒症状。

2)脓肿急性期白细胞总数及中性粒细胞明显增高,痰中可找到致病菌。

3)脓肿空洞周围常有浓密的炎性渗出,腔内常有液平面,脓腔扩大时可穿透叶间裂。

4)肺脓肿应用敏感抗生素治疗有效。

(3)肺曲菌球病

1)一种炎性肉芽肿性损害,是肺曲菌病的一种特殊形态。

2)好发于两上肺,曲菌球多数为圆形或椭圆形,密度均匀,发现"新月形透亮""环形透亮"及可移动的洞内结节有助于曲菌球的诊断。

(4)肺包虫病

1)有疫区生活史,有进食未煮熟的狗、羊等病史。

2)有咳嗽、胸痛等非特异症状,如有咳出大量液体、粉皮样囊壁等病史有助于本病诊断,患者可伴过敏反应。

3)影像学发现空气新月征、液气平面、双弓征、水上浮莲征、水落石出征等表现时,应想到肺包虫病。

(5)肺囊肿

1)肺囊肿为肺组织先天性异常。

2)多发生在肺上野,并发感染时,空腔内可见液平,周围无卫星灶。

3)未并发感染时可多年无症状,病灶多年无变化。

(6)囊性支气管扩张

1)多发生在双肺中下肺野。

2)患者常有咳大量脓痰、咯血病史。

3)薄层CT扫描或碘油支气管造影可协助诊断。

2. 厚壁空洞

(1)癌性空洞

1)癌性空洞的三大特点:厚壁,壁厚薄不均匀,空洞偏在。

2)与结核空洞位于近肺门端不同,癌性空洞常位于远肺门端。

3)空洞内壁不规则,常形成壁结节。

4)空洞边缘常有分叶征、细短毛刺和棘状突起，周围无卫星病灶。结核空洞外形多数比较规整，呈类圆形，偶尔会有毛刺，呈粗长型，为纤维化改变。

（2）肺脓肿

1）常有高热、畏寒，咳大量脓痰等症状。

2）两下肺多见。

3）空洞多为类圆形，居中，内壁光滑，洞内常有气液平。急性期洞外有渗出病灶，慢性期洞壁外缘较光整。

六、毁损肺

（一）定义

毁损肺主要是由于初治肺结核久治未愈，且反复复治，造成一叶或一侧肺有广泛的纤维干酪样病变、结核空洞、结核性支气管扩张或支气管狭窄，反复结核性及混合感染、排菌，导致肺组织破坏严重、胸膜增厚，使该叶或该侧肺基本上失去呼吸功能。

结核性损毁肺可继发于各型肺结核的反复复治，病程长。

（二）诊断依据

（1）有肺结核病反复复治病史。

（2）痰检结核分枝杆菌间断、反复阳性。

（3）影像学有毁损肺的表现。

（三）病理改变

结核病变使肺组织严重破坏，治疗、修复使肺组织内大量结缔组织增生，纤维修复、瘢痕化导致肺体积缩小，组织纤维化挛缩导致肺组织扭曲变形、肺泡塌陷、气体交换功能消失。破坏和修复反复交替进行，使无功能肺组织逐渐增大，造成肉眼可见的肺毁损。病理学特点如下：

（1）肺叶极度缩小，十分坚硬，大多数肺泡消失，仅剩少数残余的萎缩肺泡。

（2）肺毛细血管减少，支气管周围和血管周围纤维组织增生，汇合在一起，使肺容积缩小，密度增高。

（3）损毁肺内可有结核性肉芽组织，多发生在一侧，常伴有胸膜肥厚、粘连及纤维化。

（四）临床特点

（1）长期慢性肺结核患者，有反复复治的病史。

（2）常年反复发作的咳嗽、咳脓性痰、间断咯血、反复发热、呼吸困难等症状。

（3）体格检查可见患侧胸廓塌陷，呼吸运动减弱，气管向患侧移位，肺泡呼吸音消失，可闻及干、湿啰音及管状呼吸音。

（五）影像学表现

（1）肺体积缩小在 X 线片和 CT 上表现为相邻结构，如肺门、纵隔、叶间裂、膈肌向患侧移位，胸廓塌陷，肋间隙缩小，胸膜增厚粘连，在 X 线片上有时还可见到患侧膈肌平直，肋膈角消失或心脏、膈肌被病变掩埋"消失"。

（2）肺密度增高，内可见不规则实变影，其中可夹杂有密度更高的条状影，以及多发大小不一、形状各异的钙化（图 42-12）。

（3）患侧肺内常伴发牵拉性支气管扩张和囊状支气管扩张，导致肺内出现多发囊状密度减低区。病变组织内常并发形态各异的空洞、多发,空洞壁可有钙化,如果出现多发纤维厚壁空洞对诊断有意义。

注:纤维厚壁空洞的影像学特点为空洞形态极不规则,有时多个空洞贯通形成"隧道"样改变,洞壁比较清晰,空洞壁较厚,密度较高,可伴发钙化。空洞周围可见多发纤维索条影及弥散灶,增强扫描洞壁在动脉期即出现不均匀强化,延迟期这种密度差别更为明显,界限更为清楚。

(4)在其他肺组织内,常出现代偿性肺气肿和新旧不一的支气管弥散病灶等。

(5)肺毁损常会导致肺循环阻力增加,引起肺动脉高压,形成肺源性心脏病。在 X 线及 CT 上表现为肺动脉干增宽,右心室肥大。肺组织内与支气管伴随的肺动脉直径大于伴随支气管的直径。

(6)数字肺测量软件可以测量肺损毁容积的多少,为判断病变的严重程度提供依据。

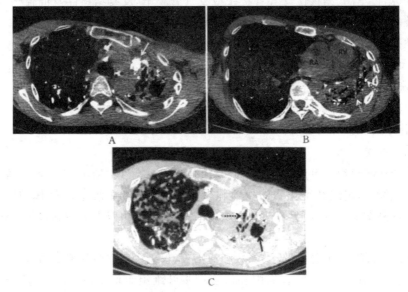

图 42-12 男性,32 岁,继发性肺结核、左肺毁损

CT 纵隔窗主动脉弓平面(图 A)及右心房平面(图 B)显示左侧胸廓塌陷,肋间隙变窄,气管心脏左移,肺组织区密度不均匀,可见较多的钙化,其形状大小差异较大,呈不规则结节状(白实箭)、沙泣状(白虚箭)、细点状(空心箭)钙化,右心房及右心室增大。图 A 同层肺窗(图 C)显示左肺密实,内见不规则空洞(黑实箭)及支气管扩张影(黑虚箭),右肺多发结节状、小斑片高密度影及钙化影(黑空心箭)。注:RA=右心房;RV=右心室

(六)鉴别诊断

1. 一侧肺不张

(1)系一侧主支气管完全阻塞引起,故受累支气管壁增厚、管腔狭窄、中断,多数伴有肺门肿块。

(2)肺组织体积缩小,密度增高,但缺乏支气管充气征及空洞。

(3)其他肺组织无结核病灶。

2. 一侧肺实变

（1）实变的肺组织除外含气的支气管外，其他部分密度很均匀。

（2）实变内的支气管走行及形态自然。

（3）心脏、纵隔、气管无移位。

3. 一侧大量胸腔积液

（1）绝大多数密度均匀。

（2）患侧胸廓扩大，导致肋间隙增宽，心脏纵隔、气管向对侧移位，横膈下降。

（郝永）

第四十三章 腹膜腔与腹壁 CT

第一节 正常解剖

一、概述

(一)腹部放射解剖亚学科的形成

腹部(腹膜腔和腹膜后间隙)的解剖结构及解剖关系十分复杂,又存在诸多变异情况。在 20 世纪 70 年代以前,传统的腹部 X 线只能反映腹膜腔内的部分解剖结构和关系,难以反映腹膜腔的全貌,也更难以反映位置深在、结构重叠的腹膜后间隙的情况;而 70 年代以后,随着断面影像学技术(如 US、CT、MRI 等)的兴起和广泛应用于临床,使直观显示腹膜腔和腹膜后间隙各种解剖结构以及它们之间的精细解剖关系成为现实。在这种情况下,如何合理解释所观察到的腹腔内解剖结构、正确描述其复杂的解剖关系、准确理解疾病在腹腔内的扩展和蔓延以及澄清以往存有争议的解剖概念,对腹部解剖学研究提出了新的要求。因此,把放射学和解剖学研究方法结合起来,以阐明腹部影像学表现的解剖基础为主要研究目标和内容的新兴亚学科——腹部放射解剖学,也就应影像医学发展的需要而诞生了。先进的解剖学和放射学的研究方法进一步促进、拓展和丰富了有关腹膜腔和腹膜后间隙放射解剖学的研究,并业已取得了一些有价值的结论,有力地推动了腹部影像诊断和介入放射学的发展和水平的提高。

(二)腹部放射解剖学的方法学

在断面影像学技术问世之前,有关腹部放射解剖学方面的研究,主要采用人体尸体解剖与常规 X 线图片对比观察。20 世纪 60 年代末 Whalen 开始采用矢状切割的冷冻尸体进行断面解剖的初步研究。70 年代初 Whalen、Meyers 等利用断面解剖的尸体以及在腹部间隙内灌注比对剂的方法来研究腹膜腔和腹膜后间隙的分隔和通连情况。上述学者通过大体解剖、断面解剖与 X 线检查结合的方法提出了与过去传统解剖概念截然不同的新见解,澄清了一些错误或偏颇的认识,其结论有力地指导了对断面影像解剖基础的正确认识。近 20 余年来,随着多种断面影像学技术,特别是 CT 技术应用于腹部,在上述学者研究方法和结果的影响、带动下,一大批学者的研究成果相继出现,腹部放射解剖学获得了快速地发展。近几年来出现的多排螺旋 CT(MDCT)技术,更使腹部解剖结构和解剖关系的冠状、矢状以及三维重建的精细显示成为现实。

(三)临床意义

腹膜反褶所形成的铺带、皱襞、系膜、网膜与腹内脏器一道将腹膜腔分隔成若干间隙、陷凹、浅窝、隐窝,腹膜后间隙(包括盆腔腹膜外区域)也被诸多的筋膜分隔为若干间隙。腹腔内和腹膜后的这些间隙、隐窝之间有一定的分隔和沟通;一定的解剖间隙有其特定的解剖构成以及毗邻关系,它会影响到该间隙正常与病理状态下的影像学表现,也会影响该间隙或邻近区域病变在腹膜腔内和(或)腹膜后间隙扩散方式与途径的影像学表现。因此,熟悉腹部放射解剖学基础知识及正常影像学表现,并与病变影像学相联系以阐明其解剖实质,十分有利于提高腹部影像诊断和介入治疗的水平。

二、腹膜腔的正常解剖

腹膜由含弹性纤维的结缔组织和表面单层间皮细胞组成,属浆膜组织。腹膜分为两层,一层是衬覆于腹壁、盆壁内表面的壁腹膜,另一层为覆盖于腹腔、盆腔脏器表面的脏腹膜。上述两层腹膜在后腹壁相互融合形成一个潜在的腔隙,即为腹膜腔。从解剖学角度看,腹膜腔包括由腹壁包绕并由腹膜所被覆的大腹腔和网膜囊,它们上起横膈,下至盆底。男性腹膜腔是完全封闭的,女性腹膜腔借输卵管、子宫腔和阴道与体外形成潜在性通道。大腹腔与网膜囊之间通过网膜孔相交通。需要特别指出的是,腹部正中矢状切面依肝左三角韧带附着位置的不同,特别是对网膜囊前界解剖实质认识的不同而存在不同的解剖模式,究其实质,在于对左肝上间隙是否可划分为上前和上后两个间隙以及左肝上后间隙是否就是网膜囊上隐窝曾经存在分歧。

腹膜反褶形成的韧带、皱襞、网膜、系膜等结构一方面在腹膜腔的划分、分隔中起着非常重要的作用,另一方面腹腔脏器的血供、神经等都是经由这些腹膜结构出入,同时腹腔内病变也可沿其在腹腔内各个间隙之间蔓延。因此,上述腹膜反褶和由之分隔形成的腹膜内间隙、浅窝、隐窝、陷凹以及它们在腹腔内的通连关系即构成腹部放射解剖学研究的主要内容。近年来部分腹部放射解剖学家将韧带、皱襞、网膜、系膜等称为腹膜下结构(有人译为亚腹膜结构),与腹膜腔、腹膜后间隙并列。为了便于描述和理解,本章拟从描述这些重要结构的解剖学实质及相关解剖关系着手,以阐明它们的影像学(CT)表现。

(一)腹膜腔内重要解剖结构

1. 上腹腔

上腹腔指横膈以下,横结肠及其系膜以上的区域。在上腹腔比较重要的解剖结构包括:①肝冠状韧带;②肝左三角韧带;③小网膜;④脾周韧带;⑤肝肾隐窝;⑥网膜囊。

(1)肝冠状韧带:冠状韧带位于肝右叶后份与膈肌右后部之间,为上、下两层腹膜反褶,并将右侧肝周区域分隔为右肝上间隙、右肝下间隙和位于冠状韧带上、下层之间的肝裸区3个间隙。肝裸区实质上属腹膜后间隙的一部分。

(2)肝左三角韧带:肝左三角韧带由内向外走行于横膈与肝左叶之间,约80%的个体可超过肝左叶外缘,继续向外走行,并附着于左膈下,形成一游离段或缘,有效地将左肝上区域分为上前和上后两个间隙。左肝上前间隙和左肝上后间隙在左肝上区域虽然受肝左三角韧带阻挡而不能相互交通,但两间隙下方均可分别与肝胃陷凹相通连。

(3)小网膜:小网膜的组成包括肝十二指肠韧带、肝胃韧带和肝食管韧带。它自肝静脉韧带裂发出,向下、向左呈扇形附着于十二指肠、胃及腹段食管。连接肝与胃的部分,称为肝胃韧带;连接肝与十二指肠的部分,称为肝十二指肠韧带,它构成小网膜游离缘,其内含有胆总管、门静脉和肝动脉。在矢状中线,小网膜向上伸展,附着于膈的腹侧面,然后转向前与肝左三角韧带后层相续,从而将小网膜囊上隐窝与左肝上后间隙有效分隔。

小网膜在上腹腔起着非常重要的作用。一方面它连接着肝、胃、十二指肠等重要结构,另一方面上腹腔重要的血管结构(肝动脉、门静脉、胃十二指肠血管等)、淋巴引流管、胆管等也在其中走行,同时,它还在上腹腔解剖间隙的分隔中起着重要的作用。

(4)脾周韧带:脾与周围的脏器(如胃、左肾)之间存在着由腹膜反褶而形成的韧带连系,分别称为胃脾韧带和脾肾韧带。前者主要有源于门静脉系统的脾静脉的胃短静脉走行,分布于胃底大弯侧,并收集相关静脉血;后者某些个体可能存在一些潜在的静脉通道,在发生门静脉高压时可开放形成门-体分流的一个侧支通路。

在胃脾韧带前方有胃脾陷凹;在脾肾韧带后方,腹膜反褶形成脾肾陷凹;在脾脏外侧与侧腹壁之间尚有一较大的脾外侧间隙。腹腔内炎症、积液可发生于这些部位。

(5)肝肾隐窝:肝肾隐窝是右肝下间隙的后上部分,上方以冠状韧带下层为界,下方以结肠肝曲和横结肠系膜起始部为界;外侧与右结肠旁沟和右肝上间隙相通,内侧上部分为网膜孔并与网膜囊相通,内侧下部分为十二指肠降部;前方为肝脏脏面的右肾压迹区域,后方为右肾上极。肝肾隐窝是腹膜腔最靠后的部分,在仰卧位位置最低,因此是炎症、外伤、积液等造成的腹腔内液体最先集聚的部位,对上述病变的早期诊断具有重要意义。

(6)网膜囊:网膜囊也称小腹腔,位于上腹腔后部,与大腹腔间通过网膜孔相交通。腹腔动脉干在分出肝动脉和胃左动脉处将腹膜后掀起,形成胃胰襞。以胃胰襞及其对应的胃小弯为界,将网膜囊分为上、下两部分,上部分包括网膜孔、网膜囊前庭及网膜囊上隐窝;下部分包括网膜囊下隐窝和外侧向上后突出形成的脾隐窝。网膜囊上隐窝上方有肝脏尾叶由上向下突入其内。有研究表明,网膜囊下隐窝可以沿大网膜两层之间的潜在间隙向下延伸。

关于网膜囊的周界,目前的观点认为,网膜囊上部分前方为小网膜或肝尾叶,后方为腹膜后覆盖的中线大血管,左侧为胃脾、脾肾韧带汇合部分及脾蒂,右侧为胃幽门管以远2.5cm 处以下的十二指肠第 1 段及第 2 段;网膜囊下部分前方为胃窦后壁,后方为腹膜后覆盖的左肾上腺及部分胰腺,上方为胃胰襞及胃膈韧带,下方以横结肠及其系膜为界。网膜囊下部分的体积为上部分的 4~5 倍。

2. 下腹腔

下腹腔包括从横结肠及其系膜以下直达盆缘之间的区域。为描述方便,我们将大网膜、膈结肠韧带也一并加以叙述。

(1)横结肠及横结肠系膜:横结肠有 3 条与其肠管纵轴走行一致的"带",即与大网膜相邻的网韧带、与横结肠系膜相邻的系膜带及与网膜、横结肠系膜均不相干的处于下方的自由带。Meyers 提出,胃癌一般可以沿胃结肠韧带扩散,易侵犯到位居横结肠上方侧的肠壁,即处于网膜带与系膜带之间的靠上方侧的这一组结肠袋囊;而胰腺炎症、出血、肿瘤则均易沿横结肠系膜而扩散到系膜带与自由带之间,甚至超越后者更向前方扩展,即优先侵犯横结肠靠后下方侧的部分。运用放射解剖学的知识,将有助于了解病变的扩散方式及范围。

(2)大网膜:大网膜是连胃至横结肠的腹膜,呈围裙状,遮被上腹部器官和部分小肠。它是由覆被胃前、后壁的腹膜,在胃大弯处贴合一起,形成大网膜前两层;继续向下延伸至脐平面稍下方,然后向后反褶,向上延伸至横结肠,附着于横结肠的网膜带,形成大网膜后两层并包绕横结肠,并与横结肠系膜相续。这样,大网膜共有 4 层腹膜结构,前层中的后层与后层中的前层相互融合在一起。其中,在胃与横结肠之间的部分,称为胃结肠韧带。在大网膜的前两层靠近胃大弯处,走行有胃网膜血管所形成的吻合弓。大网膜的长度因人而异。

大网膜是腹腔重要的保卫结构,如阑尾炎、胃、肠穿孔时,大网膜即包围炎变和穿孔部位,限制蔓延。儿童大网膜短小,如阑尾炎穿孔时,常难以包围局限,往往引起弥散性腹膜炎。

(3)系膜:腹膜皱装所形成的系膜包括小肠系膜、阑尾系膜、横结肠系膜、乙状结肠系膜。

升、降结肠属腹膜外脏器,成人很少有系膜存在。偶可见胆囊系膜。其中比较重要的有小肠系膜和横结肠系膜(见前述)。

小肠系膜是一宽阔、扇形的腹膜皱襞,连接空肠和回肠,并固定于腹后壁。其附着于腹后壁的壁缘称为系膜根,长约 15cm。其上端由十二指肠空肠曲开始(BP 第 2 腰椎左侧)斜向右下行,下端止于右骶髂关节上部。系膜根跨过十二指肠水平部(此处肠系膜上血管进出)、腹主动脉、下腔静脉、右输尿管和右腰大肌前面。其包绕肠管的近侧系膜缘称肠缘,其对侧系膜缘称为对系膜缘。小肠系膜形成许多皱褶,呈褶扇形,皱褶向腹后壁逐渐减少,甚至消失,最后其附着缘几乎成为一条直线。系膜中部最长(从系膜根到肠缘),长约 20cm,向两端逐渐变短。小肠系膜由左右两层腹膜构成,内有肠系膜上血管的空肠支和回肠支,以及伴行的神经丛、淋巴管(此处叫乳糜管)和肠系膜淋巴结,另外还有疏松结缔组织和脂肪组织。

(4)结肠下间隙:从盲肠到乙状结肠形成了一个结肠框,在此框范围内即为结肠下间隙。由于小肠系膜根部从左上斜向右下,因而将结肠下间隙进一步分隔成右结肠下间隙及左结肠下间隙。

右结肠下间隙,上为横结肠右半及其系膜,外侧为升结肠,下内方为小肠系膜,近似一封闭的三角形。左结肠下间隙,上为横结肠左半及其系膜,外侧为降结肠,内侧为小肠系膜,下方与盆腔相通连。但实际上,前述左、右结肠下间隙,在超越小肠的对系膜缘和结肠的前方后仍可与其他腹腔内间隙交通。在有腹腔积液时,可更清楚显示这种解剖特点。

(5)结肠旁沟:在升、降结肠与侧腹壁之间即为右结肠旁沟和左结肠旁沟。左结肠旁沟的上端,在解剖脾曲处有膈结肠韧带将脾曲结肠连于侧腹壁。它将腹膜从后向前掀起,形成由腹膜反褶所组成的皱襞。由于它由后突向前方,形如一堤坝,因此在仰卧位时,它在一定程度上阻碍了左上腹腔(尤其是脾周)与左结肠旁沟之间腹腔积液的流动和交通;加上左结肠旁沟比右结肠旁沟相对较浅和狭窄,因此,腹腔积液比较容易积聚于右侧。右侧腹部的炎症渗液较易在右肝上、下间隙与右髂凹之间,通过右结肠旁沟蔓延、扩散。

3. 盆腔

盆腔是指从盆缘向下至盆底的区域,从解剖学上,它包括腹膜反褶形成的盆腔和盆腹膜下、外方,属于腹膜外间隙的盆外筋膜间隙,后者与腹膜后间隙和腹壁的腹膜外筋膜间隙存在密切的解剖联系。

腹膜沿膀胱后壁向下至盆底,然后反褶向上走行,在男性附着于中-下 1/3 直肠交界处的前壁(距肛门开口约 7.5cm),形成直肠膀胱陷凹,也称为道格拉斯陷凹;在女性则先覆被子宫形成膀胱子宫陷凹(较浅),然后折向下再反褶附着于直肠,形成较深的子宫直肠陷凹。道格拉斯陷凹基底距肛门开口约 5.5cm。同时在直肠的双侧各有两个膀胱旁外侧隐窝,并与直肠膀胱陷凹相通。McCort 还将膀胱旁外侧隐窝进一步分为直肠旁浅窝和盆外侧隐窝。正常情况下,直肠膀胱陷凹和子宫直肠陷凹一般均很少积液。该处如发生积液,一种可能是由弥散性腹腔积液所致,因为该处与肝肾隐窝一样,对仰卧位患者来说,均属腹腔内最低的部位;另一可能是邻近脏器病变(例如炎症、肿瘤)所造成的继发性改变。

(二)腹膜腔的解剖间隙划分

基于对最近腹部放射解剖学进展的认识,我们建议对腹膜腔(含盆腔)的解剖间隙做如下划分。

1. 上腹腔间隙划分

右侧:肝上间隙、肝下间隙、肝裸区。

左侧:肝上前间隙、肝上后间隙、肝胃陷凹、胃脾陷凹、脾肾陷凹、脾外侧间隙、网膜囊上部分、网膜囊下部分。

2. 下腹腔间隙划分

右侧:结肠下间隙、结肠旁沟。

左侧:结肠下间隙、结肠旁沟。

3. 盆腔间隙划分

膀胱直肠陷凹:男性:直肠膀胱陷凹;女性:膀胱子宫凹陷和子宫直肠凹陷。

膀胱旁外侧隐窝:直肠旁隐窝;盆外侧隐窝。

(三)腹膜腔典型层面的正常 CT 表现

我们拟选择腹部一些典型层面作为代表,以描述有关的重要解剖结构在 CT 断面图像上的表现。

1. 第二肝门平面

在该平面除能显示肝脏上份、脾上极、食管-胃连接区等脏器结构之外,还有以下一些腹膜结构和间隙:网膜囊上隐窝顶部、胃脾韧带以及走行于其内的胃短血管和胃网膜左血管、肝冠状韧带、肝左三角韧带、肝裸区等。在有腹腔积液或积气时上述腹膜结构显示更佳。

2. 肝门平面

在该平面除能显示肝脏、脾、胃、右侧肾上腺等脏器结构之外,还可显示以下一些腹膜结构和间隙:脾肾韧带,肝冠状韧带上、下层以及肝左三角韧带,肝裸区,胃裸区等。在有腹腔积液时上述腹膜结构显示更佳。

3. 胆囊窝平面

在该平面除能显示肝脏、脾、胃、胰腺、胆囊、双侧肾上腺等脏器结构之外,还可显示以下一些腹膜结构和间隙:肝肾隐窝、网膜囊脾隐窝、脾胃韧带、脾肾韧带及脾肾隐窝等。在有腹腔积液时上述腹膜结构显示更佳。

4. 胰头(钩突)平面

在该平面除能显示肝脏、脾、双肾、胰头钩突、结肠肝曲、横结肠、十二指肠降段等脏器结构之外,还可显示以下一些腹膜结构和间隙:大网膜、脾肾韧带、胃脾韧带、肝肾隐窝、网膜囊。在有腹腔积液时上述腹膜结构显示更佳。

5. 肾门平面

在该平面除能显示双肾、升结肠、降结肠、胰腺钩突、十二指肠等脏器结构之外,还可显示以下一些腹膜结构和间隙:大网膜、小肠系膜、右结肠旁沟、左结肠旁沟、右侧结肠下间隙、左侧结肠下间隙。在有腹腔积液时上述腹膜结构显示更佳。

6. 盆腔入口(盆缘)平面

在该平面除能显示升结肠、降结肠、小肠祥脏器结构之外,还可显示以下一些腹膜结构和间隙:小肠系膜、右结肠旁沟、左结肠旁沟。在有腹腔积液时上述腹膜结构显示更佳。

7. 直肠中段平面

在该平面除能显示膀胱、直肠、子宫及附件(女性)、前列腺及精囊腺(男性)等脏器结构之外,还可显示以下一些盆腹膜结构和间隙:盆脏筋膜、脐膀胱筋膜、直肠膀胱陷凹(男性)、直肠子宫陷凹和膀胱子宫陷凹(女性)。在有腹腔积液时上述腹膜结构显示更佳。

三、腹壁的正常解剖和 CT 表现

按解剖学方法,腹壁以腋后线为界分为前外侧壁和后外侧壁。

(一)前外侧腹壁

上界为胸骨剑突、肋弓和第 11、12 肋骨的游离缘,下界为耻骨联合、腹股沟及髂嵴。由浅到深,前外侧腹壁可分为以下 6 层结构:

(1)皮肤。

(2)皮下组织(也称为浅筋膜层)。

(3)肌层:前方:腹直肌。侧方:腹外斜肌;腹内斜肌;腹横肌。

(4)腹横筋膜。

(5)腹膜外脂肪层。

(6)壁腹膜。

(二)后外侧腹壁

是指第 12 肋与髂嵴之间、后正中线与腋后线之间的腹壁。后外侧腹壁的层次与前外侧腹壁类似,但在肌层和有关筋膜方面存在以下不同:

(1)肌层背阔肌:背阔肌、骶脊肌、下后锯肌、腹内、外斜肌及腹横肌后份、腰方肌、腰大肌、腰小肌(变异较大,出现率约为 50%)。

(2)筋膜结构称为腰背筋膜,在腰区由两层组成:背腰筋膜:浅层(后层)—附于腰椎棘突,贴在低脊肌浅面;深层(前层)—附于腰椎横突,贴在骶脊肌深面和腰方肌后面。两层筋膜在骶脊肌外融合,并作为腹内斜肌和腹横肌的起点。在背阔肌深面、腹内斜肌后缘、低脊肌外缘形成一个三角形区域,称为腰三角。腰三角又分为上、下两部分,即上腰三角和下腰三角。因为该三角以腰背筋膜为分隔腹膜后与胁腹壁的主要屏障,缺乏肌肉的保护,而且腰背筋膜常常存在发育不良或缺损的情况,因此,腰三角是腹后壁解剖的最薄弱处,腹膜后炎症常可经此处蔓延至后、外侧腹壁。

(三)腹壁典型层面的正常 CT 表现

选择下面 5 个典型腹部 CT 层面,来描述腹前、后壁解剖结构的正常 CT 表现。

1. 上部腰椎平面

在此平面,除可以显示腹直肌、腹外斜肌、腹内斜肌、腹横机、背阔肌、下后锯肌、腰大肌、腰方肌、竖脊肌、腹白线等结构外,还可以显示下部前肋和肋软骨。

2. 中部腰椎平面

在此平面,除可以显示腹直肌、腹外斜肌、腹内斜肌、腹横机、背阔肌、下后锯肌、腰大肌、腰方肌、竖脊肌、腹白线等结构外,有时还可以显示右侧腹直肌后方的肝圆韧带。

3. 第 3~4 腰椎平面

在此平面,可以显示腹直肌、腹外斜肌、腹内斜肌、腹横机、腰大肌、竖脊肌、腹白线,有时脐位于该层面。

4. 下部腰椎(腰 5)平面

在此平面,可以显示腹直肌、腹外斜肌、腹内斜肌、腹横机、腹肌、竖脊肌,腹壁肌向腹前壁靠拢。

5. 坐骨孔平面

在此平面,可以显示腹直肌占据大部分腹前壁,还可显示脐膀胱筋膜、闭塞的脐动脉。

（付兰）

第二节　CT检查方法及技术特点

一、CT扫描范围

从解剖学角度看,腹膜腔涉及的范围相当宽大。它包括由腹壁包绕并由腹膜所覆被的大腹腔和网膜囊,上起横膈,下到盆腔,同时各腹腔间隙之间存在着不同程度的通连关系;腹膜后间隙包括腹膜壁层后分（腹膜后）与腹横筋膜之间由肾前、后筋膜分隔而成的数个解剖间隙,其上方与膈肌筋膜,下方与盆外筋膜间隙,均有不同程度的相关性。

另一方面,当这两大解剖区域发生病变时,病变均较易在腹膜腔、腹膜后间隙内各间隙之间产生相互扩散和蔓延。例如,卵巢癌可以从盆腔向上扩散到膈下;胃癌可以从上腹腔向下种植到盆腔的腹膜上;急性胰腺炎可在腹膜后间隙内广泛扩散,累及相当宽大的范围,从纵向看,向上可到膈下,向下抵髂窝的腹膜外间隙,从横向看,也可以从肾旁前间隙侵犯肾周、肾旁后间隙,甚至腹壁。

因此,对腹膜腔及腹膜后间隙疾病的CT检查,其扫描范围原则上都应很宽大,上从横膈顶开始,向下一直到盆底。应该根据病史、查体、化验等资料,按病情和预测的病变做出恰当的检查范围设计。

二、CT扫描技术特点

腹膜腔和腹壁的CT检查方法与腹腔内实质性器官如肝、胰、肾等CT扫描方法基本相同。患者一般采取仰卧位。有时为了将腹膜腔病灶与肠管等其他结构区分开,可灵活采取俯卧或左、右侧卧位。以胸骨剑突为基线先做定位像,自右横膈顶开始向下扫到耻骨联合水平,即包括整个腹腔和盆腔。为了解胃肠道与腹腔内病变的相关性,在CT检查前应口服胃肠道阳性对比剂或清水（阴性对比剂）。常规在扫描前空腹4~6h,为便于同时显示胃及肠道,应于检查前1~2h开始,分2~3次分段服用2%的复方泛影葡胺400~600ml,在患者上检查床前15min再口服300ml。

有学者主张采用腹膜腔阳性造影以提高腹膜病变的显示率,但是,由于腹膜病变通常均合并有腹腔积液,在后者比衬下,即使不做腹膜腔阳性造影检查,使用恰当的CT扫描调窗技术,仍可以很好地显示病变。在窗技术中,关键是窗宽问题。对腹膜腔和腹膜后间隙病变的显示,除上腹腔区域因有较多实质脏器,窗宽宜适当窄一些外（例如150~250Hu）,腹部其他部分最好有较宽的窗宽（例如350~500Hu）,使CT图像层次比较丰富。采用宽窗技术,可以很好区分腹膜腔内的腹腔积液、脏器和肿块,显示肠系膜内的结构;也可以很好显示腹膜后间隙内的筋膜、纤维索条等。较宽的窗宽,还有利于区分腹部脂肪与气体。因此,可视具体临床情况,在必要时采用多种窗技术显示图像,有助于帮助判断病变所处的解剖间隙和鉴别病变的性质及其病理基础。

虽然腹部CT平扫可提供大量诊断信息,但为了提高腹内病变的检出率,了解病变的供血情况以作为判断病变性质的依据,同时也为了观察大血管及其周围淋巴结以及腹腔内其他并发症情况,应该多做对比剂增强CT扫描。

如检查腹壁疝、腹壁占位向腹腔突出的情况等，口服对比剂充盈胃肠道应予强调。

三、CT 图像重建技术

为了更准确、直观地做出解剖定位论断，可利用横轴 CT 图像进行其他方位（例如矢状、冠状）或三维立体图像重建，因此在做横断扫描时宜采用较薄的扫描层厚。有较先进的螺旋 CT 扫描设备者，特别是 MDCT，可以选择更薄的层厚（0.5～1.0mm）、更快的扫描时间（≤0.5s），以获得极高分辨率和高清晰度的重建图像，特别是各向同性的冠状、矢状图像。这对于显示腹腔内血管结构、系膜、网膜有非常重要的意义。

（付兰）

第三节　腹膜腔疾病

因为腹膜腔解剖位置的特殊性，腹部很多疾病均可累及该区域，详见有关章节。本节主要介绍腹膜腔较常见的一组疾病。

一、结核性腹膜炎

腹部结核在发展中国家仍系一种主要的致死性疾病之一，这主要是由于当今世界人口的大量流动和艾滋病（AIDS）患者的不断增多，使近年来腹部结核的发病率上升。腹部结核包括肠道结核、淋巴结结核、腹腔结核和腹部实质性脏器的结核。研究表明，多达 2/3 的腹部结核患者有淋巴结肿大和腹膜腔的异常、肠道受累，仅 1/3 有肠外的受累。CT 特别是 MDCT 扫描是研究腹部结核肠道外异常的最佳影像学检查手段之一。本节只介绍结核性腹膜炎。

结核性腹膜炎是由结核杆菌引起的腹膜炎症。可与腹外结核并发或单独发生，发病率仅次于肺结核及肠结核。任何年龄均可发病，以 20～40 岁最多见。男女之比约为 1:2。国内发病率较以往有所下降。

（一）病因与病理

结核性腹膜炎的结核杆菌来源有两条途径：腹腔病灶如肠结核、肠系膜淋巴结核或盆腔结核活动灶，经淋巴引流直接蔓延到腹膜；血行感染腹外结核，主要是肺结核，如粟粒性肺结核、肺原发综合征等导致血行弥散到腹膜面而发病。肺结核患者有 3.5% 可并发腹膜结核。近年来有报道，约 50% 以上的腹腔结核从临床和放射学角度均无法证实其原发灶的部位。值得高度注意的是，酒精中毒、静脉药物依赖者、糖尿病和艾滋病等免疫抑制患者易患结核性腹膜炎。

病理学上本病可分为 3 型：粘连型、腹腔积液型和干酪型。各型的腹膜表面，包括网膜、肠系膜和韧带均可见粟粒结节，随着病变进一步发展可融合成大结节，纤维组织增生、机化致腹膜结构广泛粘连；网膜增厚，收缩成团形成肿块。腹腔积液型相对较多见，多为少量渗出液。干酪型较少见，以干酪坏死为主，腹腔内见局限性积液或脓肿，干酪灶可侵及肠管形成内瘘。上述 3 型可同时存在，而以某一型表现为主。

（二）临床表现

本病的临床表现差异甚大，在缺乏明确的腹外结核依据的情况下，临床诊断有一定困难。多数起病缓慢，全身症状主要为中度发热、食欲缺乏、乏力、盗汗和体重下降等。脐周、上腹或全腹不适或钝痛。多数患者腹部有"揉面感"体征,可触及包块。腹腔积液型者见相应体征。

（三）CT 表现

结核性腹膜炎的病理类型不同,其 CT 表现也是多样化,可以为腹腔肿块,腹膜或系膜增厚,肠曲粘连,腹腔积液和腹腔内淋巴结增大。往往为几种形式同时存在。

（1）腹腔内形态不规则的软组织肿块。其由干酪灶、纤维化肿块和粘连的肠曲包绕而成,密度不均匀,边界模糊。增强扫描后病灶不强化或轻度强化。有时中心呈低密度液化灶,周围绕以厚厚的实性部分,呈囊实性肿块。坏死液化灶与肠管沟通形成边界模糊的块影,内可见气液平,提示内瘘形成。

（2）腹腔淋巴结异常。腹腔淋巴结增大为常见的 CT 表现,多为 1～3cm 大小。分散或融合,常常是多组淋巴结同时受累。融合者呈分叶状肿块,平扫可见融合肿块中心密度稍低,边界不清;可见点状或不规则形态的钙化灶。螺旋 CT 增强扫描早期,肿大淋巴结<1cm 时往往无强化,几乎与平扫时的密度一致;>1cm 的肿大淋巴结,在增强扫描的动脉晚期或实质期,见病灶边缘强化,密度升高,而中心坏死区保持低密度。淋巴结融合者呈多个环状影,有一定的特征性,如同时见肿块内钙化对诊断有帮助。

上述肿大淋巴结主要分布在肠系膜、网膜、胰周及腹膜后间隙的第 2 腰椎水平以上的大血管周围,以肠系膜组和胰周组的淋巴结最为常见。这些异常淋巴结的出现部位多与空回肠和右半结肠病变的淋巴引流密切相关。腹膜后孤立肿大的淋巴结,在结核性腹膜炎时并不常见,大多数情况下,发现腹膜后淋巴结肿大时,腹腔已经有多组肿大的淋巴结存在。

（3）腹腔积液。腹腔积液量少至中等,分布弥散或局限,与腹膜粘连相关。常分布在膈下间隙、肝下间隙、肝周、脾周、脏器之间、两侧结肠旁沟（图 43-1）及盆腔的直肠膀胱凹。腹腔积液密度偏高（一般 CT 值为 25～35Hu,）大多认为与腹腔积液中蛋白含量高有关。

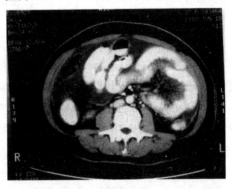

图 43-1

结核性腹膜炎,增强扫描见腹腔内少量密度偏高腹腔积液,主要分布在结肠旁沟;大腹窗上见肠系膜和大网膜及肠系膜密度不均匀增高

（4）腹膜结构的异常。表现为网膜、镰状韧带或系膜增厚,平扫在常规的腹窗上见密度不均匀的软组织肿块;增强扫描呈不均匀强化,系膜血管包绕其中呈"星芒状"或"大饼状",代表结核灶浸润网膜、系膜致其肿胀、肥厚。本病壁腹膜增厚较为均匀,其表面的小结节灶不能显示,多与部分容积效应有关。

(5)小肠曲粘连。位置固定或分布不规则,可有轻度到中等肠管扩张。上述表现可单独或同时存在,以肠粘连、腹腔积液、腹块和淋巴结肿大为常见表现。网膜或系膜上的粟粒结节 CT 往往不能显示。总之,本病 CT 表现缺乏特异性,当 CT 扫描见肿大淋巴结强化后呈中心低密度环状改变,伴不规则的网膜肿块,密度相对高的腹腔积液时,应该考虑结核性腹膜炎。当然,某些腹腔良、恶性疾病亦可有淋巴结的环状强化之类似表现,如肿瘤转移性淋巴结肿大、淋巴瘤放射治疗后、某些化脓性感染病例。CT 检查多数用来除外其他脏器的病变。要确定诊断仍要结合病史、实验室检查、腹腔镜活检等做综合分析。

二、腹膜假性黏液瘤

腹膜假性黏液瘤又称假性黏液瘤性腹腔积液或假性腹腔积液,系少见病变,以腹膜腔内充以大量黏蛋白,形成假性腹腔积液为特点,属低度恶性疾病;本病由 Rokitansky 于 1842 年首次描述。

(一)病因与病理

病因、病理尚不十分清楚,主要见于卵巢的黏液性囊腺瘤或囊腺癌及阑尾黏液囊肿。少见的来源还有卵巢畸胎瘤、卵巢纤维瘤、子宫癌、胃肠黏液腺癌、脐尿管囊腺癌及胆总管癌。良性黏液性囊肿破裂入腹腔是否会导致本病目前尚有不同意见。多数学者认为本病是癌瘤病的一种形式。以往报道为"良性"肿瘤,而实际上是一种分化好的低度恶性病变。这种聚积于腹腔的块状黏液是产生黏液的腺癌或囊肿破裂种植到腹膜,使腹膜间皮细胞发生变异而产生大量黏液。剖腹探查见块状黏液呈透明的胶冻样物,或为大量黏液囊,犹如成簇的葡萄附着在腹膜上,生化检测黏液内含黏蛋白。

(二)临床表现

本病以 50~70 岁女性多见,患者腹部渐胀大,一般情况尚可,这与大量腹腔积液的表现不相称。部分患者除食欲不佳外无甚特别不适;部分患者可出现定位不明的腹痛;疑大量腹腔积液患者可反复多次抽出大量黏液。病程长短不一,长者可达 15 年;短者表现为急腹症如肠梗阻、阑尾炎的症状,恶心、呕吐、体重减轻亦常见。临床体查常常扪不到肿块,少数阑尾起源的病例可扪及包块。术前往往难以明确诊断,需剖腹探查。最新文献研究认为,影像诊断特别是 CT 扫描是本病术前最佳的定性诊断方法。几乎全部病例最后死于局部原发病变和继发的肠梗阻。通过现代治疗,本病的 5 年生存率为 50%;10 年生存率约 20%。

(三)CT 表现

低密度肿块,类似腹腔积液样改变,弥散分布,尤以盆腔和(或)下腹部明显,密度均匀,CT 值与水近似或略高;有些病例有明显分房和厚度不一的囊壁样改变,呈多囊状,边缘见强化。仰卧位扫描时,肠曲向背侧移位,这是由于大量黏液使肠管粘连不能漂浮达前腹壁所致,与常见的腹腔积液表现不同。有的病灶内分隔或囊肿样病灶的边缘见钙化,呈斑点状或曲线状,尤其在化疗过程中或化疗后呈进行性钙化,与包裹性积液或局限性腹腔积液的表现相似。通常化疗开始后平均 1 年 5 个月出现钙化,因此有学者认为这种钙化是腹膜的钙化。

假性黏液瘤是全身和局部化疗的一种反应形式。本病如出现在上腹部,对肝、脾外缘可造成波浪状或扇形压迹,此乃腹膜假性黏液瘤较有特征性的影像学表现。更有甚者深入肝、脾实质性脏器内,呈低密度改变。慢性病例还可见钙化的网膜饼。本病可发展为腹腔脓肿。有时 CT 表现无特征性,与单纯腹腔积液、腹膜炎、腹腔肿瘤不易区别。US 和 MRI 均可显示这些改变。近年来由于 MRI 技术的发展,特别是快速成像系列的开发,使得 MR 小肠显影成为可能。这样小肠水成像加上其多轴面成像的优势,利于观察腹膜假性黏液瘤的异常。在快速序列扫描图上,见腹腔积液呈高信号,肝脏表面见扇形压迹;小肠多处狭窄并扩张,小肠的狭窄系黏液导致肠粘连和压迫所致。

三、Castleman 病

Castleman 病又名巨淋巴细胞增生,病因不明,1921 年 Symmer 首先描述,后 Castleman 对其临床特征和病理表现做了较全面的报道。本病常发生在纵隔,而腹腔受累相对少见。病理上分两型,即透明血管型(占 80%～90%)和浆细胞型。一般发生在系膜和腹膜后区淋巴结。临床上有肝、脾大,贫血,高丙种球蛋白血症。病程变化不定,几个月内可死亡。

CT 表现:肠系膜结节状块影,平扫可显示钙化。增强扫描早期有明显强化表现,这可能是透明血管型病灶内血管丰富之故,动态 CT 扫描显示最佳。需要鉴别的是肠系膜淋巴结核,增强扫描结核灶边缘强化呈环状,中央为不强化的干酪灶(图 43-2)。

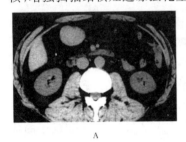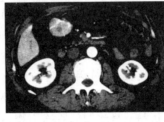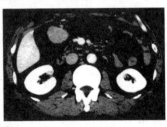

A   B   C

图 43-2　Castleman 病,上腹部螺旋 CT 扫描

A 为平扫,腹腔内肠系膜区见结节状块影,4cm×5cm 大小;B 为增强扫描动脉期,见肿块明显不均匀强化;C 为门静脉期扫描,上述结节强化仍明显

四、腹膜腔内脾植入

腹膜腔内脾植入系指外伤或脾切除术后脾组织移植到腹膜腔,亦可植入到胸腔。发病年龄轻,常无症状,偶尔有腹痛和肠梗阻表现。

CT 表现:植入腹腔的脾呈多个圆形结节影或块影,大小不一,有时形态也不一致,可分布在腹膜腔和腹膜后区域的任何部位,故统称为腹腔内脾植入为妥。增强扫描时其表现与正常脾不同,这是因为这些植入的脾无固有血管,亦无真包膜及正常脾组织。放射性核素扫描见 CT 上显示的结节或块影处有放射性物浓聚,借此可帮助诊断。

五、非肿瘤性脂肪沉积

非肿瘤性脂肪沉积发生于腹腔,较少,因此行 CT 检查偶尔遇到。一般多见于肥胖或应用激素治疗的患者。沉积的脂肪组织无包膜,故 CT 像上无明显分界。主要发生在网膜、系膜和腹膜后区。CT 表现有特征性,一般密度均匀,CT 值为负值,内可见系膜或网膜血管影。

六、腹膜腔肿瘤

腹膜的良性肿瘤如脂肪瘤、纤维瘤、纤维组织细胞瘤、平滑肌瘤、血管瘤、神经纤维瘤、皮样囊肿、黏液囊肿等均极为少见。寄生虫性囊肿如包虫囊肿偶尔可发生在腹膜,但不属真性肿瘤范围,亦为少见。稍多见的是肠系膜硬纤维瘤。

腹膜恶性肿瘤较为多见,却很少原发,而以继发性者居多。原发性腹膜恶性肿瘤有间皮瘤、腹腔内纤维组织增生性小细胞肿瘤、恶性纤维组织细胞瘤、淋巴瘤、神经母细胞瘤和横纹肌肉瘤等,以间皮瘤、淋巴瘤和发生在青壮年的腹腔内纤维组织增生性小细胞肿瘤稍多见。继发性者常有 4 种来源:

(1)原发癌瘤经系膜和韧带附着处直接向腹膜延蔓。

(2)肿瘤已侵犯到脏器的浆膜面,癌细胞脱落而产生腹膜种植。

(3)经淋巴扩散转移到大网膜和肠系膜,相当常见,这类原发灶多数在卵巢、胃、胰腺和结肠。

(4)瘤栓经血行扩散:Nelson 还注意到肿瘤倾向于在手术切除处沿腹膜表面复发,认为在手术切除过程中,含微瘤栓的许多淋巴管被切断后栓子涌出腹膜腔,或术后微瘤栓逆流而溢入腹腔产生转移。

良性腹腔肿瘤的临床表现为:肿瘤较小时多无症状,有的只是在剖腹时偶尔发现。长到一定大小时由于肿瘤挤压腹内脏器而产生症状,主要为疼痛和腹胀。网膜良性肿瘤突出的特点是腹部增大,多数有腹部隐痛。

恶性腹腔肿瘤可产生以下症状:

(1)腹腔积液,通常为浆液性带血性的腹腔积液,增长速度快,此乃腹膜受刺激,加上腹膜小淋巴管及小静脉被阻塞之故。

(2)肠梗阻症状,肿瘤压迫胃肠道或与胃肠道粘连造成梗阻。

(3)较大肿瘤时可扪及肿块,腹壁亦可出现侧支静脉扩张、恶病质等。

(一)腹膜间皮瘤

腹膜间皮瘤相对少见,起源于腹膜间皮和间皮下层细胞。

本病与石棉接触有关,接触石棉后 20～40 年发病;非石棉致病的因素有接触氟、结核性瘢痕、外照射、病毒感染和慢性炎症等。

1. 病理及临床表现

间皮瘤主要发生在浆膜腔,胸膜、腹膜和心包膜均可发生。据统计,发生于胸膜腔者占57.1%,发生在腹膜腔者为 39.5%,发生在心包腔者仅 1%。病理组织学上分 3 种类型:上皮型(50%)、结缔组织型(25%)和混合型(25%)。发生于腹膜者,病变倾向于沿腹膜表面扩散呈浸润生长,淋巴和血道转移少。本病可以单发,也可以多中心起源,可沿腹膜浆膜面和间皮下组织扩散蔓延,大多为恶性弥散性。肉眼见腹膜表面广泛分布的大小不等、白色坚硬的肿瘤结节,大小从数毫米到数厘米,多个结节可融合成肿块。本病后期腹腔脏器常常被白色坚硬的肿瘤组织覆盖,形成所谓"冰冻腹腔"。

好发于男性,40～70 岁多见。临床发病隐匿,症状无特殊,如体重减轻、腹痛、消化不良、发热、恶心和腹腔积液等。常常会误诊为结核性腹膜炎、肝硬化腹腔积液、卵巢和胃肠道肿瘤转移等。预后差,平均生存时间为 8～12 个月,少数可长达 10 年。

2.CT 表现

(1)腹腔积液:量多少不等,晚期常为大量腹腔积液。间皮瘤可产生复合性渗出液,含丰富的透明质酸和大量的肿瘤脱落细胞。张寿等提出腹腔积液量的大致判断标准:即腹腔积液充满盆腔和腹腔为大量;限于肝脾周围为中量;仅局限于结肠旁沟等处为少量。当脏、壁腹膜广泛粘连时见包裹性积液。

(2)腹膜弥散性不规则增厚,呈结节状:增厚的网膜和系膜密度升高,有的可见钙化。系膜间血管影模糊。CT 扫描对右膈下腹膜病变的显示最理想。脏腹膜严重受累时,腹腔脏器可受压变形,表面不光滑。以肝、脾和胰受累多见。压迫肝缘呈扇形。

(3)结节或肿块形成:在腹腔积液衬托下结节影显示更佳,尤以肝缘、脾缘更清楚。

(4)网膜或系膜肿块融合呈薄的糕饼状,与继发性网膜肿块难以区别。大网膜和肠系膜正常的脂肪组织被软组织密度的肿瘤组织取代。肠系膜病变融合、僵硬、收缩呈星状放射,肠曲固定、集中,呈扇形分布。小肠浆膜易被肿瘤累及又不易被 CT 检查发现,然而即使小肠浆膜面受侵,小肠梗阻也少见。当肿瘤累及肠壁深层结构时,可见肠壁增厚。

(5)大网膜受累,见肠管与前腹壁间距增加,其间见不规则的软组织肿块,网膜密度普遍增加。

(6)盆腔肿块,主要发生在腹膜反褶和子宫角区,呈囊性或囊实性肿块,系腹膜病变粘连、包裹和结节融合所致。

须注意的是,腹膜间皮瘤约有 80% 患者有胸膜增厚、胸膜钙斑和胸腔积液,仅 20% 患者伴有胸膜间皮瘤。出现肺部异常如肺间质病变者占 50%。胸膜的改变发生在腹膜病变之后者,可能系腹膜间皮瘤通过膈肌向胸腔扩散所致。本病晚期可有血行转移,如转移到肝脏、骨、胰腺和腹膜后淋巴结。CT 对腹膜间皮瘤的诊断必须密切结合临床和其他检查综合分析。

(二)腹腔内纤维组织增生性小圆形细胞肿瘤

腹腔内纤维组织增生性小圆形细胞肿瘤是近年来才报道的一种较独特的好发于腹腔的肿瘤性疾病,恶性程度极高。少数见于胸膜腔。

1. 病理及临床表现

组织学上为来自腹膜间皮的多发肿块。肉眼见肿块直径 2.5～12cm,坚硬,切面呈白褐色或黄色,局部见出血灶。本病好发于年轻人群。最小发病年龄为 3 岁,最大为 48 岁,平均 21 岁。男女发病比例为 3∶1。临床没有特别症状,常表现为腹痛或腹胀、腹部不适,恶心、呕吐;可扪及到腹部肿块。

2. CT 表现

由于本病好发于腹腔,临床表现常常无特异性,故常需要做 CT 检查。横断面上,腹腔内纤维组织增生性小圆形细胞肿瘤表现为单发或多发的腹腔软组织肿块,常位于大网膜、肠系膜或膀胱附近。肿块内见低密度灶与瘤体内出血坏死相吻合。部分病例伴有腹腔积液和肝内转移灶。肝内病灶可为血行转移亦可通过腹膜直接弥散。腹腔淋巴结肿大、肿瘤内点状钙化、腹膜弥散性结节状增厚不常见。

本病 CT 诊断较难,与腹膜间皮瘤和腹腔转移性肿瘤等难以区别。但对年轻患者,无明显原发灶,出现上述改变时应该考虑腹腔内纤维组织增生性小细胞肿瘤。最后诊断需要活检。

(三)腹膜腔转移性肿瘤

1. 沿腹膜表面直接扩散

主要见于生殖系统和胃肠道的原发癌瘤破溃到原发器官的包膜外,沿脏腹膜、系膜、韧带弥散到邻近或远处肠管、腹壁等。以卵巢癌、胃和结肠黏液样癌常见。

CT 表现:最常见的表现是腹腔积液,其次为腹膜增厚和强化,腹膜、网膜的脂肪密度消失,被软组织密度取代,呈单发或多发结节状。

细小粟粒样结节 CT 无法显示,但在腹腔积液衬托下,数毫米到 1cm 左右的小结节多数可显示。肠壁增厚呈鞘状包埋在转移灶中。大网膜弥散性肿瘤浸润产生特征性 CT 表现即"网膜饼"征,表现为结肠或小肠与前腹壁之间正常大网膜的脂肪密度消失,由软组织肿块取代。该征最常由转移性卵巢腺癌引起,亦可见于结肠癌等。

有时结核性腹膜炎可能有类似表现。当见到上述 CT 改变时,若考虑为腹膜转移,要特别注意卵巢、胃和结肠部位有否原发灶存在。当诊断不明确时需进一步做其他检查。

2. 腹膜腔内种植

胃、结肠、胰腺及卵巢等处的肿瘤突破浆膜后,癌细胞脱落随腹腔积液在腹腔内种植。种植灶在 CT 图像上多数为直径>1cm 的软组织肿块,有的呈结节状或板状,伴数量不等的腹腔积液。结节密度高低不等。卵巢肿瘤腹膜转移常见钙化,低密度区为黏液、水或坏死。对可疑区域应加薄层扫描,且掌握好调窗技术。鉴于小的种植结节在腹腔积液衬托下易于显示,20 世纪 90 年代早期,有学者尝试通过腹腔造影 CT 以提高 CT 检测小转移灶的敏感性,目前很少采用。由于腹膜腔被系膜和韧带分隔成区,加之腹腔积液在腹腔内的流动规律,因而在腹腔内形成多个小池,而散落在腹腔积液中的癌细胞往往就在此处停留生长(安家落户)而形成结节。因此,种植灶多见于 Douglas 窝、近回盲瓣区的低位小肠系膜、乙状结肠系膜和右结肠旁沟等处。右膈下间隙、肝门区较脾门区多见。Buy 认为,卵巢癌患者最常种植到右膈下区、大网膜和盆腔。如果转移灶很小,包裹性腹腔积液可能为腹腔种植的唯一 CT 表现。脏腹膜转移的继发表现有肠管移位、肠壁增厚和肠梗阻。

3. 淋巴弥散

主要见于淋巴瘤向肠系膜淋巴结扩散,约 50% 的非 Hodgkin 患者和 5% 的 Hodgkin 患者就诊时已累及肠系膜淋巴结,淋巴瘤弥散性腹膜转移多见于高危艾滋病患者。CT 表现为单个或多个软组织肿块,可融合成大块,环绕肠系膜上动脉构成所谓"夹心饼"状改变,伴腹膜后淋巴结肿大。仅有腹膜表面淋巴结转移时 CT 无法与腹膜转移癌结节鉴别。

4. 瘤栓血行扩散

该型转移中最常见的原发肿瘤是乳腺癌、肺癌及黑色素瘤,瘤栓经肠系膜血管带到系膜游离缘,在此种植、长大成结节。亦可扩散到肠腔。系膜可增厚,或肠管局限性僵直,壁增厚,偶见溃疡。

总之,腹腔肿瘤的 CT 鉴别诊断较为困难。某些所谓特殊征象如"网膜饼"、"夹心饼"征等可提示某种肿瘤转移的可能性,多数患者依赖活检来确诊。

对目前的影像技术在腹腔转移性病变的检测中进行比较,笔者认为,传统的钡餐无法显示系膜较小的病灶,对较大的病灶也只能提供间接征象,如小肠曲固定、受推移、成角、聚拢等,可是这些征象并无特征性。US 可直接显示系膜和腹膜的转移灶,在大量腹腔积液时可显示 2～3mm 的细小结节,但在无腹腔积液时,尤其是肥胖患者就难以发现病灶。肠道气体和系膜、网膜脂肪的影响使 US 对系膜深部的转移灶显示不佳。

腹膜腔肿瘤的影像诊断方法的选用程序为:

(1)对已知或疑有肠系膜或腹膜转移的患者或行治疗随访者首选 CT。

(2)患者一般情况差,又不便于移动时选 US。

(3)发现或疑为腹腔转移而原发灶不明确时,钡餐、钡气双重造影,小肠插管气钡双重造影或内镜均适用。

(4)如疑原发灶在盆腔器官时,US、MDCT 和 MRI 较常规 CT 检查更为理想。

(5)目前,显示腹腔肿瘤种植范围和寻找原发灶较有效的检查技术为 PET/CT。

七、网膜的疾病

大网膜是一个很重要的腹腔内结构,尽管主要由脂肪构成,但其内含有血管、淋巴和免疫系统的组织成分。因此,当腹腔内发生炎症时可使炎症局限,外伤时可以包裹受伤的肠壁,因此,大网膜又有"腹部卫士"之称。大网膜的疾病包括炎症、外伤(见腹外伤)、网膜扭转、血管性病变(网膜节段性梗死)、肿瘤(参见腹膜腔肿瘤)和其他异常。

正常大网膜于 CT 软组织窗上可以显示,呈带状脂肪密度,其大小由个体的体重所决定;正常大网膜与薄层网膜血管在横结肠的前方显示最佳。

(一)网膜的感染与炎症

身体内许多感染灶可通过直接蔓延和血运种植累及网膜,导致局限性(脓肿)或弥散性异常,如结核性网膜炎(参见结核性腹膜炎)。因为大网膜血供丰富,活动度大,能够移动到所及的病灶部位,将病变包裹、填塞,使炎症局限。常常可将胆囊炎局限在右上腹部,表现为胆囊窝积液,向前伸达大网膜下,邻近大网膜明显强化。同样可将阑尾炎局限在右下腹部。胰腺炎累及大网膜较少见,但严重的胰腺炎病例可以通过横结肠系膜累及大网膜。

(二)网膜的外伤

大网膜在穿通伤常常受累,但在腹部钝伤中受伤不常见。一旦在钝伤中受累及,表现为大网膜局限性血肿伴腹腔积血;伤及网膜血管时引起大网膜的梗死。

(三)网膜扭转

网膜扭转很罕见,CT 表现有一定的特征。网膜扭转分原发型、继发型两种。发生扭转的前提可能是网膜肥厚畸形、动力增加或网膜存在特异性炎症。突然的咳嗽和体位改变、提取重物、外伤、饱食、剧烈运动等为本病的诱发因素。继发性者与网膜粘连、疝、囊肿或肿瘤有关。一般扭转发生在网膜的两个固定点之间,扭转发生后其远侧出现淤血以致梗死,若扭转不可恢复则发生网膜坏死。

1.临床表现

各年龄男女均可发生,进行性腹痛为主要症状,通常以急腹症就医;疼痛最后常局限在右下腹部。半数患者伴恶心及发热,病程平均 48h。体检时见局部轻度腹肌紧张、反跳痛,与急性阑尾炎或胆囊炎很相似。有报道,部分病例于左下腹部可以扪及肿块。半数患者外周血中白细胞数升高。

2.CT 表现

中下腹腔内偏前部脂肪密度肿块,特征性的 CT 征象是含有纤维素条和脂肪的网膜褶襞向"肿块"(扭转处)呈放射状汇聚,与胃前壁成角。类似于小肠扭转时系膜的改变。欲显示上述改变要适当调整窗宽、窗位。鉴别诊断时要考虑到网膜的血管平滑肌脂肪瘤、脂肪瘤、脂肪肉瘤、畸胎瘤和术后纱布存留。

(四)网膜的血管性疾病

大网膜静脉通过胃网膜左右静脉引流到门静脉系统。在进展期门静脉高压患者,网膜静脉的曲张并非少见。但是,常规的腹部显示窗不利于显示网膜静脉的曲张,因此,在 CT

报告中往往未做描述。

原发节段性网膜梗死首次由 Bush 于 1896 年描述。本病罕见,系原因不明的网膜急性血管病变,病变多见于网膜右侧,可能与网膜右侧脂肪多且活动度大有关。发病学说甚多,有一种假说得到多数学者的认可,即胚胎的变异加上网膜右下部分血液循环不良,使该区易发生梗死。可能的激发因素有患者体位的改变、饱餐后血管充血、腹腔压力突然增加等。网膜扭转时,网膜血管受挤压,继而发生网膜梗死。多数梗死灶直径 6～8cm,镜下见病变区有动、静脉血栓形成。早期出血性梗死伴脂肪坏死,随后炎性细胞浸润,最后被纤维组织取代。

1. 临床表现

男多于女,比例为 2.5∶1,任何年龄均可发病,据报道儿童占 15%。较多见于肥胖者。表现为剧烈腹痛,疼痛开始于脐周,可出现恶心与呕吐。75% 的患者疼痛发生于右下腹,活动时疼痛加剧。伴发热,局部有腹膜刺激征,白细胞总数亦升高,临床易误为阑尾炎或胆囊炎。由于本病没有特殊的体征,术前很难准确诊断。

2. CT 表现

病灶多位于网膜右侧,几乎所有病例病灶位于腹腔右前方。在脐水平或稍上方层面,右半结肠与腹壁之间见局限性的脂肪密度肿块,直径 3～15cm,椭圆形或饼状。块影内可见散在高密度条状影。仅就 CT 表现而言,本病难与网膜转移病灶、脂肪肉瘤等区别,与上文提到的网膜扭转更难鉴别,需结合临床。

(五)网膜的肿瘤(详见腹腔肿瘤)

大网膜的原发性肿瘤罕见,大多数常来源于走行于大网膜的中胚层血管和神经。一旦发生,通常是恶性肿瘤多。原发大网膜的肿瘤种类很多,包括平滑肌肉瘤、血管外皮细胞瘤、脂肪肉瘤、纤维肉瘤、网状细胞肉瘤、横纹肌肉瘤、梭形细胞肉瘤、平滑肌瘤、脂肪瘤、纤维瘤、硬纤维瘤、纤维瘤病、间皮瘤、内皮瘤、黏液瘤和小圆形细胞瘤。

大网膜转移性肿瘤远比原发瘤多见,尽管任何肿瘤都可以累及大网膜,但是最常见的原发肿瘤为卵巢癌、结肠和胰腺肿瘤。另外,原发于胃、阑尾、肾、输尿管和胆道的恶性肿瘤也可以转移到大网膜。大网膜原发及继发性淋巴瘤均罕见。

肿瘤转移到大网膜的途径包括沿韧带(脾胃韧带、胃结肠韧带和横结肠系膜)直接延伸,血行转移或腹膜种植。大网膜转移性病变表现包括微小结节或浸润改变、囊性肿块、散在融合性肿块又称"网膜饼"。增强扫描上述病变可以强化,在大网膜脂肪背景衬托下更易显示。网膜细点状钙化高度提示卵巢癌转移。

八、肠系膜异常

(一)肠系膜脂膜炎

肠系膜脂膜炎又称腹内脂膜炎、收缩性肠系膜炎、肠系膜脂肪性肉芽肿、孤立性脂肪营养不良、腹膜后黄色肉芽肿和硬化性肠系膜炎等,名称多,易混淆。系一种以慢性炎症为主的肠系膜炎性疾病。由 Jura 于 1924 年首先描述,1960 年 Ogden 定名为肠系膜脂膜炎。本病病因不明,诱因有外科手术,如胆囊或阑尾切除术等占 17%;还可并发于胆囊炎、门静脉高压、腹主动脉瘤、消化性溃疡和胃癌;外伤、感染或缺血、自身免疫性疾病和吸毒等均可发生本病。肠系膜的炎症可能是其对各种损害的非特异性反应。

1. 病理

病理改变主要为肠系膜增厚，常以小肠系膜根部多见，可延至肠管边缘，结肠系膜亦可侵犯。胰周、大网膜和盆腔受累罕见。本病可分为3个期：即肠系膜脂肪萎缩、肠系膜炎性反应和肠系膜脂肪的纤维化。

肠系膜脂肪萎缩期，组织学上肠系膜脂肪被泡沫状巨噬细胞和散在的淋巴细胞替代。大体标本可见：肠系膜弥散性增厚或浸润（42%），孤立散在的肠系膜肿块（32%），多发性肠系膜肿块（26%）。本期预后良好。

肠系膜炎性反应期，以肠系膜脂肪组织的慢性炎性改变为特征，此乃肠系膜脂膜炎。组织学上主要为浆细胞、异物巨细胞和泡沫巨噬细胞构成的浸润。

纤维化期又称收缩性肠系膜炎，组织学上见胶原沉积、纤维化和炎性改变。胶原沉积致瘢痕形成，肠系膜收缩呈团块状，质地硬或呈橡胶样，直径1~15cm，肠管粘连固定在团块周围。团块为脂肪性，切面呈黄色或棕黄色，灰色斑块代表脂肪坏死。最终形成纤维瘢痕。

2. 临床表现

男女发病比例为1.8：1，发病年龄20~80岁，以60~70岁为高峰。患者就诊时病情可处于本病的任何一期。一般表现为发热、痉挛性腹痛、恶心、呕吐、食欲缺乏和体重下降。50%的患者可扪及压痛性肿块，一般无腹膜刺激征。预后尚可。

本病处肠系膜脂肪萎缩期时，一般无症状或症状轻微；肠系膜血管受累时，胃肠功能受影响。肠系膜炎性反应期，患者常常出现腹痛伴恶心、不适、低热、体重减轻、肠功能失调，半数患者表现有边界不清的肿块，腹胀。发展到第3期时，可出现肠梗阻症状，以小肠梗阻常见。

3. CT表现

本病的第1、2期CT扫描无法明确区分，常表现为密度不均匀的肿块，伴肠系膜脂肪密度的增加代表脂肪炎症。其中见条索状软组织密度影，代表纤维化，肿块边缘纤维化可出现假包膜；而邻近肠系膜血管周围的脂肪密度低于远离肠系膜血管的病变区域的密度，形成所谓的"脂环征"。这两个征象被认为有一定的诊断价值。

后期见密度均匀的软组织肿块，瘢痕收缩出现肠梗阻表现。在Kipfer的病理分型（弥散型、单一结节型、多发结节型）中，结节型的CT表现与手术、病理所见关系密切。肠系膜上见边缘光滑的大小不等的结节状肿块，其内密度不均，以脂肪密度为主，散在水样和软组织密度，代表水肿及炎性浸润和纤维化。坏死灶中心可见钙化，但较少见。病灶紧贴腹腔内脏器官时貌似该器官的病变。要除外胰腺炎和肠炎所致的脂肪坏死。在CT图像上本病难以与化脓性腹膜炎、假性腹膜黏液瘤区别。诊断中还要与系膜肿瘤，如淋巴瘤、淋巴肉瘤、硬纤维瘤、系膜脂肪肉瘤、血管脂肪瘤、畸胎瘤等鉴别。许多病例，特别是多发结节和网膜受累时，需手术探查和多处活检以明确诊断。Kipfer等发现，本病随访中有15%的患者并发恶性淋巴瘤。

（二）肠系膜淋巴结炎

肠系膜淋巴结炎系累及右下腹肠系膜淋巴结的一种炎症性病变。最常见的致病原为病毒，亦可由细菌引起。有报道本病可伴发于上呼吸道链球菌感染，特别是咽喉炎。临床表现与急性阑尾炎相仿。准确诊断常常需要剖腹探查。

CT扫描前，需要口服阳性对比剂，同时做平扫和增强扫描。而以MDCT扫描可明显提高检测敏感性。基本表现为右下腹、腰大肌前方肠系膜淋巴结增大，而阑尾无明显异常。本病淋巴结肿大一般较阑尾炎时明显,且多、分布广泛。可有回肠或回盲部肠壁的增厚,而阑尾无异常改变。增厚的肠管长度>5cm,肠壁厚度>3mm。

（三）肠系膜囊肿

肠系膜囊肿病因不十分明了,多数学者认为主要是淋巴系统的病变,以乳糜淋巴囊肿最多见。通常为单发,亦可多发。大小不一,从数厘米到充满整个腹腔的巨块状,内含浆液、乳糜液、脂肪或黏液。组织学上其壁可以是纤维组织,亦可以是单纯一层内皮细胞构成。临床上多无症状,常在体检或 US、CT 检查时偶然发现。较大时挤压肠系膜使其张力增加致腹痛,巨大囊肿可引起肠梗阻症状。

CT 表现:囊肿发生于空、回肠系膜,亦见于盲肠、横结肠和乙状结肠系膜内。以小肠系膜发生率最高,据统计回肠系膜占 43%,空肠系膜占 40%。囊肿密度均匀,多数囊肿的密度与水接近,少数因囊液含蛋白成分,故可出现软组织样密度。囊内同时含脂肪与液体成分时构成脂肪液体平面。有的见囊内分隔。囊壁很薄,CT 像上几乎不能显示,但合并感染时其壁不规则增厚,亦可钙化,增强扫描见壁强化。多数为圆形、椭圆形,因囊肿甚软,形态可变,故其外形可与邻近结构相适应而呈不规则状。

系膜囊肿可占据整个腹腔而无法分辨其来源。典型病例 CT 和 US 可确诊,当形态不规则时需与局限性积液区分。胰外腹腔内假性囊肿从形态学上与肠系膜囊肿不易鉴别,病史和部位可供参考。

（四）肠系膜硬纤维瘤

本病起源于肠系膜的纤维组织,其切面呈编织状,质硬、光滑、边界清。

CT 表现:边界清楚的软组织肿块,多数较大,密度可均匀,也可中心坏死而出现低密度区。肿块周围见纤维组织增生形成条状影,呈星芒状,邻近肠管被推移,近肠系膜根部,肿瘤较小时肠曲推移不明显。其他系膜肿瘤须与之鉴别:

(1)肠系膜平滑肌瘤,以回肠系膜多见,一般位于中腹部,密度不均,边界光滑,有不均匀强化。较大时可压迫推移肠管,有时从 CT 角度难以完全区别。

(2)脂肪肉瘤,少见,密度不均匀,呈混合密度,即含脂肪密度、水和软组织密度,有的单呈软组织密度。常因为是无痛性肿块,因而可长得较大,侵犯邻近结构,肿块有不同程度的强化。

（五）肠系膜淋巴管瘤

肠系膜淋巴管瘤是一种少见的腹部囊性肿瘤。起源不明,多数学者认为系胚胎期淋巴组织发育阻碍,淋巴回流受阻,淋巴管扩张所致。病变发生部位以小肠系膜多见(60%),次为结肠系膜(24%)和腹膜后区(14.5%)。平均发病年龄 39.1 岁。生长缓慢,小的病变不压迫邻近器官,可无临床症状,常常是偶尔发现。当病灶长大到一定大小(≥4cm),可出现腹胀、腹痛。

CT 扫描,常规口服阳性对比剂以充盈肠道,才能清楚显示病灶。本病在 CT 图像上表现为圆形或椭圆形,轮廓光整,大小 4～36cm。大者受腹腔脏器和韧带等的阻碍形成分叶状改变或包绕肠管。囊肿见不全分隔;密度与部位和液体性质密切相关,可以是液体密度,与水相近;亦可以是脂肪密度,但是密度均匀。合并感染时密度增高,还可见钙化。增强扫描病灶无强化,但可见肠系膜血管推压或牵拉。多为单发,病灶增大后,即便是单发,CT 图像上无法与多发病变完全区分。有学者认为,病灶数目有助于本病与其他腹部囊肿性病变区别,多发性薄壁囊肿为本病特点。

(六)其他

急性肠系膜缺血,系外科急症,病死率高。临床和实验室检查均无特异性。原因复杂,较常见的因素为肠系膜动脉闭塞、肠系膜静脉血栓、血管炎和动脉夹层分离等。病理改变轻者肠黏膜水肿,重者小肠坏死。急症 CT 检查,肠系膜动脉密度增高,增强时见充盈缺损,表明肠系膜动脉血栓形成。同时见肠系膜、肠壁内和门静脉内气体密度。小肠壁增厚。有时可见脾梗死或肾梗死征象。

肠系膜其他少见肿瘤包括良性神经纤维瘤、脂肪类肿瘤和间叶源性肉瘤、血管外皮细胞瘤、恶性纤维组织细胞瘤。

(付兰)

第四节　腹壁疾病

一、腹壁炎症

前腹壁内的炎症常由手术或外伤后伤口感染,或宿主防御功能低下(如患糖尿病等),或腹内炎症或脓肿等蔓延所致。常侵犯皮下组织,最严重的是坏死性筋膜炎,其发展迅速。多数系产气菌感染。

(一)临床表现

通常局部有红、肿、热、痛,若细菌毒力强可使炎症范围迅速扩大。临床体检常因腹壁脂肪或术后伤口的妨碍而不满意。

(二)CT 表现

腹壁炎性病变的范围或局限或弥散,可侵及皮下,亦可达整个腹壁。弥散性或局限性炎性肿胀常使腹壁增厚,边界不清,肌层间脂肪层模糊、消失,或伴散在性积液。CT 值与水近似,脓液稠厚亦可高于水的密度。范围可以很广泛,如蔓延到腹膜后、阴囊和骨盆区。当腹壁炎症局限形成脓肿时见椭圆形或梭形软组织肿块。30%的患者脓肿中央可见液体密度区,偶见气液平面。脓肿边界有的尚清,增强扫描时其周围见强化。较大的脓肿可压迫肝、膀胱等,有时与腹腔内脓肿表现相仿。坏死性筋膜炎时见皮下组织和筋膜广泛坏死,形成低密度区,亦可见气泡影,因此 CT 检查可较早提示诊断,但要注意与腹壁开放性损伤、肠管与腹壁沟通的瘘管内或引流管内的气体相区别。

腹壁炎性病变的 CT 检查:一是定性,二是确定病变范围以及观察有否脓肿形成。另外这方面 CT 的判断较临床准确而容易将腹壁的病变与腹腔内病变区分开,如属腹壁时可进一步确定病灶位于皮下、肌内或肌间,还可显示有否腹膜外脂肪层受累或有否联合腔隙的脓肿。CT 和 MRI 检查对皮下和腹膜脂肪的显示极佳,术后肠胀气、伤口敷料和伤口疼痛等并不妨碍检查(图 43-3),而 US 则不然。

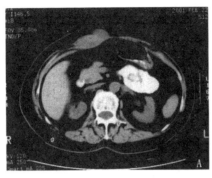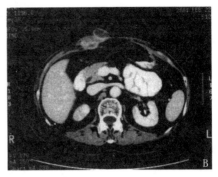

图 43-3　右前腹壁炎症

　　A 为平扫,右前腹壁不规则增厚,密度欠均匀,肌层模糊;B 为增强扫描,病灶不均匀强化,部分见环状强化

二、腹壁积液

　　腹壁积液罕见,一般见于长期家庭腹膜透析患者,透析导管处腹膜缺损,透析液漏入腹前壁皮下组织内形成积液;亦见于切口疝患者腹腔积液进入腹壁,向下可延达阴囊;还可见于经皮穿刺胆道造影(PTC)后胆汁漏或腹腔穿刺后腹壁液体聚积。与腹膜腔和腹膜后等处积液一样,腹壁内的液体亦倾向于沿特定的解剖间隙扩散,如脐筋膜,将腹膜外脂肪层分隔成膀胱前间隙和膀胱周围间隙,膀胱前间隙与腹壁腹膜前间隙相通,易出现积液。

　　CT 表现:腹壁膀胱前间隙积液时,盆腔 CT 扫描见盆腔前部液体呈磨牙状向一侧突出,边缘光整,膀胱压向对侧。积液环绕脐筋膜,不会进入由脐尿管、闭塞的脐动脉和膀胱构成的近似三角形的脂肪密度区。腹壁积液常呈梭形,其边缘光滑。

三、腹壁血肿

　　腹壁血肿一般继发于外伤、炎症、手术后和抗凝治疗后,偶尔为自发性出血。直接原因是肌纤维撕裂和血管的破裂。多数累及腹直肌鞘,外侧腹壁偶尔发生。

　　(一)临床表现

　　腹壁内游离的血液刺激腹膜产生剧烈疼痛,往往误为腹内疾病,可触及肿±夬,局部腹壁变色。CT 问世以前多数病例需剖腹探查才能发现。

　　(二)CT 表现

　　在前腹壁肌层内见梭形或椭圆形肿块。急性期血肿密度高于或等于腹壁肌肉密度。随血肿形成时间增加,其内红细胞不断崩解和蛋白质的分解,血肿密度下降,常与血清密度相仿。慢性血肿周围常有成纤维细胞围绕,其边缘可钙化。血肿周围结构受推移,肌纤维撑开。血肿局限在腹直肌鞘内时呈典型的椭圆形。

　　外侧腹壁血肿通常较大,呈梭形。而盆腔区巨大腹直肌鞘血肿其形态可有不同。在弓状线以下层面,血肿经腹横筋膜可伸入膀胱前间隙而压迫盆腔器官。

　　要注意的是,腹壁出血的 CT 表现与颅内出血的 CT 表现不同,腹壁出血有时与邻近组织间可无明显密度差,原因是窗技术应用不当,肌肉本身密度较高,血凝块迅速溶解以及直接增强扫描使肌肉强化后密度增加。陈旧性血肿中有形成分因重力关系与血清分离形成液平,此征高度提示腹壁陈旧性血肿。血肿密度不高可以是因患者患贫血症,或血肿与水肿混存。如果血肿内见散在小气泡,血肿边界不清,提示血肿合并感染。故有时 CT 对腹壁脓肿、血肿以及肿瘤并发出血的区别有一定的难度,此时需穿刺活检。腹壁血肿的 MRI 表现亦随出血时间不同而不同,无特异性。急性期 T_1 和 T_2 加权一般均为低信号;亚急性期为高信号;慢性期(出血在 3 周以上)在所有脉冲序列均见同心圆征象,即外层为低信号的环状影,内为高信号区,以 T_1 加权像出现最多。

四、腹壁疝

腹腔内脏器或组织经腹壁薄弱点或缺损区向体表突出时形成腹壁疝。典型者由疝环、疝囊、疝内容物和疝外被盖物等 4 个部分构成。

(一)腹股沟疝

依疝囊颈与腹壁下动脉的关系分为斜疝和直疝。斜疝的疝囊颈从腹壁下动脉外侧的腹股沟管内环突出,向内、向下、向前斜行出腹股沟管外环入阴囊或女性大阴唇。斜疝内容物可为大网膜、小肠、盲肠、阑尾、Meckel 憩室、乙状结肠、膀胱和腹腔积液等。易嵌顿和绞窄。

直疝位于腹壁下动脉的内侧,常见于年老体弱者,疝囊颈宽大,平卧时疝块可自行消失。不伸入阴囊,极少嵌顿。疝内容物为大网膜。

CT 扫描于下腹部腹股沟区见突出在腹壁外的软组织肿块,边界光滑,似囊袋状。突出的块影密度与疝内容物有关。脂肪性低密度提示网膜或系膜疝出,亦常见肠曲疝出,其内充盈气体、液体或对比剂。增强扫描可进一步显示疝囊颈与腹壁下动脉的关系。一般而言,腹壁疝为普外科常见疾病,临床诊断容易,不需要 CT 检查。

(二)股疝

凡疝囊经股环、股管向股部卵圆窝突出的疝称股疝,中年以上妇女多见。因股环本身小,其周围韧带坚韧,故易嵌顿。临床有时易与腹股沟淋巴结炎、脂肪瘤、静脉曲张、腰肌脓肿等混清。

CT 扫描见疝囊位于耻骨联合下外方,疝囊内见脂肪密度影提示为大网膜。而腹股沟疝位于耻骨结节的上内方。

(三)Spigelian 疝

即半月线疝,系腹腔内脏器、组织经半月线突出于腹壁。尽管其发生率<2%,但一旦形成则并发嵌顿和肠绞窄的危险性高。临床易误为腹壁脓肿、血肿、卵巢肿瘤和假囊肿等。

CT 扫描见疝囊经半月线突出,疝出物可为肠管、肠系膜和网膜组织。如仅为脂肪密度易误诊为脂肪瘤,仔细分析将发现半月线处腹膜缺损。

(四)切口疝

指腹壁疝发生于手术切口处,常见于腹壁纵向切口处。这是因为除腹直肌外,腹壁肌肉、筋膜、鞘膜等结构的纤维大体为横行走向,纵向切口切断了这些纤维,故易发生切口疝。术后获 I 期切口愈合者切口疝发生率<1%,如切口感染则达 13.9%。多数发生在术后 4 个月内,因为此期间是腹壁已横断的肌肉、筋膜愈合的关键时期。随着切口疝的不断扩大,常在术后第一年内出现症状,亦有 5%～10% 的患者 5 年以上无症状。由于患者肥胖、术后伤口瘢痕形成以及疝出物分散在肌肉之间,故临床体检时难以发现,但患者可能有相应临床症状,此乃隐性切口疝(图 43-4)。

CT 表现为原切口处腹膜缺损,边界尚清,疝本身表现无特殊,内容物多为小肠曲和网膜等。

（五）腰疝

发生于胁腹部,分术后疝(如髂骨翼缺损疝)、上腰疝和下腰疝。髂骨翼缺损可表现为臀部软组织肿块,多发生在髂骨为供骨的骨移植术后。上、下腰疝为经胁腹部两处薄弱区突出,可分为特发性,也可继发于外伤。

CT可清楚显示疝内容物与邻近结构的解剖关系,是确定诊断的唯一影像学方法。

腹壁疝常见的尚有脐疝、白线疝等,临床易诊断,CT亦能很好显示,不再赘述。

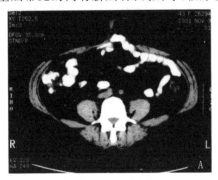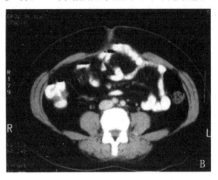

图43-4　左前腹壁术后隐性切口疝

A为平扫,腹白线旁见小肠曲突出;B为增强扫描,软组织窗,小肠曲及部分小肠系膜疝到皮下脂肪

腹壁疝为常见病和多发病,一般无须CT检查临床就能诊断。对于已经确诊或疑有腹壁疝,尤其是切口疝的患者,CT扫描的作用在于:

(1)临床难以检查的病例(如过度肥胖等),CT可诊断。

(2)鉴别疝与肿瘤或其他肿块性病变。

(3)特别大的疝术前CT检查,以进一步明确解剖关系,了解腹膜缺损大小及疝内容物,以帮助制订手术方案。

五、腹壁肿瘤

（一）良性肿瘤

腹壁良性肿瘤以硬纤维瘤较常见,较少见的有腹壁脂肪瘤、血管瘤、上皮瘤、乳头状瘤、神经纤维瘤及皮样囊肿等。以下简述较常见的腹壁硬纤维瘤和血管瘤。

1. 腹壁硬纤维瘤

多发生在腹直肌鞘或腹外斜肌腱膜中。80%见于女性,年龄在20~40岁。以脐下发生为多,一般认为与怀孕或分娩时肌肉紧张或鞘膜损伤有关。肿块由分化成熟的纤维组织构成,无包膜,可向周围肌肉组织浸润,与纤维肉瘤相仿,但不发生远处转移,却有明显术后复发倾向。

CT扫描可明确肿块大致范围,了解术后有否复发。常表现为结节状或块状软组织影,密度尚均匀,与腹壁肌肉密度相仿,伴出血时可见高密度;轮廓可光滑,可模糊;较大者,其附近结构受推移,局部腹壁隆起。增强扫描,肿块可有轻度强化,其CT值高于邻近腹壁肌肉。CT和US均可显示本病,但难以与腹壁恶性肿瘤区别。MRI可显示其起源及肿瘤范围和邻近结构改变,在 T_1 和 T_2 加权序列图像上均为低信号,提示为纤维性肿瘤。

2. 腹壁血管瘤

系脉管类肿瘤中最常见的疾病,大多在出生时已经存在。实际上为一种先天发育畸形,属于错构瘤性质,而非真性肿瘤。在病理学上,镜下可有细胞不完全分化和细胞核有丝分裂像,但这并不象征恶性,仍属于良性肿瘤。部分血管瘤生长迅速,侵入肌层或骨骼,破坏周围组织,但并不发生远处转移。转移性血管瘤极其罕见。

CT 扫描可明确腹壁血管瘤的大致范围,为外科手术方案的制订提供影像学资料。CT 扫描还可以了解术后有否复发等。CT 扫描前,建议在病灶处体表以金属标记好,扫描方案设计好后去除金属标志物,先平扫,再增强;建议加扫延迟期。平扫图像,见局部腹壁软组织明显增厚,主要位于皮下组织内,表现为小点片状异常软组织影,其中可见点状钙化灶,为静脉石。增强扫描,动脉期病灶常常无明显强化,与邻近腹壁肌肉密度相仿;延迟扫描往往可以强化。尽管延迟扫描病灶密度增高,提高了 CT 对腹壁血管瘤的显示率,但多数情况下仍不能确定病灶的真实范围。

(二)恶性肿瘤

腹壁的恶性肿瘤以继发性者为多,只有少数为原发肿瘤。原发者以肉瘤为主,其中以横纹肌肉瘤、纤维肉瘤和平滑肌肉瘤最常见。当这些肉瘤增大时则出现明显坏死、出血和囊性变,侵犯邻近骨骼,常转移到肺和脑。腹壁继发性肿瘤多为转移性癌。转移途径有腹内癌瘤沿淋巴管和淋巴间隙蔓延或直接侵犯,常见的原发灶有肝癌、胆囊癌和结肠癌等;亦可为腹内癌瘤腹膜种植,或血行转移到腹壁,或先转移到其他组织结构再侵犯腹壁,如大网膜转移瘤形成"网膜饼"后再侵犯腹壁。

CT 扫描见大多数原发恶性肿瘤较大,直径常为 5～15cm,其内密度不均,见坏死区呈囊样低密度灶,亦可见高密度出血。边界常不清,邻近结构受压或遭破坏。转移性肿瘤常为腹内脏器的肿瘤直接破坏邻近腹壁,也可以是远处脏器肿瘤转移而来。CT 常表现为腹壁皮下结节或肿块,同时显示出腹壁某器官的原发灶,一般确诊不难。必要时行穿刺活检以进一步获取病理学资料。

(付兰)

第四十四章　腹膜后间隙(CT)

　　腹膜后间隙是指位于腹膜壁层后部分(腹膜后)与腹后壁腹横筋膜之间的上达横膈下至盆腔的一个立体间隙。除疏松结缔组织和筋膜以外,腹膜后间隙还包含一些脏器,如肾、肾上腺、输尿管、性腺、胰腺、十二指肠降部、升结肠和降结肠,以及腹主动脉及其分支、下腔静脉及其属支、淋巴管、淋巴结和神经等。

　　近20多年来,对腹膜后间隙内的解剖细节,尤其是各间隙的划分及其通连关系以及腹膜后间隙的解剖结构的认识已有相当提高,也更趋全面和完善。

第一节　腹膜后间隙的解剖划分

一、Meyers 解剖模式

　　Meyers 在20世纪60年代末70年代初利用尸体断面和间隙灌注对比剂后行 X 线摄影,提出了以下观点,即以肾筋膜为主要解剖标志,把腹膜后间隙划分为肾旁前间隙、肾周间隙和肾旁后间隙等3个间隙,并进一步阐明各间隙的解剖界限及组成。

　　(一)肾周间隙

　　肾周间隙由肾脏前方的肾前筋膜和后方的肾后筋膜所形成,形似一倒置的锥体,其主要内容物为肾、肾上腺、肾门处出入的血管、输尿管及肾脏周围丰富的脂肪组织。

　　根据 Meyers 的观点,肾前、后两层筋膜在外侧融合成锥侧筋膜(也称圆锥侧筋膜或侧锥筋膜),后者再向前外侧伸延与侧腹膜相融;肾前筋膜内侧融于中线大血管周围的鞘和结缔组织,肾后筋膜在内侧融于腰大肌或腰方肌浅面的腰肌筋膜,因此认为两侧肾周间隙在内侧互不相通;在上方,肾前、后两层筋膜在肾上腺的上方先相互融合,然后再融合于膈肌筋膜;在下方,因肾筋膜与髂筋膜及其下内方的输尿管鞘呈疏松的融合,因而认为肾周间隙的下方是开放性的,可以与肾旁前、后间隙相通。

　　(二)肾旁前间隙

　　肾旁前间隙是指腹膜后以后与肾前筋膜及锥侧筋膜之间的区域。此间隙内主要内容物为胰腺的大部分,十二指肠第二、三段,升结肠和降结肠。此外,也含一定量的脂肪组织。腹主动脉发出的几个主要分支和汇入下腔静脉的几个主支均通过此间隙。由于与胰腺的密切解剖关系,肾旁前间隙是急性胰腺炎向腹膜后扩展首先累及和受累程度最重的腹膜后间隙。

　　(三)肾旁后间隙

　　肾旁后间隙指肾后筋膜和锥侧筋膜后外方与腹横筋膜之间的区域。内无脏器,主要含较多的脂肪组织。它向前与腹膜外脂层相连续,上连膈下,下方直至盆腔。

二、对 Meyers 模式的丰富和完善

　　Meyers 对腹膜后间隙的解剖划分模式得到了绝大多数腹部解剖和腹部放射学界人士的认同,已成为当今腹膜后间隙解剖划分的标准模式。但随着研究的深入,有不少的学者发

现在腹膜后各个间隙之间以及与相邻的其他间隙之间的通连关系方面尚存在着一些与 Meyers 原来的描述不一致的地方,由此提出了一些新的观点,丰富和完善了 Meyers 模式。

(一)双侧肾周间隙的通连问题

Meyers 认为双侧肾周间隙是不相通的。但 Kneeland 等观察到,在肾下极或其更低平面(第 3～5 腰椎),两侧肾周间隙在腹主动脉和下腔静脉前方,可以越过中线相互交通。Mindell 等利用 8 具尸体(包含 2 具新鲜尸体)于肾周间隙灌注对比剂后做 CT 扫描研究,结果与 Kneeland 的实验结果一致,即对比剂由一侧肾周间隙经腹主动脉和下腔静脉前方跨越中线,进入对侧肾周间隙。Lim 等报道在 CT 片上观察到位于右肾周间隙的血肿或产气性肾盂肾炎,可以在肠系膜上动脉以下水平越过下腔静脉和腹主动脉前方而进入左侧的肾周间隙。Raptopoulos 等和 Thornton 等的研究结果也支持双侧肾周间隙之间存在着一定程度的通连关系。

(二)肾后筋膜的分层

传统观念认为肾后筋膜是单层结构。但 Marks 的研究发现肾后筋膜是由前、后两层融合而成。Raptopoulos 等采用新鲜尸体标本做精细解剖,肯定了 Marks 所提出的肾后筋膜分层的观点,发现肾后筋膜的前层较薄,向前、内与肾前筋膜相续连,而后层相对较厚,向前、外续连锥侧筋膜。这是肾旁前间隙外伤、感染病变向后、外扩散,导致肾后筋膜前、后层分离的解剖学基础。

(三)肾后筋膜的内侧附着位置

过去认为肾旁后间隙的内侧界是由肾后筋膜与腰大肌筋膜的融合而界定的。但 Raptopoulos 等的研究表明,肾后筋膜的内侧附着点是在腰方肌的浅面,虽然它可以附着在腰方肌内侧、中间或外侧,但并不是附着在腰大肌的筋膜上。因此,肾旁后间隙的内侧界并不是非常靠内,肾后筋膜后层与腰方肌筋膜的融合点才是肾旁后间隙的内侧界。这表明腰大肌前方是与肾周间隙直接相邻的,并无肾后筋膜将它们分隔开来。这也是为什么一部分肾癌可以直接侵犯腰大肌的解剖学依据。肾旁后间隙的外侧份则可以循壁腹膜与腹横筋膜之间的潜在间隙经外侧向前方,达腹前壁腹膜外间隙。因此,肾旁后间隙的病变可累及胁腹壁和前腹壁的腹膜外壁,进而出现腹壁的改变,如急性胰腺炎时发生的 Grey-Turner 征。

(四)肾后积液

由于肾后筋膜的分层现象,肾旁前间隙的积液、出血等改变可以向肾脏的后方延伸,甚至达到腰方肌的内侧缘,但病变依然位于解剖学意义上的肾旁前间隙,而不是肾旁后间隙。我们的急性胰腺炎病例及肾旁前间隙创伤性积液病例,CT 扫描均可见病变沿肾后筋膜前、后层之间,由肾旁前间隙扩散到肾外侧及肾后方,病变与肾脏之间隔着肾后筋膜前层及肾周脂肪组织。

中线大血管区域主要解剖组成有大血管结构(腹主动脉和下腔静脉及其部分分支)以及淋巴结和淋巴管,它们主要与双侧的肾周间隙相关,虽然没有明显可见的筋膜结构将两侧肾周间隙分隔开来,但是其中的结缔组织小叶间隔可能组成一个有孔的多层屏障,病变在此蔓延既会受到一定的阻碍,也可沿这些小叶间隔孔道发生向对侧的渗透、扩散。另外,在肾门及其以上平面,因有较大的血管分支出入,使中线大血管区域与双侧的肾旁前间隙也存在着一定的通连相关性。上述这些通连关系也是腹主动脉瘤破裂时,其腹膜后的扩散范围具有相当复杂性的解剖学基础。

中线大血管区域向上与膈脚后间隙相延续,内有腹主动脉、胸导管、奇静脉和半奇静脉等结构。膈脚后间隙向上又与后纵隔相延续,即构成了胸-腹部在后方相通连的一条途径。

三、(腹膜外盆外)膀胱旁间隙

有关腹膜外盆部间隙的解剖定义和具体划分迄今为止仍存在分歧意见,同一解剖结构有不同的命名,而同一解剖名称又有不同所指,这是分歧的重要原因。另外,腹膜外盆部间隙与腹膜后间隙之间如何通连也存在较大分歧。

根据 Meyers 和 Auh 的观点,在盆外筋膜间隙的解剖划分中,位于腹膜壁层与腹横筋膜之间的脐膀胱筋膜和双层的盆筋膜有着重要的解剖标志作用。以下将 Meyers 和 Auh 有关该区域解剖划分的观点简要介绍给读者。

脐膀胱筋膜呈三角形形状,尖端位于肚脐,其基底部在内侧与耻骨膀胱韧带相连接,在外侧与双侧的盆筋膜脏层融合,再与延续于腹横筋膜的、被覆盆壁肌肉的盆筋膜壁层融合。在膀胱正前方走行的脐膀胱筋膜内有闭塞的脐尿管,而在膀胱两侧走行的脐膀胱筋膜外侧段内可见源于髂内动脉的、闭塞的脐动脉影。向下方,脐膀胱筋膜延伸至盆腹膜反褶以下的膀胱两侧的盆底。脐膀胱筋膜将盆腹膜外筋膜间隙分为膀胱前间隙、膀胱;旁间隙、膀胱周围间隙 3 个间隙,另外还有一个直肠周围间隙。

四、关于腹膜后间隙解剖划分的建议

基于 Meyers 对腹膜后间隙的解剖划分模式,再结合有关腹膜后间隙放射解剖学研究的新进展,我们提出可以把腹膜后间隙划分为以下 5 个间隙:

(1)肾旁前间隙(双侧)。

(2)肾周间隙(双侧)。

(3)肾旁后间隙(双侧)。

(4)中线大血管区域。

(5)盆腹膜外间隙(可进一步划分成若干亚间隙)。

五、腹膜后间隙典型层面的正常 CT 表现

在详细描述腹膜后间隙的解剖划分、其内的重要解剖结构以及各间隙的通连关系后,我们选择以下 5 个典型层面的 CT 图像,说明腹膜后筋膜、间隙和有关解剖结构的 CT 表现。

(一)肾上极平面

本层面可以显示双肾上极、胰腺钩突、腹主动脉、下腔静脉、十二指肠降段等结构

(二)肾门平面

本层面除可以显示双肾、腹主动脉、下腔静脉、升结肠、降结肠、胰腺钩突、十二指肠降部等结构外,还可以显示腹膜后筋膜和间隙:肾前筋膜、肾后筋膜、锥侧筋膜、肾旁后间隙、肾旁前间隙、肾周间隙。

(三)肾下极平面

本层面除可以显示双肾、腹主动脉、下腔静脉、升结肠、降结肠、十二指肠水平段等结构外,还可以显示腹膜后筋膜和间隙:肾前筋膜、肾后筋膜、锥侧筋膜、肾旁后间隙、肾旁前间隙、肾周间隙。

（四）盆腔入口平面

本层面可以显示升结肠、降结肠、双侧肾圆锥下方间隙、肾前筋膜。

（五）直肠中段平面

本层面可以显示脐膀胱筋膜和盆筋膜以及由它们划分形成的、属于腹膜外盆外膀胱旁间隙的几个间隙，如 Auh 和 Meyers 所提出的膀胱前间隙、膀胱旁间隙、膀胱周围间隙、直肠周围间隙等。

（何翔）

第二节　CT 检查技术

由于腹膜后间隙有丰富的脂肪组织，自然密度对比非常好，横断面解剖不太复杂，因此 CT 扫描在该区域的影像检查中具有较大的优势。

腹膜后间隙 CT 检查的准备和技术与腹部其他部位的检查大致相同。扫描前空腹 4～6h，扫描前 1h 口服 2.5％复方泛影葡胺 500～800ml，使结肠和远端小肠显影；扫描前 15min 再服 300ml，以使胃及近端小肠（特别是十二指肠水平段和近端空肠）显示。近年来，一般主张口服水作为对比剂。对于儿童和成人消瘦病例，腹膜后间隙脂肪量较少，为避免未充盈肠曲与增大淋巴结或其他肿块混淆，充分的肠道准备和增强扫描十分重要。扫描范围应较大，从横膈向下至髂嵴水平，包括腹膜后间隙的上、下界；对于急性胰腺炎病例，扫描范围还应该包括整个盆腔。层厚 8～10mm，间隔为 8～10mm。视具体情况必要时可以用薄层扫描。对于腹膜后间隙含有丰富脂肪的患者，虽然不用增强也能显示出正常结构和部分异常情况，但一般也应行增强扫描，采用团注法静脉给予含碘对比剂，以利于观察肿块的确切范围、判断其性质以及了解有关血管的状况等。

对下腔静脉畸形、阻塞和侧支循环形成的病例，增强 CT 扫描是显示异常血管以及鉴别血管与腹膜后淋巴结、肿块的可靠方法。采用多排螺旋 CT（MDCT）扫描技术所获得的冠状、矢状面以及三维重建的图像，可帮助全面了解畸形血管的起止关系和走行途径。对于下腔静脉的显影方法，目前采用的是上肢静脉内先团注、随后滴注对比剂的方法，可以使下腔静脉呈现良好而持续的显影。

动态增强 CT 扫描对于观察腹主动脉瘤（夹层、假性动脉瘤）等血管病变有特别价值。同层动态和移床式动态扫描各有优缺点，应根据临床要求决定扫描方式。

（何翔）

第三节　腹膜后间隙感染

腹膜后间隙的炎症、肿瘤、外伤、腹主动脉瘤破裂等常见病的发生与发展，病变局部与向周围的扩散，这些疾病过程的 CT 表现，都与腹膜后间隙的解剖划分紧密相关。这主要是由于不同的腹膜后间隙存在着特定的解剖组成（包括脏器及组织）和特定的分隔及其通连关系，它将直接影响我们对腹膜后间隙病变的 CT 表现特征及其扩散情况的预测和预后的评估，而这些都是由腹膜后间隙被肾前、肾后筋膜划分成肾旁前、肾周、肾旁后 3 个主要间隙及它们在横向、纵向的分隔化和通连关系所决定的。因此，做腹膜后间隙疾病的 CT 诊断，首先应该熟悉有关间隙的放射解剖学知识,特别注意病变所处的解剖位置,先做出明确的解剖定位诊断和病变范围判断,再结合其他影像特点、临床资料做出可能的定性诊断。

当然,也存在着例外情况。例如,肾筋膜可因急性坏死性胰腺炎胰酶的溶蛋白、溶组织作用使筋膜破坏,或肿瘤破坏筋膜,使筋膜失去其"屏障"、分隔作用,均可导致病变跨筋膜、跨间隙的扩散。但这种情况并不十分普遍。

一、肾旁前间隙炎症及脓肿

肾旁前间隙内主要脏器有胰腺、十二指肠和升结肠、降结肠的腹膜后段。因此炎症及脓肿主要来源于急性胰腺炎和十二指肠、升结肠、降结肠疾病向腹膜后间隙的穿孔等。穿孔原因可以是外伤、肿瘤坏死以及肠炎等。比较少见的来源还有腹膜后位阑尾炎穿孔、肝脓肿溃入肝裸区然后再向下进入腹膜后其他间隙等。

肾旁前间隙炎症及脓肿中,最常见的是急性胰腺炎及其胰周受累和脓肿形成,其病理改变、临床表现及 CT 扫描均有一定特点,将在胰腺疾病章节内加以详述。

肾旁前间隙炎症及脓肿除具有一般的炎症及脓肿病理改变和 CT 扫描表现以外,由于该间隙有较疏松的脂肪组织,因而易表现为蜂窝织炎。其脂肪组织密度增大呈液体或近似软组织密度,水肿范围较宽,常无明显、确切的界限。即使脓肿已形成,其脓肿壁有时也不太完整。有气体积存时,气体的分布也较弥散(图 44-1)。另一方面,由于此间隙的炎症和脓肿发生的部位不同,还有其一定特点。例如,发生于胰腺周围者,其胰周脂肪的改变可主要出现于胰前或胰后;发生于十二指肠、升结肠、降结肠腹膜后段后方者,通常可见该肠段后方的脂肪组织有前述改变,并显示出受累肠段与肾前筋膜间距离增宽(正常时,一般均甚靠近),肠后壁受推前移,这一点对确定病变是否处于肾旁前间隙内非常重要。此外,肾前筋膜也常常出现一定程度的增厚(正常时,一般厚度≤3mm)。

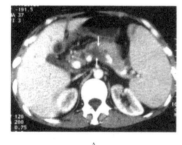 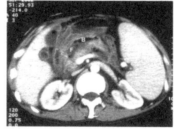 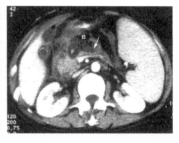

图 44-1 急性胰腺炎腹部 CT 图像

显示胰腺体部坏死(箭头),胰周和肾旁前间隙积液(F),积液内散在分布多数小气泡(B),为肾旁前间隙脓肿表现

二、肾周间隙炎症及脓肿

肾周间隙内主要脏器有肾脏和肾上腺,它们周围有较多的脂肪组织。肾周炎症和脓肿,最常见的原因为肾脓肿破溃入肾周间隙或继发于肾盂肾炎的肾周蔓延,其他少见的原因还有:血源性肾周感染,急性胰腺炎腹膜后间隙扩散,肾破裂继发感染等。

肾周间隙富含脂肪组织,在肾被膜与肾筋膜之间、肾前筋膜与肾后筋膜之间,以及肾被膜与肾被膜之间,存在着许多由结缔组织形成的桥隔,因而一定程度限制了炎症在肾周脂肪囊内的自由扩散并有利于感染的局限化或分隔化。CT 扫描可以看出,在肾周脂肪囊内,桥隔有不规则增粗,脂肪组织甚至呈液体或软组织密度。当有脓肿形成时,其内在密度比较均匀,脓肿壁也较清晰;若脓腔内有气体则可能显示气-液平面或气泡;脓肿壁在增强扫描时,常有一定的强化。在显示肾周脓肿的同时,尤其是采用增强扫描的病例,常可显示存在于肾实质内的原发感染病灶。另外,若脓肿自溃或扩散,还可能观察到腹后壁、肾旁后间隙、腰大肌等相邻部分产生的炎症或脓肿改变。

三、肾旁后间隙炎症及脓肿

肾旁后间隙内主要是脂肪组织,此间隙炎症主要是继发性的。可来源于急性胰腺炎的跨筋膜间隙的腹膜后扩散,也可来源于肾周间隙炎症或后腹壁炎性病变的直接扩散。CT 表现主要显示受累的肾旁后间隙脂肪组织密度增高,呈不规则的斑片状或条索状软组织密度病变,边界比较模糊。肾旁后间隙也相应增宽,相邻的肾后筋膜可有一定程度增厚,腹壁也有一定水肿增厚。当有脓肿形成时,也可显示脓腔壁及脓液的征象。

以上 3 种不同间隙的腹膜后间隙炎症及脓月中,在临床上一般均有感染性病变的症状与体征,以及阳性化验发现。尿液检查,若无肾脏本身病变存在(例如仅有肾旁前、后间隙炎症及脓肿),可无阳性发现;而源于肾内病变的肾周炎症和脓肿,尿液检查可有相应的异常改变。患者可能出现患侧腰胁部疼痛,体检可发现肋脊角处较健侧稍丰满,甚至出现局部皮肤红肿、变色、叩击痛等临床表现。

CT 检查一般均宜采用增强扫描,以便同时了解肾脏情况。在窗技术的应用上,最好选用较宽的窗宽和适中的窗位,以增加扫描范围内不同组织在图像上的层次,既使腹膜后间隙内的筋膜得以较好的显示,又能使气体与脂肪组织能够加以区分。

在众多的影像学检查方法中,US 虽然可以显示脓肿,但因需做更精细的解剖及定性诊断,因此主要采用增强 CT 扫描的手段。

(何翔)

第四节　腹膜后纤维化

自 Ormand 在 1948 年首先在文献上描述特发性腹膜后纤维化以来,对本病的病因、病理、临床表现、X 线和 CT 表现进行了探索和讨论。现在普遍认为,从组织学上讲,特发性腹膜后纤维化与其他累及腹膜后的病变如动脉瘤周围纤维化、炎性腹主动脉瘤和炎性主动脉炎等属于同一种疾病,视纤维化累及的部位不同而表现不同。

一、病因与病理

病因尚未明确,它可能为特发性,或与长期摄入甲基麦角类药物、主动脉瘤及动脉瘤手术、尿囊囊肿、放射治疗等因素有关。典型的腹膜后纤维化肿块紧贴肾下方腹主动脉,可延伸至腹主动脉分叉以及分叉下面髂总动脉。病变也可发生在后纵隔,紧贴胸降主动脉,与腹膜后病变分开或相连续。好发于大血管的周围是本病特点。肿块位于主动脉的前外侧,一般不累及主动脉的后面。其他腹膜后结构也常受累。下腔静脉、髂静脉及肾静脉受累时可造成狭窄、闭塞及血栓形成。如输尿管受累,因内移和狭窄,可造成尿路梗阻症状。也曾有报道纤维化延及肝门、十二指肠、乙状结肠、直肠及子宫等结构。

病理及手术所见为灰白色质硬的纤维斑块,厚度为 2～6cm。它由不同成熟程度的细胞和纤维化组织构成。初期主要为细胞，成熟后则主要为纤维化伴肿块的收缩。对于产生这种炎性反应的原因，尚未有定论，有各种不同的假设。曾有学者认为炎症反应是由于动脉瘤引起的慢性亚临床渗透所致，但在主动脉周围组织内缺乏任何含铁血黄素的巨噬细胞，故不少学者将这种炎性改变解释为对动脉粥样硬化或腔内血栓的免疫反应，而非渗漏所致。

二、临床表现

本病发病年龄多在 40～60 岁，男性多见。临床表现趋向于隐匿性。患者可有非特异性背痛、腹痛，身体不适和体重下降。实验室检查见血沉加速。累及输尿管时，引起尿路梗阻症状。本病通常应用激素治疗，或做输尿管松解术以及动脉瘤切除和人工血管置换术，但该病动脉瘤手术的病死率比通常动脉瘤手术要高。本病可以复发或进一步发展。

三、CT 表现

腹膜后纤维化的 CT 表现视其累及的部位、器官以及病变阶段不同而不同。

(1)分布部位是以腹主动脉为中心，肿块与主动脉紧密相连，从肾下扩展到腹主动脉分叉甚至分叉以下髂总动脉。肿块位于主动脉前方及两侧。一般肿块不伸向主动脉后方，主动脉与脊柱关系保持正常，无向前移位。但也有个别报道，主动脉从椎体向前推移。肿块还可包绕下腔静脉和输尿管等腹膜后结构以及输尿管内移，伴或不伴主动脉扩张或瘤样改变。

(2)在增强前 CT 扫描图上，腹膜后纤维化的 CT 值类似于肌肉密度，也可有局灶型或均匀高密度。肿块前缘边界清楚锐利，后缘紧贴主动脉。

(3)增强后 CT 扫描图像可见不同程度强化，呈斑片状增强或均匀增强，或增强不明显。增强明显者 CT 值可与主动脉增强后 CT 值相仿。但在动态扫描时，可发现腹膜后纤维化的增强持续时间要比主动脉长，故在后期延迟图上，其密度反比主动脉的要高。腹膜后纤维化增强前后的密度改变视其所含细胞或纤维化成分不同而不同。增强前 CT 显示的高密度是由于含胶原纤维所致，增强后 CT 部分病例纤维组织内由于含有丰富的毛细血管网而明显强化。

(4)螺旋 CT 扫描后容积重建可从不同角度显示腹膜后纤维化与大血管、输尿管的关系。

四、鉴别诊断

腹膜后纤维化须与淋巴瘤或转移性病变鉴别。淋巴瘤分布范围较广，融合成块的淋巴结增大可出现在主动脉和下腔静脉后方，使大血管与脊柱的距离加大，有学者称之为"漂浮"主动脉。淋巴结无明显增强改变。主动脉向前移位和肠系膜的淋巴结增大同时存在，是非 Hodgkin 淋巴瘤的高度特异性征象，可与腹膜后纤维化鉴别。淋巴结转移则通常表现为不连续的结节状病变，腹膜后纤维化表现为斑块状或浸润状改变，可帮助鉴别。当然腹膜后纤维化的最后诊断还有赖于组织学检查。

由于本病有复发的可能性，不管用哪一种治疗方法，均须长期随访。US、MRI 和 CT 均可作为随访的手段，但是 US 易受肠内气体干扰，MRI 检查费用昂贵。目前，CT 仍是腹膜后纤维化的首选检查方法。

（郝永）

第五节 腰肌病变

一、腰肌脓肿

腰肌病变中最常见的是腰肌感染性病变,通常是从邻近结构,如脊柱、肾、胰腺或肠袢的感染灶直接蔓延而来。常见的病因是结核和化脓性感染。临床表现与原发病灶相关。此外,可能扪及由腰大肌或髂肌脓肿所致的腹部包块。

CT 表现:受累的腰肌常表现为弥散性增大,密度不均匀,可伴病灶中心低密度坏死灶,CT 值在 0～30Hu。增强后脓肿的周边强化,能更清楚地显示脓肿的大小和范围。如在腰肌包块内发现气泡影或液平面,则腰肌脓肿诊断确定无疑。如在肿块内见到散在钙化灶,则高度提示结核性冷脓肿。由于原发性腰肌脓肿十分罕见,当在 CT 上发现腰肌脓肿后,须注意观察邻近结构有无病变,追踪脓肿的病因,如脊柱结核、肾周感染性病变等,螺旋 CT 扫描后多方位重建在显示脓肿与邻近结构关系方面远优于常规 CT。在不典型病例,与腰肌肿瘤或血肿不易区别时,可以在 CT 导向下行经皮穿刺吸引,进行组织学检查和细菌培养。对于腰肌脓肿已确诊的病例,还可以在 CT 导向下行经皮穿刺引流。

MRI 也能显示腰肌结构和腰肌脓肿,但有时腰肌肿瘤性病变的信号强度改变与脓肿相似,同时,MRI 对脓肿内小的气体聚集和钙化显示受限,因此有一定局限性。

二、腰肌血肿

外伤、出血性疾病、腹主动脉瘤渗漏或破裂可导致腹膜后腔出血,可产生腰肌血肿。

腰肌血肿的 CT 表现为受累腰肌体积增大,密度不均匀。CT 值视血肿成熟程度不同而不同,20～90Hu 不等。增强后无强化改变。对于亚急性或慢性腰肌血肿的疑难病例,MRI 有较特征性改变,可协助诊断。

三、肿瘤

转移性较原发性远为多见,肿瘤病变累及腰肌,肿瘤组织可完全取代肌肉组织,或推移腰肌向内移位或向外侧移位。临床表现较为隐匿,或在相应部位发现腹块等。

CT 表现为患侧腰肌普遍增大、局部增大或轮廓模糊不清,CT 值多与正常肌肉相仿,有时肿瘤中心可出现低密度坏死区。

四、其他

对于继发于神经肌肉失调的腰肌萎缩,CT 可清楚显示受累侧腰肌的肌块均匀减小,偶尔可见到部分肌肉组织为脂肪所取代而形成的低密度区。

总之,由于大多数腰肌病变的患者无特征性的临床表现,常规 X 线检查帮助不大,且 US 检查常受肠内气体干扰而影响诊断,所以到目前为止,对于腰肌病变的诊断,CT 是较好的影像学检查手段。对于疑难病例,也可辅以 MRI 检查。

(郝永)

第四十五章　胆道系统 CT

第一节　CT 检查技术

一、常规 CT 检查

胆道系统扫描范围应包括膈顶至胰腺钩突区。常规层厚 5～10mm，间隔 5～10mm，重点部位亚毫米扫描，2～3mm 薄层重建。增强扫描有 3 种方式可供选择。

(一)静脉内团注对比剂 CT 扫描

根据检查的目的，可采用常规增强扫描或移床式动态增强多期扫描。该方法应用最普遍，可清楚显示门静脉系统等血管结构，提高胆道系统器官的显示能力，了解病变的强化程度和良好地显示扩张的肝内外胆管。另外，正常大小的肝外胆管在平扫图上的显示率为 60%～70%，增强后借助胆总管与门静脉伴行的解剖关系可帮助识别，其显示率明显提高。

(二)静脉胆道造影后 CT 扫描

对个别常规 CT 检查不能明确诊断的病例，为了更好地显示胆囊和胆道以及病变与胆道的关系，可静脉内滴注 60% 胆影葡胺，剂量为 20～30ml。正常或轻度扩张的肝内胆管均可显示，表现为浓密的条状影，对先天性胆道系统变异、畸形以及对胆道梗阻部位和原因的了解均有一定的作用。

(三)口服胆囊对比剂后 CT 扫描

用于某些胆囊病变的检查，如判断胆囊位置有无异常，诊断胆囊腺肌瘤病、息肉、胆固醇结晶和慢性胆囊炎等的诊断，部分胆囊癌与肝癌病例鉴别困难时，口服胆囊造影后 CT 检查可能会有帮助。口服碘番酸或碘阿芬酸的量取决于胆囊的功能。胆囊功能正常者，常规口服胆囊造影量的 1/6 即可；功能差者，采用 1/2 量或全量(即 3g)。CT 检查一般在口服碘番酸 12h 后进行。扫描前胃肠道准备同上腹部其他检查，口服对比剂建议使用饮用水。

(四)胃肠道口服对比剂的两种选择

1. 阳性对比剂

如 5% 泛影葡胺 800～1000ml。上腹部的 CT 检查甚少应用。

2. 水和脂类对比剂

上腹部的 CT 检查，特别是临床怀疑胆囊结石、胆管结石者，则初次检查不宜用阳性对比剂，建议口服水对比剂 800～1000ml，因为十二指肠肠腔内、结肠内的对比剂，尤其是十二指肠憩室内的高密度对比剂可能掩盖胆道结石或与不透光结石相混淆，从而造成诊断上的困难。低密度对比剂对显示胆管下端的结石很有帮助(图 45-1)。近年来口服 1/2 对比剂已成为常规。

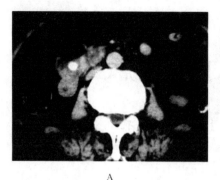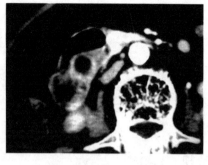

A   B

图 45-1　胆管下端结石

口服水对比剂后 CT 扫描示十二指肠扩张良好,清晰显示胆管扩张及胆管下端结石

二、螺旋 CT 检查

螺旋 CT 扫描前需做胃肠道准备,方法同常规 CT,现在多主张使用水对比剂。患者空腹,检查前 10~20min 口服饮用水 800~1200ml。

平扫常规层厚 3~5mm,重点部位 2~3mm 层厚。对于平扫不能明确病变性质者,需行螺旋 CT 增强扫描。一般周围静脉注射对比剂 80~120ml,速率 2~3ml/s,层厚和扫描的延迟时间可视病变的具体情况而定。病变大或较明确者,在注射对比剂开始后 60~70s 行常规扫描。病变小或不明确者,建议采用螺旋 CT 动脉、门静脉双期或加延迟期扫描,病变区应采用 2~3mm 薄层,对<2cm 的小病灶,扫描结束后米用多方位重建是有意义的。MDCT 多方位重建图像对显示胆管结石,特别是显示胆管肿瘤以及肿瘤与周围的关系更加直观、准确。

三、螺旋 CT 胆道造影

螺旋 CT 胆道造影(SCTC)是胆道造影、快速 CT 容积扫描和计算机三维重建相结合的产物,根据使用的对比剂种类,SCTC 可分为以下两种。

(一)静脉胆道系统造影后 CT 检查

胆道对比剂经周围静脉内注入后,由肝细胞分泌和胆道排泄,使胆道显影呈高密度,与周围软组织器官等产生一定的密度差异,螺旋 CT 容积扫描后的胆道系统轴位原始资料,通过工作站后处理重建,形成胆道系统二维、三维图像。

与胆道树显示有关的技术因素包括开始注射至扫描的时间,对比剂的种类,扫描参数如层厚、螺距、mAs 及 kVp 等。

操作步骤如下:由外周静脉注入胆道对比剂如胆影葡胺 30mU 直接推注或用等量生理盐水混合后滴注,注射速度要慢,至少 10min 以上。滴注速度慢,造影效果可能更佳,变态(过敏)反应也较少。一般以 20~30min 滴完为佳,开始用药后 30~60min 时扫描。对胆囊切除或胆道术后 Oddi 括约肌松弛的患者,扫描时间应提早至 20~30min。一般来说,患者胆红素水平低于 51.3mmol/L(3mg/dl)都可获得良好的胆道显影;反之超过 51.3mmol/L(3mg/dl)则显影较差。对胆红素明显升高的患者,可以增加对比剂的量,如采用常规剂量的 1.5 倍,同时延长扫描时间至 2~2.5h。有文献报道,改用不同种类的胆道对比剂也有可能使原来不显影的胆道显影。

（二）血管对比剂增强检查

在患者胆道梗阻明显，总胆红素高于 85.5mmol/L（5mg/dl）的情况下，运用上述方法使胆道显影的机会极少，此时可以运用常规血管对比剂增强，使胆道壁和胆管周围器官、组织明显强化，低密度的胆道与周围血管、软组织器官形成明显对比，通过工作站软件的处理，得到胆道系统三维图像。血管对比剂用量为 100～130ml（300mgI/ml），静脉注射速率 2～3ml/s，延迟 60～70s 开始扫描。

胆道系统扫描范围应包括膈顶至胰腺钩突区，采用薄层扫描（层厚 2～5mm），重建层厚 1～2mm。

扫描前胃肠道准备基本同上腹部一般检查，患者空腹，口服对比剂采用饮用水。如果需更多地了解十二指肠情况，开始扫描前可静脉注射 0.2mg 甲氧氯普胺（副交感神经阻滞药），以松弛 Oddi 括约肌。

SCTC 三维重建方法：使用胆道对比剂时，通常使用最大密度投影（MIP）法。MIP 反映投影区的最大 CT 值，直观地显示胆道内对比剂的充盈程度，重建图像的分辨率和可信度都较高。但重建时应避免骨骼等高密度组织的重叠。其次还可用表面遮盖法（SSD）成像，显示胆道、胆囊的外形和轮廓，其立体解剖感较强，但并不反映 X 线衰减值，重建时易受阈值影响。

在使用血管对比剂时，三维重建法采用最小密度投影（minP），SSD 和透明法投影，后者反映了所显；区域的射线总和，图像相当于透视效果。一般采用 minP 显示胆道系统以了解胆道解剖结构。

四、SCTC 与其他影像学方法比较

（一）SCTC 的临床应用指征

SCTC 作为一种非创伤性检查方法，既能多角度多方位显示胆道解剖结构，对有胆道扩张的患者，也能显示胆管树的分布情况，甚至了解肝内胆管分支的情况，如有无狭窄等。

以往经腹腔镜胆囊切除术的患者术前须做胆道造影，以了解胆道情况。术前常规行 ERCP 检查，患者较痛苦且有一定的并发症。SCTC 简单方便且患者无痛苦，可以用来了解胆道解剖结构，以及了解有否解剖变异或先天异常，而这些资料对于经腹腔镜行胆囊切除术的术前准备很有帮助。此外，可了解是否合并胆道结石、肿瘤等。这些因素的存在都会增加外科手术的危险性。如果有胆总管结石存在，则行 ERCP 逆行取石或做常规胆囊切除术及胆总管探查术。

当经腹腔镜胆囊切除后有胆道并发症存在时，也可以行 SCTC 了解胆道情况。胆囊切除术后部分患者感觉胆区疼痛，当常规 CT、US 检查未见明显异常或仅发现胆道轻度扩张时，如进一步做 ERCP 检查，发生胆源性胰腺炎的概率约 5%，对这类病例可以先行 SCTC 检查，既不冒任何并发症的风险，又可同样解决诊断问题。许多胆道结石因胆固醇含量高而与胆总管密度相似，常规 CT 易遗漏。SCTC 由于运用薄层扫描技术减少了部分容积效应，加之连续容积扫描不会造成层面跳动。此外，运用胆道对比剂可以增加阴性结石的显示机会。所以 SCTC 可以提高胆道阴性结石的显示率。在 SCTC 明确诊断后可进一步考虑行 ERCP 取石等治疗。

SCTC 的另一应用指征为 ERCP 或 PTC 检查失败的患者。SCTC 不仅能提供胆道立体图像，而且结合横断面原始图像可以了解胆道周围结构，如淋巴结、肿块等，对确立胆道梗阻

的病因诊断很有帮助。

（二）与其他影像学技术比较

与常规 CT 相比，SCTC 在显示胆道方面具以下优势：首先在一次屏气时间采集数据，减少或消除了呼吸伪影；用薄层扫描和小间隔重建减少了部分容积效应，提高了小病灶检出的敏感性；其次可以进行 SSD 及 MIP 图像重建，进行多方位的图像观察。

SCTC 与 ERCP 及 PTC 相比较，毫无疑问最大的优点是无创伤性及简单易行。SCTC 使用的静脉胆道对比剂仍可引起变态（过敏）反应。学者所做数十例患者，在缓慢用药情况下除 1 例发生轻度反应（皮疹）外，未有其他不良反应。文献报道 SCTC 检查的变态反应发生率也很低。相对而言，PTC 及 ERCP 在诊断疾病的同时可以相应地做一些治疗，而且其图像空间分辨率优于 SCTC 图像，ERCP 图像显示肝内胆管的细节优于 SCTC。SCTC 图像纵向分辨率受层厚限制，从而影响重建图像的质量。总之，目前 SCTC 尚不能完全替代 PTC 及 ERCP。如果进一步的研究能证实 SCTC 有足够高的诊断准确性，那么该检查方法有可能成为需要施行创伤性治疗（如经皮穿刺胆道引流、经内镜括约肌切开术或外科手术）前的一种有益的筛选检查。自采用 CT 容积扫描技术后（64 排以上 CT），SCTC 质量明显提高，PTC 和 ERCP 日渐减少。阳性法 SCTC 和阴性法 SCTC 比较，又以后者为主。

SCTC 与 MRCP 相比，两者在显示胆道立体结构的同时都能获得横断面图像，了解胆道周围结构。据学者有限的病例-对照分析，SCTC 图像能显示胆道更多的细节。在确诊胆道结石引起的胆道扩张或显示肝内胆管轻度扩张方面 SCTC 图像有明显优势。但是，当患者总胆红素超过 85.5mmol/L（5mg/dl）时，胆道显示率很低，或因胆道显影很淡不能做 SCTC 三维重建。故这类病例不适宜行 SCTC 检查，相反适合行 MRC 检查，而且胆道梗阻越明显，胆道扩张越显著，MRC 图像显示越佳。所以根据胆道梗阻的程度不同，SCTC 与 MRC 图像可以优势互补。学者建议在 US 及常规 CT 检查不能确诊的胆道梗阻患者，胆道轻度扩张时宜行 SCTC 检查，而总胆红素水平高和胆道扩张明显的患者则宜行 MRCP 检查。

（郝永）

第二节 胆系结石

胆汁中胆色素、胆固醇、黏液物质等在胆汁发生淤滞或胆道感染等因素的相互影作用下，形成结晶，相互凝集及钙盐析出沉着等，形成泥沙状或大小不等的以胆色素或胆固醇不同成分为主的胆结石，统称为胆结石症，根据发生部位又可分为胆管结石和胆囊结石。

一、病理

根据化学成分不同，胆结石分为胆固醇性、色素性和混合性胆结石。胆固醇结石的胆固醇含量达 70% 以上，结石一般较大，常单发，圆形或类圆形，直径为 0.5～5cm，表面光滑；色素性胆结石主要成分为胆红素钙，胆固醇含量低于 25%，呈泥沙样或颗粒状，结石多发；混合性胆结石包含以上两种成分，大小、数目不等，常呈多面体形。结石与胆囊炎常合并存在，胆汁淤滞导致结石形成，结石又引起胆汁淤滞，相互促进发展，此时又易继发胆系感染及胆道梗阻。

二、CT 表现

高密度结石表现为单发或多发、圆形、环状、点状、多边形或泥沙状致密影；等密度结石在胆汁背景中显示不清,容易漏诊;低密度结石表现为低于胆汁密度的大小不一的透亮影;混合性结石多表现为结石中心低密度区,周边为环状高密度区。肝内胆管结石与胆管走向一致,常伴有周围胆管扩张;胆总管结石其上部胆管扩张,结石部位层面扩张的胆管突然消失,于充满低密度胆汁的扩张胆管中央或后部可见高密度的结石,形成所谓的"靶环"征或"半月"征;泥沙样结石可见胆囊与胆管内出现胆汁与结石所形成的水平界面。

（郝永）

第三节　胆系炎症

胆囊炎分为急性和慢性胆囊炎。急性胆囊炎反复发作,可导致慢性胆囊炎。

一、急性胆囊炎

急性胆囊炎是常见的急腹症之一,是因胆汁淤滞,继发细菌感染所引起,常见于胆囊颈部的胆结石嵌顿,亦可见于蛔虫阻塞。合并胆囊结石的约占95%。炎症由胆囊腔内压力升高,使胆囊壁及黏膜受压缺血引起机械性炎症,磷脂酶作用于胆汁内的卵磷脂,产生溶血卵磷脂,产生化学炎症,由大肠埃希菌、克雷伯杆菌属、链球菌、葡萄球菌等发生的细菌性炎症等引起。

（一）病理

根据炎症的不同程度分为单纯性急性胆囊炎,其胆囊黏膜充血、水肿,胆囊轻度肿胀;化脓性急性胆囊炎,胆囊壁弥散性白细胞浸润形成广泛蜂窝织炎,胆囊肿大,胆囊壁增厚,浆膜纤维素性脓性渗出,发生胆囊周围粘连或脓肿;坏疽性急性胆囊炎,胆囊高度肿大,胆囊壁缺血、坏死、出血,甚至穿孔,引起胆汁性腹膜炎。产气细菌感染时,胆囊内和胆囊壁积气。

（二）CT表现

主要表现有:胆囊增大;胆囊壁弥散性增厚超3mm;胆囊浆膜下层周围组织和脂肪因继发性水肿而呈低密度环带,或有液体潴留;囊内密度可升高。增厚的胆囊壁,其内层强化明显,增强时间较长;外层为无强化的组织水肿层(图45-2)。胆囊坏死、穿孔可见胆囊壁续性中断,胆囊周围脓肿在胆囊窝可见软组织肿块或与胆囊密接相连的含液腔及液平面。CT发现胆囊壁内或胆囊内有气体,少数出现胆囊周围积气,则为气肿性胆囊炎。还可见到肝内、腹腔脓肿及腹腔积液。

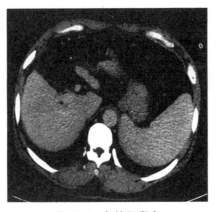

图45-2　急性胆囊炎

胆囊壁弥散性水肿增厚,呈线状强化

二、慢性胆囊炎

慢性胆囊炎多由反复发作的急性胆囊炎发展而来,也可没有明显的急性过程。慢性胆囊炎和急性胆囊炎是同一疾病不同阶段的表现。

(一)病理

由于长期、慢性炎症反复发作,结缔组织增生和组织水肿使胆囊壁增厚、肌层萎缩,重者肌层为纤维组织所代替,胆囊壁瘢痕化及钙化,胆囊缩小,收缩功能减退或消失。

(二)CT表现

胆囊壁均匀或不均匀性增厚,可有钙化。胆囊多见缩小,严重萎缩可呈不规则瘢痕组织影。胆囊积水也可致胆囊增大。对比增强检查,增强检查增厚的囊壁呈明显强化。

(郝永)

第四节　胆系恶性肿瘤

一、胆囊癌

胆囊癌在胆囊恶性肿瘤中占首位,其他尚有肉瘤、类癌、原发性恶性黑色素瘤、巨细胞腺癌等,原因不明,但可能与胆囊结石和慢性胆囊炎的长期刺激有关。原发性胆囊癌临床上较为少见。

(一)病理

胆囊癌多发生在胆囊底部或体部。多数为腺癌,少数为鳞癌及未分化癌。大多数呈浸润性生长,早期病变位于胆囊黏膜层,随着发展使大部分囊壁或全部囊壁不规则增厚;少数呈乳头状生长,由囊壁向囊内菜花样肿块突起,甚至可占据整个胆囊,使胆囊呈一软组织肿块状。肿瘤扩展途径常见的有:

(1)直接侵犯邻近器官,主要是肝脏,其次是十二指肠、结肠肝曲等。

(2)沿丰富的淋巴管转移到肝门、肠系膜、腹膜后淋巴结。

(3)少数通过肝动脉、门静脉血路和胆囊管产生远处转移。

(二)CT表现

根据影像表现分为胆囊壁增厚型、腔内结节型和肿块型(图45-3)。

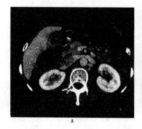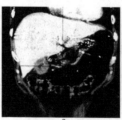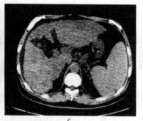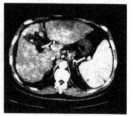

图45-3　胆囊癌

弥散型(A、B):A.增强扫描胆囊壁不规则增厚,强化;B.冠状位,与胆囊相邻肝组织局限性强化,密度低于正常肝组织,与胆囊无分界,提示直接侵犯肝脏。腔内结节型(C、D):C.平扫胆囊壁单发乳头状突入腔内的结节,肝脏多发低密度结节;D.胆囊腔内结节强化明显,肝内多发结节影强化,提示伴肝内转移

1. 胆囊壁增厚型

占 15%～22%,可分局限型及弥散型(浸润生长),局限型表现为局部胆囊壁呈不规则或结节状增厚或偏心性增厚,内缘凸凹不平;弥散型为大部或全部胆囊壁不规则增厚,胆囊周围有时可见不规则低密度水肿带,局部囊壁消失,相连肝实质低密度改变提示直接侵犯肝脏;增强检查增厚囊壁明显强化。

2. 腔内结节型(乳头状生长)

占 15%～23%,表现为由胆囊壁单发或多发乳头状突入腔内的结节或肿块,肿块基底部胆囊壁增厚,强化明显。

3. 肿块型

占 40%～70%,属胆囊癌晚期,胆囊呈软组织团块,密度低于肝实质,其内可见高密度结石影,邻近器官受侵,如肝脏、十二指肠及结肠等受侵粘连。增强检查病灶强化明显,坏死区不强化。肝门部胆管受侵、不规则狭窄和上部扩张,可见肝门部、十二指肠韧带及胰头部淋巴结肿大。

二、胆管癌

临床上一般所指的胆管癌为左、右肝管以下的肝外胆管癌。按其发生部位分为上段胆管癌,包括左肝管、右肝管、汇合部、肝总管的肿瘤,占肝外胆管癌 50%,肿瘤位于肝门,因此也称肝门部癌;中段胆管癌,指肝总管和胆囊管汇合部及以下至胆总管中段的肿瘤;下段癌,为胆总管下段、胰腺段和十二指肠壁内段的肿瘤。发生于肝内胆管的胆管癌归入肝脏恶性肿瘤范畴。

(一)病理

胆管癌多为腺癌,少数为鳞癌。按生长方式可分为结节型、浸润型、乳头型。肝门部癌以浸润型最常见,多数沿胆管壁及胆管周围浸润生长,引起胆管局限性狭窄或突然中断。中下段胆管癌以下段癌多见,并以结节型和乳头型为主呈结节或乳头状向管内突入,少数是浸润型使胆管狭窄,随着肿瘤发展出现胆道梗阻。胆管癌常合并胆管结石、肝门及腹膜后淋巴结转移、远处转移。

(二)CT 表现

上段胆管癌多数可发现肝门软组织肿块或浸润生长的肿块不大,平扫仅表现为肝门部结构不清,肝内胆管扩张,扩张的左右肝管突然中断不能汇合,增强检查不显示肿块或可见强化的肿块影,肿块较大时或位置较高时可累及肝实质,密度低于肝实质,肿块可强化;有时增强后阻塞近端肝外胆管可显示增厚的管壁强化;如果肿瘤呈结节状突入腔内,可见扩张的左右肝管或肝总管内结节状软组织影或中断,结节轻度或明显强化。中段和下段胆管癌表现为肝内和近段胆管扩张,胆管扩张突然变小或充盈缺损或中断,肿瘤可明显强化,管壁增厚往往在强化后显示。胆管癌所致胆管壁增厚多数是局限性偏心性厚度一般超过 5mm。肝门部等处淋巴结肿大提示淋巴结转移。

(郝永)

参考文献

[1]石红梅,胡素侠,李海平.检验实验操作技术与临床应用[M].上海:上海交通大学出版社,2018.

[2]龚天美.临床检验技术及质量控制[M].天津:天津科学技术出版社,2017.

[3]徐克前,李艳.临床生物化学检验[M].武汉:华中科技大学出版社,2014.

[4]孟令国.医学检验与临床应用[M].天津:天津科学技术出版社,2019.

[5]张国军.脑脊液临床实验室检查策略[M].北京:人民卫生出版社,2018.

[6]刘爱民.实用临床检验诊断学[M].长春:吉林科学技术出版社,2018.

[7]郭春亮,陈雷,张美玲.现代检验技术诊断学[M].广东:广州世界图书出版广东有限公司,2014.

[8]周庭银,倪语星,陈敏,倪武,苏建荣.胃肠道感染实验诊断与临床诊治[M].上海:上海科学技术出版社,2016.05.

[9]曹巧华.精编临床检验与诊断[M].西安:西安交通大学出版社,2014.

[10]刘成玉,林发全.临床检验基础第3版[M].北京:中国医药科技出版社,2015.08,

[11]郑文芝,徐群芳,秦洁.临床检验基础[M].武汉:华中科技大学出版社,2016.

[12]朱伟,曹兴建.医学检验通用技术[M].镇江:江苏大学出版社,2017.

[13]郑铁生,倪培华.临床检验医学 本科检验技术[M].北京:人民卫生出版社,2017.

[14]尚立成.现代医学检验与卫生检验技术上[M].长春:吉林科学技术出版社,2016.

[15]朱中梁.检验医学与临床[M].昆明:云南科技出版社,2016.

[16]王谦.检验医学手册[M].济南:山东科学技术出版社,2016.

[17]刘成玉,林发全.临床检验基础[M].北京:中国医药科技出版社,2015.

[18]王赤华.新编临床检验学[M].西安:西安交通大学出版社,2015.

[19]黄钢,申宝忠.影像核医学与分子影像第3版[M].北京:人民卫生出版社,2016.

[20]孟悛非.医学影像学第3版[M].北京:高等教育出版社,2016.

[21]胡军武,张树桐主编.疾病检查比较影像技术学[M].北京:人民军医出版社,2014.

[22]周康荣,严福华,曾蒙苏主编.腹部CT诊断学[M].上海:复旦大学出版社,2011.

[23]杜彦李.多排螺旋CT基础诊断与临床应用[M].北京:人民卫生出版社,2015.

[24]毛定飚.多层螺旋CT心脏和冠状动脉成像[M].北京:人民军医出版社,2011.

[25]刘士远.中华临床医学影像学胸部分册[M].北京:北京大学医学出版社,2015.

[26]刘文军等.临床疾病影像诊断学[M].西安:西安交通大学出版社,2015.

[27]高剑波,郭华,张永高.实用临床放射和CT影像学[M].郑州:郑州大学出版社,2013.

[28]曹厚德.现代医学影像技术学[M].上海:上海科学技术出版社,2016.

[29]余建明.医学影像技术学X线造影检查技术卷[M].北京:人民卫生出版社,2011.

[30]许乙凯,吴仁华.医学影像学[M].西安:西安交通大学出版社,2017.